THE PHYSIOTHERAPY BIBLE

이론부터 현장실무를 위한

물리치료 바이블 Ⅰ

저자

최기복 조선대학교병원
유성훈 남부대학교
이동률 호남대학교
정기문 목포부부요양병원
조성현 남부대학교

범문에듀케이션

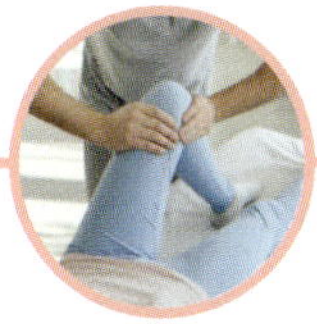
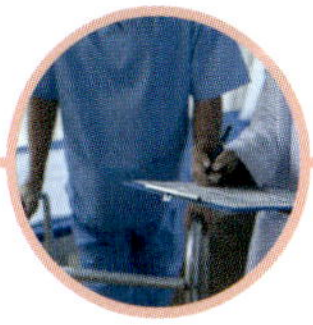
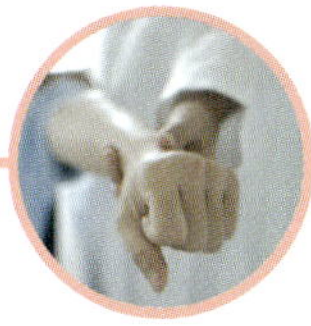

머리말

임상에서 직면한 다양한 문제를 해결할 때 가장 중요한 점은 여러 각도에서 문제를 바라보고, 이를 해결하기 위해 창의적이고 논리적인 접근법을 찾는 것입니다. 이러한 경험은 문제 해결 능력을 더욱 향상시키며, 이를 위해서는 깊이 있는 고민과 풍부한 경험이 필요합니다.

이 책은 몇 년 전부터 여러 임상가와 교수님들의 집필 과정에서 "임상에서 가장 필요한 책을 만들어보자"라는 취지로 시작되었습니다. 따라서 체계적인 문제 해결 과정을 돕고, 환자 평가와 중재 등 관련된 정보를 종합적으로 정리할 필요가 있었습니다. 계통학적으로 움직임에 제한이 있는 환자들에게 일관된 정보를 제공하고자 하였으며, 또한 임상가의 다양한 현장 경험과 교수님들의 풍부한 지식을 바탕으로 임상에서 더욱 정확한 평가와 중재에 도움이 될 수 있는 자료를 담고자 노력했습니다.

본 교재는 다음과 같은 구성으로 집필되었습니다.

첫째, 움직임에 제한을 가진 환자들에게 계통학적인 접근에 대한 기초자료를 제공합니다.

둘째, 움직임에 제한을 가진 환자들의 면담과 임상에서 가장 많이 쓰는 물리치료 검사와 측정법에 대한 설명을 제공합니다.

셋째, 계통별 질환의 특성을 이해하고, 이에 따른 평가 및 중재 방법을 제공합니다.

넷째, 물리치료의 병원 감염관리, 환자 이동 방법, 물리치료 의료급여 수가, 임상에서 자주 쓰는 의학용어 및 임상보조기 등 다양한 임상 현장에서 필요한 정보를 제공합니다.

다섯째, 보다 쉽게 이해할 수 있도록 왼쪽 페이지에는 설명을, 오른쪽 페이지에는 관련 그림과 표를 함께 배치하였고, QR코드를 활용해 보충 자료를 모바일로도 확인할 수 있도록 하여 학습 효과를 극대화하였습니다.

이 책을 읽는 과정에서 여러 임상가와 훌륭한 교수님과 함께하고 있는 것 같은 느낌을 받기를 바라며, 임상을 시작하는 학생 및 물리치료사들에게 필요한 조언과 실질적인 도움을 제공할 수 있기를 기대합니다. 또한 풍부한 임상 경험을 바탕으로 물리치료사의 역할을 재조명하고, 임상 현장에서 실제로 적용할 수 있는 지식을 제공하고자 노력했습니다. 무엇보다도, 임상 현장에서 쉽고 빠르게 찾아볼 수 있는 실용적인 자료로 널리 활용되기를 바랍니다.

학문적으로 끊임없는 질문과 탐구는 더 큰 성장을 가져온다고 믿습니다. 이러한 태도는 일상과 임상 현장 등 다양한 환경에서 지식을 확장하고 발전시키는 원동력이 될 것입니다.

마지막으로 이 책이 완성되기까지 바쁜 일정에도 불구하고 아낌없는 노력을 기울여주신 모든 집필진들께 진심으로 감사드립니다. 또한 집필 과정을 전폭적으로 지원해주신 (주)범문에듀케이션 유성권 대표님과 김호철 부장님, 유지인 부장님께도 깊이 감사드립니다.

2025년 8월

교재편찬위원 일동

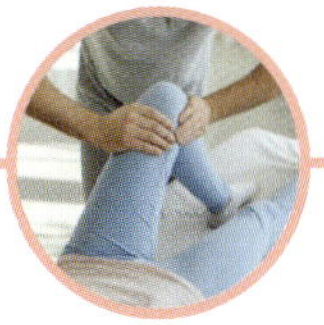
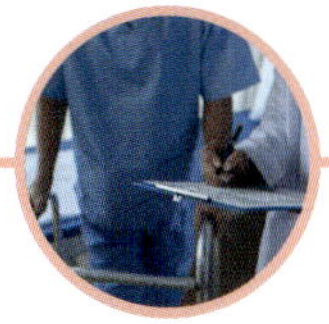
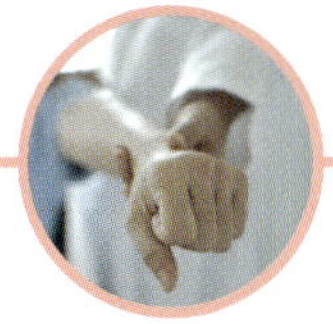

차례

2권

Chapter 04

질환별 물리치료의 이해 663

부록 1039

Intro

물리치료의 개요

이 장의 차례

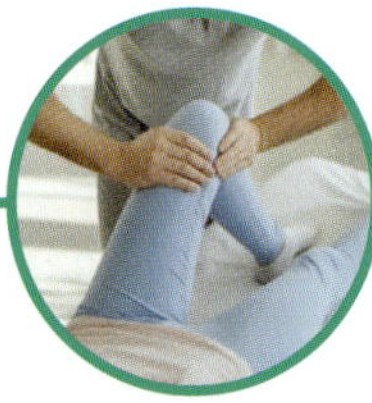
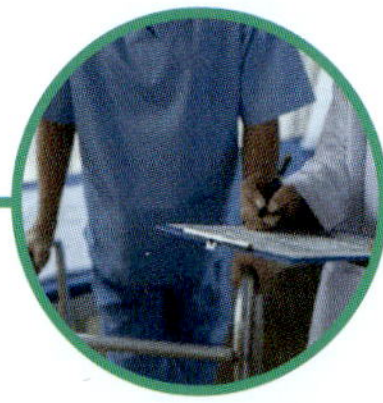
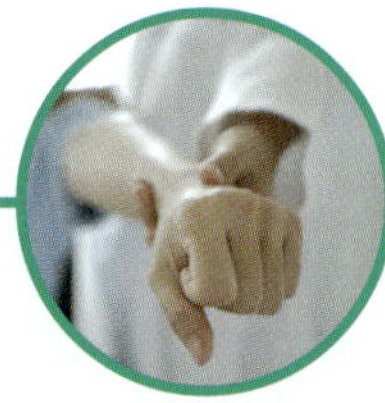

1 물리치료의 개념

<table>
<tr><td rowspan="4">정의</td><td colspan="2">• 물리치료사는 신체의 기능과 구조적 문제로 인한 손상(impairment)과 활동(activity) 그리고 참여(participation)의 제한(limitation)과 한계(restriction)와 관련된 문제를 다루는 직업</td></tr>
<tr><td>세계물리치료연맹
(World Physiotherapy, WPT)</td><td>• "사람들의 노화, 부상, 질병, 질환, 컨디션 또는 환경적인 요인으로부터 움직임을 제공함으로써 삶의 질에 도움을 줄 수 있으며, 신체적, 심리적, 정서적, 사회적 문제를 찾아 삶의 질을 최대화시킬 수 있다." 라고 정의함</td></tr>
<tr><td>미국물리치료사협회
(American Physical Therapy Association, APTA)</td><td>• "물리치료사는 환자들의 상태를 관리하고 예방하는 법을 환자들에게 교육시킬 수 있으며, 그들에게 오랜 기간 건강을 유지할 수 있도록 도움을 준다."라고 규정
• 물리치료가 치료적인 개념뿐만 아니라 예방적인 개념 제시</td></tr>
<tr><td>대한물리치료사협회
(Korean Physical Therapy Association, KPTA)</td><td>• 법률적으로 "물리치료사는 온열치료, 전기치료, 광선치료, 수치료, 기계 및 기구치료, 마사지, 기능훈련, 신체교정운동 및 재활훈련과 이에 필요한 기기, 약품의 사용, 관리, 기타 물리요법적 치료 업무에 종사한다."라고 규정</td></tr>
<tr><td>세부 영역</td><td colspan="2">• WPT에서는 물리치료사에 의한 건강영역을 증진(promotion), 예방(prevention), 치료(treatment)/중재(intervention), 재활(rehabilitation)로 구분
• 물리치료사가 갖추어야 할 전문영역과 물리치료 영역을 세분화하여 구분
• 세계적으로 물리치료의 범위가 환자의 치료와 교육뿐만 아니라 나아가 건강관리(health care)를 위해 반드시 필요한 영역으로 중심을 잡아가고 있으며, 우리나라에서도 세계정세에 따라 점진적으로 발전할 것으로 기대</td></tr>
<tr><td>법률적 업무 범위</td><td colspan="2">• 신체의 교정 및 재활을 위한 물리요법적 치료에 관한 다음의 구분에 따른 업무
1) 물리요법적 기능훈련 · 재활훈련
2) 기계 · 기구를 이용한 물리요법적 치료
3) 도수치료: 기구나 약물을 사용하지 않고 손으로 하는 치료
4) 도수근력(손 근력) · 관절가동범위 검사
5) 마사지
6) 물리요법적 치료에 필요한 기기 · 약품의 사용 · 관리
7) 신체 교정운동
8) 온열 · 전기 · 광선 · 수(水)치료
9) 물리요법적 교육
• 그 밖에 신체의 교정 및 재활을 위한 물리요법적 치료에 관한 업무</td></tr>
</table>

▶ WPT에서의 물리치료의 세부 영역

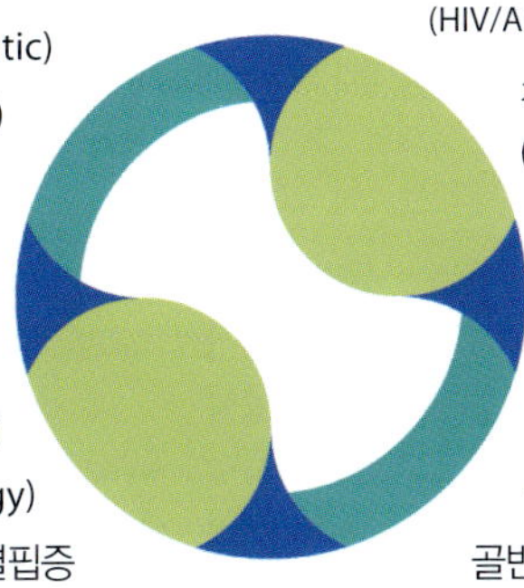

▶ WPT에서의 물리치료사의 전문성

1	환자/고객들의 **검진과 평가를 종합적으로 수행**할 수 있어야 함
2	환자/고객에 관하여 **임상적인 판단을 검진과 평가로부터 찾아서 평가**하여야 함
3	**진단, 예후 그리고 계획을 표현**할 수 있어야 함
4	환자/고객이 다른 건강전문가에 도움이 필요할 경우 **전문가들과 협의**할 수 있어야 함
5	**중재/치료 프로그램을 수행**할 수 있어야 함
6	**중재/치료의 결과를 결정**할 수 있어야 함
7	**자기관리**를 추천함

2 물리치료사의 윤리원칙

<table>
<tr><td rowspan="3">윤리원칙</td><td colspan="2">• WPT에서는 물리치료 기관들이 WPT의 윤리원칙과 일치하는 기관 자체의 윤리강령을 개발하고자 작성됨
• WPT에서 제시한 윤리원칙을 토대로 대한물리치료사협회(Korean Physical Therapy Association, KPTA)에서는 물리치료사로서의 윤리에 대해 규정</td></tr>
<tr><td>세계물리치료연맹
(World Physiotherapy, WPT)</td><td>• 물리치료사들은 모든 개인의 권리와 존엄성을 존중한다.
• 물리치료사는 치료행위를 하는 나라의 물리치료행위 관련 법률과 규칙을 따른다.
• 물리치료사는 올바른 판단을 내려야 할 책임을 수용한다.
• 물리치료사는 정직하고, 역량 있고, 책임 있는 전문적 서비스를 제공한다.
• 물리치료사는 질 높은 서비스를 제공해야 한다.
• 물리치료사는 치료서비스에 대한 정당한 수준의 보수를 받을 자격이 있다.
• 물리치료사는 환자/내담자, 다른 기관 및 지역 공동체에게 물리치료 및 물리치료사가 제공하는 서비스에 관한 정확한 정보를 제공한다.
• 물리치료사는 지역공동체 건강에 대한 요구를 해결하기 위한 서비스를 기획하고 개발하는데 기여한다.
• 물리치료사는 바람직한 지역공동체 건강을 제공할 서비스를 기획하는데 참여할 의무가 있다.
• 물리치료사는 모든 사람들을 위한 건강서비스 제공에 있어 정의를 실현하면서 일해야 할 의무가 있다.</td></tr>
<tr><td>대한물리치료사협회
(Korean Physical Therapy Association, KPTA)</td><td>• 물리치료사는 박애와 봉사정신을 바탕으로 인간의 생명과 건강을 보살핌으로써 국민보건 향상에 기여하고자 한다. 이에 우리 물리치료사는 아래 강령을 성실히 준수할 것을 엄숙히 서약한다.

첫째, 물리치료사는 민족, 지역, 인종, 종교, 성별, 신분의 차별 없이 전 인류에게 봉사 한다.
둘째, 물리치료사는 지역사회 주민의 건강증진과 장애예방을 위하여 항상 노력한다.
셋째, 물리치료사는 환자에게 양질의 치료를 제공하기 위하여 산학 연구 활동에 앞장선다.
넷째, 물리치료사는 고통 받는 환자와 아픔을 함께 나누며 친절과 정성으로 책무를 다한다.
다섯째, 물리치료사는 전문 직업인이라는 자긍심과 사명의식을 갖고 타의 귀감이 된다.
여섯째, 물리치료사는 직무상 알게 된 환자의 비밀을 임의로 타인에게 누설해서는 아니 된다.
일곱째, 물리치료사는 그 개인의 권위나 이름이 상업적 광고에 이용됨을 허락하지 아니한다.
여덟째, 물리치료사는 동료 회원은 물론 타 유관단체와도 친목을 도모하여 협회를 유지한다.
아홉째, 물리치료사는 회원 공동체 바탕 위에 본회의 무궁한 번영과 발전을 위하여 헌신한다.
열 번째, 물리치료사는 물리의학 발전을 위하여 국제협력아래 최신 기술정보교류에 동참한다.</td></tr>
</table>

CHAPTER 01

인간의 움직임

이 장의 차례

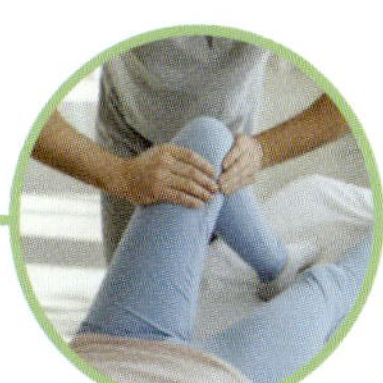

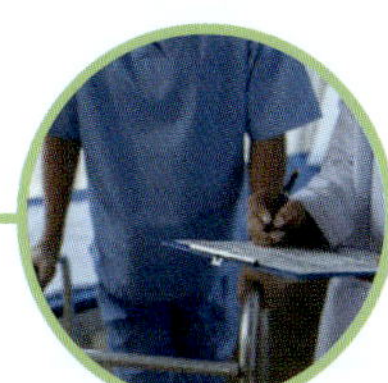

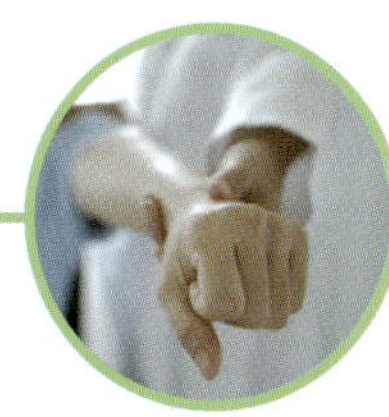

I | 인간의 움직임

<table>
<tr><td>개념</td><td colspan="2">• 신경과 근골격계를 기본으로 크게 정적인 움직임과 동적인 움직임으로 구분
• 다양하고 물리적인 인간의 움직임들을 우리는 일상생활활동(ADL), 스포츠 활동(sports activity), 여가활동(leisure activity) 등으로 표현할 수 있음</td></tr>
<tr><td rowspan="2">분류</td><td>정적인 움직임</td><td>• 앉기, 서기 등</td></tr>
<tr><td>동적인 움직임</td><td>• 상지: 팔뻗기, 쥐기 등
• 하지: 걷기, 뛰기 등</td></tr>
<tr><td>체계</td><td colspan="2">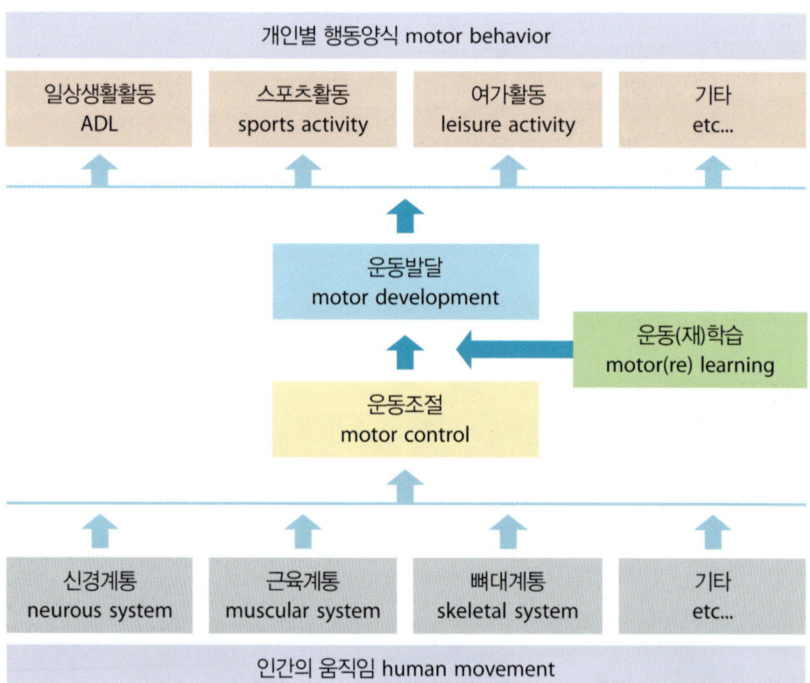
</td></tr>
</table>

▶ 움직임과 관련된 핵심 요약

구분		내용	
움직임		• 정적인 움직임: 앉기, 서기 등 • 동적인 움직임: 팔뻗기, 쥐기/걷기 등 ➡ • 일상생활활동 • 스포츠 여가활동	
운동발달	발달의 4 원칙	• 머리(cranial)에서 꼬리쪽(caudal)으로 발달 • 가까운 쪽(proximal)에서 먼쪽(distal)으로 발달 • 양측(bilateral)에서 단측(unilateral)으로 발달 • 덩어리 패턴(mass pattern)에서 선택적인 • 패턴(selective pattern)으로 발달	자동적인 움직임 (automatic movt.)
	주요 시기	• 0~6개월: 수평적 움직임 발달 • 6~12개월: 수직적 움직임 발달 • 1~3세: 일상생활활동 능력완성 • 3~6세: 스포츠활동 기본기 학습 • 6~10세: 스포츠활동 완성기 • 10세: 성인과 같은 움직임 패턴 완성 • 40세: 움직임능력 감소시작 • 65세 이후: 노화 (근력, 균형, 보행 감소)	
운동학습	주요 요소	• 연습: 구획연습 vs 무신연습 • 되먹임: 내적 되먹임 • 외적 되먹임 • 결과지식 vs 수행지식	수의적인 움직임 (voluntary movt.)
	운동학습 3단계	1. 인지단계(cognitive stage) 2. 연합단계(associative stage) 3. 자동단계(autonomous stage)	
운동조절	주요 이론	• 반사이론(reflex theory) • 수직계층적 이론(hierarchical theory) • 시스템 이론(system theory)	반사적인 움직임 (reflexive movt.)
	운동조절 4단계	1. 가동성 단계(mobility stage) 2. 안정성 단계(stability stage) 3. 조절된 가동성단계(controlled mobility stage) 4. 숙련단계(skill stage)	
움직임 기본 요소	뼈대계	• 축 골격(axial skeletal): stability • 부속 골격(appendix skeletal): mobility	-
	근육계	• 깊은 근육(deep muscles): stability • 얕은 근육(superficial muscles): mobility	
	신경계	• 안쪽 운동계(medial motor system): stability • 바깥쪽 운동계(lateral motor system): mobility	
	기타	• 심폐계, 혈관계 등	

1.1 인간의 움직임을 위한 요소

1) 신경계

신경계는 신경세포(neuron, 구조적, 기능적으로 가장 작은 단위)와 이를 지지하는 신경아교세포(neuroglial cell)로 구성되어 신경조직을 이루고 있다. 이러한 신경세포들이 모여 중추신경계(뇌와 척수)와 말초신경계(뇌신경, 척수신경)로 구성되어 있다.

(1) 신경세포의 구성

<table>
<tr><td>개념</td><td colspan="3">• 움직임과 관련된 정보 등을 해석하여 신경 혹은 근육으로 상호정보를 전달하는 신경계를 이루는 가장 작은 단위</td></tr>
<tr><td rowspan="5">구성</td><td colspan="3">• 신경세포체(nerve cell body), 세포체 돌기[process; 가지돌기(dendrite), 축삭(axon)]로 구성</td></tr>
<tr><td>신경세포체</td><td colspan="2">• 직경이 약 20 μm로, 핵과 세포질로 구성되어 신경세포 대사의 중추역할
• 세포질 안에는 사립체(mitochondria), 골지체(golgi apparatus), 용해소체(lysosome), 니슬소체(nissl body) 등으로 구성</td></tr>
<tr><td rowspan="3">신경세포체 돌기</td><td colspan="2">• 가지돌기(dendrite)와 축삭(axon)으로 구성
• 움직임과 관련된 정보를 수집 및 전달하는 역할</td></tr>
<tr><td>가지돌기</td><td>• 인접한 다른 신경세포로부터 정보를 받아들여 신경세포체로 정보를 전달하는 신경세포체돌기의 수용부분</td></tr>
<tr><td>축삭</td><td>• 세포체에서 원위부로 정보를 전달하는 긴 대롱모양의 돌기(전달부분)
• 축삭의 말단에는 축삭종말이 있어, 인접한 다른 신경세포로 정보를 전달</td></tr>
<tr><td rowspan="7">분류</td><td colspan="3">• 구조적 분류: 신경세포체에서 나온 신경세포체 돌기의 수에 따라, 홑극신경세포(unipolor), 두극신경세포(bipolor), 뭇극신경세포(multipolor neuron)로 분류
• 기능적 분류: 감각신경세포(sensory neuron), 사이신경세포(interneuron), 운동신경세포(motor neuron)로 분류</td></tr>
<tr><td rowspan="3">구조적 분류</td><td>홑극신경세포</td><td>• 신경세포체: 신경세포체돌기 = 1: 1 예) 감각신경세포</td></tr>
<tr><td>두극신경세포</td><td>• 신경세포체: 신경세포체돌기 = 1: 2 예) 사이신경세포</td></tr>
<tr><td>뭇극신경세포</td><td>• 신경세포체: 신경세포체돌기 = 1: 2이상 예) 운동신경세포</td></tr>
<tr><td rowspan="3">기능적 분류</td><td>감각신경세포</td><td>• 들신경세포(afferent neuron)라고도 함
• 가지돌기를 통해 말초감각에 대한 정보를 받아들여 척수와 뇌로 전달</td></tr>
<tr><td>사이신경세포</td><td>• 중추신경계 내에서 감각신경세포과 운동신경세포을 연결
• 신경세포들 간에 흥분성 또는 억제성으로 영향을 주어 신경세포들 간의 소통을 중재하는 역할</td></tr>
<tr><td>운동신경세포</td><td>• 날신경세포(efferent neuron)라고도 함
• 뇌와 척수의 신경흥분을 근육 등으로 전달하여 움직임을 일으킴</td></tr>
</table>

▶ 신경세포의 일반적인 형태

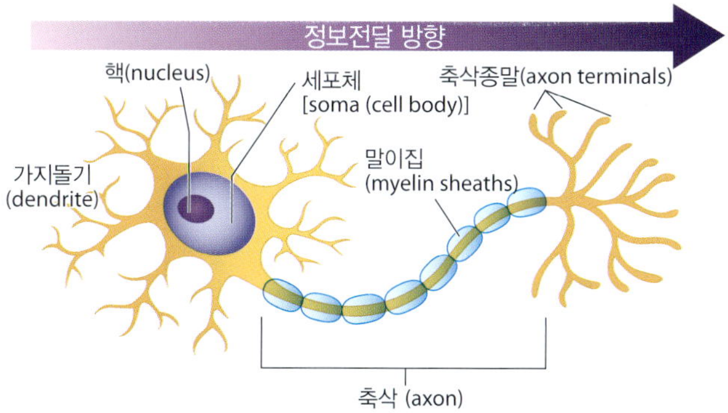

부분	설명	주요 세포소기관	주요 기관
세포체	일반적으로 한 개의 축삭과 다수의 가지돌기 포함	핵, 골지복합체, 니슬소체, 사립체, 뼈대세포	대사활동으로 단백질 합성, 전기신호 통합
가지돌기	세포체에서 나오는 가느다란 연장 부분	사립체, 세포뼈대	다른 세포에서 정보수집
축삭	하나의 긴 원통모양의 축삭돌기(말이집, 민말이집)	사립체, 뼈대세포, 운반소포	세포체로부터 정보를 전달함
축삭종말	다른 신경세포와 나란히 위치하며 소포를 가짐	사립체, 연접주머니	정보를 다른 신경세포로 전달

▶ 신경세포의 구조 및 기능적 분류

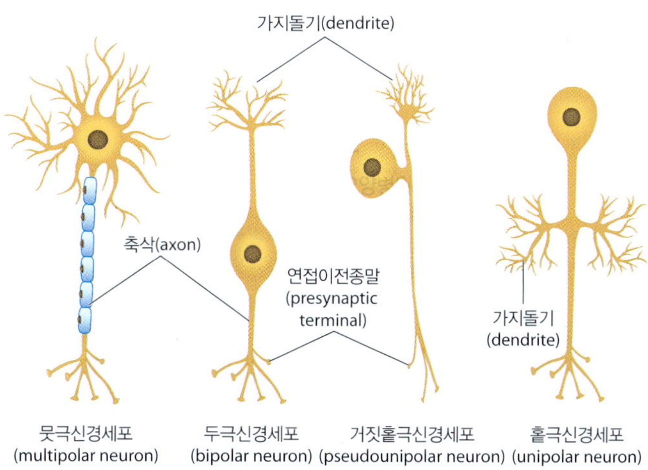

구조별	홑극 신경세포 (uni-polar neuron)	거짓홑극 신경세포 (pseudo-unipolar neuron)	두극 신경세포 (bi-polar neuron)	뭇극 신경세포 (multi-polar neuron)
기능별	감각신경세포		사이 신경세포	운동신경세포

(2) 신경아교세포의 구성

<table>
<tr><td>개념</td><td colspan="3">

- 예전에는 신경지지세포라고도 불림
- 신경세포(neuron)를 물리적, 대사적으로 지지해주거나 보호해 주는 기능을 가지고 있고, 이러한 기능을 가진 신경세포를 통칭하여 신경아교세포(neuroglia)라 함
- 신경세포를 지지해 주어야 하기 때문에 그 수가 신경세포수의 10배 이상(간접적으로 인간의 움직임에 관여함)

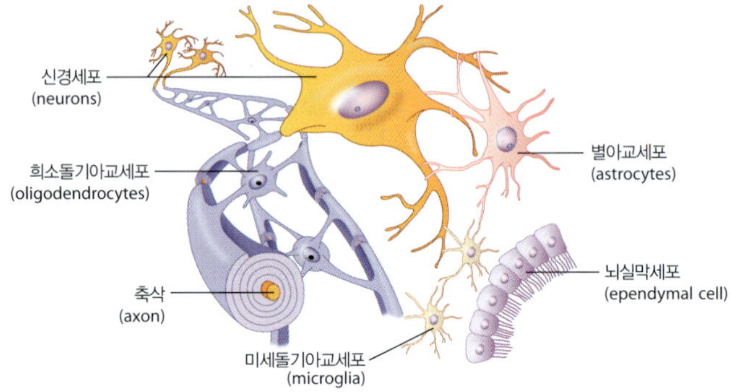

신경세포와 신경아교세포
</td></tr>
<tr><td rowspan="5">구성</td><td colspan="3">• 신경아교세포는 크게 중추신경아교세포와 말초신경아교세포로 구성</td></tr>
<tr><td rowspan="2">중추신경
아교세포</td><td>구성</td><td>• 별아교세포 또는 성상교세포(astrocyte), 희소돌기아교세포(oligodendrocyte), 미세아교세포(microglia), 뇌실막세포(ependymal cell)</td></tr>
<tr><td>역할</td><td>• 신경세포와 모세혈관 사이의 구조적 지지나 물질이동, 병원균과 손상된 세포를 탐식하여 신경세포에 지지와 영양을 공급</td></tr>
<tr><td rowspan="2">말초신경
아교세포</td><td>구성</td><td>• 신경집세포(schwann's cell)와 신경절아교세포(capsular cell, 위성세포 satellite cell)</td></tr>
<tr><td>역할</td><td>• 손상된 신경섬유 재생을 촉진하거나 신경절내 신경세포체를 지지</td></tr>
<tr><td rowspan="6">분류</td><td rowspan="4">중추신경
아교세포</td><td>별아교
세포</td><td>• 중추신경계에서 가장 많이 존재
• 신경조직에서 지지뼈대를 구성</td></tr>
<tr><td>희소돌기
아교세포</td><td>• 중추신경계의 말이집을 만들고 유지하는 역할</td></tr>
<tr><td>미세아교
세포</td><td>• 가장 작고, 중추신경계의 전체 분포
• 질병(예, 알츠하이머병, 파킨슨병, 다발성경화증, AIDS 등) 발생 시 증식 → 세포수 증가</td></tr>
<tr><td>뇌실막
세포</td><td>• 뇌척수액 생산, 분비에 관여
• 섬모를 가지고 있어 뇌척수액 순환을 도움</td></tr>
<tr><td rowspan="2">말초신경
아교세포</td><td>신경집
세포</td><td>• 슈반세포(schwann cell)
• 말초신경계에서 신경섬유를 감싸 신경집 형성
• 손상된 축삭 재생에 중요한 역할</td></tr>
<tr><td>신경절
아교세포</td><td>• 말초신경계의 감각신경절과 자율신경절에 있는 신경세포체를 싸고 있음
• 기능은 확실치 않음</td></tr>
</table>

▶ 신경아교세포의 종류

신경아교세포	구조	위치		기능
		중추신경계통		
별아교세포 (astrocytes)	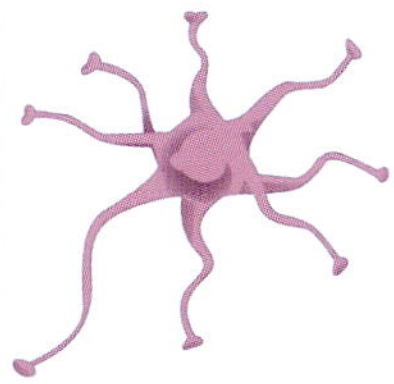	작은 세포체, 길고 가는돌기, 짧고 굵은 돌기, 많은 가지, 세포질의 잔섬유, 혈관주위돌기	백색질, 회색질	신경세포를 지지하는 틀 제공, 전기 절연체. 신경전달물질 확산을 제한, K^+ 흡수, 글리코겐 저장, 포식작용, 대사산물이나 초기 단계 물질의 통로, 영양물질 생산
희소돌기 아교세포 (oligodendrocytes)	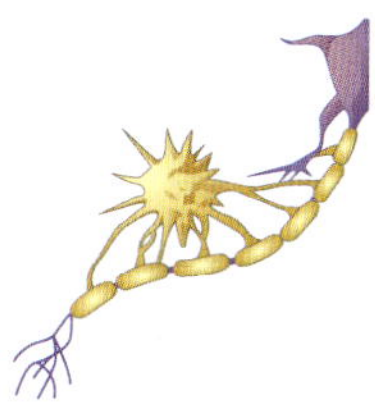	작은 세포체, 세포질에 잔섬유가 없음	말이집신경섬유를 따라 일렬로 배열, 신경세포체를 둘러쌈	중추신경계통에서 말이집 형성, 신경세포 대사에 영향을 줌
미세아교세포 (microglia)	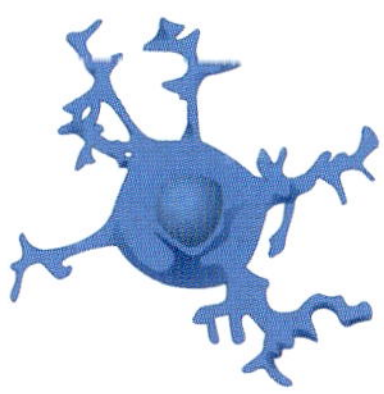	가장 작은 신경아교세포	중추신경계통에 고루 분포	질병 때 증식하여 포식작용, 혈액의 단핵세포가 참여함
뇌실막세포 (ependymal cells)	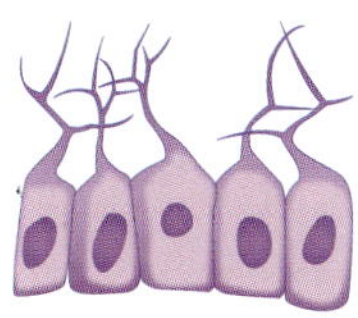	단층입방세포, 단층원주상피, 섬모나 미세융모, 틈새이음	뇌실이나 중심관의 속면을 덮음	뇌척수액 순환, 뇌척수액 흡수
		말초신경계통		
신경집세포 (Schwann cells)	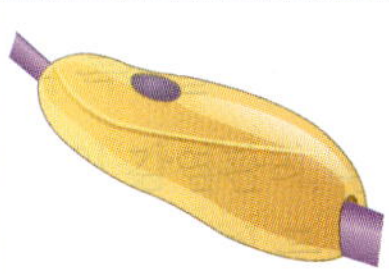	신경세포 축삭 내에 납작한 세포	축삭의 긴축을 따라 일렬로 배열	말이집 형성, 손상된 신경섬유의 재생 촉진
신경절아교세포 (satellite cells)	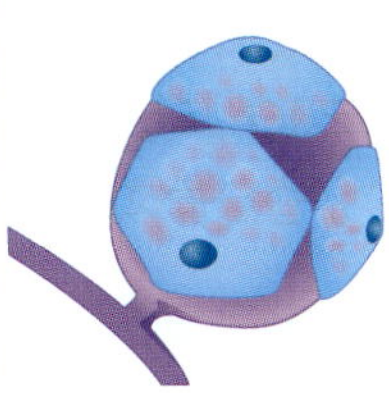	작고 편평한 세포	신경절에 있는 신경세포체의 둘레를 둘러쌈	신경절 내의 세포체 지지

(3) 신경계의 구성

구분			내용
개념			• 중추신경계(뇌, 척수)와 말초신경계(뇌신경, 척수신경)로 구성
중추 신경계	뇌	대뇌	• 움직임의 실행에 직접적인 관여를 하는 부분으로 중요 • 대뇌겉질은 신경세포체들이 모여 있는 회색질로 구성되어 있고 대뇌속질은 신경세포체돌기(축삭)로 구성
		뇌실	• 총 4개의 뇌실[좌 · 우가쪽뇌실(2), 제3뇌실(1), 제4뇌실(1)]로 구성 • 가쪽뇌실 내 맥락얼기에서 뇌척수액(CSF) 생성
		시상	• 몸의 모든 정보(입력정보와 출력정보, 감각정보와 운동정보)를 중계하는 역할을 하는 신경핵 덩어리
		바닥핵	• 대뇌겉질에서 운동정보를 근육으로 내려보내어 일어나는 수의적/자동적인 움직임이 일어나기 전에 움직임의 계획을 조정하고 조절하는 중계자 같은 역할을 하는 회색질 신경핵 덩어리들
		뇌줄기	• 뇌의 가장 아래쪽에 위치하여 아래로 척수와, 뒤쪽으로 소뇌와, 위쪽으로 대뇌와 인접
		소뇌	• 바닥핵과 같이 움직임의 중계자 역할을 하는 또 하나의 신경 기관 • 움직임의 오차를 비교를 통해 감지하여 비교측정기(comparator) 또는 오차감지기(error detector)라고도 불리며, 움직임의 협응에 관여
	척수	백색질	• 신경체돌기로 구성되어, 백색으로 보여짐 • 신경체돌기는 말이집(myelin sheath)으로 둘러싸여 있으며, 세로로 길게 나열되어 백색기둥들이 다발을 이루어 신경로[tract, 뇌와 척수를 연결하는 긴 축삭(axon)으로 이루어진 신경로]를 이루고 있음
		회색질	• 신경세포체(nerve cell body)로 구성되어 있어 H자 모양의 회색으로 보임 • 신경세포체는 기능적으로 유사한 세포기둥들로 세로로 길게 나열되어 있으며, 이 회색질을 기능에 따라 크게 3개 부분으로 나누고 이것을 세부화하면 10개 층으로 나눌 수 있음
말초 신경계			• 뇌와 척수(중추신경계)에서 각각 나온 뇌신경(계)과 척수신경(계)을 합쳐 말초신경계라 함 • 말초신경(계)은 다시 부착하는 부위에 따라 몸신경(계)과 자율신경(계)으로 나뉨
	몸신경		• 대뇌의 지배를 받아 의식적으로 이루어지는 신경(운동신경과 감각신경으로 구분)
	자율 신경		• 대뇌와 지배와 관계없이 이루어지는 신경(교감신경과 부교감신경으로 구분)

▶ 신경계

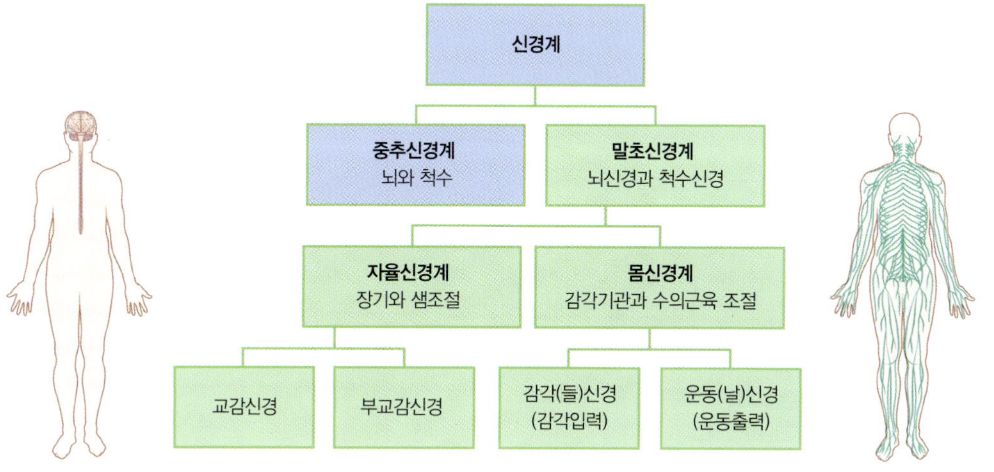

중추신경계(CNS)

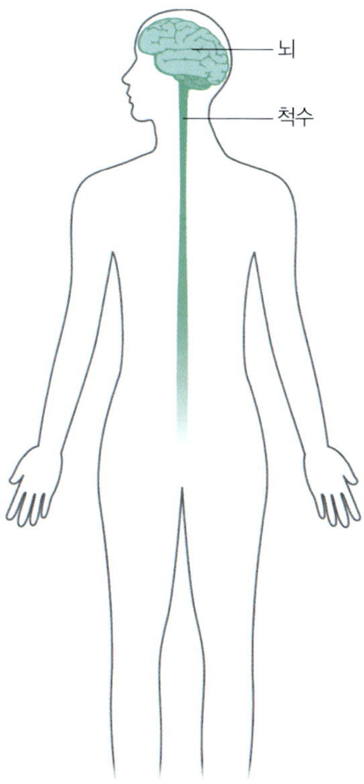

말초신경계(PNS)

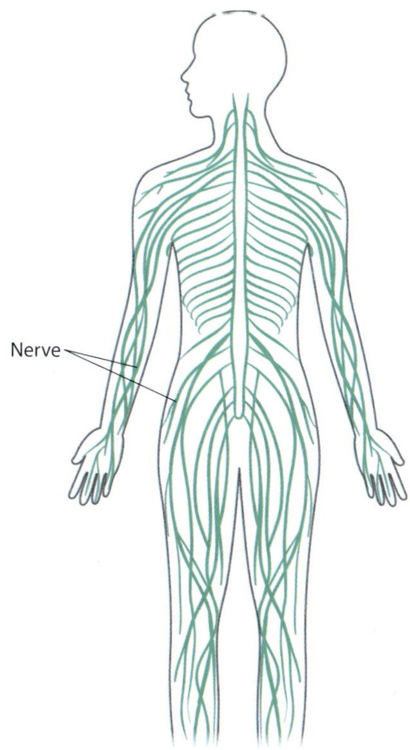

▶ 중추 신경계 주요 기능

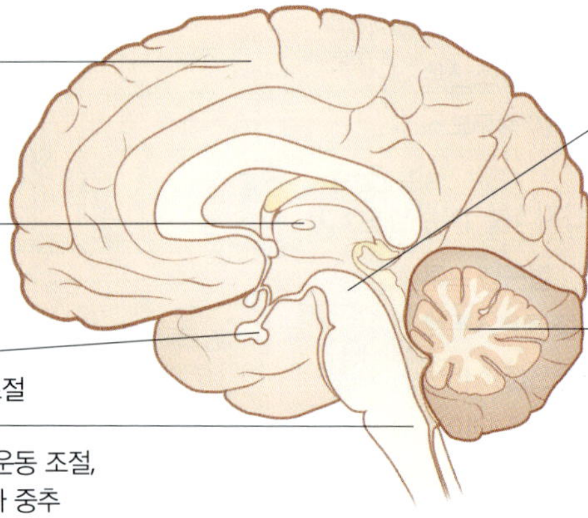

부분	특징	기능
대뇌 (cerebrum)	뇌 중 가장 큰 부분을 차지하며 뇌들보에 의해 두 개의 반구로 구성	감각 해석(지각, 인지), 근육운동시작, 기억 저장, 감정 등 뇌의 고위 기능 조절
바닥핵 (basal nuclei)	대뇌반구 깊은 부위에 있는 회색질의 신경핵 덩어리	대뇌겉질에서 시작되는 운동흥분을 중계하여 뇌줄기와 척수로 전달
사이뇌 (diencephalon)	시상, 시상하부가 포함된 회색질 집단	시상은 감각신경을 대뇌겉질로 중계하며, 시상하부는 내장활동, 내분비계통의 활동성을 조절하고 통합
중간뇌 (midbrain)	척수와 대뇌를 이어주는 회색질 집단과 신경섬유 다발을 포함	눈과 머리의 움직임을 조절하고 선행적 자세를 유지하는 반사중추 포함
다리뇌 (pons)	뇌줄기의 앞쪽의 볼록한 부분으로 신경세포와 신경 섬유 집단으로 구성	숨뇌와 소뇌로 이어지는 신경섬유를 중계하고 호흡의 빈도와 깊이를 조절
숨뇌 (medulla oblongata)	큰 구멍에서부터 다리뇌까지 척수가 팽대되어 이어지는 부분. 신경세포와 신경섬유 집단으로 구성	뇌와 척수 사이를 오름과 내림신경로 정보를 전달하고, 호흡조절중추, 심장, 혈관운동 등 생명유지중추와 여러 반사 중추를 포함
소뇌 (cerebellum)	소뇌벌레로 두 개의 반구로 연결되며, 회색질의 바깥층과 백색질의 안쪽 층핵이 있는 소뇌겉질로 구성	신체의 위치를 인지하는 무의식적인 고유수용감각에 관여하여 근수축과 이완의 힘, 방향, 속도 및 타이밍 조절. 눈동자의 움직임
척수 (spinal cord)	숨뇌 아래쪽에 위치하고, 백색질과 회백질 신경섬유 집단으로 구성	감각정보를 받아들이고, 운동신경을 내려보내는 수의운동, 반사운동을 담당

▶ 말초 신경계 주요 기능

- 뇌신경과 기능

번호	뇌신경	기능
I	후신경	감각: 후각
II	시신경	감각: 시각
III	눈돌림신경	운동: 동공수축, 안구의 개방, 대부분의 외안근 운동
IV	도르래신경	운동: 눈을 아래, 안쪽으로 움직임
V	삼차신경	운동: 관자근, 씹기근육지배 감각: 얼굴(눈신경, 위턱신경, 아래턱신경)
VI	갓돌림신경	운동: 눈의 가쪽치우침
VII	얼굴신경	운동: 얼굴표정근 지배 감각: 혀의 앞쪽 2/3의 미각
VIII	속귀신경	감각: 청각(달팽이 분지)과 평형감각(안뜰분지)
IX	혀인두신경	운동: 붓인두근 지배 감각: 고막과 귀밑샘의 뒤쪽, 인두, 혀의 뒤쪽미각
X	미주신경	운동: 입천장, 인두, 후두 근육 지배 감각: 인두, 후두 및 내장근 지배
XI	더부신경	운동: 목빗근과 등세모근을 지배
XII	혀밑신경	운동: 혀근육 지배

- 척수신경에 따른 피부분절과 근육분절

척수수준	피부분절 주요 감각영역	근육 분절
C5	노쪽 팔꿈치 앞오목	팔꿈치 굽힘근(두갈래근, 위팔근, 위팔노근)
C6	엄지	손목 폄근 긴 노쪽 손목 폄근, 짧은 노쪽 손목폄
C7	중지	팔꿈치 폄근(세갈래근)
C8	새끼손가락	손가락 굽힘근(깊은 손가락 굽힘근)
T1	자쪽 팔꿈치 앞오목	손 내재근(손가락뼈사이근)
L2	앞쪽 넙적다리 중간	엉덩 굽힘근(엉덩허리근)
L3	안쪽 넙다리 융기	무릎 폄근(넙다리 네갈래근)
L4	안쪽 복사뼈	발등 굽힘근(앞 정강근)
L5	발등 두 번째, 세 번째 발가락 영역	엄지발가락 폄근 (긴 엄지 발가락 폄근)
S1	가쪽 발꿈치	발바닥 굽힘근(장딴지근, 종아리근)

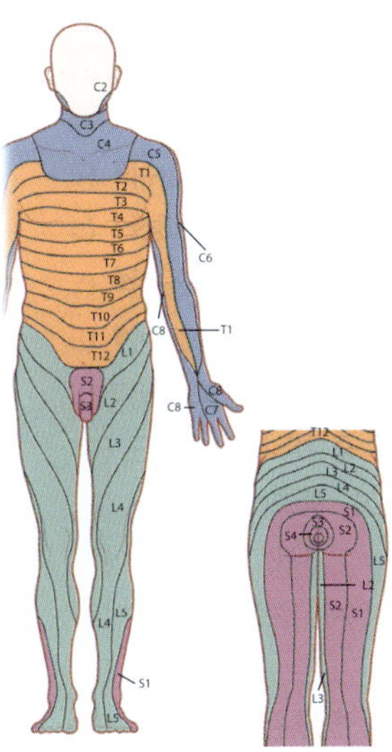

목분절
C5-앞가쪽 어깨
C6-엄지
C7-중지
C8-약지

등분절
T1-안쪽 팔
T3-3, 4번째 공간
T6-젖꼭지 선
T10-배꼽
T12-두덩

허리분절
L2-안쪽 넙다리
L3-무릎 안쪽
L4-발목 안쪽, 엄지발가락
L5-발등

엉치분절
S1-가쪽 발
S2-뒤안쪽 넙다리
S3, 4, 5-항문주위 영역

반사	방법	그림
위팔두갈래근반사 (biceps jerk) C5, C6	환자의 팔꿈치를 지지하고 검사자의 엄지손가락을 위팔두갈래근힘줄(tendon) 위에 올려놓은 후 반사망치로 두드린다.	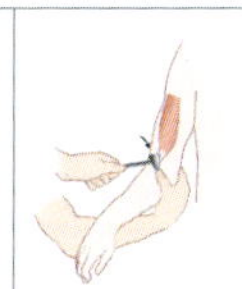
위팔세갈래근반사 (triceps jerk) C7, C8	환자의 전완을 지지하고 반사망치로 고리오목(olecranon fossa)을 두드려 위팔세갈래근 힘줄을 자극한다.	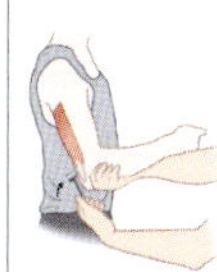
무릎반사 (knee jerk) L3, L4	무릎의 힘을 뺀 상태에서 굴곡시키고 반사망치로 무릎의 무릎힘줄(patellar tendon)을 두드린다.	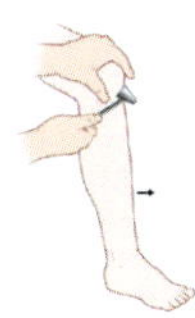
발목반사 (ankle jerk) S1, S2	발목관절을 약간 발등굽힘을 시켜 아킬레스 힘줄(achilles tendon)이 늘어난 상태에서 반사망치의 평평한 면으로 두드린다.	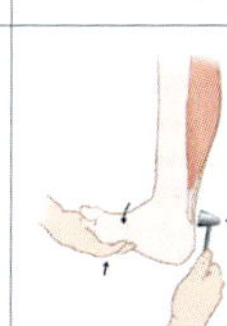

① 대뇌의 구조와 기능

<table>
<tr><td>개념</td><td colspan="3">• 대뇌(cerebrum)는 뇌에서 가장 윗부분에 위치
• 좌우 두개 대뇌 반구가 뇌들보(corpus callosum)에 의해 이어짐
• 대뇌반구는 회색질인 대뇌겉질과 백색질인 겉질밑 구조로 나뉨</td></tr>
<tr><td rowspan="5">구조</td><td>겉질</td><td colspan="2">• 대뇌 겉질(cerebral cortex)은 대뇌반구의 가장 바깥쪽에 있음
• 척수와 같이 세 겹의(뇌)막(meninges)에 의해 싸여 있으며, 경질막(dura matter), 거미막(arachnoid), 연질막(pia matter)순으로 하여 바깥측에서 안쪽으로 이루어짐
• 거미막과 연질막 사이에 공간이 있어 뇌척수액(CSF)과 혈관이 있는 거미막 밑공간(subarachnoid space)은 출혈이 많이 발생되는 곳임
• 대뇌 겉질은 기능에 따라 6개의 엽(lobe; 이마엽(frontal lobe), 관자엽(temporal lobe), 마루엽(parietal lobe), 뒤통수엽(occipital lobe), 가운데 안쪽으로 둘레엽(limbic lobe), 가쪽틈새로 깊이 뇌섬엽(insular lobe)이 묻혀 있어 바깥에서는 보이지 않음)으로 구성됨</td></tr>
<tr><td rowspan="4">속질</td><td colspan="2">• 대뇌 겉질밑(subcortex) 구조는 회색질인 대뇌겉질 아래의 시상을 중심으로 한 사이뇌를 제외한 백색질 부분을 말함
• 대뇌겉질밑 구조의 대표적인 구조물에는 바닥핵과 편도체(amygdala)가 있으며, 바닥핵은 가쪽뇌실(lateral ventricles)에 의해 좌우로 있는 시상의 바깥쪽 좌우에서 위치해 있음
• 대뇌 겉질밑구조는 연결형태에 따라 세 가지 섬유 유형으로 구성됨</td></tr>
<tr><td>투사 섬유
(projection fiber)</td><td>• 대뇌겉질에서 시작하여 뇌줄기와 척수로 이어지며, 위아래를 연결하는 분수 형태의 섬유</td></tr>
<tr><td>맞교차 섬유
(commissural fiber)</td><td>• 뇌들보처럼 대뇌반구 좌우를 연결시키는 섬유</td></tr>
<tr><td>연합섬유
(association fiber)</td><td>• 대뇌반구 안에서 앞뒤로 길게 연결된 섬유</td></tr>
</table>

▶ 대뇌의 구조: 대뇌 겉질(겉질 층)과 대뇌 겉질밑 구조들

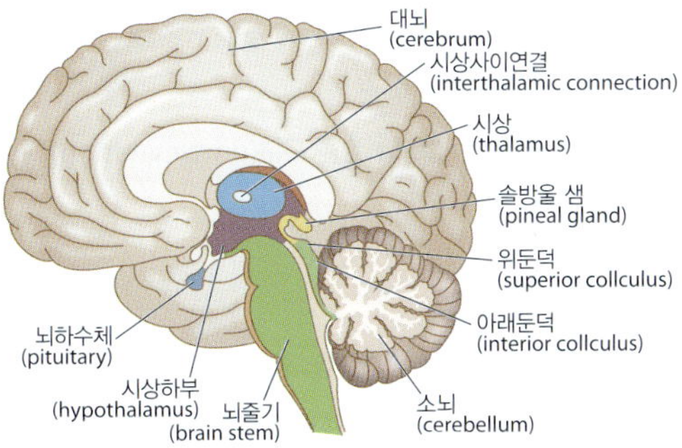

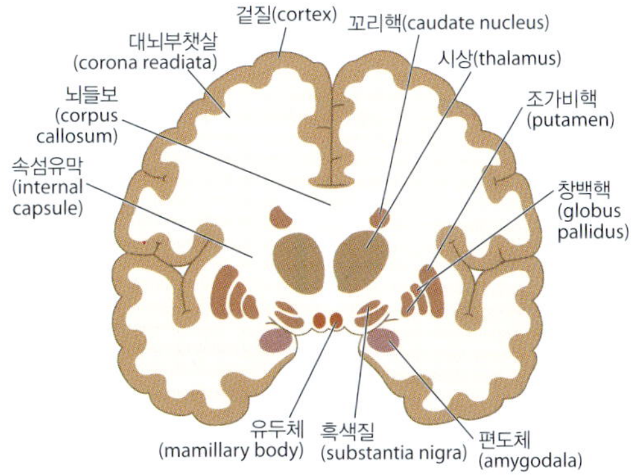

▶ 대뇌의 구조: 대뇌 반구

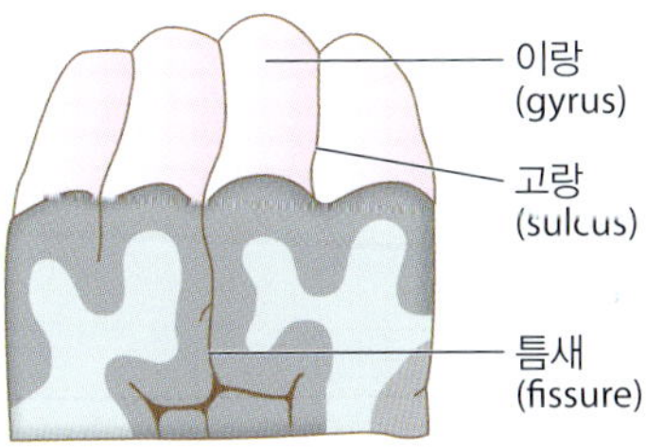

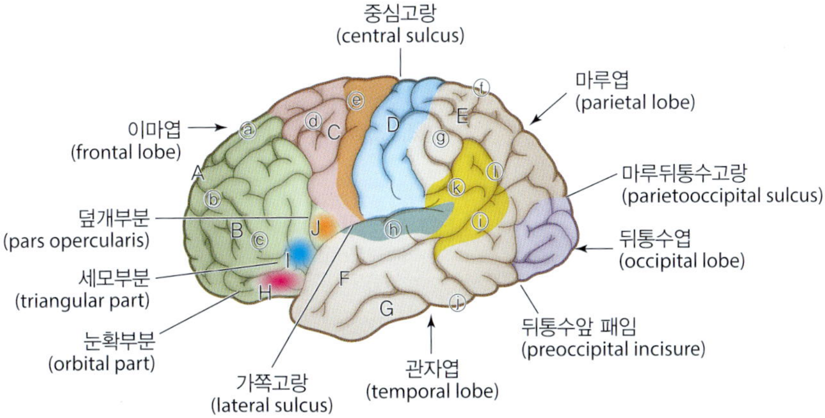

A: 위이마고랑	F: 위관자고랑	ⓐ: 위이마고랑	ⓖ: 아래마루소엽
B: 아래이마고랑	G: 아래관자고랑	ⓑ: 중간이마이랑	ⓗ: 위관자이랑
C: 중심앞고랑	H: 눈확부분	ⓒ: 아래이마이랑	ⓘ: 중간관자이랑
D: 중심뒤고랑	I: 세모부분	ⓓ: 중심앞이랑	ⓙ: 아래관자이랑
E: 마루엽속고랑	J: 덮개부분	ⓔ: 중심뒤이랑	ⓚ: 모서리위이랑
		ⓕ: 위마루소엽	ⓛ: 모이랑

① 대뇌의 구조와 기능 (계속)

<table>
<tr><td rowspan="9">기능</td><td rowspan="6">겉질</td><td colspan="2">• 대뇌 겉질은 부위에 따라 국소화된 기능이 있으며, 크게 다섯 가지부위로 나눌 수 있음</td></tr>
<tr><td>일차감각겉질
(primary sensory Cortex)</td><td>• 감각정보에 대한 다양한 강도와 질을 구분(discrimination)</td></tr>
<tr><td>감각연합겉질
(sensory association cortex)</td><td>• 감각에 대해 보다 복잡한 분석(analysis)을 수행</td></tr>
<tr><td>운동계획영역
(motor planning area)</td><td>• 움직임을 계획하고 조직(organize)</td></tr>
<tr><td>일차운동겉질
(primary motor cortex)</td><td>• 운동출력의 하행성 조절을 담당</td></tr>
<tr><td>연합겉질
(association cortex)</td><td>• 감각을 해석하고, 감정과 기억을 처리하고 행동을 조절</td></tr>
<tr><td rowspan="3">속질</td><td>투사 섬유
(projection fiber)</td><td>• 대뇌의 위 아래(대뇌 · 말초)를 연결하여 정보를 전달
· 대뇌부챗살(corana radiata)
· 속섬유막(Internal Capsule, IC)</td></tr>
<tr><td>맞교차 섬유
(commissural fiber)</td><td>• 대뇌반구 좌우를 연결하여 정보를 전달
· 뇌들보(corpus callosum)
· 맞교차</td></tr>
<tr><td>연합섬유
(association fiber)</td><td>• 각각 대뇌반구 안에서 앞뒤로 길게 연결하여 정보를 전달
· 위세모다발
· 아래세모다발
· 띠다발
· 활꼴섬유
· 갈고리다발
· 짧은다발
· 수직 뒤통수 다발</td></tr>
</table>

▶ 대뇌 겉질의 부위 및 기능

운동겉질 영역	기능	일차감각 겉질영역	기능	감각연합 겉질영역	기능	연합겉질	기능
일차운동겉질	수의적 운동조절	일차 몸감각겉질	물체 모양, 질감, 크기 구분	몸감각연합 겉질	입체감각, 촉각, 공간적 환경에 대한 기억	이마앞연합 겉질	목표지향적 행동, 자기 인식
운동앞영역	몸통 및 연결대 근육 조절 선행적 자세 조절						
보완운동영역	양손운동 및 복잡한 순서의 움직임 계획과 시작	일차청각겉질	소리 크기 및 강도를 의식적 구분	청각연합겉질	소리분류	마루관자연합겉질	감각통합, 문제해결, 언어 이해, 공간 관계
브로카영역 (같은쪽 대뇌반구)	언어 운동프로그램을 주로 역할 (주로, 왼쪽 대뇌반구 에서만)	일차시각겉질	빛의 밝기, 물체모양, 크기,위치 구분	시각연합겉질	운동, 색깔분석, 시각고정 조절	둘레연합 겉질	정서, 동기, 성격, 기억 처리
브로카영역 (반대쪽 대뇌반구)	비언어적 소통(정서적 몸짓, 목소리 고조)과 관련된 움직임 계획/정서적 조절(주로, 오른쪽 대뇌반구에서만)	일차안뜰감각겉질	머리 위치와 움직임을 인식	-	-	-	-

▶ 대뇌 속질의 신경섬유 연결

투사 섬유

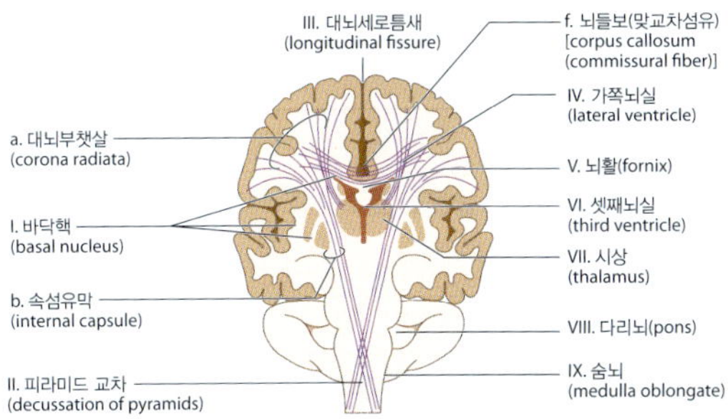

연합섬유

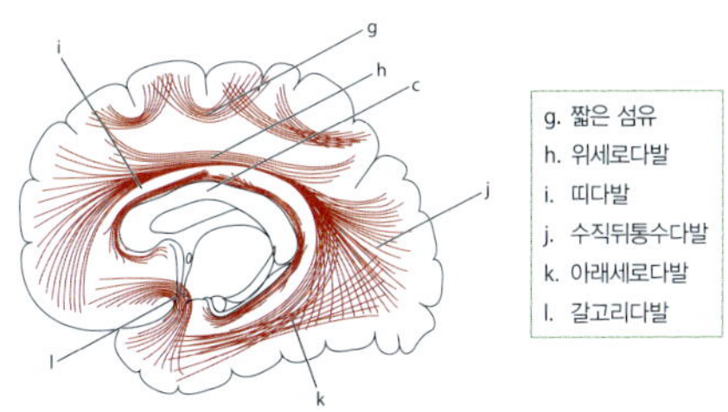

맞교차 섬유

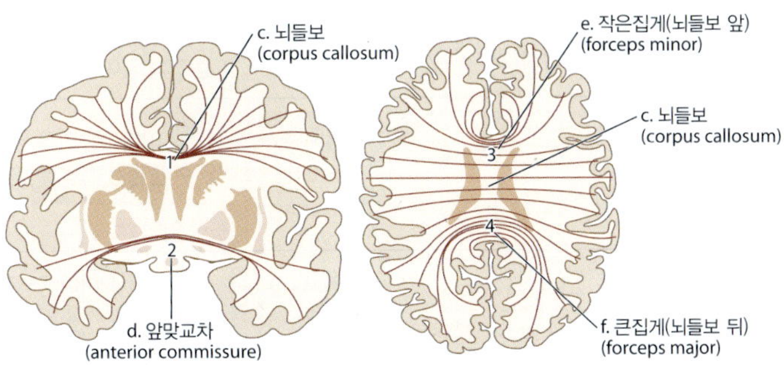

▶ 대뇌 브로드만 겉질영역

브로드만 번호	해당영역	브로드만 번호	해당영역
영역 3, 1, 2	일차 몸감각겉질	영역 27	조롱박겉질
영역 4	일차 운동겉질	영역 28	배쪽 내후각겉질
영역 5	몸감각 연합겉질	영역 29	뒤뇌들보팽대 띠다발겉질
영역 6	앞운동겉질과 보완운동겉질 (이차 운동 겉질)	영역 30	띠다발겉질의 일부
영역 7	몸감각 연합겉질	영역 31	등쪽 뒤쪽 띠다발겉질
영역 8	이마엽 안구운동야를 포함하는 영역	영역 32	등쪽 앞쪽 띠다발겉질
영역 9	등가쪽 앞이마겉질	영역 33	앞쪽 띠다발겉질의 일부
영역 10	앞쪽 앞이마겉질(위쪽 및 가운데 이마 이랑의 가장 입쪽 부분)	영역 34	해마곁이랑에 있는 등쪽 안쪽 후각겉질
영역 11	이마눈확 영역	영역 35	후각뇌고랑의 후각주위겉질
영역 12	이마눈확 영역	영역 36	현재 후각뇌고랑의 후각주위겉질의 일부인 바깥후각 영역
영역 13, 14	섬 겉질	영역 37	방추형이랑
영역 15	앞쪽 관자엽	영역 38	위쪽 및 가운데 관자이랑의 가장 입쪽 부분인 관자엽극 영역
영역 16	섬 겉질	영역 39	모이랑. 베르니케 영역의 일부로 간주된다.
영역 17	일차 시각겉질	영역 40	모서리위이랑. 베르니케 영역의 일부로 간주된다.
영역 18	이차 시각겉질	영역 41, 42	청각겉질
영역 19	연합 시각겉질	영역 43	일차 미각겉질
영역 20	아래쪽 관자이랑	영역 44	아래 이마이랑의 일부인 덮개부, 브로카 영역의 일부
영역 21	가운데 관자이랑	영역 45	아래 이마이랑의 일부인 삼각부 브로카 영역의 일부
영역 22	위쪽 관자이랑. 꼬리쪽 부분은 대개 베르니케 영역으로 간주	영역 46	등가쪽 앞이마겉질
영역 23	배쪽 뒤쪽 띠다발겉질	영역 47	아래 이마이랑의 일부인 눈확부분
영역 24	배쪽 앞쪽 띠다발겉질	영역 48	관자엽 가운데 표면의 일부인 해마이행부 뒤 영역
영역 25	무릎밑 영역(배쪽안쪽 앞이마겉질)	영역 49	설치류의 해마이행부곁 영역
영역 26	대뇌 겉질의 뒤뇌들보팽대 중 바깥뇌들보팽대 부분	영역 52	관자엽과 섬엽이 만나는 섬엽곁 영역

▶ 대뇌 브로드만 겉질영역

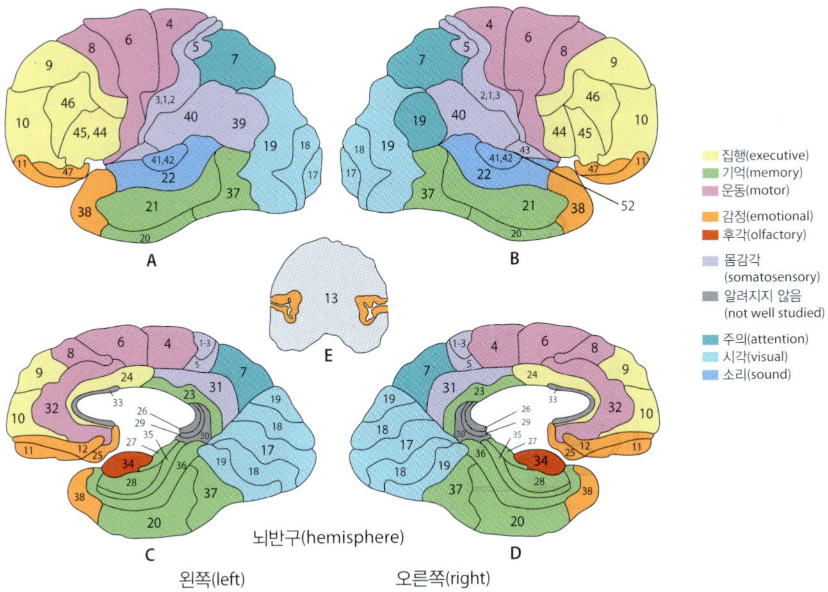

▶ 대뇌겉질(운동/감각)영역의 호문쿨러스

대뇌겉질(운동)영역의 호문쿨러스	대뇌겉질(감각)영역의 호문쿨러스
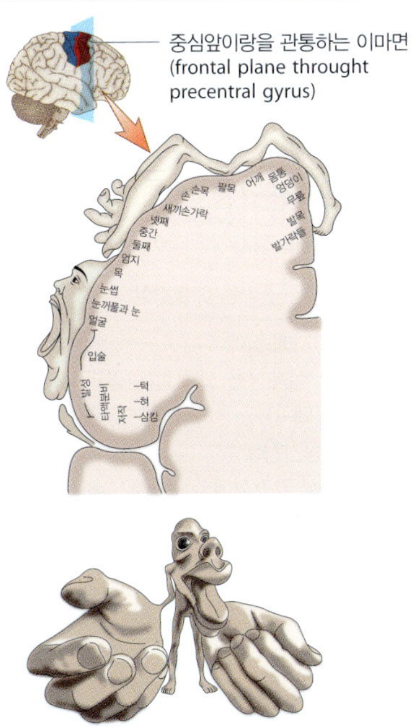	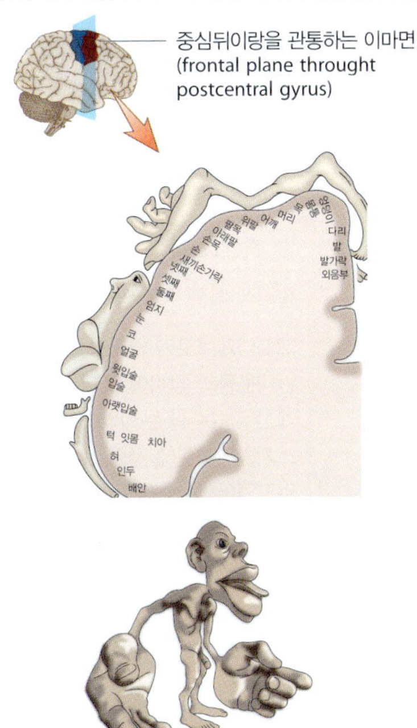

▶ 대뇌 반구 (왼쪽/오른쪽) 우세형 구분

왼쪽 뇌	오른쪽 뇌

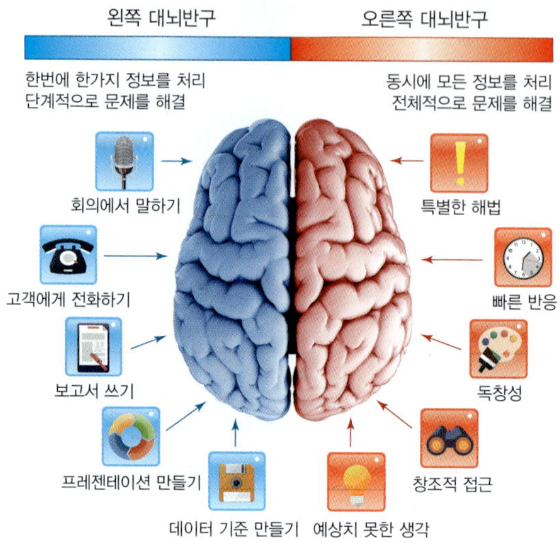

	왼쪽 뇌 우세형	오른쪽 뇌 우세형
발달한 뇌	왼쪽 뇌(지성의 뇌)	오른쪽 뇌(감정의 뇌)
판단방식	지성의 판단	직관적인 판단
합리성	논리성, 합리성을 추구	비합리성, 추상적, 직관적, 신비성 추구
정보이용	많은 정보에서 체계적 추리	하나의 정보로 전체를 파악
사고방향	분석적, 서양철학적, 언어적	종합적, 동양철학적, 시공간적
대화방식	논리 정연한 발언, 합리적 이론 체계화	비합리적, 비언어적, 제스처 위주
의사결정	데이터, 자료 위주	상대의 표정, 감정, 육감을 이용
우위영역	법, 계산, 실험, 수학계산, 이론체계화	사업, 예술, 정치
자기훈련	합리적 이론, 지식습득	경험위주, 음악 등 예술감상
장애	베르니케브로카 언어상실 반대운동과 감각에 문제 계산무능(수학 문제의 계산 불능) 쓰기언어상실(실서증, agraphia) 읽기언어상실증(실독증, alexia) 반대쪽 운동과 감각 문제	신체 인지에 장애 신체적 실제성을 왜곡함(환경과 자기자신의 몸 감각을 왜곡) 시각-공간장애 신체도식 감각장애 행위상실증(운동계획, 지각문제) 감각언어장애 반대쪽 운동과 감각문제
뇌혈관질환 (CVA)	왼쪽 뇌 손상 시: 지성영역 마비 감정영역은 보존 통증을 참지 못함	오른쪽 뇌 손상 시: 감정영역 마비 지성은 보존 통증을 잘 참아냄

▶ 대뇌 감각, 지각, 인지를 통한 인간의 정보처리 과정

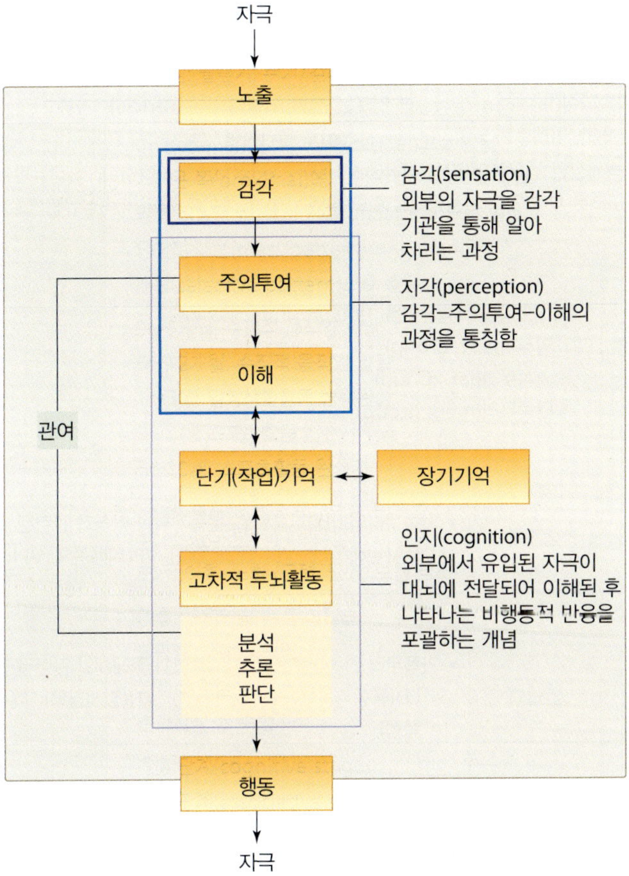

② 시상의 구조와 기능

구분			내용
개념			• 대뇌와 소뇌 중간뇌 사이에 있는 사이뇌(diencephalon)의 일부 • 몸의 모든 정보(입력정보와 출력정보, 감각정보와 운동정보)를 중계하는 역할을 하는 신경핵 덩어리 • 위로는 가쪽뇌실(lat. ventricles)과 뒤로는 셋째 뇌실(3rd ventricle), 가쪽으로는 좌우의 바닥핵(basal ganglia, BG), 아래로는 뇌줄기(brain stem)로 둘러싸여 있음 • 두 개의 백색질인 섬유판(바깥섬유판(external medullary laminae), 속섬유판(internal medullary laminae))으로 싸여 있으며 신경핵들이 모여 있는 회색질은 Y자모양의 속섬유판으로 나뉨
구조	위치에 따른 구조		• Y자 모양의 속섬유판을 기준으로 · 앞무리(ant. group) · 가쪽무리(lat. group) · 안쪽무리(med. group)
	기능에 따른 구조	중계핵	• 가쪽무리의 바깥부분으로, 운동계획과 감각과 관련된 핵들이 모여 있음 · VA(앞배쪽핵), VL(가쪽배쪽핵), VP(뒤배쪽핵, VPM, VPL)
		연합핵	• 가쪽무리 안쪽부분으로, 감각통합과 둘레계와 관련된 핵들이 모여 있음 · LD(등쪽가쪽핵), LP(뒤가쪽핵), AN(앞시상핵), P(시상베게), MD(등쪽안쪽핵)
		비특수시상핵	• 안쪽무리부분으로, 둘레계 영역과 관련된 핵들이 모여 있음 · M(정중핵), I(섬유판속핵), R(시상그물핵)

▶ 시상의 위치 및 모양

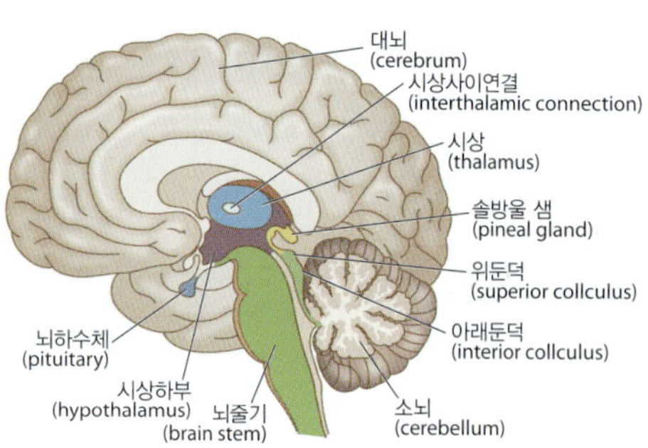

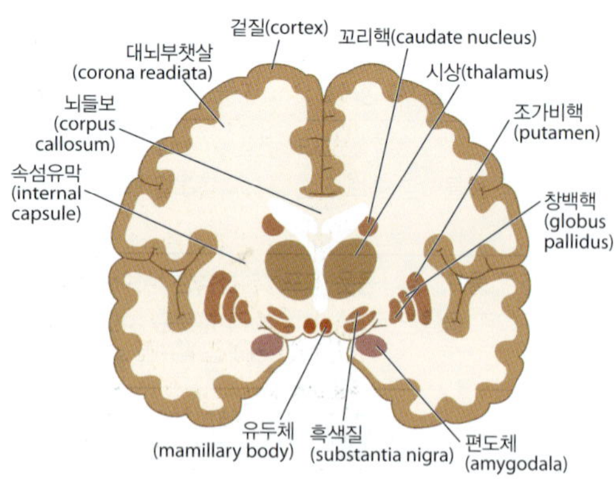

▶ 시상의 세부구조(왼쪽) 및 세부구역의 기능(오른쪽)

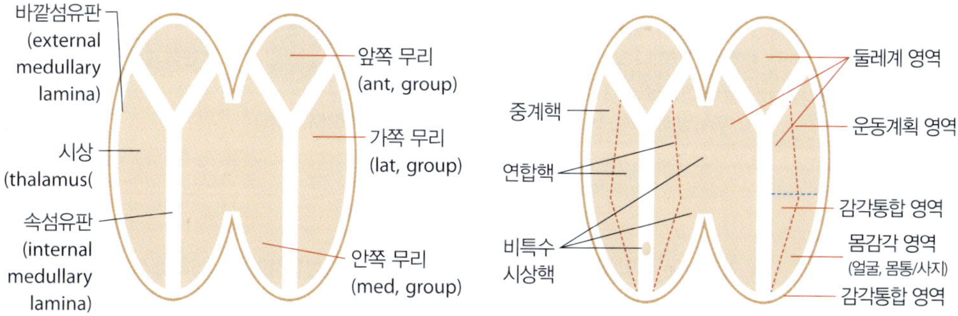

▶ 시상의 세부신경핵들의 위치 및 관련 구조물

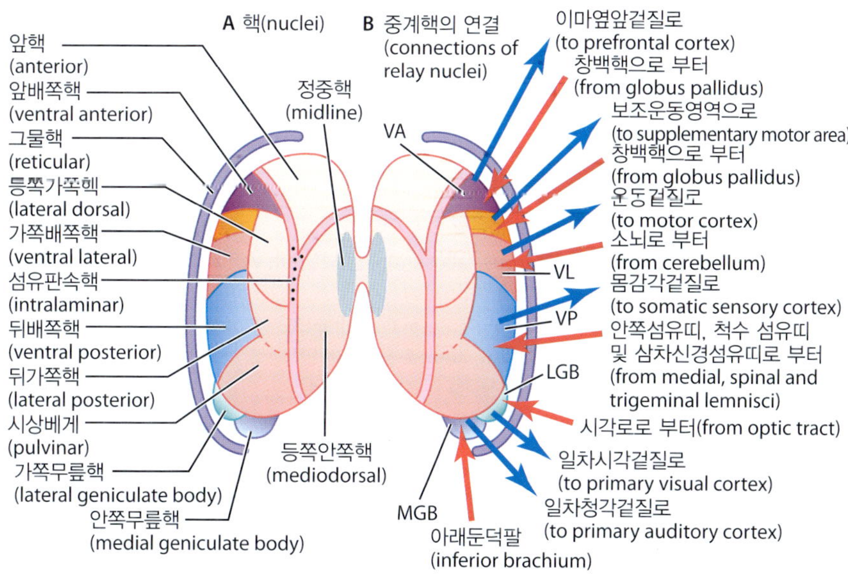

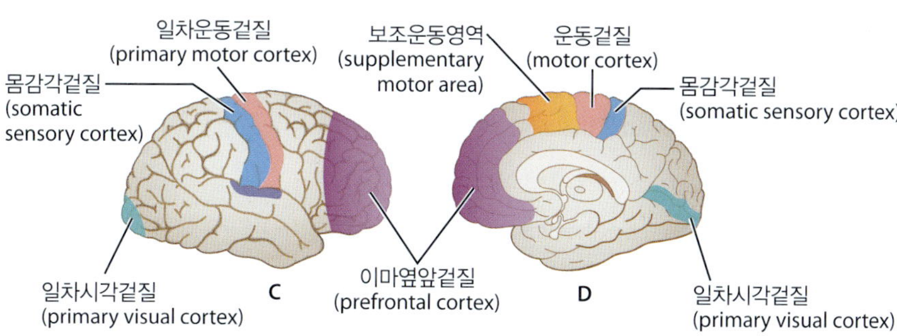

② 시상의 구조와 기능 (계속)

<table>
<tr><td rowspan="3">기능</td><td>중계핵</td><td>• 척수신경이나 뇌신경, 또는 소뇌나 바닥핵에서 오는 정보(감각 또는 운동계획 관련)를 대뇌겉질로 전달하는 역할
: VA(앞배쪽핵), VL(가쪽배쪽핵), VP(뒤배쪽핵, VPM, VPL)</td></tr>
<tr><td>연합핵</td><td>• 감정 또는 기억일부 정보를 처리하거나 감각정보를 통합하여 대뇌연합영역으로 전달하는 역할
: LD(등쪽가쪽핵), LP(뒤가쪽핵), AN(앞시상핵), P(시상베게), MD(등쪽안쪽핵)</td></tr>
<tr><td>비특수시상핵</td><td>• 다양한 정보를 대뇌겉질로 전달하며, 특히, 의식, 감성, 주의력 등을 조절하는 역할
: M(정중핵), I(섬유판속핵), R(시상그물핵)</td></tr>
<tr><td rowspan="2">사이뇌</td><td>개념</td><td>• 위치: 대뇌와 뇌줄기 사이
　◦ 위로는 뇌들보(corpus callosum), 가쪽뇌실(lat. ventricles)
　◦ 뒤로는 셋째뇌실(3rd ventricle)
　◦ 가쪽으로는 좌우의 바닥핵(Basal Ganglia, BG)
　◦ 아래로는 뇌줄기(brain stem)로 둘러싸여 있음
• 시상 + 시상상부 + 시상하부 + 시상밑부를 총칭
• 기능: 시상과 비슷하게 운동신경 및 감각신경뿐만 아니라, 둘레계와 관련된 기능 수행</td></tr>
<tr><td>분류</td><td>해부학적 분류
• 시상상부(epi · thalamus)
• 시상(thalamus)
• 시상하부(hypo · thalamus)
• 시상밑부(sub · thalamus)

기능적 분류
• 시상상부(epi · thalamus)의 솔방울샘(pineal gland)
• 시상(thalamus)
• 시상하부(hypo · thalamus)
• 뇌하수체(pituitary gland)</td></tr>
</table>

▶ 시상의 신경핵별 기능

위치	분류	신경핵	들신경연결	날신경연결	기능
가쪽 부분	중계 핵군	앞배쪽핵(VA)	창백핵, 그물구성체, 운동앞겉질, 다른 시상핵	운동앞겉질, 보조운동영역	운동
		가쪽배쪽핵(VL)	소뇌, 바닥핵과 앞배쪽핵과 같은 부분	일차운동영역, 운동앞겉질, 보조운동영역	운동
		뒤가쪽배쪽핵(VPL)	안쪽섬유띠, 척수시상로	일차몸감각겉질	몸통과 팔다리의 몸감각
		뒤안쪽배쪽핵(VPM)	삼차섬유띠, 미각섬유	일차몸감각겉질	얼굴과 몸감각
		가쪽무릎체(LGB)	시각로	뒤통수엽의 시각겉질	반대쪽의 시각정보 중계
		안쪽무릎체(MGB)	아래둔덕, 가쪽섬유띠	관자엽의 청각겉질(위관자이랑)	양쪽의 청각정보를 중계
	연합 핵군	등쪽가쪽핵(LD)	둘레계통 겉질	둘레계통 겉질	둘레계통
		뒤가쪽핵(LP)	마루엽 겉질	마루엽 겉질	감각통합
		베개(P)	마루엽 겉질	마루엽 겉질	감각통합
앞부분		앞시상핵(A)	유두시상다발, 띠이랑, 시상밑부	띠이랑, 시상밑부	감정적인 측면, 최근 기억
안쪽 부분		등쪽안쪽핵(MD)	이마앞겉질, 시상밑부, 다른 시상핵	이마앞겉질, 시상밑부, 다른 시상핵	몸감각, 내장감각, 후각 통합, 감정과 주관적 상태의 연결
비특수시상 겉질투사핵군		정중핵(M)	내장기관	시상하부, 편도체, 대뇌겉질	둘레계통
		섬유판속핵(I)	오름그물활성계	다른 시상핵, 대뇌겉질	의식수준과 각성상태
		시상그물핵(R)	대뇌겉질, 그물구성체	다른 시상핵	시상활동의 조절

▶ 사이뇌의 위치: coronal view

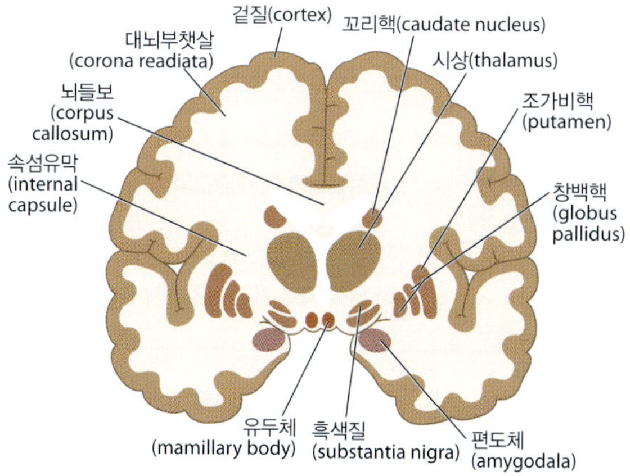

③ 바닥핵의 구조와 기능

<table>
<tr><td>개념</td><td colspan="3">• 두 시상의 좌우 가쪽으로 있으며, 대뇌반구에 싸여 대뇌반구 바닥부분에 위치한 회색질 신경핵 덩어리들
• 수의적인 움직임은 대뇌겉질에서 운동정보를 근육으로 내려보내어 일어나며, 이때 움직임이 일어나기 전에 움직임의 계획을 조정하고 조절하는 중계자 같은 역할을 바닥핵이 담당(운동조절 측면에서 중요한 역할수행)</td></tr>
<tr><td rowspan="7">구조</td><td rowspan="3">해부학적 분류</td><td>렌즈핵
(lentiform nucleus)</td><td>• 렌즈모양으로 되어 있어 붙여진 이름으로, 콩나물로 비유한다면 콩나물의 머리부분
• 조가비핵(putamen)과 창백핵(globus pallidus, GP)으로 구성되어 있고, 다시 창백핵은 바깥창백핵(GPe)과 속창백핵(GPi)으로 구분됨
• 렌즈핵은 무의식적인 움직임(생각과 관계없이 일어나는 움직임)을 조절하는 피라미드외로계(expyramid system)와 관계가 있음</td></tr>
<tr><td>꼬리핵
(caudate nucleus)</td><td>• 콩나물의 줄기와 같이 생긴 부분으로 렌즈핵에 이어 길게 구부러진 회색질 신경핵덩어리[가쪽뇌실(lat. ventricle)과 인접]</td></tr>
<tr><td>편도체
(amygdalod body)</td><td>• 후각반사의 중계핵으로, 정서적인 행동에 영향
• 편도핵은 후각계와 둘레계의 일부로, 겉질아래회색질(subcortical gray matter)로 되어있음</td></tr>
<tr><td rowspan="4">기능에 따른 분류</td><td>줄무늬체
(striatum, neo-striatum)</td><td>• 꼬리핵과 조가비핵을 합쳐 일컫는 말
• 꼬리핵과 조가비핵은 발생학적으로 하나의 세포덩어리에서 시작했으나 발생과정에서 섬유막이 생겨 분리된 것임</td></tr>
<tr><td>창백핵
(Globus Pallidus, GP)</td><td>• 렌즈핵의 안쪽의 핵으로, 조가비핵과 다른 구조를 가지고 있음
• 창백핵을 옛줄무늬체(paleo-striatum)라고도 함</td></tr>
<tr><td>흑색질
(Substantia Nigra, SN)</td><td>• 중간뇌에 위치(중간뇌의 대뇌다리~뒤판 사이)한 큰 핵덩어리
• 치밀부(SNc, pars compacta)와 그물부(SNr, pars reticulate)로 구분되며, 치밀부는 멜라닌 과립과 도파민(dopamin, 신경전달물질)을 가지고 있음</td></tr>
<tr><td>시상밑핵
(sub-thalamic nucleus)</td><td>• 속섬유막(internal capsule)과 소뇌다리의 접합부에 있는 회색질 핵덩어리로, 창백핵과 주로 연결되어 있음</td></tr>
</table>

▶ 바닥핵의 위치

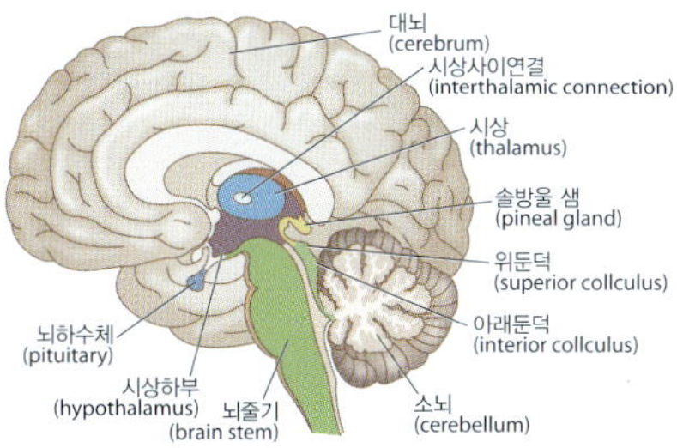

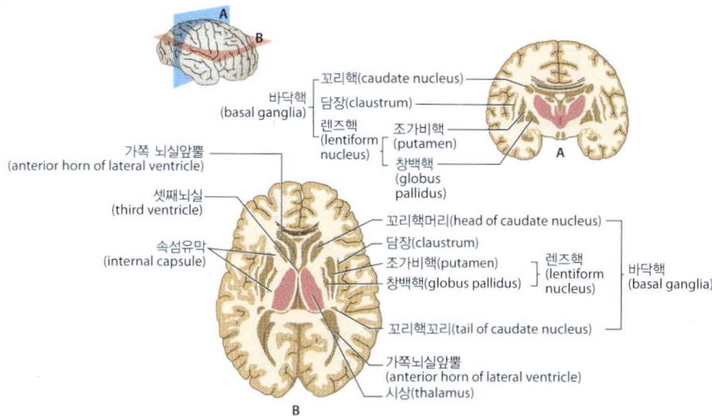

▶ 바닥핵의 모양 및 세부 구조

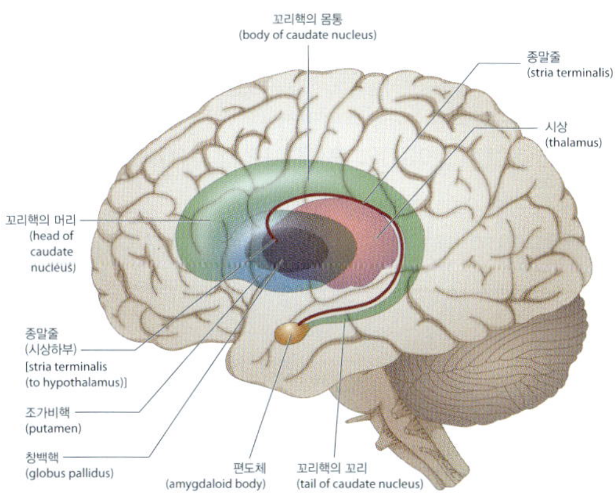

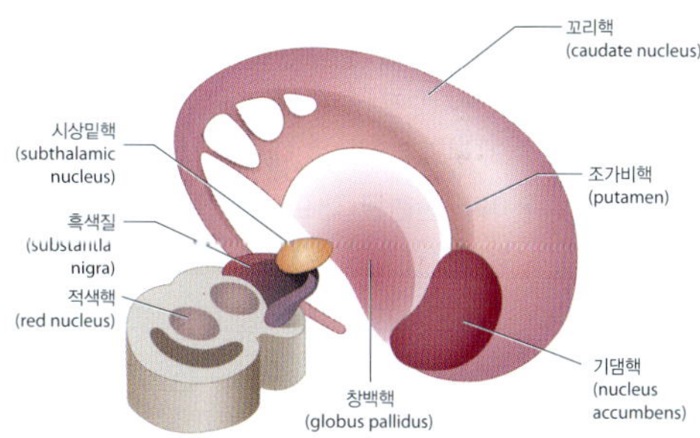

▶ 기능에 따른 바닥핵 분류(줄무늬체, 흑색질, 시상밑핵)

줄무늬체
(corpus striatum)
	줄무늬(striatum)
	• 꼬리핵(caudate nucleus)
	• 조가비핵(putamen)
	• 배쪽줄무늬체(ventral striatum)
	  • 기댐핵(nucleus accumbens)
	창백(pallidum)
	• 창백핵(globus pallidus)
	• 안쪽분절(internal or medial segment)
	• 가쪽분절(external or lateral segment)
	• 배쪽창백(ventral pallidum)
	  • 무명질(substantia innominata)의 일부

흑색질 (substantia nigra)	그물부분(pars reticulata) 치밀부분(pars compacta)
시상밑핵(subthalamic nucleus)	

③ 바닥핵의 구조와 기능 (계속)

<table>
<tr>
<td>기능</td>
<td colspan="2">
• 움직임의 시작과 실행, 운동순서에 관한 움직임 프로그램에 관여
• 수의적인 움직임(인지, 운동과정이 포함된)을 수행할 때, 대뇌겉질에서 계획된 수의운동을 통합 및 재계획하여 가장 적절한 운동계획을 다시 대뇌겉질로 보내주어 움직임을 조절
• 세부적인 기능은 다음과 같음
① 근 수축(muscle contraction) 조절
• 움직임의 빠르기 조절
② 근력(muscle force) 조절
• 움직임의 크기 조절
③ 여러 관절 움직임(multi-joint movement) 조절
④ 움직임 순서(sequencing of movement) 조절
</td>
</tr>
<tr>
<td rowspan="5">내부 운동 신경회로</td>
<td colspan="2">
• 바닥핵의 주요 내부 운동 신경회로를 평행신경회로라고도 함
• 기본적으로 입력부(대뇌겉질 등 여러 부위로부터의 정보가 들어옴)와 출력부(시상을 거쳐 대뇌겉질과 그 외 부위로 정보를 내보냄), 바닥핵 내 자체회로로 구성됨
• 이와 관련된 대표적인 신경로는 겉질척수로(corticospinal tract)와 겉질숨뇌로(cortico-bullbar tract)가 있음
</td>
</tr>
<tr>
<td>운동회로 또는
조가비핵 회로
(motor circuit or
putamen circuit)</td>
<td>• 복잡한 움직임의 패턴을 겉질척수로와 관계하여 조절</td>
</tr>
<tr>
<td>꼬리핵 회로
(caudate circuit)</td>
<td>• 복잡한 움직임의 순서를 인지적으로 조절</td>
</tr>
<tr>
<td>둘레고리
(limbic loop)</td>
<td>• 움직임을 정서적으로 조절하여, 감정표현과 관련된 움직임(공격적인 움직임, 미소 등)을 조절</td>
</tr>
<tr>
<td>눈돌림 고리
(oculomotor loop)</td>
<td>• 안구움직임의 신속하고 자동적인 조절</td>
</tr>
</table>

▶ 바닥핵의 신경학적 연결

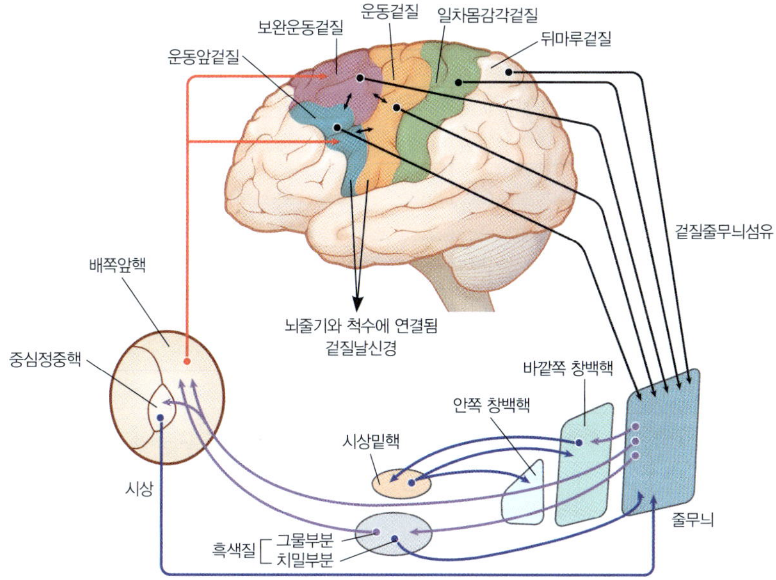

▶ 바닥핵의 세부 신경회로

운동회로(motor circuit)

운동앞영역 / 운동겉질 / 보조운동구역 → 조가비핵 → 안쪽창백핵 / 흑색질 그물부 → 시상핵 → (운동앞영역 / 운동겉질 / 보조운동구역)

눈운동회로(oculomotor circuit)

이마 및 보완눈 운동영역 → 꼬리핵(몸) → 안쪽창백핵 / 흑색질 그물부 → 시상핵 → (이마 및 보완눈 운동영역)

이마앞(연합)회로[prefrontal (association) circuit]

뒤가쪽이마앞 영역 / 가쪽눈확이마 영역 → 꼬리핵(머리) → 안쪽창백핵 / 흑색질 그물부 → 시상핵 → (뒤가쪽이마앞 영역 / 가쪽눈확이마 영역)

앞띠다발(둘레)회로[anterior cingulate (limbic) circuit]

앞둘레영역 / 안쪽눈확 / 이마겉질 → 배쪽줄무늬체 → 안쪽창백핵 / 흑색질 그물부 → 시상핵 → (앞둘레영역 / 안쪽눈확 / 이마겉질)

④ 뇌줄기의 구조와 기능

<table>
<tr><td>개념</td><td colspan="3">• 뇌줄기는 뇌의 가장 아래쪽에 위치
• 아래로는 척수와, 뒤쪽으로는 소뇌와, 위쪽으로는 대뇌와 인접해 있어 대뇌, 소뇌, 척수 간의 정보가 전달되는 통로 역할</td></tr>
<tr><td rowspan="3">구조</td><td rowspan="3">수직적 구조</td><td>덮개 또는 천장판</td><td>• 덮개 앞구역(pre-tectal area)
- 동공수축에 관여(동공반사, 공동반사, 조절반사)
• 위 둔덕(sup. colliculi)
- 시각관련 중계핵
• 아래둔덕(inf. colliculi)
- 청각 관련 중계핵으로 시상의 안쪽 무릎체(Medial Geniculate Body, MGB)로 전달</td></tr>
<tr><td>뒤판</td><td>• 뇌줄기 뒤판은 크게 두 가지 구조물로 나뉘며, 눈의 반사와 머리움직임에 관여
• 뇌줄기 뒤판은 크게 네 가지 신경섬유와 신경핵으로 구성
① 그물체(reticular formation)
- 뇌줄기 뒤판 위(중간뇌)와 아래(숨뇌)로 길게 위치해 있으며, 신경계를 통하여 활동의 일반적인 수준을 조절
② 감각신경핵(sensory nu.)과 오름 감각신경로(ascending sensory tract)
③ 뇌신경핵(cranial nerve nu.)
④ 안쪽세로다발(Medial Longi. Fasciculus, MLF)
- 눈과 머리의 움직임을 반사적으로 조절</td></tr>
<tr><td>바닥부분</td><td>• 뇌줄기 바닥부분은 크게 신경섬유와 신경핵으로 구성
• 대뇌겉질로부터 내려가는 신경섬유들
① 겉질척수로(corticospinal tract)
② 겉질뇌줄기로(corticobulbar tract)
③ 겉질다리뇌로(corticopontin tract)
④ 겉질그물로(corticoreticular tract)
• 운동신경핵(motor nuclei.)
① 흑색질(substantia nigra)
② 다리뇌핵(pontine nuclei)
③ 아래올리브핵(inferior olivary nucleus)
• 다리뇌-소뇌로의 신경섬유(ponto-cerebellar axon)</td></tr>
</table>

▶ 뇌줄기 구조 (앞, 옆, 뒤)

앞

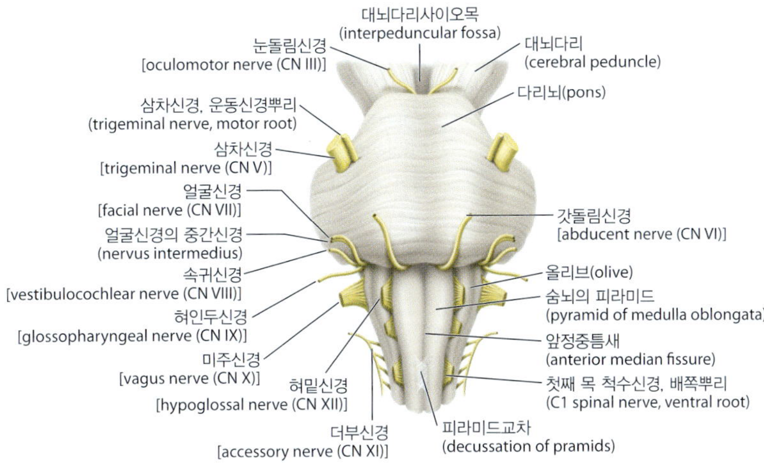

옆

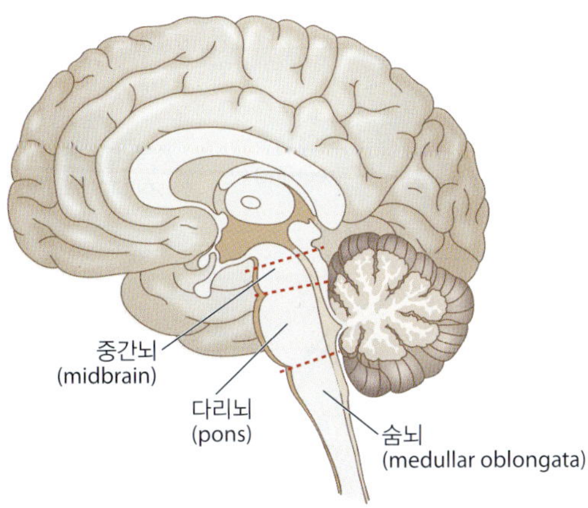

뒤

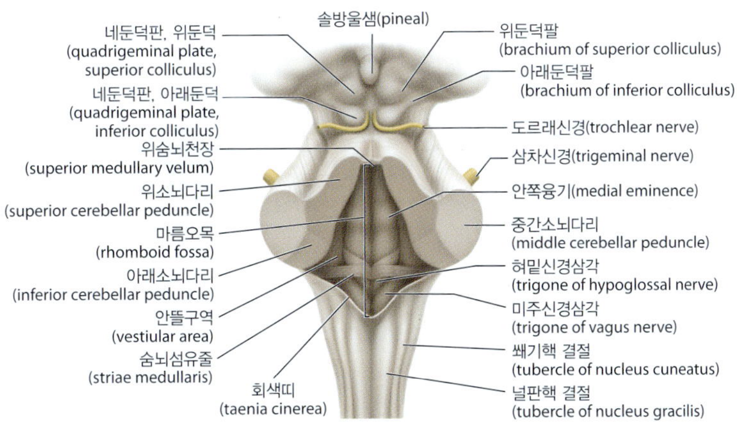

▶ 뇌줄기 세부 구조: 수직적 측면

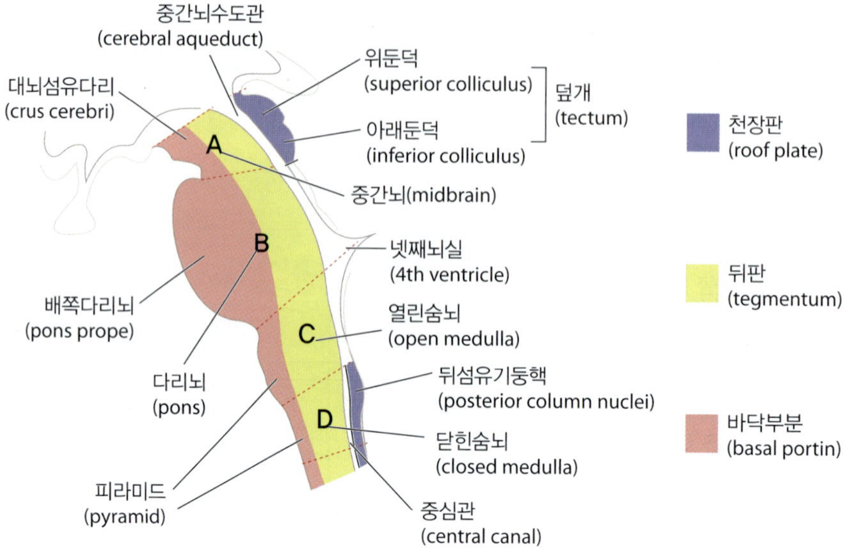

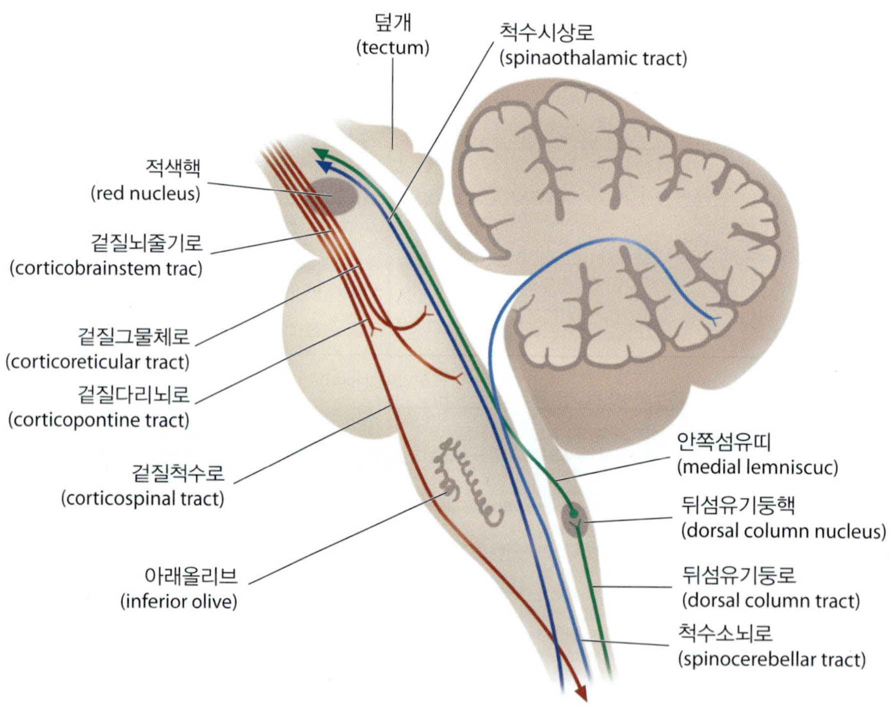

▶ 그물체 구조: 뒤쪽

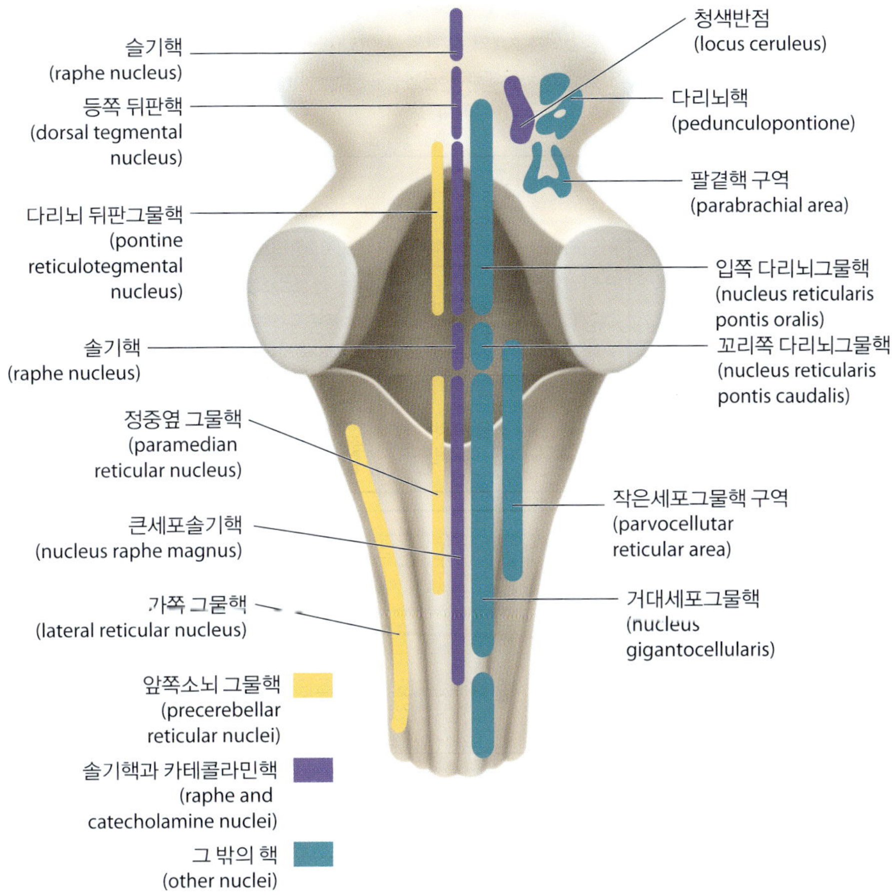

▶ 그물체 영역별 기능

그물체	
영역	기능
가쪽 핵무리	• 감각입력(몸감각, 시각, 청각, 평형감각, 미각, 후각) • 겉질 입력 • 전반적인 감성 담당
안쪽 핵무리	• 생명기능 • 몸운동 활동(somatic motor activity) 담당
중심 핵무리	• 진통효과: 억제성 신경세포에 영향 • 몸운동활동: 솔기척수로에서 운동신경세포의 IN 활동증가 • 자각담당: 솔기핵에서 졸림조절

④ 뇌줄기의 구조와 기능 (계속)

<table>
<tr><td rowspan="3">구조</td><td rowspan="3">수평적 구조</td><td>중간뇌
(mid brain)</td><td>• 중간뇌는 2개의 경계[위: 사이뇌(diencephalon), 아래: 다리뇌] 가지고 있음
• 중간뇌 가운데로 중간뇌수도관(cerebral aqueduct: 다리뇌의 넷째뇌실과 이어져 연결됨)이 지나감</td></tr>
<tr><td>다리뇌
(pons)</td><td>• 다리뇌는 3개의 경계(위: 중간뇌, 아래: 숨뇌, 뒤: 넷째뇌실, 소뇌)를 가지고 있음
• 다리뇌 뒤판(tegmentum)에는 신경로(오름로, 내림로, 위/아래 소뇌다리, 뇌신경)와 신경핵들이 있음
• 바닥부분(basal part)은 다리뇌핵, 피라미드로, 다리뇌
• 소뇌 섬유들, 삼차신경뿌리가 있음</td></tr>
<tr><td>숨뇌
(medula)</td><td>• 숨뇌는 2개의 경계(위: 다리뇌, 아래: 척수)를 가지고 있음</td></tr>
<tr><td rowspan="4">기능</td><td rowspan="2">감각 신경로</td><td>고유수용성감각
촉각
압각</td><td>• 척수의 뒤기둥(PWC)에서 안쪽섬유띠(med. lemniscus)로 전달
• 단, 무의식적 고유수용성감각은 척수소뇌로(spino-cerebellar tract)로 전달</td></tr>
<tr><td>통각
온각</td><td>• 척수의 척수시상로(spino-thalamic tr.)에서 척수섬유띠(spinal lemniscus)로 전달</td></tr>
<tr><td rowspan="2">운동 신경로</td><td>안쪽운동신경계
(med. motor system)</td><td>• 안쪽 겉질척수로가 그물체(reticular formation)를 경유하여 내려감
• 안쪽겉질척수로, 겉질그물척수로(안쪽), 다리뇌그물척수로, 숨뇌그물척수로, 덮개척수로, 안뜰척수로, 안쪽세로다발 등의 신경로가 있음</td></tr>
<tr><td>가쪽운동신경계
(lat. motor system)</td><td>• 가쪽 겉질척수로가 적색핵(red nu.)을 경유하여 내려감
• 가쪽겉질척수로, 가쪽겉질적색척수로, 적색척수로, 다리뇌소뇌로 등의 신경로가 있음</td></tr>
</table>

▶ 중간뇌 주요 외부구조 및 내부구조(신경핵과 신경로)

중간뇌			
	주요 외부구조	주요 신경핵	주요 신경로
덮개	위/아래 둔덕, 둔덕팔, 도르래 신경 뿌리, 덮개앞구역	-	-
중간뇌수도관	-	-	
뒤판	-	눈돌림신경핵, 도르래신경핵, 삼차신경중간뇌핵, 적색핵, 흑색질	안쪽섬유띠, 척수섬유띠, 척수덮개섬유, 척수시상섬유, 겉질적색로, 배쪽/등쪽 삼차신경 시상로, 위소뇌다리교차
바닥부분	대뇌섬유다리	-	겉질척수로, 겉질핵섬유, 겉질다리뇌핵로(이마다리뇌핵로, 마루관자다리뇌핵로)

▶ 다리뇌의 주요 외부구조와 내부구조(신경핵과 신경로)

다리뇌				
	주요 외부구조	주요 신경핵	주요 신경로	
뒤판	-	위올리브핵,위안뜰핵, 얼굴신경운동핵, 갓돌림신경핵, 삼차신경척수로핵, 삼차신경운동핵, 삼차신경다리뇌핵	오름로	안쪽섬유띠, 척수섬유띠, 배쪽 척수소뇌로
			내림로	안쪽세로다발, 덮개척수로, 안뜰척수섬유, 뒤판중심로
			소뇌 다리	(위) 소뇌-시상섬유, 소뇌-적색섬유, 소뇌-그물섬유, 배쪽 척수-소뇌로, 중간뇌-소뇌섬유 (아래) 올리브-소뇌로, 척수소뇌로, 쐐기다발소뇌로, 안뜰소뇌로섬유, 소뇌-안뜰섬유
			뇌신경	등쪽 삼차신경사상, 얼굴신경둔덕, 얼굴신경무릎
바닥부분	삼차신경뿌리	다리 뇌핵	-	피라미드로, 다리뇌-소뇌섬유

▶ 숨뇌의 내부구조(신경핵과 신경로)

숨뇌			
주요신경핵		주요신경로	
신경로핵	얇은다발핵, 쐐기다발핵	오름신경로	얇은다발, 쐐기다발, 안쪽섬유띠, 안쪽섬유띠교차, 척수시상로, 척수덮개로, 척수그물섬유, 척수소뇌로
		내림신경로	겉질척수로, 적색척수로, 덮개척수로, 뒤판중심로
중계핵	아래올리브핵, 안쪽/가쪽 덧 올리브핵, 덧쐐기다발핵	중계핵 관련 신경로	겉질올리브섬유, 척수올리브로, 소뇌올리브섬유, 쐐기다발소뇌섬유
뇌신경핵	혀밑신경핵, 의문핵, 미주신경등쪽핵, 고립로핵, 등쪽/배쪽 달팽이핵, 안쪽/가쪽 안뜰핵, 아래안뜰핵, 삼차신경척수로핵	뇌신경핵 관련 신경로	고립로, 안뜰척수로, 안쪽세로다발, 삼차신경척수로, 배쪽삼차신경시상로

⑤ 소뇌의 구조와 기능

<table>
<tr><td>개념</td><td colspan="3">• 소뇌는 대뇌 뒤쪽 아래와 뇌줄기 뒤쪽 사이에 있음
• 소뇌는 세 개의 소뇌다리(위, 중간, 아래 소뇌다리)를 통해 뇌줄기와 연결되어 있고 뇌줄기 뒷부분을 대부분 둘러싸고 있음
• 소뇌는 바닥핵과 같이 움직임의 중계자 역할을 하는 또 하나의 신경 기관이며, 움직임의 오차를 비교를 통해 감지하여 비교측정기(comparator) 또는 오차감지기(error detector)라고도 불림</td></tr>
<tr><td rowspan="3">구조</td><td rowspan="3">외부 구조</td><td>해부학적 분류</td><td>• 소뇌 타래결절엽(flocculonodular lobe)
◦ 소뇌 앞쪽면의 뒤가쪽틈새와 평행하게 배열되어 있는 부위로, 소뇌 반구의 일부분[타래(flocculus)와 소뇌벌레의 일부분 결절(nodule)]로 구성
• 소뇌 벌레(vermis)
◦ 소뇌 앞쪽면과 뒤쪽면의 한 가운데에 위치하여 세로로 길게 배열되어 있음
• 소뇌 반구(cerebellar hemisphere)
◦ 소뇌 앞쪽면과 뒤쪽면의 소뇌벌레를 가쪽으로 둘러싸고 있는 부위로써 두 개의 주요틈새(일차틈새, 뒤가쪽틈새)를 기준으로 위/아래로 나누어져 앞엽과 뒤엽으로 구분</td></tr>
<tr><td>계통적 분류</td><td>• 원시 소뇌(archi-cerebellum)
◦ 타래결절엽 부분으로 구성
• 옛 소뇌(paleo-cerebellum)
◦ 소뇌 벌레와 소뇌벌레옆 구역으로 구성
• 새 소뇌(neo-cerebellum)
◦ 타래결접엽과 소뇌벌레, 소뇌벌레옆구역을 제외한 소뇌부분으로, 소뇌 가쪽으로 위치</td></tr>
<tr><td>기능적 분류</td><td>• 평형–소뇌(vestibulo-cerebellum)
◦ 소뇌의 타래결절엽 부위로, 원시 소뇌에 해당되는 부위
• 척수–소뇌(spino-cerebellum)
◦ 소뇌 벌레와 소뇌옆 구역 부위로, 옛 소뇌에 해당되는 부위
• 대뇌–소뇌(cerebro-cerebellum)
◦ 가쪽 소뇌 반구 부위로, 새 소뇌에 해당되는 부위</td></tr>
</table>

▶ 소뇌의 구조: 해부학적 분류

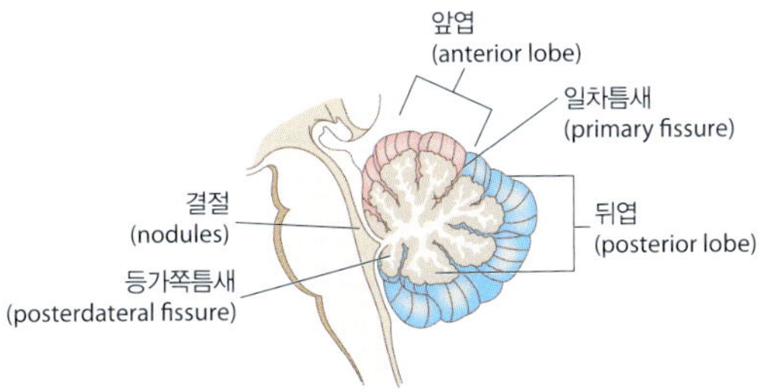

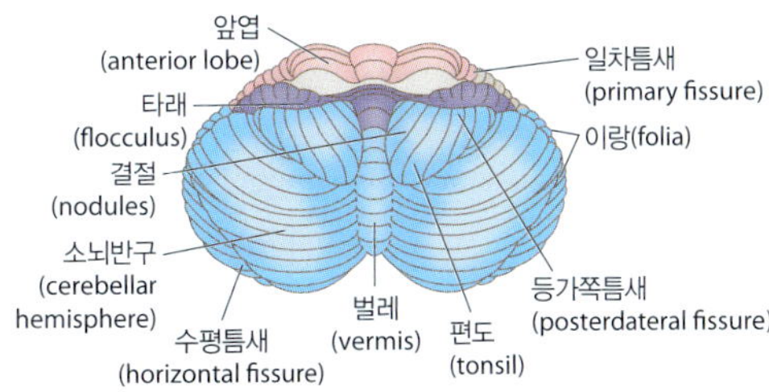

▶ 소뇌의 구조: 기능적 분류

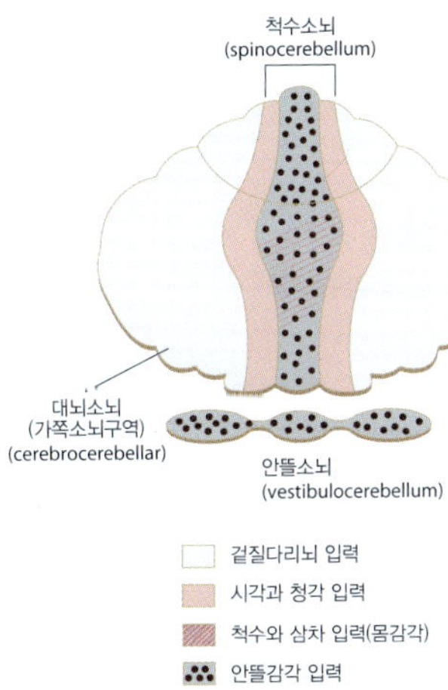

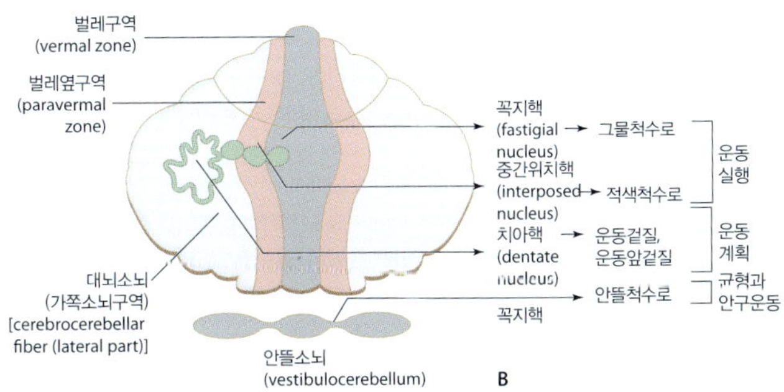

▶ 소뇌의 분류

기능적 분류	해부학적 분류	주요 들신경입력	중심핵	주요 날신경출력	기능
안뜰소뇌 (원시소뇌)	타래결절엽	안뜰미로	평형핵	안쪽활동계: 몸통 및 몸쪽으로 가는 운동신경세포	평형조절: 몸통과 몸쪽 근육 조절, 안뜰반사
척수소뇌 (옛소뇌)	벌레구역	안뜰미로, 몸통 및 몸쪽의 몸감각, 시각, 청각	꼭지핵	안쪽활동계: 안뜰핵, 그물체, 운동겉질	자세조절: 몸통과 몸쪽 부위의 지속적 움직임
	벌레옆구역	척수를 통한 먼쪽 팔다리 몸감각	중간위치핵 • 둥근핵 • 마개핵	가쪽활동계: 적색핵과 운동겉질	팔다리운동: 먼쪽 팔다리의 지속적 움직임
대뇌소뇌 (새소뇌)	소뇌반구의 가쪽부분	대뇌겉질	치아핵	통합영역: 적색핵과 운동앞겉질	운동계획: 움직임의 시작, 계획, 타이밍

⑤ 소뇌의 구조와 기능 (계속)

<table>
<tr>
<td rowspan="2">구조</td>
<td rowspan="2">내부
구조</td>
<td>회색질</td>
<td>• 소뇌겉질(회색질)은 세 개의 층으로 구성되어 있고, 이 층에는 한 개의 소뇌 주요 신경세포[조롱박신경세포(purkinje cell)]과 네 개의 사이신경세포(interneurons)가 있음
• 소뇌속질(백색질) 깊숙이 소뇌 양쪽으로 넷째 뇌실(4th ventricle)의 주변으로 네 개의 회색질의 깊은 소뇌핵(deep cerebellar nucleus)이 있음
• 이 다섯 개의 소뇌 신경세포와 네 개의 깊은 소뇌핵들 사이의 유기적인 관계를 통하여 흥분성 또는 억제성 연결이 되어 움직임 조절에 관여하게 됨
• 소뇌 신경세포(소뇌 겉질, 회색질)
- 주요 신경세포: 조롱박신경세포
- 사이신경세포: 바구니 신경세포, 별신경세포, 과립세포, 골지세포
• 소뇌 신경핵[소뇌 속질(회색질), 넷째뇌실주변]
- 치아핵(dentate nucleus), 마개핵(emboliform nucleus), 둥근핵(globose nucleus), 꼭지핵(fastigial nucleus)</td>
</tr>
<tr>
<td>백색질</td>
<td>• 소뇌 백색질은 정보의 이동경로와 관계된 소뇌다리와 소뇌 신경로로 구성
• 소뇌 다리: 세 부위로 구분
① 소뇌다리(superior cerebellar peduncle)
- 소뇌와 뇌줄기의 중간뇌의 적색핵과 시상을 연결하는 신경다발이며, 각각 소뇌적색로(cerebello-rubroal fiber)와 소뇌시상로(cerebello-thalamic fiber)가 지나감
② 중간소뇌다리(middle cerebellar peduncle)
- 소뇌와 뇌줄기의 다리뇌를 연결하는 신경다발
③ 아래소뇌다리(inferior cerebellar peduncle)
- 소뇌와 뇌줄기의 숨뇌(Medulla)를 연결하는 신경다발
• 소뇌 신경로: 소뇌다리를 통해 입/출력됨
① 위소뇌다리(superior cerebellar peduncle)
- 소뇌적색로(cerebello-rubroal tract)와 소뇌시상로(cerebello-thalamic tract)가 지나가며, 대부분 소뇌에서 정보가 나가는 날신경섬유들임
② 중간소뇌다리(middle cerebellar peduncle)
- 다리뇌소뇌로(ponto-cerebellar tract)가 지나가며, 이 신경로는 대뇌겉질의 정보를 다리뇌를 통해 소뇌로 전달하는 들신경섬유임
③ 아래소뇌다리(inferior cerebellar peduncle)
- 뒤척수소뇌로(post. spino-cerebellar tract), 쐐기소뇌로(cuneo-cerebellar tract), 올리브소뇌로(olivo-cerebellar tract), 안뜰소뇌로(vestibulo-cerebellar tract)가 지나가며, 대부분 소뇌로 정보가 들어오는 들신경들임</td>
</tr>
<tr>
<td>기능</td>
<td colspan="3">• 균형 및 평형 유지
- 안뜰소뇌부위에서 담당
- 안뜰기관(세반고리관, 평형모래기관 등)으로부터 감각정보를 받아, 아래소뇌다리를 거쳐 평형신경핵을 거쳐 안뜰척수로(vestibulaospinal tract)로 자세조절에 관한 정보를 내 보냄
- 안쪽세로다발(MLF)을 통해 머리위치에 따른 눈과 몸통 움직임을 조절
• 대동작 움직임 실행
- 척수소뇌부위에서 담당
- 척수소뇌로에서 받은 감각정보를 꼭지핵과 위소뇌다리를 거쳐 대뇌겉질과 뇌줄기로 정보를 내보내어 안쪽운동계를 조절
- 둥근핵 및 마개핵을 통해 위소뇌다리를 거쳐 대뇌겉질과 뇌줄기로 직접 정보를 내보내어 가쪽운동계를 조절
• 소동작 움직임 및 수의적움직임 계획/조정
- 대뇌소뇌부위에서 담당
- 반대편 대뇌겉질에서 전해진 정보를 다리뇌핵(pontin nucleus)을 통해 받고, 이를 치아핵을 통해 중간소뇌다리를 거쳐 대뇌겉질의 운동영역 및 운동전영역으로 보냄</td>
</tr>
</table>

▶ 회색질: 소뇌 신경핵들

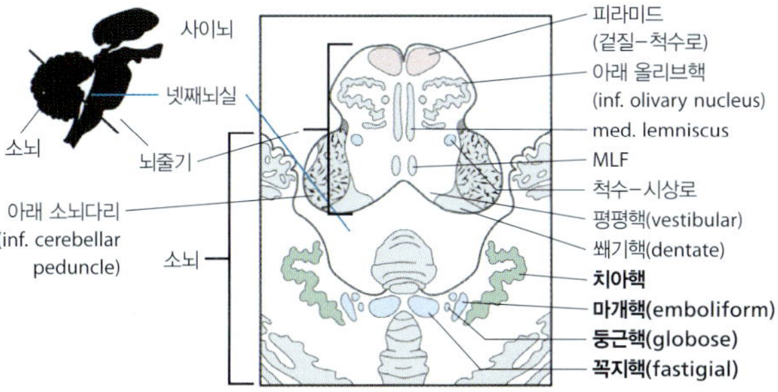

▶ 백색질: 소뇌 다리

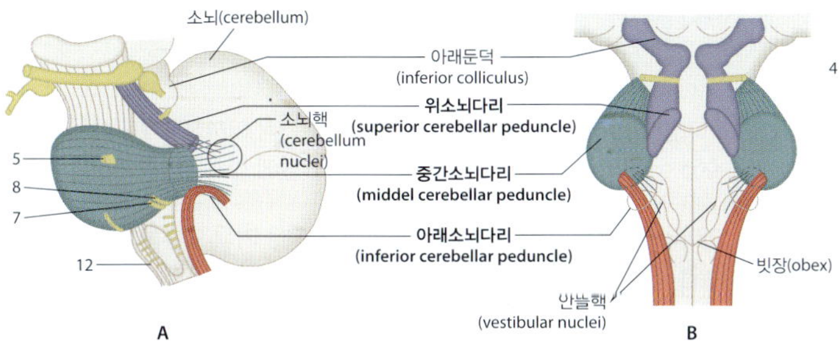

▶ 소뇌의 세부 기능별 신경경로(S: 위소뇌다리, M: 중간소뇌다리, I: 아래소뇌다리)

정보입력(input)	소뇌(cerebellum)	정보출력(output) 및 기능
평형상태 (vestibular apparatus)	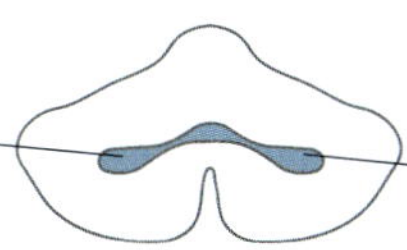 평형-소뇌 (vestibulo-cerebellum)	I 평형핵(vestibular) → 안쪽세로다발(MLF) → 눈안구움직임(eye movt.) 평형핵(vestibular) → 안뜰-소뇌로 → 균형과 평형(balance & equilibrium)
몸감각 (somato-sensory) 시각, 청각, 평형감각 (visual, auditory, vestibular)	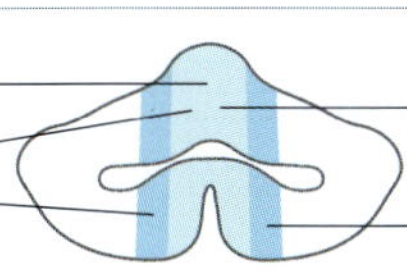 척수-소뇌 (spino-cerebellum)	S 꼭지핵(F) → 안쪽 위운동신경원(medial UMN) : 그물척수로 → 운동 실행 둥근핵(G), 마개핵(E) → 안뜰-소뇌로(lateral UMN) : 적색척수로 → 운동 실행
대뇌겉질 (cerebral cortex)	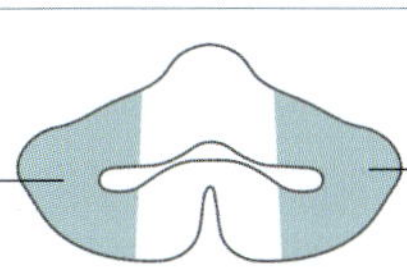 대뇌-소뇌 (cerebro-cerebellum)	M 치아핵(dentate) → 대뇌 겉질의 운동영역과 운동전영역(motor and premotor coretex) → 운동 계획

▶ 소뇌 신경로: 날경로(Input)

신경로	이는곳	닿는곳	기능
안뜰시스템 (안뜰신경절과 안뜰신경핵)	타원주머니, 둥근주머니, 반고리관	이끼섬유를 거쳐 타래결절엽 겉질에 정지	머리의 위치와 운동 정보 전달
척수신경			
앞척수소뇌로	근육방추, 힘줄기관, 관절수용기	이끼섬유를 거쳐 소뇌겉질에 정지	근육과 관절로부터 조절자극 전달
뒤척수소뇌로	근육방추, 힘줄기관, 관절수용기	이끼섬유를 거쳐 소뇌겉질에 정지	근육과 관절로부터 조절자극 전달
쐐기소뇌로	근육방추, 힘줄기관, 관절수용기	이끼섬유를 거쳐 소뇌겉질에 정지	팔의 근육과 관절로부터 조절자극 전달
대뇌겉질			
겉질다리소뇌	이마엽, 마루엽, 관자엽, 뒤통수엽	다리뇌핵을 거쳐 이끼섬유가 되어 소뇌겉질에 정지	대뇌겉질로부터 조절자극 전달
겉질올리브소뇌	이마엽, 마루엽, 관자엽, 뒤통수엽	아래올리브핵을 거쳐 오름섬유가 되어 소뇌겉질에 정지	대뇌겉질로부터 조절자극 전달
겉질그물소뇌	감각운동영역	그물체를 거쳐 소뇌로 들어옴	대뇌겉질로부터 조절자극 전달
기타	적색색, 중간뇌 덮개	소뇌겉질	중간뇌로부터 정보 전달

▶ 소뇌 신경로: 들경로(Output)

신경로	이는곳	닿는곳	기능
소뇌적색핵로	중간위치핵	반대쪽 적색핵으로 이어져 적색핵척수로를 거쳐 교차하며, 척수의 같은쪽 운동신경세포에 정지	같은 쪽 운동 조절
소뇌시상로	치아핵	반대쪽 시상의 배쪽가쪽핵으로 이어져 반대쪽 운동겉질, 겉질척수로를 교차하여 척수의 같은쪽 운동신경세포에 정지	
꼭지안뜰로	꼭지핵	주로 같은 쪽과 반대쪽 가쪽안뜰핵, 안뜰척수로를 거쳐 척수의 같은 쪽 운동신경세포에 정지	같은 쪽 폄근 긴장도 조절
꼭지그물로	꼭지핵	그물체의 그물척수로를 거쳐 같은 쪽 척수의 운동신경세포에서 정지	같은 쪽 근육긴장도 조절

▶ 소뇌의 기능과 기능별 구조분류

기능	기능적 분류	발생학적 분류	소뇌다리	소뇌신경핵	비고
균형/평형유지(E)	안뜰–소뇌 (평형–소뇌)	원시소뇌	아래소뇌다리(I)	평형핵(V)*	뇌줄기 신경핵
대동작 움직임(G)	척수–소뇌	옛소뇌	위소뇌다리(S)	꼭지핵(G) 둥근핵(F) 마개핵(E)	소뇌신경핵
소동작 움직임/ 수의적 움직임(F)	대뇌–소뇌	새소뇌	중간소뇌다리(M)	치아핵(D)	소뇌신경핵

* 뇌줄기(다리뇌, 숨뇌)에 위치

▶ 소뇌 손상 시 임상징후

기능적 분류	해부학적 분류	임상징후
안뜰소뇌	테라결절엽	• 몸통, 선 자세 및 보행조화운동못함증 • 어지러움증 • 눈떨림 • 구토
척수소뇌	소뇌앞엽, 벌레구역, 소뇌뒤엽, 소뇌반구의 안쪽부분	• 다리 침범의 조화운동못함증 • 핵보기(oculomotor) 기능장애 • 언어장애
대뇌소뇌	소뇌뒤엽, 소뇌반구의 가쪽부분	• 운동거리조절이상증 및 측정과대증 • 의도성 떨림 • 눈떨림 • 근긴장도 감소

⑥ 척수의 구조와 기능

<table>
<tr><td>개념</td><td colspan="3">
• 척수는 뇌와 함께 중추적인 역할을 하는 신경으로, 뇌와 척수와의 정보전달을 소통하는 마치 몸속의 고속도로와 같은 역할
• 움직임의 관점에서 볼 때, 발달과정에서 첫 운동조절의 기관
• 첫 생후 1년 전까지 우리 몸의 움직임을 반사를 통해 외부 환경으로부터 몸으로 들어오는 자극에 반응하며 이를 조절하는 중추기관의 역할
• 반사는 발달초기에만 있다가 사라지는 것으로 많은 사람들이 오해할 수 있지만, 성장이 끝난 이후에도 반사적인 움직임들이 우리의 일상생활에서 움직임에 관여하는 것을 볼 수 있음
</td></tr>
<tr><td rowspan="3">구조</td><td>외부
구조</td><td colspan="2">
• 팽대(enlargement)
- 팽대는 척수의 굵기가 굵은 두 부위를 말함
- 목 팽대부(cervical enlargement)와 허리엉치팽대부(lumbosacral enlargement)로 나눌 수 있으며, 각 팽대부는 각각의 팔과 다리로 내려가는 말초신경다발이 기시한 부위로, 목 팽대부(C4~T1척추)는 C4~T1에, 허리엉치팽대부(T9~T12척추)는 L2~S3에 해당되는 신경얼기(plexus)와 연결됨
• 틈새와 고랑(fissure and sulcus)
- 척수의 세로로 파여 있는 홈들을 지칭
• 척수원뿔과 말꼬리(conus medullaris and cauda equine)
- 척수원뿔 아래쪽의 거미막밑공간 내에 배열되어 있는 말꼬리 모양의 신경뿌리들(허리척수신경, 엉치척수신경)
• 종말끝(filum terminale)
- 척수원뿔 끝에서 첫 번째 꼬리뼈분절(C1, coccyx)까지 뻗어 있는 섬유띠로 척수위치 고정
</td></tr>
<tr><td rowspan="2">내부
구조</td><td colspan="2">
• 척수는 내부적으로 신경세포체와 신경체 돌기(가지돌기, 축삭)로 구성되어 있으며, 크게 세 가지(백색질, 고유척수, 회색질)로 나뉨
</td></tr>
<tr><td>백
색
질</td><td>
• 척수의 백색질은 신경체돌기로 구성되어, 백색으로 보임
• 신경체 돌기는 말이집(myelin sheath)으로 둘러싸여 있으며, 세로로 길게 나열되어 백색기둥들이 다발을 이루어 신경로를 이루고 있음
① 앞섬유기둥(anterior column)
- 대부분 운동신경로가 있고 일부 감각신경로가 함께 있음
② 가쪽섬유기둥(lateral column)
- 감각신경로와 운동신경로가 함께 있음
③ 뒤섬유기둥(posterior column)
- 감각신경로만 있음
</td></tr>
</table>

▶ 척수의 구조: 외부 구조

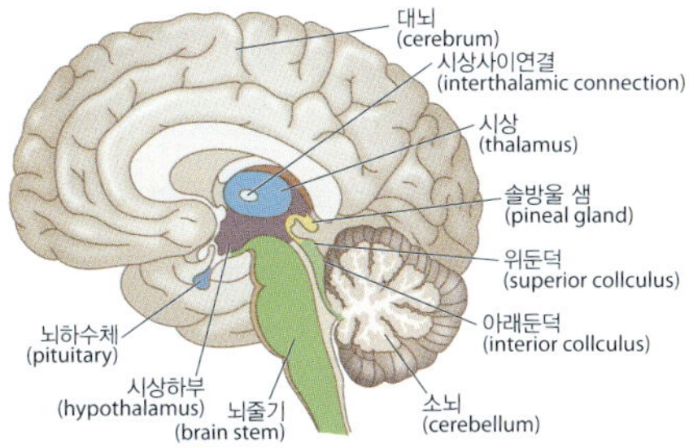

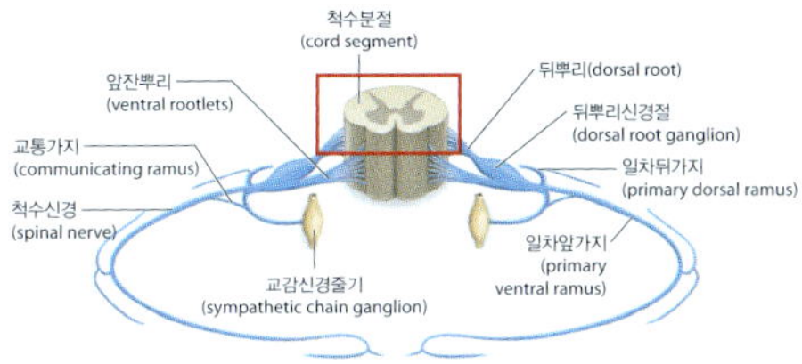

척수 가로절단면상 구조

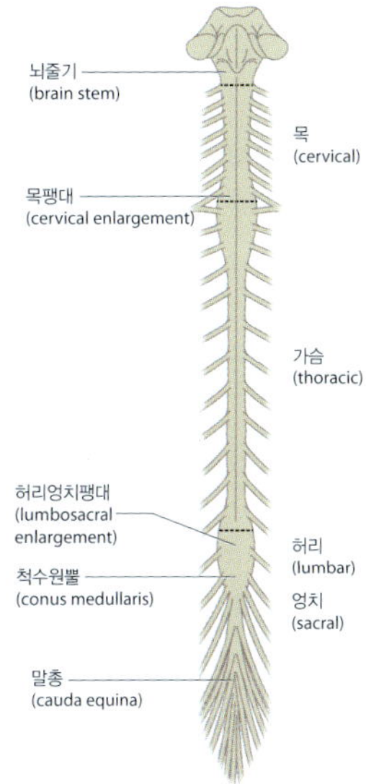

척수 세로 구조

▶ 척수의 구조: 내부 구조

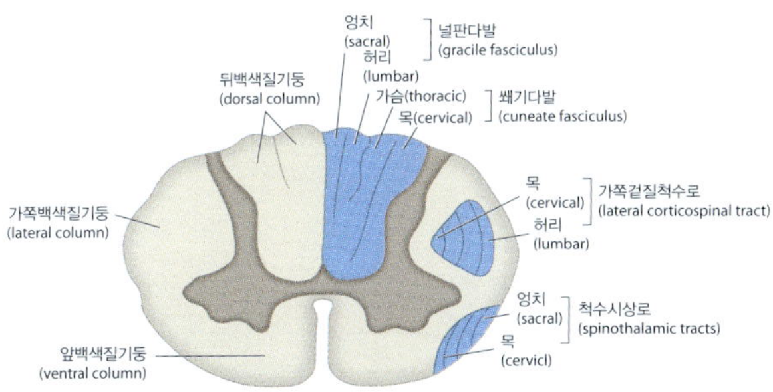

척수 백색질의 세부 구조

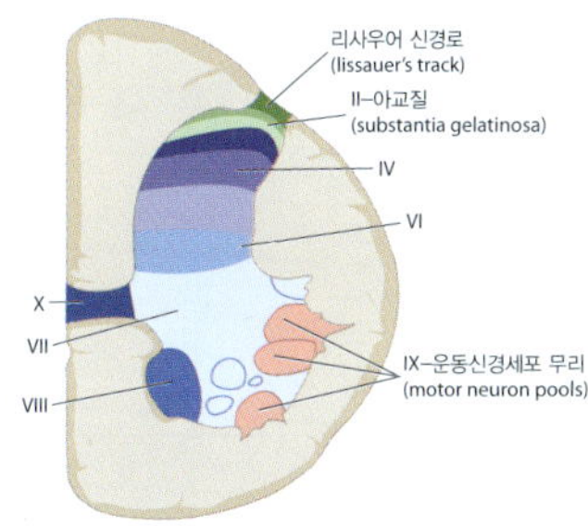

척수 회색질의 세부 층판구조

▶ 척수의 구조: 척수 회색질 세부 층판별 기능

층판	기능
1, 2	해로운 자극에 대한 정보 처리
3, 4	고유수용성 감각, 두 점 식별감각에 대한 정보 처리
5	해로운 자극, 내장에서 오는 감각에 대한 정보 처리
6	고유수용성 감각에 대한 정보 처리
7	가슴핵(nucleus dorsalis)을 통해 고유수용성 감각 정보를 받아 소뇌에 무의식적 고유감각정보를 전달
8	뇌와 반대쪽의 척수와 연결
9	아래운동신경세포(LMN)의 신경세포체를 포함
10	척수 반대쪽으로 가로지르는 축삭(axon)들로 구성

⑥ 척수의 구조와 기능 (계속)

<table>
<tr><td rowspan="3">기능</td><td rowspan="2">내부 구조</td><td>고유 척수</td><td>• 척수 내에서 시작하여 척수 내에서 끝나는 축삭들로 구성되어 있으며 회색질과 인접하여 있음</td></tr>
<tr><td>회색질</td><td>• 신경세포체로 구성되어 있어 H-자 모양의 회색으로 보임(신경세포체는 기능적으로 유사한 세포기둥들로 세로로 길게 나열되어 있음)
• 회색질을 기능에 따라 크게 3개 부분[앞쪽뿔(ant. horn, ventral horn), 가쪽뿔(lateral horn), 뒤쪽뿔(post. horn, doral horn)]으로 나누고 이것을 세부화하면 열 개 층으로 나눌 수 있음
① 앞쪽뿔
- 아래운동신경세포(LMN): 알파운동신경세포과 감마운동신경세포이 있는 부위로, 각 골격근과 연결되어 수의적 운동에 관여함
② 가쪽뿔
- T1~L3 분절에만 존재하는 부위로, 자율신경계와 관련된 신경세포(사이신경세포, 연합신경세포)들이 분포해 있음
③ 뒤쪽뿔
- 고유수용성감각, 촉각, 압각, 통각, 온각의 감각신경로가 분포해 있어 감각기능에 관여함</td></tr>
<tr><td colspan="3">• 몸감각 조직화(somatosensory organization)
- 척수를 통한 몸감각의 조직화는 크게 두 부위(PWC, spinothalamic tract)에서 이루어짐
- 뒤기둥을 통해서는 고유감각과 촉각-압각이, 척수시상로를 통해서는 압각과 온도감각이 조직화되며, 이 두 부위 모두 3개의 신경세포(1차신경세포, 2차신경세포, 3차신경세포)를 가지고 있음
• 운동 조직화(motor organization)
- 척수는 뇌와 뇌줄기핵으로부터 내려온 정보를 조직화하여 내림신경로(위운동신경세포, UMN)를 형성하여 정적 및 동적인 움직임의 정보를 조직적으로 전달함
• 척수소뇌신경로(spinocerebellar tracts)
- 척수소뇌로를 통하여 무의식적인 고유수용성 감각의 정보를 전달</td></tr>
</table>

▶ 척수 신경로

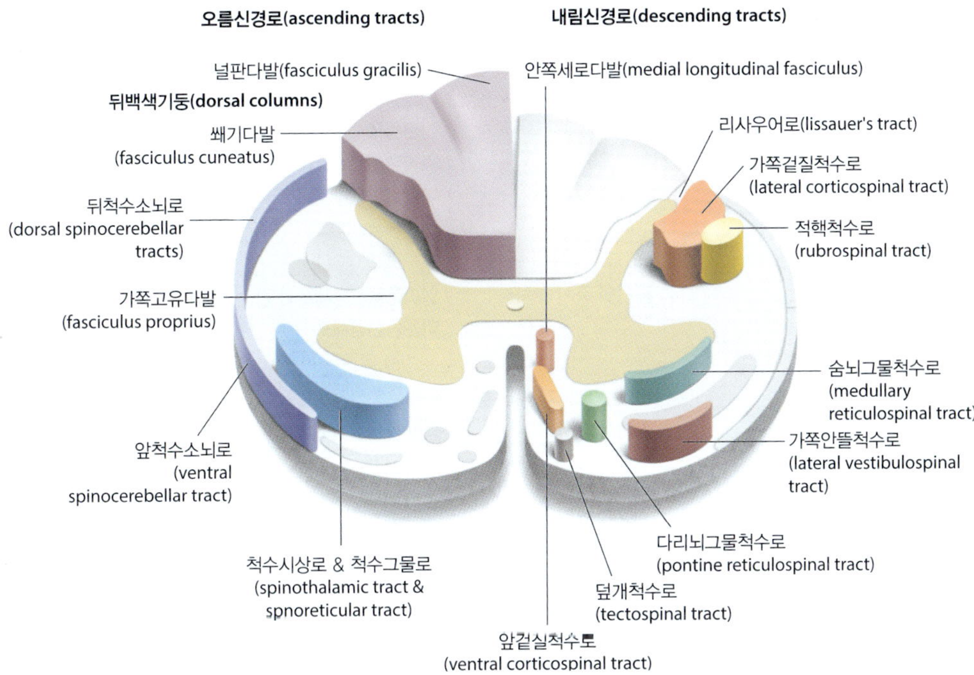

▶ 척수 주요 오름 신경로

신경로	감각 성분	수용기	경로				끝나는 곳
			일차신경 세포	이차신경 세포	교차 부위	삼차신경 세포	
뒤섬유기둥-안쪽섬유띠로	식별촉각, 진동, 의식적 근육관절감각	촉각소체, 층판소체, 근육방추, 힘줄기관	척수신경절	널판핵, 쐐기핵	숨뇌널 판핵, 쐐기핵	시상 배쪽 뒤가쪽핵	중심뒤이랑
척수시상로	통증, 온도 감각	자유신경종말	척수신경절	렉시드층 판 아교질	척수 회색질	시상 배쪽 뒤가쪽핵	중심뒤이랑
척수소뇌로	무의식적 근육관절감각	근육방추, 힘줄기관, 관절수용기	척수신경절	뒤가슴신경핵			소뇌겉질

▶ 척수 주요 내림 신경로

신경로	시작되는 곳	교차 부위	끝나는 곳	기능
겉질척수로	일차운동겉질(영역 4), 이차운동겉질(영역 6), 마루엽(영역 3,1,2)	가쪽겉질척수로-숨뇌 피라미드에서 교차 앞쪽겉질척수로-교차하지 않음	가쪽백색기둥-앞뿔, 사이신경세포나 알파운동신경세포 앞쪽백색기둥-앞뿔, 사이신경세포나 알파운동신경세포	빠르고 숙련된 수의운동 (특히 팔다리의 말단 부위) 몸통 근육
적색척수로	적색핵	중간뇌 즉시 교차	알파운동신경세포와 감마운동신경세포	굽힘근육의 작용을 촉진하고 폄근육의 작용을 억제
그물척수로	그물체	일부는 뇌줄기 여러 높이에서 교차	알파운동신경세포와 감마운동신경세포	수의운동을 억제 또는 촉진; 시상하부는 교감신경과 부교감신경을 조절
덮개척수로	위둔덕	시작 후에 즉시 교차	알파운동신경세포와 감마운동신경세포	시각에 관련된 반사적 자세운동
안뜰척수로	안뜰핵	교차하지 않음	알파운동신경세포와 감마운동신경세포	폄근육의 작용을 촉진하고 굽힘근육의 작용을 억제

▶ 척수 주요 내림로 가쪽활동계와 안쪽 활동계 비교

	가쪽활동계 (lateral activation system)	안쪽활동계 (medial activation system)
기능	반대편 팔다리의 숙련된(분리) 운동	자세와 균형
신경로	가쪽겉질척수로 적색척수로 겉질뇌줄기로 가쪽그물척수로	안쪽겉질척수로 덮개척수로 안쪽그물척수로 안 · 가쪽안뜰척수로
척수에서의 투사	가쪽섬유기둥	앞쪽섬유기둥
척수에서의 종지	뒤가쪽 아래운동신경세포	앞안쪽 아래운동신경세포
신체부위	먼쪽 팔다리 분절	몸통 몸쪽 팔다리 분절
근육	(+) 굽힘근 촉진 (-) 폄근 억제	(+) 폄근 촉진 (-) 굽힘근 억제

▶ 척수 주요 오름 신경로

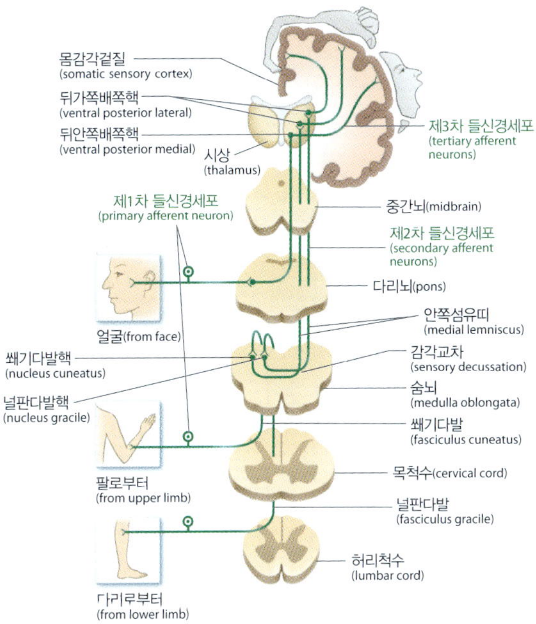

뒤섬유기둥-안쪽섬유띠로

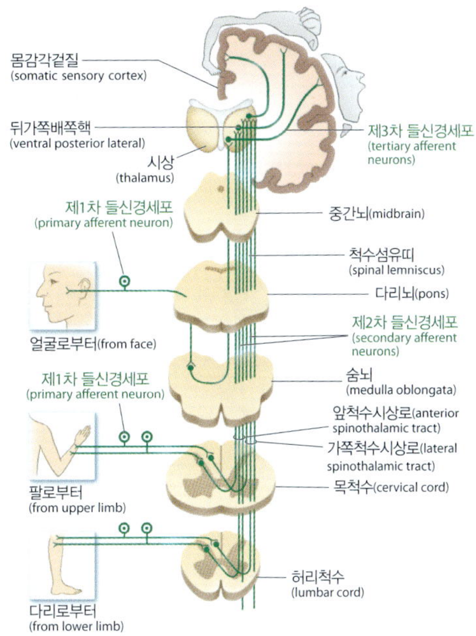

척수시상로

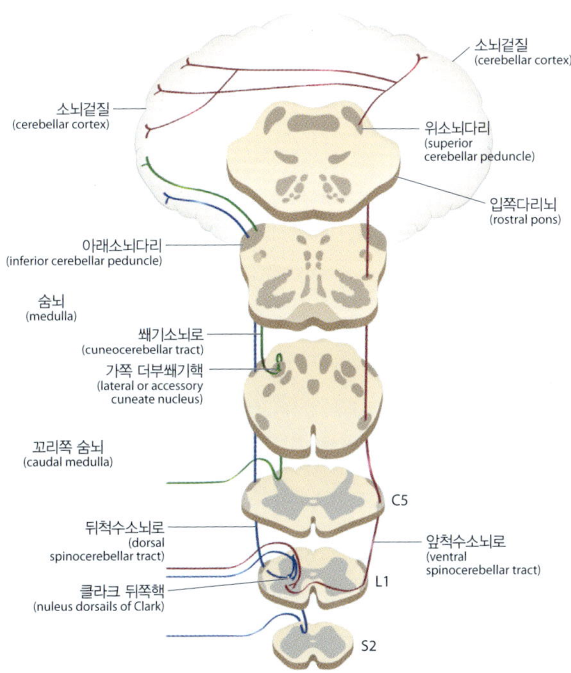

척수소뇌로

▶ 척수 주요 내림 신경로

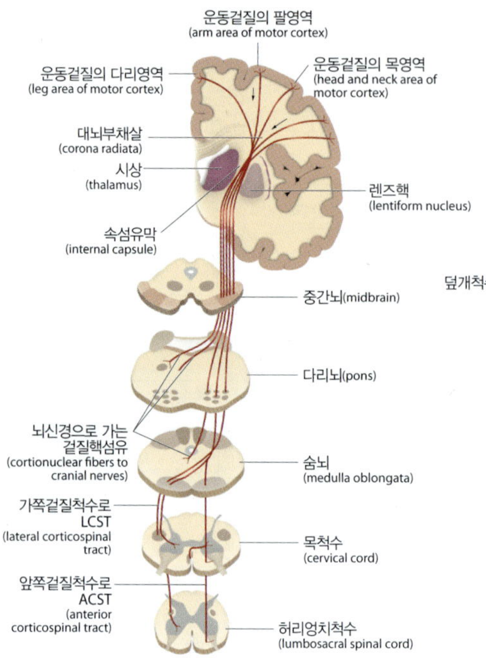

겉질척수로

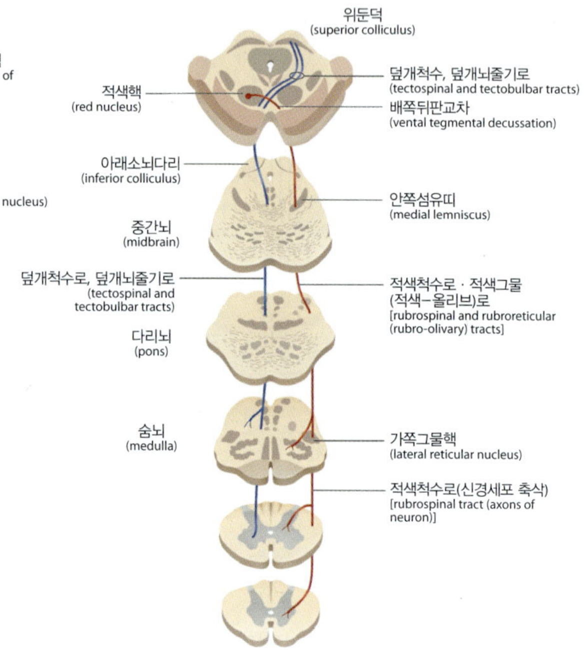

덮개척수로, 적색척수로

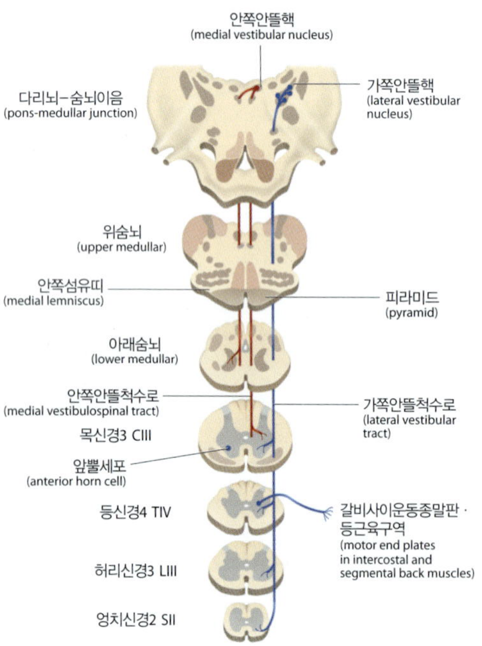

안뜰척수로

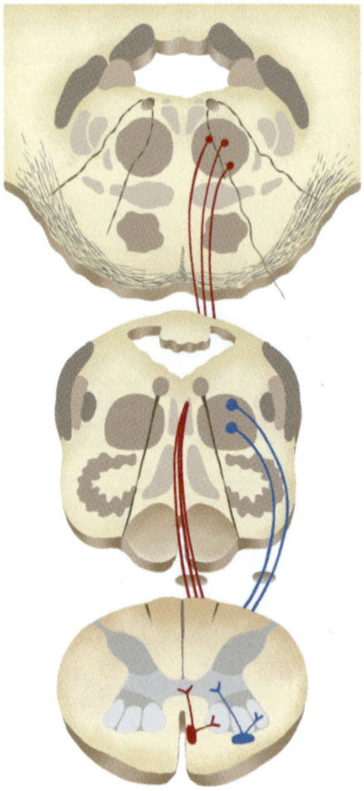

그물척수로

▶ 피라미드로 징후와 바깥피라미드 징후 비교

	피라미드로 징후	바깥피라미드로 징후
근긴장의 특징적 변화	접칼(clasp-knife)현상, 경직	강직(연관, 톱니바퀴현상)
근긴장도 항진의 분포	팔의 굽힘근, 다리의 폄근	전신, 주로 팔다리의 굽힘근과 체간
단축과 신장반응	있음	없음
불수의운동	없음	있음
깊은힘줄반사	항진	정상 또는 약간 항진
바빈스키 징후	있음	없음
운동마비	있음	없거나 경미

▶ 척수 겉질 척수로의 기능과 임상증상: 위운동신경세포손상 vs 아래운동신경세포손상

위운동신경세포손상	아래운동신경세포손상

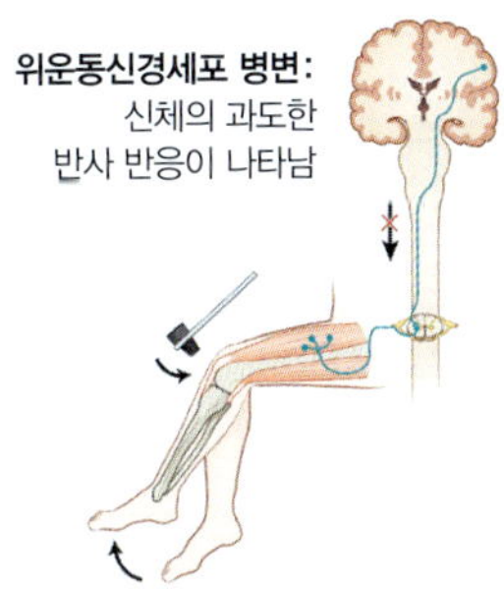

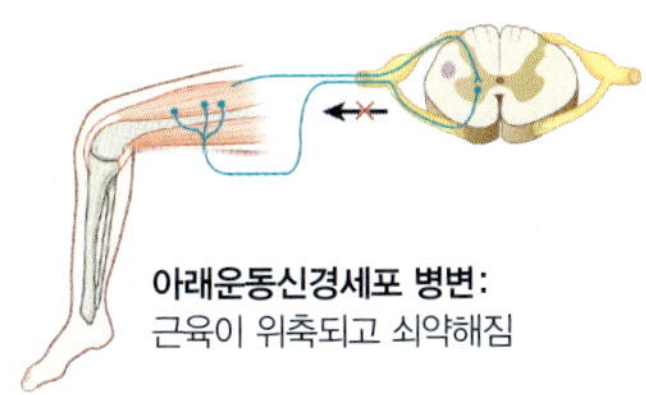

	위운동신경세포 병변	아래운동신경세포 병변
근력약화 분포	근육집단	개별근육
근긴장도	항진(경직, spasticity)	저하(이완)
마비의 유형(type of paralysis)	경직성 부전마비	이완마비
근위축	거의 없음[없거나 감소(경미)]	심함
근섬유다발수축	없음	있음
깊은힘줄반사	항진	감소
병적반사(바빈스키징후)	있음	없음
표피반사	감소	증가
간대성경련	있음	없음
근육부분수축(fasciculation), 섬유잔떨림 (fibrillation)	없음	있음

(4) 신경-근 조절 경로

<table>
<tr><td>개념</td><td colspan="2">• 신경-근조절(neuro-muscular control)은 동적인 관절안정성에 대한 신호에 근육의 무의식적인 훈련된 반응
• 정적, 동적인 근육작용, 근 수축, 협응, 안정화, 신체 자세 및 균형 등의 각각 서로 다른 측면을 연결하는 복잡한 신경-근육간의 상호작용 시스템
• 목적 있는 움직임 시 정확한 정보를 제공하여 상하지 및 몸통의 움직임을 조절</td></tr>
<tr><td rowspan="10">신경 · 근 단계별 조절</td><td colspan="2">• 몸에 자극이 주어졌을 때의 반응(움직임)을 단계적으로 모식도 함</td></tr>
<tr><td>몸감각</td><td>• 고유수용성 감각: 의식적 vs 무의식적
• 가벼운 촉각 및 압각
• 통각 및 온도감각</td></tr>
<tr><td>감각수용기</td><td>• 근방추(Muscle Spindle, MS): 근육의 길이와 속도 감지
• 골지힘줄(Golgi Tendon Organ, GTO): 근육의 장력 감지
• 기계적 수용기(mechano-receptor)
• 자유신경종말(Free Nerve Ending, FNE)</td></tr>
<tr><td>말초감각신경</td><td>• Ia 감각섬유: 근방추 내 Nu. bag fiber와 연결
• II 감각섬유: 근방추 내 Nu. chain fiber와 연결
• Ib 감각섬유: 골지힘줄기관과 연결
• A-beta 감각섬유
• A-delta 감각섬유
• C 감각섬유</td></tr>
<tr><td>중추감각신경
(오름신경로)</td><td>• 뒤기둥로(PWC = dorsal column)
• 척수시상로(spino-thalamic tr.)
• 척수소뇌로(spino-cerebellar. tr.)</td></tr>
<tr><td>움직임 정보 연합</td><td>• 대뇌겉질</td></tr>
<tr><td>중추운동신경
(내림신경로)</td><td>• 가쪽내림신경로: 사지의 움직임(mobility)과 관련
(가쪽 겉질척수로, 적색척수로, 가쪽 그물척수로)
• 안쪽내림신경로: 몸통 및 사지근위부의 안정성(stability)과 관련
(안쪽 겉질척수로, 덮개척수로, 안뜰척수로, 안쪽 그물척수로)</td></tr>
<tr><td>말초운동신경</td><td>• 알파-운동세포: 척수앞쪽뿔에서 나와 근섬유(방추외 근섬유)에 기시
• 감마-운동세포: 척수앞쪽뿔에서 나와 방추내 근섬유에 기시</td></tr>
<tr><td>신경근육접합부</td><td>• 운동점 또는 운동판(motor point, motor end plate)이라고 불리며 신경이 근육 속으로 연결되는 지점, 골격근으로 가는 출력기
• 자유신경종말: 장기로 가는 출력기</td></tr>
<tr><td>근육
(근섬유)</td><td>• 근방추를 기준으로 크게 두 가지로 구분
① 근섬유(방추외 근섬유): type I과 type II 로 구성
② 방추내 근섬유: Nu. bag muscle fiber와 Nu. chain muscle fiber로 구성</td></tr>
</table>

▶ 신경-근 조절 경로

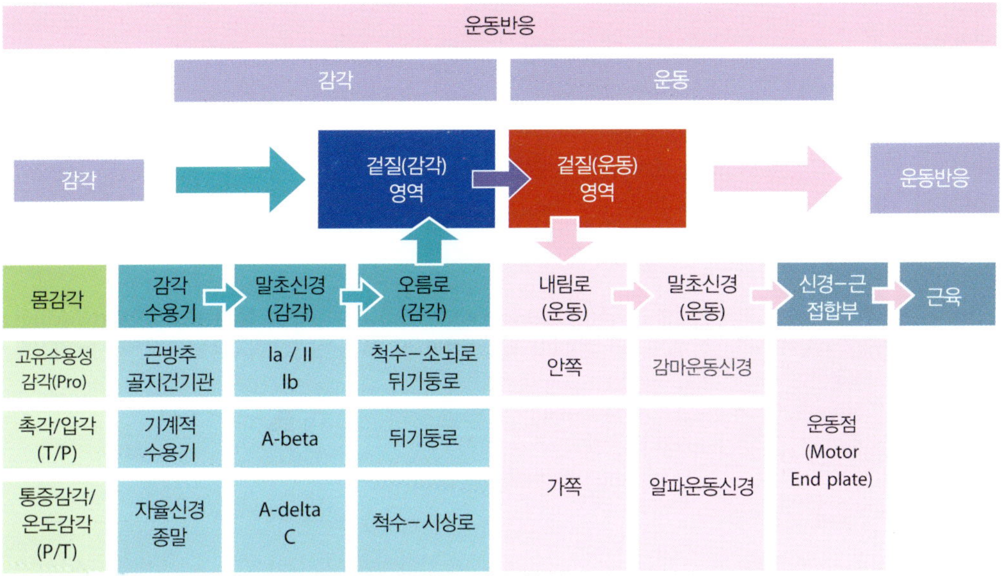

▶ 감각 수용기

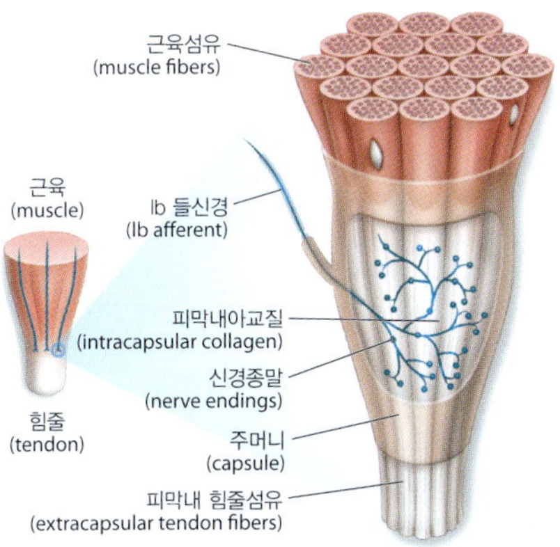

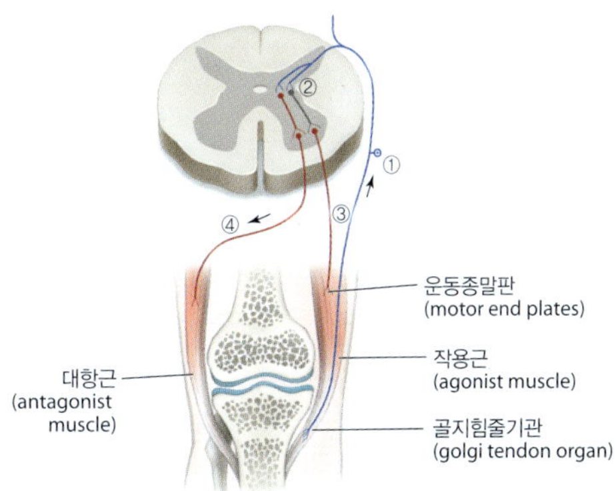

▶ 근방추와 골지힘줄기관의 비교

	근방추	골지힘줄기관
기계적 배열	병렬연결	직렬연결
감시	근육의 속도와 길이	근육의 긴장도
반사활동	뻗침반사	힘줄반사
들신경섬유	Ia, II	Ib
제공	음성되먹임	힘(force)되먹임
작용방법	작용근육과 협력근육을 흥분시킴	작용근육과 협력근육을 억제(자가억제)

(5) 운동단위

<table>
<tr><td>개념</td><td colspan="2">• 척수 앞뿔에 위치한 1개의 알파 운동세포(alpha-motor neuron)가 지배하는 근섬유의 수</td></tr>
<tr><td rowspan="3">분류</td><td colspan="2">• 운동단위(motor unit)는 크게 빠른연축 운동단위(fast twitch motor unit types)와 느린연축 운동단위(slow twitch motor unit types)로 나뉨</td></tr>
<tr><td>빠른연축 운동단위</td><td>• 등척성 근수축(isometric contraction)을 지속적으로 할 때, 빠르게 연축(twitch)하여 짧은 시간 내에 비교적 강한 힘(high force)을 생성하지만 쉽게 피로해지는 특성을 지닌 운동단위
- FF(fast fatigable)
- FR(fast fatigue resistant)
- FI(fast intermediate)</td></tr>
<tr><td>느린연축 운동단위</td><td>• 등척성 근수축을 지속적으로 할 때, 느리게 연축(twitch)하여 약한 힘(lower force)을 생성하지만 쉽게 피로해지지 않는 특성을 지닌 운동단위
- S 또는 SO(slow oxidative)로 나뉨</td></tr>
</table>

▶ 운동단위(Motor unit)

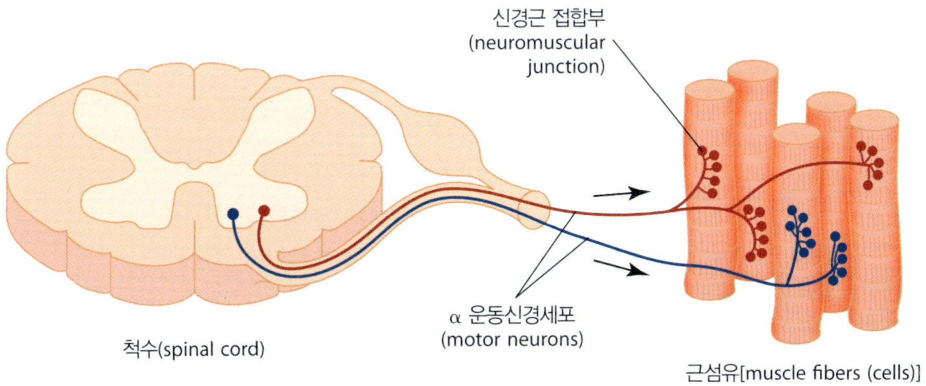

▶ 운동단위의 분류와 특성

운동단위 유형	FF (fast twich, fatigable)	FR (fast twich, fatigue-resistant)	S (slow twitch)
근육섬유 유형	II b FG (fast glycolytic)	II A FOG (fast oxydative glycolytic)	I SO (slow oxydative)
근수축 속도	빠르다	빠르다	느리다
피로에 대한 저항	낮다	높다	매우 높다
단위당 섬유 수	크다	중간	작다
강축 장력	크다	중간	작다
연축 시간	짧다	짧다	길다
사용 빈도	낮다	중간	높다
세포체 크기	크다	중간	작다
동원 순서	나중	중간	처음

2) 근골격계

근골격계는 근육, 뼈, 골수, 관절, 연골, 힘줄, 인대, 윤활주머니 등으로 구성된다. 인체는 206개의 뼈로 이루어져 있으며 600개 이상의 근육으로 이루어져 있다.

(1) 인체의 운동

① 인체의 운동학

<table>
<tr><td>운동학</td><td colspan="3">• 근육뼈대계 장애를 평가하고 진단하며, 효과적인 치료를 위한 기초자료를 제공</td></tr>
<tr><td rowspan="3">운동
형상학</td><td colspan="3">• 운동을 만들어내는 힘이나 토크는 고려하지 않고 신체의 운동만을 서술하는 역학의 한 분야</td></tr>
<tr><td>병진
운동</td><td colspan="2">• 직선 또는 곡선으로 강체(rigid body)의 모든 부분들이 같은 방향으로 평행하게 움직이는 선형운동 (단위: 미터, 피트)</td></tr>
<tr><td>돌림
운동</td><td colspan="2">• 강체가 어떤 중심점(pivot point)에 대해 원을 그리는 경로로 움직이는 운동(단위: 도, 라디안)
• 강체 안의 모든 지점은 같은 각도에 걸쳐 같은 각방향(예, 시계방향과 반대방향)으로 동시에 돌림운동 함
• 돌림축: 신체나 신체 각 분절의 각운동(angular motion)을 위한 중심축, 일반적으로 볼록한 관절면을 통과</td></tr>
<tr><td rowspan="4">뼈운동
형상학</td><td colspan="3">• 신체의 3가지 기본적인(주요한) 운동면인 시상면, 이마면, 그리고 수평면에서 일어나는 뼈의 운동
• 3개의 기본적인 운동면들 중 하나의 운동면에서 하나의 돌림축을 중심으로 일어나는 팔다리나 몸통의 움직임</td></tr>
<tr><td>시상면</td><td>수직으로 앞뒤 방향으로 자른 면(신체를 좌우로 나눔)</td><td>굽힘과 폄
발등쪽굽힘과 발바닥쪽굽힘
앞쪽굽힘과 뒤쪽굽힘</td></tr>
<tr><td>이마면
(관상면)</td><td>수직으로 좌우방향에서 자른 면(신체를 앞뒤로 나눔)</td><td>벌림과 모음
가쪽굽힘
자쪽치우침과 노쪽치우침
가쪽번짐과 안쪽번짐</td></tr>
<tr><td>가로면
(수평면)</td><td>지면과 평행한 면, 또는 신체의 축을 수직으로 가로방향에서 자른 면(신체를 위아래로 나눔)</td><td>안쪽돌림과 가쪽돌림
축돌림</td></tr>
<tr><td rowspan="4">운동의
자유도</td><td colspan="3">• 관절에서 허용되는 독립적인 움직임의 방향의 수
• 관절이 3개의 기본적인 운동면 모두에서 움직임이 허용된다면 자유도는 3도까지 가질 수 있음</td></tr>
<tr><td>자유도 1</td><td colspan="2">• 경첩 관절, 중쇠 관절</td></tr>
<tr><td>자유도 2</td><td colspan="2">• 타원 관절, 안장 관절</td></tr>
<tr><td>자유도 3</td><td colspan="2">• 절구공이 관절</td></tr>
<tr><td rowspan="2">운동
형상학적
사슬</td><td>열린사슬운동
(open kinetic chain)</td><td colspan="2">• 말단 부분의 움직임
• 신체분절의 움직임이 관절 먼쪽 부분에서 발생
• 비체중지지 자세
• 움직이는 관절 먼쪽 부분이 저항</td></tr>
<tr><td>닫힌사슬운동
(closed kinetic chain)</td><td colspan="2">• 말단 부분의 고정
• 신체분절의 움직임이 몸쪽 분절에서 발생
• 체중지지 자세
• 다양한 분절에서 저항이 가능</td></tr>
</table>

▶ 운동형상학

병진운동: 걷는 동안 머리 위의 한 지점은 전반적인 곡선의 방식으로 움직임

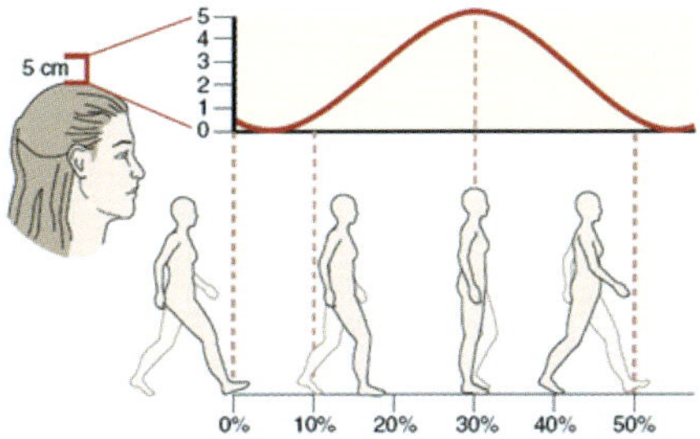

돌림운동: 강체 안의 모든 지점은 같은 각도에 걸쳐 같은 각 방향(예를 들어, 시계방향과 시계반대방향)으로 동시에 돌림운동

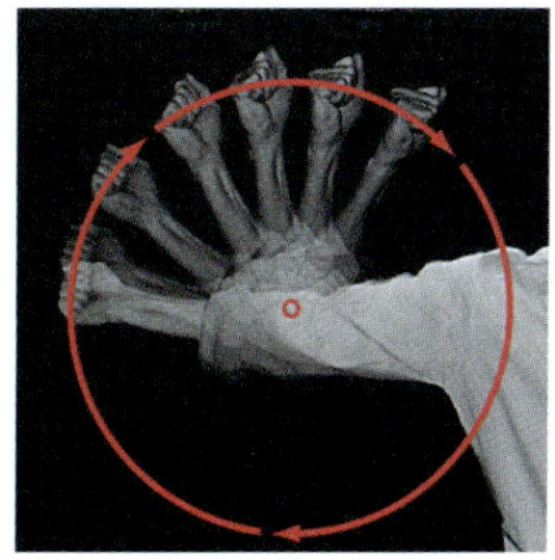

▶ 뼈운동형상학

해부학적 위치에서 3개의 운동면

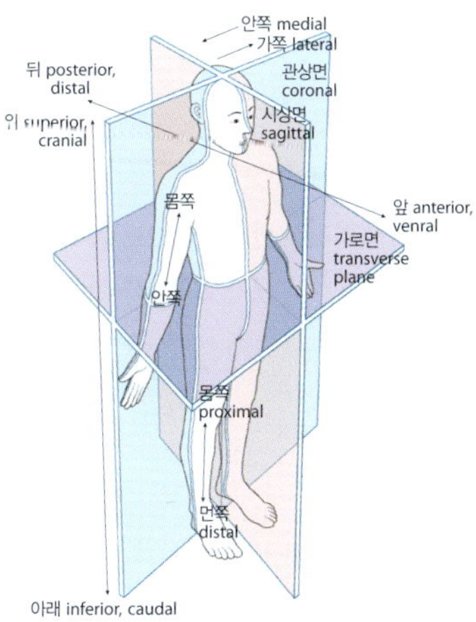

오른쪽 오목위팔(어깨관절)의 각운동의 자유도와 병진운동의 자유도

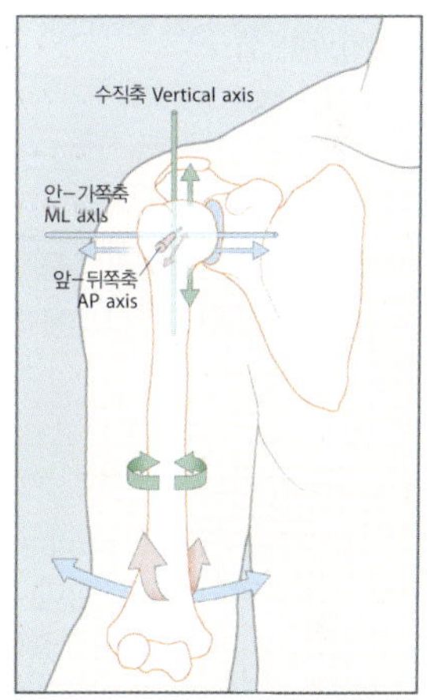

▶ 뼈운동형상학: 운동형상학적 사슬

무릎관절 굽힘에서
(A)는 몸쪽분절에 대한 먼쪽분절의 운동형상학에 대한 예. **(B)**는 먼쪽분절에 대한 몸쪽분절의 운동형상학에 대한 예

무릎의 굽힘

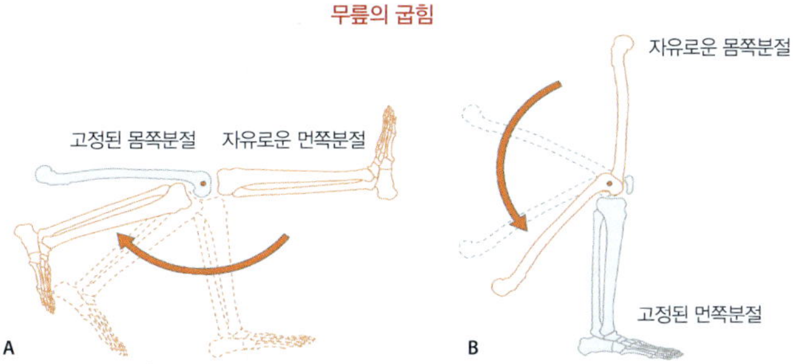

넙다리뼈에 대한 정강뼈의 관점　　정강뼈에 대한 넙다리뼈의 관점

② 관절 운동 형상학

관절 운동 형상학		• 관절면 사이에서 일어나는 운동
	구르기 (roll)	• 돌림하고 있는 관절면의 여러 점들은 이와 마주보고 있는 다른 관절면의 여러 점들과 만남 (=rock)
	미끄러짐 (slide)	• 한 관절면에 있는 한 점은 이와 마주보고 있는 다른 관절면에 있는 여러 점들과 만남 (=glide)
	스핀 (spin)	• 한 관절면에 있는 한 점은 이와 마주보고 있는 다른 관절면에 있는 한 점과 만남
볼록 오목 법칙		• 오목면에 대한 볼록면의 움직임 동안, 볼록면의 구르기와 미끄러짐은 서로 반대 방향으로 움직임 • 볼록면에 대한 오목면의 움직임 동안, 오목면의 구르기와 미끄러짐은 서로 같은 방향으로 움직임
부가적 운동		• 대부분의 관절에서 일어나는 약간의 수동적 병진운동 　◦ 과도한 증가: 인대손상이나 비정상적인 느슨함 　◦ 과도한 감소: 관절주위 결합조직의 병적인 뻣뻣함 • 관절놀이(joint play)는 관절에서 수직 또는 수평방향으로 관절면을 움직여서 평가함 • 관절놀이는 관절의 안정위치에서 검사하게 되며, 만일 ROM의 제한과 통증이 발생된다면 최대한 관절의 안정위치에서 움직임을 가져가야 함 • 관절놀이에 따른 검사와 치료는 관절의 잠김위치에서는 실시할 수 없음
	잠긴 위치	• 대부분의 관절 내에 있는 오목과 볼록 관절면은 한 위치에서 최대 접촉을 하며, 대개 가동범위 맨 끝이나 주변에서 최대의 일치성을 보이는 위치
	풀림 위치	• 관절의 닫힌 위치를 제외한 다른 모든 위치 • 관절면들이 최소로 일치되고 인대들이 느슨하게 되는 윤활관절의 대부분의 위치

▶ 관절운동형상학

볼록-오목법칙

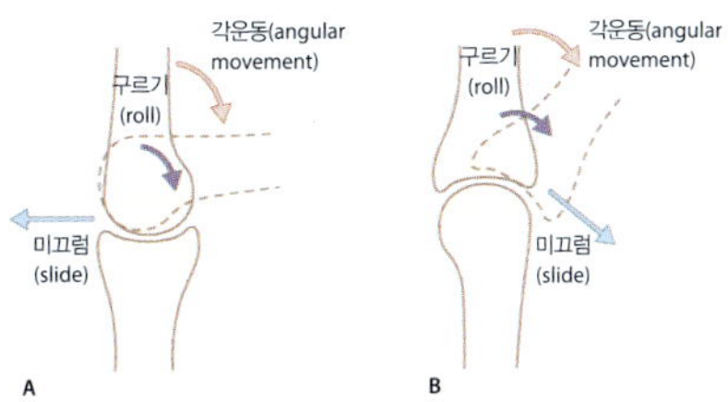

구르기

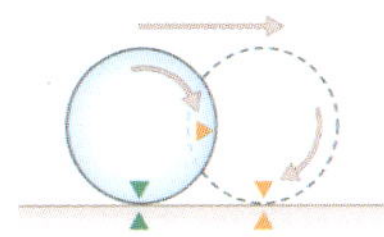

미끄러짐

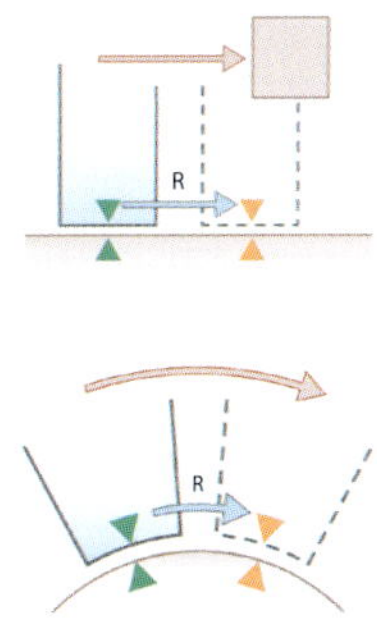

스핀

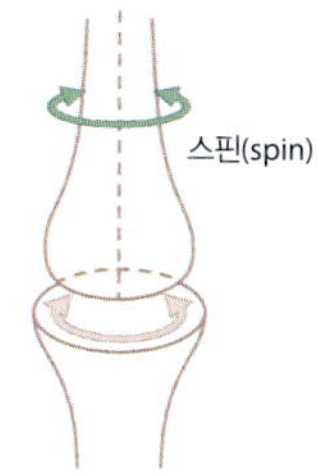

▶ 부가적 운동 또는 관절 놀이

관절의 안정 위치: 관절의 최소 스트레스 위치

관절의 안정(풀림) 위치	
관절	**위치**
척추	굽힘과 폄의 중간
턱관절	입을 약간 벌림
복장빗장관절	팔을 옆에 둠
봉우리빗장관절	
어깨관절	55° 벌림과 30° 수평모음, 돌림없이 중립
위팔자관절	70° 굽힘과 10° 뒤침
위팔노관절	완전 폄과 뒤침
몸쪽노자관절	70° 굽힘과 35° 뒤침
먼쪽노자관절	10° 뒤침
손목관절	약간 자쪽치우침된 중립
손목손허리관절	굽힘/폄, 모음/벌림의 중간
큰마름손허리관절	
손허리손가락관절	약간 굽힘
손가락사이관절	
엉덩관절	30° 굽힘과 30° 벌림, 약간의 가쪽돌림
무릎관절	25° 굽힘
발목관절	10° 발바닥굽힘, 안쪽과 가쪽 번짐의 중간
목말밑관절	가동범위 끝사이의 중간
발목발허리관절	
발허리발가락관절	중립
발가락사이관절	약간 굽힘

관절의 잠김 위치: 관절의 최대 긴장하에 위치

관절의 잠김 위치	
관절	**위치**
척추	완전 폄
턱관절	이를 악물고 닫음
복장빗장관절	팔을 완전히 올림
봉우리빗장관절	팔을 90° 벌림
어깨관절	완전 벌림과 가쪽돌림
위팔자관절	완전 폄과 뒤침
위팔노관절	90° 굽힘과 5° 뒤침
몸쪽노자관절	5° 뒤침과 완전 폄
먼쪽노자관절	5° 뒤침
손목관절	노쪽치움침과 완전 폄
손목손허리관절	완전 굽힘
손허리손가락관절	완전 대립
손가락사이관절	완전 폄
엉덩관절	완전 폄과 안쪽돌림
무릎관절	완전 폄과 가쪽돌림
발목관절	완전 발등굽힘
목말밑관절	완전 뒤침
발목발허리관절	완전 뒤침
발허리발가락관절	완전 폄
발가락사이관절	완전 폄

③ 운동역학

<table>
<tr><td colspan="2">운동
역학</td><td>• 운동역학(Kinetics)이란 운동(motion)을 만들어내는 힘이나 토크를 고려해 물체에 대한 힘의 효과를 설명하는 역학의 한 분야</td></tr>
<tr><td colspan="2">부하</td><td>• 신체에 작용한 힘(load)
• 과도한 부하는 신체 변형이나 손상을 초래</td></tr>
<tr><td colspan="2">토크</td><td>• 물체에 작용하여 물체를 회전시키는 원인이 되는 물리량으로서 비틀림 모멘트라고도 하며, 단위는 N · m 또는 kgf · m를 사용함
  - Torque = 힘 x 모멘트팔
• 힘의 돌림축에 대해 직각으로 작용할 때 발생
• 모멘트 팔이 제로보다 큰 상황에서 힘이 작용할 때 발생</td></tr>
<tr><td rowspan="3">내적인 힘
외적인힘</td><td colspan="2">• 근육뼈대계를 움직이게 하고 안정시키는 데 작용하는 근본적인 힘</td></tr>
<tr><td>내적인 힘</td><td>• 신체 내에 위치한 구조들로부터 생산
  - 능동적인 힘: 근수축에 의해 발생
  - 수동적인 힘: 신장된 관절주위의 결합조직에서 생산된 장력에 의해 발생</td></tr>
<tr><td>외적인 힘</td><td>• 신체의 외부로부터 작용하는 힘에 의해 생산
• 중력, 무게, 치료사의 접촉</td></tr>
<tr><td rowspan="4">지렛대</td><td colspan="2">• 인체의 대부분 근육들은 역학적 이득이 1보다 적은 뼈대 지레시스템을 통해 작용
• 부하이동의 거리와 속도는 근육수축의 거리와 속도보다 항상 큼
• 역학적 이득(mechanical advantage, MA): 외적인 모멘트팔에 대한 내적인 모멘트팔의 비율
• 생체역학적 이득은 근육 힘의 사용이 팔다리의 무게 및 부착된 외적인 부하가 결합한 것보다 훨씬 더 큼
• 압박력, 전단력: 관절 표면을 가로질러 뼈까지 가는 근육 힘</td></tr>
<tr><td>1형</td><td>• 균형의 이점
• 역학적 이득: MA<1, MA=1, MA>1
• 머리의 자세를 조절해주는 머리와 목의 폄근육(예, 목빗근, 등세모근, 위팔세갈래근, 큰볼기근, 중간볼기근 등)</td></tr>
<tr><td>2형</td><td>• 힘의 이점
• 역학적 이득: 항상 MA>1
• 체중을 지지한 상태에서의 발끝으로 설 때 장딴지 근육(예, 위팔노근, 위팔두갈래근 등)</td></tr>
<tr><td>3형</td><td>• 속도의 이점
• 역학적 이득: MA<1
• 인체의 대부분의 근육</td></tr>
</table>

▶ 내적인 힘과 외적인 힘

팔꿈치 및 이와 연관된 뼈들에 대한 시상면에서의 관찰

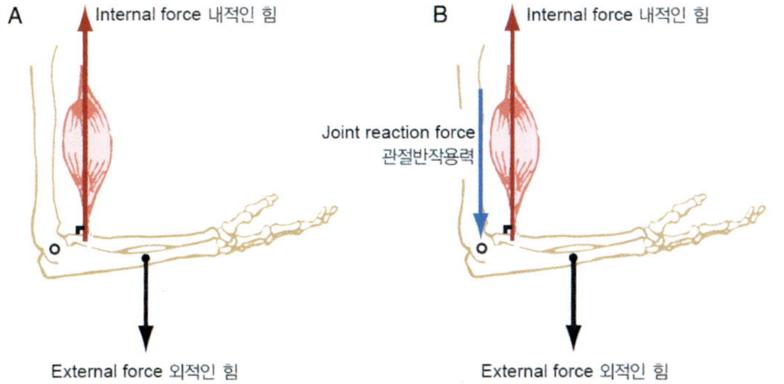

(A) 내적인(근육) 힘과 외적인(중력) 힘은 둘 다 수직으로 작용하고 있는 것을 보여주며 각각의 방향은 서로 다르고 두 벡터들은 다른 크기와 아래팔에 대한 각기 다른 부착지점을 갖고 있음. **(B)** 아래팔이 위쪽으로 가속되는 것을 방지하기 위한 관절반작용력이 추가됨

▶ 토크를 생산하기 위한 힘의 작용

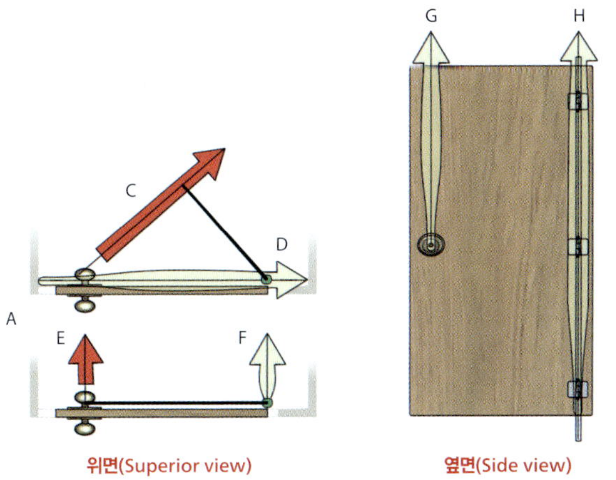

▶ 근육뼈대의 지레

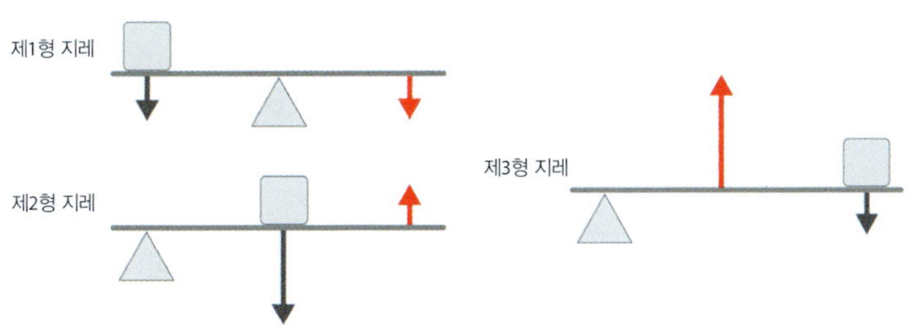

지레의 세 가지 유형

(2) 인체 관절의 기본 구조와 기능

분류	관절	내용
움직임에 근거한 관절의 분류	부동관절	• 움직임이 없거나 아주 적은 움직임 허용 • 뼈들 사이를 강력하게 연결하고 힘을 전단하는 기능
	섬유관절	• 불규칙성 치밀결합조직에 의해 뼈들이 연결 예) suture, gomphosis, distal tibiofibular joint, interosseous membrane
	연골관절	• 섬유연골이나 유리연골에 의해 고정 예) symphysis pubis, vertebral interbody joint, manubriosternal joint
	• 가동관절(diarthrosis): 윤활관절(synovial joint) - 체액으로 차있는 관절강을 가지는 관절 - 중간 정도에서 광범위한 범위까지의 움직임 허용 - 가동(윤활)관절은 움직임에 특화된 관절이며 7개의 요소를 항상 가지고 있음	

분류		일차적인 각운동	역학적 유사성	해부학적 예
역학적 유사성에 근거한 관절의 분류	경첩관절	굽힘과 폄만 일어남	문의 경첩	위팔자관절 손가락(발가락)뼈사이관절
	중쇠관절	단일의 돌림축 주위에서 일어나는 한 분절의 스핀	문의 손잡이	위팔노관절 고리중쇠관절
	타원관절	두 개의 평면 운동(굽힘-폄, 벌림-모음)	오목한 여물통과 짝을 이루고 있는 비교적 편평한 볼록의 타원체	손목관절
	절구관절	세 개의 평면 운동(굽힘-폄, 벌림-모음, 안쪽돌림-가쪽돌림)	오목한 컵 입구와 짝을 이루고 있는 구형의 볼록면	오목위팔관절 엉덩넙다리(엉덩)관절
	평면관절	전형적인 운동으로는 미끄러짐(병진운동) 또는 미끄러짐과 돌림운동의 결합이 있음	책상 위의 책과 같이, 비교적 편평한 면들이 서로 마주보고 있는 상태	손목뼈사이관절과 발목뼈 사이관절 둘째~다섯째손가락의 손목손허리관절
	안장관절	두 개의 평면 운동. 뼈 사이의 스핀은 가능하나 관절의 맞물려 있는 특성에 의해 제한됨	말의 기수와 안장의 관계와 같이, 각각의 관절면은 오목면과 볼록면을 모두 가지고 있으며 서로에 대해서는 직각 방향에 있음	엄지의 손목손허리관절 복장빗장관절
	융기관절	두 개의 평면 운동. 굽힘-폄과 벌림-모음 또는 굽힘-폄과 축돌림(안쪽돌림-가쪽돌림)	손허리손가락관절과 같이 한쪽 방향으로 확장된 거의 구형의 볼록면이 얕은 오목의 컵 입구와 짝을 이루고 있음	손허리손가락관절 정강넙다리(무릎)관절

▶ 움직임에 근거한 관절의 분류

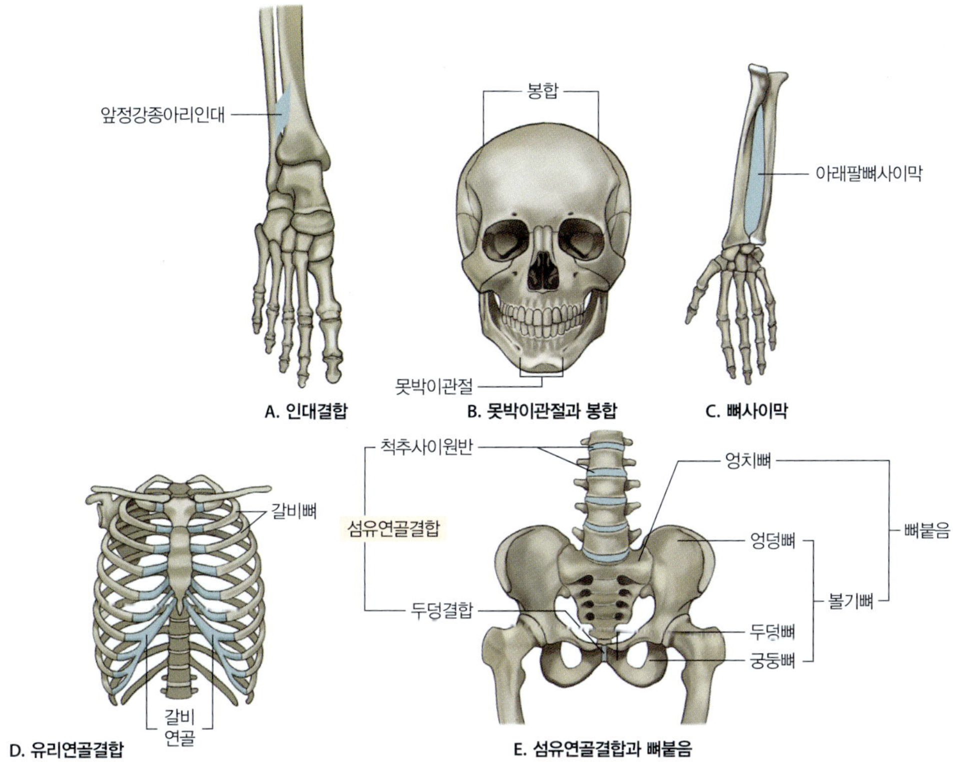

▶ 역학적 유사성에 근거한 윤활관절의 분류

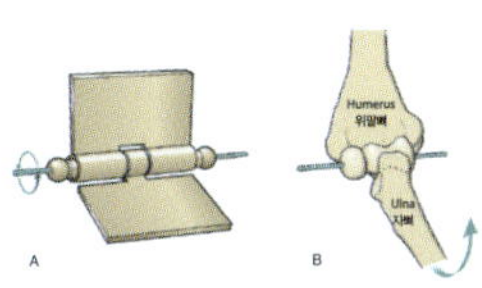

경첩관절

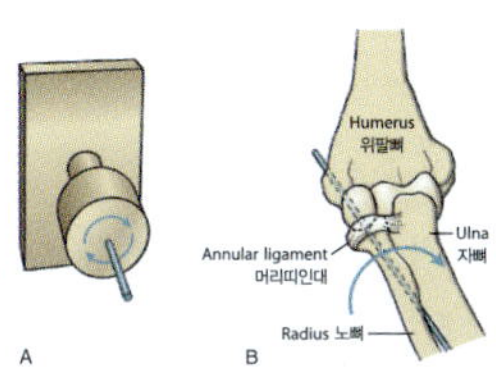

중쇠관절

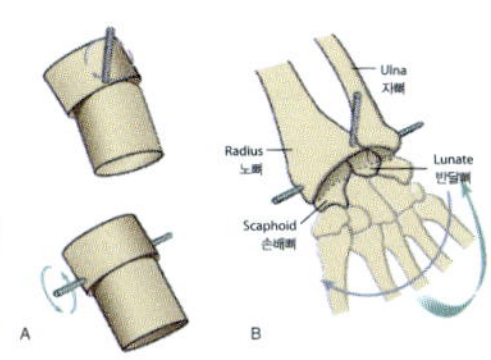

타원관절

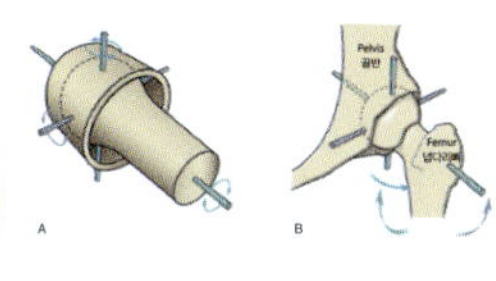

절구관절

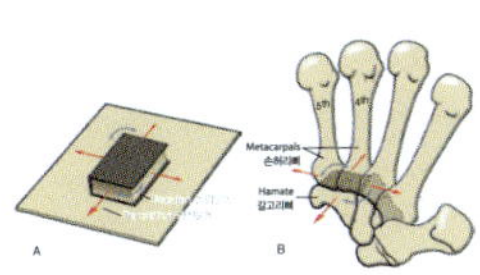

평면관절

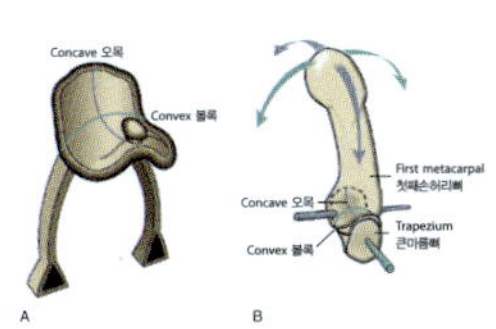

안장관절

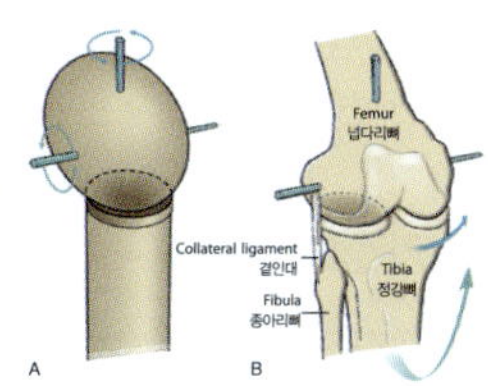

융기관절

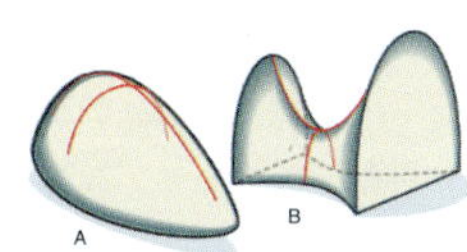

달걀형 관절과 안장형 관절

(3) 인체 근육의 모양과 기능

구분			내용
근육 모양	반빗근		• 힘발생 축에 대해 단일방향(예, 가쪽, 안쪽넓은근)(unipennate)
	깃근		• 힘발생 축에 대해 2개의 방향(예, 넙다리곧은근)(bipennate)
	뭇깃근		• 힘발생 축에 대해 3개 이상의 방향(예, 어깨세모근)(multipennate)
	평형근		• 힘발생 축에 평행(예, 위팔두갈래근)[parallel (longitudinal)]
	수렴근		• 부채 모양을 형성하면서 좁은 부착점으로 집중(예, 큰가슴근)(convergent)
근육의 기능과 특징	기능	적색근 (type I)	• 가로무늬가 적고, 근원섬유가 굵음(주로 긴장성 신경) • 신경지배 비율 높음 • 자세유지 및 조절하는 느린 근육 • 긴 잠복기를 가지고 느린 반응을 일으킴 • 흥분성이 낮고, 장기간 지속적 수축
		백색근 (type II)	• 가로무늬가 많고, 근원섬유가 가늠(주로 운동성 신경) • 신경지배 비율 낮음 • 빠르고 민첩한 운동을 하는 빠른 근육 • 짧은 간격의 자극에 반응하고 기계적인 작용을 일으킴 • 흥분성이 높고, 단기간 수축
	특징	적색근 (type I)	• 지구력이 풍부하며, 느린 활동(마라톤)에 이용됨 • 피로에 대한 저항이 높고, 자세유지 등의 항중력근에 분포됨 • 미토콘드리아가 크고 많으며, 산소운반 단백량이 많고, 붉게 보임
		백색근 (type II)	• 단시간에 강한 힘을 발휘하며, 빠른 활동(단거리 달리기)에 이용됨 • 피로하기 쉽고, 빠르게 폭발적인 힘을 내는 근육에 분포됨 • 미토콘드리아가 작고 적으며, 산소운반 단백량이 적고, 희게 보임
기능적 분류	작용근		• 특정 움직임의 시작과 실행에 가장 직접적으로 관계되는 근육이나 근육무리 • 관절을 움직이는 가장 큰 표면적인 근육으로 동심성수축 또는 근육의 길이가 짧아지는 근육을 말함(예, 팔꿈치를 펼 때 위팔세갈래근)
	대항근		• 특정 움직임의 시작과 실행에 가장 직접적으로 관계되는 근육이나 근육무리 • 작용근에 반하여 이완하거나 늘어나는 근육(예, 팔꿈치를 펼 때 위팔두갈래근)
	협력근		• 특정 움직임이 실행되는 동안 서로 협력하는 근육들 ① 보조협동근: 작용근보조(1차), 불필요한 운동제한 ② 순수협동근: 여러 관절에 관여하는 근육이 작용할 때 불필요한 운동제한
관절 중심의 분류	분출형 근육		• 관절을 중심으로 이는 곳의 거리가 닿는 곳의 거리보다 긴 근육 • 뼈를 가로질러 힘이 직접 작용(예, 팔꿉관절의 위팔근, 위팔두갈래근) • 가동성을 위한 근육
	문합형 근육		• 관절을 중심으로 닿는 곳의 거리가 이는 곳의 거리보다 긴 근육 • 뼈를 따라서 힘이 직접 작용(예, 어깨관절의 위팔두갈래근 긴갈래, 팔꿉관절의 위팔노근) • 관절을 끌어당기는 안정근으로서 역할

▶ 뼈대근육의 모양

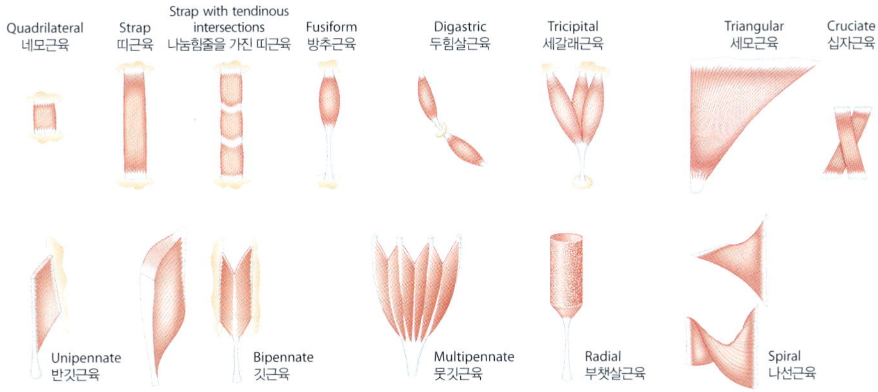

▶ 뼈대근육 섬유의 분류

		빠른-해당성 섬유	빠른-산화성 섬유	느린-산화성 섬유
수축속도(단일수축의 형태)		빠르다(빠른 단일수축) 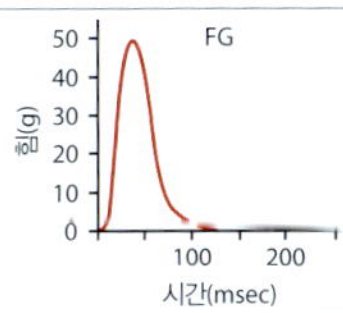	빠르다(빠른 단일수축) 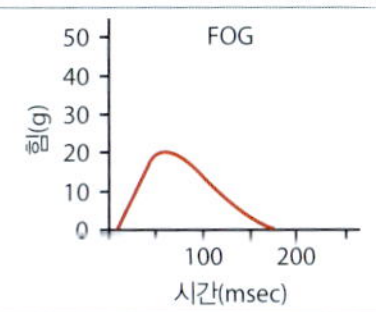	느리다(느린 단일수축) 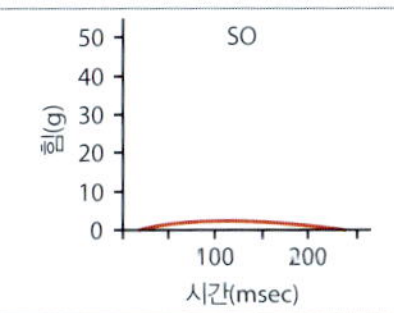
근육섬유의 색깔		백색	적색	적색
대사적 특성	ATP 합성	무산소성(해당작용)	무산소성, 유산소성	유산소성(산화적 인산화)
	미오신 ATPase 함량	높다	중간	낮다
	혐기성 해당작용 효소 활성	높다	중간	낮다
	산화적 인산화 효소 활성	낮다	중간	높다
구조적 특성	사립체(mitochondria)의 수	적다	많다	많다
	모세혈관 밀도	낮다	높다	높다
	미오글로빈 함량	낮다	높다	높다
	근육섬유의 직경	크다	중간	높다
기능적 특성	근피로에 대한 저항성	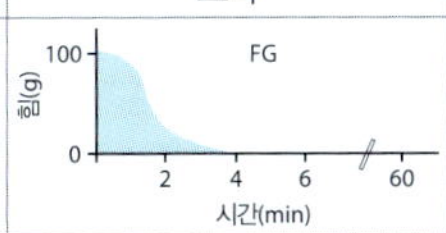	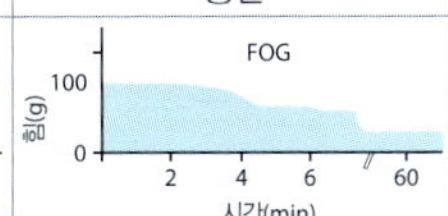	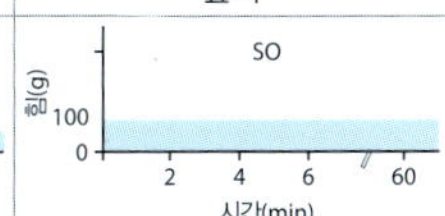
	관련된 활동의 예	단거리 달리기, 근력강화운동	중거리 달리기	장거리 달리기, 지구력강화운동

▶ 분출형 근육과 문합형 근육

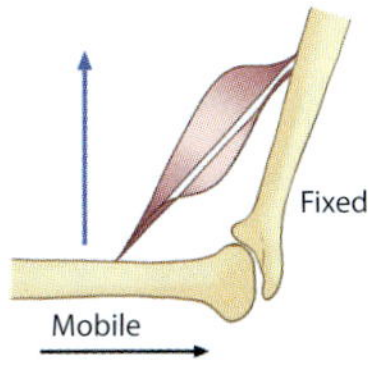

Spurt muscle(분출형근육)

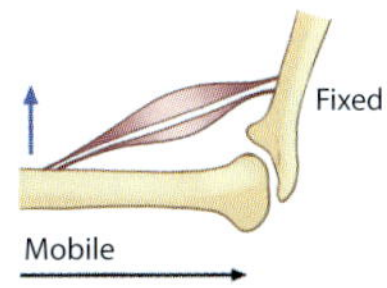

shunt muscle(문합형 근육)

(4) 인체 근육 활성의 유형과 특성

구분	유형	세부	내용
근육 활성의 유형	등척성 수축		• 근육이 일정한 길이를 유지하면서 당기는 힘을 생산할 때 일어남[isometric (contraction)] • 관절이 안정됨
	등속성 수축		• 관절각도가 일정한 속도로 최대로 수축하는 방식(isokinetic contraction) • 전체 가동범위에 걸쳐 근육의 최대장력 발생 • 일정 장비(예, cybex, orthotron, mini-gym 등)를 통해 가능
	등장성 수축	동심성 수축	• 근육이 수축하면서(짧아지면서) 당기는 힘을 생산할 때 일어남 • 인체분절에서 가속작용이 일어남
		편심성 수축	• 근육이 좀 더 우세한 다른 힘에 의해 길어지는 만큼 당기는 힘을 생산할 때 일어남 • 인체분절에서 감속작용이 일어남 • 2형 지레에서 대부분 일어남
근육의 기계적 특성	능동불충분과 수동불충분	능동불충분	• 근육의 이는 곳과 닿는 곳이 서로 가까워져서 더 이상 짧아질 수 없는 상태 예) 무릎관절 굽힘–엉덩관절 폄(넙다리뒤근의 능동불충분)
		수동불충분	• 근육의 이는 곳과 닿는 곳이 너무 멀어져서 더 이상 늘어날 수 없는 상태 예, 무릎관절 굽힘–엉덩관절 폄(넙다리네갈래근의 수동불충분)
	길이장력관계		• 근육의 장력은 근섬유에서 가는 필라멘트(액틴)와 굵은 필라멘트 간 교차결합 수에 의존함 • 근육의 길이가 적정길이일 때: 교차결합 수는 최대가 되고, 최대장력이 발휘 • 근육의 길이가 적정길이보다 클 때: 서로 겹치지 않는 부위가 생기게 되며, 장력 감소 • 근육의 길이가 적정길이보다 작을 때: 교차결합끼리 중첩이 일어나 교차결합의 수는 줄어들게 되고, 장력도 감소
	수축형태		편심성 수축 > 등척성 수축 > 동심성 수축
	힘속도관계		• 동심성 수축의 장력 증가: 수축 속도 감소 • 편심성 수축의 장력 증가: 수축 속도 증가
	신경지배관계	운동단위	• 한 개의 운동신경이 여러 근섬유를 지배하는 것 • 정교한 움직임의 근육: 지배비율이 적음 • 운동량이 많고 빠른 근육: 지배비율이 많음 • 동시에 활성화되는 운동단위의 수가 증가할수록 근수축 강도 증가
		발화율코딩	• 연축(twitch): 역치 이상의 단일 자극을 가했을 때 일어나는 1회의 수축과 이완과정 • 가중(summation): 연축이 끝나기 전 두 번째 자극이 다시 가해지면 기존에 발생한 장력에 더해짐(두 간격 사이가 짧을수록 가중된 반응은 커짐) • 강축(tetanus): 근육에 1초에 5~30회의 자극을 반복적으로 가하면 연축이 합쳐져서 운동단위가 발생할 수 있는 최대의 장력 발생

▶ 근육활성의 유형

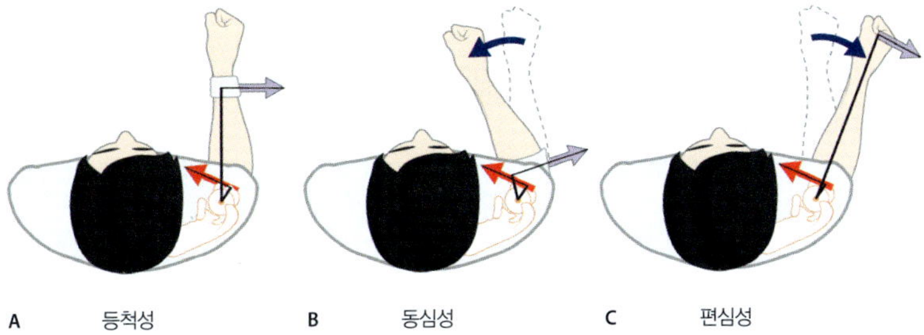

3가지 유형의 근육활성

▶ 능동불충분과 수동불충분

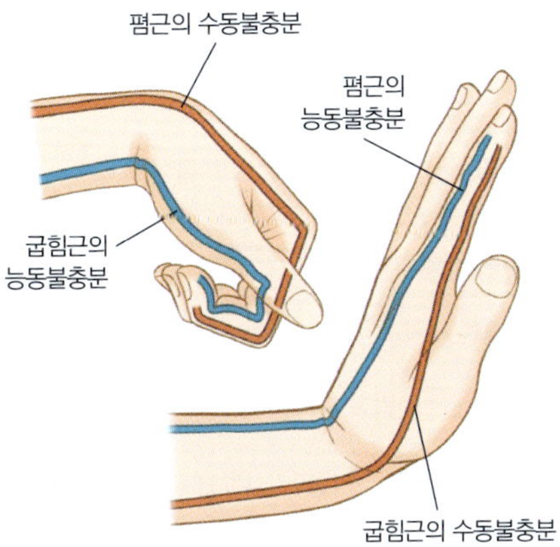

▶ 길이장력관계

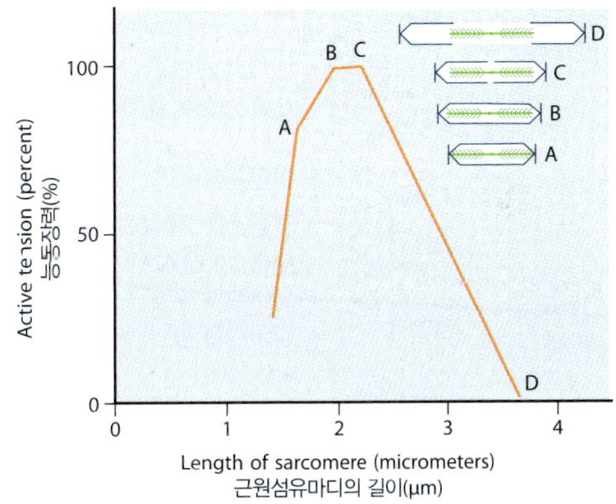

▶ 힘 속도 관계

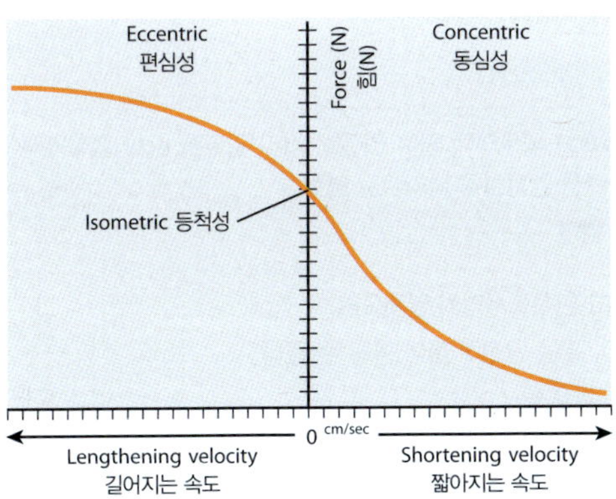

▶ 발화율 코딩

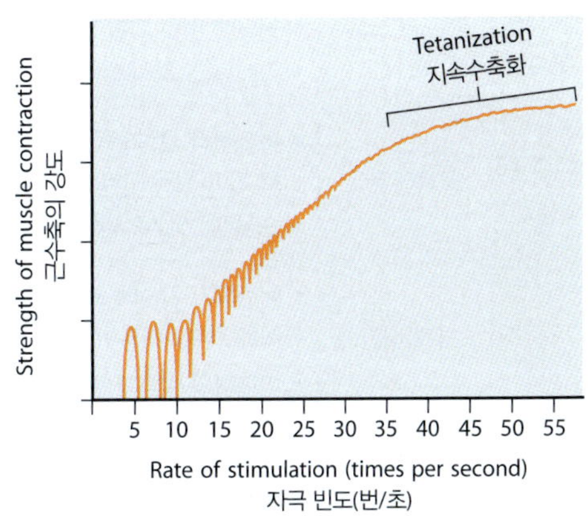

(5) 인체 각 관절별 기능해부학

① 어깨관절

움직임	복장빗장관절	• 어깨 복합체 내에 있는 가장 위쪽에 위치한 관절로 복장뼈와 빗장뼈로 이루어지며 몸통뼈대의 위팔과 연결함 • 복장빗장인대와 빗장사이인대는 관절을 유지하고 빗장뼈의 탈구를 방지함
	봉우리 빗장관절	• 어깨뼈의 봉우리와 빗장뼈의 봉우리끝 사이의 관절로 관절원반이 있으며 평면관절(자유도 3) • 위아래관절주머니인대에 의해 보강되며, 봉우리빗장인대와 부리빗장인대에 의해 안정됨 • 부리빗장인대는 원뿔인대와 마름인대로 구분
	어깨가슴관절	• 어깨뼈의 앞면과 가슴의 뒤쪽 사이의 관절로 진짜 관절은 아니며 어깨밑근과 앞톱니근 사이의 결합조직으로 어깨뼈와 가슴뼈 사이의 미끄럼운동이 일어남 • 팔이음뼈는 공간에서 손의 움직임이 가능하게 하며 어깨위팔관절과 어깨가슴관절 위에서 어깨뼈의 상호 보완적인 운동에 의해서 이루어짐(어깨위팔리듬)
	오목위팔관절	• 인체의 관절 중 가장 운동범위가 넓고 가장 불안정한 관절로 위팔뼈 머리와 어깨뼈의 관절오목 사이에 형성된 관절
기능적 동작	머리뒤에 손놓기	• 팔꿉관절 굽힘, 어깨관절 벌림과 가쪽돌림, 어깨뼈올림과 내밈, 위쪽돌림 • 작용근육: 팔꿉관절 위팔두갈래근, 어깨뼈 등세모근과 앞톱니근의 짝힘, 어깨관절 어깨세모근, 가시위근, 가시아래근, 작은원근
	당기기	• 팔꿉관절 굽힘, 어깨관절 폄과 모음, 어깨뼈 내림과 뒤당김과 아래쪽돌림
	밀기	• 몸통들기: 팔꿉관절 폄, 어깨관절 모음, 어깨뼈 내림과 뒤당김
	던지기	• 팔꿉관절 굽힘과 뒤침, 어깨관절 벌림과 가쪽돌림과 수평벌림, 어깨뼈 뒤당김
임상적 특성	어깨위팔리듬	• 어깨관절 벌림 30° 이후 위팔뼈(어깨뼈 = 2:1의 비율)로 움직임 • 목적: ROM 증가, 관절의 일치도 증가, 작용근의 적절한 길이-장력관계유지
	돌림근띠근육	• 어깨관절(오목위팔관절) 안정성에 관여 • 위팔뼈 머리 내림 방지 • 가시위근, 가시아래근, 어깨밑근, 작은원근
	오목테두리	• 어깨뼈의 관절오목(glenoid fossa) 테두리에 붙어 위팔뼈 머리 일부를 감싸 접촉면적을 더 넓고 깊게 자리 잡게 해주어 관절 안정성을 늘려주는 역할 • 손상 예) SLAP 병변, Bankart 병변
마비로 인한 운동장애	앞톱니근	• 어깨뼈가 가슴에 고정되지 못하고 안쪽모서리가 날개모양 • 어깨-위팔 리듬이 비정상적이고, 팔을 완전히 들어 올릴 수 없음 • 어깨뼈의 벌림과 위쪽돌림을 할 수 없음
	등세모근	• 등세모근 마비 시 어깨뼈의 안정자세: 아래쪽돌림, 벌림 내림 • 등세모근의 수동장력 손실은 어깨뼈의 내림을 유발 • 어깨뼈 모음의 보상작용을 위해 어깨올림근, 앞톱니근, 어깨세모근, 큰가슴근 사용

▶ 어깨관절을 강화 또는 깊게 해주는 조직

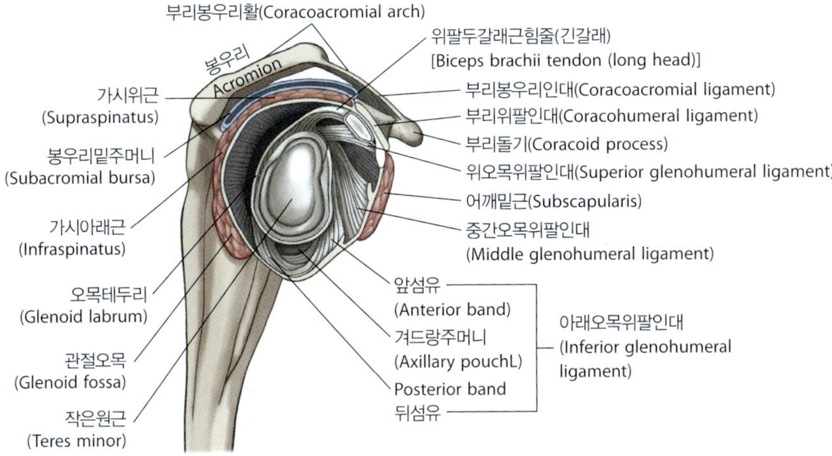

- 관절주머니 및 관계된 관절주머니인대들
- 부리위팔인대
- 돌림근띠 근육들(어깨밑근, 가시위근, 가시아래근, 작은원근)
- 위팔두갈래근의 긴갈래
- 오목테두리

▶ 어깨위팔리듬

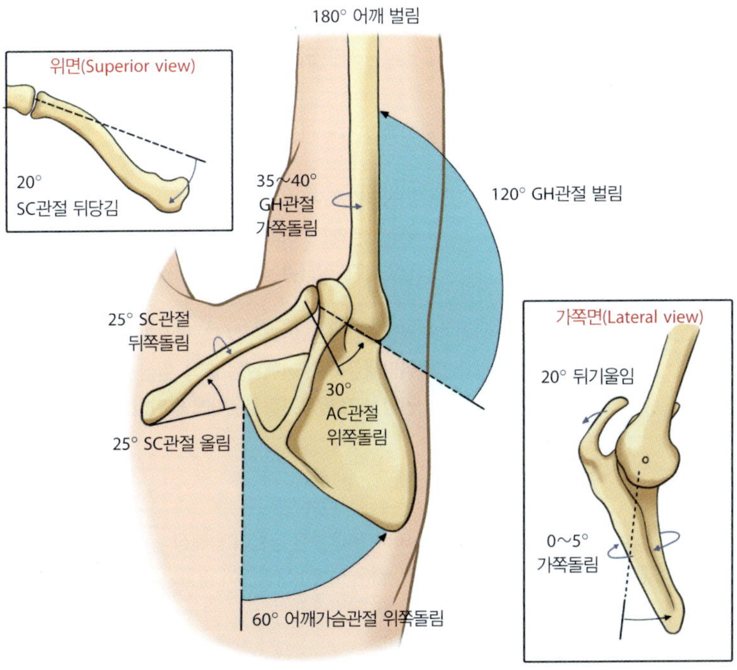

② 팔꿉관절과 아래팔

움직임	위팔자관절		• 위팔뼈의 도르래와 자뼈의 도르래패임에 의해 형성되는 경첩관절 형태의 윤활관절 • 굽힘과 폄이 일어나는 관절(자유도 1)
	위팔노관절		• 위팔뼈의 작은머리와 노뼈의 노뼈머리오목에 의해 형성되는 경첩관절 형태의 윤활관절 • 위팔자관절과 더불어 굽힘과 폄이 일어나는 관절(자유도 1)
	몸쪽노자관절		• 노뼈 머리와 자뼈의 노패임에 의해 형성되는 중쇠관절 형태의 윤활관절 • 엎침과 뒤침이 일어나는 관절(자유도 1)
	먼쪽노자관절		• 자뼈 머리와 노뼈의 자패임에 의해 형성되는 중쇠관절 형태의 윤활관절 • 엎침과 뒤침이 일어나는 관절(자유도 1)
기능적 동작	닫힌사슬운동	팔굽혀펴기, 앉은 자세에서 몸통들기	• 내려갈 때: 팔꿉관절 굽힘, 위팔세갈래근의 편심성 수축 • 올라갈 때: 팔꿉관절 폄, 위팔세갈래근의 동심성 수축
		턱걸이	• 내려갈 때: 팔꿉관절 폄, 위팔두갈래근의 편심성 수축 • 올라갈 때: 팔꿉관절 굽힘, 위팔두갈래근의 동심성 수축
임상적 특성	운반각		• 남자 5°, 여자 10~15° • 위팔의 세로축과 아래팔의 세로축이 이루는 각 • 안굽이 팔꿈치: 운반각의 각도가 5~10°보다 작을 때 • 밖굽이 팔꿈치: 운반각의 각도가 5~15°보다 클 때
	곁인대	테니스엘보	• 안쪽곁인대, 공통폄근 힘줄
		골퍼엘보	• 가쪽곁인대, 공통굽힘근 힘줄
	두 관절근육	능동불충분	• 위팔두갈래근: 어깨관절 굽힘, 팔꿉관절 굽힘, 아래팔 뒤침 • 위팔세갈래근: 어깨관절 폄, 팔꿉관절 폄 • 원엎침근: 팔꿉관절 굽힘, 아래팔 엎침
		수동불충분	• 위팔두갈래근: 어깨관절 폄, 팔꿉관절 폄, 아래팔 엎침 • 위팔세갈래근: 어깨관절 굽힘, 팔꿉관절 굽힘 • 원엎침근: 팔꿉관절 폄, 아래팔 뒤침
마비로 인한 운동장애	노신경		• 손목처짐
	근육피부신경		• 위팔 두갈래근, 위팔근 마비, 팔꿉관절 굽힘이 약해짐 • 위팔노근과 원엎침근, 긴, 짧은 노쪽손목폄근이 굽힘
	정중신경		• 원엎침근, 네모엎침근 마비

▶ 안쪽 곁인대와 공통 굽힘근 힘줄 시작 근육

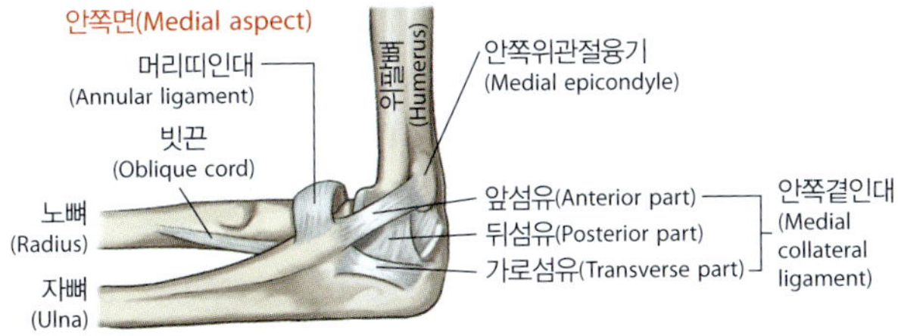

노쪽손목굽힘근(flexor carpi radialis)
긴손바닥근(palmaris longus)
자쪽손목굽힘근(flexor carpi ulnaris)
원엎침근(pronator teres)
얇은손가락굽힘근
(flexordigitorumsuperficialis)

▶ 가쪽 곁인대와 공통 폄근 힘줄 시작 근육

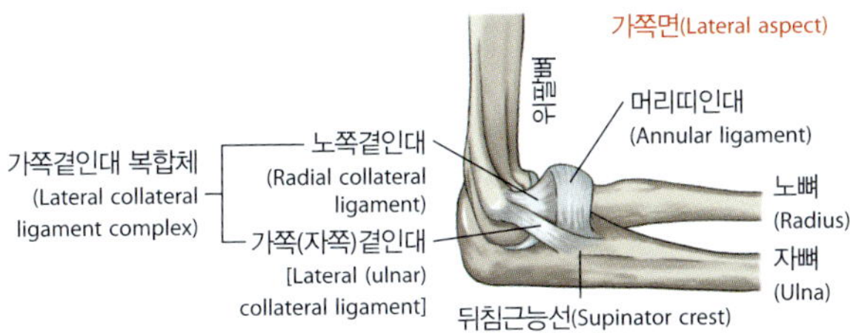

짧은노쪽손목폄근(extensor carpi radialis brevis)
손가락폄근(extensor digitorum)
새끼폄근(extensor digiti minimi)
자쪽손목폄근(extensor carpi ulnaris)
팔꿈치근(anconeus)
뒤침근(supinator)

▶ 엎침과 뒤침의 운동형상학

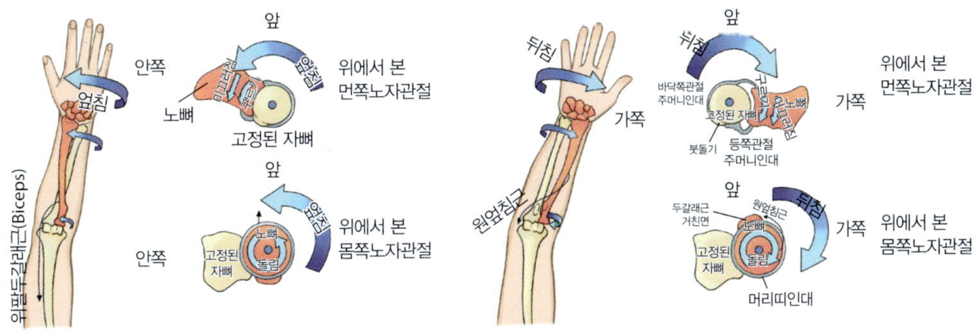

▶ 나사집 기전과 팔꿈치 굽힘근육

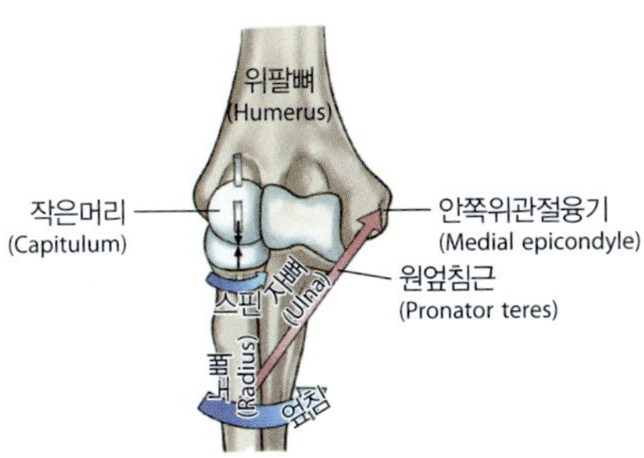

원엎침근(pronator teres) 엎침시 압박력을 생산 →
radius의 몸쪽 이동

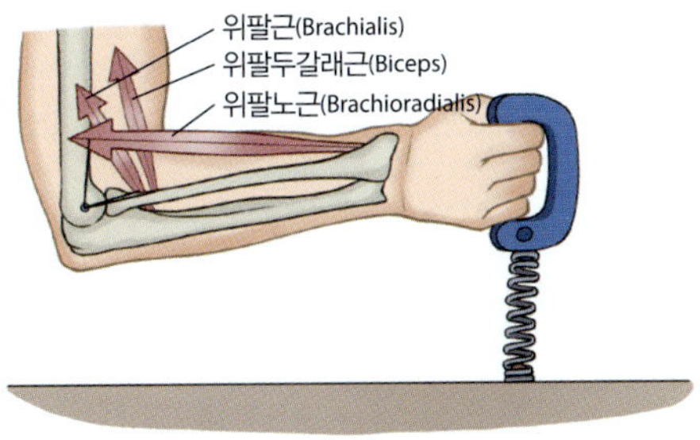

뒤침: 위팔두갈래근
중립: 위팔노근
엎침: 위팔근(사실은 전범위에서 운동)

③ 손목관절과 손

움직임	노손목관절	• 노뼈 먼쪽의 오목한 관절면과 손배뼈와 반달뼈의 볼록한 관절면이 형성하는 타원관절 형태의 윤활관절 • 굽힘과 폄, 노쪽치우침과 자쪽치우침이 일어나는 관절(자유도 2)
	손목손허리 관절	• 손목뼈의 먼쪽 줄과 5개의 손허리뼈 바닥들 사이의 관절이 형성하는 복잡한 형태의 윤활관절 • 다양한 모양의 관절면으로 유형분류가 어려우며, 집게와 가운데 1~2°, 반지 10~15°, 새끼 25~30° 굽힘
	엄지의 손목손허리관절	• 엄지 손허리뼈의 바닥과 큰마름뼈의 관절면이 형성하는 안장관절 형태의 윤활관절 • 굽힘, 폄, 모음, 벌림, 맞섬이 일어나는 관절(자유도 2)
	손허리 손가락관절	• 손허리뼈의 머리와 몸쪽 손가락의 바닥이 형성하는 융기관절 형태의 윤활관절 • 굽힘, 폄, 모음, 벌림이 일어나는 관절(자유도 2)
	손가락사이관절	• 몸쪽손가락사이관절, 먼쪽손가락사이관절이 있으며, 손가락뼈 머리와 손가락뼈 바닥이 형성하는 경첩관절 형태의 윤활관절 • 굽힘과 폄이 일어나는 관절(자유도 1)
기능적 동작	주먹쥐기	• 깊은손가락 굽힘근: 먼쪽손가락사이관절 굽힘 • 얕은손가락 굽힘: 손목관절 굽힘하였을 때 깊은손가락 굽힘근의 능동불충분을 보조하여 작용 • 뼈사이근: 손가락 굽힘작용 • 손목 폄근: 협동근 • 손가락 굽힘과 손목관절 굽힘: 긴손가락굽힘근의 능동불충분, 긴손가락폄근의 수동 불충분
	쥐기형태	• 갈고리잡기: 가방을 들 때처럼 손가락 4개를 갈고리로 사용 • 원통형잡기: 손의 바닥쪽면 활용, 엄지는 물체 위를 둘러쌈 • 주먹쥐기식 잡기: 골프채나 망치와 같이 가는 물건을 단단히 잡는 방법 • 구형잡기: 공이나 사과와 같은 구형의 형태를 잡는 형태 • 손가락 끝 집기: 엄지끝과 다른 손가락의 끝을 사용하여 구슬, 핀, 동전 같은 작은 물건을 집는 형태 • 손가락 바닥쪽면 집기: 지우개나 펜과 같은 작은 물건을 엄지가 하나 또는 그 이상의 손가락과 먼쪽 손가락의 바닥쪽 표면을 이용하여 맞섬 • 가쪽면 집기: 엄지와 집게의 가쪽면을 이용하여 카드나 열쇠 같은 두께가 얇은 물체를 잡을 때 이용
임상적 특성	내재근과 외재근	• 외재근: 온손가락폄근, 집게폄근, 새끼폄근, 긴엄지폄근, 짧은엄치폄근, 긴엄지벌림근, 얕은손가락굽힘근, 깊은손가락굽힘근, 긴엄지굽힘근 • 내재근: 벌레근, 바닥쪽뼈사이근, 등쪽뼈사이근, 엄지두덩근육, 새끼두덩근육, 짧은 손바닥근
	손목터널 증후군	• 정중신경 압박, 손의 엄지쪽 첫 세 손가락과 네 번째 손가락 절반의 감각 이상, 무감각, 저림, 통증입니다. 때때로 손 전체가 영향을 받을 수 있음(간혹 아래팔에 통증, 작열감 또는 저림)
마비로 인한 운동장애	노신경	• 손목의 폄근과 긴손가락 폄근 마비, 손목처짐
	자신경	• 반지와 새끼의 깊은손가락굽힘근과 벌레근, 뼈사이근 마비, 갈퀴손(claw hand)
	정중신경	• 대부분 손가락의 굽힘근 작용 상실, 유인원손(ape hand)

▶ 손목뼈들

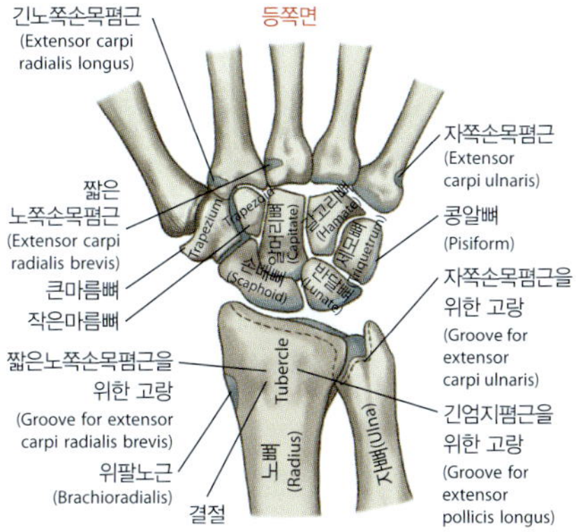

- 손배뼈: 배모양, 가장 골절이 잘 발생
- 반달뼈: 반달모양, 가장 탈구가 잘 발생
- 세모뼈: 세 번째로 골절이 잘되는 뼈
- 콩알뼈: 자쪽 손목굽힘근 힘줄의 종자뼈
- 큰마름뼈: 첫 번째 손허리뼈와 안장관절
- 작은마름뼈: 작은뼈
- 알머리뼈: 가장 큼, 전체손목과 손에 대한 세로방향 안정성
- 갈고리뼈: 갈고리모양, 가로손목인대 부착부위

▶ 엄지두덩 근육과 새끼두덩 근육

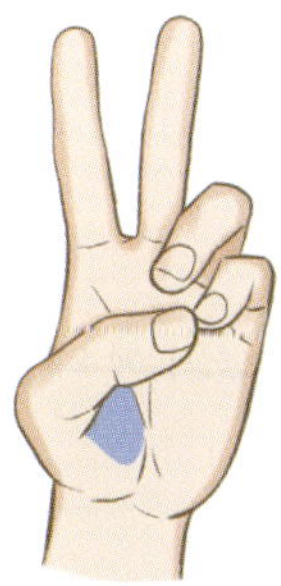

엄지두덩근육(thenar muscles): 짧은엄지벌림근(abductor pollicis brevis, APB), 짧은엄지굽힘근(flexor pollicis brevis, FPB), 엄지맞섬근(opponens pollicis, OP)

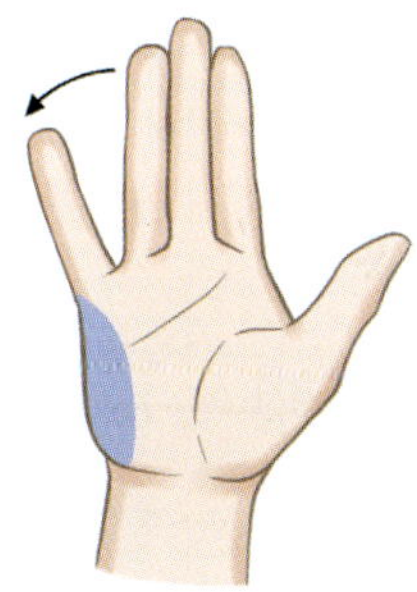

새끼 두덩 근육(hypothenar muscles): 새끼벌림근(abductor digiti minimi, ADM), 새끼굽힘근(flexor digiti minimi, FDM), 새끼맞섬근(opponens digiti minimi, ODM)

▶ 해부학적 코담배갑과 벌레근

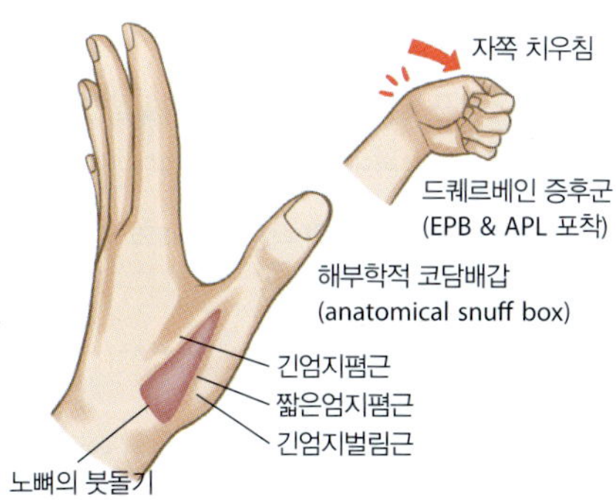

해부학적 코담배갑(anatomical snuff box): 긴엄지폄근(extensor pollicis longus, EPL), 짧은엄지폄근(extensor pollicis brevis, EPB), 긴엄지벌림근(abductor pollicis longus, APL)

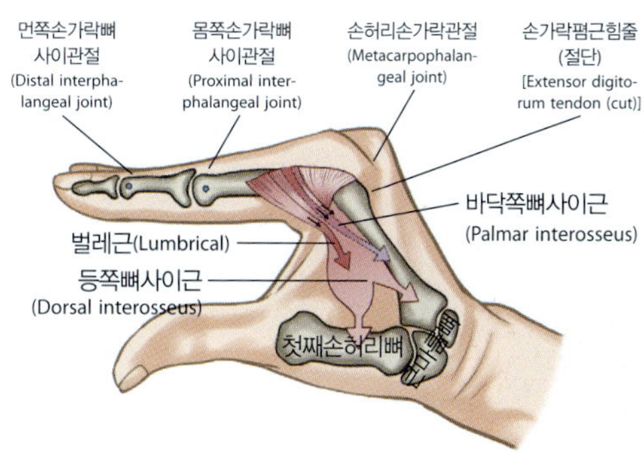

MP굽힘과 DIP, PIP폄

④ 골반과 엉덩관절

움직임	엉치엉덩관절		• 엉치뼈 관절면과 엉덩뼈 관절면이 형성하는 윤활관절 • 고정된 엉덩뼈에 대하여 엉치뼈 혹은 엉치뼈에 대한 엉덩뼈가 위아래미끄러짐 운동과 약간의 앞뒤 운동이 일어나는 관절 • 노화될수록 뼈증식과 강직 발생비율이 상승
	두덩결합		• 왼쪽과 오른쪽 두덩뼈가 두덩사이원반인 관절원반에 의해 섬유연골이 연결하고 있는 섬유연골결합(symphysis) 형태의 연골관절(cartilaginous joints)
	엉덩관절		• 볼기뼈 고랑의 오목한 관절면과 넙다리뼈 머리의 볼록한 관절면이 형성하는 절구 관절 형태의 윤활관절로서 굽힘과 폄, 벌림과 모음, 가쪽돌림과 안쪽돌림이 일어나는 관절(자유도 3)
기능적 동작	체중지지		• 다리근육은 고정된 먼쪽 분절에 대해 강한 수축 • 가벼운 근력약화 시 비체중지지에서는 이상이 보이지 않지만 체중지지할 때 운동기능이 떨어짐
	비체중지지		• 자유로운 다리근육 작용, 근육 단축으로 인한 수동불충분에 의한 운동제한이 있을 수 있음

임상적 특성	비틀림각		• 넓다리뼈관절융기 가로와 넙다리뼈 목이 이루는 각(정상 15°)
			  ◦ 앞비틀림(anteversion): 비틀림각이 15° 이상, 안짱다리(in-toeing)
			  ◦ 뒤비틀림(retroversion):비틀림각이 15° 이하, 팔자걸음(out-toeing)

	관절운동범위에 따른 변화	중간볼기근, 넙다리근막긴장근	• 엉덩관절 폄 시 안쪽돌림근, 90° 굽힘 시 안쪽돌림을 위해 지레요소 증가
		궁둥구멍근	• 엉덩관절 폄 시 가쪽돌림근, 엉덩관절 굽힘시 안쪽돌림근
		엉덩관절 안쪽돌림근	• 엉덩관절이 폄 상태에 있을 때 근육의 작용선은 축의 앞쪽에 놓이고, 굽힘 상태에 있을 때 축의 뒤쪽에 놓임
마비로 인한 운동장애	중간볼기근		• 한쪽 다리로 골반 수평을 유지하면서 서있는 것이 불가능 • 몸의 중심을 엉덩관절 운동축 가쪽으로 옮기며 보행
	양쪽다리마비		• 엉덩넙다리인대 아래부분(Y)인대에 의하여 골반이 폄 상태에서 유지되도록 함 • 넓은등근에 의해 엉덩관절을 들어올림

▶ 엉덩관절의 비틀림각

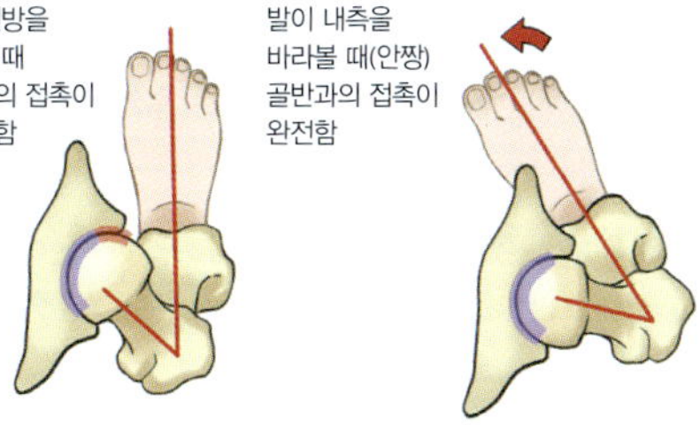

과도한 앞굽음으로 안장보행(Toe-in gait)

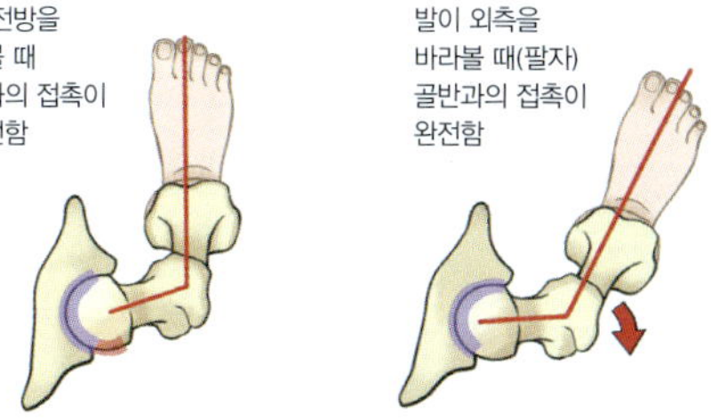

뒤굽음으로 8자걸음(Toe-out gait)

▶ 넙다리 삼각과 거위발 힘줄

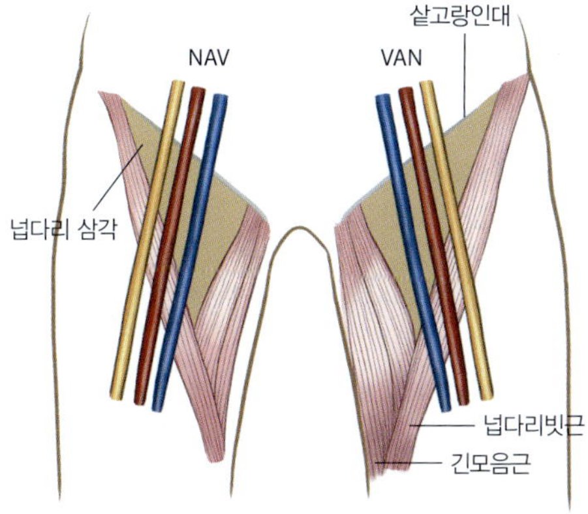

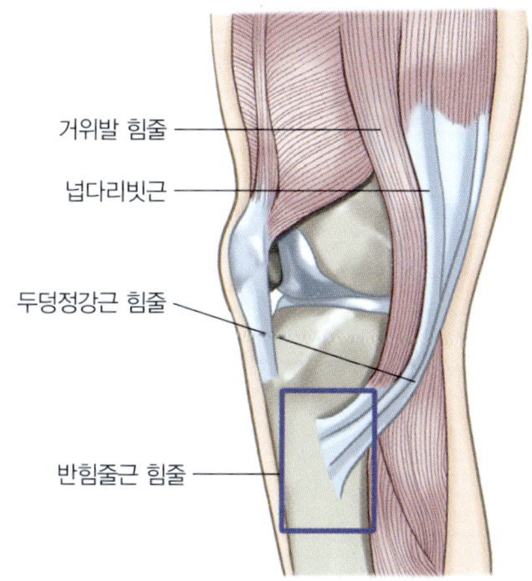

▶ 안굽이 엉덩관절과 밖굽이 엉덩관절

A: 긍정적

1. 엉덩관절 벌림근육의 힘을 위한 증가된 모멘트팔(D′).
2. 정렬은 관절의 안정성을 증진시킨다.

B: 부정적

1. 증가된 굽힘 모멘트팔(I′)은 굽힘 모멘트(ACF × I′)를 증가시키고, 넙다리뼈목을 가로지르는 전단력을 증가시킨다.
2. 엉덩관절 벌림근육의 기능적 길이는 감소된다.

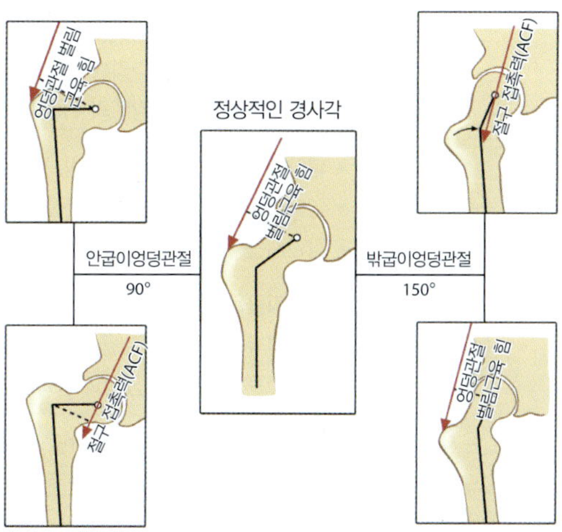

C: 긍정적

1. 감소된 굽힘 모멘트 팔(I″)은 굽힘 모멘트(ACF × I″)를 감소시키고, 넙다리뼈목을 가로지르는 전단력을 감소시킨다.
2. 엉덩관절 벌림근육의 기능적 길이는 증가된다.

D: 부정적

1. 엉덩관절 벌림근육의 힘을 위한 감소된 모멘트팔(D″)
2. 정렬은 관절의 탈구를 유발한다.

⑤ 무릎관절

움직임	무릎 넙다리관절		• 무릎뼈의 관절면과 넙다리뼈 먼쪽부 앞면 위관절융기사이 오목의 관절면이 형성하는 변형된 평면관절 형태의 윤활관절, 무릎뼈는 넙다리근 힘줄에 있는 종자뼈로 가쪽 관절면이 넓고, 연골층이 두꺼움
	정강 넙다리관절		• 인체에서 가장 큰 관절로 넙다리뼈 먼쪽의 볼록한 관절면과 정강뼈의 오목한 관절면이 형성하는 변형된 경첩관절 형태의 윤활관절로서 굽힘과 폄, 축회전(안쪽돌림, 가쪽돌림)이 일어나는 관절(자유도 2)
기능적 동작	축회전		• 무릎관절 굽힘상태에서 곁인대가 느슨해지므로 돌림이 일어남 • 무릎관절 90° 굽힘에서 총돌림은 평균 40°, 가쪽돌림은 안쪽돌림의 2배
	무릎뼈의 주행방향		• 무릎관절 굽힘: 안쪽 아래방향 • 무릎관절 폄: 가쪽 위 방향
	Q각		• 넙다리네갈래근의 힘줄과 무릎인대를 이루는 각(평균 남자 11°, 여자 15°) • Q각 증가 이유: 넓은 골반, 넙다리앞 경사각 증가, 무릎관절 밖굽이 무릎, 엎침된 발, 정강뼈 가쪽 비틀림 각
	무릎관절의 토크		• 넙다리네갈래근의 최고 토크값: 무릎관절 굽힘 50~60° • 넙다리 뒤근의 최고 토크값: 엉덩관절 굽힘, 무릎관절 폄 자세
임상적 특성	반달연골		• 정강넙다리관절 사이에 있는 섬유연골로 관절의 윤활, 충격흡수 압력분산 • 무릎굽힘 시 앞쪽, 무릎 폄 시 뒤쪽이동
	곁인대	안쪽곁인대	• 넙다리뼈에 대해 정강뼈의 벌림 방지 • 불행삼주징: 안쪽곁인대, 앞십자인대, 안쪽반달연골 손상
		가쪽곁인대	• 넙다리뼈에 대해 정강뼈의 모음 방지 • 무릎폄 시 팽팽해지고, 30° 이후 굽힘 시 느슨해진다.
	십자인대	앞쪽십자인대	• 정강뼈 앞면에서 넙다리쪽으로 위, 뒤 가쪽 • 넙다리뼈에 대해 정강뼈의 앞쪽 이동 방지 • 굽힘 시 정강뼈의 가쪽돌림 방지
		뒤쪽십자인대	• 정강뼈 뒷면에서 넙다리뼈 쪽으로 위, 앞, 안쪽 • 넙다리뼈에 대해 정강뼈의 뒤쪽 이동 방지
	두 관절근육	능동불충분	• 넙다리곧은근: 엉덩관절 굽힘, 무릎관절 폄 • 넙다리 뒤근: 엉덩관절 폄, 무릎관절 굽힘 • 장딴지근: 무릎관절 굽힘과 발목관절 발바닥쪽 굽힘
		수동불충분	• 넙다리곧은근: 엉덩관절 폄, 무릎관절 굽힘 • 넙다리 뒤근: 엉덩관절 굽힘, 무릎관절 폄 • 장딴지근: 무릎관절 굽힘과 발목관절 발등 굽힘
마비로 인한 운동장애	넙다리 네갈래근		• 앉은자세에서 무릎관절폄을 할 수 없거나 바로누운자세에서 SLR을 할 수 없음 • 엎드린 자세에서 넙다리뒤근의 동심성, 편심성 수축에 의해 무릎관절 굽힘과 폄을 할 수 있음

▶ 반달연골

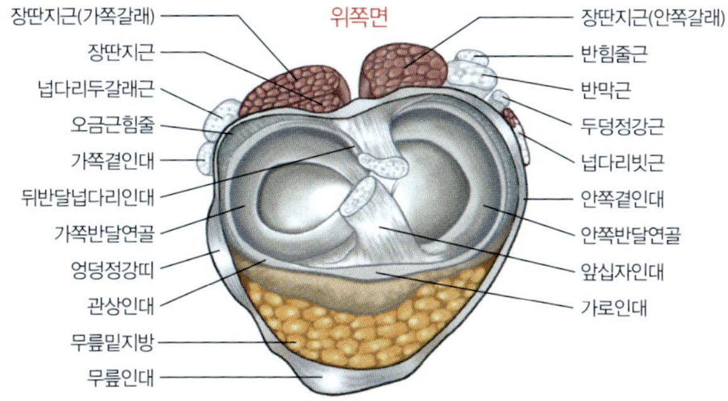

안쪽 반달연골: 계란형의 모양

- 안쪽 곁인대와 인접 주머니에 부착

가쪽 반달연골: 원형 모양

- 가쪽관절주머니에만 부착

반달연골의 기능

- 압박스트레스 감소
- 운동동안 관절 안정화
- 관절연골에 대한 윤활작용
- 마찰의 감소

▶ 가쪽휜 무릎과 젖힌 무릎

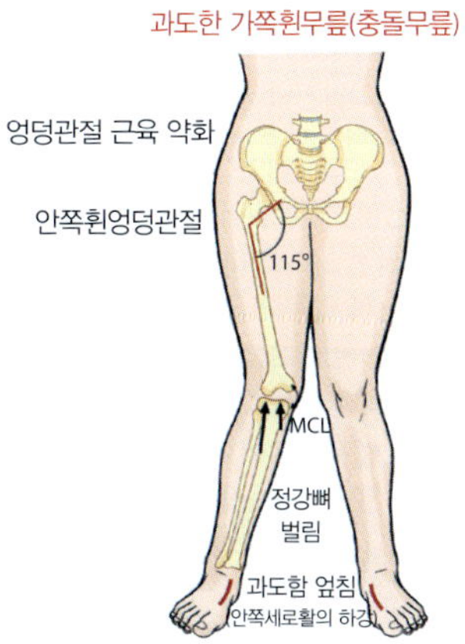

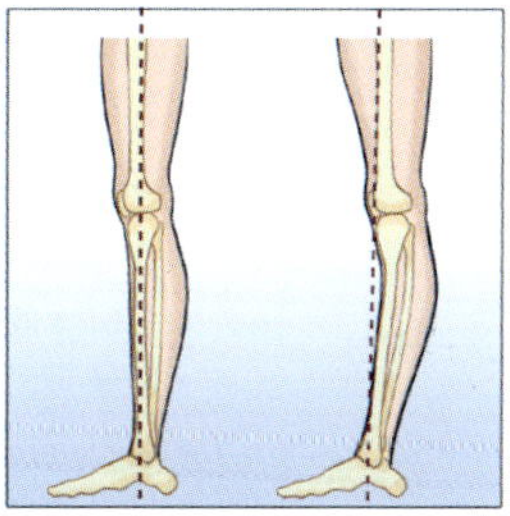

젖힌 무릎

- 엉덩관절 굽힘근 또는 폄근의 약화
- 넙다리네갈래근의 약화
- 뒤넙다리근의 긴장
- 골반 앞방향경사

▶ 불행삼주징과 나사집운동

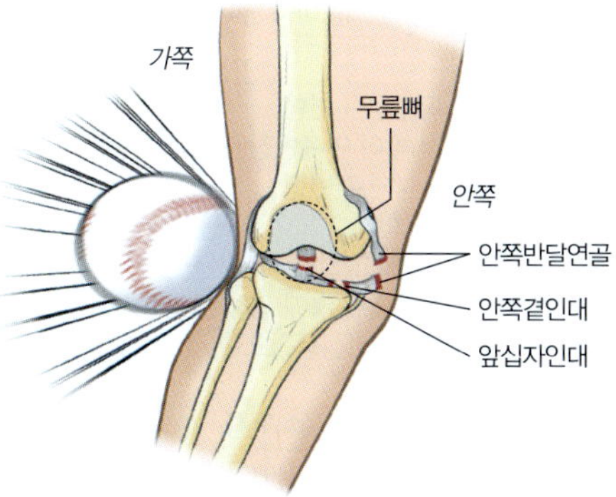

① 앞십자인대
② 안쪽곁인대
③ 안쪽반달연골

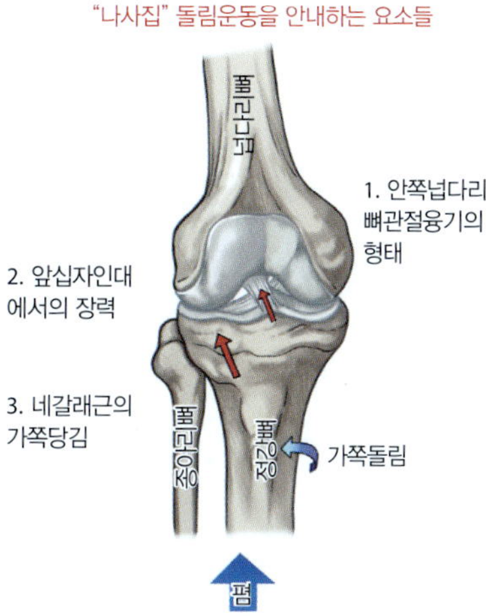

⑥ 발목과 발관절

<table>
<tr><td rowspan="7">움직임</td><td>발목관절</td><td colspan="2">• 목말뼈의 도르래와 양옆면의 볼목한 관절면과 정강뼈의 먼쪽 끝부위와 양쪽 복사에 의해 형성된 오목한 관절면의 경첩관절 형태의 윤활관절
• 발등 굽힘과 발바닥 굽힘이 일어나는 관절(자유도 1)</td></tr>
<tr><td>정강
종아리관절</td><td colspan="2">• 정강뼈와 종아리뼈에 의해 형성된 뼈사이막으로 밀접하게 연결된 섬유성 부동관절의 인대 결합
- 몸쪽정강종아리관절: 평면관절, 종아리뼈의 위아래 미끄러짐과 돌림
- 먼쪽정강종아리관절: 정강뼈의 오목면과 종아리뼈의 볼록면이 관절</td></tr>
<tr><td>목말밑관절</td><td colspan="2">• 목말뼈 밑에 놓인 관절로 목말뼈 아랫면과 발꿈치뼈의 뒤관절면이 만나는 관절로써 타원관절 형태의 윤활관절
• 안쪽 번짐과 가쪽 번짐이 일어나는 관절</td></tr>
<tr><td>가로발목뼈
관절</td><td colspan="2">• 목말발배관절과 발꿈치 입방관절로 구성, 쇼파르 관절(Chopart's jt.)
• 뒷발에 대한 앞발의 운동으로 엎침(세로 발활 낮아짐), 뒤침(세로발활 높아짐)이 일어나는 관절</td></tr>
<tr><td>발목발허리
관절</td><td colspan="2">• 발목뼈와 발허리뼈 사이에 형성된 관절, 리스후랑 관절(Lisfranc jt.)
• 입방뼈 3개와 1～3 쐐기뼈가 5개의 발허리뼈 바닥과 관절</td></tr>
<tr><td>발허리발가락
관절</td><td colspan="2">• 발허리뼈와 발가락뼈에 의해 형성된 관절, 발허리발가락 굽힘 30～45°, 젖힘 90°</td></tr>
<tr><td>발가락사이
관절</td><td colspan="2">• 몸쪽발가락사이관절, 먼쪽발가락사이관절이 있으며, 발가락뼈 머리와 발가락뼈 바닥이 형성하는 경첩관절 형태의 윤활관절로서 굽힘, 폄이 일어나는 관절(자유도 1)</td></tr>
<tr><td rowspan="4">기능적
동작</td><td>의자</td><td colspan="2">• 일어설 때: 엉덩관절 폄, 무릎관절 폄, 발가락뼈 발바닥쪽 굽힘의 동심성수축
• 앉을 때: 엉덩관절 굽힘, 무릎관절 굽힘, 발가락뼈 발등쪽 굽힘의 편심성수축</td></tr>
<tr><td>발꿈치</td><td colspan="2">• 들기: 엉덩관절, 무릎관절 등척성 수축, 발가락뼈 발바닥쪽 굽힘 동심성 수축
• 내리기: 엉덩관절, 무릎관절 등척성 수축, 발가락뼈 발등쪽 굽힘 편심성 수축</td></tr>
<tr><td>쪼그린자세</td><td colspan="2">• 앉기: 엉덩관절 굽힘, 무릎관절 굽힘, 발가락뼈 발등굽힘의 편심성 수축
• 일어서기: 엉덩관절 폄, 무릎관절 폄, 발가락뼈 발바닥굽힘의 동심성 수축</td></tr>
<tr><td>선자세</td><td colspan="2">• 손가락으로 발가락 닿기: 엉덩관절 굽힘의 편심성수축, 무릎관절, 발목 발관절 등척성 수축
• 제자리로 돌아오기: 엉덩관절 폄 동심성 수축, 무릎관절, 발목 발관절 등척성 수축</td></tr>
<tr><td rowspan="6">임상적
특성</td><td rowspan="3">발활</td><td>안쪽세로활</td><td>• 발꿈치뼈, 목말뼈, 발배뼈, 쐐기뼈, 1,2,3 발허리뼈</td></tr>
<tr><td>가쪽세로활</td><td>• 발꿈치뼈, 입방뼈, 4, 5발허리뼈</td></tr>
<tr><td>가로발활</td><td>• 3개의 쐐기뼈, 입방뼈</td></tr>
<tr><td rowspan="2">곁인대</td><td>안쪽곁인대</td><td>• 앞, 뒤 목말종아리 인대, 발꿈치종아리 인대</td></tr>
<tr><td>가쪽곁인대</td><td>• 세모인대</td></tr>
<tr><td>기형</td><td colspan="2">• 가쪽번짐발: 발활이 편평해지면서 발이 가쪽번짐된 변형
• 안쪽번짐발: 발활의 높이가 증가된 상태에서 발이 안쪽번짐된 변형
• 발꿈치들린휜발: 발가락뼈가 발바닥쪽 굽힘 상태로 변형
• 발꿈치바깥들린휜발: 발가락뼈가 발바닥쪽 굽힘되고 발이 안쪽번짐된 변형
• 발꿈치안쪽들린휜발: 발가락뼈가 발등쪽 굽힘되고 발이 가쪽번짐된 변형
• 발꿈치뼈발: 발가락뼈 뒤쪽의 근육마비나 앞쪽의 구축에 의해 발등굽힘 변형
• 발꿈치들린 오목발: 발바닥과 발의 연부조직이 비정상적으로 세로발활이 안, 가쪽 모두에서 높게 위치된 변형
• 엄지밖굽이: 발허리발가락관절에서 엄지발가락의 가쪽치우침</td></tr>
<tr><td rowspan="3">마비로
인한
운동장애</td><td>종아리
세갈래근</td><td colspan="2">• 발가락으로 설 수 없고, 달리기, 점프동작이 불가능, 보행에 영향
- 장딴지근 약화: 선 자세에서 무릎관절 과다폄, 발가락뼈 발바닥쪽 굽힘
- 가자미근 약화: 선 자세에서 무릎관절 굽힘, 발가락뼈 발등쪽 굽힘</td></tr>
<tr><td>앞정강근</td><td colspan="2">• 마비시 발처짐, 엉덩관절과 무릎관절 과도하게 굽힘</td></tr>
<tr><td>뒤정강근</td><td colspan="2">• 마비시 편평발 변형</td></tr>
</table>

▶ 발목의 안쪽 곁인대와 가쪽 곁인대

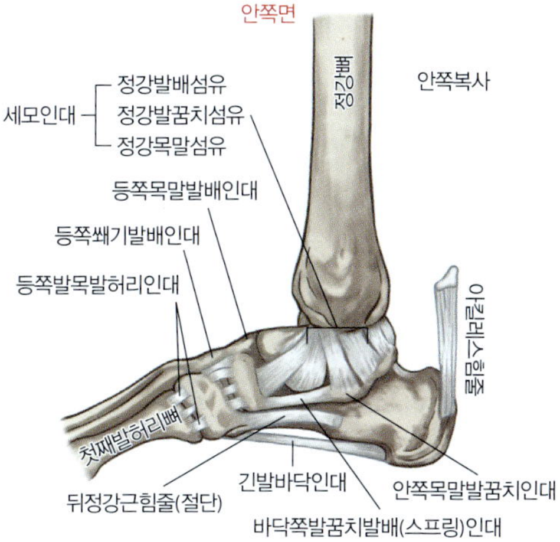

가쪽들림을 제한: 세모인대

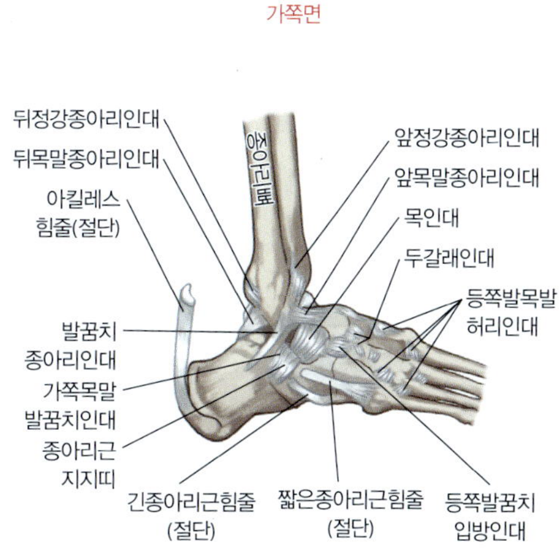

안쪽들림을 제한
: 앞목말종아리인대, 발꿈치종아리인대, 뒤목말종아리인대

▶ 등자근육

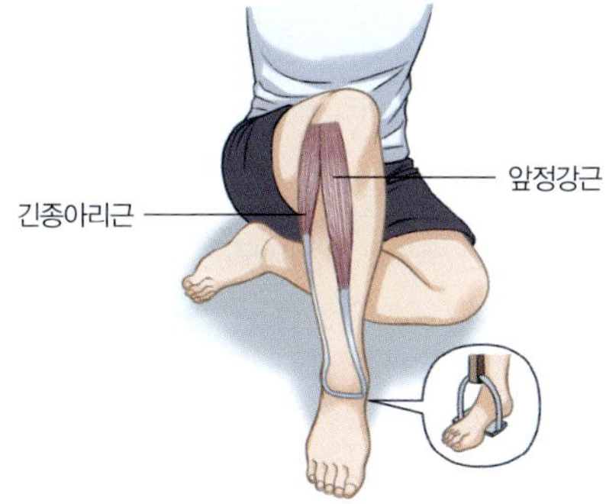

▶ 발활

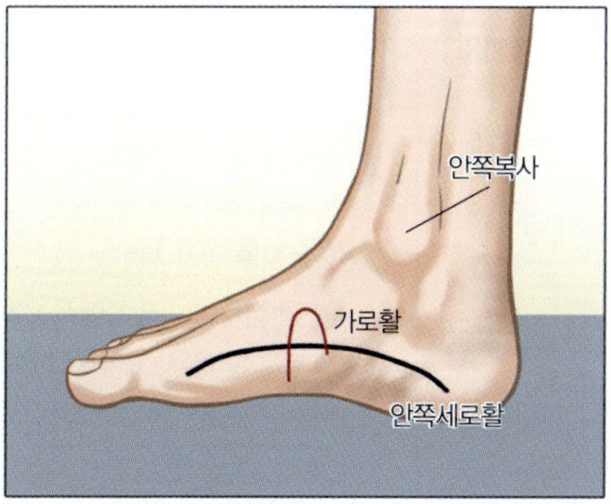

⑦ 몸통뼈대관절

움직임	앞척추관절		• 위 아래 척추뼈 몸통 사이에 척추사이원반으로 형성된 관절로 굽힘, 폄, 가쪽굽힘, 돌림이 일어나는 관절
	뒤척추관절		• 위 척추의 아래관절돌기와 아래 척추의 위관절돌기로 형성된 관절
	목뼈	고리뒤통수 관절	• 뒤통수뼈와 고리뼈(C1)이 형성하는 융기관절 형태의 윤활관절로서 머리 끄덕이는 운동, 제한적 가쪽굽힘이 일어나는 관절(자유도 2)
		고리중쇠관절	• 고리뼈(C1)와 중쇠뼈(C2)가 형성하는 중쇠관절 형태의 윤활관절로 목뼈 돌림운동이 일어나는 관절(자유도 1)
		목뼈관절	• 목뼈(C3~C7)이 형성하는 관절로 굽힘, 폄, 가쪽굽힘, 돌림 • 뒤척추관절의 관절면이 수평면에서 수평면과 이마면사이 45°
	등뼈	갈비뼈관절	• 뒤쪽으로 등뼈의 양쪽에 있는 갈비뼈에 의해 두 개의 관절 생성
		갈비척추관절	• 2~9번째 갈비뼈가 인접한 두 척추와 척추사이 척추원반과 관절
		갈비가로돌기관절	• 1~10번째 갈비뼈가 인접한 가로돌기와 관절
	허리뼈	T12~L1 뒤 척추관절	• 관절면의 기울기가 시상면에 가까운 반달모양의 관절면
		L5~S1 뒤 척추관절	• 관절면의 기울기가 이마면에 가까운 반달모양의 관절면
기능적 동작	중력선		• 신체를 통과하는 선 (꼭지돌기 - 어깨뼈봉우리 - 목뼈중간 - 등뼈 앞부분 - 허리뼈 중간 - 넙다리큰돌기 - 무릎관절앞 - 발목관절 5 cm 앞)
	머리의 균형		• 앞쪽: 뒤통수밑근, 긴머리근, 목긴근, 목갈비근, 목빗근, 배곧은근, 배속빗근, 배바깥빗근, 큰허리근 • 뒤쪽: 뒤통수밑근, 가로돌기가시근육, 척추세움근 • 가쪽: 목갈비근, 목빗근, 허리네모근, 큰허리근, 배속빗근, 갈비사이근
	앞으로 구부리기, 들기		• 엉덩관절 굽힘 시 엉덩관절 폄근의 편심성 수축 • 척추세움근이 엉덩관절 굽힘과 척추의 앞쪽굽힘을 조절하기 위해 편심성 수축하고, 동심성 수축은 몸통을 선 자세로 돌아오게 함 • 허리뼈가 굽힘 상태에서 척추세움근의 작용선은 척추와 평행하고, 폄 요소를 가짐
	쪼그린자세로 물건 이동하기		• 들어올리기: 무릎과 엉덩관절 굽힘, 발목 발등굽힘, 척추앞굽음 자세로 골반 앞쪽경사, 척추뒤굽음 자세로 골반 앞쪽경사 • 내려놓기: 몸통 앞쪽 굽힘 자세에서 장딴지근, 가자미근, 넙다리네갈래근, 엉덩관절 폄근의 편심성 수축, 척추세움근의 등척성 수축
임상적 특성	허리엉치각		• 정상적인 엉치각은 30°(척추 전만증이 심해질수록 허리엉치각은 증가)
	인대	앞세로인대	• 넓고 강하며, 섬유테와 척추뼈 몸통면에 붙어있음 • 뒤쪽 굽힘 움직임 제한
		뒷세로인대	• 좁고, 섬유테와 척추뼈몸통의 위테두리에 붙어있음 • 앞쪽 굽힘을 약간 제한
		황색인대	• 척추뒤관절주머니 앞쪽에서 C2~꼬리까지 인접한 척추뼈고리판을 연결, 탄력성 높고, 앞쪽굽힘에 대한 저항
	척추질환	추간판탈출증	• 허리를 구부리면 통증이 심해짐
		척추관협착증	• 허리를 폄, 또는 과다폄시 척추관 좁아져 통증이 심해짐

▶ 척추관절의 기능해부(관절부분/근육부분)

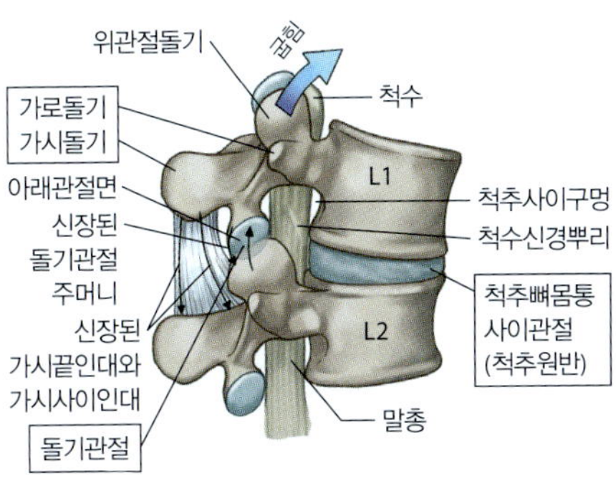

위아래 척추의 관절
: 척추뼈몸통사이관절, 2개의 돌기관절

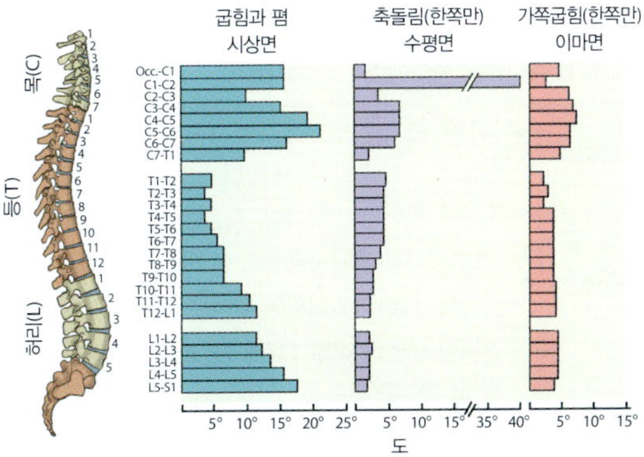

척추의 돌기관절면에 의한 움직임

- 목뼈(수평): 굽힘, 폄, 축돌림 허용
- 등뼈(이마면): 굽힘, 폄 제한, 축돌림 허용
- 허리뼈(시상면):굽힘, 폄 허용, 축돌림 제한

▶ 중력선

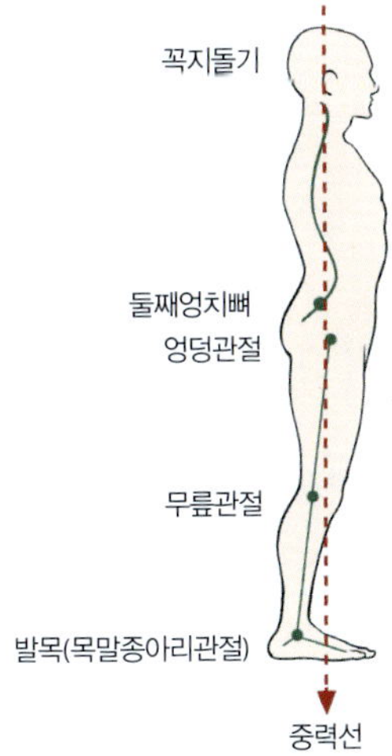

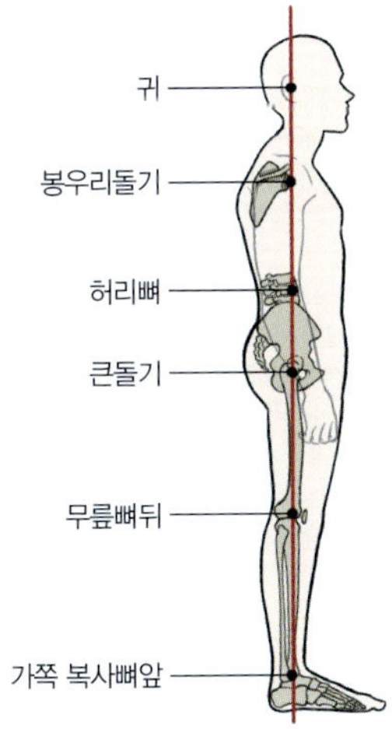

▶ 허리엉치각

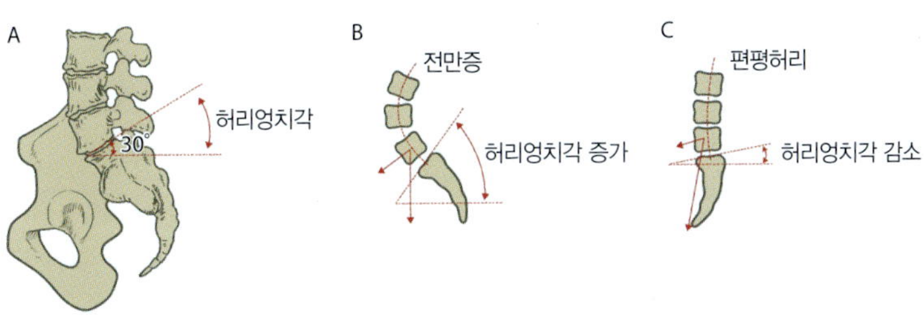

A. 정상 허리엉치각 B. 허리엉치각의 증가 C. 허리엉치각의 감소

3) 심폐계

(1) 심장의 구조와 기능 및 순환

구조 및 기능

- 심장의 크기는 자신의 주먹 크기의 정도이며, 2/3가 정중선보다 왼쪽으로 치우쳐 있으며, 무게는 약 300 g 정도
- 크게 4개의 방인 우심방, 좌심방, 우심실, 좌심실로 구성되어 있음
- 심방은 각각 정맥으로부터 혈액을 받아들이며, 심실은 온몸으로 혈액을 뿜어내는 역할을 함
- 심실의 수축력에 의하여 혈액은 동맥을 거쳐 온몸으로 순환
- 건강한 성인의 경우 1회에 70 mL 정도의 혈액을 배출하고, 1분에 약 70회를 박동하기 때문에 매분 약 5 L의 혈액을 뿜어냄

순환

온몸순환	좌심실 → 대동맥 → 온몸 → 대정맥 → 우심방
폐순환	우심실 → 폐동맥 → 폐 → 폐정맥 → 좌심방

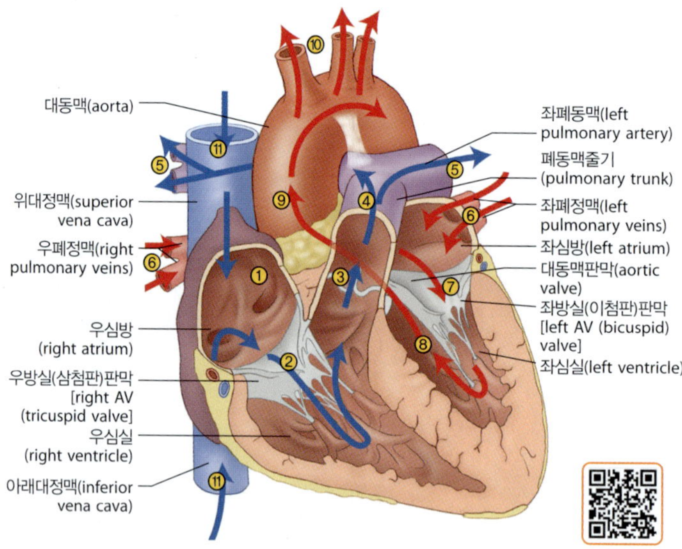

① 혈액이 위대정맥과 아래대정맥으로부터 우심방으로 들어온다.
② 우심방의 혈액은 우방실판막을 통하여 우심실 쪽으로 흐른다.
③ 우심실의 수축은 폐동맥판막을 강제적으로 열리게 한다.
④ 혈액은 폐동맥판막을 통해 폐동맥 쪽으로 들어간다.
⑤ 혈액은 좌폐동맥과 우폐동맥으로 나뉘어 허파로 가고, 그곳에서 CO_2를 내려놓고 O_2를 싣는다.
⑥ 혈액은 폐정맥을 통해 폐에서 좌심방으로 들어온다.
⑦ 좌심방의 혈액은 좌방실판막을 통해 좌심실 쪽으로 흐른다.
⑧ 좌심실의 수축(3단계와 동시에 일어나는)은 대동맥판막을 강제적으로 열리게 한다.
⑨ 혈액은 대동맥판막을 통하여 오름대동맥 쪽으로 흐른다.
⑩ 대동맥의 혈액은 신체의 모든 기관으로 나뉘고, 그곳에서 O_2를 내려놓고 CO_2를 싣는다.
⑪ 혈액은 대정맥을 통해 심장으로 되돌아온다.

심장을 통한 폐순환 및 온몸순환

자극 전도

- 굴심방결절(sino-atrial node, S-A node) → 방실결절(atrioventricular node, A-V node) → 방실다발(bundle branch) → 푸르키네섬유(purkinje fiber)

▶ 심장의 구조

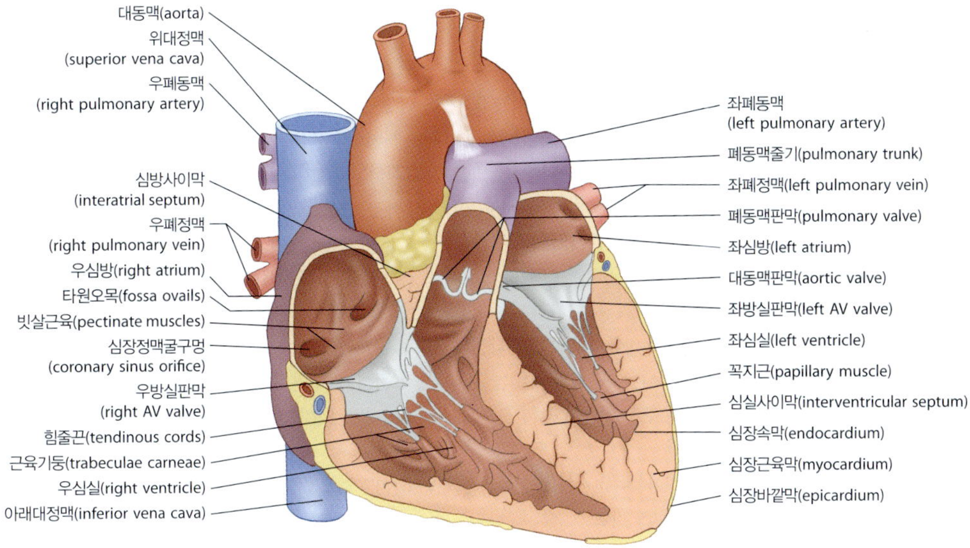

대동맥(aorta)
위대정맥
(superior vena cava)
우폐동맥
(right pulmonary artery)
심방사이막
(interatrial septum)
우폐정맥
(right pulmonary vein)
우심방(right atrium)
타원오목(fossa ovails)
빗살근육(pectinate muscles)
심장정맥굴구멍
(coronary sinus orifice)
우방실판막
(right AV valve)
힘줄끈(tendinous cords)
근육기둥(trabeculae carneae)
우심실(right ventricle)
아래대정맥(inferior vena cava)
좌폐동맥
(left pulmonary artery)
폐동맥줄기(pulmonary trunk)
좌폐정맥(left pulmonary vein)
폐동맥판막(pulmonary valve)
좌심방(left atrium)
대동맥판막(aortic valve)
좌방실판막(left AV valve)
좌심실(left ventricle)
꼭지근(papillary muscle)
심실사이막(interventricular septum)
심장속막(endocardium)
심장근육막(myocardium)
심장바깥막(epicardium)

▶ 심장의 순환

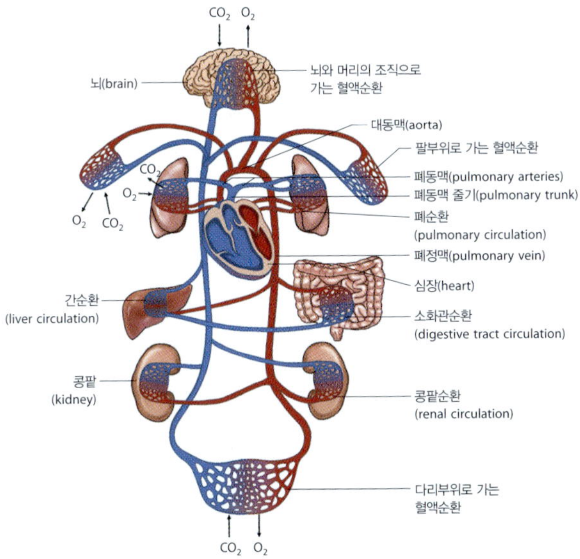

CO_2 O_2
뇌(brain)
뇌와 머리의 조직으로 가는 혈액순환
대동맥(aorta)
팔부위로 가는 혈액순환
CO_2
O_2
O_2 CO_2
폐동맥(pulmonary arteries)
폐동맥 줄기(pulmonary trunk)
폐순환
(pulmonary circulation)
폐정맥(pulmonary vein)
심장(heart)
간순환
(liver circulation)
소화관순환
(digestive tract circulation)
콩팥
(kidney)
콩팥순환
(renal circulation)
다리부위로 가는 혈액순환
CO_2 O_2

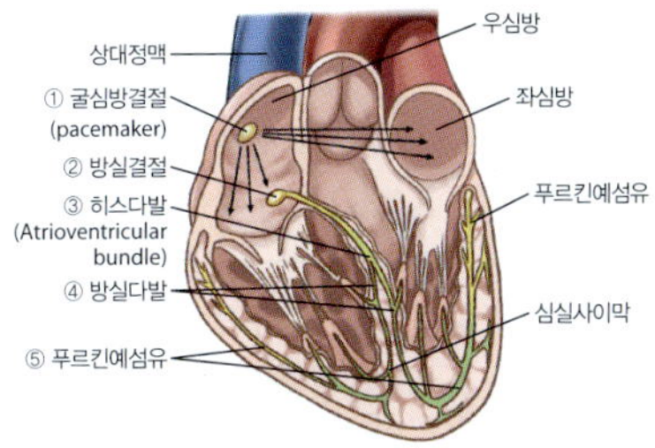

상대정맥
① 굴심방결절
(pacemaker)
② 방실결절
③ 히스다발
(Atrioventricular bundle)
④ 방실다발
⑤ 푸르킨예섬유
우심방
좌심방
푸르킨예섬유
심실사이막

(2) 심장의 자극 전도

심장의 주기	• 심장이 수축을 시작부터 다음 수축 시까지 • 정상인의 심장주기는 약 0.8초 • 안정 시 심방수축기는 0.11초, 심실수축기는 0.27초, 심실확장기는 0.42초 • 심방수축기는 좌심방에 있는 혈액이 좌심실로 들어가는 시기로 심방의 수축이 일어나는 시기 • 심실수축기는 등용적성 심실수축기, 빠른심실박출기, 느린심실박출기로 나누어짐 • 등용적성 심실수축기는 방실판막과 대동맥판막이 닫힌 채로 좌심실이 수축을 지속하여 혈액의 부피 변화는 없으면서 심실 내의 압력이 증가되는 시기 • 빠른심실박출기는 좌심실의 압력이 대동맥 압력보다 커지게 되면 대동맥판막이 열리면서 혈액이 강한 압력으로 온몸으로 퍼지는 시기 • 느린심실박출기는 대동맥 혈류가 감소하여 대동맥판막이 닫히는 시기 • 심실확장기는 등용적성 심실이완기와 빠른심실유입기, 느린심실유입기로 나누어짐 • 등용적성 심실이완기는 모든 판막이 닫힌 상태에서 부피의 변화 없이 좌심실의 이완이 계속되어 압력이 감소되는 시기 • 빠른심실유입기와 느린심실유입기는 좌심실의 압력이 좌심방의 압력보다 낮아서 방실판막이 열리고 심방의 혈액이 심실로 이동되는 과정
심전도	• 심전도(electrocardiography, ECG)는 신체 표면에 부착한 전극을 통해 탐지된 일정기간 동안의 심장의 전기적 활동을 기록한 것 · P파: 심방근의 탈분극에 의해 기록(기간은 0.1초 이하) · PR간격: 심방 탈분극 시작부터 심실 탈분극 시작까지 기간(0.12~0.2초) · PR분절: 흥분이 방실결절에서부터 푸르킨예섬유까지 전달되는 기간 · QRS복합: 심실의 탈분극에 의해 나타남(0.06~0.1초) · ST분절: QRS복합 종료부터 T파 시작점까지, 심실이 완전히 탈분극된 상태로 두 지점 사이의 전압차가 존재하지 않음 · T파: 심실근의 재분극 · QT간격: QRS복합 시작점부터 T파 종료까지의 기간, 심실의 탈분극과 재분극을 나타냄(0.40~0.44초) · U파: T파와 P파 사이에 간혹 나타나는 작고 납작한 파, 푸르킨예섬유의 재분극을 나타냄 · RR간격: 일정한 심전도를 나타내는 경우 심박수[60/RR간격(초)]
심박출량 조절	• 심박출량 · 일회박출량 × 심박동수 · 안정 상태: 심장은 분당 4~6 L의 혈액 배출 · 심한 운동: 안정 상태 보다 4~7배의 혈액 배출 · 인성 조절기전과 자율신경계의 의한 심박동수와 수축력의 조절 기전에 영향 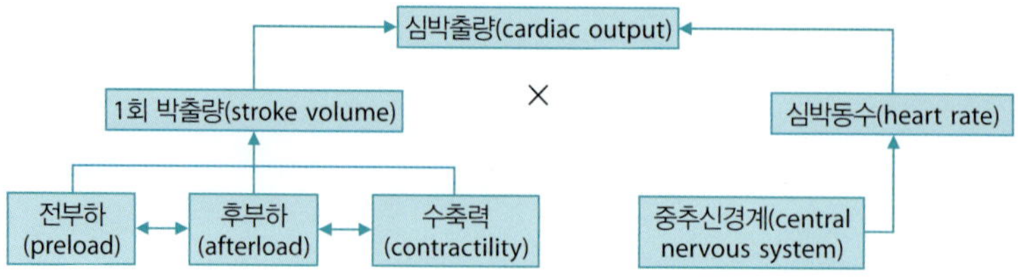 심장박출량에 영향을 미치는 요소

▶ 심장의 주기

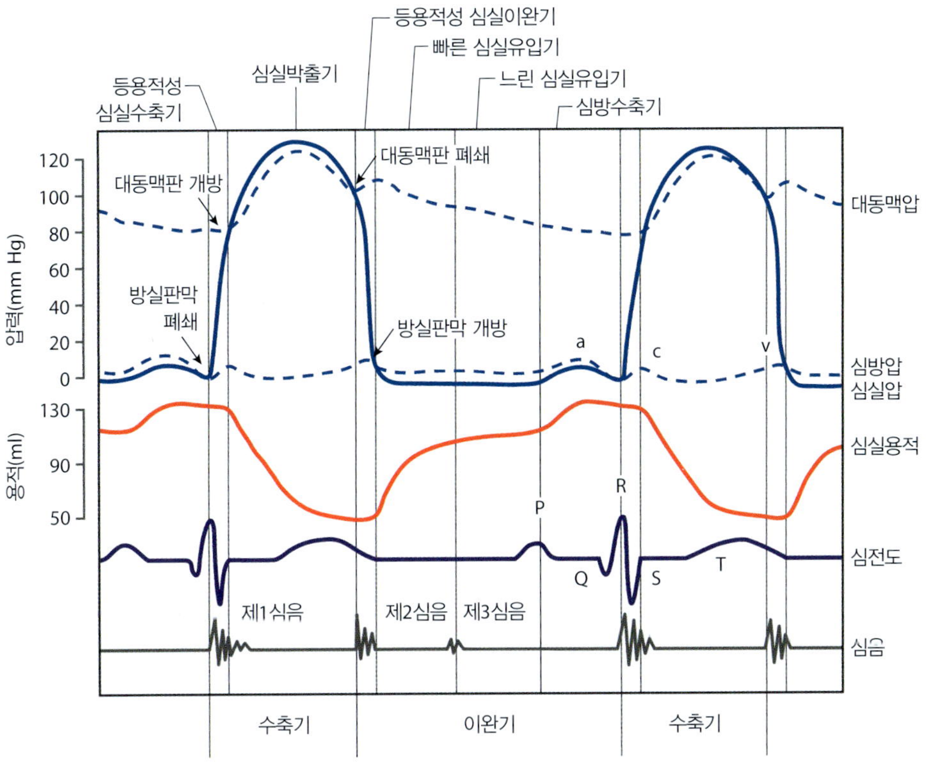

등용적성 심실이완기
빠른 심실유입기
느린 심실유입기
심방수축기
등용적성 심실수축기
심실박출기
대동맥판 폐쇄
대동맥판 개방
방실판막 폐쇄
방실판막 개방
압력(mm Hg)
용적(ml)
대동맥압
심방압
심실압
심실용적
심전도
심음
제1심음
제2심음
제3심음
수축기
이완기
수축기

▶ 심전도

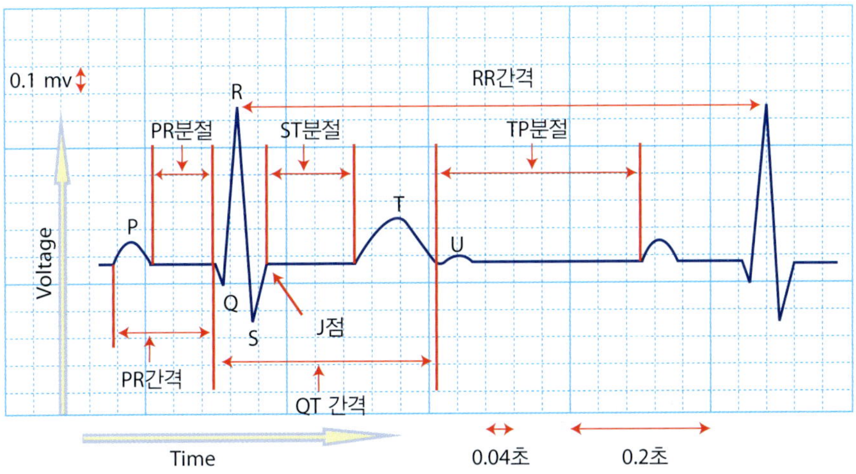

0.1 mv
RR간격
PR분절
ST분절
TP분절
PR간격
QT 간격
J점
Voltage
Time
0.04초
0.2초

(3) 운동강도 추정방법 및 심박수 계산 공식

운동강도 추정방법

유산소운동과 저항운동의 운동강도 추정방법

					유산소운동							저항운동
	상대강도				최대운동능력(MET)에 대한 상대적 심폐지구력(VO^{2max})			절대강도	연령별 절대강도(MET)			상대강도
강도	%HRR 또는 $\%VO_2R$	$\%HR_{max}$	$\%VO_{2max}$	운동자각도 (6~20척도)	20METs $\%VO_{2max}$	10METs $\%VO_{2max}$	5METs $\%VO_{2max}$	MET	청년 (20~29세)	중년 (40~64세)	노년 (65세 이상)	최대 1회 반복증량
매우 낮은 저강도	<30	<57	<37	매우 약함 (RPE<9)	<34	<37	<44	<2	<2.4	<2.0	<1.6	<30
저강도	30-39	57-63	37-45	매우 약한에서 조금 약한 (RPE 9-11)	34-42	37-45	44-51	2.0-2.9	2.4-4.7	2.0-3.9	1.6-3.1	30-49
중등도	40-59	64-76	46-63	조금 약한에서 약간 힘든 (RPE 12-13)	43-61	46-63	52-67	3.0-5.9	4.8-7.1	4.0-5.9	3.2-4.7	50-69
고강도	60-89	77-95	64-90	약간 힘든에서 매우 힘든 (RPE 14-17)	62-90	64-90	68-91	6.0-8.7	7.2-10.1	6.0-8.4	4.8-6.7	70-84
거의 최대에서 최대	≥90	≥96	≥91	매우 힘든 이상 (RPE \$18)	≥91	≥91	≥92	≥8.8	≥10.2	≥8.5	≥6.8	≥85

HR_{max}, 최대심박수; HRR, 여유심박수; MET, 대사당량; RPE, 운동자각도; VO_{2MAX}, 최대산소섭취량; VO_2R, 여유산소섭취량.

예측 및 목표 심박수 계산 공식

예측 및 목표 심박수 계산공식

A	일반인	220 − 나이 = 예측 최대심박수
B	Karvonen 방법	목표심박수 = 안정 시 심박수 + (최대심박수 − 안정 시 심박수) × 40~85%(저위험군은 70~85%, 중위험군 55~70%, 고위험군은 40~55%)

- A와 B공식은 실제 최대심박수를 결정하고자 할 때, 환자가 안정시와 운동 시 심박수에 영향을 미치는 약물(예, 베타차단제)을 복용할 때 사용하지 못한다.
- 여유심박수 = (최대 심박수 − 안정 시 심박수)

▶ 안정심폐지표의 정상 수치범위(성인)

지표	정상 범위
심박수	60~100회/분
수축기 혈압	85~140 mmHg
이완기 혈압	40~90 mmHg
평균 동맥압	70~110 mmHg
호흡수	12~20회/분
산소포화도	>95%

▶ 연령별 심박수와 호흡수

나이	심박수 (beats per mins)	호흡수 (breaths per mins)
신생아	90~170	35~45~흥분하면 70
1살	80~160	25~35
학년기 전	80~120	20~25
10살	70~110	15~20
성인	60~100	12~20
운동선수	≤50	12~20

From Wilkins RL: clinical Assessment in Respiratory Care, ed 6, St. Louis, 2010, Mosby

▶ 운동자각도

Borg RPE	수정된 RPE	설명
6	0	전혀 힘들지 않다. 극도로 가볍다.
7		
8	1	매우 가볍다.
9		
10	2	가볍다.
11		
12	3	약간 힘들다.
13		
14	4	힘들다.
15	5	
16	6	많이 힘들다.
17	7	
18	8	극도로 힘들다. 최대로 힘들다.
19	9	
20	10	

(4) 호흡기계의 구조와 기능

구조와 기능

- 호흡의 실질적 장기로 좌 · 우 1쌍으로 이루어짐
- 무게는 500~600 g의 회백색 기관
- 오른쪽 폐 3엽 10구역, 왼쪽 폐는 2엽 8구역으로 나누어짐
- 주된 기능은 들숨과 날숨을 통해 산소를 얻고 이산화탄소를 배출하는 가스교환이며, 정상 성인은 평균적으로 1회 500 mL의 호흡을 하며, 1분 평균 호흡수는 12~20회

- 전신에 있는 수많은 세포에서 공급되는 산소를 외기에서 흡입하며, 몸속의 세포에서 배출된 이산화탄소를 외기로 방출함
- 호흡기계는 외부에서부터 코, 인두, 후두, 기관, 기관지, 소기관지, 폐포관, 폐포주머니, 폐포로 구성되어 있음

코안	공기 통로, 공기 여과, 가온 및 가습
인두	코와 후두사이의 공기 통로, 입안과 식도 사이의 음식물 통로
후두	공기통로, 발성, 이물질의 유입 방지
기관	공기통로, 섬모의 이물질 제거
기관지	공기통로, 공기 여과
폐포	가스교환, 호흡기의 기능적 단위

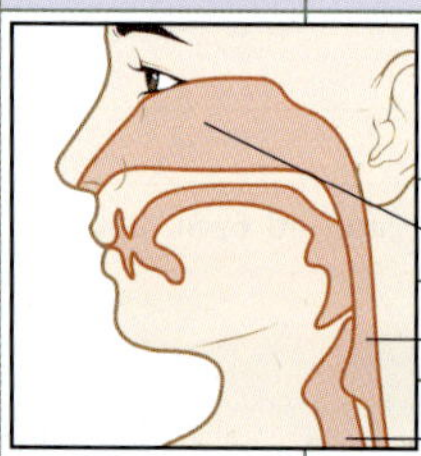

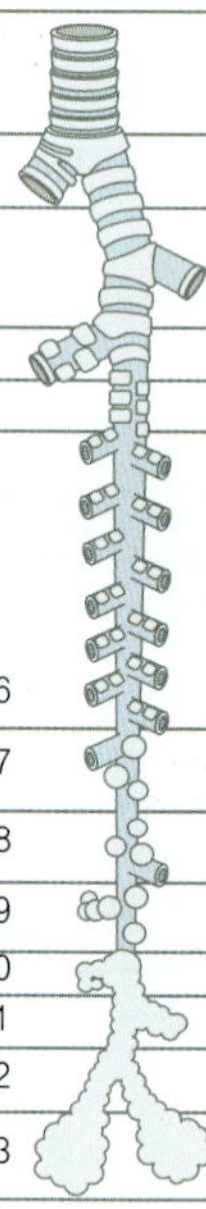

	기도	기도분지수	내경(mm)	단면적의 총합	형태유지를 담당하는 조직: 탄성섬유	형태유지를 담당하는 조직: 민무늬근육	형태유지를 담당하는 조직: 연골	방어기능을 담당하는 조직: 기관지샘	방어기능을 담당하는 조직: 술잔세포	방어기능을 담당하는 조직: 점막상피
상기도	코안				없음	없음	없음	풍부	풍부	다열원주섬모상피
상기도	인두				있음	없음	없음	풍부	풍부	다열원주섬모상피
상기도	후두				있음	없음	있음	풍부	풍부	다열원주섬모상피
하기도	기관	0	20	소	있음	있음	있음	풍부	풍부	다열원주섬모상피
하기도	기관지: 주기관지	1	10		풍부	있음	있음	있음	있음	다열원주섬모상피
하기도	기관지: 엽기관지	2	7~6		풍부	있음	있음	있음	있음	다열원주섬모상피
하기도	기관지: 구역기관지	3			풍부	있음	있음	있음	있음	다열원주섬모상피
하기도	기관지: 아구역기관지	4	6~2		풍부	있음	있음	있음	있음	다열원주섬모상피
하기도	세기관지: 소기관지	5			풍부	있음	없음	없음	없음	단층원주섬모상피
하기도	세기관지: 세기관지		2~0.5		풍부	있음	없음	없음	없음	단층원주섬모상피
하기도	세기관지: 종말세기관지	16	0.5		풍부	있음	없음	없음	없음	단층원주섬모상피
하기도	호흡세기관지	17, 18, 19	0.3~0.2		풍부	있음	없음	없음	없음	단층입방상피
호흡부위	폐포관	20, 21, 22	0.1	대						
호흡부위	폐포낭	23								

▶ 호흡기계의 구성

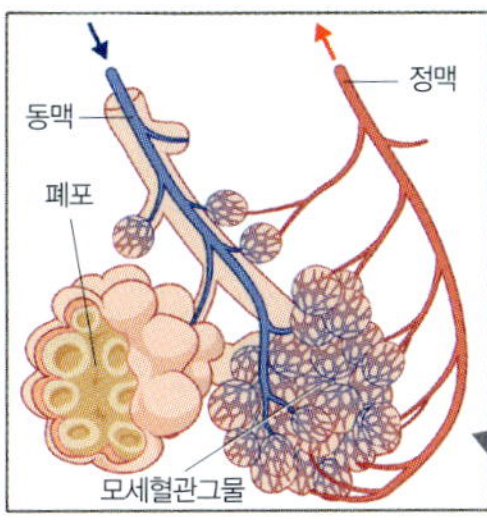

폐의 형태 및 구조

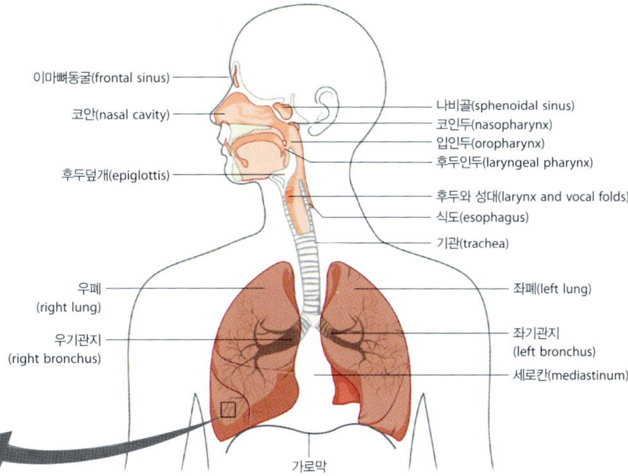

호흡기계의 구성

▶ 폐의 위치

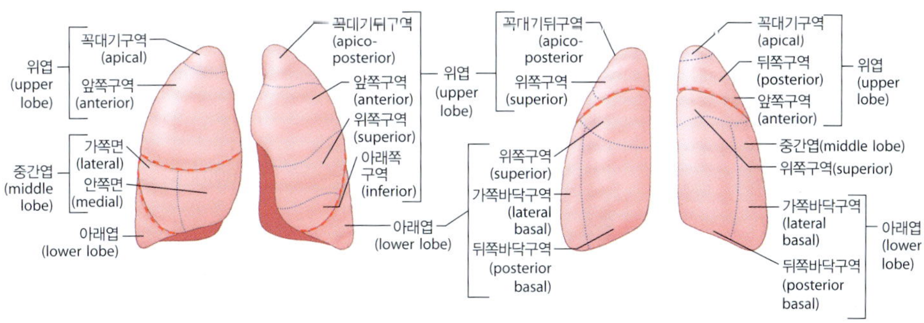

앞면 뒷면

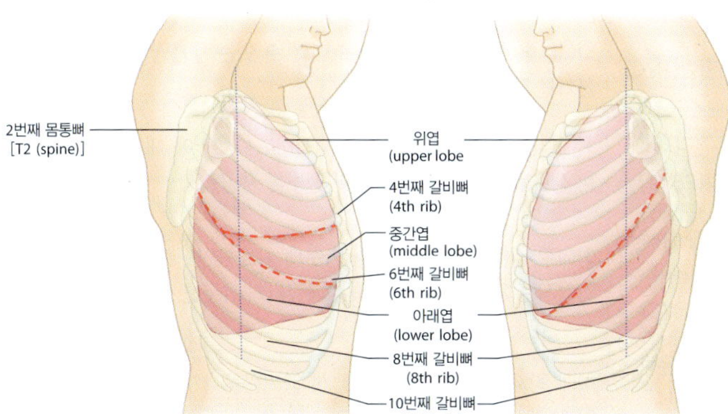

우폐 가쪽면
(right lung, lateral aspect)

좌폐 가쪽면
(left lung, lateral aspect)

(5) 폐용적과 폐용량

폐용적과 용량

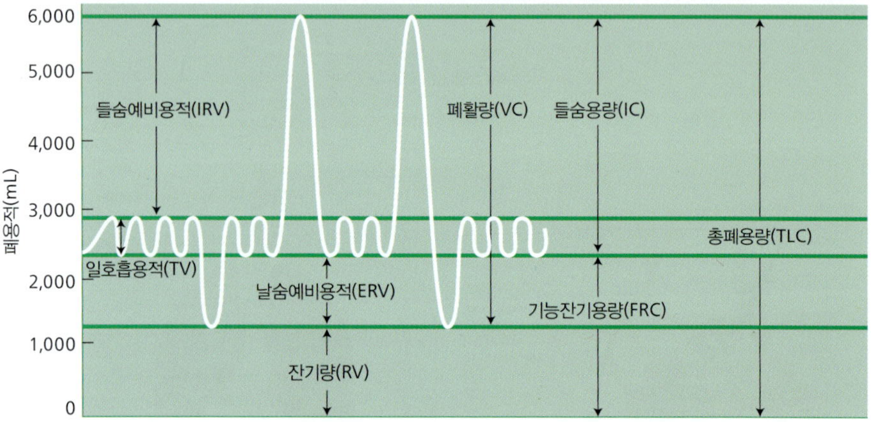

폐용적과 용량	정의	안정 시 수치	운동 시 변화
일회호흡량(TV)	매 호흡 시 날숨 또는 들숨되는 용적	500 ml	증가
들숨예비용적(IRV)	정상적인 들숨 후 최대로 들숨되는 용적	3,100 ml	감소
날숨예비용적(ERV)	정상석인 날숨 후 최대로 날숨되는 용적	1,200 ml	감소
잔기량(RV)	최대 날숨 후 남아 있는 용적	1,200 ml	약간 감소
총폐용량(TLC)	최대 들숨 후 폐대 용적	6,000 ml	약간 감소
폐활량(VC)	최대 들숨 후 최대 날숨량	4,800 ml	약간 감소
들숨용량(IC)	안정 시 날숨 후 최대 들숨량	3,600 ml	증가
기능잔기용량(FRC)	정상적인 날숨 후 폐에 남아 있는 양	2,400 ml	–

최대 노력 폐활량(maximum-effort vital capacity)	
강제폐활량(FVC)	최대들숨 후 최대의 노력으로 내쉴 수 있는 호흡량. 제한성 폐질환의 유무를 판단하는 근거를 제시함
1초간강제 날숨량(FEV1)	최대들숨 후 최대강제날숨을 시작하고 1초간에 내쉰 호흡량. 만성폐쇄성폐질환의 심한 정도를 확인하는 데 유용한 정보를 제공함
1초간강제날숨량/강제폐활량 (FEV1/FVC)	최대로 내쉴 수 있는 호흡량 가운데 1초 동안에 내쉰 호흡량의 비율. 기도폐쇄 정도를 알려지는 지표로서 만성폐쇄성폐질환의 유무를 판단하는 데 사용함
강제 날숨유량 25~75% (FEF 25~75%)	최대 강제폐활량 검사에서 전체 공기량을 100%로 했을 때 최대 날숨을 시작한 후 25%의 공기량이 나간 시점과 75%의 공기량이 나간 시점을 시간으로 나눈 값

호흡 근육		들숨근	날숨근
	주동근	• 가로막(diaphragm) • 갈비올림근(levator costarum) • 바깥갈비사이근(external intercostal) • 속갈비사이근(internal intercostal)	• 배속빗근(internal oblique) • 배바깥빗근(external oblique) • 배곧은근(rectus abdominis) • 배가로근(transverse abdominis) • 속갈비사이근(internal intercostal) • 가슴가로근(transversus thoracis)
	보조근	• 목갈비근(scaleni) • 목빗근(sternocleidomastoid) • 등세모근(trapezius) • 앞톱니근(serratus anterior) • 위뒤톱니근(serratus posterior superior) • 큰가슴근(pectoralis major) • 작은가슴근(pectoralis minor) • 넓은등근(latissimus dorsi) • 척추세움근(erector spinae) • 빗장밑근(subclavius)	• 넓은등근(latissimus dorsi) • 아래뒤톱니근(serratus posterior inferior) • 허리네모근(quadratus lumborum) • 허리엉덩갈비근(iliocostalis lumborum)

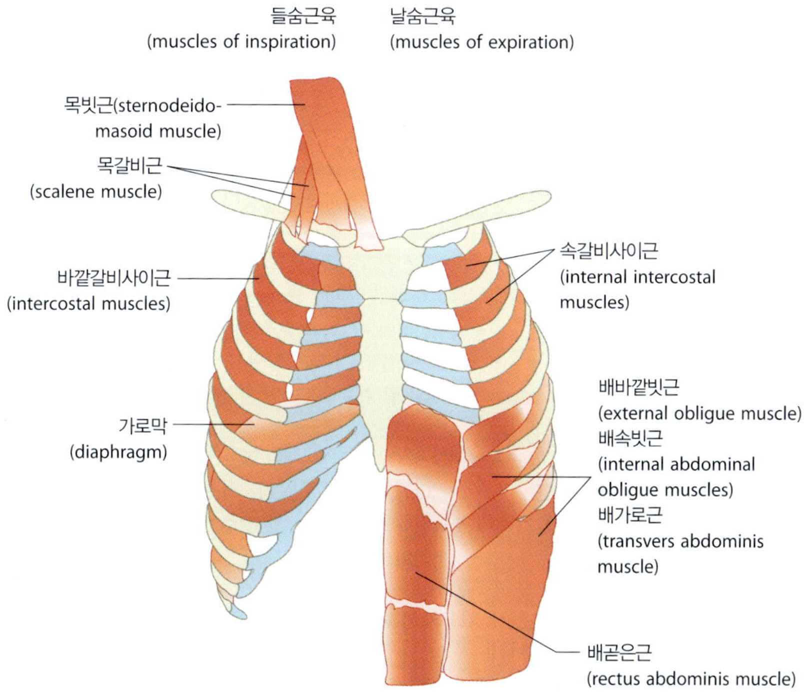

chap. 1 인간의 움직임

(6) 호흡조절

<table>
<tr><td>개념</td><td colspan="3">• 무의식적으로 발생되지만 상황에 따라 호흡기능의 촉진과 억제가 발생
• 단위시간당 호흡량은 폐내의 O_2분압과 CO_2분압이 정상범위에서 유지되어 조절이 가능함
• 호흡조절중추는 뇌줄기의 숨뇌와 다리뇌에 있으며, 호흡신경이 자극 시에 호흡근육이 활성화됨</td></tr>
<tr><td rowspan="8">호흡조절</td><td rowspan="3">신경성 조절 (숨뇌호흡 조절중추)</td><td>들숨 중추</td><td>• 대동맥이나 목동맥 등의 화학수용기의 흥분 → 혀인두신경과 미주신경이 자극되어 들숨중추로 정보이동 → 가로막신경과 척수신경을 자극 → 가로막과 갈비사이근의 수축발생 → 들숨이 절정에 이르면 다리뇌의 호흡조정중추가 촉진(들숨중추가 억제되며, 날숨이 자연히 조절됨)</td></tr>
<tr><td>날숨 중추</td><td>• 날숨중추 흥분 → 속갈비사이근, 날숨보조근육 수축(노력성 날숨 발생)</td></tr>
<tr><td>프리-뵈칭거 복합체</td><td>• 숨뇌의 의문핵과 가쪽그물핵 사이에 존재
• 심장의 SA결절처럼 활동전위를 만들 수 있는 속도조절기로서의 기능이 있음
• 들숨조절중추 등쪽호흡군(DRG)과 연접하여 들숨속도를 조절하여 호흡주기를 결정함</td></tr>
<tr><td rowspan="2">신경성 조절 (다리뇌 호흡조절 중추)</td><td>지속흡입 중추</td><td>• 다리뇌의 뒤쪽 2/3 정도에 위치
• 들숨중추를 자극하여 지속적인 들숨을 발생
• 손상시 숨을 헐떡거리는 비정상적인 호흡이 발생될 수 있음</td></tr>
<tr><td>호흡조정 중추</td><td>• 다리외의 위쪽 1/3 정도에 위치
• 지속흡입중추의 기능을 억제하며, 일회호흡용적의 크기를 제한하고 호흡률을 조절함
• 손상 시 긴 들숨과 짧은 날숨이 발생하는 호흡을 보임</td></tr>
<tr><td rowspan="2">화학적 조절</td><td>중추성 화학수용기</td><td>• 혀인두신경과 미주신경의 나오는 곳의 위숨뇌의 배가쪽표면에 위치(들숨중추와 매우 인접)
• 동맥혈액의 PCO_2 농도 증가 → 뇌척수액의 CO_2 농도 증가 → 뇌척수액의 수소이온(H^+) 유리 및 농도 증가 → 중추성 화학수용기 자극 → 들숨중추 자극 및 수축 유발하여 환기를 증가</td></tr>
<tr><td>말초성 화학수용기</td><td>• 대동맥활의 대동맥토리와 온목동맥 부근의 목동맥토리에 위치
• O_2, CO_2, H^+에 변화를 감지하는 역할
• 동맥혈액내의 O_2분압 감소, CO_2분압 상승, pH 감소에 의해 말초성 화학수용기의 흥분</td></tr>
<tr><td>그 외의 조절</td><td colspan="2">• 폐늘임수용기: 기도의 평활근에서 폐와 기도가 확장되면 호흡을 깊게 하고 호흡빈도를 줄여 반사를 유발
• 관절과 근육수용기: 들숨중추를 자극하여 호흡수를 증가시킴
• 자극성 수용기: 기도의 상피세포에 위치하여 흥분하면 호흡을 촉진시킴
• J 수용기: 폐포의 폐모세혈관에 위치하여 흥분하면 호흡수를 증가하여 환기를 증가시킴</td></tr>
</table>

▶ 호흡조절

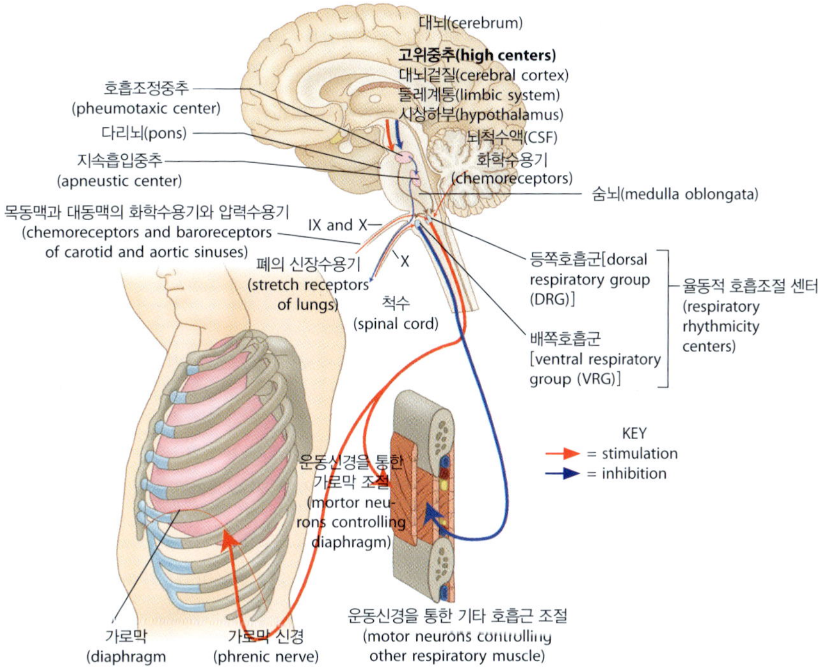

▶ 호흡조절 중추의 위치

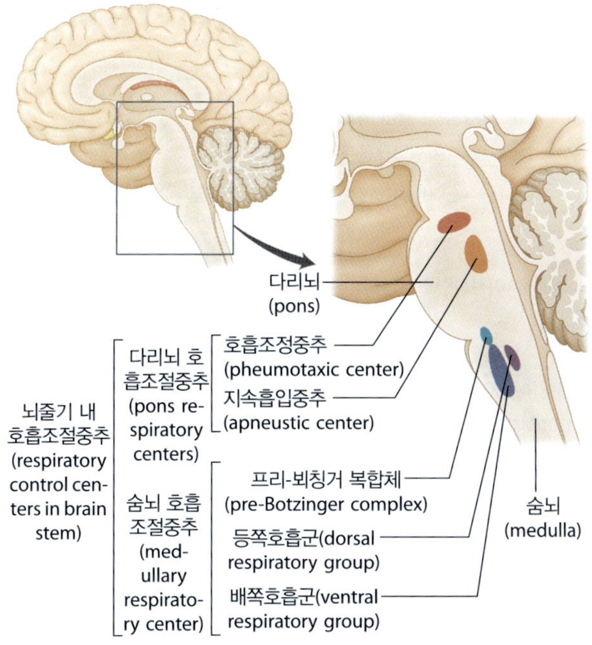

(7) 기체교환 및 가스교환

기체교환	폐에서 기체교환	• 기체분자는 분압이 높은 곳에서 낮은 곳으로 확산 • 폐포 내의 O_2분압은 60 mmHg의 분압차가 생겨 O_2가 폐포에서 정맥혈액 속으로 확산 • CO_2는 정맥혈액 내 분압이 6 mmHg의 분압차가 생겨 정맥혈액에서 폐포 내로 확산
	조직에서 기체교환	• 동맥혈액의 O_2분압이 60 mmHg의 분압차가 발생하여 O_2가 조직 쪽으로 확산 • 동맥혈액의 CO_2분압은 6 mmHg의 분압차가 생겨 조직으로부터 혈액 내로 확산
환기와 관류	환기 (ventilation)	• 공기가 폐 내로 이동하는 과정 • 폐가 중력과 가슴막안 압력 경사의 영향으로 설명
	관류 (perfusion)	• 폐포와의 가스교환에 이용 가능한 혈액의 흐름 • 관류 역시 자세에 영향을 받게 되는데, 혈액이 중력의 영향을 받기 때문
	환기와 관류 비율	• 공기와 혈액의 양적 비율이 맞아야 함(비율이 0.8일 때 기체교환이 가장 효율적) • 폐포의 환기가 감소하면 폐동맥이 수축되어 혈액유입(관류)이 감소 • 폐포의 환기가 증가하면 폐동맥이 확장되어 혈액유입(관류)이 증가 • 자동조절에 의하여 환기와 관류의 비율은 일정하게 유지
혈액 내 기체 운반	O_2의 운반	• 혈장에 녹아 운반: 2% • 헤모글로빈과 결합하여 운반: 98%
	CO_2의 운반	• 혈장에 녹아 운반: 7~10% • 헤모글로빈에 결합되어 운반: 23~30% • 탄산수소나트륨(중탄산염의 한 종류)으로 운반: 60~70%
산소해리 곡선		• 산소분압의 변화와 이산화탄소분압의 변화가 헤모글로빈과 O_2가 결합하는 데 미치는 영향을 S자 형태의 그래프로 표시 • 산소해리곡선은 산소분압, 이산화탄소분압, pH 등에 영향을 받음 • 혈액내 산소분압이 80 mmHg 이상에서는 산소포화도의 수치변화에 따른 산소분압 변화가 작지만, 산소분압이 60 mmHg 이하에서는 산소포화도의 수치변화가 작아도 산소분압의 변화는 매우 큼. 산소포화도가 85% 이하로 떨어지면 생명이 위험함. • 산소해리곡선 오른쪽 O_2 분압 낮음, CO_2 분압 높음, 온도 높음, 해발고도 높음, pH수치 낮음(산성) • 산소해리곡선 왼쪽 – O_2 분압 높음, CO_2 분압 낮음, 온도 낮음, 해발고도 낮음, pH수치 높음(염기성) • O_2 분압 ↑: 산소 결합 혈색소 양 증가 • O_2 분압 ↓: 산소 결합 혈색소 양 감소

▶ 산소 운반 과정

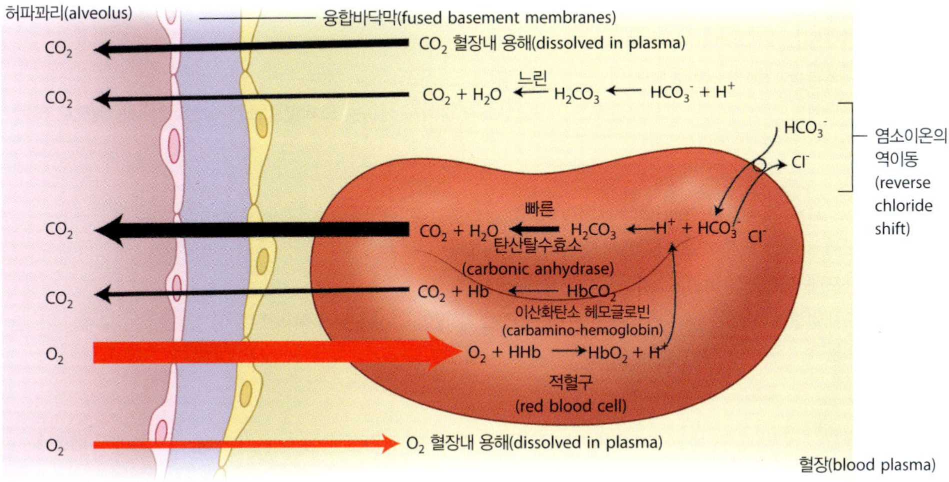

▶ 이산화탄소 운반 과정

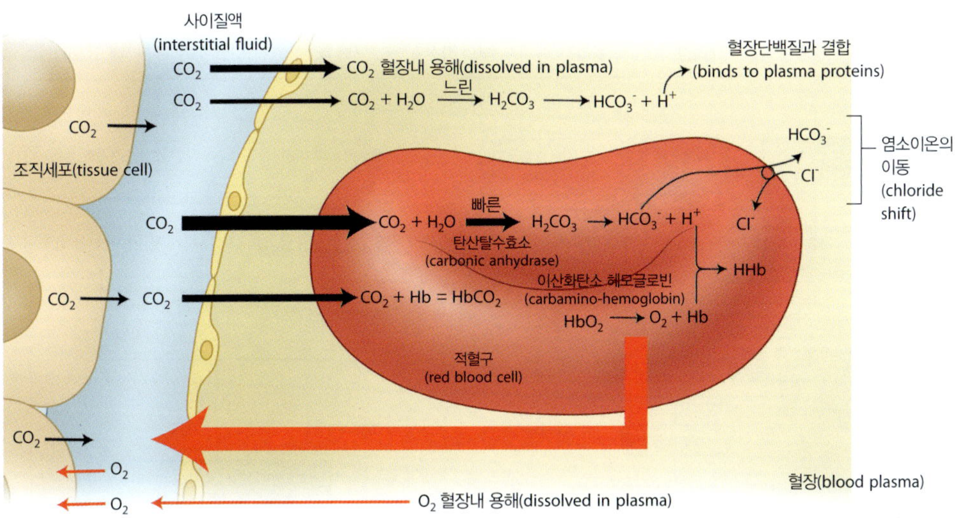

(8) 호흡기전

외호흡

- 폐호흡(pulmonary respiration)
- 폐포와 모세혈관 사이에서 일어나는 기체 교환
- 폐포에는 산소가 많고 모세혈관에는 이산화탄소가 많아서 산소는 모세혈관으로, 이산화탄소는 폐포로 이동

내호흡

- 세포호흡, 조직호흡(cellular respiration)
- 모세 혈관과 조직 세포 사이에서 일어나는 기체 교환
- 세포내 대사과정(metabolic process), ATP생성
- 모세혈관은 산소가 많고 조직세포는 이산화탄소가 많아서 산소는 조직세포로, 이산화탄소는 모세혈관으로 이동

들숨과 날숨의 기전

- 들숨: 가로막 수축, 바깥갈비사이근 → 가로막 아래 이동 → 가슴 확장 → 음압 형성 → 외부에서 폐로 공기 이동 → 가슴우리용적 증가
- 날숨: 갈비뼈 아래 이동(배곧은근, 속갈비사이근) → 복부 장기 압박 → 가로막 위로 이동 → 폐포 수축 → 폐포 내부 압력 증가

	갈비뼈	가로막	흉강의 부피	폐의 부피	폐 내부 압력	공기 이동
들숨	올라감	내려감	부피 증가	부피 증가	압력 감소	외부 → 폐
날숨	내려감	올라감	부피 감소	부피 감소	압력 증가	폐 → 외부

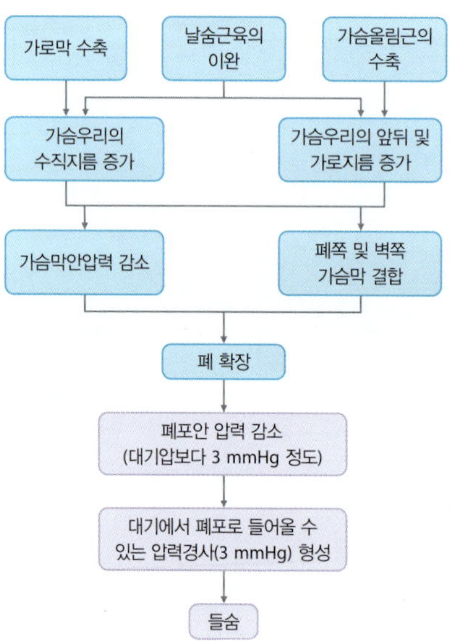

들숨기전

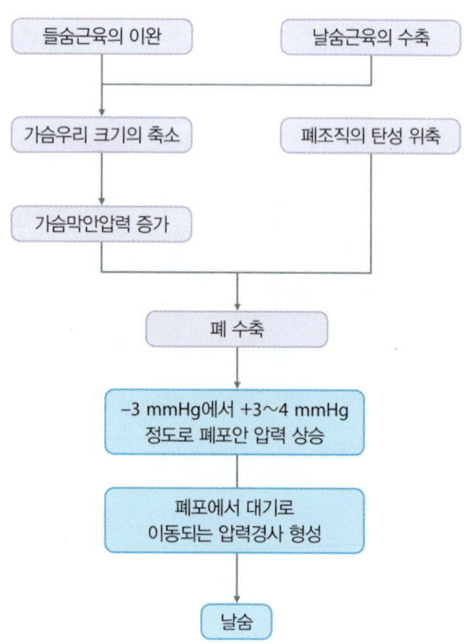

날숨기전

▶ 산소해리곡선

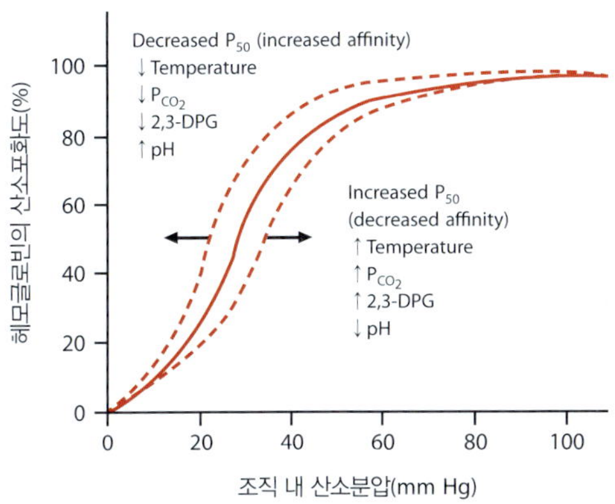

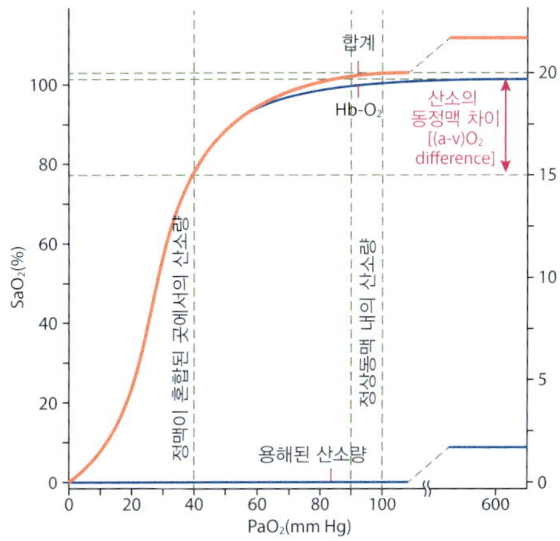

▶ 외호흡과 내호흡

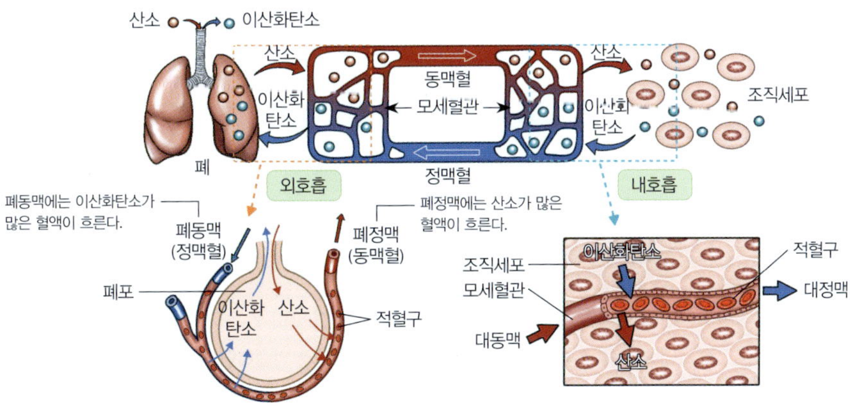

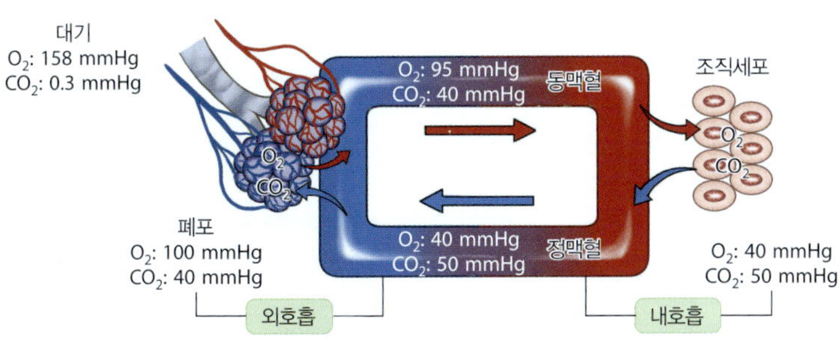

4) 피부계

피부계는 신체 중 가장 큰 기관으로써 표피, 진피, 피부밑조직(피하조직)으로 구성되며, 외상으로부터 신체를 보호하고, 체온 조절, 수분 및 전해질의 균형 유지, 여러 감각 자극 감지, 비타민 D 합성 등의 역할을 한다.

(1) 피부의 구조

<table>
<tr><td>개요</td><td colspan="3">• 피하조직 밑에는 신경, 신경종말, 분비선, 모낭, 혈관이 있음
• 땀은 진피샘에서 생성되어 작은 관을 통해 피부 표면에 도달함
• 피부부속물로 털, 손발톱, 기름샘, 땀샘, 젖샘, 귀지샘이 있으며, 배아시기에 표피가 변화된 조직임</td></tr>
<tr><td rowspan="9">구성</td><td colspan="3">• 피부는 크게 세 개의 층(표피, 진피, 피부밑조직)으로 구성됨</td></tr>
<tr><td rowspan="6">표피</td><td colspan="2">• 비교적 얇고 거친 피부의 바깥쪽으로 단단하고 질긴 중층편평상피(stratified squamous epithelium)로 구성(혈관이 분포하지 않음)
• 외부 유해 물질과 미생물이 신체에 침투하는 것을 방지하여 내부기관을 보호</td></tr>
<tr><td>각질층</td><td>• 핵이 없고 납작하며, 각질화 되어 있는 편평상피세포들이 있는 두꺼운 층(표피의 약 3/4)
• 방수성이 있어 피부 장벽 기능을 담당하고, 인체의 피부 건조를 방지</td></tr>
<tr><td>투명층</td><td>• 입술, 손바닥, 발바닥에만 존재하는 얇고 투명한 층
• 엘레이딘(eleidin)이라는 반유동성 물질이 차 있음</td></tr>
<tr><td>과립층</td><td>• 3~4개 정도의 납작한 세포층으로 구성
• 각질유리과립(keratohyalin)이라는 불규칙한 과립이 함유</td></tr>
<tr><td>가시층</td><td>• 여러 층의 세포가 존재하고 중심에는 큰 타원 형 핵이 있음
• 표면에 짧은 가시돌기가 있어 이웃세포의 돌기와 연결하여 세포사이다리(intercellular bridge)를 형성
• 세포사이다리 사이로 림프액이 통과하여 피부의 면역과 영양 공급</td></tr>
<tr><td>바닥층</td><td>• 진피와 접해 있는 단층의 원주상피세포(columnar epithelial cell)들로 구성
• 바닥면에 짧은 돌기가 표피를 진피에 고정
• 각질형성세포, 멜라닌세포, 촉각세포, 무색소과립가지세포(Langerhans cells)로 구성
• 피부색 결정</td></tr>
<tr><td>진피</td><td colspan="2">• 피부에 유연성과 강도를 제공하는 결합조직섬유(connective tissue)로 구성되며, 두꺼운 2개의 층(유두층, 그물층(=망상층))이 있음
• 신경종말, 땀샘 및 피지선, 모낭과 혈관이 분포하여 표피에 영양을 공급하고 체온과 혈압을 조절함</td></tr>
<tr><td>피부밑 조직</td><td colspan="2">• 성긴결합조직, 혈관, 지방세포(adipose cells)로 구성된 조직
• 근육과 뼈를 보호하는 완충 및 체온유지에 필요한 단열재 역할
• 진피에서 근육으로 흐르는 혈관과 신경의 통로 역할</td></tr>
</table>

▶ 표피의 단면구조

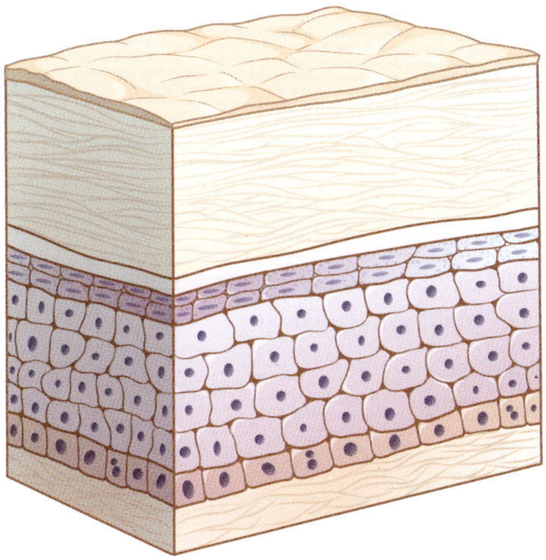

▶ 피부의 단면구조

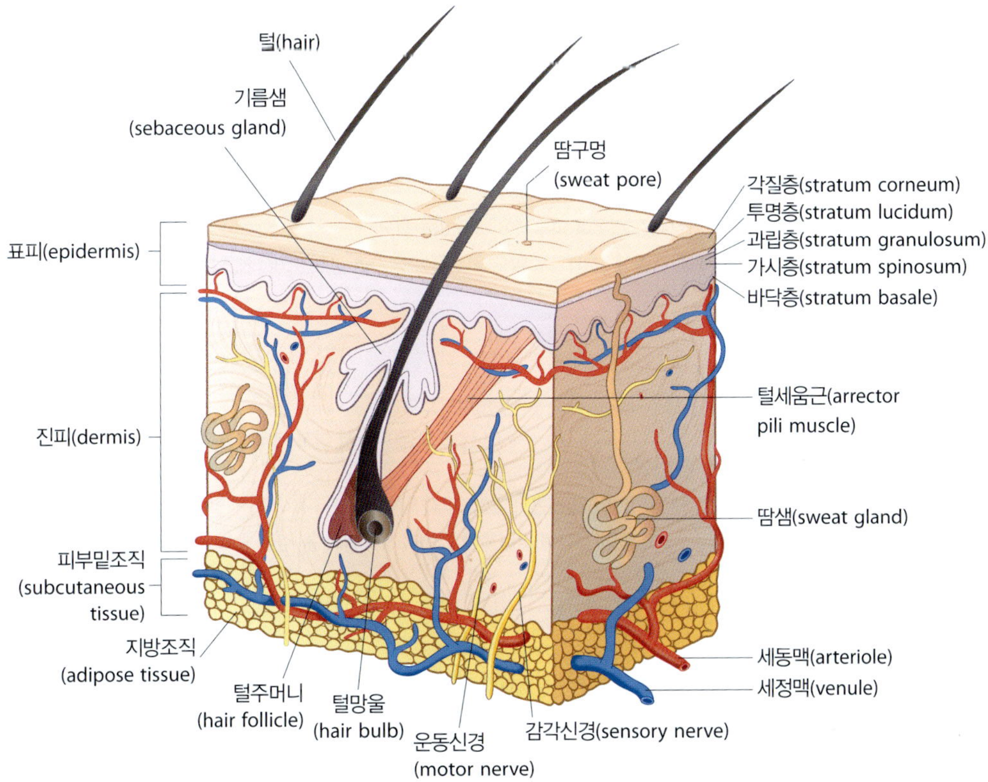

(2) 피부의 유형별 특성

개요		• 피부의 유분량과 수분량에 따라 크게 정상피부(중성피부), 건성피부, 지성피부, 복합성 피부로 구분하며, 그밖에 민감성 피부 등이 있음
유형	정상 피부	• 모공이 섬세하며, 탄력이 좋고 피부조직이 변화되지 않아 단단하고 대체로 주름이 없음 • 피부의 유 · 수분이 적절하며, 피부 표면이 매끄럽고 부드러움 • 피부에 색소, 여드름, 잡티가 거의 없음 • 표피 두께는 적당하며 얇거나 두껍지 않음
	건성 피부	• 기름샘과 땀샘의 분비가 적고 피부표면이 건조하고 윤기가 없음 • 피부가 가늘고 모공이 작으며 유수분이 부족하며, 심하면 각질과 가려움증이 동반됨 • 피부가 건조하여 잔주름이 잘 발생하여 노화가 빠르게 진행됨 • 건조한 계절에는 상처나 피부병에 약함
	지성 피부	• 피지의 분비량이 많아 쉽게 번들거리고 모공이 크고 잘 막혀 여드름이 쉽게 발생 • 외부 자극에 대한 피부 저항력이 강함 • 피부 표면이 거칠고 두꺼우며 피부색이 어둡고 칙칙함 • 건성피부에 비해 주름이 잘 생기지 않으나 주름이 생기면 깊고 굵게 나타남
	복합성 피부	• 두 가지 이상의 피부타입이 복합적으로 나타나는 피부 • T-zone은 코, 턱, 이마 부위이며, 유분이 많고 모공이 커서 피지 분비량이 많아 여드름이 자주 발생되는 지성피부를 영역 • U-zone은 볼, 뺨 부위이며, 건조함이 많아 피부가 당기며, 잔주름이 쉽게 발생되는 건성피부 영역임 • 피부유형에 따라 화장품의 선택에 어려움이 있으며 광대뼈와 볼 주위에 색소 침착이 잘 발생함
	민감성 피부	• 외부 환경적인 요인에 민감하게 반응하여 가벼운 피부 자극에도 쉽게 피부병변을 초래할 수 있음 • 피부건조가 흔하며, 자극에 예민 및 피부 저항력이 약함 • 기온차가 커지면 피부가 붉어지는 소양증이 잘 발생 • 피부 탄력이 거의 없고 피부표면이 얇게 보임

▶ 피부 유형별 특징

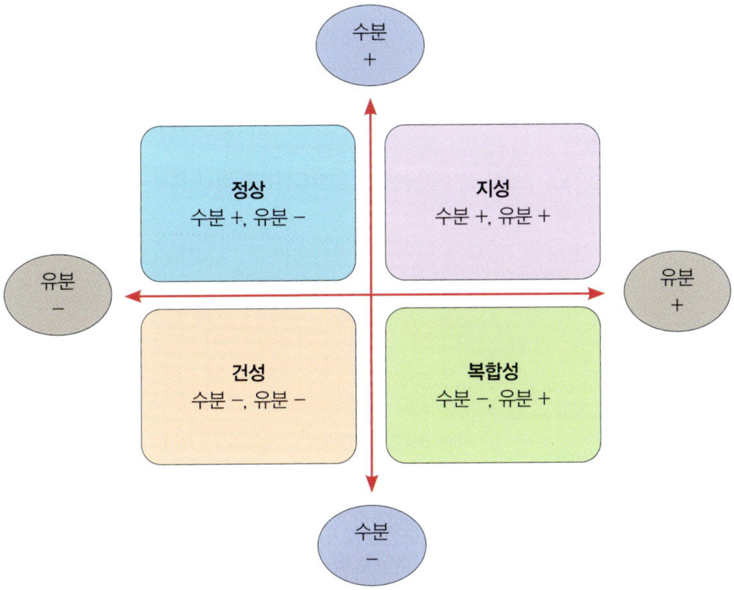

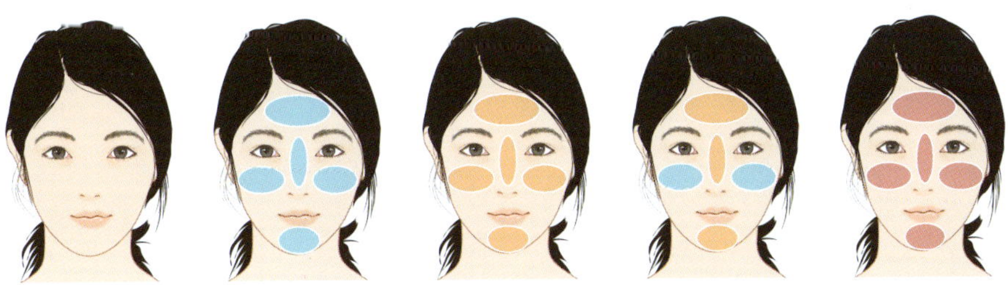

A. 정상피부 B. 건성피부 C. 지성피부 D. 복합성 피부 E. 민감성 피부

피부의 유형(건조 유분 염증성)

▶ 피츠패트릭(Fitzpatrick) 피부 유형

유형	특징	태닝 가능성
I	• 희고 창백한 피부, 붉은색 또는 금발, 푸른/녹색 눈동자, 주근깨	• 항상 화상을 입으며, 태닝이 전혀 되지 않음
II	• 흰색 피부, 붉은색 또는 금발, 푸른/녹갈색/녹색 눈동자	• 쉽게 화상을 입으나 태닝이 잘 되지 않음
III	• 어두운 흰색, 눈동자 또는 모발색과 연관없음	• 가끔 약간의 화상을 입고, 태닝은 서서히 됨
IV	• 연갈색 피부	• 약간의 화상을 입고, 태닝은 쉽게 됨
V	• 갈색 피부	• 화상이 드물게 발생하고, 쉽게 어두운 색으로 태닝됨
VI	• 진갈색 또는 검은색 피부	• 화상을 전혀 입지 않으며, 빈번히 어두운 색으로 금방 태닝이 됨

(3) 피부 손상 및 치유 과정

<table>
<tr><td>개요</td><td colspan="3">• 상처 회복과정은 염증기(inflammatory phase), 증식기(proliferative phase), 성숙기(remodeling phase)로 구분됨
• 각 단계마다 중첩되는 부분이 발생할 수 있고 환자의 치유능력과 휴식기간 및 활동수준에 의해 재발될 수 있음</td></tr>
<tr><td rowspan="3">치유과정</td><td>염증기
(0~5일)</td><td>생체반응</td><td>① 파열 초기 노르에피네프린에 의해 수 분 내에 혈관이 수축하여 혈액 손실을 차단
② 손상된 혈관으로부터 세로토닌, 브라딘키닌, 히스타민, 프로스타글란딘 등이 혈관투과성을 증가시키고, 혈관을 확장시켜 울혈을 유도(혈소판의 응집)
③ 손상 부위의 식균작용 및 정화작용을 위해 호중구(neutrophil), 대식세포(macrophage), 단핵구(moncyte)가 활발히 활동함
④ 상처 부위의 발적, 부종, 발열, 통증으로 인해 기능장애 등을 초래</td></tr>
<tr><td>증식기
(3~5일에서
2~6주까지)</td><td>생체반응</td><td>① 손상된 부위에서 모세혈관이 생성되고(육아조직생성), 교원질의 합성으로 부종이 발생됨
② 결합조직의 반흔이 생성되고 섬유아세포는 근막 결합조직과 뼈대를 회복시키기 위해 단백질을 합성시킴
③ 위성줄기세포가 손상반응에서 확산되고 근아세포와 다핵성 근관이 함께 연결되어 근원섬유와 신경세포를 재생시킴</td></tr>
<tr><td>성숙기
(4~6주에서
2년까지)</td><td>생체반응</td><td>① 재생된 근원섬유의 성숙 및 반흔조직 섬유증의 재건으로 원래 피부색으로 복귀</td></tr>
</table>

▶ 근육 손상 등급

등급	설명
I (경도)	• 섬유조직의 신장의 최소화(10% 이내 손상된 섬유 조직) • 활동시 경도통증, 관절가동범위의 제한의 보상 • 기능적인 치유시간은 2~7일(구조적 치유시간은 4~14일)
II (중등도)	• 섬유조직이 중등도에서 중증도의 파열(11~99% 섬유조직들의 찢김) • 중등도에서 중증도의 통증, 기능손실, 타박상 및 부종, 움직임의 제한 • 저항 근육검사에서 확실한 힘의 손실(G3~5) • 기능적인 치유시간은 1~10주(구조적 치유시간은 3~12주 이상)
III (중증도)	• 완전파열(100% 섬유조직의 찢김) • 손상과 동시에 심한 통증과 타박상 동반, 기능손실(보통 수술적 중재가 필요), 만성후유증 있을 가능성이 많음 • 기능적인 치유시간은 10주~6개월(구조적 치유시간은 12개월 이상)

▶ 인대 손상 등급

등급	설명
I (경도)	• 가벼운 부종 및 인대에서 압통점과 타박상이 없음(10% 이하의 근섬유손상) • 약간의 절뚝거림과 기능소실 • 기능적인 회복은 2~14일(구조적 치유시간은 6~30일)
II (중등도)	• 타박상는 흔한 증싱이며, 경도에서 중등도이 부종이 독반됨(11~99% 근섬유손상) • 경도에서 중등도의 불안정성이 스트레스 검사에서 보임 • 명확한 절뚝거림, 한발 뛰기 및 달리기를 할 수 없음 • 기능적인 회복은 14~60일(구조적 치유시간은 1~3개월)
III (중증도)	• 완전파열(100% 섬유조직의 찢김) • 심각한 부종과 타박상 동반, 기능손실 • 체중부하가 불가능하며 완전한 가동범위의 소실이 나타남 • 기능적인 회복은 1~3개월(구조적 치유시간은 6개월 이상)

▶ 신경 손상 등급

등급	설명
I - 신경차단 (Neuropraxia)	• 신경은 정상, 신호 능력이 손상됨(손상부에서 원위로의 무감각 또는 저림 또는 약증) • 월러변성이 없고 티넬검사에서 정상 • 탈신경 근육 변화가 없고 완전한 회복은 몇 분~몇 시간 소요예상
II - 축삭절단 (Axonotmesis)	• 축삭손상이나 결합조직을 둘러싸지는 않음 • 월러변성은 손상부위에서 원위부로 발생 • 손상부위에서 원위부로 감각 및 운동 손상(티넬검사 양성) • 일반적으로 축삭재생과 회복은 수술 없이 가능(회복까지 3개월 이상소요 예상) • 탈신경 근육 변화가 있음(위축 및 약증)
III - 신경절단 (Neurotmesis)	• 신경 전체에 걸쳐 손상(신경절단 및 심한 상처) • 월러변성은 손상부위에서 원위부로 발생 • 외과적 수술 필요 • 치유되지 않은 신경으로 인해 이완성 마비, 근위축 및 기능의 완전 소실이 나타날 수 있음

5) 안뜰계

안뜰계는 세 개의 반고리관과 귀돌기관이 있는 안뜰과 막미로와 뼈미로로 이루어진 안뜰미로로 이루어져 수직운동의 평형감각과 회전감각을 느끼는 균형조절, 눈 운동조절 등의 역할을 한다.

(1) 안뜰기관의 구조

<table>
<tr><td>개요</td><td colspan="3">• 세 개의 반고리관과 귀돌기관이 있는 안뜰로 구성
• 달팽이관과 반고리관 사이에 위치하여 수직운동의 평형감각을 담당
• 안뜰미로는 막미로와 뼈미로로 이루어져 있어 몸이 회전하면 관성에 의해 림프의 흐름을 감지함으로써 회전감각을 느낌</td></tr>
<tr><td rowspan="3">구성</td><td>반고리관</td><td colspan="2">• 고리모양을 한 세 개의 관이 서로 직각으로 맞붙은 모양
• 내부는 막미로로 이루어져 있으며, 내림프가 흐르고 있음
• 반고리관에는 결정체가 있는 팽대부가 존재
• 머리의 회전운동, 몸이 얼마나 회전하는지를 감지하는 평형기관
• 앞반고리관 머리 정면방향 45°, 수직 회전 가속도 운동
• 수평반고리관 머리의 수평면에서 30°, 수평 회전 가속도 운동
• 뒤반고리관 머리 정면 방향 135°, 수직 회전 가속도 운동</td></tr>
<tr><td rowspan="2">안뜰기관</td><td>타원주머니 평형반</td><td>• 수평면으로 놓여 있어 서 있을 때 평형에 관계
• 털세포라고 하는 평형수용체를 갖고 있어, 털세포의 섬모는 평형모래막이라는 투명한 아교질 막 속에 묻혀 있음
• 머리 위치 변화는 평형반을 이동시켜, 아교질에 감싸져 있는 털세포를 구부림
• 회전에는 민감하지 않고, 중력에 대한 상대적인 머리 위치와 직선적이 가속과 감속에 반응</td></tr>
<tr><td>둥근주머니 평형반</td><td>• 수직면으로 놓여 있어 누워 있을 때 평형에 관계
• 털세포라고 하는 평형수용체를 갖고 있어, 털세포의 섬모는 평형모래막이라는 투명한 아교질 막 속에 묻혀 있음
• 머리 위치 변화는 평형반을 이동시켜, 아교질에 감싸져 있는 털세포를 구부림
• 회전에는 민감하지 않고, 중력에 대한 상대적인 머리 위치와 직선적인 가속과 감속에 반응</td></tr>
</table>

▶ 반고리관의 구조

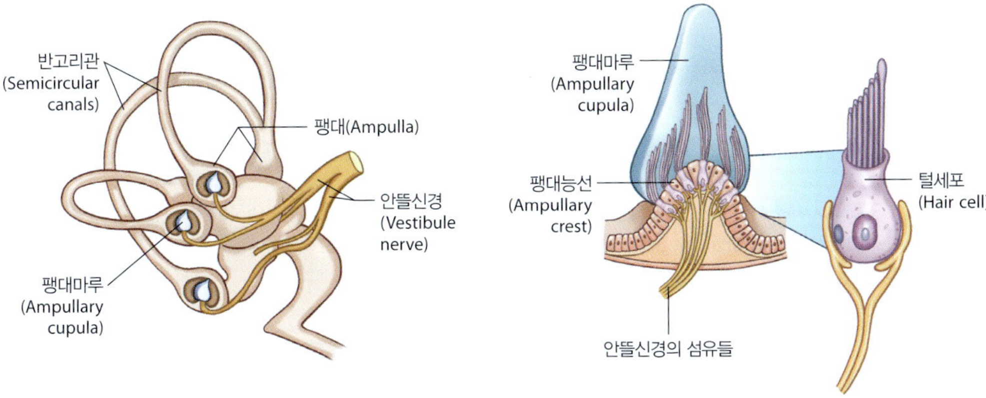

▶ 안뜰기관의 구조

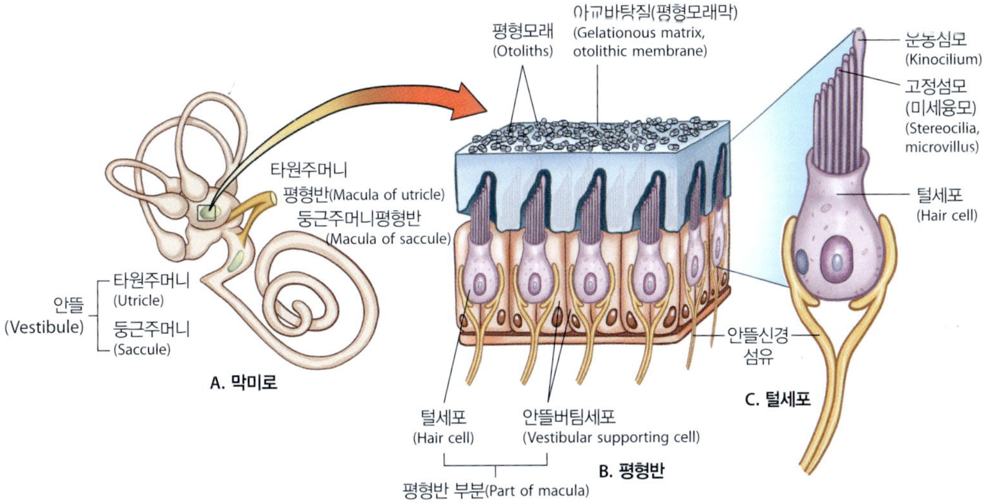

1.2 운동조절

<table>
<tr><td>개념</td><td colspan="2">• 개개인의 인간이 하나의 과제를 수행하기 위해 자신의 행동을 조절하고 협응하는 과정(Farber, 1993)으로, 신체의 자세나 동작을 유지하거나 변경시킬 수 있는 능력으로 매우 복잡한 신경근골격계 과정이 조합된 결과
• 시간적 측면에서의 운동조절은 수 초분의 1의 시간개념에서 일어나며, 세포/조직/기관 수준에서 일어나는 생리학적 과정에 의해 일어남</td></tr>
<tr><td rowspan="4">주요 이론</td><td colspan="2">• 인체의 자세조절과 동적인 움직임 조절을 설명하기 위한 주요 이론으로, 반사이론(reflex theory), 수직계층적 이론(hierarchical theory), 시스템 이론(system theory)이 대표적임</td></tr>
<tr><td>반사 이론</td><td>• 모든 움직임이 반사에 의해 이루어진다라고 생각하는 이론
• 움직임 생성을 위해서는 감각이 필수적이며, 감각입력을 통하여 움직임을 수정할 수 있다고 함</td></tr>
<tr><td>수직 계층적 이론</td><td>• 모든 움직임이 고위중추에 의해 하위중추가 조절되어 이루어진다라고 생각하는 이론
• 상명하달식 조직으로 이루어짐
- 고위중추: 대뇌 겉질
- 중간중추: 바닥핵, 소뇌, 시상, 뇌줄기, 겉질밑영역
- 하위중추: 척수</td></tr>
<tr><td>시스템 이론</td><td>• 움직임 조절을 위해서 신경계(중추신경계)뿐만 아니라, 여러 시스템(근골격계, 환경 등)이 상호 협력하여 주어진 과제를 성취할 수 있다고 생각하는 이론</td></tr>
<tr><td>조절 단계</td><td colspan="2">• 움직임의 조절단계를 세부적으로 4단계로 분류하고, 각 단계별 목적이 부합되어야 협응적인 좋은 움직임이 일어날 수 있음

<table>
<tr><th>단계</th><th>목적</th><th>자세</th></tr>
<tr><td>운동성</td><td>• 관절의 가동범위 획득
• 자세 정렬</td><td>• 움츠린 바로 누운 자세
• 돌아눕기
• 배를 축으로 엎드린 자세</td></tr>
<tr><td>안정성</td><td>• 근육의 등척성 근수축 능력 획득
• 체중지지(weight bearing, WB) 능력 획득</td><td>• 축 엎드린 자세: 고정
• 목 동시수축
• 팔꿉 엎드린 자세
• 네발기기 자세
• 서기 자세</td></tr>
<tr><td>조절된 운동성</td><td>• 근육의 등장성 근수축 능력 획득(편심성 근수축, 동심성 근수축 능력)
• 체중이동(weight shifting, WS)능력 획득</td><td>• 목 동시수축: 공간에서 머리조절 가능
• 팔꿉 엎드린 자세: 왼쪽/오른쪽 이동 가능, 뒤로 밀고 앞으로 당기기 가능, 한쪽 체중지지 가능
• 네발기기 자세: 흔들기, 이동 가능
• 서기 자세: 체중이동 가능, 한쪽 체중지지 가능</td></tr>
<tr><td>숙련</td><td>• 움직임의 적절한 타이밍(timing) 능력 획득</td><td>• 팔꿉 엎드린 자세: 머리는 숙련된 움직임을 하고, 숙련된 사용을 위해 한쪽 팔이 자유로움
• 네발기기 자세: 숙련된 활동을 위해 한 팔 자유로움, 배밀이, 몸통돌림과 상반 움직임
• 서기와 걷기</td></tr>
</table>
</td></tr>
</table>

▶ 운동조절(Motor Control)

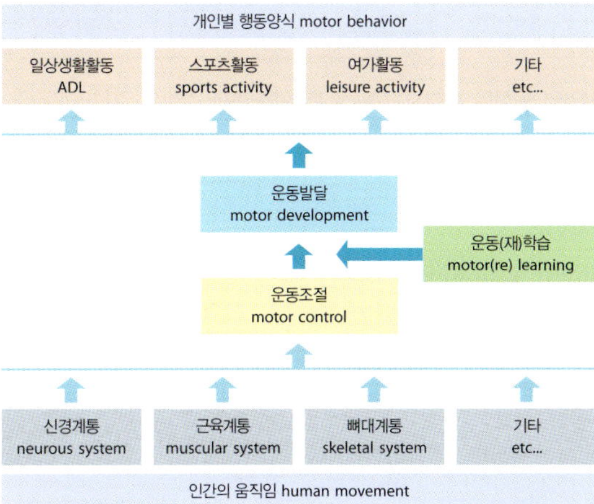

운동 조절	주요 이론	• 반사이론(reflex theory) • 수직계층적 이론(hierrarachical theory) • 시스템 이론(system theory)
	운동조절 4단계	1. 가동성 단계(mobility stage) 2. 안정성 단계(stability stage) 3. 조절된 가동성단계(controlled mobility stage) 4. 숙련단계(skill stage)

▶ 운동조절 주요 이론(Motor Control Theory)

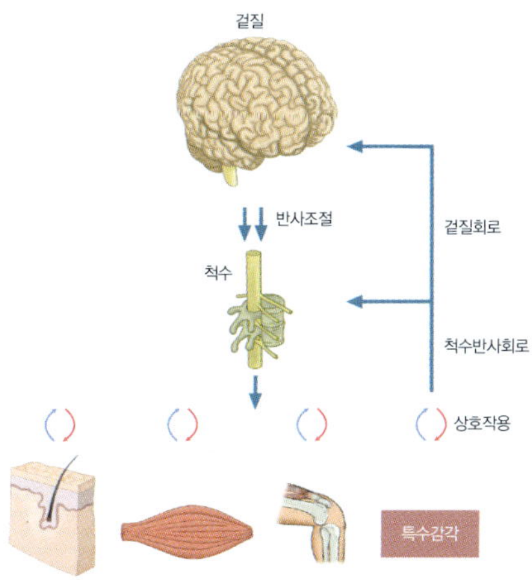

반사 이론

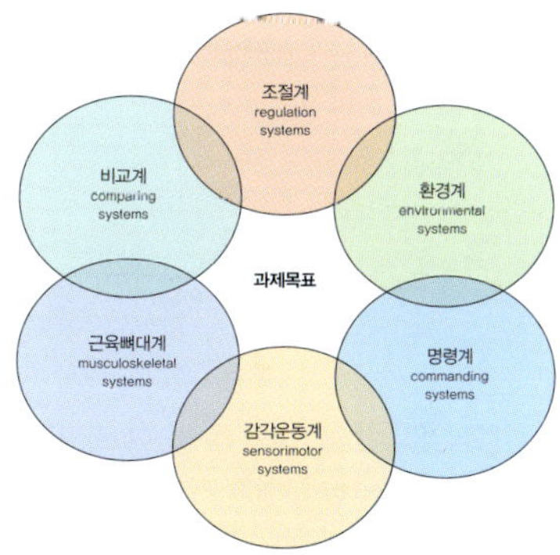

시스템 이론

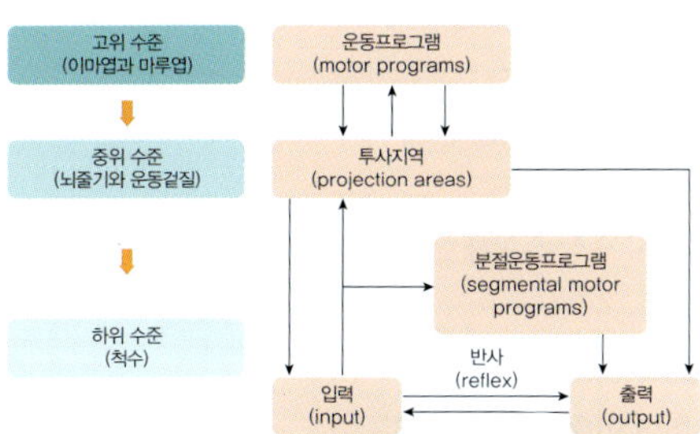

수직계층 이론

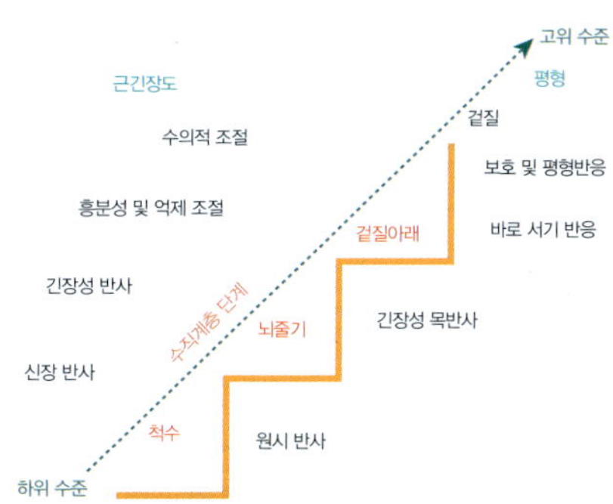

수직계층 이론: 계단식 배열

1.3 운동학습

<table>
<tr><td>개념</td><td colspan="3">• 운동학습(motor learning, ML)숙련된 움직임의 동작을 구현하기 위해 훈련(연습)과 경험의 결과(되먹임)의 과정으로, 움직임의 수행능력에 영구적인 변화가 일어나는 과정
• 운동조절(MC)과 운동발달(MD)의 기능적인 연결 기능</td></tr>
<tr><td rowspan="4">주요 요소</td><td rowspan="2">연습</td><td>단계적(구획) 연습
vs
무작위적 연습</td><td>• 단계적 연습: 같은 조건에서 예측된 순서로 과제를 반복하며, 학습초기에 효과적
• 무작위적 연습: 예측할 수 없는 순서대로 변화된 과제를 반복하며, 학습후기에 효과적</td></tr>
<tr><td>부분연습
vs
전체연습</td><td>• 부분연습: 과제를 여러 가지로 나누어 그중 나의 부분만 훈련하며, 학습초기에 효과적
• 전체연습: 연속적인 기술습득을 위해서는 전체연습이 더 효과적이며 재활 후기 시 권장</td></tr>
<tr><td rowspan="2">되먹임</td><td>내재적 되먹임</td><td>• 자기 자신의 감각정보로부터 받는 되먹임으로, 자신에게 내재되어 있는 감각기관을 통해 제공되는 고유 감각이나 운동감각정보</td></tr>
<tr><td>외재적 되먹임</td><td>• 자기 자신이 아닌 외부로부터 받는 되먹임으로, 결과지식(knowledge of result)과 수행지식(knowledge of performance)으로 분류</td></tr>
<tr><td rowspan="4">학습 단계</td><td colspan="3">• 움직임의 학습단계는 총 3단계로, 인지적(cognitive stage), 연합적(associative stage), 자동적(autonomous stage) 단계를 거쳐 이루어짐</td></tr>
<tr><td>인지적 단계</td><td colspan="2">• 움직임을 인지하는 단계
• 운동과제를 수행하는 방법을 배움
• 시행착오가 가장 많은 시기로, 정확한 수행과 잘못된 수행을 구별하는 방법을 학습</td></tr>
<tr><td>연합적 단계</td><td colspan="2">• 일관되고 효율적인 움직임을 만들기 위해 집중하는 단계
• 운동조절을 잘 조절하기 위해 집중
• 오류발생이 점차 감소되며, 오류발생시 수정을 통해 문제해결을 시도</td></tr>
<tr><td>자동적 단계</td><td colspan="2">• 학습된 움직임이 무의식적으로 시행되는 단계
• 집중하지 않아도 과제수행이 가능하여 이중과제가 가능함
• 환경 및 과제 변화에도 쉽게 적응할 수 있어 가장 효율적이고 기능적인 단계</td></tr>
</table>

▶ 단계적 연습과 무작위 연습의 특징

분류	운동학습 효과	
	구획연습 (blocked practice)	무선연습 (randomized practice)
수행력	구획연습 > 무선연습	
학습력	구획연습 < 무선연습	
정보처리깊이	구획연습 < 무선연습	
재생	구획연습 < 무선연습	
재생연습	구획연습 < 무선연습	
적절한 전이 처리	구획연습 < 무선연습	

▶ 외재적 되먹임의 분류

분류	유사점	차이점
결과 지식	• 언어적 • 외재적 • 반응후 제시	• 환경목표 측면에서 결과에 대한 정보 제공 • 내재적 되먹임과 중복되는 경향이 있음 • 점수나 특점에 관한 정보 제공 • 실험실에서 가장 효과적인 되먹임
수행 지식		• 동작생성이나 동작유형에 관한 정보 제공 • 내재적 되먹임과 구분되는 경향이 있음 • 운동학에 관한 정보 제공 • 실제 상황에서 가장 효과적인 되먹임

▶ 운동학습 단계

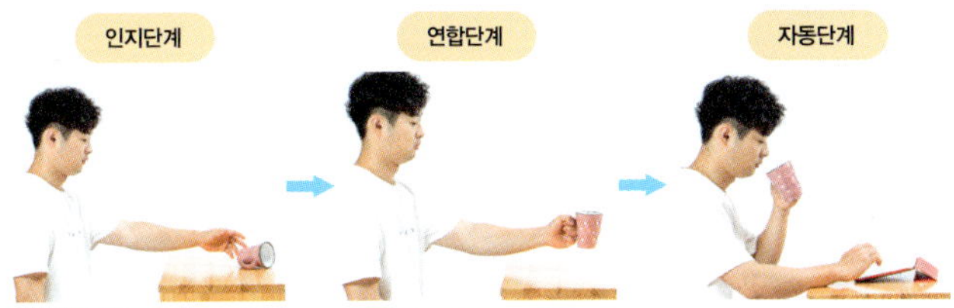

처음 컵을 잡을 때 상당한 주의력과 의식적 사고를 요구한다. 과제성취를 위해 다른 여러 가지 운동전략을 실험하는 동안 물을 많이 엎지른다.

컵에 접근하는 동안 최적의 전략 개발로 잡을 수 있고 완전한 주의를 기울이지 않는다.

대화를 하면서 혹은 다른 과제를 수행하면서도 가능하나.

Fitts의 3단계 모델

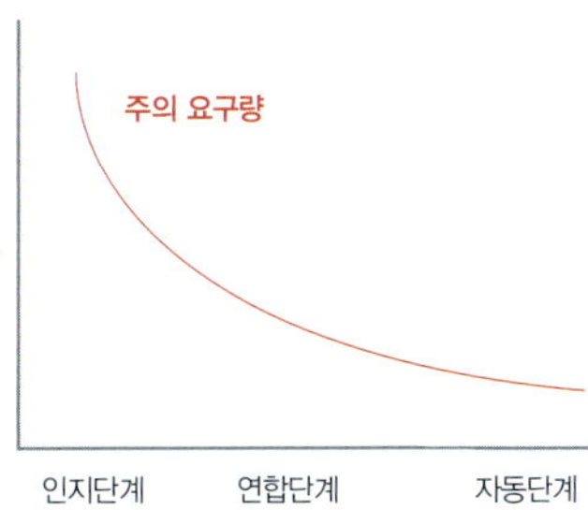

Fitts의 3단계 모델

▶ 운동학습 단계와 치료전략

	인지단계	연합단계	자동단계
설명	• 환자들은 기능적인 움직임의 연속성에 대해 생각한다. • 잘못된 수행과 정확한 수행을 구별할 수 있다. • 시행착오가 가장 많이 발생하는 단계이다. • 학습 시 주의 집중이 요구된다.	• 실수가 점점 적어지는 단계이며, 오류 발생 시 수정을 통해 문제해결을 시도하는 단계이다. • 일관되고 효율적인 움직임을 만들기 위해 집중하는 단계이다.	• 학습한 움직임이 무의식적으로 자동 실행되는 단계이다. • 집중하지 않아도 수행할 수 있고 이중과제가 가능하다.
치료 전략	• 운동 및 기능적 과제에 대한 목적을 확인시킨다. • 움직임에 대한 시범을 보여, 따라할 수 있도록 한다. • 움직임을 지도하거나 보조해 준다. 거리, 속도 등에 대한 정보를 제공한다. • 복잡한 운동은 분리하여 단순 운동으로 학습한다. • 시행착오가 발생한다.	• 다양한 과제를 훈련하고 반복횟수를 증가시킨다. • 과제의 복잡성을 증가시켜 학습한다. • 운동순서를 변화시킨다. • 피드백을 주어 스스로 오류를 수정하도록 한다.	• 더 어렵고 복잡한 활동을 수행한다. • 기능적 과제를 수행한다. • 운동형태를 변화시켜 수행한다. • 적은 에너지로 과제를 수행할 수 있도록 한다.

1.4 운동발달

개념	• 운동발달(Motor Development, MD)은 정상발달을 의미 • 운동조절과 운동학습을 통해 시간적인 흐름에 따라 운동기능의 능력(반사적인 움직임 → 수의적인 움직임 → 자동적인 움직임)을 획득하는 것	
발달 원칙	• 머리 → 꼬리방향으로 • 근위부 → 원위부 방향으로 • 자뼈(ulnar) → 노뼈(radial) 방향으로 • 덩어리 패턴(mass pattern) → 선택적 패턴(selective pattern)으로	
발달 시기	유아기	• 출생~2세
	소아기	• 2세~10세(여) 혹은 12세(남)
	청소년기	• 10세~18세 (여) • 12세~20세 (남)
	성인기	• 18세 혹은 20세~40세
	중년기	• 40세~65세
	노년기	• 초기: 65세~74세 • 중기: 75세~84세 • 후기: 85세 이상
주요 발달 단계	3개월	• 목가누기, 바로 누운 자세 3개월, 엎드려 누운 자세 3개월
	4개월	• 바로 누운 자세 4개월
	5개월	• 뒤집기, 바로 누운 자세 5개월, 엎드려 누운 자세 5개월
	6개월	• 바로 누운 자세 6개월
	7개월	• 바로 누운 자세 7개월, 엎드려 누운 자세 7개월
	8개월	• 손 짚지 않고 앉아있기
	10개월	• 독립서기
	12개월	• 보행시작
	14~16개월	• 실제 걷는(true walking) 시기
	1~3세	• 직립상태 동작이 세련되어지고 속도도 빨라지며 멈추고 서는 동안의 움직임 조절능력이 향상되는 시기
	3~6세	• 스포츠 활동을 위한 기술의 기초 동작(던지기, 받기, 차기, 점프 등)패턴이 발달하는 시기
	6~10세	• 성인과 같은 형태의 스포츠 활동 동작(달리기, 던지기, 잡기 등)을 완전히 수행하게 되는 시기

▶ 운동발달시기별 동작기술 습득의 중요성

운동발달시기	동작기술 습득의 중요성
0~6개월	수평적 상태에서 생후 첫 6개월 동안 머리, 몸통, 팔다리의 실제적인 움직임 방식의 움직임 발달을 위해 준비한다.
6~12개월	수직적인 상태에서의 보행을 위한 직립서기유지 및 몸통조절을 위해 6개월이 더 필요하다.
1~3세	수직적인 상태에서의 직립상태 동작이 세련되고 움직임의 속도도 빨라지면서 멈추고 서는 동안의 조절 능력도 향상된다.
3~6세	스포츠 활동에 필요한 기술의 기본동작의 움직임패턴을 습득한다.
6~10세	성인과 같은 움직임의 패턴을 확립하여 달리기, 던지기, 잡기 동작을 완전하게 수행할 수 있다.

▶ 주요 발달단계

구분	대운동발달		손위치	손기능 발달
	바로누운자세	엎드려 누운자세		
1개월	–	–		신생아손 (thumb in hand + 손목 flex. + 손목 ulnar deviation
2개월				
3개월	Hip/Knee/ankle 90° flex + 두 다리/두 발 어깨너비	팔꿈치로 체중지지 (만화책 보는 자세)	바닥	–
4개월	3개월 자세 + 양발 엄지발가락 닿기	–	사타구니	중립위치
5개월	4개월 자세 + 양발 내측모서리 닿기	손바닥으로 체중지지	무릎	–
6개월	5개월 자세 + 양발바닥 닿기	–	발목	–
7개월	6개월 자세 + 발 입으로 가져오기	네발기기 자세		가쪽쥐기(lateral grip)
8개월	–	–		
9개월	–	–		손끝쥐기(pinch grip)

▶ 주요 운동발달 단계

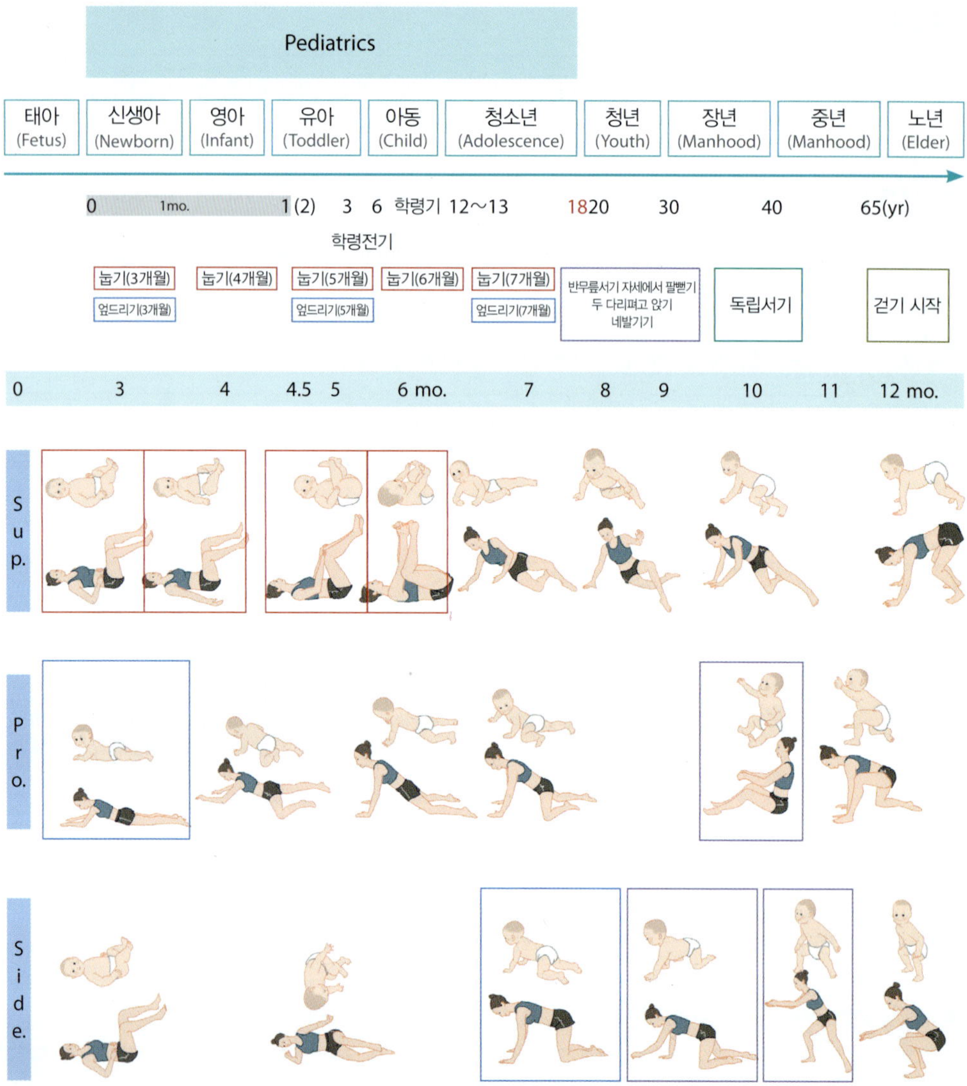

- 아동 및 청소년(Pediatrics): 신생아~청소년, 만 18세미만 아동
- 신생아(Newborn): 출생~만1개월미만
- 영아(Infant): 만1개월~만1세(2세) 미만
- 유아(Toddler): 만1~만3세(5세)
- 아동(Child): 만6~만12세
- 청소년(Adolescence): 만12(13)~만18세 미만

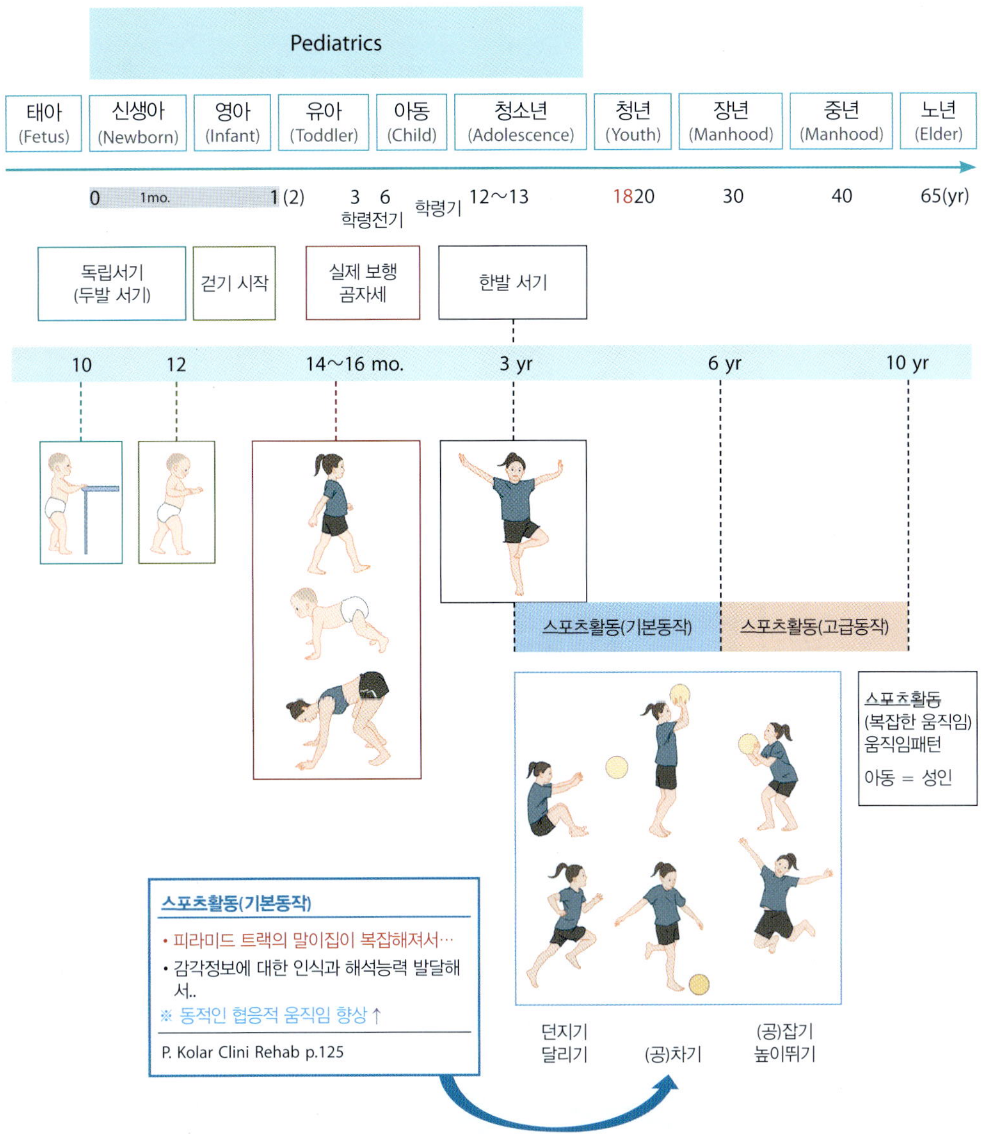

- 아동 및 청소년(Pediatrics): 신생아~청소년, 만 18세미만 아동
- 신생아(Newborn): 출생~만1개월미만
- 영아(Infant): 만1개월~만1세(2세) 미만
- 유아(Toddler): 만1~만3세(5세)
- 아동(Child): 만6~만12세
- 청소년(Adolescence): 만12(13)~만18세 미만

▶ 대운동 발달 순서

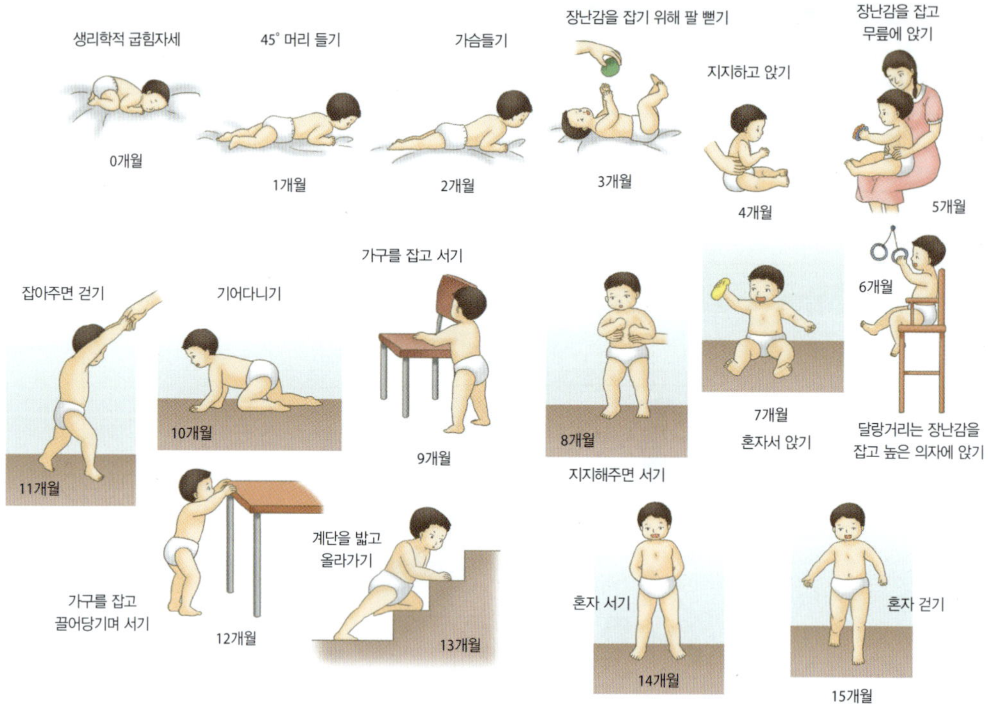

▶ 소운동 발달 순서

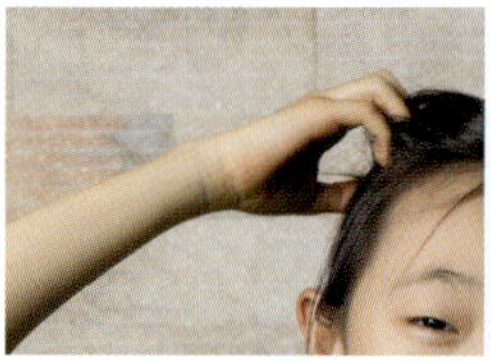
긁기(scratching): 4개월

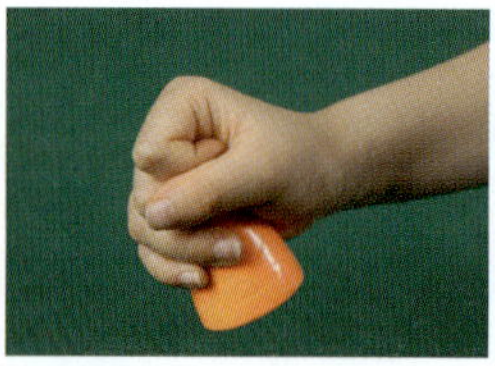
손바닥 쥐기: 5~6개월

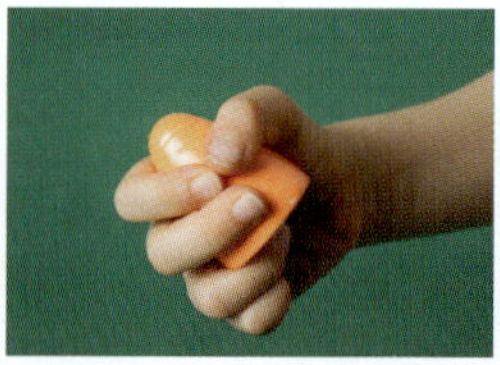
노쪽 손바닥 쥐기: 7개월

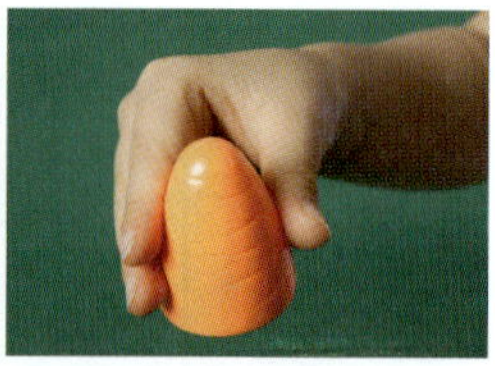
노쪽 손가락 쥐기: 9개월

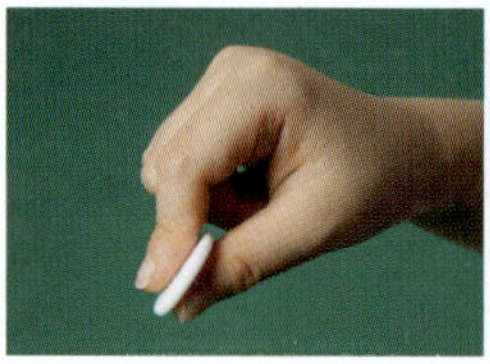
엄지와 집게손가락 옆면으로 잡기: 8~9개월

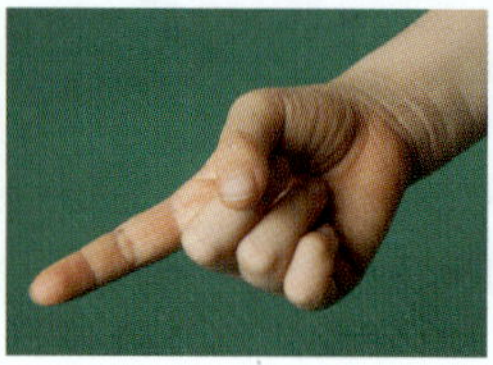
집게손가락으로 구멍 찌르기: 10개월

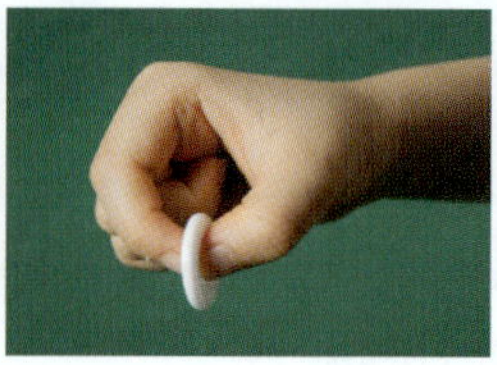
엄지와 집게손가락 손끝잡기: 9~12개월

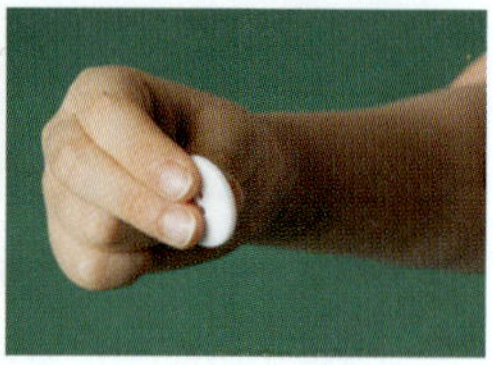
세손가락 잡기: 12~18개월

▶ 대운동 발달: 개월수별

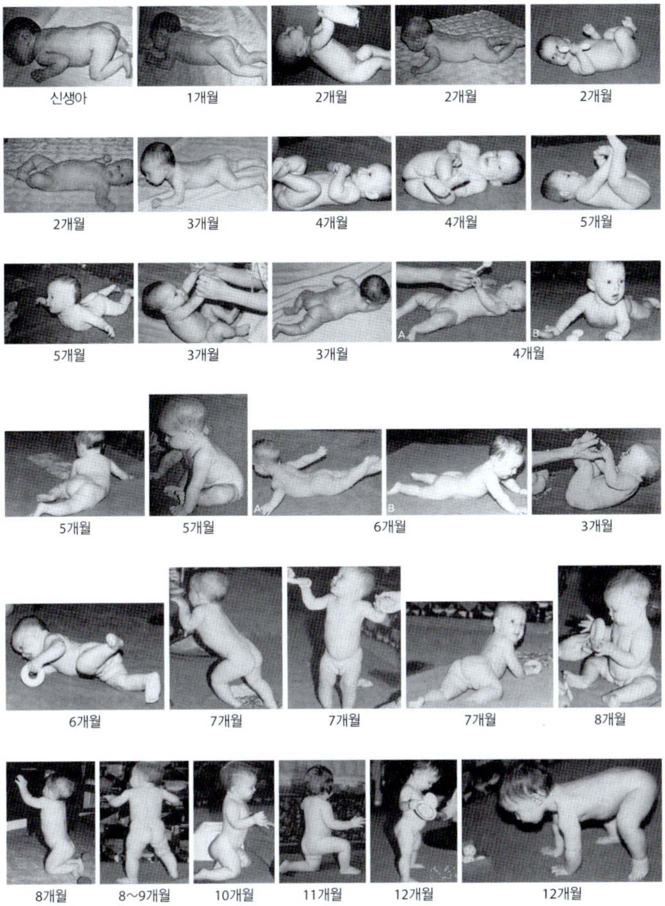

▶ 소운동 발달: 기본적인 쥐기 패턴

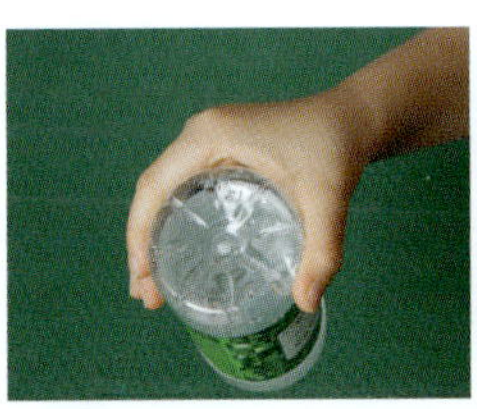
원통 잡기

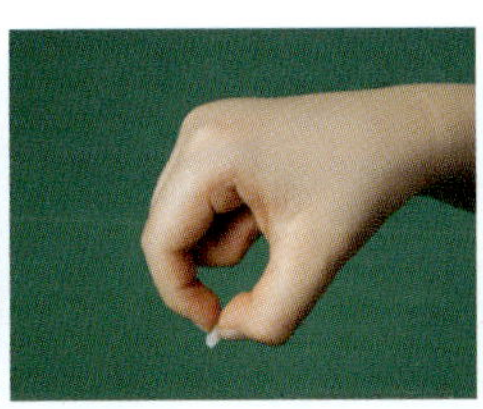
손끝 잡기

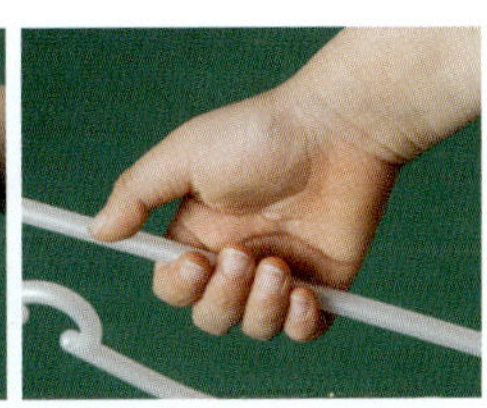
갈고리 잡기

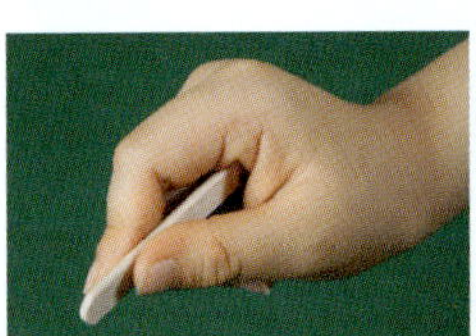
손가락 쥐기

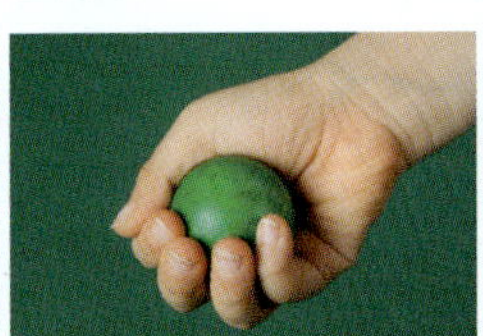
공 잡기

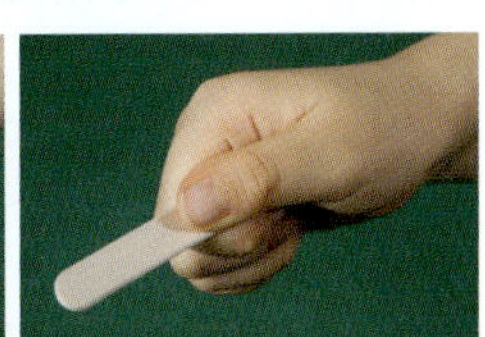
열쇠 잡기

▶ 연령별 발달

개월수	대운동 발달	소운동 발달	위험징후	언어발달	정신사회적 발달
1	엎드려 누운자세에서 머리를 들려고 함	신생아 잡기반사의 영향으로 주먹쥔 손		(생후 1개월) 짧은 소리를 냄 (생후 2개월) 모음 소리를 냄 (생후 2개월) 목소리에 반응하고 미소짓기 시작함 (생후 2개월) 다른 사람의 목소리를 듣고 자신의 목소리를 표현함	(생후 0.5~1.5개월) 가까운 사람/물체에 대한 선호하는 반응을 나타냄 (생후 1개월) 목소리에 반응 (생후 2개월) 자신의 요구에 일관된 반응이 있음을 알고 자신을 돌봐주는 사람에 대한 신뢰를 통한 기본적인 안정감을 갖게 됨
2	엎드려 누운자세에서 가슴 펴기 당겨 앉힐 때 머리가 어깨 뒤에 위치	장난감을 손가락에 닿게 하면 4~5초 유지하다 떨어뜨림	3개월 전에 구르기는 과긴장을 의미		
3	대칭적인 머리 들기 엎드린 자세에서 팔꿈치에 체중지지	장난감이 아이 손에 닿으면 손목을 구부린 상태로 엄지손가락 움직임 없이 3,4,5번째 손가락쪽으로 자발적으로 잡고 유지 가능 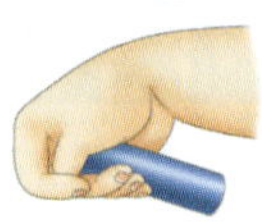			(생후 4개월) 주위에 흥미를 갖게 되어 얼굴을 가쪽으로 돌려 바라보는 행동을 함 (생후 4~6개월) 자신의 손, 목소리, 몸에 대한 반응을 보임 (손응시, 목소리 내기, 자신의 몸 만지기 등) (생후 4~6개월) 얼굴표정으로 자신의 기분을 표현 함 (생후 6개월) 가족에 대한 애착과 낯선 사람에 대한 불안감을 표시함
4	머리조절과 함께 엎드린 자세에서 바로 누운자세로 구르기	바로누운자세에서 양손을 내밀어 장난감에 손을 댄다.			
5	당겨 앉히면 머리를 들어 올림 골반을 지지하면 앉기 가능 (최소한의 지지)	장난감을 손에서 입으로 옮긴다. 엄지를 붙이고 물건을 손바닥으로 잡기 젖병을 양손으로 잡고 유지 가능 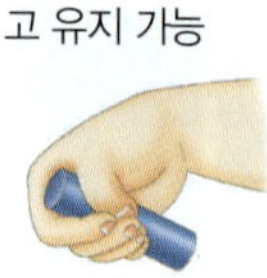	머리조절이 안 됨		

(계속)

개월수	대운동 발달	소운동 발달	위험징후	언어발달	정신사회적 발달
6	손을 지지하고 앉기	장난감을 손에서 손으로 옮긴다. 미숙한 긁어모으기 손가락을 사용해 작은 물체를 잡으려 하고, 아직 엄지 손가락을 사용 못함 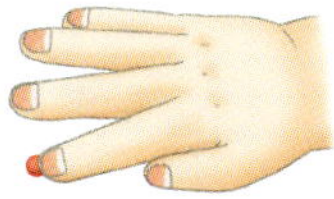			
7	지지 없이 앉기 세워 주면 깡총깡총 뛰기 배밀이, 발을 입으로 가져가기 외측보호폄반응	노쪽 손바닥쥐기 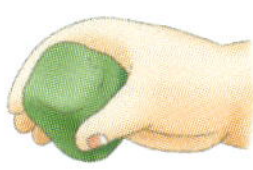 손바닥으로 물건을 긁어모음 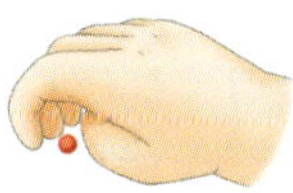	W 앉기와 토끼뜀 자세는 안쪽돌림근 강직이나 저긴장	(생후 7개월) 상대방 얼굴 표정과 말소리에 반응하여 다양한 감정표현을 하며 능숙한 의사소통을 함 (생후 7개월) 자음 소리(다, 마) 반복하며 재잘거림	
8	바닥에서 옆으로 앉기의 자세이동이 가능 네발기기자세에서 한 손으로 한 손 뻗기	엄지와 집게손가락 옆면으로 잡기 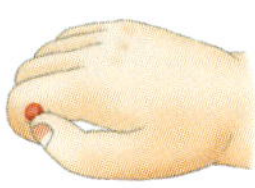 양손에 블록을 쥐고 쌓으려 함		(생후 8개월) 자음 소리(바, 다, 마 등) 다양한 음절 소리로 재잘거림	(생후 8개월) 분리불안이 증가됨
9	팔을 이용, 당겨서 일어서기 손과 발로 기기	엄지와 손가락끝으로 노쪽 손가락 쥐기 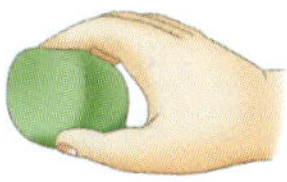 엄지와 집게손가락 옆면으로 잡기 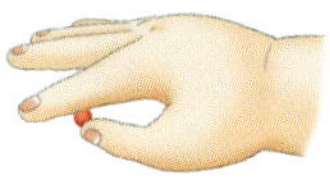	지속적인 원시반사는 신경운동장애를 암시		(생후 9개월) 보이지 않는 물체에 대한 존재를 인식함

(계속)

▶ 연령별 발달 (계속)

개월수	대운동 발달	소운동 발달	위험징후	언어발달	정신사회적 발달
10	두 손을 짚고 가구주 위를 돌아다니기	집게손가락으로 구멍 찌르기 "곤지곤지" 큐브를 상자 안에 어설프게 놓기 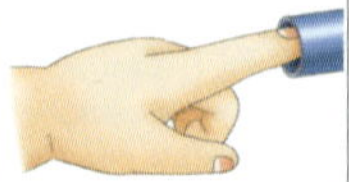 엄지와 집게손가락 손끝 잡기 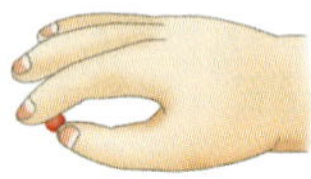			
11	독립적인 서기 한 손 지지하고 걷기				
12	독립 보행 후방 보호폄반응	엄지와 집게손가락 손끝 또는 손톱으로 잡기가 정확해짐 크레용을 쥐고 점 찍기 가능 통에 주사위 3개 이상 연속해서 담기 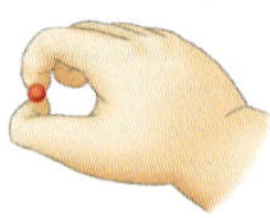	보호폄반응발달의 지연은 신경운동장애를 의미	(생후 12개월) 간단한 단어 사용 (아빠, 엄마... 등) (생후 12개월) 간단한 지시 이해 및 반응 (바이바이, 안돼, 주세요...) (생후 12개월) 단어 사용(1개 정도만)	(생후 6~12개월) 떨어뜨린 물건을 찾거나 숨겨진 물건을 찾아냄 (생후 6~12개월) 자율성이 생겨 남(식사거부, 고개돌리기, 숟가락을 본인이 직접 잡으려고 함)
14	독립적으로 잘 걷기	2개 주사위 쌓기		(생후 15개월) 자신의 몸의 일부를 가리킬 수 있음 (생후 15개월) 말보다는 다른 방법으로 의사표현을 하며 의미 없는 재잘거림을 함	(생후 12~18개월) 손동작이 능숙하게 되어 독립적으로 몸을 움직여 주위 환경을 활발히 관찰함 (생후 12~18개월) 가족구성원의 행동을 보면서 흉내내기를 통해 배움 (생후 12~18개월) 엄마를 중심으로 일정거리 내에서 움직임
16	계단 위로 기어오르기 뻣뻣한 다리로 달리기 가구 위로 오르기, 뒤로 걷기	작은 통에 주사위를 정확히 넣기 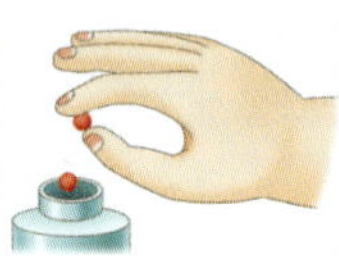 블록을 3개 쌓기 낙서 모방하기 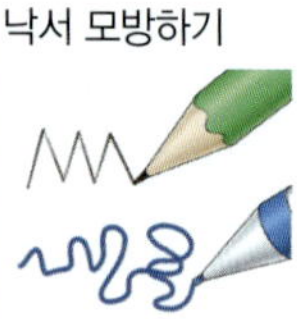			

(계속)

개월수	대운동 발달	소운동 발달	위험징후	언어발달	정신사회적 발달
18	큰 물건 밀거나 끌어당기기 서기자세에서 공 던지기 작은 의자에 혼자 앉기	블록을 4개 쌓기 종이에 자발적으로 낙서하기 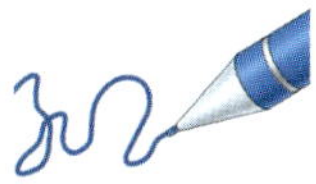 그릴 때 다른 손으로 종이 잡음	18개월 이전에 우세손은 반대쪽 약증을 의미		
20	손을 잡고 계단 오르기	사각 페그보드 넣기가 완벽		(생후 18개월) 어휘사용(15개 정도) (생후 24월) 어휘사용(100개 이상) (생후 18~24개월) 언어발달이 두드러지게 향상되는 시기로, 단어와 사물 간의 관련성을 이해하고, 어휘력이 매우 많이 향상됨 (생후 18~24개월) 단어조합을 통해 간단한 문장을 만들어 두 문장의 말을 이해하고 실행할 수 있음	(생후 18개월) 인지성장을 통해 정서 & 언어발달과 잘 부합됨 (생후 18~24개월) 보이지 않는 물건에 대한 존재를 확신함 (생후 18~24개월) 막대기를 이용하여 손이 닿지 않는 물건을 가지는 등의 융통성이 발휘됨 (생후 18~24개월) 엄마로부터 분리될 때 떼를 써서 떨어지지 않으려고 함 (생후 18~24개월) 물건에 대한 집착하는 경향을 보임
22	난간 잡고 계단 오르기 제자리 걸음	블록을 6개 쌓기			
24	점프, 공을 발로 차기 머리 위로 공 던지기 난간 잡고 계단 내려오기	쌓아 올리지 않고 큐브훈련 수직으로 선 긋기 모방 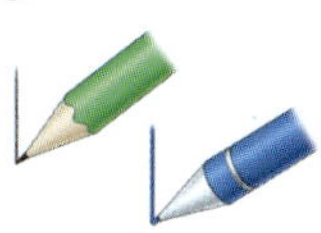 한 번에 한 페이지씩 넘긴다.	계단 위로 아래로 걷기부재는 기회결여를 의미		

1) 반사적 움직임(Reflexive movement)

<table>
<tr><td>개념</td><td colspan="2">• 자극에 대한 불수의적이고 즉각적인 반응의 움직임으로, 의식적인 사고(생각)를 받지 못하거나 받을 필요가 없는 자극에 대한 자동적인 반응(automatic response)
• 반사호(reflex arc)라고 불리는 신경경로에 의해 자극에 대한 정보가 뇌에 도달하기 전에 반응함</td></tr>
<tr><td rowspan="6">분류</td><td colspan="2">• 인간의 반사는 크게 유아시기에 발생하는 유아반사와 뇌신경반사, 척수반사로 구분
• 유아반사는 원시반사와 자세반응으로 구분
• 병적반사는 중추신경계가 손상이 되면 발현되는 반사</td></tr>
<tr><td>유아반사</td><td>• 생존반사
• 원시반사(primitive reflex)
• 자세반응(postural reaction)</td></tr>
<tr><td>뇌신경반사</td><td>• 뇌신경(cranial n.)에 의한 반사</td></tr>
<tr><td>척수반사</td><td>• 신장 반사(stretch reflex, myotatic reflex)
  ◦ 근방추와 관련하여 스트레칭에 대한 골격근의 길이 자동조절 제공하는 단일 신경 반응
  ◦ 감각수용기: 근방추(MS)
• 힘줄반사(tendon reflex)
  ◦ 힘줄을 쳤을 때 나타나는 근수축반응으로 신장반사와는 반대
  ◦ 감각수용기: 골지힘줄기관(GTO)
• 표재반사(cutaneus reflex)
  ◦ 피부를 자극했을 때 나타나는 근수축반응
  ◦ 감각수용기: 기계적수용기
  ◦ 자유신경종말(FNE): 촉각, 압각, 온도, 통각에 대한 수용기</td></tr>
<tr><td>심혈관반사</td><td>• 압력반사(baroreflex)</td></tr>
<tr><td>병적반사</td><td>• 호프만 징후(hoffman's sign)
• 바빈스키 반사(babinski reflex)
• 오펜하임 징후(oppenheim sign)
• 사독 징후(chadock's sign)
• 골던 징후(gordon sign)
• 집단반사(mass reflex)
• 교차모음 반사(crossed adduction reflex)
• 발목 간대 경련(ankle clonus)</td></tr>
<tr><td>표기</td><td>등급</td><td>0: 반사 반응 없음(absent)
+: 저반응(hypo-active)
++: 정상(normal)
+++: 간혈적 간대성(clonus)없이 과반응(hyper-active)
++++: 간혈적 간대성(clonus)과 함께 과반응(hyper-active)
(2.7 신경계환자의 평가 p234~235 참조) (추후변경)</td></tr>
</table>

▶ 반사 경로 및 기전

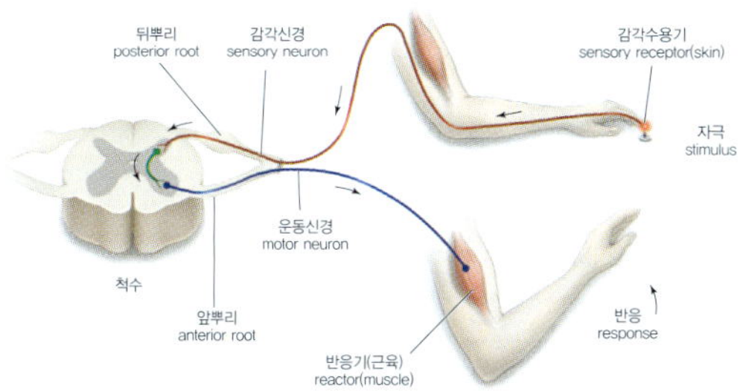

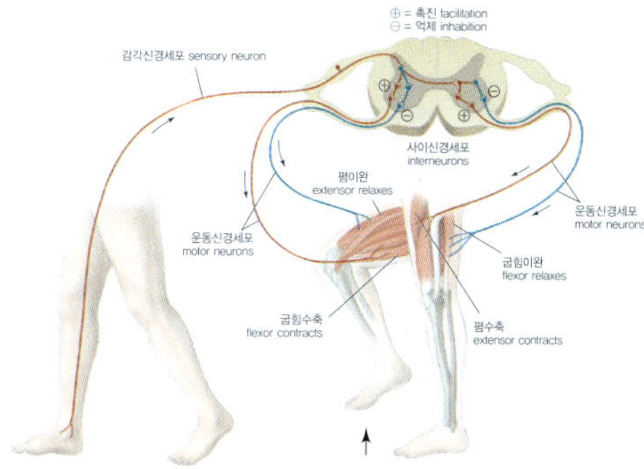

▶ 유아 반사

종류	내용	
생존반사	신생아 생존을 위해 유해자극에 대한 보해기능과 기본욕구 충족 기능	
원시반사	태어나기 전부터 가지고 있는 반사	생후 6개월±α이후 잠복
자세반응	태어난 이후 가지는 반사	이후 지속적으로 남아 있음

▶ 뇌신경 반사

종류	감각성	운동성
동공 빛 반사(pupilary light reflex)	Cr. II	Cr. III
원근조절 반사(accommondation reflex)	Cr. II	Cr. III
턱 반사(jaw jerk reflex)	Cr. V	Cr. V
눈깜빡 반사(blink reflex)	Cr. V	Cr. VII
눈썹사이 반사(glabellar reflex)	Cr. V	Cr. VII
안뜰눈 반사(vestibulo-ocular reflex)	Cr. VIII	Cr. III, IV, VI
구역 반사(gag reflex)	Cr. IX	Cr. X

▶ 척수 반사

종류	자극	감각수용기	내용	
신장반사	근길이 변화	근방추(MS)	• 일차 위상성 신장반사	• 심부건반사(DTR)
			• 일차 긴장성 신장반사	
			• 이차 신장반사	• 마리에-포익스 굽힘반사(Marie-Foix flexion reflex)
힘줄반사	근장력 변화	골지힘줄기관(GTO)		
표재반사	• 촉각 • 압각	기계수용기 (mechanorecepor)	• 배반사(abdominal reflex) • 고환반사(cremasteric reflex) • 망울해면체근반사(bulbocavern-ous reflex)	• T6-L1 • L1-L2 • S2-S4
	• 온도 • 통각	자유신경종말(FNE)	• 굽힘근 회피반사 (flexor withdrawal reflex) • 폄 밀기 반사 (extensor thrust reflex)	

(1) 유아의 반사발달

<table>
<tr><td>개념</td><td colspan="4">• 외부 자극에 대하여 신생아가 보이는 무의식적 자동적인 반응
• 신생아 생존에 결정적으로 관여
• 학습되지 않은 반응으로 타고난 반응</td></tr>
<tr><td rowspan="3">분류</td><td>생존반사</td><td colspan="3">• 신생아 생존을 위해 반응
• 유해자극에 대한 보해기능과 기본욕구 충족 기능</td></tr>
<tr><td>원시반사</td><td colspan="3">• 태어나기 전부터 가지고 있는 반사
• 생후 6개월±α 이후 잠복</td></tr>
<tr><td>자세반응</td><td colspan="3">• 태어난 이후 가지는 반사
• 이후 지속적으로 남아있음</td></tr>
<tr><td rowspan="6">발달수준에 따른 자세반사</td><td colspan="4">• 신경계 발달에 따른 발달수준에 나타나는 자세반사가 다르게 나타남</td></tr>
<tr><td rowspan="2">원시반사</td><td colspan="2">척수 수준</td><td>• 굽힘근 회피 반사
• 폄근 밀기 반사
• 교차 폄 반사</td></tr>
<tr><td colspan="2">뇌줄기 수준</td><td>• 비대칭성 긴장성 목 반사(ATNR)
• 대칭성 긴장성 목 반사(STNR)
• 긴장성 미로 반사(TLR)−바로누운자세
• 긴장성 미로 반사(TLR)−엎드린 자세
• 연합반응
• 양성 지지반응
• 음성 지지반응</td></tr>
<tr><td rowspan="3">자세 반응</td><td rowspan="2">중간뇌 수준</td><td>바로잡기 반응</td><td>• 목 바로잡기 반응
• 몸통 바로잡기 반응</td></tr>
<tr><td>자동운동 반응</td><td>• 머리에 작용하는 미로 바로잡기 반응
• 시각 바로잡기 반응 1, 2, 3, 4
• 양서류반응
• 모로반사
• 란다우 반응
• 보호적 폄 밀기 반응(파라슈트 반응)
• 목 바로잡기 반응
• 몸통 바로잡기 반응
• 머리에 작용하는 미로 바로잡기 반응
• 시각 바로잡기 반응 1, 2, 3, 4
• 양서류반응
• 모로반사
• 란다우 반응
• 보호적 폄 밀기 반응(파라슈트 반응)</td></tr>
<tr><td colspan="2">대뇌겉질 수준</td><td>• 바로 누운 자세 반응
• 엎드린 자세 반응
• 네발기기 반응
• 앉은 자세 반응
• 무릎서기 자세 반응
• 발 떼기 반응
• 발등쪽 굽힘 반응
• 시소 반응
• 유인원 자세 반응</td></tr>
</table>

▶ 생존반사

종류	반사명	유도방법	신생아반응	소실시기
구강반사 (oral reflex)	먹이찾기반사 (rooting reflex)	뺨을 톡톡 치거나 접촉한다.	머리를 자극한 방향으로 돌린다.	생후 3~4개월
	빨기-삼키기 반사 (sucking-swallowing reflex)	물체를 입술에 놓거나 입안에 넣는다.	빨거나 삼킨다.	생후 6개월
	물기반사 (biting reflex)	부러지지 않는 물건으로 치관을 자극한다.	이를 닫고 깨문다.	생후 4~7개월
	혀내밀기 반사 (tongue thrust reflex)	혀를 누르거나 접촉한다.	혀를 앞으로 내민다.	생후 4개월
	구토반사 (gag reflex)	인두후부의 자극을 위하여 음식이나 튜브를 통하여 흡인하도록 한다.	구토를 한다.	평생 지속
	기침반사 (cough reflex)	후두를 자극한다	기침을 한다.	평생 지속
시각반사 (optical reflex)	시각적 눈깜박임반사 (optical blink reflex)	아기의 눈에 밝은 빛을 비춘다.	눈을 깜박인다.	평생 지속
	청각적 눈깜박임 반사 (auditory blink reflex)	갑자기 큰소리로 자극한다.	눈을 깜박인다.	평생 지속
	각막반사 (corneal reflex)	솜의 끝을 각막에 댄다.	눈을 깜박인다.	평생 지속
	인형 눈 현상 (doll's eye phenomenon)	머리를 천천히 좌우로 움직인다.	머리의 위치에 따라 눈 조절이 어렵다.	눈을 고정시킬 수 있는 능력이 생길 때까지

• 먹이찾기 반사

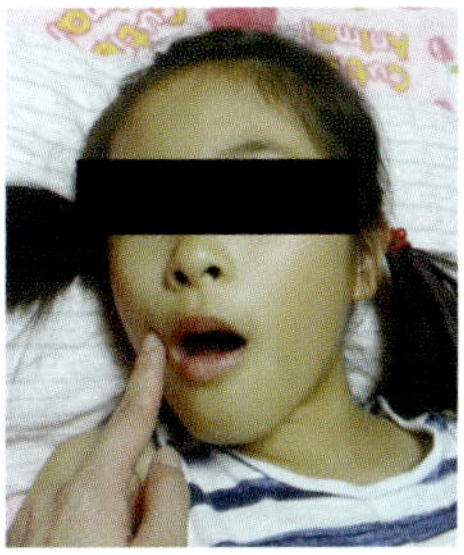

• 빨기-삼키기 반사

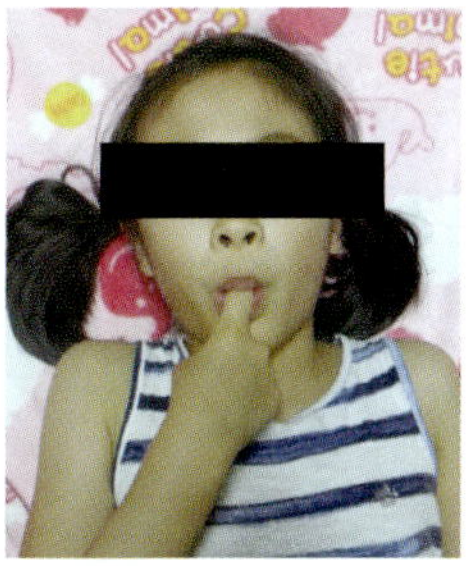

• 구토 반사

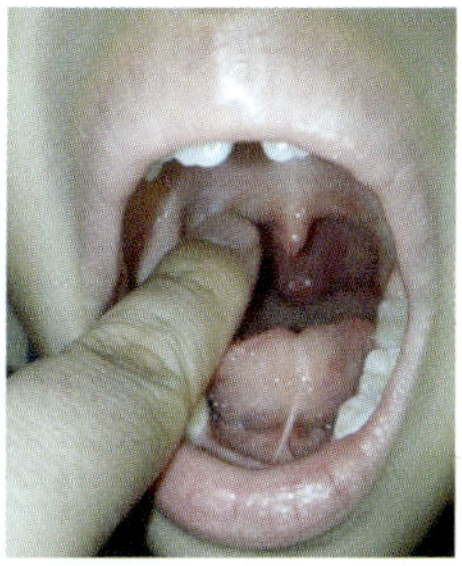

▶ 자세반사 발달 수준

중추신경계통	반사발달 수준	운동발달 수준
척수 및 뇌줄기	무족(apedal) 상태 원시반사(primitive reflex)	바로 눕기 엎드려 눕기
중간뇌	네발(quadrupedal) 상태 바로잡기 반응(righting reaction)	기기 앉기
대뇌겉질	두 발(bipedal) 상태 평형 반응(equilibrium reaction)	서기 걷기

▶ 원시반사

반사명	모로반사(moro reflex)	손 파악반사(palmar grasping reflex)
	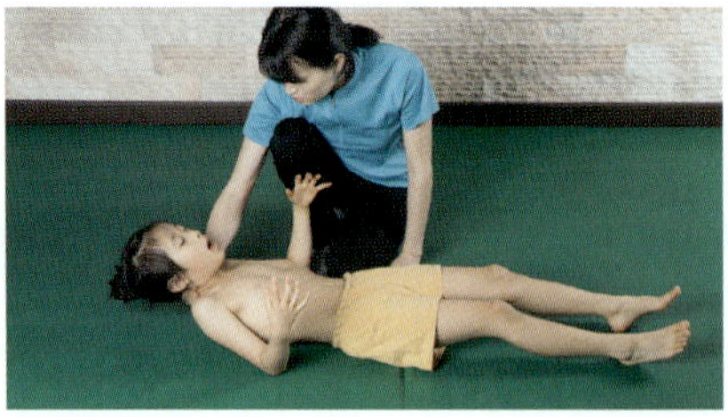	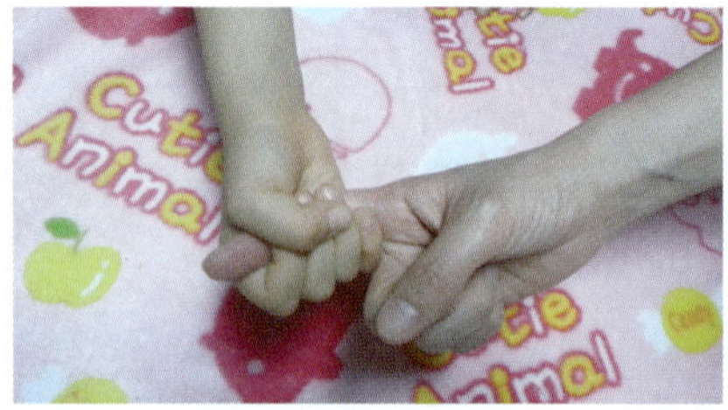
유도방법	손으로 어깨와 몸을 지탱하면서 머리를 갑자기 떨어뜨린다.	신생아의 손바닥을 검사자의 손가락으로 자극을 준다.
신생아 반응	등과 팔다리를 펴고 벌림하면서 엄지손가락을 구부리면서 포옹하는 듯한 자세를 취한다.	신생아의 손바닥을 검사자의 손가락으로 자극을 주게 되면 꽉 붙잡는다.
소실시기	3~5개월	생후 5~6개월 이내

반사명	발 파악반사(plantar graping reflex)	갈란트 반사(Galant reflex)
	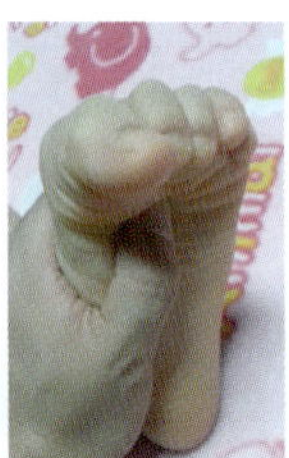	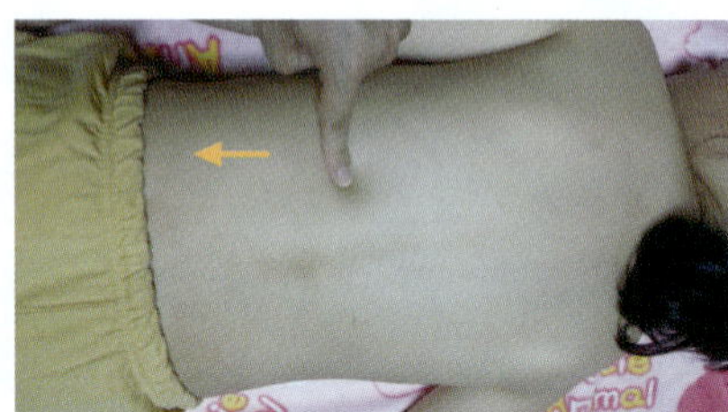
유도방법	검사자의 엄지손가락으로 아기의 발바닥 앞쪽을 자극한다.	척주에서 가쪽으로 3 cm 떨어진 곳을 12번째 등뼈에서 엉덩뼈 능선까지 손톱으로 부드럽게 긁는다.
신생아 반응	물건을 집듯이 발가락을 굽힘시킨다.	긁은 쪽 몸통이 가쪽 굽힘된다.
소실시기	생후 9개월	생후 4주

반사명	비대칭성 긴장성 반사 (asymmetric tonic neck reflex, ATNR)	대칭성 긴장성 반사 (symmetric tonic neck reflex, STNR)
	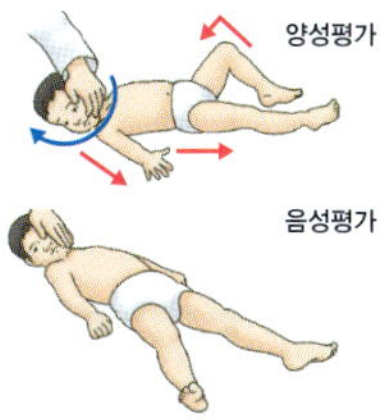	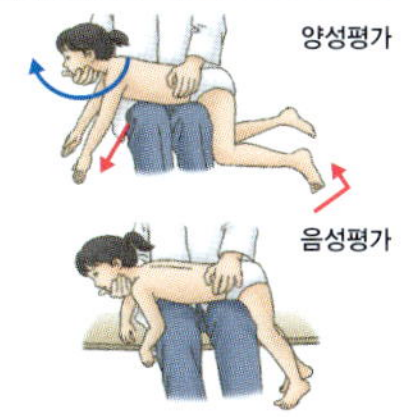
유도방법	아기의 머리를 한쪽으로 돌린다.	머리를 앞으로 들어 올린다.
신생아 반응	머리를 돌린 방향쪽 팔과 다리는 펴지고 반대쪽 팔과 다리를 굽힘 현상이 발생한다.	두 팔이 펴지고나 펴짐근 긴장 증가, 반대로 두 발은 굽히거나 굽힘근 긴장 증가
소실시기	생후 0~6개월	생후 0~6개월

반사명	발내딛기 반사 (placing reflex)	자동보행 반사(automatic walking reflex, stepping reflex)
	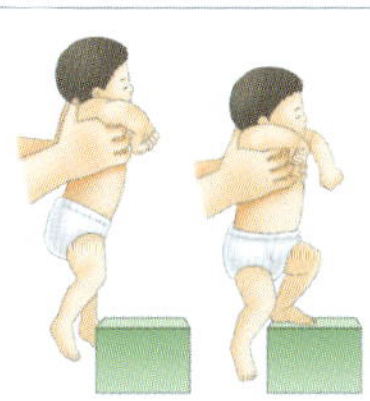	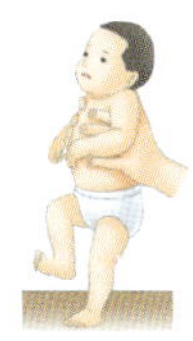
유도방법	아기를 바로 세워 잡고 발등이 테이블의 가장자리에 걸려 발등 굽힘근이 늘어나도록 한다.	아기를 바로 선 자세에서 검사자가 겨드랑이 밑으로 몸통을 잡아주어 발이 바닥에 닿게 하면서 몸통을 앞으로 밀어준다.
신생아 반응	아기가 테이블에 걸린 발을 테이블에 올리기 위하여 엉덩관절과 무릎관절을 굽히고 발목관절을 발등굽힘시킨 다음 다리를 편다.	다리가 교차하여 걷는 것과 같은 움직임을 보인다.
소실시기	생후 2개월	생후 3~4개월

반사명	견인 반응(traction reflex)
	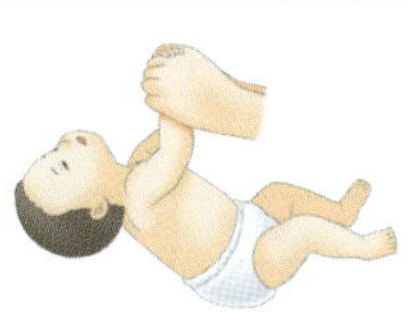
유도방법	아기의 양손을 붙잡고 누운 자세로부터 대각선 위쪽으로 당겨 일으킨다.
신생아 반응	초기에는 머리가 뒤로 젖혀진다. 상체가 수직위가 되면 머리는 앞으로 기울였다가 잠시 고정시킨다.
소실시기	생후 4개월

▶ 원시반사: 척수 수준

반사명	굽힘근 회피 반사(flexor withdrawal reflex)	
반응	양성반응	음성반응
	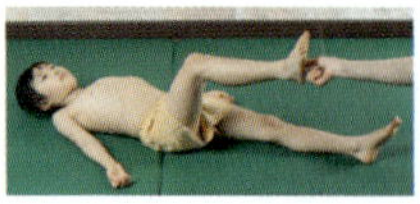 자극받는 다리가 반사적으로 굽힘된다(간지럼에 의한 반응과 혼동하지 않는다).	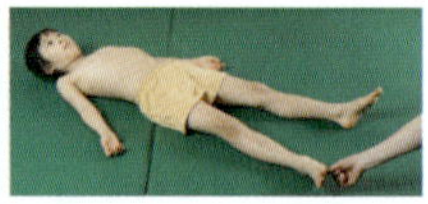 자극받는 다리가 움직임 없이 폄 상태를 유지한다.
검사시작 자세	대상자의 양다리를 폄하고 바로누운자세를 취한다(머리는 중간 자세).	
검사자극	발바닥에 자극을 준다.	
분석	• 생후 2개월까지 '양성 반응'은 정상이다. • 생후 2개월 이후 '양성 반응'은 반사 성숙 지연을 의미한다.	

반사명	폄근 밀기 반사(extensor thrust reflex)	
반응	양성반응	음성반응
	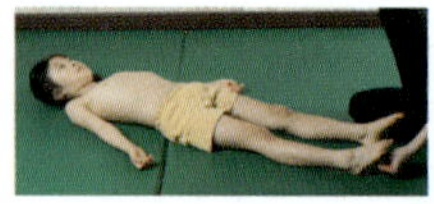 자극받는 다리가 반사적으로 폄된다(간지럼에 의한 반응과 혼동하지 않는다).	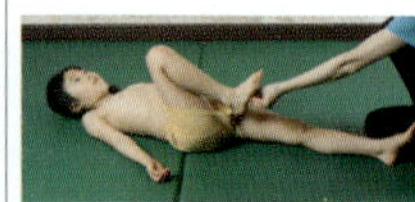 자극받는 다리가 움직임 없이 굽힘 상태를 유지한다.
검사시작 자세	대상자의 한쪽 다리는 폄하고 반대쪽 다리는 굽힘하여 바로누운자세를 취한다(머리는 중간 자세).	
검사자극	굽힘한 다리의 발바닥에 자극을 준다.	
분석	• 생후 2개월까지 '양성 반응'은 정상이다. • 생후 2개월 이후 '양성 반응'은 반사 성숙 지연을 의미한다.	

반사명	교차 폄 반사 1 (crossed extension reflex 1)	
반응	양성반응	음성반응
	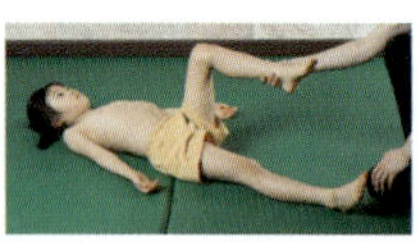 폄한 다리를 굽힘시키면 반대쪽 다리(굽힘되어 있던 다리)가 폄된다.	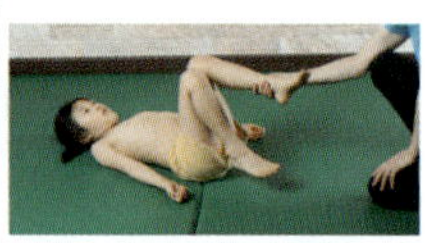 폄한 다리를 굽힘시켜도 반대쪽 다리(굽힘되어 있던 다리)가 움직임 없이 굽힘 상태를 유지한다.
검사시작 자세	대상자의 한쪽 다리는 폄하고 반대쪽 다리는 굽힘하여 바로누운자세를 취한다(머리는 중간 자세).	
검사자극	폄한 다리를 굽힘시킨다.	
분석	• 생후 2개월까지 '양성 반응'은 정상이다. • 생후 2개월 이후 '양성 반응'은 반사 성숙 지연을 의미한다.	

반사명	교차 폄 반사 2 (crossed extension reflex 2)	
반응	양성반응	음성반응
	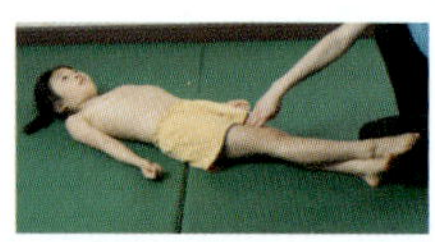 자극을 받은 반대쪽 다리가 모음과 안쪽돌림되고 발목이 발바닥쪽 굽힘된다(전형적인 가위 모양).	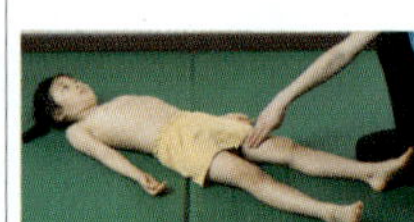 양쪽 다리 모두 움직임 없이 폄 상태를 유지한다.
검사시작 자세	대상자의 양쪽 다리를 폄과 벌림하여 바로누운자세를 취한다(머리는 중간 자세).	
검사자극	한쪽 다리의 넓적다리 안쪽면을 두드린다.	
분석	• 생후 2개월까지 '양성 반응'은 정상이다. • 생후 2개월 이후 '양성 반응'은 반사 성숙 지연을 의미한다.	

▶ 원시반사: 뇌줄기 수준

반사명	비대칭성 긴장성 목반사 (asymmetric tonic neck reflex, ATNR)	
반응	양성반응	음성반응
	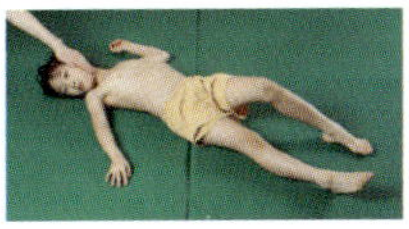 얼굴이 향한 쪽 팔다리는 폄되거나 폄근 긴장이 증가되고, 뒤통수 쪽 팔다리는 굽힘되거나 굽힘근 긴장이 증가된다.	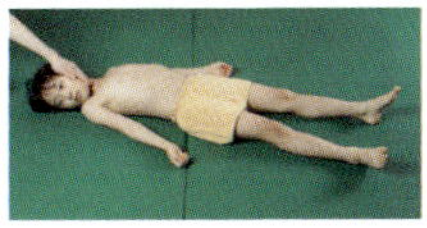 양쪽 팔다리가 움직임 없이 폄 상태를 유지한다.
검사시작 자세	대상자의 팔다리를 폄하고 바로누운자세를 취한다(머리는 중간 자세).	
검사자극	머리를 한쪽으로 돌린다.	
분석	• 생후 4~6개월까지 '양성 반응'은 정상이다. • 생후 4~6개월 이후 '양성 반응'은 반사 성숙 지연을 의미한다.	

반사명	대칭성 긴장성 목반사 1 (symmetric tonic neck reflex 1, STNR 1)	
반응	양성반응	음성반응
	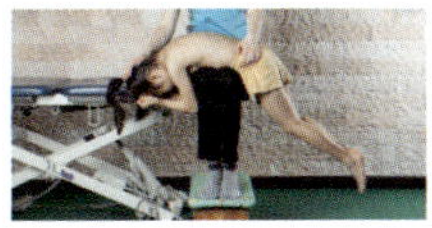 양쪽 팔이 굽힘되거나 굽힘근 긴장이 증가되고, 양쪽 다리는 폄되거나 폄근 긴장이 증가된다.	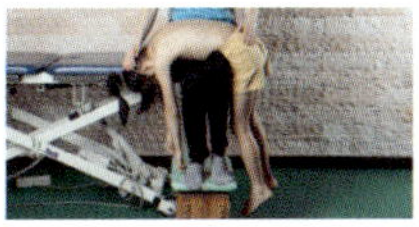 양쪽 팔다리에 아무런 반응이 나타나지 않는다.
검사시작 자세	대상자를 네발기기 자세로 하고 검사자의 양 무릎 위에 엎드리게 한다(머리는 중간 자세).	
검사자극	머리를 굽힘시킨다.	
분석	• 생후 4~6개월까지 '양성 반응'은 정상이다. • 생후 4~6개월 이후 '양성 반응'은 반사 성숙 지연을 의미한다.	

반사명	대칭성 긴장성 목반사 2 (symmetric tonic neck reflex 2, STNR 2)	
반응	양성반응	음성반응
	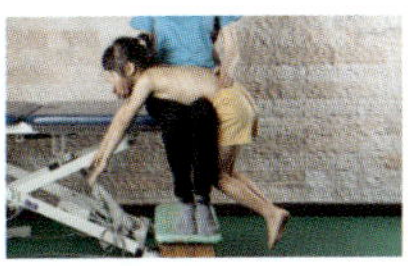 양쪽 팔이 폄되거나 폄근 긴장이 증가되고, 양쪽 다리는 굽힘되거나 굽힘 긴장이 증가된다.	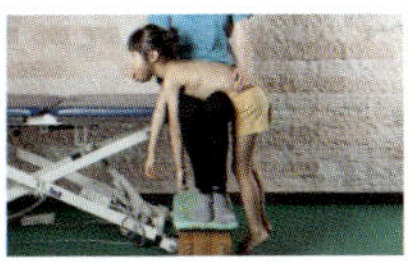 양쪽 팔다리에 아무런 반응이 나타나지 않는다.
검사시작 자세	대상자를 네발기기 자세로 하고 검사자의 양 무릎 위에 엎드리게 한다(머리는 중간 자세).	
검사자극	머리를 폄시킨다.	
분석	• 생후 4~6개월까지 '양성 반응'은 정상이다. • 생후 4~6개월 이후 '양성 반응'은 반사 성숙 지연을 의미한다.	

반사명	긴장성 미로 반사 (tonic labyrinthine reflex, TLR) (바로누운자세)	
반응	양성반응	음성반응
	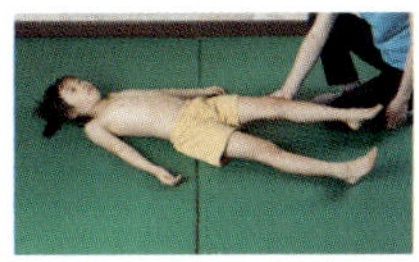 양쪽 팔이나 다리를 굽힘할 때 폄근 긴장이 현저하게 증가된다.	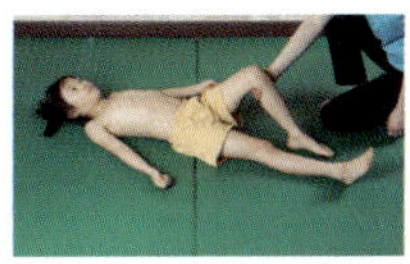 양쪽 팔다리의 폄근 긴장 없이 아무런 반응이 나타나지 않는다.
검사시작 자세	대상자의 팔다리를 폄하여 바로누운자세를 취하게 한다(머리는 중간 자세).	
검사자극	양쪽 팔이나 다리를 수동적으로 굽힘시킨다(무릎을 수동적으로 약간 굽힘).	
분석	• 생후 4개월까지 '양성 반응'은 정상이다. • 생후 4개월 이후 '양성 반응'은 반사 성숙 지연을 의미한다.	

(계속)

▶ 원시반사: 뇌줄기 수준 (계속)

반사명	긴장성 미로 반사 (tonic labyrinthine reflex, TLR) (엎드려 누운 자세)		연합반응 (associated reaction)	
	반응		반응	
	양성반응	음성반응	양성반응	음성반응
	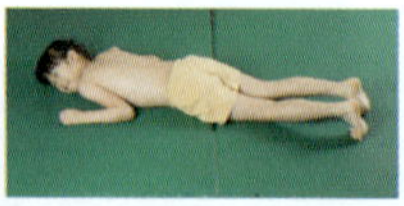 머리를 들거나 어깨를 뒤로 젖히거나 몸통과 팔다리를 펌할 수 없다.	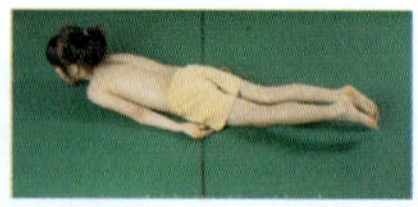 굽힘근 긴장 없이 머리, 몸통, 팔다리를 펌할 수 있다.	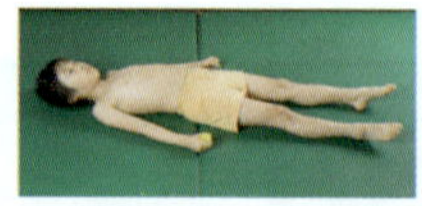 반대쪽 팔다리나 다른 신체 부위의 근육 긴장도가 증가한다.	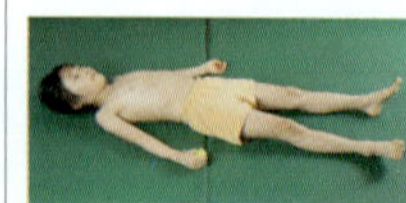 근육 긴장 증가 없이 아무런 반응이 나타나지 않는다.
검사시작 자세	대상자는 엎드려누운자세를 취하게 한다(머리는 중간 자세).		대상자는 바로누운자세를 취하게 한다(머리는 중간 자세).	
검사자극	엎드려 누운자세를 계속 유지하게 한다.		어느 한쪽 손에 물건을 주어 꽉 쥐게 한다.	
분석	• 생후 4개월까지 '양성 반응'은 정상이다. • 생후 4개월 이후 '양성 반응'은 반사 성숙 지연을 의미한다.		• '양성 반응'에 또 다른 비정상적인 반사 작용이 나타나면 반사 성숙 지연을 의미하며, 생후에서 3개월에 출현하여 8~9세에 통합된다.	

반사명	양성 지지반응(positive supporting reaction)		음성 지지반응(negative supporting reaction)	
	반응		반응	
	양성반응	음성반응	양성반응	음성반응
	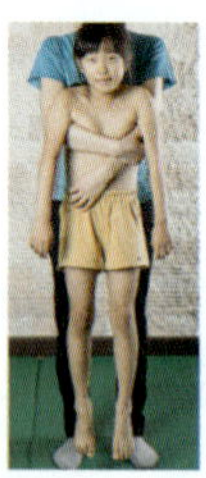 양쪽 다리의 폄근 긴장이 증가되고 발목의 발바닥쪽 굽힘과 무릎의 젖힌무릎(genu recurvatum)이 나타난다.	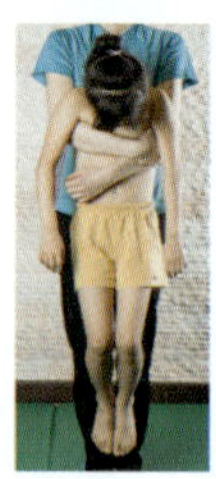 양쪽 다리 근육의 긴장이 증가되지 않는다(또는 양쪽 다리를 스스로 구부린다).	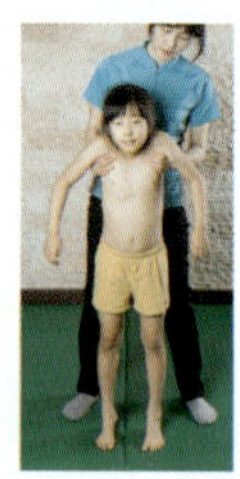 폄근 긴장이 완화되지 않고 뻣뻣하게 선 자세를 유지한다.	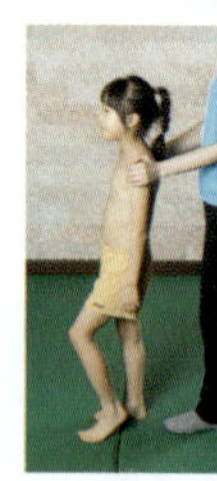 폄근 긴장이 완화되어 다리가 구부러진다(걷는 준비가 갖추어진다).
검사시작 자세	검사자가 대상자를 들어 뒤쪽에서 지지해준다(머리는 중간 자세).		검사자가 대상자를 들어 뒤쪽에서 지지해준다(머리는 중간 자세).	
검사자극	몇 번 들었다 놓았다 하여 발바닥이 바닥에 닿도록 튀긴다.		체중 부하 자세를 위해 발바닥을 땅에 닿게 한다.	
분석	• 생후 3~8개월까지 '양성 반응'은 정상이다. • 생후 8개월 이후 '양성 반응'은 반사 성숙 지연을 의미한다.		• 생후 3~8개월까지 '양성 반응'은 정상이다. • 생후 8개월 이후 '양성 반응'은 반사 성숙 지연을 의미한다. * 8개월 이후의 정상 반응은 양쪽 다리가 교대로 걷기 위한 준비 자세를 취하는 것으로 폄근 긴장이 충분히 완화되어 다리의 굽힘이 나타나야 한다. 그러나 생후 4개월 이후에 체중 부하 시 다리의 과다한 굽힘 반응이 나타나면 비정상 반응이다.	

▶ 자세반응: 중간뇌 수준

반사명	목 바로잡기 반응 (neck righting reaction)	
반응	양성반응	음성반응
	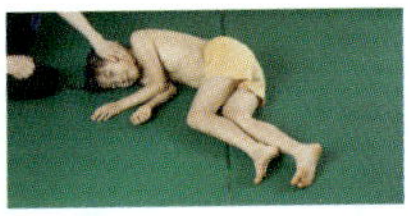 머리가 돌아간 쪽으로 몸통 전체가 동시에 돌아간다.	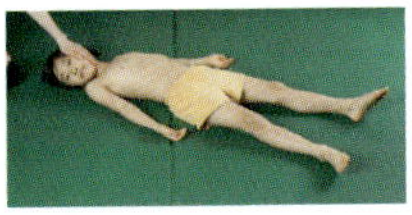 몸통이 머리를 따라 돌아가지 않는다.
검사시작 자세	대상자의 팔다리를 펴하여 바로누운자세를 취하게 한다(머리는 중간 자세).	
검사자극	스스로 또는 수동적으로 머리를 한쪽으로 돌린다.	
분석	• 생후 6개월까지 '양성 반응'은 정상이다. • 생후 6개월 이후 '양성 반응'은 반사 성숙 지연을 의미한다. * 만약 생후 1개월 이후에 '음성 반응'이 나타나면 반사 성숙 지연을 의미한다.	

반사명	몸통에 작용하는 몸통 바로 잡기 반응 (body righting reaction acting on the body)	
반응	양성반응	음성반응
	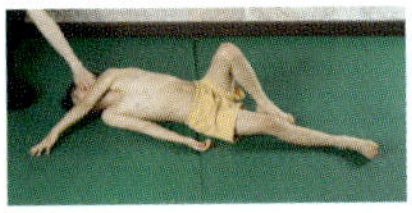 머리가 돌아간 쪽으로 어깨, 몸통, 골반이 순서대로 분절 형태를 보이면서 돌아간다.	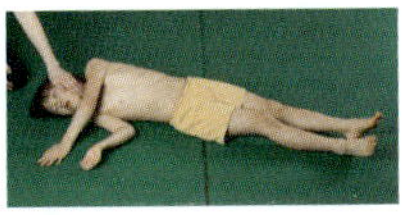 분절 형태를 보이지 않고 전체적으로 머리가 돌아간 쪽으로 몸통이 돌아간다.
검사시작 자세	대상자의 팔다리를 펴하여 바로누운자세를 취하게 한다(머리는 중간 자세).	
검사자극	스스로 또는 수동적으로 머리를 한쪽으로 돌린다.	
분석	• 생후 6개월경에 나타나 18개월까지 '양성 반응'은 지속된다. • 생후 6개월 이후 '음성 반응'은 반사 성숙 지연을 의미한다.	

반사명	머리에 작용하는 미로 바로 잡기 반응 1 (labyrinthine righting reaction acting on the head 1)	
반응	양성반응	음성반응
	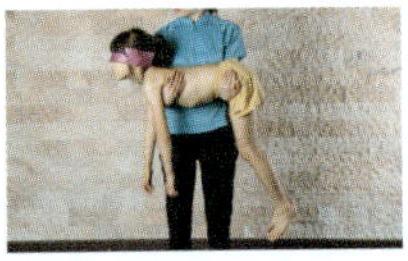 머리를 들어 올려 정상 위치로 세우고 얼굴은 수직, 입은 수평으로 다문다.	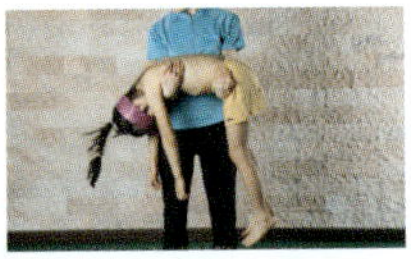 머리를 정상 위치로 세우지 않는다.
검사시작 자세	대상자의 눈을 가리고 엎드려 누운자세를 취하게 하여 검사자가 들어 올린다.	
검사자극	엎드려 누운자세를 계속 유지하게 한다.	
분석	• '양성 반응'이 생후 1~2개월경에 나타나 평생 동안 지속된다. • 생후 2개월 이후 '음성 반응'은 반사 성숙 지연을 의미한다.	

반사명	머리에 작용하는 미로 바로 잡기 반응 2 (labyrinthine righting reaction acting on the head 2)	
반응	양성반응	음성반응
	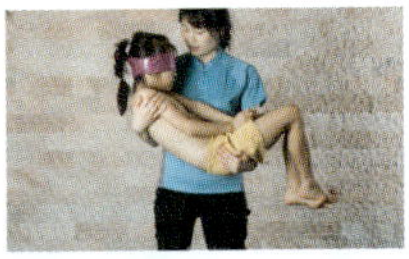 머리를 들어 올려 정상 위치로 세우고 얼굴은 수직, 입은 수평으로 다문다.	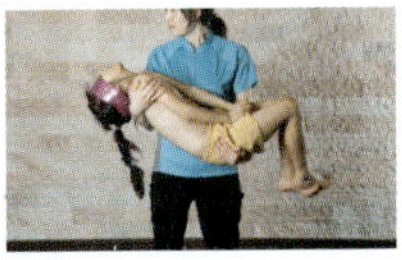 머리를 정상 위치로 세우지 않는다.
검사시작 자세	대상자의 눈을 가리고 바로누운자세를 취하게 하여 검사자가 들어 올린다.	
검사자극	바로누운자세를 계속 유지하게 한다.	
분석	• '양성 반응'이 생후 6개월경에 나타나 평생 동안 지속된다. • 생후 6개월 이후 '음성 반응'은 반사 성숙 지연을 의미한다.	

(계속)

▶ 자세반응: 중간뇌 수준 (계속)

반사명	머리에 작용하는 미로 바로 잡기 반응 3 (labyrinthine righting reaction acting on the head 3)	
	반응	
	양성반응	음성반응
	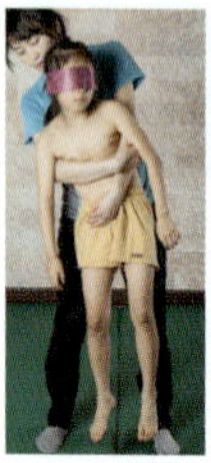	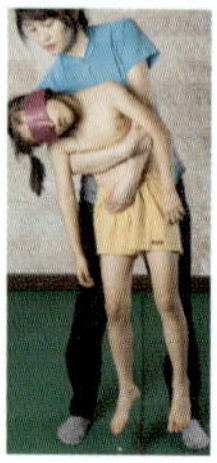
	머리를 들어 올려 정상 위치로 세우고 얼굴은 수직, 입은 수평으로 다문다.	머리를 정상 위치로 세우지 않는다.
검사시작 자세	대상자의 눈을 가리고 검사자는 골반 부위를 잡고 들어 올린다.	
검사자극	오른쪽으로 기울인다.	
분석	• '양성 반응'이 생후 6~8개월경에 나타나 평생 동안 지속된다. • 생후 8개월 이후 '음성 반응'은 반사 성숙 지연을 의미한다.	

반사명	머리에 작용하는 미로 바로 잡기 반응 4 (labyrinthine righting reaction acting on the head 4)	
	반응	
	양성반응	음성반응
	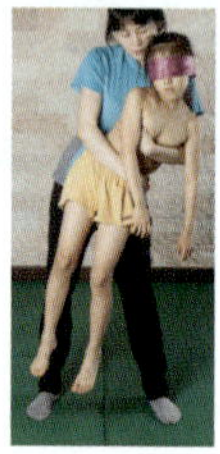	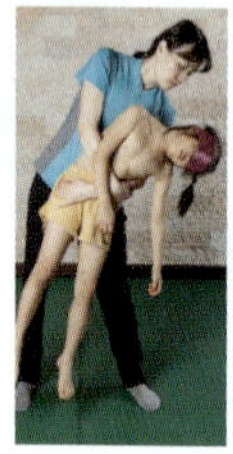
	머리를 들어 올려 정상 위치로 세우고 얼굴은 수직, 입은 수평으로 다문다.	머리를 정상 위치로 세우지 않는다.
검사시작 자세	대상자의 눈을 가리고 검사자는 골반 부위를 잡고 들어 올린다.	
검사자극	왼쪽으로 기울인다.	
분석	• '양성 반응'이 생후 6~8개월경에 나타나 평생 동안 지속된다. • 생후 8개월 이후 '음성 반응'은 반사 성숙 지연을 의미한다.	

반사명	시각 바로 잡기 반응 1 (optical righting reaction 1)	
	반응	
	양성반응	음성반응
	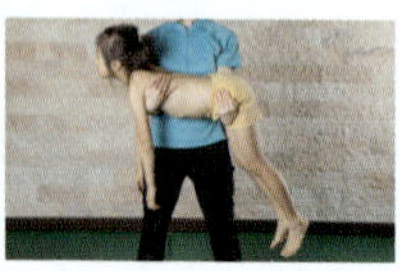	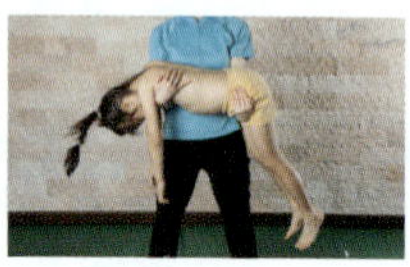
	머리를 들어 올려 정상 위치로 세우고 얼굴은 수직, 입은 수평으로 다문다.	머리를 정상 위치로 세우지 않는다.
검사시작 자세	대상자는 엎드려누운자세를 취하게 하고 검사자는 대상자를 들어 올린다.	
검사자극	엎드려누운자세를 계속 유지하게 한다.	
분석	• '양성 반응'이 생후 1~2개월경에 나타나 평생 동안 지속된다. • 생후 2개월 이후 '음성 반응'은 반사 성숙 지연을 의미한다.	

반사명	시각 바로 잡기 반응 2 (optical righting reaction 2)	
	반응	
	양성반응	음성반응
	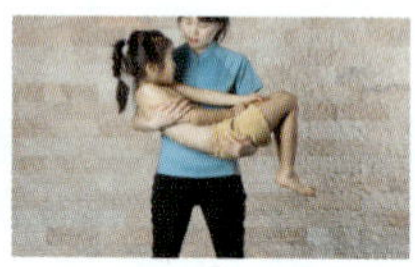	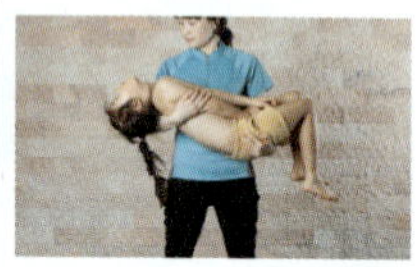
	머리를 들어 올려 정상 위치로 세우고 얼굴은 수직, 입은 수평으로 다문다.	머리를 정상 위치로 세우지 않는다.
검사시작 자세	대상자는 바로누운자세를 취하게 하고 검사자는 대상자를 들어 올린다.	
검사자극	바로누운자세를 계속 유지하게 한다.	
분석	• '양성 반응'이 생후 6개월경에 나타나 평생 동안 지속된다. • 생후 6개월 이후 '음성 반응'은 반사 성숙 지연을 의미한다.	

반사명	시각 바로 잡기 반응 3 (optical righting reaction 3)		시각 바로 잡기 반응 4 (optical righting reaction 4)	
	반응		반응	
	양성반응	음성반응	양성반응	음성반응
	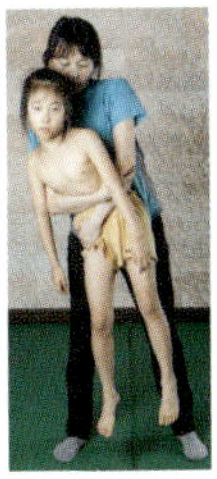 머리를 들어 올려 정상 위치로 세우고 얼굴은 수직, 입은 수평으로 다문다.	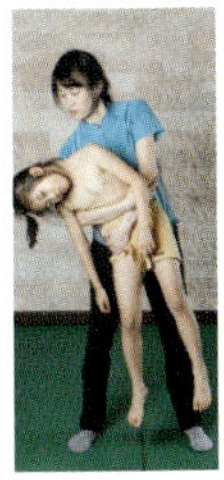 머리를 정상 위치로 세우지 않는다.	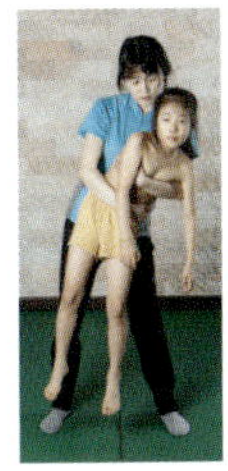 머리를 들어 올려 정상 위치로 세우고 얼굴은 수직, 입은 수평으로 다문다.	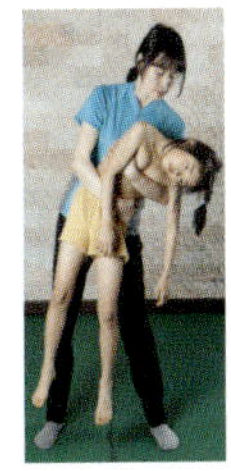 머리를 정상 위치로 세우지 않는다.
검사시작 자세	검사자는 대상자의 골반 부위를 잡고 들어 올린다.		검사자는 대상자의 골반 부위를 잡고 들어 올린다.	
검사자극	오른쪽으로 기울인다.		왼쪽으로 기울인다.	
분석	• '양성 반응'이 생후 6~8개월경에 나타나 평생 동안 지속된다. • 생후 8개월 이후 '음성 반응'은 반사 성숙 지연을 의미한다.		• '양성 반응'이 생후 6~8개월경에 나타나 평생 동안 지속된다. • 생후 8개월 이후 '음성 반응'은 반사 성숙 지연을 의미한다.	

반사명	양서류 반응(amphibian reaction)	
	반응	
	양성반응	음성반응
	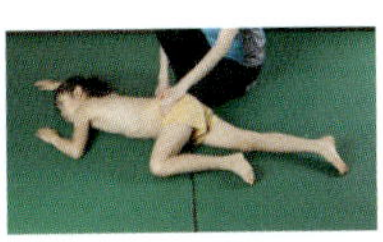 같은쪽 팔, 엉덩이, 무릎이 자연스럽게 굽혀진다.	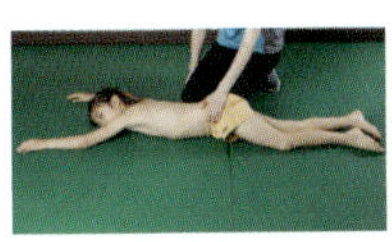 근육 긴장 증가 없이 아무런 반응이 나타나지 않는다.
검사시작 자세	대상자는 엎드려누운자세에서 양쪽 다리를 폄시키고 양쪽 팔을 머리 위로 들어 올려 폄시킨 자세를 취하게 한다(머리는 중간 자세).	
검사자극	한쪽 골반을 들어 올린다.	
분석	• '양성 반응'이 생후 6개월경에 나타나 평생 동안 지속된다. • 생후 6개월 이후 '음성 반응'은 반사 성숙 지연을 의미한다.	

▶ 자세반응: 자동 운동반응

반사명	모로 반사(Moro reflex)	
	반응	
	양성반응	음성반응
	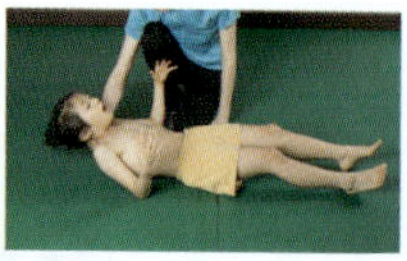 양쪽 팔의 벌림, 폄(또는 굽힘), 가쪽돌림과 함께 손가락의 벌림과 폄이 나타난다.	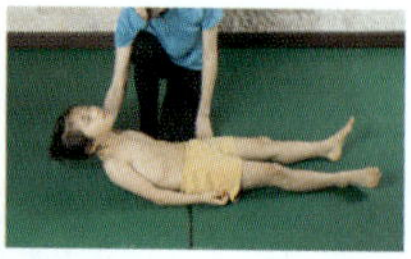 놀라는 반응이 나타나지 않거나 매우 작게 나타난다.
검사시작 자세	대상자를 앉혀 상체를 반쯤 뒤로 눕힌다.	
검사자극	머리를 뒤쪽으로 갑자기 젖힌다.	
분석	• '양성 반응'이 출생 시부터 4개월경까지 나타난다. • 생후 4개월 이후 '양성 반응'은 반사 성숙 지연을 의미한다. • 생후 4개월 이후 '음성 반응'은 정상이다.	

반사명	란다우 반응(Landau reaction)	
	반응	
	양성반응	음성반응
	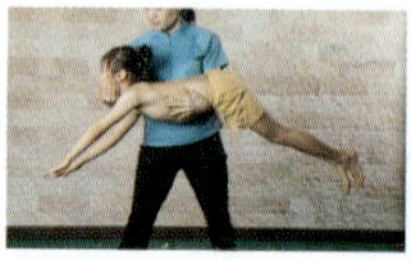 척주와 양쪽 팔다리가 폄된다(머리를 굽힘하면 척주와 양쪽 팔다리가 굽힘된다).	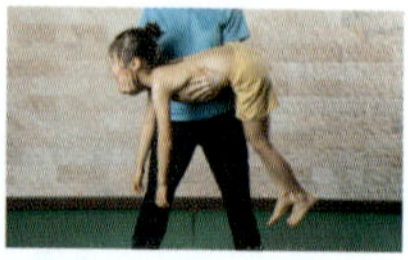 척주와 양쪽 팔다리가 아무런 반응 없이 굽힘된 채로 있게 된다.
검사시작 자세	대상자는 엎드려누운자세를 취하게 하고 검사자는 대상자를 들어 올린다.	
검사자극	스스로 또는 수동적으로 머리를 들게 한다.	
분석	• '양성 반응'은 생후 6~2년 또는 2년 6개월까지 나타난다. • 생후 2년 6개월 이후 '양성 반응'은 반사 성숙 지연을 의미한다. • 출생 시부터 생후 6개월까지의 '음성 반응'과 2년 6개월 이후 평생 동안 '음성 반응'이 정상이다.	

반사명	보호적 폄근 밀기 반응(보호적 폄근 밀기 반응)	
	반응	
	양성반응	음성반응
	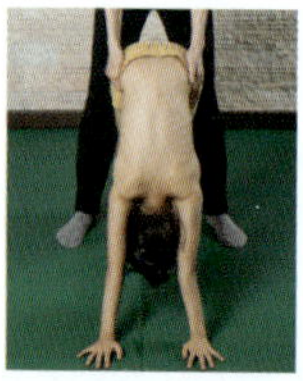 양쪽 팔을 뻗고(폄) 손가락을 벌려 머리를 보호하는 자세를 나타난다.	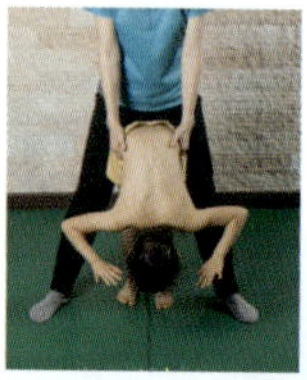 양쪽 팔로 머리를 보호하려 하지 않는다(비대칭성 또는 대칭성 긴장성 목반사와 같은 원시 반사가 나타날 수 있다).
검사시작 자세	대상자는 엎드려누운자세를 취하게 하고 양쪽 팔을 머리 위로 올려 폄시킨다.	
검사자극	양쪽 골반을 잡고 갑자기 들어 올려 머리가 바닥으로 떨어지게 한다.	
분석	• '양성 반응'이 생후 6개월경에 나타나 평생 동안 지속된다. • 생후 6개월 이후 '음성 반응'은 반사 성숙 지연을 의미한다.	

▶ 자세반응: 대뇌 겉질 수준

반사명	바로누운자세 반응(supine reaction)		엎드려 누운자세 반응(prone reaction)	
	반응		반응	
	양성반응	음성반응	양성반응	음성반응
	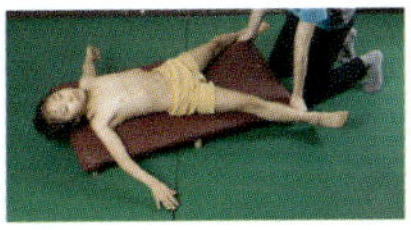 기울어진 쪽에는 보호 반응이 나타나고 올라간 쪽 팔다리는 벌림과 폄이 나타나 평형 반응을 보인다.	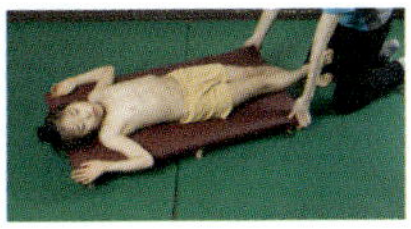 평형 반응과 보호 반응이 나타나지 않는다(신체의 일부만 양성 반응이 나타날 경우에는 음성 반응으로 간주한다).	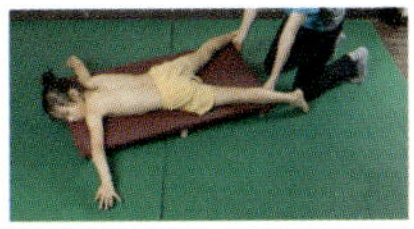 기울어진 쪽에는 보호 반응이 나타나고 올라간 쪽 팔다리는 벌림과 폄이 나타나 평형 반응을 보인다.	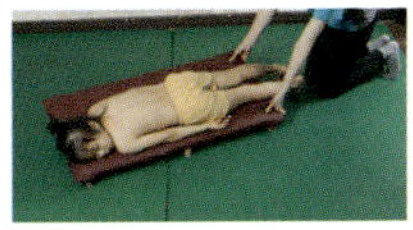 평형 반응과 보호 반응이 나타나지 않는다(신체의 일부만 양성 반응이 나타날 경우에는 음성 반응으로 간주한다).
검사시작 자세	대상자는 경사판 위에 바로누운자세를 취하게 하고 양쪽 팔다리를 폄시킨다.		대상자는 경사판 위에 엎드려 누운자세를 취하게 하고 양쪽 팔다리를 폄시킨다.	
검사자극	경사판을 한쪽으로 기울인다.		경사판을 한쪽으로 기울인다.	
분석	• '양성 반응'이 생후 6개월경에 나타나 평생 동안 지속된다. • 생후 6개월 이후 '음성 반응'은 반사 성숙 지연을 의미한다.		• '양성 반응'이 생후 6개월경에 나타나 평생 동안 지속된다. • 생후 6개월 이후 '음성 반응'은 반사 성숙 지연을 의미한다.	

반사명	네발기기 반응(four-foot kneeling reaction)		앉은자세 반응(sitting reaction)	
	반응		반응	
	양성반응	음성반응	양성반응	음성반응
	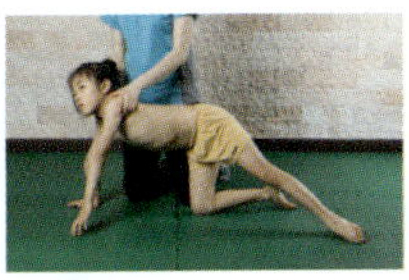 기울어진 쪽에는 보호 반응이 나타나고 반대쪽 팔다리는 벌림과 폄이 나타나 평형 반응을 보인다.	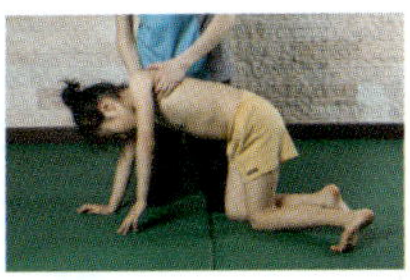 평형 반응과 보호 반응이 나타나지 않는다(신체의 일부만 양성 반응이 나타날 경우에는 음성 반응으로 간주한다).	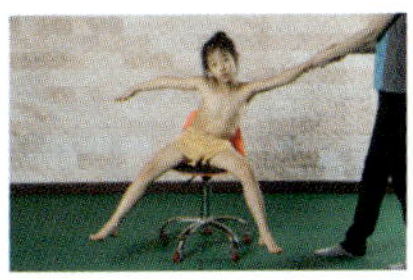 기울어진 쪽에는 보호 반응이 나타나고 반대쪽 팔다리는 벌림과 폄이 나타나 평형 반응을 보인다.	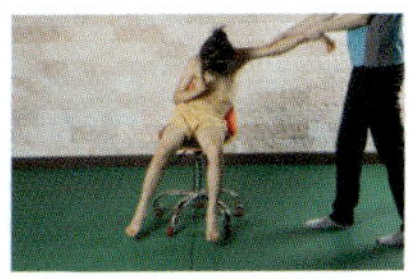 평형 반응과 보호 반응이 나타나지 않는다(신체의 일부만 양성 반응이 나타날 경우에는 음성 반응으로 간주한다).
검사시작 자세	대상자를 네발기기 자세로 엎드리게 한다.		대상자는 의자에 앉는다.	
검사자극	몸이 한쪽으로 기울어지도록 검사자가 민다.		몸이 한쪽으로 기울어지도록 검사자가 밀거나 당긴다.	
분석	• '양성 반응'이 생후 8개월경에 나타나 평생 동안 지속된다. • 생후 8개월 이후 '음성 반응'은 반사 성숙 지연을 의미한다.		• '양성 반응'이 생후 10~12개월경에 나타나 평생 동안 지속된다. • 생후 12개월 이후 '음성 반응'은 반사 성숙 지연을 의미한다.	

(계속)

▶ 자세반응: 대뇌 겉질 수준 (계속)

반사명	무릎서기 자세 반응(kneel-standing reaction)	
반응	양성반응	음성반응
	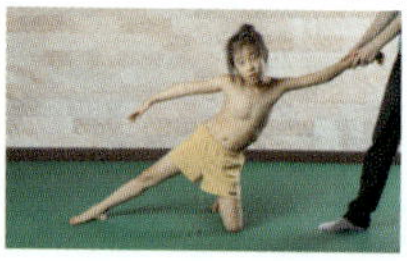 기울어진 쪽에는 보호 반응이 나타나고 반대쪽 팔다리는 벌림과 폄이 나타나 평형 반응을 보인다.	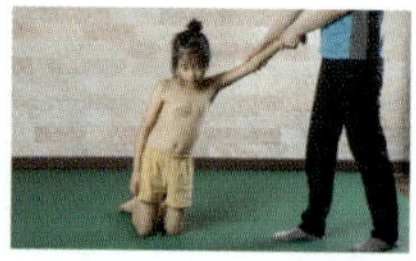 평형 반응과 보호 반응이 나타나지 않는다(신체의 일부만 양성 반응이 나타날 경우에는 음성 반응으로 간주한다).
검사시작 자세	대상자는 무릎서기 자세를 취한다.	
검사자극	몸이 한쪽으로 기울어지도록 검사자가 밀거나 당긴다.	
분석	• '양성 반응'이 생후 15개월경에 나타나 평생 동안 지속된다. • 생후 15개월 이후 '음성 반응'은 반사 성숙 지연을 의미한다.	

반사명	발 떼기 반응 1 (hopping reaction 1) (바로 선 자세)	
반응	양성반응	음성반응
	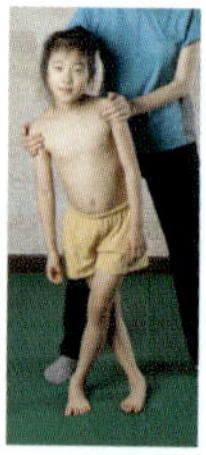 머리와 가슴을 똑바로 세우고 평형을 유지하기 위하여 기울어지는 쪽과 반대쪽 다리를 들어 기울어지는 쪽 다리 옆으로 옮긴다.	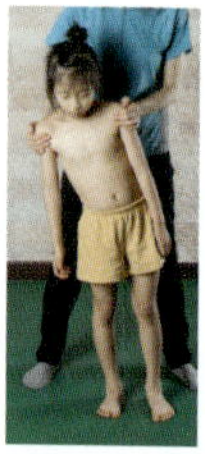 머리와 가슴을 똑바로 세우지 못하고 다리를 교차시켜 옮기지 못한다.
검사시작 자세	대상자는 선 자세를 취하고 검사자는 양쪽 팔을 잡는다.	
검사자극	몸이 한쪽으로 기울어지도록 검사자가 밀거나 당긴다.	
분석	• '양성 반응'이 생후 15~18개월경에 나타나 평생 동안 지속된다. • 생후 18개월 이후 '음성 반응'은 반사 성숙 지연을 의미한다.	

반사명	발 떼기 반응 2 (hopping reaction 2) (바로 선 자세)	
반응	양성반응	음성반응
	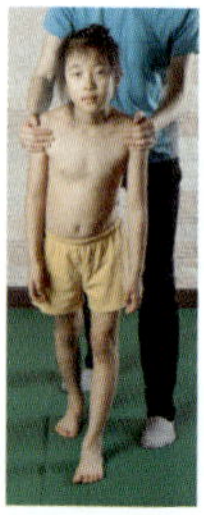 머리와 가슴을 똑바로 세우고 평형을 유지하기 위하여 다리를 들어 앞쪽으로 옮긴다.	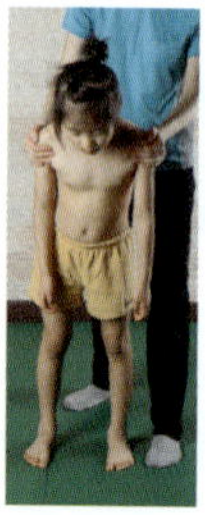 머리와 가슴을 똑바로 세우지 못하고 다리를 앞쪽으로 옮기지 못한다.
검사시작 자세	대상자는 선 자세를 취하고 검사자는 양쪽 팔을 잡는다.	
검사자극	몸통을 앞쪽으로 민다.	
분석	• '양성 반응'이 생후 15~18개월경에 나타나 평생 동안 지속된다. • 생후 18개월 이후 '음성 반응'은 반사 성숙 지연을 의미한다.	

반사명	발 떼기 반응 3 (hopping reaction 3) (바로 선 자세)	
반응	양성반응	음성반응
	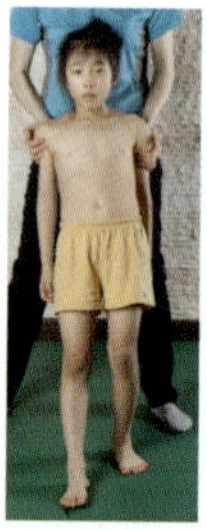 머리와 가슴을 똑바로 세우고 평형을 유지하기 위하여 다리를 들어 뒤쪽으로 옮긴다.	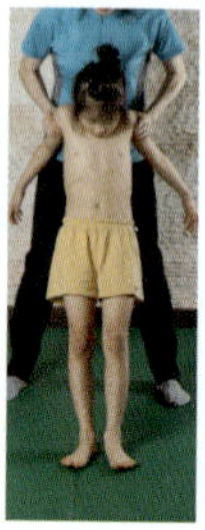 머리와 가슴을 똑바로 세우지 못하고 다리를 뒤쪽으로 옮기지 못한다.
검사시작 자세	대상자는 선 자세를 취하고 검사자는 양쪽 팔을 잡는다.	
검사자극	몸통을 뒤쪽으로 끌어당긴다.	
분석	• '양성 반응'이 생후 15~18개월경에 나타나 평생 동안 지속된다. • 생후 18개월 이후 '음성 반응'은 반사 성숙 지연을 의미한다.	

반사명	발등쪽 굽힘 반응(dorsiflexion reaction)		시소 반응(see-saw reaction)	
	반응		반응	
	양성반응	음성반응	양성반응	음성반응
	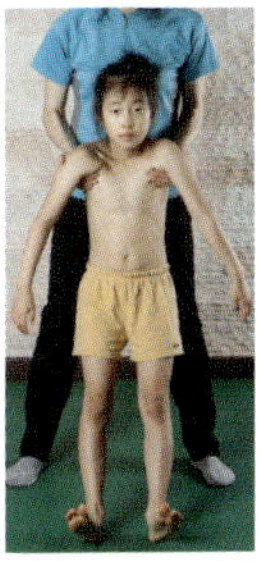 머리와 가슴을 똑바로 유지하고 발목의 발등쪽 굽힘이 나타나면서 발끝이 위로 들린다.	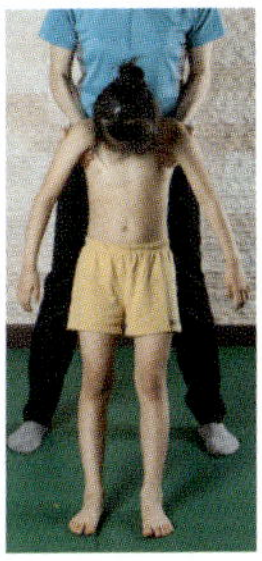 머리와 가슴을 똑바로 유지하지 못하고 발목의 발등쪽 굽힘이 나타나지 않는다.	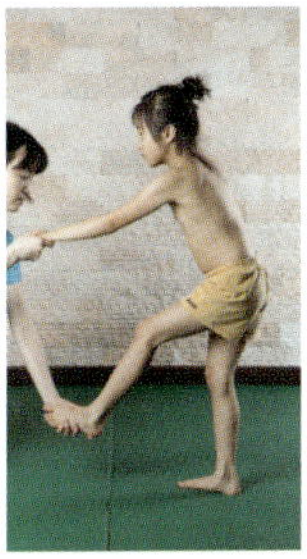 머리와 가슴을 똑바로 유지하고 평형을 유지하기 위하여 굽힘되었던 무릎이 약간 벌어지면서 서려고 한다.	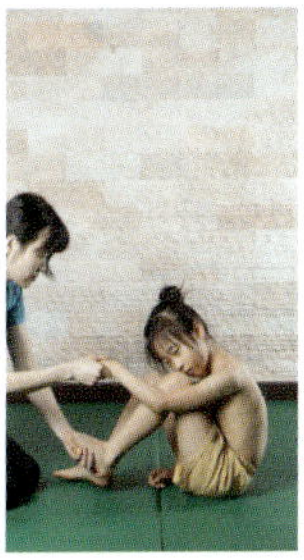 머리와 가슴을 똑바로 유지하지 못하고 평형을 유지하지 못하고 주저앉는다.
검사시작 자세	대상자는 선 자세를 취하고 검사자는 겨드랑 부위에 손을 넣고 들어 세운다.		대상자는 선 자세를 취하게 하여 한쪽 다리의 엉덩관절과 무릎관절을 굽힘시키고 검사자는 팔과 다리를 잡는다(혼자 선 자세를 유지할 수 있을 때에만 가능).	
검사자극	몸통을 뒤쪽으로 끌어당긴다.		팔을 앞쪽과 가쪽으로 천천히 끌어당긴다.	
분석	• '양성 반응'이 생후 15~18개월경에 나타나 평생 동안 지속된다. • 생후 18개월 이후 '음성 반응'은 반사 성숙 지연을 의미한다.		• '양성 반응'이 생후 15개월경에 나타나 평생 동안 지속된다. • 생후 15개월 이후 '음성 반응'은 반사 성숙 지연을 의미한다.	

반사명	유인원 자세 반응(simian position reaction)	
	반응	
	양성반응	음성반응
	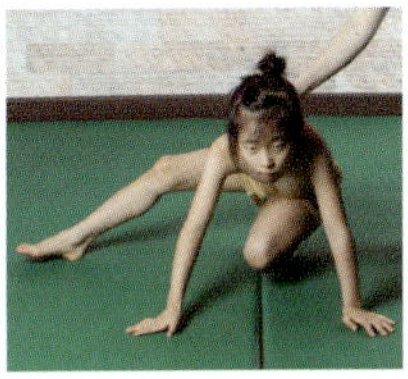 기울어진 쪽에는 보호 반응이 나타나고 반대쪽 팔다리는 벌림과 폄이 나타나 평형 반응을 보인다.	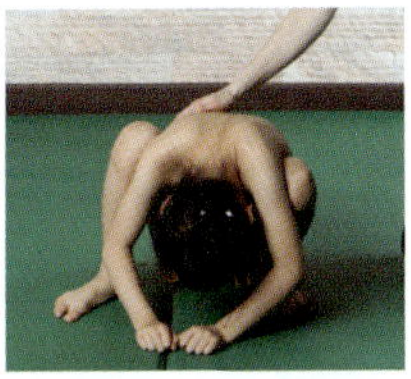 평형 반응과 보호 반응이 나타나지 않는다.
검사시작 자세	대상자는 쭈그려 앉는 자세를 취한다.	
검사자극	한쪽으로 몸통이 기울어지도록 민다.	
분석	• '양성 반응'이 생후 15~18개월경에 나타나 평생 동안 지속된다. • 생후 18개월 이후 '음성 반응'은 반사 성숙 지연을 의미한다.	

(2) 척수반사(Spinal reflex)

<table>
<tr><td>개념</td><td colspan="4">• 몸에 가해진 자극을 피부, 근육 및 관절에 있는 감각수용기를 거쳐 말초감각신경을 통해 수용하고 이렇게 수용된 정보가 뇌의 도움 없이 바로 척수내 사이신경세포를 통해 바로 말초운동신경을 통해 다시 근육으로 전달되어 나타나는 반응</td></tr>
<tr><td rowspan="5">분류</td><td rowspan="3">신장
반사</td><td>일차 위상성 신장반사
(primary phasic stretch reflex)</td><td>근긴장성 반사
또는
심부건반사
(myotatic reflex or Deep Tendon Reflex, DTR)</td><td>• 두갈래근 반사(biceps reflex, C5/C6)
• 위팔노근 반사(brachioradialis reflex, C6)
• 세갈래근 반사(triceps reflex, C7/C8)
• 무릎 반사(patellar reflex, L2~L4)
• 발목 반사(ankle jerk reflex, S1/S2)
• 발바닥 반사(plantar reflex, L5~S2)</td></tr>
<tr><td>일차 긴장성 신장반사
(primary tonic stretch reflex)</td><td colspan="2">• 오래 지속되는 자극에 대한 반응</td></tr>
<tr><td>이차 신장반사
(secondary stretch reflex)</td><td colspan="2">• 마리에-포익스 굽힘반사(Marie-Foix flexion reflex)</td></tr>
<tr><td>힘줄
반사</td><td>골지 힘줄반사
(golgi tendeon reflex)</td><td colspan="2">• 근수축에 의해 근긴장도가 증가하게 될 때, 척수내 알파운동신경이 작용근을 억제하고 대항근을 촉진시켜서 나오는 반응
• 근긴장성 반사의 역(inverse myotatic reflex) 또는 신장반사의 역(inverse of the stretch reflex)라고도 함</td></tr>
<tr><td>표재반사
또는
피부반사</td><td colspan="3">• 배근육반사(abdominal reflex)
• 고환올림근 반사(cremasteric reflex)
• 망울해면체근 반사(bulbocavernous reflex)
• 항문 조임근 반사(anal reflex)
• 굽힘근 회피반사(flexor withdrawal reflex)
• 교차 폄 반사(crossed extensor reflex)</td></tr>
<tr><td rowspan="3">반사
기전</td><td>신장
반사</td><td colspan="2">• 상호 억제(reciprocal inhibition)</td><td>• 작용근(agonist) 촉진
• 대항근(antagonist)억제</td></tr>
<tr><td>힘줄
반사</td><td colspan="2">• 자가 억제(autogenic inhibition)
• 회귀 억제(recurrent inhibition)</td><td>• 작용근(agonist) 억제
• 대항근(antagonist)촉진</td></tr>
<tr><td>표재
반사</td><td colspan="2">• 상호 억제(reciprocal inhibition)</td><td>• 작용근(agonist) 촉진
• 대항근(antagonist)억제</td></tr>
</table>

▶ 척수반사

분류	종류	자극	감각 수용기	감각 신경	척수	운동신경	반응
신장 반사	일차 위상성 신장반사 • 심부건반사(DTR)	근길이 변화	근방추(MS)	Ia (nu. bag fiber)	사이신경세포 (interneuron)	α-motor neuron γ-motor neuron	상호 억제(RI) 작용근 촉진 대항근 억제
	일차 긴장성 신장반사			Ia (nu. chain fiber)	사이신경세포 (interneuron)	α-motor neuron γ-motor neuron	
	이차 신장반사 • 마리에-포익스 굽힘 반사			II	사이신경세포 (interneuron)	α-motor neuron γ-motor neuron	
힘줄 반사		근장력 변화	골지힘줄기관 (GTO)	Ib	사이신경세포 (interneuron)	α-motor neuron γ-motor neuron	자가 억제(AI) 작용근 억제 대항근 촉진
표재 반사	배꼽반사 고환반사 항문반사	촉각 압각	기계적 수용기 (echano- recepor)	Aδ	사이신경세포 (interneuron)	α-motor neuron γ-motor neuron	상호 억제(RI) 작용근 촉진 대항근 억제
	굽힘근 회피반사 교차 폄 반사	온도 통각	자유신경종말 (FNE)	C	사이신경세포 (interneuron)	α-motor neuron γ-motor neuron	

▶ 표재반사

배근육반사	고환올림근 반사	망울해면체근 반사	항문 조임근 반사
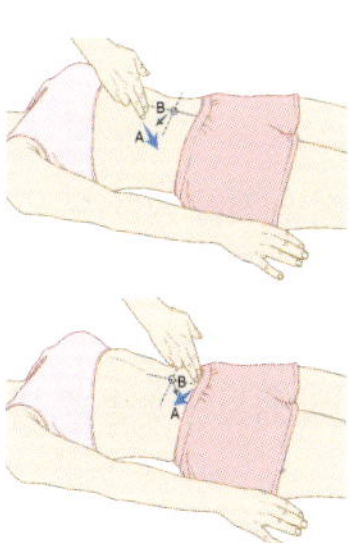	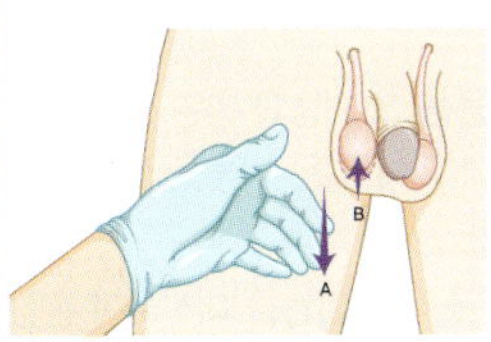	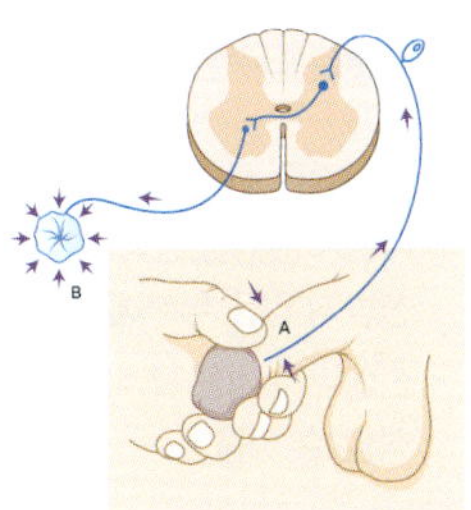	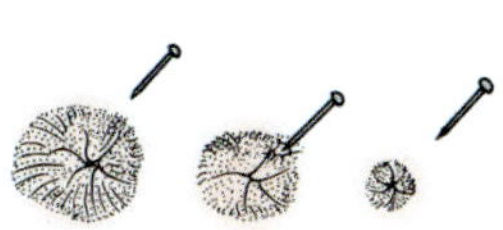

2) 신경가소성

개념	• 신경가소성(neuroplasticity)은 신경가역성 혹은 뇌가소성이라 불림 • 조직을 변화시킬 수 있는 신경계의 능력으로 경험의 결과(운동학습)로 뇌의 구조와 기능이 변화는 것을 의미	
주요 기전	• 뇌가소성을 설명하는 주요 기전으로는 다음과 같은 9가지 기전이 있음	
	신경쇼크의 해결	• 신경쇼크는 일부 들신경(afferent n.)의 입력 상실에 의해 간접적으로 기능의 일시적인 단절을 의미 • 손상된 부위로부터 들어오던 정상적인 들신경 입력이 정상적인 다른 부위로 전달되는 것이 차단되는 것을 말함
	연접효능의 회복	• 혈관손상으로 인해 발생한 부종이 축삭을 눌러 신경전달을 차단 → 부종이 서서히 줄어듦으로써 신경전달이 다시 회복됨
	연접 과효능	• 신경가지(dendrite)가 일부 손상되었을 때 • 연접이전 섬유에서 신경전달물질(NT)을 많이 분비하여 기능을 보충한다는 이론
	탈신경 초민감성	• 신경가지(dendrite)가 일부 손상되었을 때 • 연접이후막의 수용기(receptor) 기능을 증가하여 신경전달물질을 더 많이 수용하여 보충한다는 이론
	과신경 지배존속	• 신경계가 발생하며 성장하는 동안 뇌는 신경세포들을 과잉 생산하는데, 보통 필요한 요구보다 두 배 정도 더 생성됨
	비활동성 연접의 동원	• 정상 신경세포의 입력이 사라져 다른 신경세포이 그 기능을 대신하기 위해 비활동적으로 연접되어 더욱 기능화되는 것
	싹돋움	• 축삭(axon)이 손상받았을 때 • 손상후 4일~2주 사이에 시작됨 ① 재생적 삭상조직(re-generative sprouting) · 손상된 쪽 곁가지들이 정상적 연결을 이루고 있는 신경세포에 연접을 이룸 ② 곁가지 삭상조직 또는 반응적 연접형성(collateral sprouting or re-active synaptogenesis) · 정상적 연결을 이루고 있던 축삭에서 곁가지를 손상된 세포와 연접을 이룸 • 잘못된 입력된 정보가 고착화되면 되돌리기 힘듦
	대리기능	• 손상받은 신경계의 부분의 기능을 그 기능과 관련 없는 부분에서 인계를 받을 수 있다는 이론(예, 한쪽 피질손상에 의해 잃은 기능을 뇌의 다른 부분, 즉 같은 쪽에 손상받지 않은 부분에서 대신 함) • 손상받지 않은 조직이 손상된 조직의 기능을 대신하여 손상 전의 동일한 행동을 생성할 수 있음
	보상	• 손상되기 이전에 한 것과는 다른 방법으로 문제해결 • 다른 수용기들과 근육으로 인해 이루어지는 것으로, 과제 성취를 위해 완전히 다른 운동 전략을 성공적으로 사용했을 때 일어나게 됨.

▶ 신경가소성 주요기전

연접효능의 회복

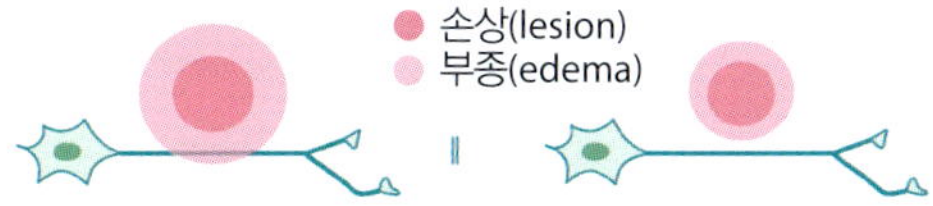

신경쇼크(neural shock)

연접 과효능

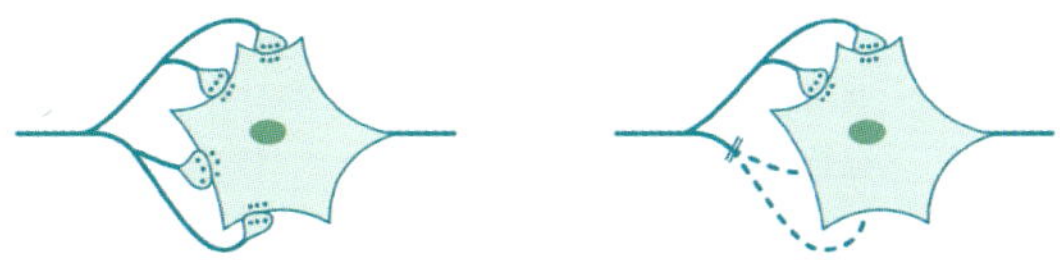

신경전달물질 (transmitter)

시냅스 과효과성 (synaptic hypereffectiveness)

탈신경 초민감성

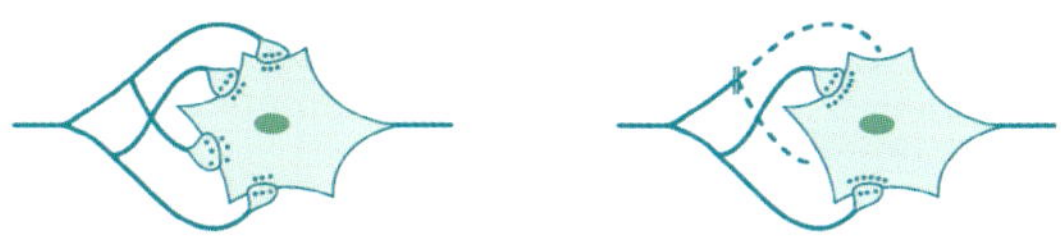

수용기(receptor)

탈신경 과민성 (denervation supersensititivity)

비활동성 연접의 동원

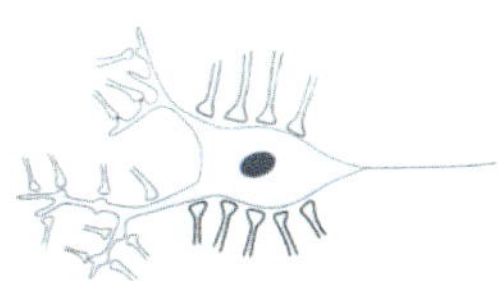

(a) 정상

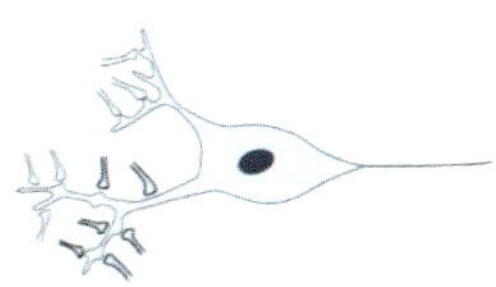

(b) 비활동성 연접의 동원

싹돋움

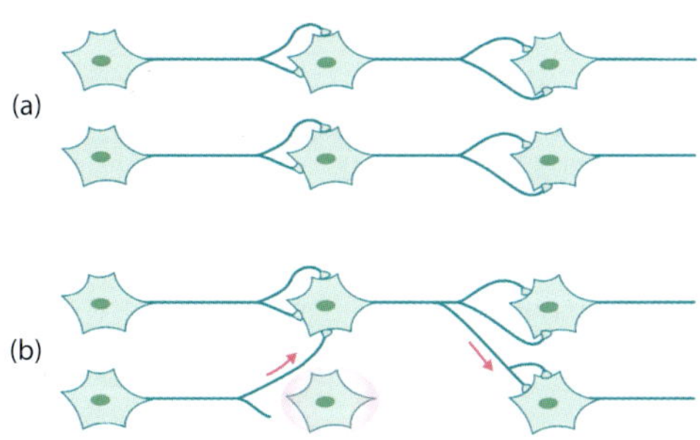

재생성 시냅스 형성 (regenerative synaptogenesis)

반응성 시냅스 형성(곁가지 싹돋움) (reactive synaptogenesis collat-eral sprouting)

2) 신경가소성 (계속)

검사 기기	구조적 변화	• 자기공명영상(magnetic resonance imaging, MRI) · 회색질(gray matter)의 구조변화 측정 • 확산텐서영상(diffusion tensor imaging, DTI) · 백색질(white matter) 구조변화 측정하여 뇌백색질 내 얽혀있는 신경다발과 그 주행경로를 볼 수 있음
	기능적 변화	• 기능적 자기공명영상(functional MRI, fMRI) · 뇌혈중 산소포화도를 통해 뇌기능 변화 측정 • 양전자방출단층촬영(Positron Emission Tomography, PET) · 생체 내에 양전자를 방출하는 방사선 의약품을 정맥주사 또는 흡입으로 주입한 후 이물질의 체내분포를 영상화함
가소성을 이루기 위한 치료적 접근방향	반복	• 움직임의 반복횟수와 가소성과의 관계(Nudo 연구) · 건강한 사람: 300번 이상 · 뇌졸중 환자: 500번 이상 · 원숭이: 600번 이상 · 쥐: 400번 이상

▶ 신경가소성 검사기기

구조적 측정

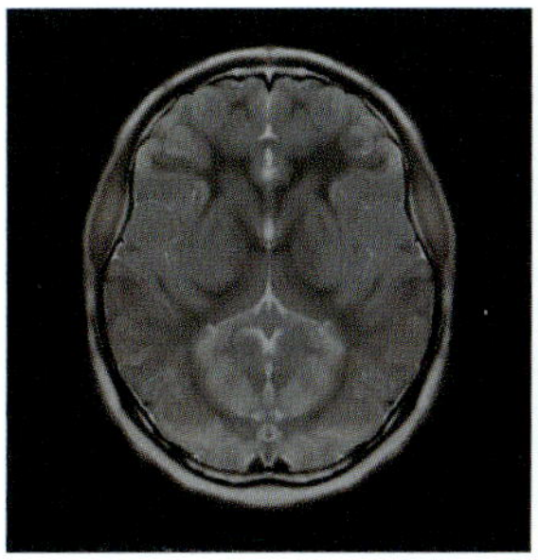

MRI (structural MRI)

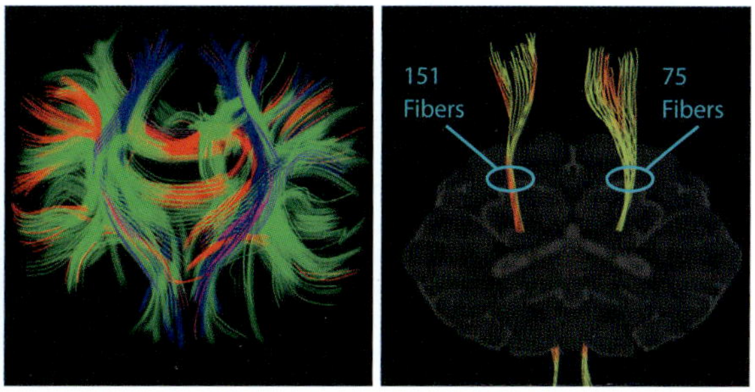

DTI

기능적 측정

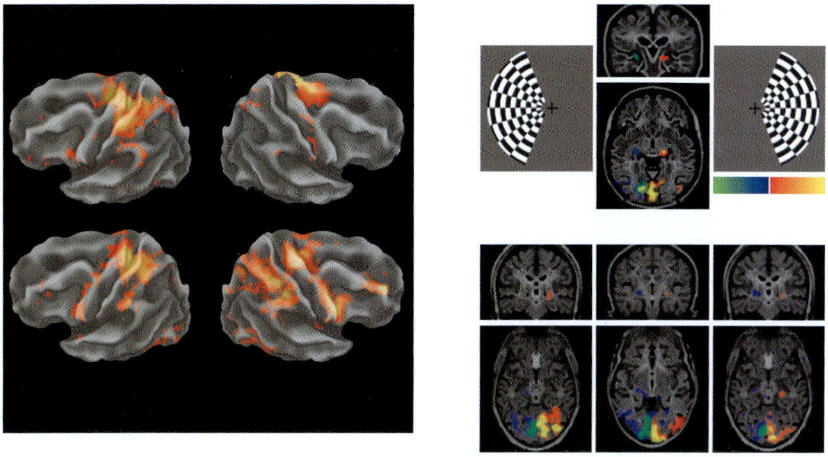

fMRI

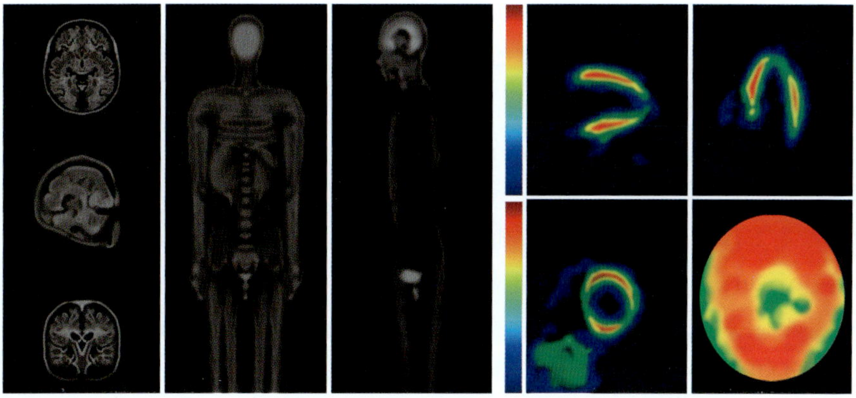

PET (뇌, 전신, 심장)

참고문헌

Herdman, Susan J. 2023. 안뜰재활. 서울: 학지사메디컬.

Vizniak NA. 2018. 치료사를 위한 근골격계 임상매뉴얼, 범문에듀케이션.

강봉균 외. 2014. 제 5판 신경과학의 원리. 범문에듀케이션.

고석신 외. 2016. 제 3판 인체해부학. 정문각.

고석신 외. 2020. 사례생리학 3판. 정문각.

구자풍. 2014. 노인물리치료. 서울: 범문에듀케이션.

권혜민 외. 2017. 제2판 소아물리치료. 범문에듀케이션.

근골격계 물리치료진단학 편찬위원회. 2017. 근골격계물리치료진단학. 범문에듀케이션.

근골격계 운동치료학 편찬위원회. 2017. 근골격계 운동치료학. 범문에듀케이션.

김경. 2017. 제 2판 심장호흡물리치료. 정담미디어.

김성수. 2013. 쉽게 배우는 운동생리학. 범문에듀케이션.

김종만. 2001. 신경계물리치료학. 서울: 정담미디어.

김종만 외. 2009. 제 3판 신경과학. 정담미디어.

김종만 외. 2009. 제 4판 물리치료사와 작업치료사를 위한 신경해부생리학. 정담미디어.

김종만 외. 2015. 신경해부생리학. 정담미디어.

대한심장호흡물리치료학회. 2014. 심장호흡계 물리치료 중재학. 범문에듀케이션.

대한심장호흡물리치료학회. 2019. 심장호흡계 물리치료학(증보판), 범문에듀케이션.

대한정형도수물리치료학회. 2014. 정형도수치료 진단학. 현문사.

박수현. 2016. 작업치료사를 위한 임상지침서. 수문사.

생리학교재편찬위원회. 2022. 보건의료인을 위한 생리학, 생리학교재편찬위원회, 대한나래출판사.

신경계물리치료 진단평가학 편찬위원회. 2018. (신경계물리치료) 진단평가학. 서울: 범문에듀케이션.

신경계질환물리치료중재학 편찬위원회. 2017. 신경계 질환 물리치료 중재학. 서울: 대한나래출판사.

신경계질환물리치료중재학 편찬위원회. 2017. 신경계 질환 물리치료 중재학. 서울: 대한나래출판사.

신경해부생리학편찬위원회. 2017. 신경해부생리학. 범문에듀케이션.

오덕원. 2018. 운동치료학. 범문에듀케이션.

이승원 외. 2011. 치료사를 위한 임상 근육학. 범문에듀케이션.

조양혁 외. 2011. 기초생리학. 범문에듀케이션.

채윤원 외. 2011. 제 2판 뉴만 kinesiology. 범문에듀케이션.

피부물리치료중재학편찬위원회. 2022. 피부물리치료중재학2판, 범문에듀케이션.

Caneron MH, Monroe LG. 2007. Physical Rehabilitation: Evidence-Based Examination, Evaulation, and Intervention, Saunders.

Fine MS, Thoroughman KA. 2006. Motor adaptation to single force pulses: sensitive to direction but insensitive to within-movement pulse placement and magnitude. J Neurophysiol. 96:710-720.

FItzGeraid MJT, Gruener G, Mtui E. 2007. Clinical Neuroanatomy and Neuroscience, 5th ed, Elsevier.

Jacobson GP, Newman CW. 1990. The development of the dizziness handicap inventory. Archives of otolaryngology-head & neck surgery, 116(4), 424-427.

Kandel ER, Schwartz JH, Jessell TM. 2000. Principles of Neural Science, 4th Ed, McGraw Hill.

Kleim JA, Barbay S, Nudo RJ. 1998. Functional reorganization of the rat motor cortex following motor skill learning. J Neurophysiol.80:3321-3325.

Lang CE, MacDonald JR, Gnip C. 2007. Counting Repetitions: An Observational Study of Outpatient Therapy for People with Hemiparesis Post Stroke, JNPT, 31;3-10.

Lundy-Ekman L. 2013. Neuroscience: Fundamentals for Rehabilitation, 4th Ed, Elsevier.

McCredie S. 2009. Balance: In search of the lost sense. Little, Brown.

Montgomery PC, Connolly BH. 2003. Clinical Applications for Motor Control, SLACK.

Nudo RJ, Milliken GW, Merzenich MM. 1996. Use-dependent alterations of movement representations in primary motor cortex of adult squirrel monkeys. J Neurosci. 16:785-807.

Park K, Ksiazek T, Olson B. 2018. Effectiveness of vestibular rehabilitation therapy for treatment of concussed adolescents with persistent symptoms of dizziness and imbalance. Journal of sport rehabilitation, 27(5), 485-490.

Rose DJ, Christina RW. 2006. A Multilevel Approach to the Study of Motor Control and Learning, 2nd Ed, Pearson.

Shumway-Cook A, Wollacott MH. 2007. Motor Control: Translating Research into Clinical Practice, 3rd Ed, Lippincott Willams & Wilkins.

Watson D, Clark LA, Carey G. 1988. Positive and negative affectivity and their relation to anxiety and depressive disorders. Journal of abnormal psychology, 97(3), 346.

참고사이트

http://www.kpta.co.kr

http://www.wcpt.org/

https://www.apta.org/

CHAPTER 02

움직임의 검사와 평가

이 장의 차례

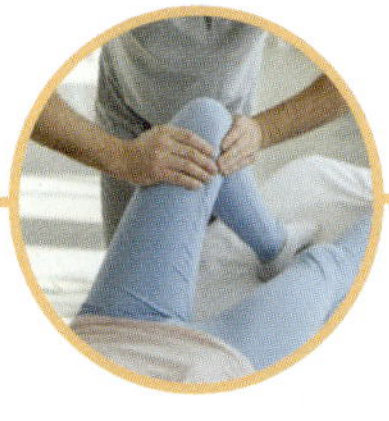
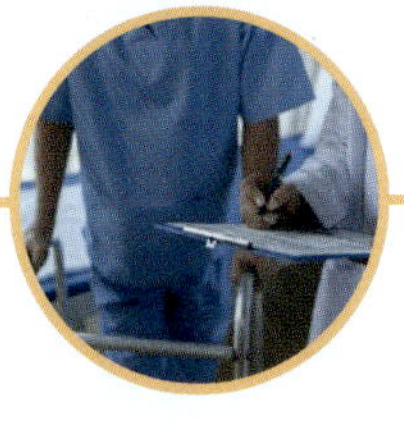
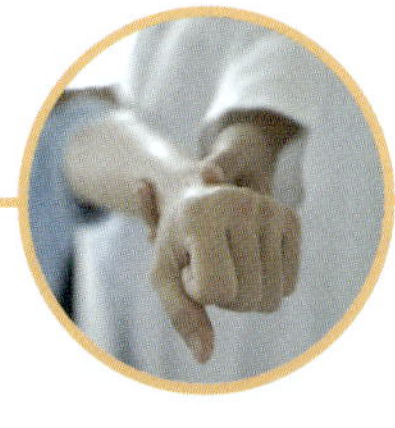

2.1 임상의사결정

<table>
<tr><td>개요</td><td colspan="3">① 검사(examination)의 과정: 환자의 병력과 관련된 계통학적인 검토를 통한 검사와 측정의 절차가 실시됨
② 평가(evaluation)의 과정: 근거에 입각한 자료를 토대로 치료사의 임상적 판단을 통해 물리치료학적인 진단을 할 수 있음
③ 예후(prognosis)의 과정: 환자의 목표에 도달할 수 있는 최적의 수준을 판단하는 과정으로 치료계획에서 중재의 기간과 빈도를 구체화함
④ 중재(intervention)의 과정: 물리치료사의 다양한 치료방법과 기법을 적용하여 질환을 변화시킬 수 있도록 접근하며, 환자의 새로운 임상적 소견이나 변화가 보인다면 재검진을 실시할 수 있음</td></tr>
<tr><td rowspan="4">임상추론
(clinical reasoning)</td><td>개념</td><td colspan="2">• 환자의 정보 수집과 임상 행위의 결정에 사용되는 물리치료사의 광범위한 평가 기술
• 환자의 목표, 추구하는 가치, 신체적, 정신사회적, 교육적, 문화적 요소 등과 같은 환경적 요인(병원환경, 치료기간, 경제적 수준 및 사회지원 수준 등)들에 의해 영향을 받음
• 환자관리에 필요한 정보수집과 가설설정 및 가설채택 단계를 거쳐 적절한 실행 여부를 결정</td></tr>
<tr><td>절차</td><td colspan="2">1. 정보의 인지 및 해석
• 환자의 연령, 외모, 얼굴표정, 동작패턴, 앉은 자세를 비롯한 즉흥적인 관찰 정보 등(환자에 대한 시각적 관찰정보)
2. 초기 개념화 과정
• 환자로부터 수집된 정보를 개념화하여 예비가설을 수립
3. 추가 정보 수집
• 문진 및 검사과정 내내 작업가설을 염두에 두고 추가정보를 수집
4. 문제에 대한 개념의 진화
• 가설의 정교화, 새로운 가설을 생성
• 환자 문제에 대한 치료사의 인식이 진화와 임상추론 과정 반복
5. 임상적 의사결정 시행
• 치료과정의 우선순위와 치료의 필요성 등에 대한 의사결정 시행
6. 치료계획과 개입
• 모든 종류의 치료는 가설검증의 방편이어야 함
7. 재평가 과정
• 정립된 가설을 유지 또는 폐기의 여부를 결정
• 재평가를 통해 환자의 문제에 대한 인식변화와 치료방법 변경 및 추가</td></tr>
<tr><td rowspan="2">가설지향 알고리즘</td><td>가설지향알고리즘 (Hypothesis-oriented algorithm for clinical, HOAC)</td><td>• Rothstein & Echternach(1986)이 물리치료사를 위한 가설지향알고리즘 제안
• 임상의사결정의 초석이 되는 기능장애 모형을 개발
• 기능적 교정 및 손상의 변화에 대한 부분을 사용하나 예방을 위한 지침은 제시하지 못함</td></tr>
<tr><td>가설지향알고리즘II (Hypothesis-oriented algorithm for clinical, HOAC)</td><td>• Rothstein & Echternach(2003)이 수정
• 현대 임상실무에 호환될 수 있도록 설계함
• 환자의 문제를 파악하고 질환 예방에 중점을 둠</td></tr>
<tr><td>임상의사 결정
(clinical decisions)</td><td>개념</td><td colspan="2">• 환자의 목표를 달성하기 위해 다학제적인 접근을 통해 정보를 통합하여 환자의 문제점을 해결해 나가는 과정(임상추론의 결과물)
• 환자의 요구와 목표에 최적화된 치료계획의 수립과 나아가 전체적인 치료구성에 도움을 제공</td></tr>
</table>

▶ 가설지향알고리즘(HOAC) II의 단계

구분	단계	정의	내용
part 1	1	초기 데이터 수집	• 의료기록, 평가전 관찰과 인터뷰
	2	확인된 환자 문제 목록 생성	• 기능적 제한과 장애와 관련된 기술 • 환자의 관점을 반영한 환자지향적 용어로 기술
	3	검사전략 수립	• 활용 가능한 자료와 환자의 확인된 문제들로부터 기인한 가설의 초기 설정 • 문제에 대한 가설을 생성하고 문제목록 정리
	4	검사수행, 자료 분석, 가설확인	• 이론적 근거와 객관적 자료 활용 • 가설확인과 확정하기 위한 추가검사 절차 수행
	5	환자가 인식하지 못한 문제점을 문제 목록에 추가	• 환자의 미확인된 문제점 파악 • 미확인된 환자문제들(예, 치료사, 친구, 가족들과 관련 등)이 있을 경우 예방하여 악화를 방지 • 예방적 중재의 필요성에 대한 근거 제시
	6	문제목록 정리 및 목표와 계획수립	• 가설과 예상되는 문제들을 근거에 입각한 중재전략 계획 및 목표 제시 • 단기목표와 장기목표를 제시
	7	전술계획 및 수행	• 전술에 대한 변화의 예상치를 나타냄 • 수행자(예, 치료사, 보조자, 가족, 환자본인 등)를 구분
part 2	8	재평가	• 존재하는 문제들의 재평가를 통한 목표달성 여부 확인 • 검사기준의 미충족 시 전략, 전술, 실현 가능한 목표인지 확인하여 가설 및 전략과 전술을 다시 수정하여 진행

▶ 근거중심물리치료의 수행단계

단계	정의	내용
1	임상질문작성	• 검색 가능한 임상질문으로 구성 • 구조화된 임상질문으로 과학적인 근거에 접근(P; patient, problem/I: intervention/C: comparative intervention/O: outcome) • 환자의 경험 • 환자상태의 경과
2	근거찾기	• 임상질문을 만들어 전자데이터베이스를 선택 후 검색전략을 수립(예, PubMed, EMBASE, PEDro, Cochrane library 등) • 근거중심진료지침은 체계적 고찰보다 근거수준이 높지만 근거수준 피라미드에 포함시키지 않음
3	근거평가	• 검색된 연구가 의사결정에 사용할 수 있을 정도로 충분한지 질적인 근거 평가가 이루어짐 • 메타분석, 체계적 고찰, 무작위 대조군 연구, 눈가림(blinding), 환자-대조군 비교연구, 환자군 연구, 기술조사, 사례연구를 분석 • 타당도와 신뢰도 검증
4	임상적용	• 검색한 연구의 적용과 질평가를 통해 확인된 근거를 임상지식과 환자의 상황과 통합하여 적용 • 환자와 보호자와의 참여가 필요
5	치료에 대한 평가	• 근거중심물리치료의 수행을 스스로 평가 • 개별 환자의 결과를 평가하여 삶의 질 향상 방법을 모색

▶ 근거중심피라미드

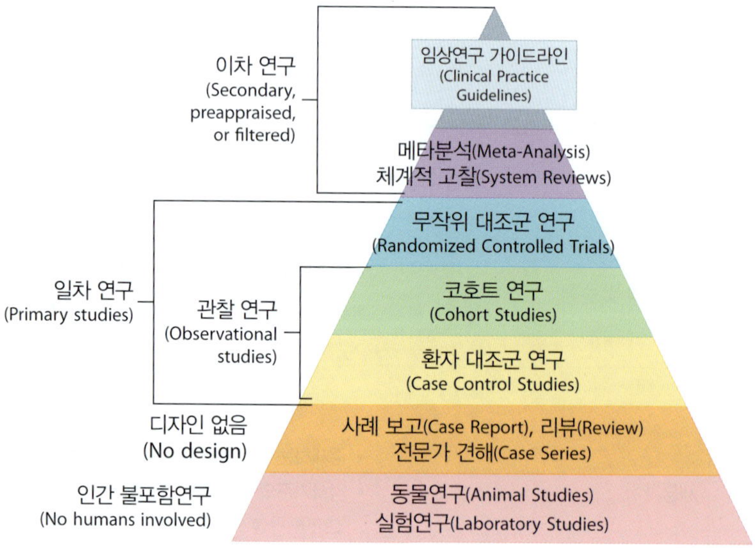

▶ 물리치료사의 임상의사결정(clinical decision making) 필수요인

1	설정된 치료 목표를 확실히 이해
2	환자의 재활 환경에 영향을 줄 수 있는 외적 요인을 이해
3	의사소통을 통해 환자나 가족의 요구에 대한 이해
4	평가를 통해 객관적 측정 지표의 활용
5	올바른 임상지식 숙련도 연구

▶ 환자 관리를 위한 평가의 모델

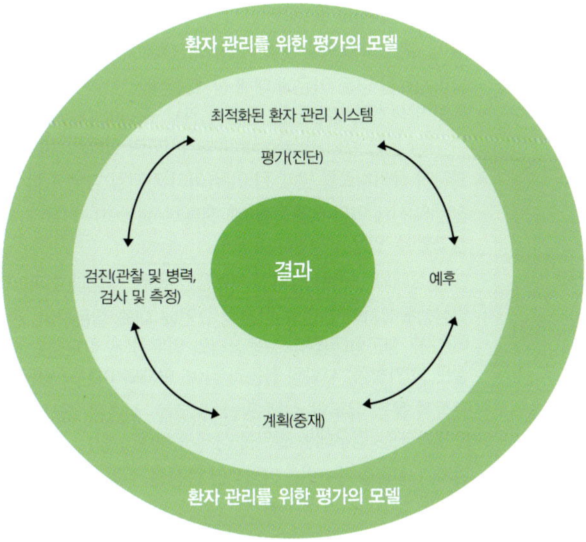

▶ 임상의사결정 절차

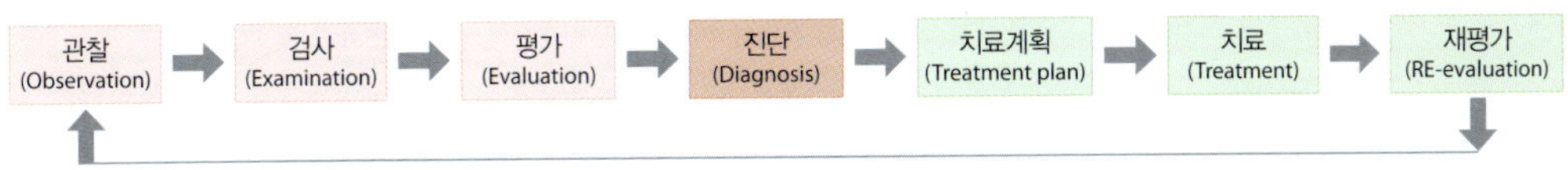

2.2 환자와 치료사의 치료적 관계

<table>
<tr><td>중요성</td><td colspan="2">• 치료사와 환자의 관계는 진단과 치료에서 매우 중요한 역할을 함
• 진단과 치료의 정확도에 따라 치료의 성패가 좌우되며, 특히 환자와의 초기관계가 매우 중요함</td></tr>
<tr><td rowspan="3">치료적 관계 형성</td><td colspan="2">• 환자와의 심리적인 상호작용이 가능하도록 환자를 이해하려는 공감적인 태도가 필요함(치료사들은 환자의 이야기에 경청하는 방법을 학습)
• 치료사는 환자에게 도움을 주는 관계를 형성(치료사의 인간에 대한 사랑, 존경, 이해, 믿음과 아울러 남을 돕고자 하는 기본적인 마음가짐)
• 치료사는 자신과 주변의 관계를 깊이 이해하고 자기 문제로 인해 치료를 방해받지 않도록 하며 따뜻하고 공감적인 태도가 요구됨(치료 기법보다는 치료사의 인격이 중요함)
• 치료사는 정서적 거리를 적절히 유지</td></tr>
<tr><td>경청하기</td><td>• 라포형성에 가장 중요한 사항이며, 상대방의 입장에서 생각하기</td></tr>
<tr><td>라포형성</td><td>• 두 사람 사이에 생기는 공감적인 상호신뢰관계를 의미하는 심리학 용어
• 미러링 효과: 상대방의 행동이나 언어 등을 자연스럽게 따라할 경우 나와 같은 사람이라는 인식이 생겨 익숙함과 편안함을 느낌
• 백트래킹: 상대방의 말에 자세히 경청하고 적극적인 동의 의사의 표현(단, 무조건적인 동의 의사 표현은 역효과)
• 자연스러운 시선 맞추기</td></tr>
<tr><td rowspan="10">환자와의 면담 과정</td><td>인적사항</td><td>• 나이, 성별, 교육수준 등(인지상태에 대한 개략적인 정보를 취함)</td></tr>
<tr><td>현재상태</td><td>• 물리치료실 방문 이유에 대해 상세히 질문
• 특히 발생기전, 발생원인, 증상의 위치, 증상에 대한 주관적 내용, 증상의 강도, 증상의 악화 또는 완화 등(육하원칙에 의거하여 상세히 질문을 함)</td></tr>
<tr><td>주호소</td><td>• 환자가 물리치료를 받게 된 이유(여러 가지일 경우 가장 핵심이 되는 문제의 증상)</td></tr>
<tr><td>투약</td><td>• 전반적 신체 약물 복용현황(예, 진통제, 혈압약)－다음 검사와 치료의 계획에 있어서 참고할 수 있음</td></tr>
<tr><td>과거력</td><td>• 현재 상태와 관련된 과거의 치료경험 유무, 내외과적 과거력, 가족력</td></tr>
<tr><td>환자의 삶과 관련된 환경적 요인</td><td>• 일상생활에서의 개인의 환경적 요인에 대해 질문하며, 현재와 이전의 활동과 참여에 대해 질문함(직장의 고용상태와 업무형태, 학교생활과 놀이에 대한 형태에 대한 질문, 여가활동, 사회적 활동과 참여, 현재와 이전의 활동과 참여)</td></tr>
<tr><td>일반적 건강상태</td><td>• 규칙적 운동 유무와 실행 방법, 알코올, 식습관, 흡연, 카페인섭취유무(계통적으로 문제가 되는 경우에는 질문을 상세히 하여야 함)</td></tr>
<tr><td>계통적 검토</td><td>• 환자가 설명할 수 없는 이상적인 증상을 주호소하며, 아래와 같은 계통적인 증상을 토대로 선별검사가 요구됨
<table>
<tr><td>근골격계 증상</td><td>• 관절가동범위 제한, 근력 감소, 근위축, 통증, 부종, 관절 강직, 변형, 골격근의 비대칭성 등</td></tr>
<tr><td>신경계 증상</td><td>• 감각 및 운동 감소, 시각 또는 청각 변화, 균형의 감소, 심한 두통 및 구역, 구토, 불수의적인 움직임</td></tr>
<tr><td>심폐계 증상</td><td>• 혈압 및 심박율 상승, 가슴통증, 답답함, 기침, 가래, 호흡곤란, 청색증, 심계항진, 말초부종, 비이상적인 맥박 및 맥박 등</td></tr>
<tr><td>피부계 증상</td><td>• 피부 유연성, 비이상적인 반흔형성, 피부색 변화, 상처 치유 속도
• 지연, 손발톱의 변화</td></tr>
</table></td></tr>
<tr><td>환자의 목표</td><td>• 환자가 수행하기 원하는 기능적 활동을 고려하여 질문을 함</td></tr>
<tr><td>환자와 면담 내용 확인</td><td>• 환자에게 얻은 정보들을 요약하여 말해줌으로써 부정확한 정보는 수정과 부족한 정보의 수집이 가능하며 이를 토대로 앞으로 진행될 검사와 계획을 수립하는 데 도움이 됨</td></tr>
</table>

▶ 환자와 치료사의 치료적 관계

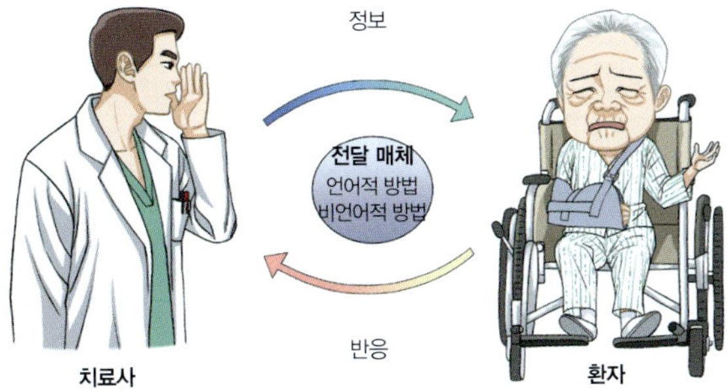

▶ 환자와의 면담과정 대화 예시

인적사항	**치료사:** "성함이 어떻게 되시나요?" **환　자:** "OOO입니다."
현재 상태	**치료사:** "어디가 아파서 오셨나요?(환자의 답변이 부상에 해당한다면) 어떻게 사고가 났어요? 언제부터 아프셨어요?, 어떻게 아픈가요?, 100점이 제일 아프다고 할 때 얼마나 아파요?, 어떻게 하면 더 통증이 심해지나요? 본인이 느끼기에 왜 아픈 것 같아요?" **환　자:** "오른쪽 옆구리가 쑤시고, 밤에 더 심해지는 것 같아요"
주 호소	**치료사:** "어디가 가장 불편하신가요?" **환　자:** "머리 올리기가 안 되고, 팔을 올릴 때 너무 아파요"
투약	**치료사:** "무슨 약을 드시고 있으신가요?", **환　자:** "당뇨약과 혈압약을 복용하고 있어요."
과거력	**치료사:** (과거의 상태와 비교하여 질문함) "이전에도 이런 경험이 있나요? 100점이 제일 아프다고 할 때 이전에는 어느 정도 통증이 있었고, 지금은 어느 정도의 통증이 있나요?" **환　자:** "2013년 6월경에 자동차 사고가 났었고, 그때는 80 이상의 통증이 지속되다가 지금은 50점 정도 통증이 지속되고 있어요."
환자의 삶과 관련된 환경적 요인	**치료사:** "증상이 발병한 후 하기 어려운 활동이 있나요?", "증상이 발생되기 전이라면 무엇을 하고 싶나요?" **환　자:** "집에 들어가는 길에 문턱이 있고요, 침대는 높아요.", "탁구와 테니스 같은 취미활동을 하고 싶어요."
일반적 건강상태	**환　자:** "평소에 자전거도 타고, 걷기도 하며 운동을 했는데, 이번에 건강이 너무 나빠졌네요." **치료사:** "평소에 운동을 규칙적으로 하셨나요?", "운동을 시작하고 얼마정도면 금방 숨이 차거나 땀이 나나요?"
계통적 검토	**환　자:** 매일 치료받는 환자가 "어제 넘어진 뒤로 가슴이 답답하고, 머리가 아프고, 속이 매스꺼워요" **치료사:** "일시적인 것일 수도 있으나, 정확한 검진을 요하는 증상에 해당하오니 담당 주치의에게 의뢰할게요"
환자의 목표	**환　자:** "걷고 싶어요" **치료사:** "얼마나 걷고 싶으며, 걸으면 무엇을 하고 싶어요"
환자와 면담 내용 확인	**치료사:** "환자분께서 말씀하신 내용은 다음과 같습니다. 맞는지 확인바라며, 추가내용은 없으신지요?" **환　자:** "저는 단순히 걷고 싶은 것보다는 가족들과 여행을 하며, 여기저기 산책도 하고 싶어요"

2.3 환자 치료를 위한 평가 절차

평가 절차	• 임상에서 환자를 대면하여 평가를 진행하게 되면 우선적으로, 환자가 어떠한 계통학적인 분류의 문제가 있는지 확인 • 임상에서 계통학적인 분류에 따라 평가의 절차가 다를 수 있기 때문에 이점을 명심 • 손상(impairment), 활동 제한(activity limitation) 그리고, 참여 제한(participant restriction) 또는 다른 건강 관련 상태(other health-related conditions)를 개인별 평가(병력, 계통학적 검토와 검사 및 측정)하여 진단, 예후, 중재를 결정		
	일반적인 방법	내용	• 관찰 및 병력 • 계통적 검토 • 검사와 측정 • 평가 • 진단 • 예후 • 계획
		SOAP방식	• 주관적 정보 • 객관적 정보 • 사정 및 평가 • 계획
		ICF방식	• ICF에서의 건강의 개념 • ICF에서의 구성요소에 따른 분류 • ICF에서의 코드와 평가치
	계통별 평가기록 방법	근골격계	• 관찰 및 병력 • 시진 • 촉진 • 동작 • 신경혈관선별 • 특수 검사 • 연관되는 부위와 선별 • 진단영상과 혈액학적 검사
		신경계	• 진단 • 과거력 • 정신적상태 • 감각 • 근육긴장도 • 관절가동범위 • 근력 • 균형 • 보행
		심폐계	• 관찰 및 병력 • 기본신체검진(활력징후, 산소포화도, 최대유량 등) • 시진 • 촉진 • 청진 • 동작 • 진단영상과 혈액학적 검사 • 연관되는 부위와 선별

▶ 환자치료를 위한 평가 절차

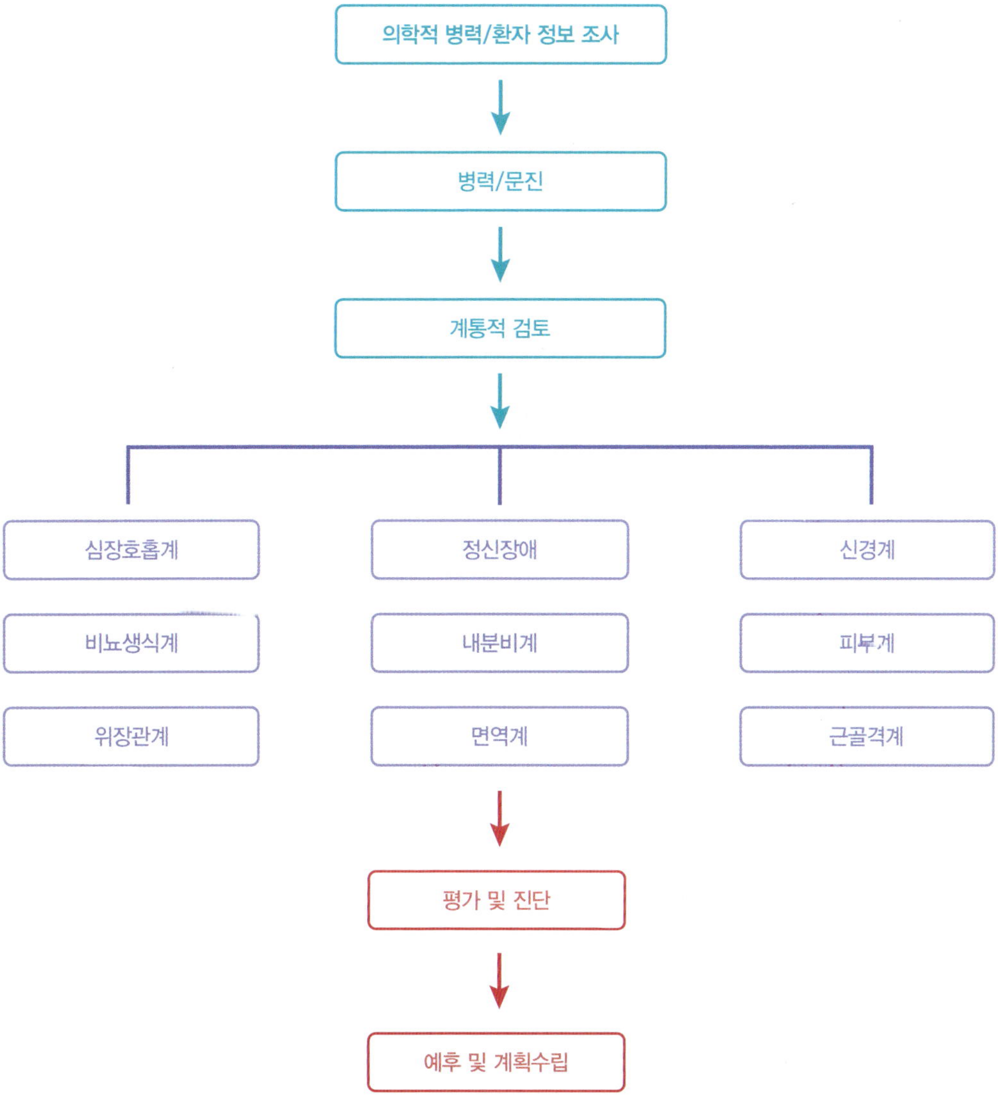

▶ 환자/고객의 치료를 위한 평가의 고려사항

(출처: American Physical Therapy Association, APTA)

관찰 및 병력	• 인적 사항 • 사회력 • 직업 및 고용상태(직장/학교/무직) • 성장과 발달과정 • 가정생활 • 일반 건강상태(본인과 가족 그리고 간병인의 상태 보고 참조) • 사회 & 건강 습관(과거와 현재) • 가족력 • 과거력(병력에 대해 자세히 기술–예, 수술 경험) • 현재 상태와 가장 불편한 점 • 기능적 상태와 활동 수준 • 투약 현황 • 다른 임상적 검사
계통적 검토	1. **심폐계** • 혈압(Blood Pressure, BP) • 부종 • 심박율(Heart Rate, HR) • 호흡 2. **피부계** • 유연성(pliability) • 반흔 형성(scar formation)의 상태 • 피부색 • 피부통합성 3. **근골격계** • ROM • 근력 • 대칭성 • 키 • 몸무게 4. **신경근계** • 협응된 움직임(예, 균형, 이동, 트랜스퍼 상태) • 운동 기능(운동 조절, 운동 학습) • 계통적 검토에서 의사소통, 문제가 되는 정확한 부위, 인지, 언어, 학습력을 기록 • 환자의 상태에 대해 알고 있는지 • 마음상태 • 예상되는 정서와 행동 반응 • 학습의 선택(예, 교육이 필요함, 학습의 장애가 있음) • 지남력(사람, 장소, 시간)
검사와 측정 (객관적 평가 도구를 이용하여 기록)	1. **유산소 능력 & 지구력** • 기능적 활동 중에 유산소 능력 • 표준화된 운동 검사 중에 유산소 능력 • 운동 또는 활동과 같이 산소 요구량이 증가하는 반응에서의 심장혈관 및 호흡계의 징후와 증상 2. **개인별 신체 특징** • 신체 체성분 분석 • 신체 치수 • 부종

검사와 측정 (객관적 평가 도구를 이용하여 기록)	**3. 각성(arousal), 주의력, 인지력** • 각성과 주의력 • 인지 • 의사소통 • 마음상태 • 동기(motivation) • 지남력(시간, 사람, 장소와 상황) • 회상력 **4. 재활보조도구에 대한 사항** • 기능적인 활동 중 재활보조 도구를 사용유무 • 구성요소, 적절한 정렬상태 그리고 보조 도구의 관리 상태 • 보조 도구의 사용으로 사회적 제한과 활동제한, 손상에 대한 교정 교육 • 보조 도구의 사용 중에 안전성 **5. 순환(동맥, 정맥, 림프)** • 심장혈관계 징후 • 심장혈관계 증상 • 위치 변화에 대한 신체의 반응 **6. 중추와 말초 신경 통합성** • 전기생리학적 통합성 • 뇌신경의 운동 반응 • 말초신경의 운동 반응 • 신경유발 반응 • 자극의 반응(예, 청각, 후각, 미각, 인두, 전정, 시각) • 뇌신경의 감각 반응 • 말초신경의 감각 반응 **7. 환경, 가정, 직장에서의 장벽** • 현재와 잠재적인 장벽 • 신체 공간과 환경 **8. 인간공학과 신체 역학** • 작업 중에 협응과 소단위(fine motor) 움직임 • 작업 활동 중에 수행력과 기능적 능력 • 작업환경에서 안정성 • 작업장의 상태 또는 활동의 특수성 • 작업 활동과 관련된 작업도구와 장치 및 장비들 • 레저 활동 또는 사회, 직장, 가정에서 자조활동 중에 신체 역학적 상태 **9. 보행, 이동 그리고 균형** • 보조기나 보조도구 도움 또는 도움 받지 않은 채 기능적 활동 중 균형력 • 보조기나 보조도구 도움 또는 도움 받지 않은 채 균형(정적 또는 동적) • 보조기나 보조도구 도움 또는 도움 받지 않은 채 기능적 활동 중 보행과 이동력 • 보조기나 보조도구 도움 또는 도움 받지 않은 채 보행과 이동력 • 보행, 이동 그리고 균형 중에 안전성 **10. 피부의 통합성** • 활동, 자세, 위치에 따른 피부 외상의 감소와 생성 • 보조기나 보조도구 도움이 피부 외상의 감소와 생성 • 환자별 피부 특징

(계속)

▶ 환자/고객의 치료를 위한 평가의 고려사항 (계속)

검사와 측정 (객관적 평가 도구를 이용하여 기록)

11. **상처**
    - 활동, 자세, 위치에 따른 반흔 또는 상처가 악화되는지 혹은 외상이 감소 또는 생성되는지 여부
    - 화상
    - 감염징후
    - 상처 특징
    - 환자별 상처 반흔 조직의 특징
12. **관절 통합성과 가동성**
    - 관절 통합성과 가동성
    - 관절 놀이 움직임
    - 특수 신체 부위
13. **운동 기능**
    - 소단위(fine motor), 협응력, 민첩성
    - 전기 생리학적인 통합성
    - 손 기능
    - 초기, 수정, 그리고 움직임 양상의 조절과 수의적 자세
14. **근육 수행력**
    - 전기 생리학적인 통합성
    - 단일 근력과 지구력
    - 기능적 활동 중에 근력과 지구력
    - 근 긴장
15. **신경운동 발달과 감각 통합성**
    - 운동기술의 습득과 발달
    - 구강운동 기능, 발성, 그리고 말하기 생성
    - 감각운동 통합성
16. **의지**(prosthetic requirement), **보조기**(orthotic)**나 보조도구들**(supportive devices)
    - 의지나 보조기, 보조도구들의 구성과 정렬, 적절한 착용
    - 기능적 활동 중에 의지나 보조기, 보조도구들의 구성과 정렬, 적절한 착용
    - 의지나 보조기, 보조도구들의 구성과 정렬, 적절한 사용이 참여의 제약 또는 기능적 제한, 손상의 개선
    - 의지나 보조기, 보조도구들의 구성과 정렬, 적절한 사용 중 안전성
17. **통증**
    - 통증, 아픔, 그리고, 통각
    - 특수한 신체 부위에서 통증
18. **자세**
    - 자세 정렬과 위치(정적 & 동적)
    - 특수한 신체 부위
19. ROM
    - 기능적 ROM
    - 관절의 능동과 수동 움직임
    - 근 길이, 연부조직의 신장성과 유연성
20. **반사의 통합성**
    - 심부 반사
    - 전기 생리학적인 통합성
    - 자세 반사와 반응[예, 정위(right), 평형(equilibrium), 보호(protective)]
    - 초기 반사와 반응
    - 수동 신장의 저항성
    - 표재성 반사와 반응

검사와 측정 (객관적 평가 도구를 이용하여 기록)	21. **자조와 가정에서 관리(ADL)** • 가정환경에서 접근성 • 의지나 보조기, 보조도구들을 적절히 착용하고 자조활동과 가정환경에서 활동 능력 • 자조활동과 가정환경에서의 활동의 안전성 22. **감각 통합성** • 결합 & 피질 감각 • 심부 감각 • 전기 생리학적인 통합성 23. **환기(ventilation)와 호흡(respiration)** • 호흡 & 가스 교환의 호흡징후(pulmonary sign) • 인공호흡기 기능의 호흡징후(pulmonary sign) • 호흡 징후(pulmonary symptom) 24. **직장, 사회, 그리고 레저 통합성 또는 재통합성(ADL을 포함)** • 의지나 보조기, 보조도구들을 착용하거나 착용다리 않을 시에 직장, 사회, 레저 활동의 능력을 추정 • 직장, 사회, 레저 환경들에서 능력 • 직장, 사회, 레저 환경들의 안정성
평가	• 평가는 **객관적 과정**으로 진행 • 평가 과정은 손상(impairment), 활동 제한(activity limitation) 그리고 참여 제한(participation restriction)의 구성방식을 참조하여 다음과 같이 문서화 함 - 문제 목록(problem list) - 환자의 상태에 영향을 줄 수 있는 핵심 요인의 평가를 인정할 수 있는 보고서(예, 인지 요인들, 동반된 질환들, 사회적 지지)
진단	• 손상, 활동적 제한 그리고 참여 제한을 포함하여 물리치료사에 의한 평가의 결과가 도출될 수 있어야 함 • 적절한 예시는 다음과 같음 ① 국소부위 염증과 연관된 관절 가동성, 운동 기능, 근 수행, ROM의 손상 ② 중추신경계의 점진적 장애와 연관된 운동기능과 감각 통합성의 손상 ③ 심장혈관계 펌프 기능장애 또는 기능부전과 연관된 유산소 능력과 지구력 손상 ④ 반흔 형성과 피부 이환, 부분 경화와 관련된 피부계 통합성의 손상
예후	• 일반적으로 계획에 맞추어 실현가능한 것으로 작성함
계획	• 기능의 향상 수준을 예측하여 측정할 수 있는 기간 내에서 **전체의 목표**는 정해짐 • 사용된 중재방법들은 **일반적으로 인정할 수 있는 것**이어야 함 • 정해진 치료의 기간과 빈도는 목표를 달성하는데 필요함

2.4 SOAP 문서 작성법

<table>
<tr><td colspan="2">개념</td><td>• SOAP는 1970년에 미국의 의사인 lawrence weed에 의해서 처음 소개됨
• 초기에는 문제 지향적 의학기록(Problem Oriented Medical Record, POMR)이라고 불리었으며, 이후 의학적 문제가 있는 모든 환자에게 기록될 수 있도록 채택됨
• 현재는 임상의, 물리치료사, 작업치료사 등 다른 많은 보건관리 전문가들이 환자관리를 위해 기록하는 방법으로 사용되고 있음</td></tr>
<tr><td rowspan="4">기록 절차</td><td>주관적 정보 (subjective information)</td><td>• 환자 본인 및 가족, 간병인 그리고 지인의 주관적 정보를 객관적 자료로 평가하고 계획하기 위해 환자의 현재 상태와 관련된 정보를 명시하는 단락
• 환자의 목표를 제시하여 설명하는 데 반드시 필요한 단락</td></tr>
<tr><td>객관적 정보 (objective information)</td><td>• 주관적 정보에서 얻어진 정보를 토대로, 환자의 상태와 관련하여 객관적 자료를 측정하여 전달 가능한 것과 추적할 수 있는 사실을 기록함
• 치료를 계획하고 이용할 수 있는 정보를 물리치료사의 객관적 측정결과를 토대로 초기, 중간, 퇴원 노트를 반드시 기록하는 과정임</td></tr>
<tr><td>사정 및 평가 (assessment)</td><td>• 주관적 정보와 객관적 자료를 요약하여 환자의 주된 문제점을 분석, 통합, 해석하여 종합적으로 기록하는 과정임
• 단기목표 및 장기목표를 수립하여 환자가 가지고 있는 문제점을 기록함
<table>
<tr><td>문제목록 (problem list)</td><td colspan="2">• 환자의 가장 문제되는 사항에 대해 나열
• 치료의 우선순위를 결정하는 데 도움을 주고, 치료목표 설정에 영향을 주게 됨</td></tr>
<tr><td rowspan="2">치료목표 (treatment goal)</td><td>단기 목표 (short-term goal)</td><td>현재 환자가 가장 불편을 느끼는 문제 해결에 중점을 두며, 최대한 빠른 시일 내에 해결해 줄 수 있는 문제점을 기록
(예, 10 m 거리를 왕복으로 6회 가능하도록 함)</td></tr>
<tr><td>장기목표 (long-term goal)</td><td>최종적으로 치료를 받지 않게 될 때쯤 도달할 수 있는 예상되는 기능수준을 제시하며, 독립적인 일상생활동작을 발달시키기 위한 과제제시(예, 지팡이 없이 독립적으로 10 m를 13초 이내에 이동할 수 있음)</td></tr>
</table></td></tr>
<tr><td>계획(plan)</td><td>• 환자 관리의 최종 과정으로써 단기목표(예상목표)와 장기목표(기대효과)를 설정한 후에 치료목표를 달성하기 위해 치료 회기, 치료 내용, 통원치료, 퇴원 계획, 평가 및 재평가 계획, 예후 등 치료계획을 작성하는 과정을 말함
• 치료사가 확인된 문제목록에 따라 치료의 과정을 제시함
• 치료사에 의해 계획은 수정될 수 있으며, 환자의 상태에 따라 원래 제시한 계획을 지속적으로 제시할 수도 있음</td></tr>
</table>

▶ SOAP의 형식

S 주관적인 정보 (Subjective information)

O 객관적인 정보 (Objective information)

A 사정 혹은 평가 (Assessment)

P 계획 (Plan)

▶ 주관적 정보에 포함되어야 할 내용

항목	설명
발병일(onset)	발병 일시와 가능하다면 어떻게 다쳤는지를 명시
현재 상태(present history)	손상 전과 후, 그리고 지금 상태에서의 악화되거나, 호전되는 여부(자세, 약물, 활동 등), 통증의 질
주 호소(chief complaint)	환자의 가장 주된 호소를 명시
과거력(past history)	과거의 수술이나 손상된 경험에 대해 명시
일반적 건강상태(health condition)	평소 운동의 유무나 건강관리
투약(medication)	현재 복용 중인 투약 상태에 대해 명시
환자의 생활방식(life style)	생활방식에 대해 조사하여 명시
환자의 목표(patient's goal)	일상생활에서 환자의 요구사항

▶ 객관적 정보에 포함되어야 할 내용

항목	내용	항목	내용
1	활력징후(vital sign)	8	감각
2	자세, 멍, 창백반응, 신체 변형상태	9	피부상태
3	근력	10	이동능력
4	유산소 능력상태	11	특수검사
5	근긴장도	12	인지, 주의 집중
6	반사	13	기능적인 상태
7	관절가동범위	14	일상생활동작 수행력

▶ SOAP 작성법에 따른 물리치료 기록지

20 년 월 일(요일)

환자 정보	입원	외래	진단명: cerebral infarction		
			성명: ○○○	성별: 여	나이: 72

주관적 정보 (subjective information)

1. History

2016. 11월 18일경 집에서 식사를 하던 중 오른쪽 팔과 다리에 힘이 빠지면서 두통과 어지럼증을 호소하여 ○○대학병원 응급실(ER)로 내원하여 뇌출혈로 인한 오른쪽 편마비 진단을 받음. 4주간 입원 후 집중 치료 후 재활병원으로 전원하여 재활치료를 시행하였음.

C/C: 독립적으로 혼자서 걸을 수 없으며 이동능력이 제한됨.

객관적 정보 (objective information)

1. General impression
   - 안면 비대칭이 있어 표정 짓기가 어려움
2. Communication
   - 운동실어증(motor aphasia)으로 인해 발음이 부정확하며 어눌함
3. Cognition function
   - orientation(time/place/person) (+/+/+), memory(+)
4. MMT/ROM

근육	등급	
	우측	좌측
엉덩관절 폄근	Fair+ ~ Good− / 90°	Poor+ ~ Fair− / 70°
엉덩관절 벌림근	Fair+ ~ Good− / 90°	Poor+ ~ Fair− / 70°
무릎관절 굽힘근	Fair+ ~ Good− / 90°	Poor+ ~ Fair− / 70°
무릎관절 폄근	Fair+ ~ Good− / 90°	Poor+ ~ Fair− / 70°
발목관절 발등굽힘근	Fair+ ~ Good− / 20°	Poor− / 10°
발목관절 발바닥굽힘근	Fair+ ~ Good− / 10°	Poor− / 10°

5. Spasticity

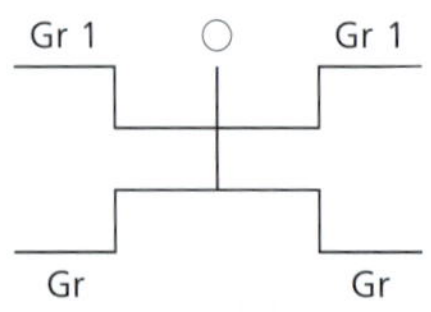

6. Sensory
   - 왼쪽 다리의 표면감각(온전한), 심부감각(손상)
   - 왼쪽 팔의 표면감각(온전한), 심부감각(손상)
7. Postural pattern

   앉았다 일어서기와 보행 관찰은 치료실 안에서 치료사 감독 하에 실시하였다. 독립적인 워커 보행이 가능하여 Time up and go test를 이용하여 앉았다 일어서기와 워커 보행의 주기를 관찰하였다.

   - sitting balance

     ① 몸통의 안정성이 부족하여 왼쪽의 체중지지가 부족하였다.
     ② 왼쪽 팔의 자세가 적절다리 않아 수의적 조절이 어려웠다.
     ③ 오른쪽 다리에 체중이 부하될수록 뒤꿈치를 붙인 채 앞꿈치는 수정된 움직임이 발생한다.

평가 **(assessment)**	**1. 문제목록(problem list):** • 왼쪽 다리의 엉덩관절 폄근, 엉덩관절 벌림근, 발목관절 발등 굽힘근/발바닥 굽힘근에 약화가 있다. • 정적/동적 균형 능력에 저하가 있다. • Back knee로 인한 보행 형태 및 능력에 제한이 있다. **2. 단기목표(short term goal):** 4주 후 보조 또는 보행도구 지지 없이 앉았다 일어서기를 할 수 있다. • 왼쪽 다리의 근력 등급을 Poor에서 Fair-으로 향상시킬 것이다. • TUG를 이용하여 90초에서 60초로 단축시킬 것이다. • 외발기립 자세 유지 시간을 증가 시킬 것이다(10초 이상) **3. 장기목표(long term goal):** • 일상생활에서 휠체어를 잡고 독립적인 워커 보행을 할 수 있다. • 독립적으로 앉은 자세에서 선 자세를 할 수 있도록 한다.
계획 **(Plan)**	**1. 근력 강화 위해** (1) 바로 누운 자세에서 잘 맞춰진 정렬 내에서 엉덩관절에 안정성을 주면서 발목 관절과 넙다리네갈래근과 뒤넙다리근이 사기 일을 할 수 있도록 치료사가 만들어 준다. 교대로 왼쪽 다리의 근육의 동심성 수축과 편심성 수축을 할 수 있도록 보조한다. (2) 몸통의 안정성을 강화시키기 위해 경사보드를 사용하여 엉덩관절의 보상을 줄이고 순수한 몸통 하부의 안정성을 증진시키기 위해 눕거나 앉기를 유도하여 동심성 수축과 편심성 수축을 동시에 수행하였다. (3) 서 있는 자세에서 발목 관절 근육의 강화를 위해 발뒷꿈치 들기를 실시하였다. 이 때 편심성 조절 능력을 향상시키기 위해 발뒷꿈치 들고 천천히 내리도록 지시하였고, 저항은 체중을 이용하였다. 이와 같은 방법으로 5회씩 3세트 시행하였다. **2. 균형 능력을 향상시키기 위해** (1) 매트 운동 바로 누운 자세 → 돌아눕기 → 누운 상태에서 앉기 → 네발 기기 → 무릎 서기 → 반무릎 서기 → 무릎서기에서 다리의 체중을 지지하며 걷기 등으로 손상측의 다리를 이용하여 기능적인 동작을 수행하였다. (2) 안정한 면에서 교각자세를 통하여 균형 훈련을 실시하였다. 저항은 치료사의 도수저항으로써 지지측 반대편 골반에서 대각선으로 주었다. 동일한 저항 방법을 적용하여 무게중심이 낮은 자세에서 높은 자세로 실시하였다. **3. 보행 능력을 향상시키기 위해** (1) 매트에서 바로 누운 자세에서 initial double limb stance, single limb stance, Terminal Double Limb stance 단계로 나누어 기능적인 동작을 치료사와 함께 수행하였다. (2) 서 있는 자세에서 initial double limb stance, single Limb stance, terminal double limb stance 단계로 나누어 기능적인 동작을 치료사와 함께 수행하였다.

2.5 ICF 문서 작성법

<table>
<tr><td>개념</td><td>

- WHO에서 건강 및 건강 관련 상태를 설명하는 표준화된 언어와 구조를 제공하는 것이 국제기능장애건강분류(International Classification of Functioning, disability and Health, ICF)임
- ICF에서는 개인의 필요를 보다 존중해주는 분류방식이며 개인(individual)과 업무(task) 및 환경(environmental)의 역동적인 상호작용을 통한 쌍방향적인 구조로 제시하고 있음
- ICF에서 기능(function)이란 "신체기능, 신체구조, 활동, 참여에 이상이 없는 상태"이며, 장애(disability)란 "각 요소에 이상이 있는 손상, 활동제한, 참여제약의 상태"로 정의함

</td></tr>
<tr><td>코드의 개념과 적용</td><td>

- ICF에서는 4개의 알파벳으로 고유의 구성요소를 표현하고 있으며, 첫 번째 오는 알파벳은 각각의 고유의 "구성요소"를 의미

<table>
<tr><th>구성요소</th><th>표현 방법</th></tr>
<tr><td>신체 기능</td><td>b</td></tr>
<tr><td>신체 구조</td><td>s</td></tr>
<tr><td>활동과 참여</td><td>d(경우에 따라 a 또는 p)</td></tr>
</table>

- 알파벳 뒤의 첫 번째 숫자코드는 표 2에서 소개한 1단계 분류인 "장(chapter)"을 의미
- 두 번째 숫자코드~네 번째 코드까지는 범주(categories)라고 하는 세부 분류의 내용을 나타냄

<table>
<tr><th>코드</th><th>설명</th></tr>
<tr><td>b2</td><td>1단계 분류, 제 2장 감각기능 및 통증</td></tr>
<tr><td>b280</td><td>2단계 분류, 통증 감각</td></tr>
<tr><td>b2801</td><td>3단계 분류, 신체국소부위 통증</td></tr>
<tr><td>b28010</td><td>4단계 분류, 머리와 목통증</td></tr>
</table>

- 활동과 참여는 수행(performance), 능력(capacity)의 평가치가 있음
- 수행은 개인의 환경에서 실제로 하고 있는 정도를 기록하며, 능력은 어떤 외부의 영향을 받지 않는 표준화된 환경에서 할 수 있는 정도를 의미함

</td></tr>
<tr><td>평가치의 적용</td><td>

- 평가치는 각 코드를 개인에 맞추어 평가하도록 고유화되어 있는 숫자를 말함
- 코드 뒤에 점(.)을 찍고, 하나 이상의 숫자를 기입하는 것으로 나타냄[단, 환경요인의 평가치의 경우 방해요인은 코드 뒤에 점(.)을 찍으나, 촉진요인은 코드 뒤에 점(.)을 찍지 않고 + 기호로 표현할 수 있음]

</td></tr>
<tr><td>Core set의 개념과 임상적용</td><td>

- ICF에서는 1400개 이상의 범주들을 가지고 있음
- 다학제적인 접근에 의해 분야별 여러 보건 전문가들이 구성요인에 대해 충분히 논의 가능
- 적용 문제의 필요성 때문에 WHO는 ICF Core set을 개발하기 위해 스위스에 있는 연구소와 함께 전 세계 ICF 전문가들로 구성된 국제운영위원회가 운영하는 ICF Research Branch*와 공동으로 연구 진행 중
- ICF core set은 현재까지 7가지 건강 상태에 따라(기타 포함) 크게 뇌졸중, 외상성 뇌손상, 다발성 경화증, 만성허혈성 심장질환, 만성허리통증, 유방암, 우울증, 수면, 두통, 어지러움, 비만, 척수손상 등 모두 24개 core set이 개발되었고, 현재도 개발을 진행 중

</td></tr>
</table>

* https://www.icf-research-branch.org/

▶ 기능, 장애, 건강에 대한 ICF 개념

(출처: WHO, 2002, Towards a common language for Functioning, Disability and Health ICF, Geneva, Author)

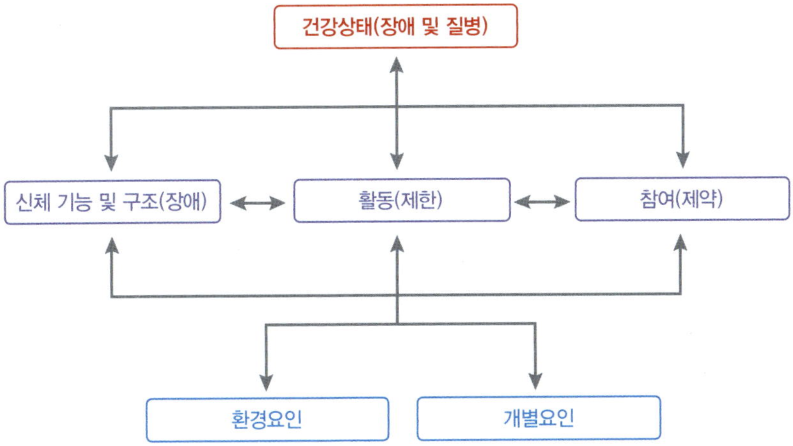

▶ ICF 용어의 의미

(출처: WHO, 2002, Towards a common language for Functioning, Disability and Health ICF, Geneva, Author)

	1부: 기능수행과 장애		2부: 배경요인	
구성요소	신체 기능과 구조	활동과 참여	환경요인	개인요인
영역	신체기능 신체구조	삶의 영역 (과제, 행위)	기능수행과 장애에 대한 외적 영향	기능수행과 장애에 대한 내적 영향
구성	신체 기능의 변화 (생리학적) 신체 구조의 변화 (해부학적)	표준환경에서 과제를 실행하는 능력 현재 환경에서 과제를 실행하는 수행력	물리적, 사회적 및 태도적 측면에서 촉진하거나 저해하는 영향력	개인의 태도에 대한 영향력
긍정적 측면	기능의 구조의 통합	활동, 참여	촉진요인	적용 안됨
	기능수행			
부정적 측면	손상	활동제한, 참여제약	장해요인/저해요인	적용 안됨
	장애			

▶ 실제 손상, 활동제한, 참여제약 구분의 임상적 예시

건강상태	손상	활동제한	참여제약
척수손상	사지의 불완전 마비	대중교통 이용 불가능	대중교통의 제약으로 인해 취미활동의 제한
공황장애	정신 불안	독립적 외출 불가능	주위의 반응으로 인해 대인관계 어려움
절단	사지절단 손실	독립적 활동의 어려움	절단으로 인한 사회적 참여활동의 제한
뇌졸중	사지운동 손실	독립적 보행 불가능	대학원 교육 및 수업의 제한

▶ ICF 평가치의 척도와 기록

출처: 통계청, 2010 & ICF CORE SETS, 2013. 범문에듀케이션

구성요소	제 1 평가치	제 2 평가치	제 3 평가치	예시
신체 기능	**손상 정도** 0 손상 없음 1 경도 이상 2 중등도 이상 3 중증도 이상 4 완전 이상 8 분류되어 있지 않음 9 적용 불가	해당 없음	해당 없음	b730.3 근력기능의 (3)중증도 이상을 의미
신체 구조	**손상 정도** 0 이상 없음 1 경도 손상 2 중등도 손상 3 중증도 손상 4 완전 손상 8 분류되어 있지 않음 9 적용 불가	**손상 특징** 0 구조 변화 없음 1 완전 부재 2 부분 부재 3 부분 추가 4 변이 5 불연속 6 이상 정렬 7 체액축적을 포함한 신체 구조의 질적 변화 8. 분류되어 있지 않음 9 적용 불가	**손상 부위** 0 1개 부위 이상 1 오른쪽 2 왼쪽 3 양쪽 4 앞쪽 5 뒤쪽 6 몸쪽 7 먼쪽(말단부) 8 분류되어 있지 않음 9 적용 불가	s75020.321 발목과 발의 뼈(s75020)의 (1)오른쪽에, (2) 부분적으로 (3) 중증도 손상을 의미
활동과 참여	**수행의 분류척도** 0 어려움 없음 1 경도 어려움 2 중등도 어려움 3 중증도 어려움 4 완전 어려움 8 분류되어 있지 않음 9 적용 불가	**능력의 분류척도** 0 어려움 없음 1 경도 어려움 2 중등도 어려움 3 중증도 어려움 4 완전 어려움 8 분류되어 있지 않음 9 적용 불가		d4104.23 서기(d4104)에서 능력면에서는 (3) 중증도의 어려움이 있으나, 수행면에서는 (2) 중등도 어려움을 의미
환경요인	0 방해 요인 없음 / +0 촉진 요인 없음 1 경도 방해 요인 / +1 경도 촉진 요인 2 중등도 방해 요인 / +2 중등도 촉진 요인 3 중증도 방해 요인 / +3 중증도 촉진 요인 4 완전 방해 요인 / +4 완전 촉진 요인 8 분류되어 있지 않는 방해 요인 / +8 분류되어 있지 않는 촉진 요인 9 적용 불가능한 방해 요인 / +9 적용 불가능한 촉진 요인	해당 없음	해당 없음	*방해요인 e310.3(e310 항목에서 중증도 방해요인을 의미) *촉진요인 e570+2(e570 항목에서 중등도 촉진요인을 의미)

▶ ICF short list 항목

출처: WHO, 2002, Towards a common language for Functioning, Disability and Health ICF, Geneva, Author

1) 신체기능 손상

신체기능 리스트	평가치
b1. 정신 기능	
b110 의식기능	
b114 지남력기능(시간, 장소, 사람)	
b117 지적기능	
b130 에너지와 욕동기능	
b134 수면기능	
b140 주의력기능	
b144 기억기능	
b152 감정기능	
b156 지각기능	
b164 높은수준의 인지기능	
b167 언어의 정신기능	
b2. 감각기능과 통증	
b210 시각기능	
b230 청각기능	
b235 인뜰기능	
b280 통증 감각	
b3. 음성과 말하기 기능	
b310 음성기능	
b4. 심혈관계, 혈액계, 면역계 및 호흡계 기능	
b410 심장기능	
b420 혈압기능	
b430 혈액계기능	
b435 면역계기능	
b440 호흡기능	
b5. 소화계, 대사계 및 내분비계 기능	
b515 소화기능	
b525 배변기능	
b530 체중유지기능	
b555 내분비샘기능	
b6. 비뇨생식기능과 생식기능	
b620 배뇨기능	
b640 성기능	
b7. 신경근뼈대와 움직임에 관련된 기능	
b710 관절의 운동성기능	
b730 근력기능	
b735 근긴장도기능	
b765 불수의적 움직임기능	
b8. 피부 및 관련구조의 기능	

(계속)

▶ ICF short list 항목 (계속)

2) 신체구조

신체구조 리스트	평가치
s1. 신경계의 구조	
s110 뇌의 구조	
s120 척수와 말초신경	
s2. 눈, 귀, 및 관련구조	
s3. 음성과 말하기에 관련된 구조	
s4. 심장혈관계, 면역계 및 호흡계의 구조	
s410 심장혈관계의 구조	
s430 호흡계의 구조	
s5. 소화계, 대사계, 내분비계와 관련된 구조	
s6. 비뇨계 및 생식계와 관련된 구조	
s610 비뇨계의 구조	
s630 생식계의 구조	
s7. 움직임과 관련된 구조	
s710 머리와 목 부위의 구조	
s720 어깨부위의 구조	
s730 팔의 구조	
s740 골반부위의 구조	
s750 다리의 구조	
s760 몸통의 구조	
s8. 피부 및 관련구조	

3) 활동과 참여

활동과 참여 리스트	수행평가치	능력평가치
d1. 학습과 지식적용		
d110 보기		
d115 듣기		
d140 읽기학습		
d145 쓰기학습		
d150 연산학습		
d175 문제해결하기		
d2. 일반적 과제와 요구		
d210 단일 과제수행하기		
d220 다중 과제수행하기		
d3. 의사소통		
d310 음성메시지로 의사소통하기-수용		
d315 비언어적 메시지로 의사소통하기-수용		
d330 말하기		
d335 비언어적 메시지로 표현하기		
d350 대화		
d4. 이동		

3) **활동과 참여** (계속)

활동과 참여 리스트	수행평가치	능력평가치
d430 물건 들어올리기와 나르기		
d440 손의 섬세한 사용		
d450 걷기		
d465 장비를 사용하여 이동하기		
d470 교통수단 이용하기		
d475 운전하기		
d5. 자기관리		
d510 씻기		
d520 신체일부 관리하기		
d530 용변 관리하기		
d540 옷 입고 벗기		
d550 먹기		
d560 마시기		
d570 자신의 건강 돌보기		
d6. 가정생활		
d620 상품과 서비스 획득		
d630 식사준비하기		
d640 집안일하기		
d660 타인 보조하기		
d7. 대인상호작용과 대인관계		
d710 기본적인 대인상호작용		
d720 복잡한 대인상호작용		
d730 낯선 사람과 관계 맺기		
d740 공식적인 관계		
d750 비공식적인 사회적 관계		
d760 가족관계		
d770 친밀한 관계		
d8. 주요 생활영역		
d810 비공식적인 교육		
d820 학교교육		
d830 고등교육		
d850 유급고용		
d860 기본적인 경제거래		
d870 경제적 자립		
d9. 지역사회생활, 사회생활 및 시민생활		
d910 지역사회생활		
d920 레크리에이션과 여가		
d930 종교 및 영성		
d940 인권		
d950 정치생활 및 시민권		
기타 다른 활동과 참여		

▶ ICF short list 항목 (계속)

4) 환경요인

환경요인 리스트	평가치
e1. 제품과 기술	
e110 개인 소비용 제품이나 물질	
e115 개인용 일상생활 제품과 기술	
e120 개인의 실내외 이동과 수송용 제품 및 기술	
e125 의사소통용 제품과 기술	
e150 공용 건물의 설계, 시공과 건축물 기술	
e155 개인용 건물의 설계, 시공과 건축물 및 기술	
e2. 자연환경과 인공환경 변화	
e225 기후	
e240 빛	
e250 소리	
e3. 지원과 관계	
e310 직계가족	
e320 친구	
e325 지인, 또래, 동료, 이웃 및 지역사회 구성원	
e330 권위적 지위에 있는 사람	
e340 개인 돌봄제공자와 개인 활동보조인	
e355 보건 전문가	
e360 그 외 전문가	
e4. 태도	
e410 직계가족 구성원의 개인적인 태도	
e420 친구의 개인적인 태도	
e440 개인 돌봄제공자와 개인 활동보조인의 개인적인 태도	
e450 보건 전문가의 개인적인 태도	
e455 그 외 전문가들의 개인적인 태도	
e460 사회적인 태도	
e465 사회적 규범, 관례 및 관념	
e5. 서비스, 시스템 및 정책	
e525 주택 공급 서비스	
e535 통신 서비스, 시스템 및 정책	
e540 교통 서비스, 시스템 및 정책	
e550 법률 서비스, 시스템 및 정책	
e570 사회보장 서비스, 시스템 및 정책	
e580 보건 서비스, 시스템 및 정책	
e585 교육과 훈련 서비스, 시스템 및 정책	
e590 노동과 고용 서비스, 시스템 및 정책	
기타 다른 환경요인	

▶ ICF 평가치를 이용한 물리치료 기록지

구성요인	ICF 코드	분류척도	설명
신체 기능	b710 관절가동범위	.0	전신에서 full range로 체크됨
	b730 근력	.2	Rt. U/E은 F, L/E에서는 F로 체크됨
신체 구조	s110 뇌의 구조	.2	Lt. MCA infarction
	s730 팔 구조	.0	구조적인 손상은 없음
활동과 참여	d330 말하기	.18	P: 말은 이해하는데 발음이 약간 부정확함 C: 정보 없음
	d4100 구르기, 일어나 앉기	.18	P: Rt.side rolling은 supervision하에 수행 가능하고, come to sit 역시 supervision하에 수행 가능함 C: 정보 없음
	d4153 앉아서 균형 잡기	.08	P: 등받이 없는 의자에서 모든 방향으로 팔 뻗기가 가능함 C: 정보 없음
	d4154 선 자세에서 균형 잡기	.29	P: 발을 넓게 뻗은 벌린 상태에서 양쪽 팔을 전방의 워커에 지지한 채로 10초간 서서 있을 수가 있음 C: 보조 장비 없이 선 자세는 매우 불안정하여 불가능함.
	d4103 의자에서 일어서기	.29	P: 양쪽 손을 이용하여 안전하게 일어설 수 있음 C: 보조 장비 없이는 매우 불안정하여 불가능함
	d4106 몸의 중심이동	.39	P: 눕거나 앉아서는 중심이동이 비교적 손쉽게 할 수 있으며, 선 자세에서는 정적인 상태에서 10회 이내로 가능함 C: 선 자세에서는 보조 장비 없이는 매우 불안정하여 불가능함
	d450 걷기	.39	P: 중간 정도의 도움을 유지하고, 1~2걸음길이 정도 겨우 발을 떼기 가능함 C: 보조 장비 없이는 매우 불안정하여 불가능함
	d4200 자리 옮기기	.13	P: 약간의 도움을 유지해서 자세 변환 가능함 C: 양손의 지지가 필요함
	d465 장비를 이용한 이동	.34	P: 휠체어를 움직이는 데 시간이 오래 필요하며 위험해 보임 C: 보조도구의 도움이 필요함
	d530 용변관리하기	.4	P: 최대 도움을 받아야 가능함 C: 보조도구의 도움이 필요함
	d550 식사하기	.33	P: 간병인의 중간 정도 도움이 필요함 C: 보조인의 도움이 필요함
환경요인	e310 직계가족	0	직계가족 관계에 대한 기능 영향은 없음
	e355 보건전문가	+4	의사, 간호사, 물리치료사, 언어치료사, 작업치료사에게 지원을 받고 있음
	e580 보건서비스, 시스템 및 정책	+4	추가비용 없이 국가에서 100% 비용 지급됨

2.6 근골격계 환자의 평가

개요	• 기본적인 평가 절차의 순서로 진행을 하고, 계통학적인 분류의 문제가 있는지 확인함 • 평가는 아래와 같이 단계적으로 시행함(단, 임상적으로 개인적인 체계를 고려하여 평가를 진행할 것) • 평가 시에 사용되는 많은 검진방법들은 실제 치료적 기술에 응용되기 때문에 잘 숙지하도록 함

1) 관찰 및 병력

<table>
<tr><td>개념</td><td>• 환자와의 면담을 통해 문제점을 찾을 수 있도록 진행하게 되는 평가의 가장 기본적인 단계(육하원칙에 의거하여 문제점 나열 가능)</td></tr>
<tr><td>구성 항목</td><td>• 환자의 일반적인 모습: 외형적인 자세와 움직임에 대한 상태
• 환자의 정서적인 상태: 스트레스, 불안, 우울, 행복, 수면상태
• 정확한 병변 부위와 손상의 발생된 기전과 외력의 유무
• 환자가 호소하는 증상에 따라 계통학적(예, 뇌혈관계, 심폐계, 소화기계, 비뇨 및 생식기계, 암 등) 분류–의사에게 의뢰를 필요로 하는 “위험신호”
<table>
<tr><th>형태</th><th>주관적 증상</th></tr>
<tr><td>근골격계</td><td>쑤심, 무거움, 경련성 등</td></tr>
<tr><td>신경계</td><td>날카로움, 찌르는 듯함, 전기가 오는듯함, 따끔따끔함, 타는 듯함, 쏘는 듯함</td></tr>
<tr><td>혈관계</td><td>떨림, 고동치는 듯함, 두근거림</td></tr>
<tr><td>정신건강계</td><td>피곤함, 무력함, 비참함, 죽을 듯함, 짜증스러움, 역겨움, 끔찍함, 지겨움</td></tr>
</table>
• 병변이 발생되는 시기: 갑자기 발생되었는지, 서서히 진행되었는지, 오래전부터 진행되었는지를 확인하고, 통증과 마비 혹은 약증의 유무
• 증상이 악화 또는 완화되는 자세나 패턴: 이전의 치료경험 유무 확인
• 환자의 치료적 목표</td></tr>
</table>

2) 시진

개념	• 눈으로 확인하여 직접적으로 문제점을 확인하는 단계
구성 항목	• 외형적인 비대칭 자세, 보행, 일상생활에서의 문제 • 명백한 불편감(통증 표현) • 뼈 & 물렁 조직의 변형, 부종, 병변부위 피부색, 위축 등 • 신발의 유형 및 형태(바닥상태 & 쿠션감), 보조기와 같은 보조 장치

3) 촉진

개념	• 접촉을 통해 신체를 검진하는 단계
구성 항목	• 뼈, 힘줄, 근육, 인대, 근막, 혈관, 신경, 림프 등 문제가 되는 신체 부위 직접 촉진 • 체온(Temperature), 감촉(Texture), 근긴장(Tone), 압통(Tenderness) - 4Ts • 부종, 통증, 염증, 근 경련, 흉터 조직

4) 동작

개념	• 움직임과 관련되어 병변부위를 확인하는 단계
구성 항목	• 기능적인 평가: 문제가 있는 부위와 관련된 일상생활동작에서의 기능평가 • AROM: 수축성 조직과 비수축성 조직이 동원되며, 기본적인 환자의 결과가 기록됨 ◦ 만일 AROM이 정상범위라면, 수동적인 과압박(over pressure)을 관절의 끝범위에서 적용 가능(PROM을 수행하지 않아도 됨) ◦ 만일 AROM이 비정상범위라면, PROM으로 적용하거나 조심스럽게 과압박을 적용함 **수축성 조직**: 근육, 건, 힘줄과 뼈의 접합부 **비수축성 조직**: 수축성조직을 제외한 모든 조직 • PROM: 주로 비수축성 조직이 동원되며, 과압박과 함께 관절놀이(joint play) • 등척성 저항 검사(resisted isometric test): 주로 수축성 조직이 동원되며, 비수축성 조직이 최소 동원되도록 중립자세 또는 안정자세에서 적용하고, 어떠한 수축 시에 통증이나 약증이 있는지 확인함 • 맨손 근력 검사(Manual Muscle Test, MMT): 근력약화가 있을 경우 필요한 검사임

5) 신경혈관 선별

개념	신경혈관과의 연계된 문제에 대해 검진하는 단계
구성 항목	피부, 깊은힘줄반사(Deep Tendon Reflex, DTR), 뇌신경, 병리적 반사 근육분절(수축 시에 5초 유지하며 약증확인), 맥박, 손톱 바닥 또는 창백 반응, 체온

6) 특수 검사

개념	• 문제가 되는 병변 부위와 관련된 특수 검사 진행 단계(근골격계 환자의 경우 적용 가능)
구성 항목	• 해당되는 병변이 의심되는 신체부위에 대한 특수 검사 진행함

7) 연관되는 부위와 선별

개념	• 문제가 되는 병변 부위와 연관이 되는 부위와의 선별 검사를 진행하는 단계
구성 항목	• 근막동통점과 연관성, 내장기와의 연관성, 감염, 심적인 부분과의 연관성 등

8) 진단영상과 혈액학적 검사

개념	• 병변 부위의 문제점을 정확히 확인하는 단계
구성 항목	• 진단 영상: X-선, U/S, 컴퓨터단층촬영(Computed Tomography, CT), 자기공명영상(Magnetic Resonance Imaging, MRI) 등 • 혈액학적 검사: 혈액, 요검사, 생체검사 등

9) 신체부위별 검사 순서

출처: Nikita A. Vizniak. 2018. 치료사를 위한 근골격계 임상매뉴얼, 범문에듀케이션.

(1) 머리와 목뼈 검사 순서

관찰 및 병력	• 환자나이, 직업종류, 외형자세, 수면자세, 손상 관련 과거력, 이전 치료경험 등 • 손상의 발생된 기전과 외력의 유무 • 증상이 악화 또는 완화되는 자세나 패턴 • 의식상실의 유무 • 두통, 어지러움, 구역질, 말하기, 복시 • 최근 발생한 스트레스 유무 • 마비나 저림, 약증의 유무 • 계통학적(심혈관계, 호흡계) 문제 검토
시진	• 머리, 목, 피부색, 외형적인 자세
청진	• 심장과 목동맥
촉진 (ROM 평가 후 실시)	• 아래턱과 턱관절(하악골과 악관절, mandibula temporomandibular jt) • 깨물근(교근, masseter m.) • 귀밑샘(이하선, parotid gland) • 턱밑샘(악하선, submandibular gland) • 귀밑샘(이하선, parotid gland) • 갑상선(갑상샘, thyroid gland) • 기관/후두(trachea/larynx) • 림프절(lymph node) • 빗장뼈과 복장빗장관절(쇄골&흉쇄관절, clavicle & sternoclavicular articulation) • 목갈비근과 목빗근(사각근과 흉쇄유돌근, scalene m. & 흉쇄유돌근, SCM m.) • 꼭지돌기(유양돌기, mastoid process) • 목동맥(경동맥, carotid artery) • 돌기사이관절(후관절, facet jt) • 가시돌기(극돌기, spinous process) • 등세모근(상부 승모근, upper trapezius m.) • 어깨올림근(견갑거근, levator scapulae m.) • 목널판근 & 머리널판근(경판상근 & 두판상근, splenius cervicis & splenius capitis m.) • 머리반가시근(두반극근, semispinalis capitis m.) • 뒤통수밑근육(후두하근, suboccipital m.) • 빗장위오목(쇄골상와, supraclavicular fossa)
기능적 평가	• 일상생활동작을 기준으로 시행(호흡, 연하, 어깨관절 확인, 천장과 바닥 보기)
AROM	• 굽힘: 60° • 폄: 60° • 가쪽 굽힘: 45° • 돌림: 80° • 턱관절 ROM 통증 혹은 관절소리
PROM & 관절놀이	• 직접 시행함
근육분절	• 목 굽힘근(C1, C2) • 목 폄근(C2, C3; XI) • 목 가쪽 굽힘근(C3) • 어깨올림근(C4; XI) • 어깨세모근(**C5**, C6; 겨드랑신경) • 위팔노근(C5, C6; 노신경) • 위팔두갈래근(C5, **C6**; 근피신경)

근육분절	• 위팔세갈래근(C6, **C7**, C8, T1; 노신경과 겨드랑신경) • 손목 폄근(**C6**, C7, C8; 노신경) • 손목 굽힘근(C6, **C7**; 정중신경/자신경) • 손가락 굽힘근(C7, **C8**, T1; 자신경/정중신경) • 내재근(C7, C8, **T1**; 자신경)
신경혈관 선별검사	• 감각 ① 뇌신경 검사(필요한 경우) ② 각막 반사(corneal reflex)(V, VII) ③ 가벼운 촉각(얼굴/팔) ④ 예리함/둔함 또는 바람(Pinwheel)(얼굴/팔) ⑤ 진동(원위지 골간관절, 세 번째 손가락) • 깊은힘줄반사: 위팔두갈래근(C5), 위팔노근(C6), 위팔세갈래근(C7), 무릎힘줄(L4), 아킬레스힘줄(S1) • 호프만(Hoffman)(또는 동적 호프만) • 파악력(동력계) • 둘레 측정(팔, 아래팔) • 목동맥, 관자동맥, 노동맥과 위팔동맥 맥박
특수 검사	• **척추 뇌저동맥부전** ① 드클렌 검사(Dekleyn's test) ② 조지 검사(George's test) • **척추 뇌저 동맥 기능 검사(vertebral basilar artery function test)** • **염좌 & 좌상** ① 목뼈 떼어당김(cervical distraction test) ② 목뼈 능동/수동관절가동범위와 근력 검사 ③ 오도뉴휴 기법(O'donoghue maneuver) ④ 목갈비근 경련 검사(scalene cramp test) • **관절, 추간판과 후관절** ① 목뼈 압박과 떼어당김(cervical compression & distraction) ② 최대 목뼈 압박 검사(maximal cervical compression test) • **불안정성(instability)** ① 날개 인대 긴장 검사(alar ligament stress test) ② 가쪽 전단 검사, 샵-퍼서 검사(sharp-purser test) ③ 가로돌기인대 긴장 검사(transverse ligament stress test) • **신경 긴장(nerve tension)** ① 목뼈 압박 & 떼어당김(cervical compression & distraction) ② 팔신경얼기 압박 검사(brachial plexus compression test) ③ 소토홀 검사(soto-hall test) ④ 팔 긴장 검사(upper limb tension test) ⑤ 발살바 기법(valsalva maneuver)
등뼈 & 어깨 선별검사	• 해당 관절에 대해 선별검사 필요
눈, 귀, 코, 목	• 필요할 경우 안과나 이비인후과 검사 필요
진단영상 & 검사	• 필요할 경우 검사 필요

(2) 등뼈 검사 순서

관찰 및 병력	• 환자의 나이, 직업의 종류, 외형자세, 손상과 관련된 과거력, 이전의 치료경험 등 • 손상의 발생된 기전과 외력의 유무 • 호흡 및 늑골의 움직임이 있을 경우 통증 발생 유무 • 척주옆굽음증의 유무와 가족력의 유무 • 증상이 악화 또는 완화되는 자세나 패턴 • 마비나 저림, 약증의 유무 • 계통학적(심혈관계, 소화계, 호흡계) 문제 검토
시진	• 비대칭, 타박상, 피부색, 부종, 키 • 등 부위의 과도한 척주뒤굽음증과 같은 비정상적인 자세
촉진 (ROM 평가 후 실시)	• 척주세움근(척추기립근, erector spine m.) • 위 & 아래갈비(상 & 하부늑골, upper & lower ribs) • 어깨뼈(견갑골, scapula) • 가시돌기(극돌기, spinous process) • 등세모근(승모근, trapezius m.) • 마름근(능형근, rhomboid m.) • 복장빗장관절(흉쇄관절, sc jt) • 척추사이관절 & 가시돌기(추간 관절 & 극돌기, intervertebral jt & spinous process) • 목동맥(경동맥, carotid artery) • 복장뼈(흉골, breast bone) • 빗장뼈(쇄골, clavicle) • 빗장위오목(쇄골상와, supraclavicular fossa) • 겨드랑이밑(액와, axillary fossa) • 림프절(lymph node) • 큰가슴근(대흉근, pectoralis major m.) • 배근육(상복부, abdominal m.) • 복장갈비관절(흉늑관절, sterno-costal jt)(sternocostal articulation) • 갈비척추관절(늑추관절, costo-vertebral jts) • 빗장뼈(쇄골, clavicle)
척추 타진	• C7~L3까지 타진
기능적 평가	• 일상생활동작을 기준으로 시행하며, 특히 몸통 굽힘을 통한 발가락 닿기
AROM	• 굽힘(flexion): 60° (아담징후: 볼록과 오목) • 폄(extension): 25° • 가쪽굽힘(lateral flexion): 35° • 돌림(rotation): 50°
PROM & 관절놀이	• 어떤 동작에서 AROM이 제한될 경우 시행함

근육분절	저항을 주는 등척성 수축상태로 검사 • 어깨올림근(C4; XI) • 어깨세모근(**C5**, C6; 겨드랑신경) • 상완요골근 (C5, C6; 노신경) • 위팔두갈래근(C5, **C6**; 근피신경) • 위팔세갈래근(C6, **C7**, C8, T1; 노신경) • 손목 폄근(**C6**, C7, C8; 노신경) • 손목 굽힘근(C6, **C7**; 정중신경/자신경) • 손가락 굽힘근(C7, **C8**, T1; 자신경/정중신경) • 뼈사이근(C7, C8, **T1**; 자신경) • 몸통 돌림근(T1～T12) • 몸통 가쪽굽힘근(T1～T12) • 몸통 굽힘근/폄근(T1～T12)
심장과 폐 청진	• 필요할 경우 시행함
신경혈관 선별검사	• 감각 ① 가벼운 촉각 ② 두점 식별검사(two point discrimination) ③ 진동(제 3손가락) • 깊은힘줄반사 위팔두갈래근(C5), 위팔노근(C6), 위팔세갈래근(C7) • 파악력(동력계) • 노동맥과 위팔동맥 맥박, 창백, 체온
특수 검사	• **가슴문증후군(thoracic outlet syndrome)** ① 애드슨 검사(Adson's test) ② 루스 검사(Roo's test) ③ 라이트 검사(Wright's test) • **신경 압박(nerve compression)** ① 다리직거상 검사(SLR test) ② 슬럼프 검사(slump test) ③ 브루진스키 검사(Brudzinski's test) ④ 수동 날개뼈 모음 검사(passive scapular adduction test) • **근육 구축(muscle contracture)** ① AROM, PROM ② 몸통 팽창 검사(chest expansion test) ③ 갈비뼈 움직임 검사(rib motion test)
목뼈 & 허리뼈 & 어깨관절 선별 검사	• 해당 관절에 대해 선별검사 필요
진단 영상 & 진단검사	• 필요할 경우 검사 필요

(3) 허리뼈와 엉치뼈 검사 순서

관찰 및 병력	• 환자 나이, 직업 종류, 외형자세, 수면자세, 손상 관련 과거력, 이전 치료경험 등 • 손상의 발생된 기전과 외력의 유무(회전력, 무거운 물건 들고 나르기) • 증상이 악화 또는 완화되는 자세나 패턴(특히 기침, 재채기, 힘을 줄 때 더욱 악화유무) • 마비나 저림, 약증의 유무 • 계통학적(심혈관계, 소화계, 호흡계, 비뇨기계) 문제 검토
시진	• 비대칭, 타박상, 피부색, 부종, 장골능선(iliac crest) 높이 • 자세, 보행 분석(절뚝거림)
촉진 (ROM 평가 후 실시)	• 복부(abdomen) • 샅굴부위 림프절(서혜부 림프절, inginal lymph node) • 두덩결합(치골결합, pubic symphysis) • 위앞엉덩뼈가시(전상장골극, anterior superior iliac spine) • 엉덩뼈능선(장골능선, iliac crest) • 척추옆근(부척추근, paraspinal m.) • 허리네모근(요방형근, quadratus lumborum m.) • 궁둥뼈패임(좌골절흔, sciatic notch) • 위뒤엉덩뼈가시(후상장골극, posterior superior iliac spine) • 궁둥뼈결절(좌골결절, ischial tuberosity) • 넙다리뒤근육(슬괵근, hamstring m.) • 넙다리근막긴장근(대퇴근막장근, tensor fascia lata) • 큰돌기(대전자, greater trochanter) • 궁둥구멍근(이상근, piriformis m.) • 엉치결절인대(천결절인대, sacrotuberous ligament) • 엉치엉덩관절(천장관절, sacroiliac jt) • 엉치가시인대(천극인대, sacrospinal ligament) • 큰볼기근(대둔근, gluteus maximus m.) • 엉덩허리근(장요근, iliopsoas m.) • 넙다리네갈래근(대퇴사두근, quadriceps m.) • 장딴지근(종아리근, calf m.) • 가시돌기(극돌기, spinous process) • 아래갈비(하부늑골, lower ribs)
기능적 평가	• 일상생활동작을 기준으로 시행하며, 특히 발가락 닿기나 쪼그리기와 일어나기
AROM	• 굽힘(flexion): 70° (아담징후: 볼록과 오목) • 폄(extension): 30° • 가쪽굽힘(lateral flexion): 30° • 돌림(rotation): 30°
PROM & 관절 놀이	• 어떤 동작에서 AROM이 제한될 경우 시행함
근육 분절	• 저항을 주는 등척성 수축상태로 검사 ◦ 몸통돌림(T6~L2; 분절신경) ◦ 몸통가쪽굽힘(T6~L2; 분절신경) ◦ 몸통굽힘/폄(T6~L2; 분절신경) ◦ 엉덩관절 굽힘(L1~L3; 넙다리신경) ◦ 무릎관절 폄(L3, L4; 넙다리신경) ◦ 무릎관절 굽힘(L4~S2; 궁둥신경) ◦ 발목관절 발등굽힘(**L4**, L5; 깊은종아리신경) ◦ 발목관절 가쪽번짐(L5, **S1**; 얕은종아리신경) ◦ 엄지발가락 폄(L4, **L5**, S1; 깊은종아리신경) ◦ 엄지발가락 굽힘(L5, S1; 정강신경)

다리 길이 측정	• 큰돌기부터 가쪽복사 • 배꼽부터 안쪽복사 • 두덩결합부터 안쪽복사 • 엎드려 누운 자세에서 다리 길이 평가
복부 검사	• 관찰, 청진, 타진, 촉진, 윗몸일으키기(복부 근력과 비버 징후)
신경혈관 선별검사	• 감각 ① 가벼운 촉각 ② 날카로운/둔탁한 진동(DIP, 3th finger) • 상위운동신경원병변 ① 바빈스키(Babinski's)(L1과 그보다 위에) • 깊은힘줄반사: 무릎뼈(L3, L4), 넙다리뒤근, 아킬레스건(L5, S1) • 혈관: 맥박(넙다리동맥, 오금동맥, 발등 동맥), 손톱 바닥, 창백반응
특수 검사	• **선별 검사(screen test)** ① 데제린 징후(Dejerine's triad sign) ② 마이너 징후(Minor's sign) ③ 발꿈치보행, 발가락 보행, 쪼그리기와 일어나기 ③ 켐프 검사(Kemp's test) ④ 골드웨이트 검사(Goldwait's test) • **허리뼈 염좌 & 좌상(lumbar sprain & strain)** ① ROM & 촉진 ② 데미아노프 검사(Demianoff's sign) ③ 켐프 검사(Kemp's test) ④ 나클라스 검사(Nachlas test) ⑤ 볼기 징후(buttock sign) • **허리뼈 신경근병증(lumbar radiculopathy)** ① 다리직거상 검사(SLR test) ② 건측다리올림 검사(well leg raise test) ③ 활시위 징후(bowstring sign) ④ 브라가드 검사(Bragard's test) ⑤ 넙다리신경 당김 검사(femoral nerve traction test) ⑥ 궁둥구멍근 검사(piriformis test) • **엉덩관절(SI jt) 병변** ① 허리띠 검사(belt test) ② 라세그 검사(Lasegue's test) ③ 나클라스 검사(Nachlas test) ④ 움직임 촉진(motion palpation) • **불안정성(instability)** ① 분절 불안정성 검사(segmental instability test) ② 후–전 활주 검사(P-A glide test) ③ 허리뼈 굽힘 & 폄 검사(lumbar flexion & extension test)
등뼈 & 엉치뼈 & 엉덩관절 선별 검사	• 해당 관절에 대해 선별검사 필요
진단 영상 & 검사	• 필요할 경우 검사 필요

(4) 어깨 검사 순서

<table>
<tr><td>관찰 및 병력</td><td>• 환자의 나이, 직업의 종류, 외형자세, 수면자세, 손상과 관련된 과거력, 작업의 형태(손을 들고 머리 위에서 작업) 등
• 손상의 발생된 기전과 외력의 유무(손을 뻗은 채로 넘어짐)
• 증상이 악화 또는 완화되는 자세나 패턴
• 마비나 저림, 약증의 유무</td></tr>
<tr><td>시진</td><td>• 비대칭, 타박상, 피부색, 부종</td></tr>
<tr><td>촉진
(ROM 평가 후 실시)</td><td>• 중간등 & 아래등 & 위등세모근(중&하&상부 승모근, middle&lower&upper trapezius)
• 마름근(능형근, rhomboideus)
• 등뼈(흉추, thoracic vertebra)
• 늑골 1~9 후면(ribs 1~9 posterior)
• 어깨올림근(견갑거근, levator scapular)
• 목갈비근(사각근, scalenius m.)
• 아래가슴문(흉곽출구, thoracic outlet)
• 목뼈(경추, cervical spine)
• 가시위근(극상근, supraspinatus)
• 봉우리빗장관절(견쇄관절, AC jt)
• 가시아래근(극하근, infraspinatus)
• 작은원근(소원근, teres minor)
• 봉우리빗장관절(견쇄관절, AC jt)
• 돌림근띠(회전근개, rotator cuff)
• 큰원근(대원근, teres major)
• 넓은등근(광배근, latissimus dorsi m.)
• 어깨밑근(견갑하근, subscapularis)
• 앞톱니근(전거근, serratus anterior)
• 위팔세갈래근(상완삼두근, triceps brachii)
• 가시돌기(극돌기, spinous process)
• 어깨세모근(삼각근, deltoid)
• 어깨세모근 결절(삼각근 결절, deltoid tuberosity)
• 작은가슴근(소흉근, pectoralis minor)
• 부리돌기(오훼돌기, coracoid process)
• 부리위팔근(오훼완근, coracobrachialis)
• 위팔두갈래근(상완이두근, biceps brachii)
• 위팔두갈래근 고랑(상완이두근 고랑, bicipital groove)
• 큰가슴근(대흉근, pectoralis major)
• 복장빗장관절(흉쇄관절, SC jt)</td></tr>
<tr><td>기능적 평가</td><td>• 일상생활동작을 기준으로 시행하며, 특히 Apley scratch test(위, 아래)으로 평가함</td></tr>
<tr><td>AROM</td><td>• 굽힘: 180°
• 안쪽 & 가쪽돌림: 90° & 80°
• 모음: 35°
• 폄: 50°
• 벌림: 180°
• 수평 모음 & 벌림: 30° & 30°</td></tr>
<tr><td>PROM & 관절 놀이</td><td>• 어떤 동작에서 AROM이 제한될 경우 시행함</td></tr>
<tr><td>근육분절</td><td>저항을 주는 등척성 수축상태로 검사
• 어깨올림근(C4; XI)
• 위팔노근(C5, C6; 노신경)
• 위팔세갈래근(C6, C7, C8, T1; 노신경, 겨드랑신경)
• 손목 폄근(C6, C7, C8; 노신경)
• 손가락 굽힘근(C7, C8, T1; 자/정중신경)
• 어깨세모근(C5, C6; 겨드랑신경)
• 위팔두갈래근(C5, C6; 근육피부신경)
• 손목 굽힘근(C6, C7; 정중/자신경)
• 뼈사이근(C7, C8, T1; 정중신경)</td></tr>
</table>

신경혈관 선별검사	• 감각 ① 가벼운 촉각 ② 날카로운/둔한 감각 ③ 티넬 검사(Tinel's test) ④ 두점 식별검사(two point discrimination) • 깊은힘줄반사: 위팔두갈래근(C5), 위팔노근(C6), 위팔세갈래근(C7) • 자뼈 & 위팔동맥 맥박, 창백반응, 온도감 • 파악력(동력계)
특수 검사	• **선별검사(screen)** ① 아플레이 스크래치 검사(Apley's scratch test) ② 팔 떨어뜨리기 검사(drop arm test) ③ 듀가스 검사(Dugas test) ④ AROM(empty can test) • **충돌증후군 검사(impingement)** ① 호킨스-케네디 검사(Hawkins-Kennedy test) ② 충돌 징후(impingement sign) ③ 통증호(painful arc) ④ 니어 검사(Neer's test) • **위팔두갈래근 힘줄염(biceps tendinopathy)** ① 과폄(hyperextension) ② 스피드 검사(speed's test) ③ 요르가손 검사(Yergason's test) • **회전근개(rotator cuff)** ① 깡통 비우기 검사(empty can test), ② 팔 떨어뜨리기 검사(drop arm test) ③ 올림 검사(lift-off test) ④ 호른블라우어 징후(Hornblower's sign) • **관절순(labral) 파열(SLAP 병변)** ① 과벌림, 수동 압박 ② 클렁크 검사(clunk test) ③ 크랭크(crank test) ④ 오브라이언 검사(O'brien's test) ⑤ 위팔두갈래근 부하 검사(biceps Load Test) ⑥ 앞 이동 검사(anterior shift test) • **어깨관절 안정성(GH jt instability)** ① 앞/뒤 밀기 검사(ant/post drawer test) ② 앞/뒤 불안 검사(ant/post apprehension test) ③ 부하 & 이동 검사(load & shift test) • **봉우리빗장관절(AC jt)** ① 수동 수평모음(horizontal adduction) ② 저항 수평벌림(horizontal abduction) ③ 봉우리빗장관절 이동(AC shift)
팔꿉 & 척추 선별 검사	• 해당 관절에 대해 선별검사 필요
진단 영상 & 검사	• 필요할 경우 검사 필요

(5) 팔꿉 검사 순서

관찰 및 병력	• 환자의 나이, 직업의 종류, 외형자세, 수면자세, 손상과 관련된 과거력, 작업의 형태 등 • 손상의 발생된 기전과 외력의 유무(손을 뻗은 채로 넘어짐) • 증상이 악화 또는 완화되는 자세나 패턴 • 마비나 저림, 약증의 유무
시진	• 비대칭, 타박상, 피부색, 부종
촉진 (ROM 평가 후 실시)	• 안쪽위관절융기(내측상과, medial epicondyle) • 가쪽위관절융기(외측상과, lateral epicondyle) • 폄근힘줄(신전건, extensor tendon) • 자뼈고랑(척골구, ulnar sulcus) • 팔꿈치근(주근, anconeus) • 안쪽곁인대(내측측부인대, medial collateral ligament) • 위팔노근(상완요골근, brachioradialis) • 공통손가락굽힘근힘줄(총지굴근건, common flexor tendon) • 자쪽손목폄근(척측수근신근, extensor carpi ulnaris) • 자쪽손목굽힘근(척측수근굴근, flexor carpi ulnaris) • 긴노쪽손목폄근(장요측수근신근, extensor carpi radialis longus) • 긴손바닥근(장장근, palmaris longus) • 짧은노쪽손목폄근(단요측수근신근, extensor carpi radialis brevis) • 노쪽손목굽힘근(요측수근굴근, flexor carpi radialis) • 온손가락폄근(총지신근, common extensor) • 네모엎침근(방형회내근, pronator quadratus) • 손뒤침근(회외근, supinator) • 위팔두갈래근(상완이두근, biceps brachii) • 노뼈머리(요골두, head of radius) • 위팔세갈래근(상완삼두근, triceps brachii) • 노뼈굴(요골관, radial tunnel) • 팔꿈치뼈머리(주두, olecranon) • 가쪽곁인대(외측측부인대, lateral collateral ligament) • 팔꿈치오목(주맥와, cubital fossa) • 위팔근(상완근, brachialis)
기능적 평가	• 일상생활동작을 기준으로 시행하며, 특히 팔꿈치 굽힘과 폄 움직임을 평가함
AROM	• 굽힘(flexion): 150° • 폄(extension): 0° • 안쪽돌림(internal rotation) & 가쪽돌림(lateral rotation): 90°
PROM & 관절놀이	• 어떤 동작에서 AROM이 제한될 경우 시행함
근육분절	저항을 주는 등척성 수축상태로 검사 • 어깨올림근(C4; XI) • 어깨세모근(**C5**, C6; 겨드랑신경) • 위팔노근(C5, **C6**; 노신경) • 위팔두갈래근(C5, **C6**; 근피신경) • 위팔세갈래근(C6, **C7**, C8, T1; 노/겨드랑신경) • 손목폄근(**C6**, C7, C8; 노신경) • 손목굽힘근(C6, **C7**; 정중/자신경) • 손가락굽힘근(C7, **C8**, T1; 자/정중신경) • 내재근(C7, C8, **T1**; 자신경)

신경혈관 선별검사	• 감각 ① 가벼운 촉각 ② 날카로운/둔한 감각 ③ 티넬 검사(Tinel's test) ④ 두점 식별검사(two point discrimination) • 깊은힘줄반사: 위팔두갈래근(C5), 위팔노근(C6), 위팔세갈래근(C7) • 둘레측정 • 노뼈 & 위팔 맥박, 창백반응, 온도감 • 파악력(동력계)
특수 검사	• **선별검사(screen)** ① 밖굽이(valgus) 스트레스(0°): 아래팔 뒤침(forearm supination)자세에서 시행 ② 밖굽이(valgus) 스트레스(30°) ③ 안굽이(varus) 스트레스(0°): 아래팔 엎침(forearm pronation)자세에서 시행 ④ 안굽이(varus) 스트레스(30°) • **가쪽관절융기염(lateral epicondylitis)** ① 코젠 검사(Cozen's test) ② 밀 검사(Mill's Test) ③ 가운데 손가락 검사(middle finger test) ④ 책 들기 검사(book lift test) • **안쪽관절융기염(medial epicondylitis)** ① 역 코젠 검사(reverse Cozen's test) ② 역 밀 검사(reverse Mill's test) • **원엎침근 & 정중신경(pronator teres & median nerve)** ① 티넬 손목검사(Tinel's at wrist) ② 엄지 집게손가락 집게동작(thumb index pinch) ③ 팔꿉 굽힘(elbow flexion test) ④ 원엎침근 신장 검사(pronator stretch test) ⑤ 지속된 굽힘 검사(sustained flexion test) • **팔꿉굴증후군/자신경(cubital tunnel/ulnar nerve)** ① 티넬 팔꿉검사(Tinel's elbow) ② 와텐버그 징후(Wartenberg's sign)
손목, 어깨 & 목뼈 선별검사	• 해당 관절에 대해 선별검사 필요
진단 영상 및 검사	• 필요할 경우 검사 필요

(6) 손목 검사 순서

관찰 및 병력	• 환자의 나이, 직업의 종류, 외형자세, 손상과 관련된 과거력, 작업의 형태 등 • 손상의 발생된 기전과 외력의 유무(손을 뻗은 채로 넘어짐) • 증상이 악화 또는 완화되는 자세나 패턴 • 마비나 저림, 약증의 유무
시진	• 비대칭, 타박상, 피부색, 부종
촉진 (ROM 평가후 실시)	• 손목굽힘근(손목굴곡근, wrist flexors) • 원엎침근(원회내근, pronator teres) • 손목폄근(손목신전근, wrist extensors) • 뒤침근(회외근, supinator) • 엄지폄근(무지신전근, thumb extensors) • 뼈사이근(골간근, interossei) • 엄지두덩(무지구두덩, thenar eminence) • 새끼두덩(소지구두덩, hypothenar eminence) • 손목굴(수근관, carpal tunnel) • 기용굴(가이온관, guyon tunnel) • 손허리뼈(중수골, metacarpal bone) • 해부학적 코담배갑(anatomical snuff box) • 엄지손가락(무지, thumb) • 집게손가락(시지, index finger) • 가운데손가락(중지, middle finger) • 반지손가락(약지, ring finger) • 새끼손가락(소지, little finger) • 손배뼈(주상골, scaphoid bone) • 반달뼈(월상골, lunate bone) • 세모뼈(삼각골, triquetrum) • 콩알뼈(두상골, pisiforme) • 리스터 결절(lister's tubercle) • 갈고리뼈(유구골, hamate bone) • 알머리뼈(유두골, capitate bone) • 작은마름뼈(소능형골, trapezoid bone) • 큰마름뼈(대능형골, trapezium bone) • 자뼈 & 노뼈 붓돌기(척골 & 요골 경상돌기, styloid process) • 세모섬유연골(삼각섬유연골, triangular fibrocartilage) • 곁인대(측부인대, collateral ligament)
기능적 평가	• 일상생활동작을 기준으로 시행하며, 특히 물체를 잡고 손을 흔드는 동작을 평가
AROM	• 손목(wrist) ① 굽힘(flexion): 80° ② 폄(extension): 70° ③ 자쪽굽힘(ulnar flexion): 30° ④ 노쪽굽힘(radial flexion): 20° • 손가락(fingers) ① 굽힘(flexion)(MP): 90° ② 폄(extension)(MP): 40° ③ 벌림(abduction): 20° ④ 모음(adduction): 20° • 몸쪽손가락뼈사이관절(PIP joint) ① 굽힘(flexion): 70° ② 폄(extension): 0° • 먼쪽손가락뼈사이관절(DIP joint) ① 굽힘: 80° ② 폄(MP): 20°
PROM & 관절놀이	• 어떤 동작에서 AROM이 제한될 경우 시행함

근육분절	• 저항을 주는 등척성 수축상태로 검사 - 위팔노근(brachioradialis)(C5, C6; 노신경) - 위팔두갈래근(biceps)(C5, **C6**; 근피 신경) - 위팔세갈래근(triceps)(C6, **C7**, C8, T1; 노/겨드랑 신경) - 손목폄근(**C6**, C7, C8; 노신경) - 손목굽힘근(C6, **C7**; 정중/자신경) - 손가락굽힘근(C7, **C8**, T1; 자/정중 신경) - 뼈사이근(C7, C8, **T1**; 자신경)
신경혈관 선별검사	• 감각 ① 가벼운 촉각 ② 날카로운/둔한 감각 ③ 티넬 검사(Tinel's test) ④ 두점 식별검사(two point discrimination) • 깊은힘줄반사: 위팔두갈래근(C5), 위팔노근(C6), 위팔세갈래근(C7) • 노뼈 & 위팔 맥박, 창백반응, 온도감 • 파악력(동력계)
특수 검사	• **손목굴 증후군**(carpal tunnel syndrome) ① 팔렌 검사(Phalen's test) ② 티넬 검사(Tinel's test) ③ 정중 신경 압박 검사(median nerve compression test) ④ 흔듦 도수조작(flick maneuver) • **자신경 병증**(ulnar neuropathy) ① 티넬 검사(손목, 팔꿈치) ② 프로멘트 검사(Froment's test) ③ 와텐버그 검사(Wartenberg's test) • **혈관 장애**(vascular disorder) ① 알렌 검사(Allen's test) ② 맥박 ③ 손톱바닥 창백 • **힘줄윤활막염**(tenosynovitis) ① 핀켈스타인 검사(Finkelstein's test) • **불안정성**(instability) ① 밖굽이 & 안굽이 스트레스 검사(valgus & varus stress): MCP, PIP, DIP ② 월상삼각간 들뜸 검사(lunatotriquitral ballotement test) ③ 엄지 벌림 스트레스 검사(thumb abduction stress test) • **세모섬유연골 파열**(TFC tear) ① 압박 검사(press test) ② 세모섬유인대 등쪽 활주 검사(TFC dorsal glide test) • **구축**(contracture) ① ROM ② 번넬-리틀러 검사(Bunnel-Littler test) ③ 지대인대 검사(retinacular test) • **골절**(fracture) ① 손배뼈 골절 검사(scaphoid fracture test) ② 코담배갑(snuff box) 압통
팔꿉관절, 어깨 & 목뼈 선별 검사	• 해당 관절에 대해 선별검사 필요
진단 영상 및 검사	• 필요할 경우 검사 필요

(7) 엉덩관절 검사 순서

관찰 및 병력	• 환자의 나이, 직업의 종류, 외형자세, 손상과 관련된 과거력, 작업의 형태 등 • 손상의 발생된 기전과 외력의 유무 • 증상이 악화 또는 완화되는 자세나 패턴 • 마비나 저림, 약증의 유무 • 계통학적(심혈관계, 소화계, 비뇨기계) 문제 검토
시진	• 비대칭, 타박상, 피부색, 부종, 엉덩뼈능선의 높이 • 보행 관찰(통증성 또는 절뚝 보행)
촉진 (ROM 평가 후 실시)	• 위앞엉덩뼈가시(전상장골극, ASIS) • 엉덩뼈능선(장골능선, iliac crest) • 넙다리뼈앞면(대퇴전면, femur anterior) • 넙다리근막긴장근(대퇴근막장근, tensor fasciae lata) • 엉덩정강근막띠(장경인대, iliotibial band) • 엉덩허리근(장요근, iliopsoas) • 엉치엉덩관절(천장관절, sacroiliac jt) • 두덩결합(치골결합, pubic symphysis) • 엉치결절인대(천골결절인대, sacrotuberous ligament) • 큰돌기(대전자, greater trochanter) • 넙다리삼각(대퇴삼각, femoral triangle) • 허리뼈 & 엉치뼈(요추 & 천추, lumbar & sacral vertebra) • 엉덩관절(고관절, hip jt) • 모음근(내전근, adductor) • 큰볼기근 & 중간볼기근(대둔근 & 중둔근, gluteus maximus & medius) • 배(복부, abdomen) • 궁둥구멍근(이상근, piriformis) • 궁둥뼈결절(좌골결절, tuberosity of ischium) • 궁둥신경(좌골신경, sciatic nerve) • 뒤넙다리근(슬괵근, hamstring)
기능적 평가	• 일상생활동작을 기준으로 시행하며, 특히 발가락 닿기, 스쿼트, 다리 들어올리기, 발꿈치 또는 발가락으로 걷기를 평가함
AROM	① 굽힘(flexion): 80° ② 폄(extension): 30° ③ 안쪽돌림(internal rotation): 40° ④ 가쪽돌림(external rotation): 50° ⑤ 벌림(abduction): 50° ⑥ 모음(adduction): 30°
PROM & 관절 놀이	• 어떤 동작에서 AROM이 제한될 경우 시행함
근육분절	저항을 주는 등척성 수축상태로 검사 • 엉덩관절 굽힘(L1~L3; 넙다리신경) • 무릎관절 폄(L3~L4; 넙다리신경) • 무릎관절 굽힘(L4~S2; 궁둥신경) • 발목관절 발등굽힘(**L4**, L5; 깊은종아리신경) • 발목관절 안쪽번짐(**L5**, **S1**; 얕은종아리신경) • 발목관절 가쪽번짐(L5, **S1**; 얕은종아리신경) • 엄지발가락 폄(L4, **L5**, S1; 깊은종아리신경) • 엄지발가락 굽힘(L5, S1; 정강신경)

다리길이	• 위앞엉덩뼈가시(ASIS)~가쪽복사뼈(lateral malleolus) or 안쪽복사뼈(medial malleolus) • 발의 모양(요족, 편평족)을 관찰할 것
신경혈관 선별검사	• 감각 ① 가벼운 촉각 ② 날카로운/둔한 감각 ③ 두점 식별검사(two point discrimination) • 깊은힘줄반사: 무릎뼈(L3, L4), 뒤넙다리근(L5), 아킬레스(L5, S1) • 필요하다면 상위운동신경원장애(UMNL), 바빈스키(Babinski's) • 넙다리 & 정강뼈, 발등 동맥 맥박, 창백반응, 온도감
특수 검사	• **선별 검사(screen)** ① 발꿈치 걷기, 발가락 걷기 ② 트렌델렌부르크 검사(Trendelenburg test) ③ 안빌 검사(anvil test) • **엉덩관절 퇴행성 관절증** ① 엉덩관절 스쿠어 검사(scour test) ② 패트릭(Patrick test) • **허리뼈 신경근병증/궁둥신경** ① 다리직거상 검사(SLR) ② 양측 다리직거상 검사(bilateral SLR) ③ 90°~90° SLR 검사 • **단축검사** ① 토마스 검사(Thomas test) ② 넙다리곧은근 구축 검사(rectus femoris contracture test) • **궁둥구멍근 증후군(piriformis syndrome)** ① 엉덩이 징후 ② 엉덩관절 안쪽돌림근 신장 ③ 궁둥구멍근 MMT ④ 힙스 검사(Hibb's test) • **불안정성(instability)** ① 엉덩관절 텔레스코핑(telescoping test) ② PROM
허리뼈, 엉치엉덩관절과 무릎관절에 대한 선별 검사	• 해당 관절에 대해 선별검사 필요
진단 영상 및 검사	• 필요할 경우 검사 필요

(8) 무릎 검사 순서

관찰 및 병력	• 환자의 나이, 직업의 종류, 외형자세, 손상과 관련된 과거력, 작업의 형태 등 • 손상의 발생된 기전과 외력의 유무(예, 손상 시 '뚝'하는 소리) • 증상이 악화 또는 완화되는 자세나 패턴 • 부종, 마비나 저림, 약증의 유무 • 신발의 유형 및 형태(바닥상태 & 쿠션감)
시진	• 비대칭, 타박상, 피부색, 부종, 엉덩뼈능선의 높이, 무릎뼈의 위치, 안굽이무릎 또는 밖굽이무릎 • 보행 관찰
촉진 (ROM 평가 후 실시)	• 넙다리네갈래근(대퇴사두근, quadriceps) • 복재정맥(saphenous vein) • 무릎뼈(슬개골, patella): 후관절면, 윤활주머니 • 다리오금(슬와, popliteal fossa) • 주름(추벽, plica) • 무릎인대(슬개인대, patellar lig) • 장딴지근(비복근, gastrocnemius) • 정강뼈거친면(경골거친면, tuberosity of tibia) • 베이커씨 주머니(베이커씨 낭, baker's cyst) • 가쪽 뒤넙다리근(외측 슬괵근, lat. hamstring) • 모음근굴(내전근관, adductor canal) • 엉덩정강근막띠(장경인대, iliotibial band) • 거위발(pes anserine) • 오금근(슬와근, popliteus) • 안쪽 관절/반달연골(내측 관절/반월판, med. articular/ meniscus) • 가쪽곁인대(외측측부인대, collateral lig) • 안쪽 넙다리뼈관절융기(내측 대퇴관절융기, med. femoral condyle) • 가쪽 관절 & 반달연골(외측 관절 & 반월판, lat. articular & meniscus) • 안쪽 곁인대 & 관절주머니(내측 측부인대 & 관절낭, med. collateral lig & articular capsule) • 가쪽 넙다리뼈관절융기(외측 대퇴관절융기, lat. femoral condyle) • 안쪽 뒤넙다리근(내측 슬괵근, med. hamstring) • 가쪽 정강뼈관절융기(외측 경골관절융기, lat. tibia eminence)
기능적 평가	• 일상생활동작을 기준으로 시행하며, 특히 발가락 닿기, 스쿼트, 한발 서기, 다리 들어올리기, 계단 오르고 내려오기를 평가함
AROM	① 굽힘(flexion): 130° ② 폄(extension): 0°∼−5° ③ 안쪽돌림(internal rotation): 5°(반드시 90° knee flexion) ④ 가쪽돌림(external rotation): 5°(반드시 90° knee flexion)
PROM & 관절놀이	• 어떤 동작에서 AROM이 제한될 경우 시행함
근육분절	저항을 주는 등척성 수축상태로 검사 • 엉덩관절 굽힘[L1∼L3; 넙다리신경(femoral n)] • 무릎관절 폄[L3∼L4; 넙다리신경(femoral n)] • 무릎관절 굽힘[L4∼S2; 궁둥신경(sciatic n)] • 발목관절 발등굽힘[**L4**, L5; 깊은종아리신경(deep peroneal n)] • 발목관절 안쪽번짐[**L5**, S1; 얕은종아리신경(sup. peroneal n)] • 발목관절 가쪽번짐[**S1**; 얕은종아리신경(sup. peroneal n)] • 엄지발가락 폄[L4, **L5**, **S1**; 깊은종아리신경(deep peroneal n)] • 엄지발가락 굽힘[L5, S1; 정강신경(tibial n)]

신경혈관 선별검사	• 감각 ① 가벼운 촉각 ② 날카로운/둔한 감각 ③ 두점 식별검사(two point discrimination) • 깊은힘줄반사: 무릎뼈(L3, L4), 뒤넙다리근(L5), 아킬레스(L5, S1) • 필요하다면 상위운동신경원장애(UMNL), 바빈스키(Babinski's) • 넙다리 & 정강뼈, 발등 동맥 맥박, 창백반응, 온도감
특수 검사	• **선별 검사(screen)** ① 발꿈치 걷기 ② 발가락 걷기 ③ 디스코 검사(disco test) • **무릎뼈 & 무릎뼈 연골연화증(patellar & chondromalacia patellar)** ① 발로트먼트 검사(ballottement test) (전-후 방향) ② 바운스 홈 검사(bounce home test) ③ 볼록/쓸기 전후 문지르기 ④ 안쪽 & 가쪽 불안검사(med. & lat. apprehensive test) ⑤ 오르기 검사(step up test) • **주름(plica)** ① 주름 스튜터 검사(plica stutter test): 앉은 자세에서 능동으로 구부린 상태에서 시행할 것 ② 휴스턴의 주름 검사(Hughston plica test): 바로 누운 자세에서 수동 굴곡 하는 동안 내측 불안정성 확인 • **반달연골(meniscus)** ① 윌슨 검사(Wilson's test) ② 스티인만 검사(Steinman's test) ③ 맥머레이 검사(Mcmurray's test) ④ 아플레이 압박과 과굽힘 검사(Apley's compression & hyperflexion test) ⑤ 아플레이 떼어당김 검사(Apley's distraction test) • **인대 스트레스(ligament stress)** ① 밖굽이/안굽이 부하검사(valgus/varus stress) (30°와 0°) ② 워블 검사(wobble test) ③ 뒤 처짐 징후(posterior sag sign) ④ 젖힌무릎(recurvatum) ⑤ 앞 & 뒤 끌림 검사(anterior & posterior drawer test) ⑥ 라크만 검사(Lachman's test)
허리뼈, 엉치엉덩관절과 엉덩관절, 발목관절에 대한 선별 검사	• 해당 관절에 대해 선별검사 필요
진단 영상 및 검사	• 필요할 경우 검사 필요

(9) 발목 검사 순서

관찰 및 병력	• 환자의 나이, 직업의 종류, 외형자세, 손상과 관련된 과거력, 작업의 형태 등 • 손상의 발생된 기전과 외력의 유무(예, 손상시 '뚝'하는 소리) • 증상이 악화 또는 완화되는 자세나 패턴 • 부종, 종창, 마비나 저림, 약증의 유무 • 이전의 치료 유무와 골절의 가능성 확인 • 신발의 유형 및 형태(바닥상태 & 쿠션감)
시진	• 비대칭, 타박상, 피부색, 부종, 엉덩뼈능선의 높이 • 밖굽이, 안굽이, 편평족, 요족과 같은 발의 변형 • 보행 관찰
촉진 (ROM 평가 후 실시)	• 정강뼈거친면(경골 조면, tuberosity of tibia) • 종아리뼈머리(비골두, fibula head) • 정강뼈능선(경골능, tibial crest) • 가쪽 복사뼈(외과, lat. malleolus) • 안쪽 복사뼈(내과, med. malleolus) • 발배뼈(주상골, navicular bone) • 입방뼈(입방골, cuboid) • 쐐기뼈(설상골, cuneiform) • 목말뼈(거골, talus) • 발꿈치뼈(종골, calcaneus) • 발허리뼈(중족골, metatarsal) • 발가락뼈(지골, phalanges) • 발목뼈공동(족근동, sinus tarsi) • 앞목말종아리인대(전거비인대, ant. talofibular lig.) • 발꿈치종아리인대(종비인대, calcaneofibular lig.) • 뒤목말종아리인대(후거비인대, post. talofibular lig.) • 탄력인대(종주인대, spring lig.) • 세모인대(삼각인대, deltoid lig.) • 목말밑관절(거골하관절, subtalar articulation) • 발목뼈중간관절(중족근골관절, midtarsal jt.) • 발목발허리관절(족근중족관절, tarsometatarsal jt.) • 발허리발가락관절(중수지절관절, MP jt.) • 몸쪽발가락뼈사이관절(근위지간관절, PIP jt.) • 먼쪽발가락뼈사이관절(원위지간관절, DIP jt.) • 장딴지근(비복근, gastrocnemius) • 가자미근(soleus) • 아킬레스힘줄(아킬레스건, achilles tendon) • 종아리힘줄(비골건, peroneal tendon) • 발목굴(족근관, tarsal tunnel) • 앞 & 뒤 정강근(전 & 후 경골근, ant. & post. tibial m.) • 발꿈치뼈윤활주머니(종골낭, calcaneal bursa) • 발바닥근막(족저근막, plantar fascia) • 장딴지빗근(족척근, plantaris) • 복재정맥(saphena)
기능적 평가	• 일상생활동작을 기준으로 시행하며, 특히 발가락 닿기, 스쿼트, 한발 서기, 다리 들어올리기, 발가락 & 발뒤꿈치 걷기를 평가함
AROM	① 발바닥굽힘(plantarflexion): 40° ② 발등굽힘(dorsiflexion): 20° ③ 안쪽번짐(inversion): 20° ④ 가쪽번짐(eversion): 10°

PROM & 관절놀이	• 어떤 동작에서 AROM이 제한될 경우 시행함
근육분절	저항을 주는 등척성 수축상태로 검사 • 엉덩관절 굽힘[L1~L3; 넙다리신경(femoral n)] • 무릎관절 폄[L3, L4; 넙다리신경(femoral n)] • 무릎관절 굽힘[L4~S2; 궁둥신경(sciatic n)] • 발목관절 발등굽힘[**L4**, L5; 깊은종아리신경(deep peroneal n)] • 발목관절 안쪽번짐[**L5**, S1; 얕은종아리신경(sup. peroneal n)] • 발목관절 가쪽번짐[**S1**; 얕은종아리신경(sup. peroneal n)] • 엄지발가락 폄[L4, **L5**, **S1**; 깊은종아리신경(deep peroneal n)] • 엄지발가락 굽힘[L5-S1; 정강신경(tibial n)]
신경혈관 선별검사	• 감각 ① 가벼운 촉각 ② 날카로운/둔한 감각 • 깊은힘줄반사: 무릎뼈(L4), 오금근(L5), 아킬레스(S1) • 필요하다면, 상위운동신경원장애(UMNL)검사: 바빈스키(Babinski's) • 넙다리 & 정강뼈, 발등 동맥 맥박, 창백반응, 온도감
특수 검사	• **선별 검사(screen)** ① 발꿈치 걷기 ② 발가락 걷기 ③ 쪼그려 앉았다가 일어서기 • **불안정 & 인대 스트레스(instability & ligament stress)** ① 앞끌림(ant. drawer test): 발바닥굽힘과 중립상태에서 확인 ② 안쪽번짐 목말뼈 경사(inversion talar tilt test): 발바닥굽힘과 중립상태에서 확인 ③ 가쪽번짐 목말뼈 경사(eversion talar tilt test) ④ 목말밑 활주 검사(subtalar glide test) ④ 돌림 피로 검사(rotational stress test) • **스트레스 골절(stress fracture)** ① 발꿈치뼈 압박 검사(calcaneus squeeze test) ② 몰톤의 압박 검사(Morton's squeeze test) • **아킬레스 힘줄병증 & 파열(achilles tendinopathy & Rupture)** ① 아킬레스 압박 검사(achilles squeeze test) ② 호파 & 시몬드 & 톰슨 검사(Hoffa's & Simmond's & Thompson's test) • **발바닥 근막염(plantar fascitis)** ① 발꿈치뼈 압박 검사(calcaneus squeeze test) ② 윈드라스 검사(Windlass test) • **신경 압박(nerve compression)** ① 티넬 검사(Tinel's test) ② 몰톤의 발 압박 검사(Morton's foot squeeze test)
선별 검사	• 허리뼈, 엉치엉덩관절과 엉덩관절, 무릎관절에 대해 선별검사 필요
진단 영상 및 검사	• 필요할 경우 검사 필요

10) 신체 부위별 특수검사

출처: 근골격계 물리치료 진단학 편찬위원회. 2017. 근골격계 물리치료 진단학. 범문에듀케이션

(1) 목뼈

구분	검사	내용	사진	QR
신경뿌리 검사	척추사이구멍 압박 또는 스펄링 검사 (foraminal compression or Spurling test)	팔이나 손 부위의 방사통증과 저린 증상들이 신경뿌리 손상 때문인지를 평가 (양성: 압박을 했을 때 방사통이 가쪽굽힘쪽 팔로 내려감)	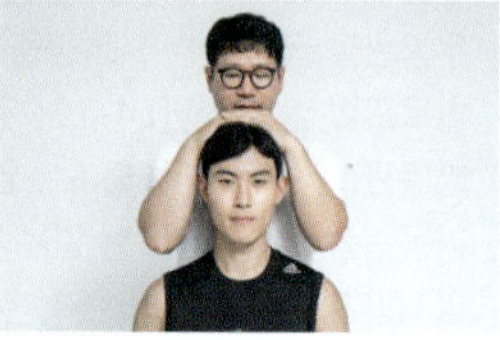	
	떼어당김 검사 (distraction test)	목과 척추사이구멍을 떼어 당겨 신경뿌리압박을 감소시켜 팔이나 손부위의 방사통증과 저린 증상이 완화되는지를 평가 (양성🙂: 머리를 들어 올렸을 때 방사통이 사라지거나 감소함)	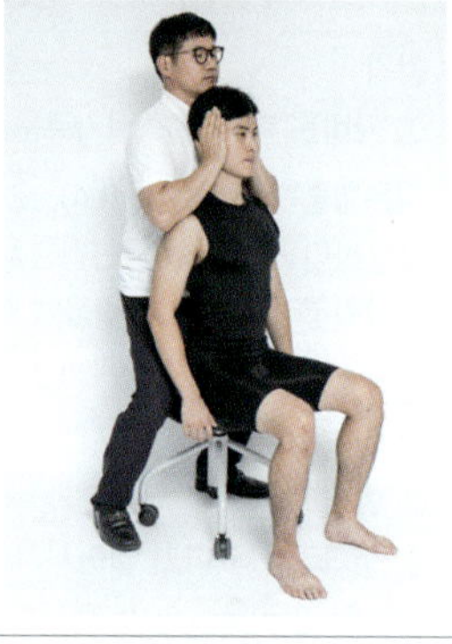	
	바코디 징후 또는 어깨벌림 검사 (Bakody's sign or shoulder abduction test)	신경뿌리, 특히 C4, C5 신경뿌리와 관련된 증상들을 평가 (양성🙂: 신경학적 증상이 감소하거나 완화됨)	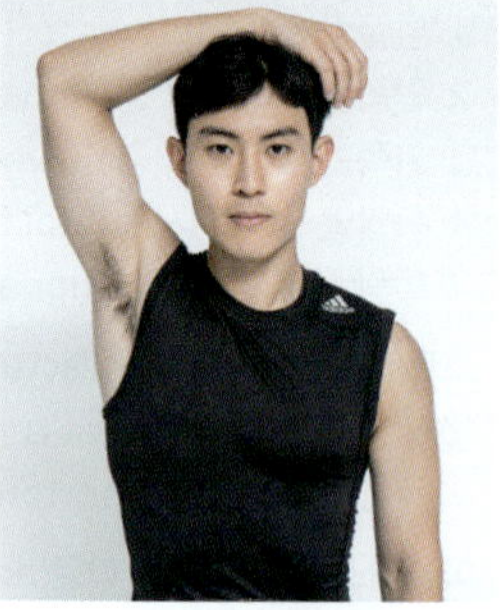	
	발살바 검사 (valsalva test)	인위적으로 복부내압 및 뇌척수압을 상승시켜서 팔이나 손부위에 방사통증이 나타나면 원반탈출증(HNP), 종양, 뼈곁돌기와 같은 공간점유병변 평가 (양성: 팔이나 손부위에 방사통이 발생)	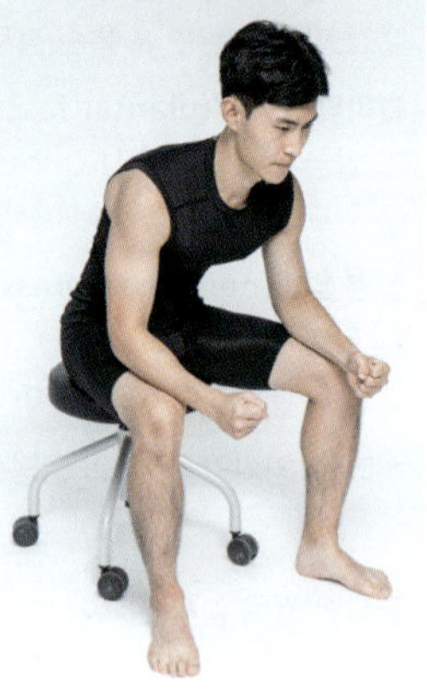	

신경긴장 검사	팔긴장검사 (Upper Limb Tension Test, ULTT)–정중신경	정중신경의 긴장이 증가되었는지를 평가 (양성☹☺: 정중신경 경로를 따라 저린 증상이 나타나거나 검사 후 환자의 증상이 감소됨)	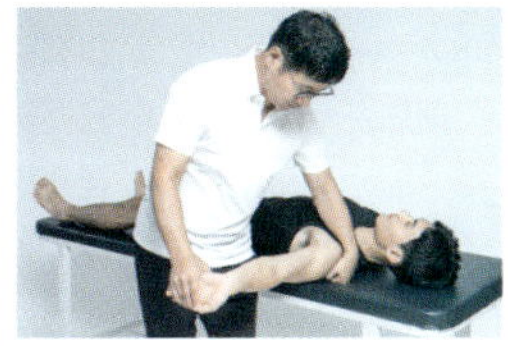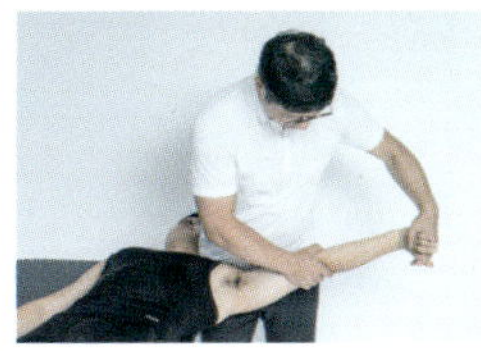	
	팔긴장검사 (Upper Limb Tension Test, ULTT)–노신경	노신경의 긴장이 증가되었는지를 평가 (양성☹☺: 노신경 경로를 따라 저린 증상이 나타나거나 검사 후 환자의 증상이 감소됨)	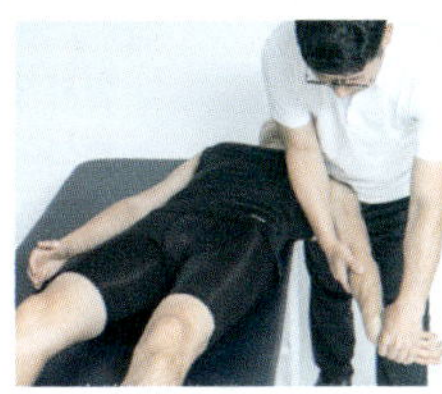	
	팔긴장검사 (Upper Limb Tension Test, ULTT)–자신경	자신경의 긴장이 증가되었는지를 평가 (양성☹☺: 자신경 경로를 따라 저린 증상이 나타나거나 검사 후 환자의 증상이 감소됨)	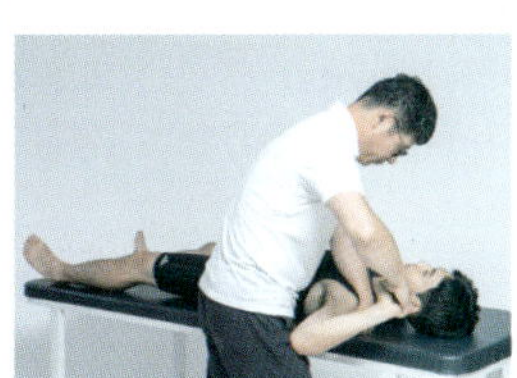	

(계속)

(1) 목뼈 (계속)

<table>
<tr><td rowspan="4">혈관징후 검사</td><td>애드손 검사
(Adson test)</td><td>환자가 손과 손가락의 저린 증상, 청색증, 그리고 이상감각 등과 같은 증상을 호소할 때 가슴문증후군 평가하기 위한 검사
(양성: 노동맥의 맥박이 느껴지지 않음)</td><td>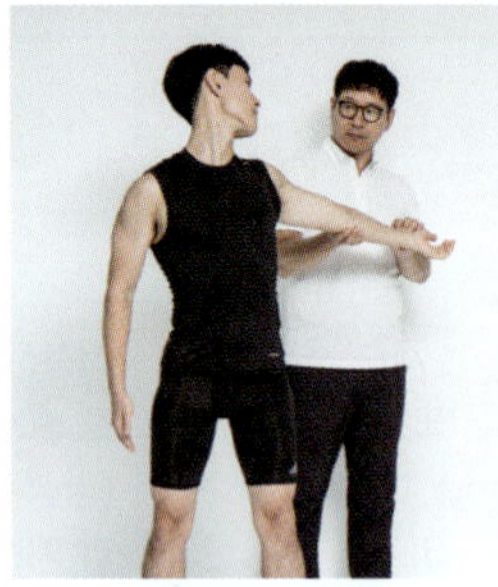</td><td></td></tr>
<tr><td>알렌 검사
(Allen test)</td><td>환자가 손과 손가락의 저린 증상, 청색증, 그리고 이상감각 등과 같은 증상을 호소할 때 가슴문증후군 평가하기 위한 검사
(양성: 노동맥의 맥박이 느껴지지 않음)</td><td>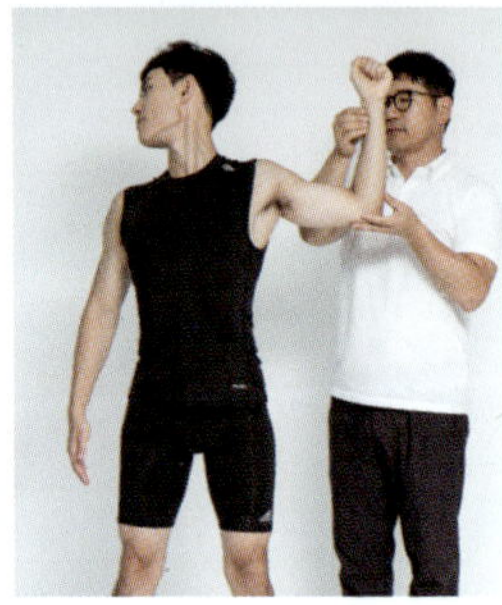</td><td></td></tr>
<tr><td>루스 검사
(Roos test)</td><td>환자가 손과 손가락의 저린 증상, 청색증, 그리고 이상감각 등과 같은 증상을 호소할 때 가슴문증후군(Thoracic Outlet Syndrome, TOS)을 평가하기 위한 검사(양성: 3분 동안 이 자세를 유지하기 없거나 허혈성 통증 호소, 팔에 약증이 나타남)</td><td>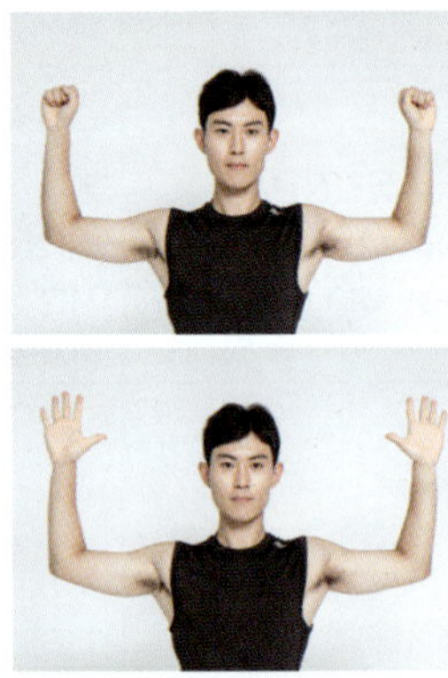</td><td></td></tr>
<tr><td>목뼈 사분원 검사
(cervical quadrant test)</td><td>뇌혈류를 공급하는 목 척추동맥의 능력을 평가하기 위한 검사
(양성: 현기증, 눈떨림이 나타남)</td><td>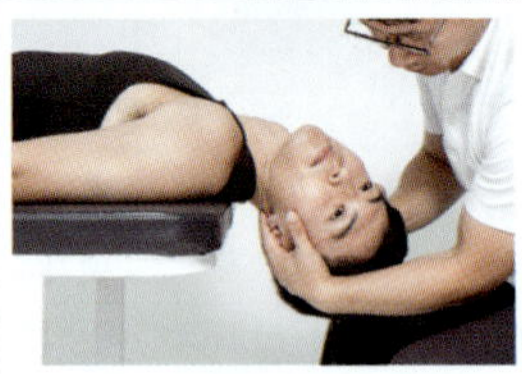</td><td></td></tr>
<tr><td>아탈구 검사</td><td>샤프-피셔 검사
(Sharp-Purser test)</td><td>중쇠뼈로부터 고리뼈가 아탈구되었는지를 평가하기 위한 검사
(양성: 환자가 머리를 굽힐 때 검사자는 한 손은 이마를 잡고 뒤로 밀 때, 머리가 뒤쪽으로 미끄러짐)</td><td>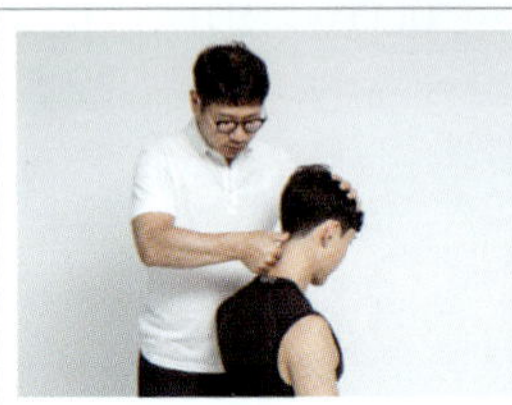</td><td></td></tr>
</table>

(2) 어깨

구분	검사	설명	사진
탈구검사	크랭크 검사 (crank test)	위팔뼈가 관절오목 앞으로 탈구나 아탈구되는지, 오목위팔관절의 앞쪽 불안정성을 평가 (양성: 어깨 통증이 발생하거나 불편함이 발생)	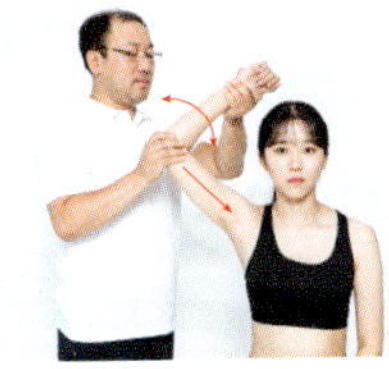
앞쪽 불안정 검사	앞불안 검사 (anterior apprehension test)	오목위팔관절의 앞쪽 불안정성을 평가 (양성: 가쪽돌림 방향으로 압력을 가할 때 불안이나 불편함이 발생)	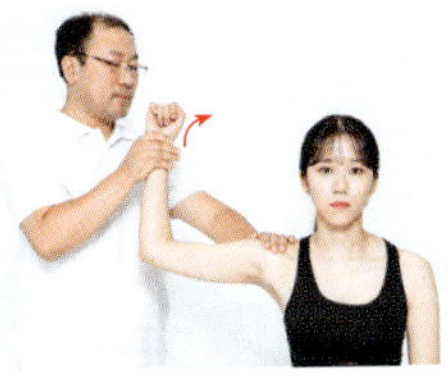
	죠브 재위치 검사 (jobe's relocation test)	오목위팔관절의 앞쪽 불안정성을 평가 (양성🙂: 압력을 가할 때 통증이나 불안감이 감소함)	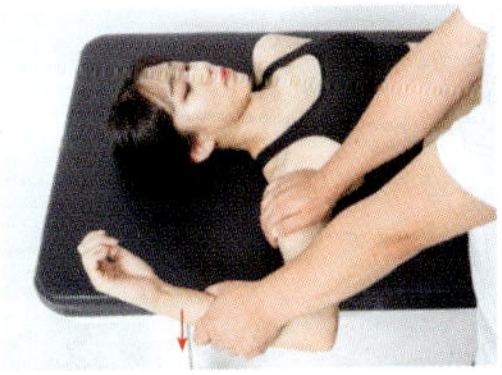
뒤쪽 불안정 검사	뒤불안 검사 (posterior apprehension test)	오목위팔관절의 뒤쪽 불안정성을 평가 (양성: 환자가 불안하거나 움직임이 증가되면 오목위팔관절의 불안정성을 의미/국소통증을 호소하면 근육둘레띠 손상을 의미)	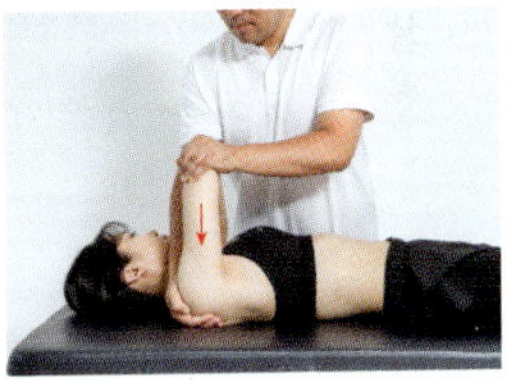
	부하와 이동 검사 (load and shift test)	오목위팔관절의 뒤쪽 불안정성과 운동성을 평가(양성: 위팔뼈가 뒤로 과도하게 이동하거나 국소통증이 나타남)	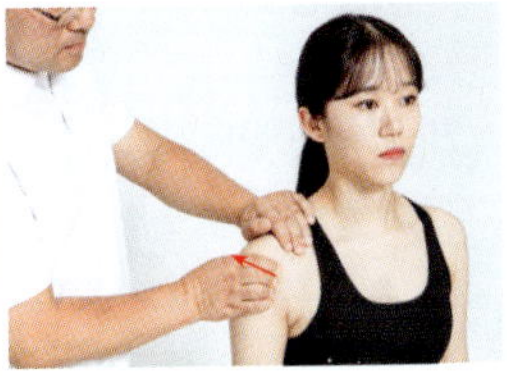

(계속)

(2) 어깨 (계속)

아래쪽 불안정 검사	고랑 징후 (sulcus sign)	오목위팔관절의 아래쪽 불안정성을 평가(양성: 봉우리돌기 아래 고랑이 생김)	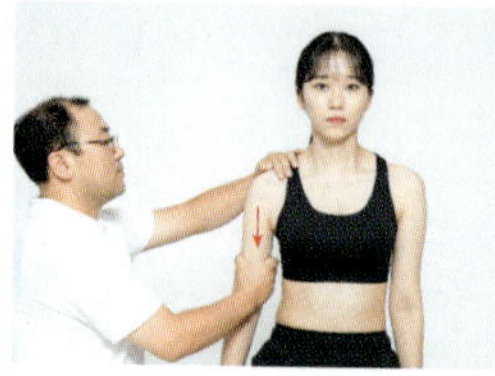	
	휘긴 검사 (Feagin test)	오목위팔관절의 아래쪽 불안정성을 평가 (양성: 덜컹거림 또는 과도한 아래 전위가 일어나거나 국소통증이 발생됨)	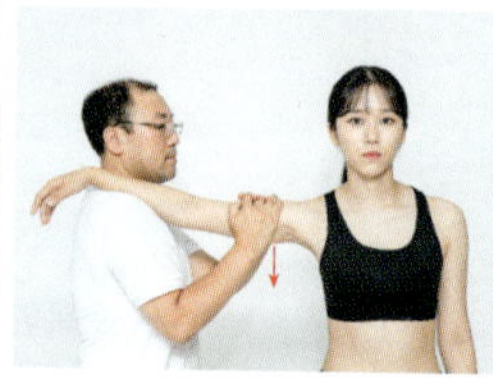	
끼임 증후군 검사	니어 검사 (Neer test)	가시위근과 위팔두갈래근의 과사용으로 인한 손상을 평가 (양성: 어깨통증이 발생함)	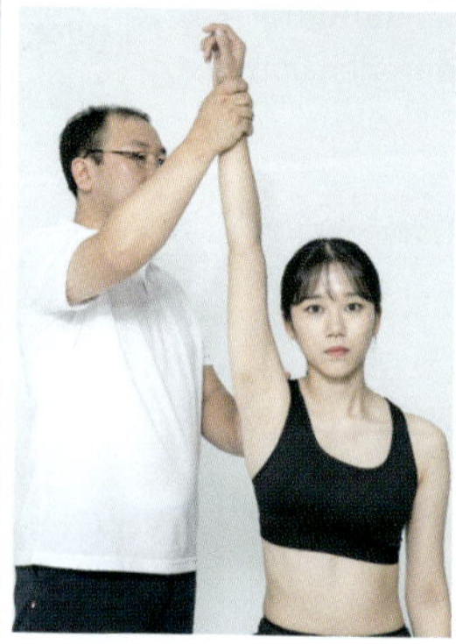	
	호킨스-케네디 검사 (Hawkins-Kennedy test)	가시위근의 손상을 알아보기 위한 검사 (양성: 어깨통증이 발생함)	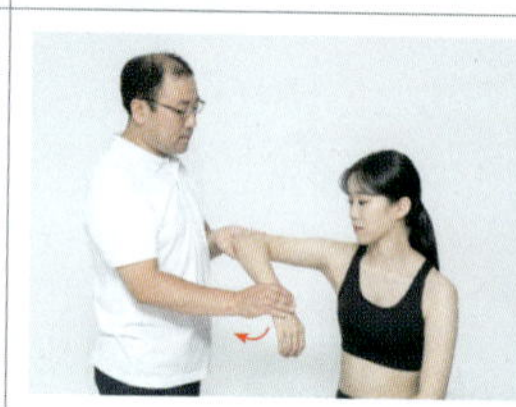	
	역끼임 징후 (reverse impingement sign)	봉우리아래의 충돌을 평가 (양성🙂: 어깨통증이 감소하거나 소실됨)	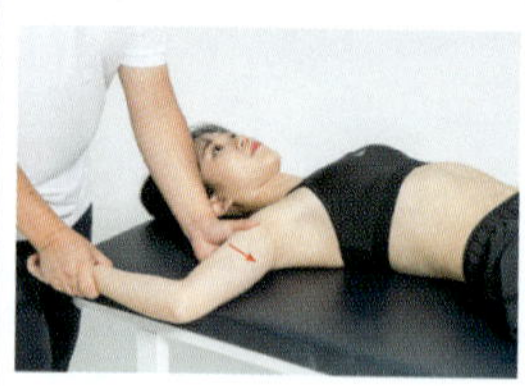	

안정성 검사	어깨뼈 가쪽 미끄러짐 검사 (lateral scapular slide test)	위팔뼈가 움직이는 동안 어깨뼈의 안정성을 평가 (양성: T2 가시돌기에서 어깨뼈 가시의 기저부 또는 T7~T9의 가시돌기에서 어깨뼈의 아래각까지 거리가 1~1.5 cm 이상 차이가 날 때)	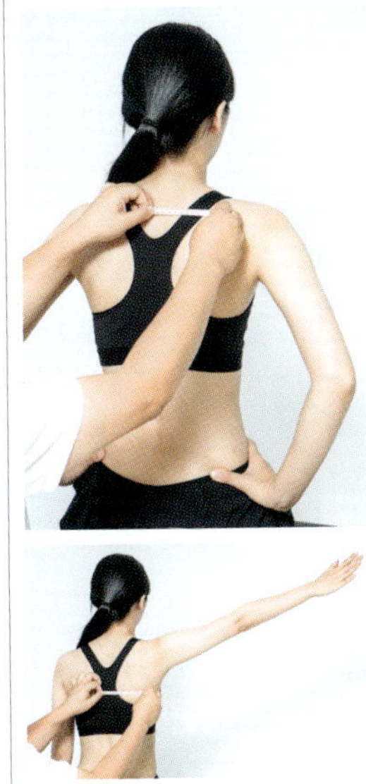	
어깨관절 테두리 손상 검사	덜컹 검사 (clunk test)	앞쪽 어깨관절테두리 손상을 평가 (양성: 덜컹하거나 가는 소리가 남)	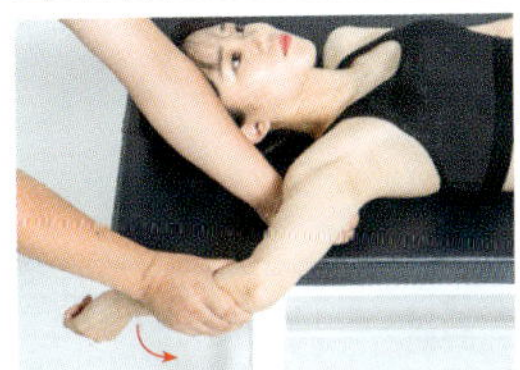	
	앞쪽 미끄러짐 검사 (anterior slide test)	앞 · 위쪽 어깨관절테두리 손상을 평가 (양성: 위팔뼈머리에서 우지직 하는 소리 또는 통증이 발생)	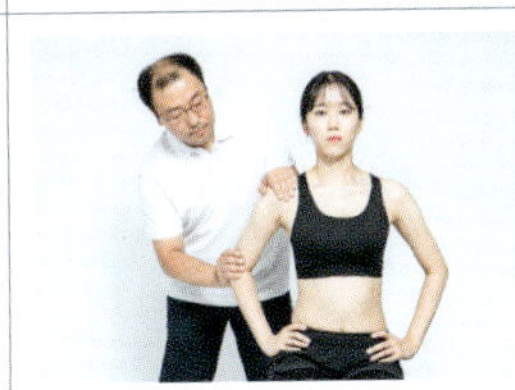	
	오브라이언/능동압박검사 (O'brien's/active compression test)	위쪽 어깨관절테두리 손상을 평가 (양성: 첫 번째 동작에서 오목위팔관절에서 통증이나 마찰음이 있고 두 번째 검사에서 통증이나 마찰음이 감소함)	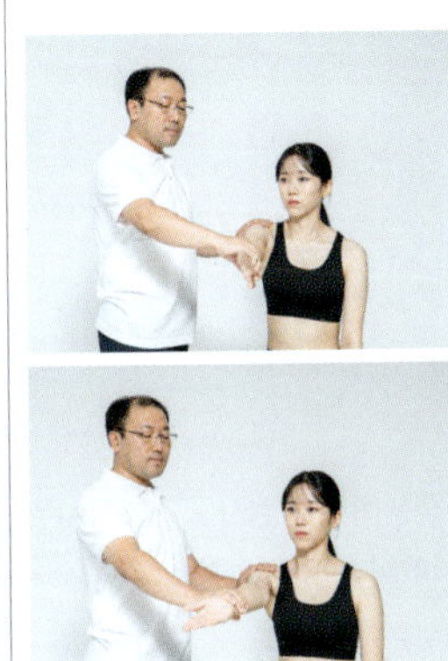	

(계속)

(2) 어깨 (계속)

근육 손상 검사	스피드 검사 (speed test)	위팔두갈래근 손상을 평가 (양성: 결절사이고랑에서 압통이 발생)	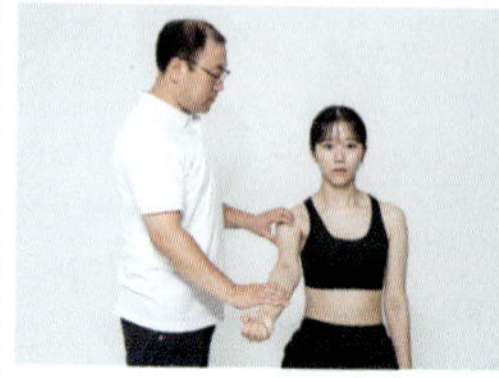	
	요르가손 검사 (Yergason's test)	위팔두갈래근 힘줄의 손상을 평가 (양성: 딸가닥하는 소리 또는 압통이 발생)	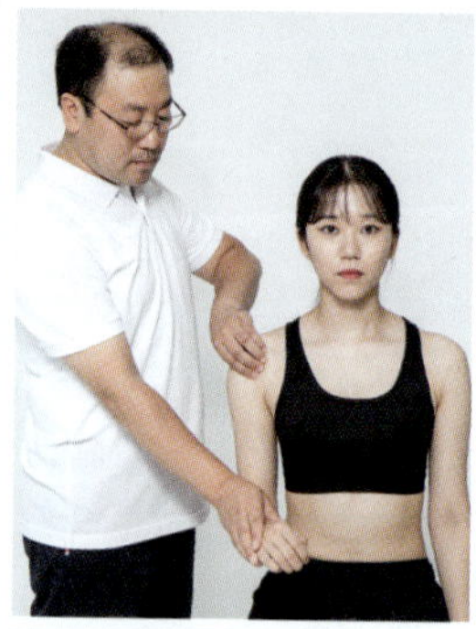 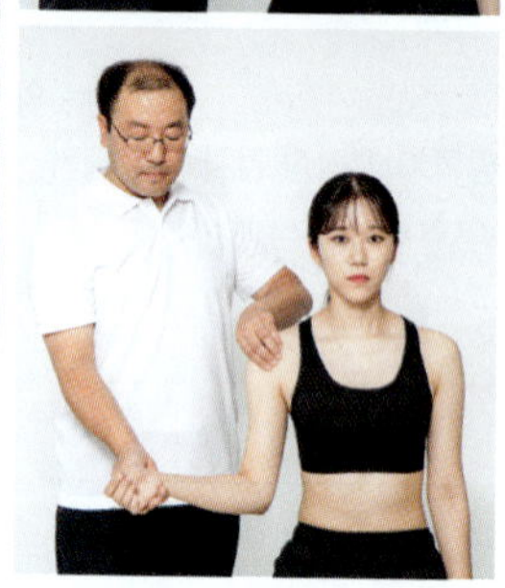	
	깡통비우기 검사 (empty can test)	가시위근의 손상을 평가 (양성: 통증이나 약증이 발생)	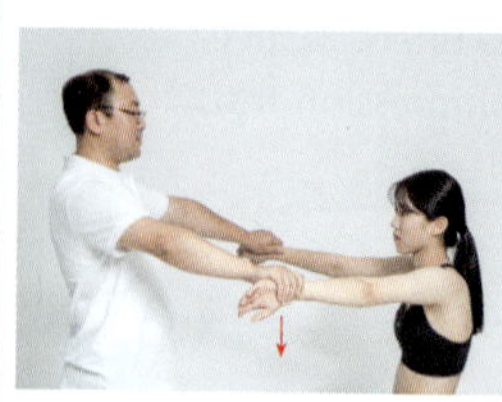	

근육 손상 검사	올림 징후 (lift off sign)	어깨밑근의 손상을 평가 (양성: 환자가 허리로부터 손이 떨어지게 하는 동작이 힘들거나 통증이 발생)	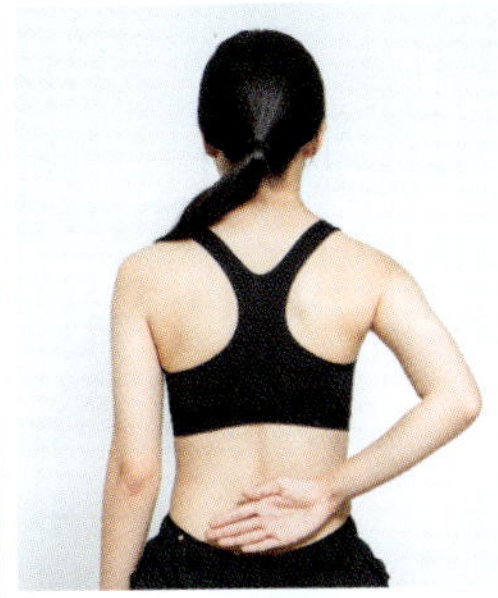 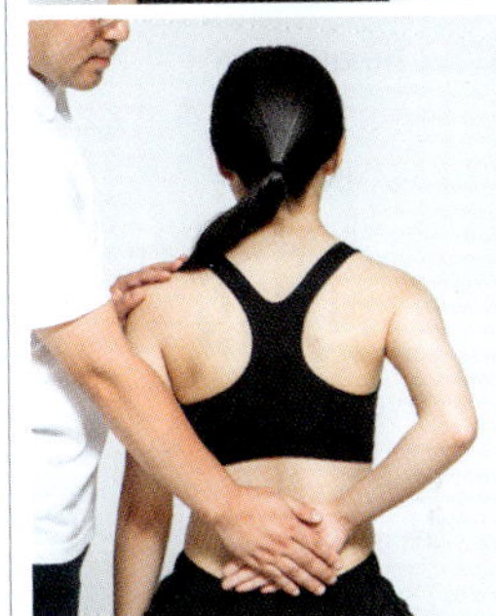	
	앞톱니근 약화 검사 (serratus anterior weakness test)	앞톱니근의 약화나 마비를 평가 (양성: 어깨뼈의 안쪽 모서리가 들리거나 통증이 발생)	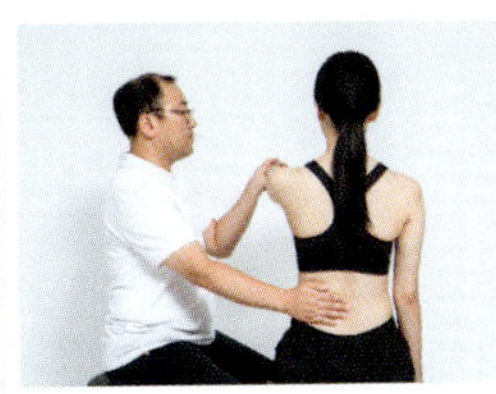	
인대 손상 검사	뒤아래오목위팔인대 검사 (posterior inferior glenohumeral ligament test)	아래오목위팔인대 후방부분의 손상을 평가 (양성: 날카로운 어깨통증이 발생)	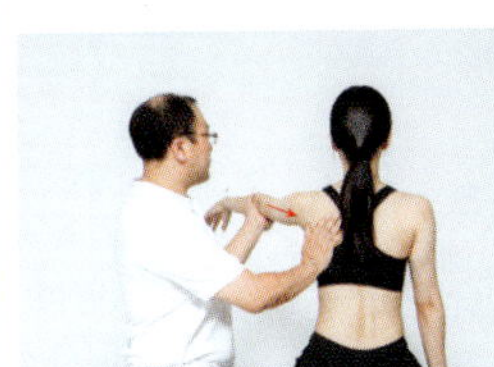	

(3) 팔꿉

구분	검사	목적 및 양성 소견	사진
자신경 손상 검사	티넬 징후 (Tinel sign)	자신경 손상을 평가 (양성: 자신경 지배 영역을 따라 저린감이 발생)	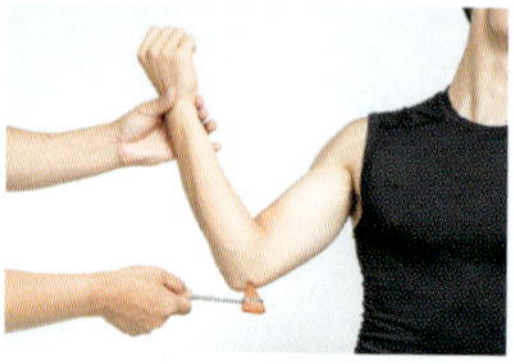
	팔꿉관절 굽힘검사 (elbow flexion test)	팔꿉치굴 증후군 손상을 평가 (양성: 아래팔과 손에서 자신경이 지배하는 영역을 따라 저린감과 감각이상 발생)	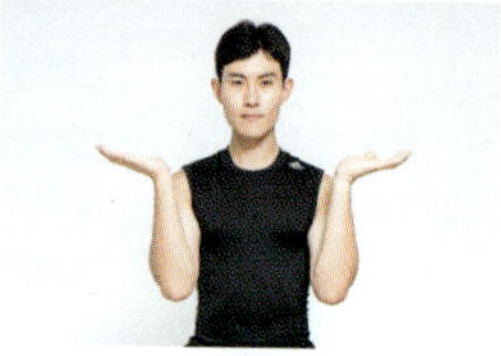
가쪽위관절융기염 검사	코젠 검사 (Cozen Test)	가쪽위관절융기염을 평가 (양성: 위팔뼈의 가쪽위관절융기에서 심한 통증과 손으로 방사통 발생)	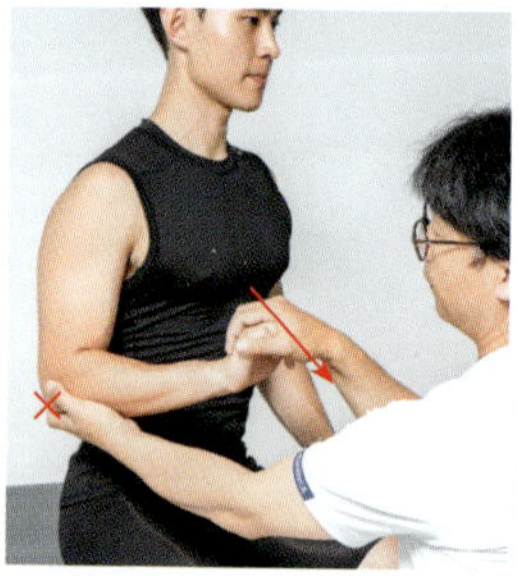
	밀 검사 (Mill's Test)	가쪽위관절융기염을 평가 (양성: 위팔뼈의 가쪽위관절융기에서 심한 통증이 발생)	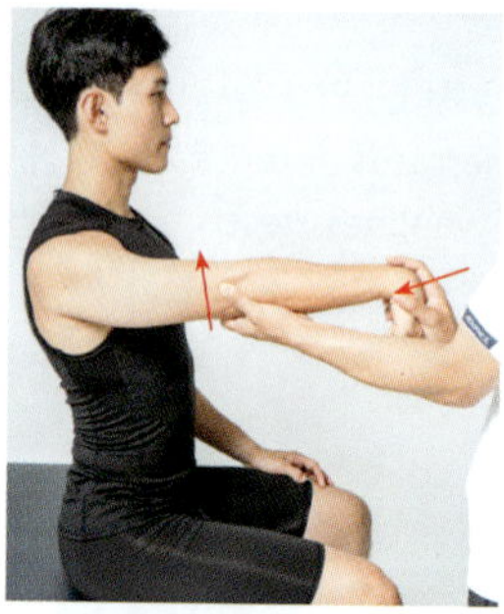
	매우즐리 검사 (Maudsley's test)	가쪽위관절융기염을 평가 (양성: 위팔뼈의 가쪽위관절융기에서 심한 통증이 발생)	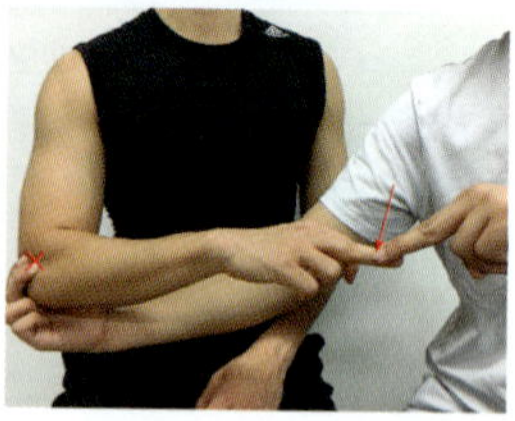

안쪽위 관절 융기염 검사	역코젠 검사 (reverse Cozen)	안쪽위관절융기염을 평가 (양성: 위팔뼈의 안쪽위관절융기에서 심한 통증과 손으로 방사통이 발생)	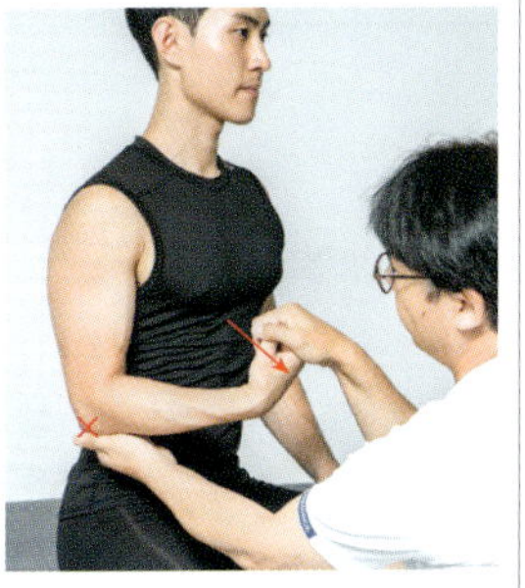	
	역밀 검사 (reverse Mill's)	안쪽위관절융기염을 평가 (양성: 위팔뼈의 안쪽위관절융기에서 심한 통증이 발생)	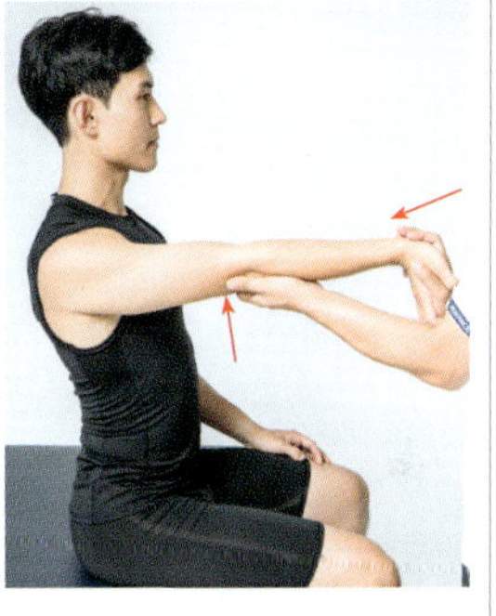	
인대 불안정성 검사	밖굽이 스트레스검사 (valgus stress)	안쪽곁인대의 불안정성을 평가 (양성: 팔꿉관절 안쪽에서 과도한 움직임과 통증이 발생)	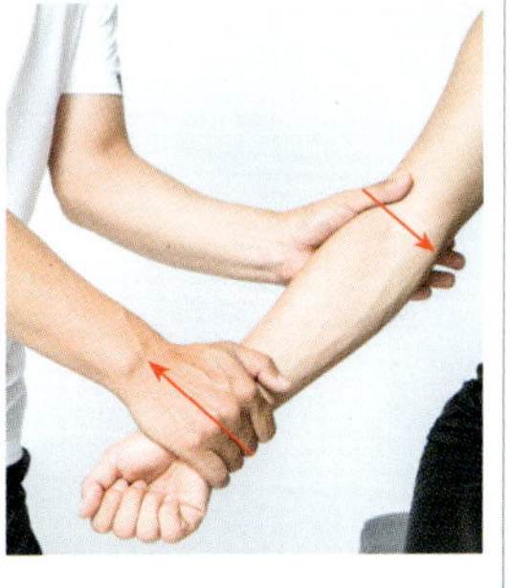	
	안굽이 스트레스검사 (varus stress test)	가쪽곁인대의 불안정성을 평가 (양성: 팔꿉관절 가쪽에서 과도한 움직임과 통증이 발생)	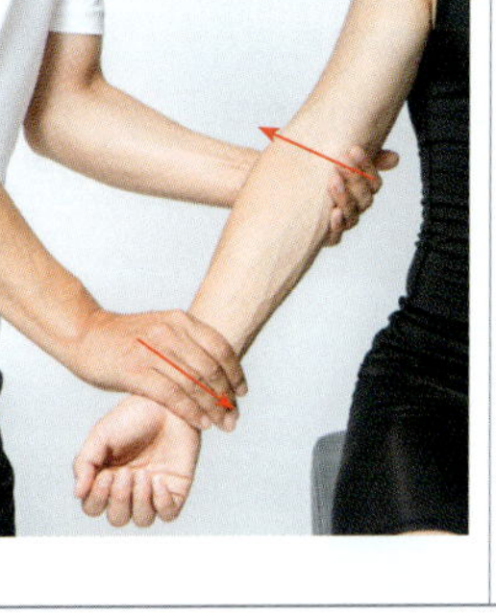	

(4) 손목과 손

<table>
<tr>
<td rowspan="3">신경손상 검사</td>
<td>프로멘트 징후
(Froment sign)</td>
<td>자신경의 마비 평가
(양성: 종이가 쉽게 빠지거나 엄지모음근의 약화로 엄지손가락관절의 굽힘 보상작용이 나타남)</td>
<td>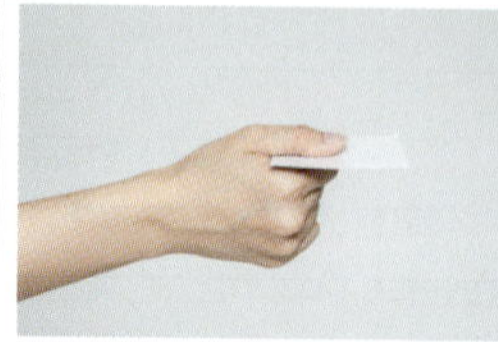
시작자세
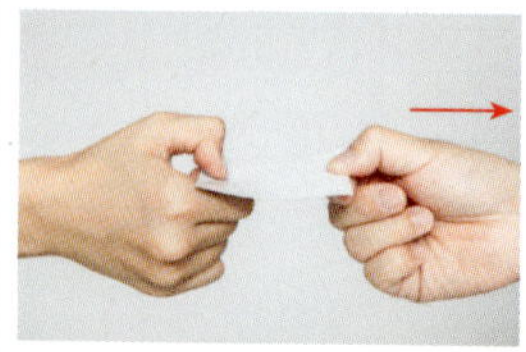
양성반응</td>
<td></td>
</tr>
<tr>
<td>손끝집기 검사
(tjp pinch test)</td>
<td>정중신경의 가지인 앞뼈사이신경 마비 유무를 평가
(양성: 종이가 쉽게 빠지거나 엄지 모음근의 보상작용으로 손가락 끝을 펴면서 종이를 잡음)</td>
<td>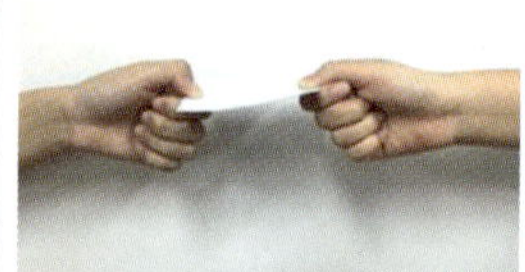
시작자세
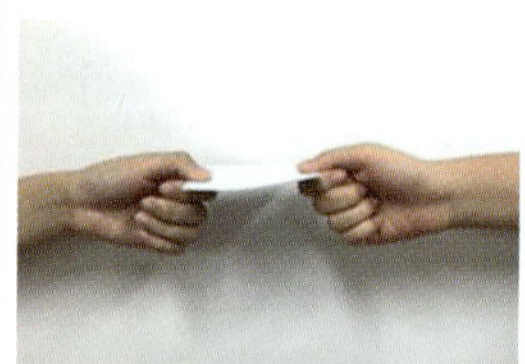
검사자세</td>
<td></td>
</tr>
<tr>
<td>잡기 근력 검사
(grasp test)</td>
<td>손 기능과 관련된 근육의 약화 및 마비 등을 평가
(양성: 정상치와 비교하여 현저한 힘의 크기의 감소가 나타남)</td>
<td>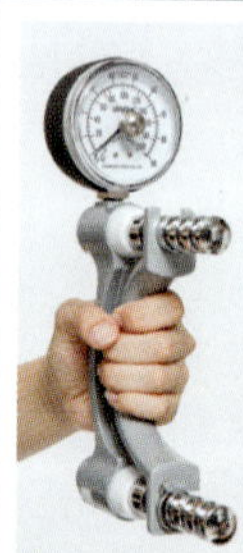
잡기 힘 검사
악력계
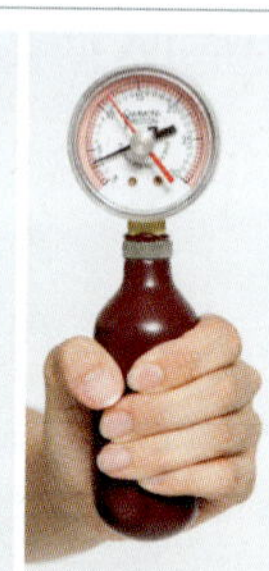
잡기 힘 검사
공기주머니 악력계
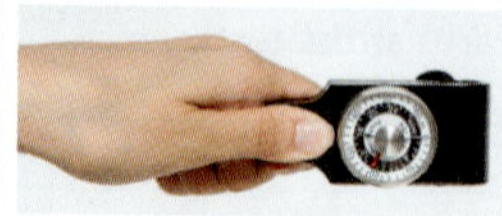
잡기 힘 검사
핀치게이지</td>
<td></td>
</tr>
</table>

손목굴 증후군 검사	팔렌 검사 (Phalen's test)	손목굴증후군(Carpal Tunnel Syndrome, CTS)을 평가 (양성: 정중신경 지배부위의 통증이나 저림 발생)	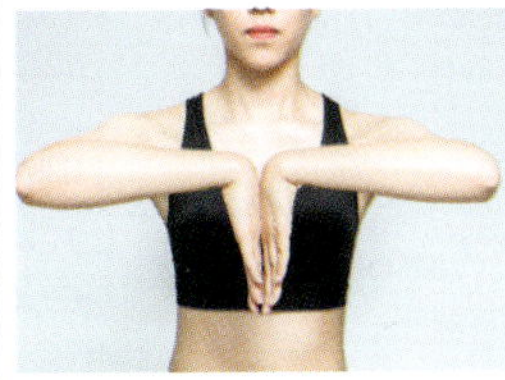	
	수정된 팔렌 검사 (modified Phalen's test)	손목굴증후군을 평가 (양성: 정중신경 지배부위의 통증이나 저림 발생)	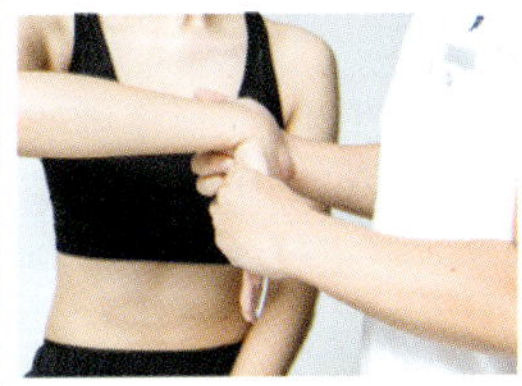	
	역팔렌 검사 (reverse Phalen test)	손목굴증후군을 평가 (양성: 정중신경 지배부위의 통증이나 저림이 발생)	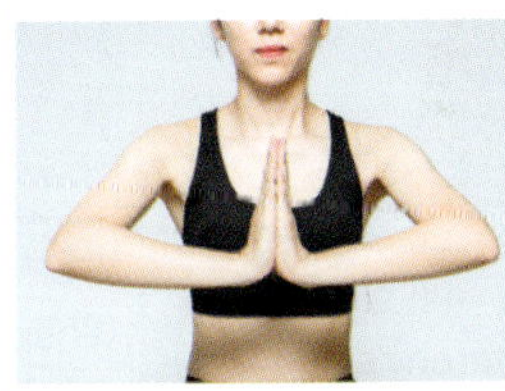	
	티넬 검사 (Tinel's sign)	손목굴증후군을 평가 (양성: 손목굴 타진 시 정중신경 지배부위의 통증이나 저림이 발생)	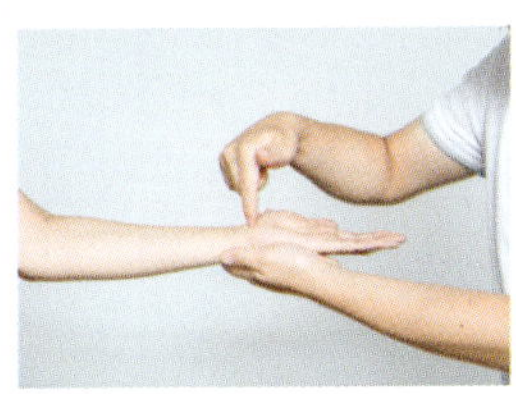	
	흔듬 수기 검사 (flick maneuver test)	손목굴증후군을 평가 (양성☺: 손목을 흔드는 동안 저린감각이나 통증이 완화)	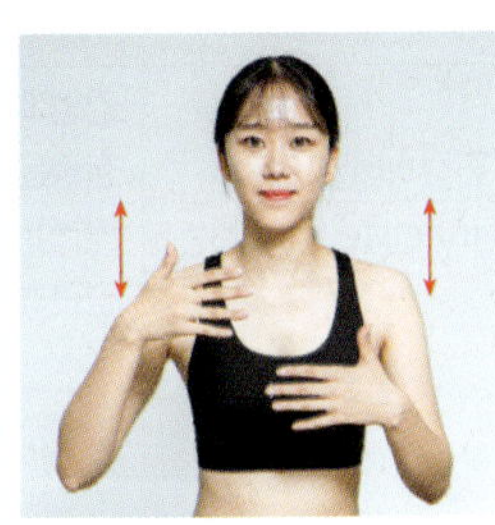	

(계속)

(4) 손목과 손 (계속)

손목뼈 탈구 및 불안정 검사	왓손 검사 (Watson's test)	손배뼈의 탈구나 불안정을 평가 (양성: 손배뼈의 움직임이 크게 나타남)	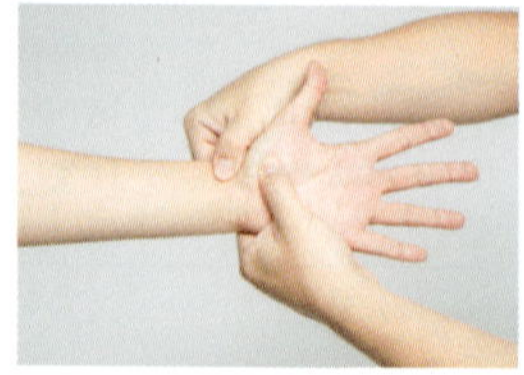	
	레이건 검사 (Reagan test)	반달뼈의 탈구나 불안정 그리고 세모인대 손상을 평가 (양성: 반달뼈의 움직임이 크게 나타남)	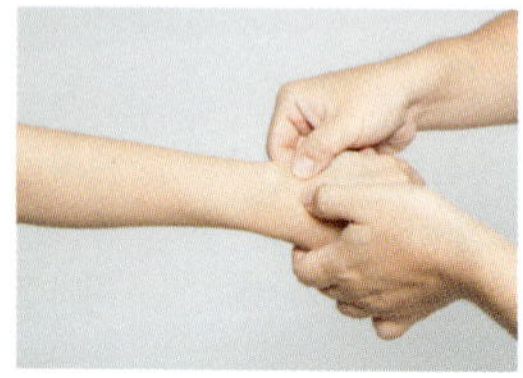	
	머피 징후 검사 (Murphy's sign test)	반달뼈의 탈구나 불안정을 평가 (양성: 주먹을 쥐었을 때 세 번째 손허리뼈머리의 위치가 낮아짐)	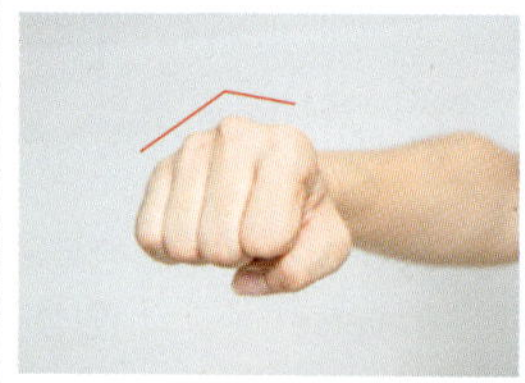 음성반응 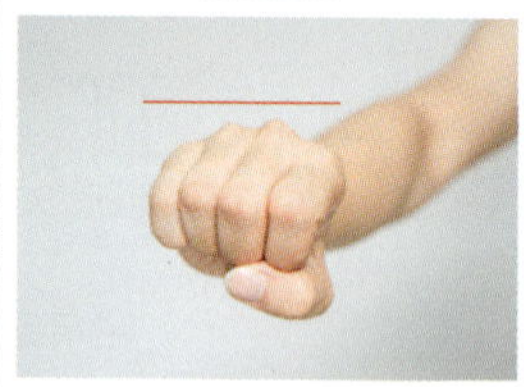 양성반응	
힘줄 및 근육 손상 검사	핀켈스테인 검사 (Finkelstein test)	긴엄지벌림근과 짧은엄지폄근의 힘줄윤활막염을 평가 (양성: 긴엄지벌림근과 짧은엄지폄근의 힘줄집에서 통증이 발생)	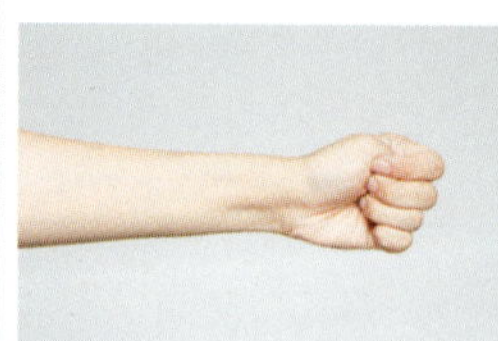 시작자세 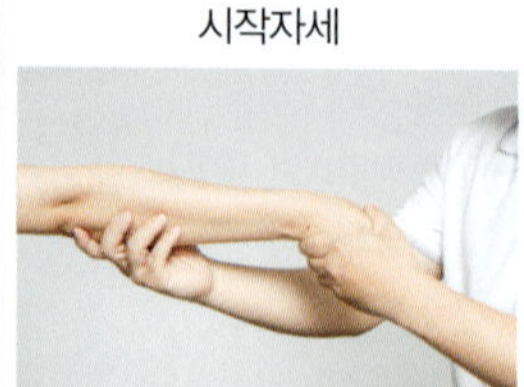 검사자세	

힘줄 및 근육 손상 검사 (계속)	버넬-리틀러 검사 (Brunnel Littler test)	내재근 단축 또는 관절주머니 구축을 평가 (양성: 손가락을 손바닥쪽으로 굽힘하는 동작이 제한됨)	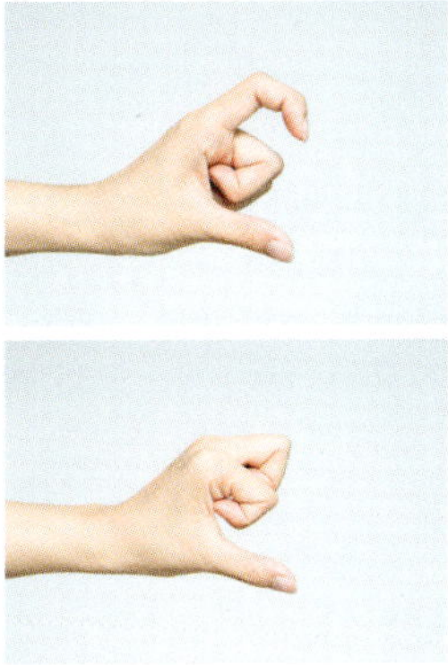	
	스웨터 손가락 징후 검사 (sweater finger sign)	깊은손가락굽힘근 단열 여부를 평가 (양성: 먼쪽손가락뼈사이관절을 굽힘하지 못하고 펴 상태로 주먹을 쥐게 됨)	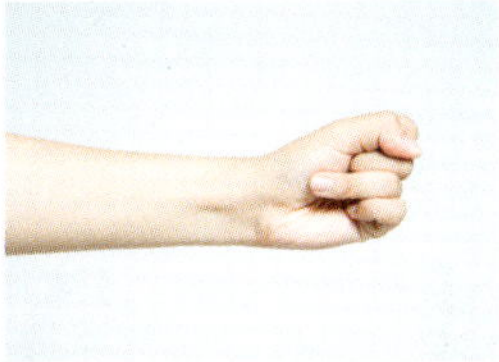	
	짜기 검사 (wringing test)	손목굴증후군, 위팔뼈 위관절융기염, 손목관절병증 등 다양한 손상을 평가 (양성: 짜기동작 시에 손목부위에 통증 또는 약증이 발생)	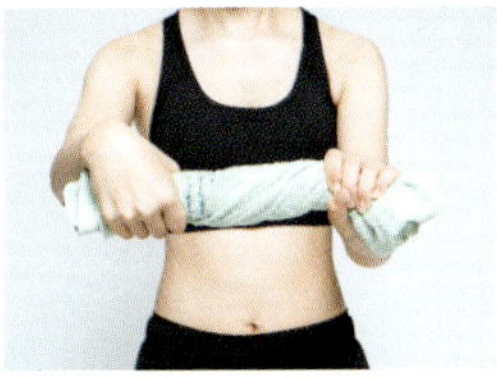	
	손가락 폄 검사 (finger extension test)	손가락굽힘근 단축, 손가락의 관절염이나 힘줄윤활막염을 평가 (양성: 손바닥이 완전히 맞닿지 못하거나 통증과 함께 손가락 폄이 제한이 발생)	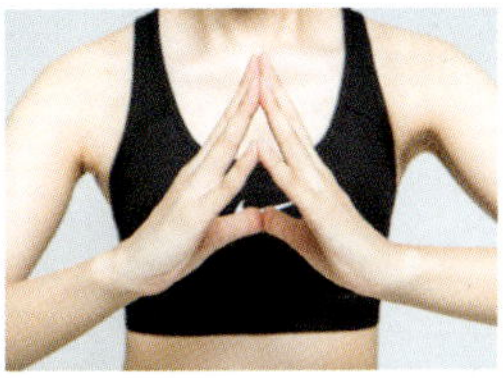 시작자세 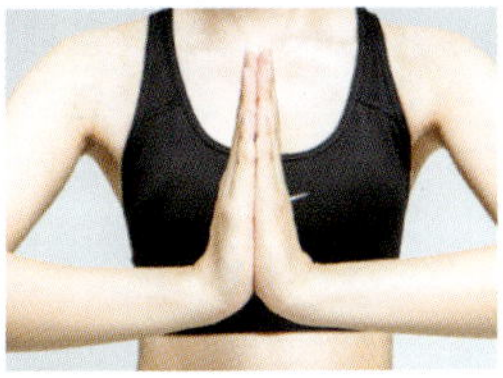 검사자세	

(계속)

(4) 손목과 손 (계속)

인대 손상검사	엄지손가락 벌림 긴장 검사 (thumb abduction stress test)	엄지 자쪽 곁인대 손상과 엄지손가락의 불안정을 평가 (양성: 엄지손가락의 벌림 시 30~35°보다 큰 움직임이 발생)	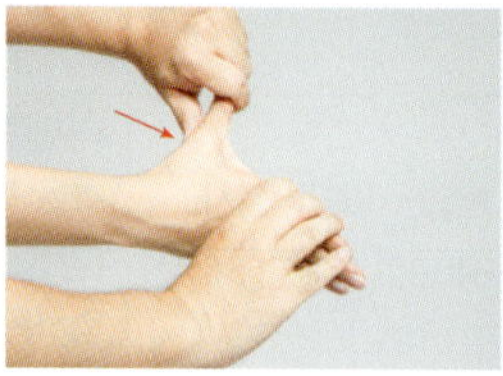	
	노쪽 스트레스 검사 (radial stress test)	노쪽 관절면 손상과 자쪽곁인대 및 자쪽 근육 손상을 평가 [양성😊☹: 노쪽으로 치우침하였을 때 노쪽에서 통증이 발생(관절면 손상) 또는 통증 감소(근육손상)가 나타남]	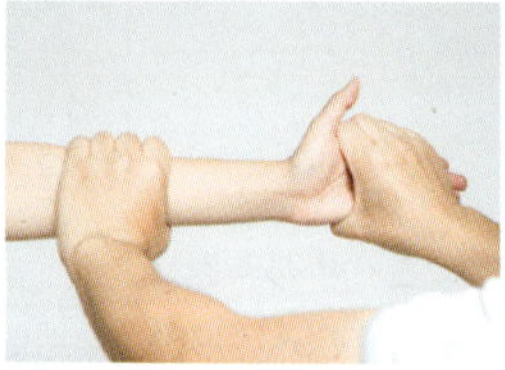 시작자세 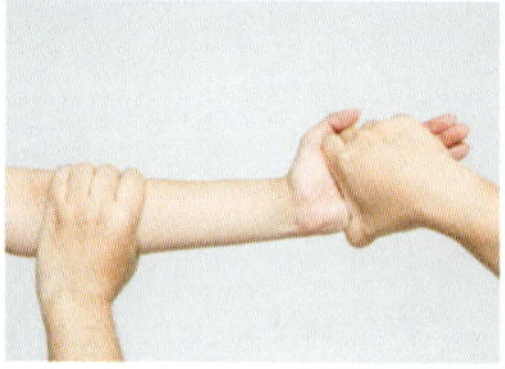 검사자세	
	자쪽 스트레스 검사 (ulnar stress test)	자쪽 관절면 손상과 노쪽곁인대 및 노쪽 근육 손상을 평가 [양성😊☹: 자쪽으로 치우침하였을 때 자쪽에서 통증이 발생(관절면 손상) 또는 통증 감소(근육손상)가 나타남]	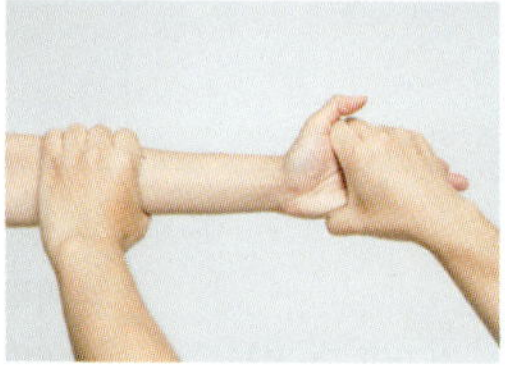 시작자세 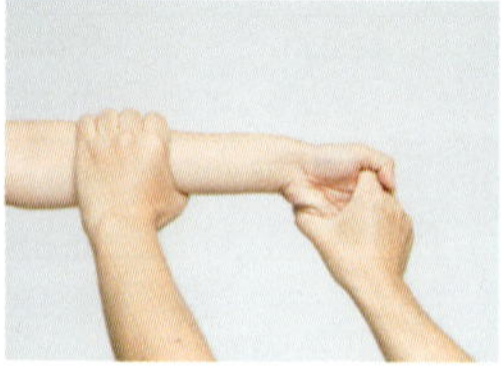 검사자세	

인대 손상검사 (계속)	손가락 곁인대 불안정성 검사 (finger collateral ligament instability test)	손가락 곁인대 손상(파열 및 부분 파열)을 평가 (양성: 힘을 가했을 때 과도한 움직임 또는 곁인대의 느슨함이 나타남)	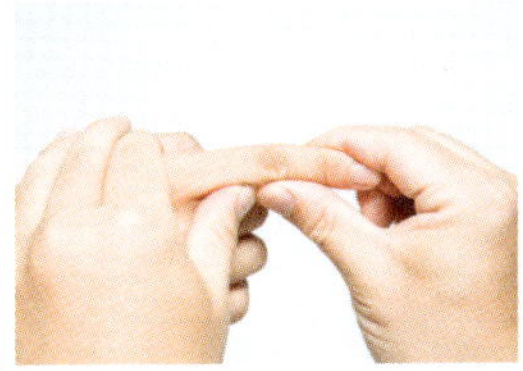 가쪽 곁인대 검사 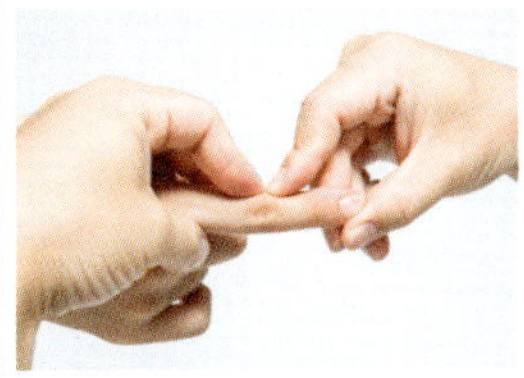 안쪽 곁인대 검사	
혈관 검사	알렌 검사 (Allen Test)	노동맥과 자동맥 능력 평가 (양성: 혈액의 압박을 풀었을 때 5초 이상 창백한 상태 또는 천천히 붉어짐)	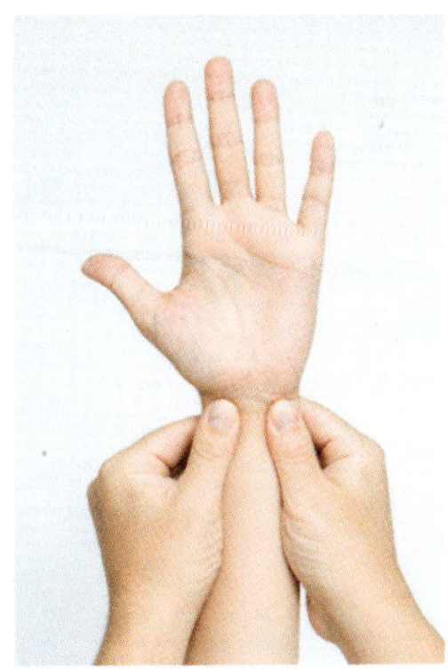 시작자세 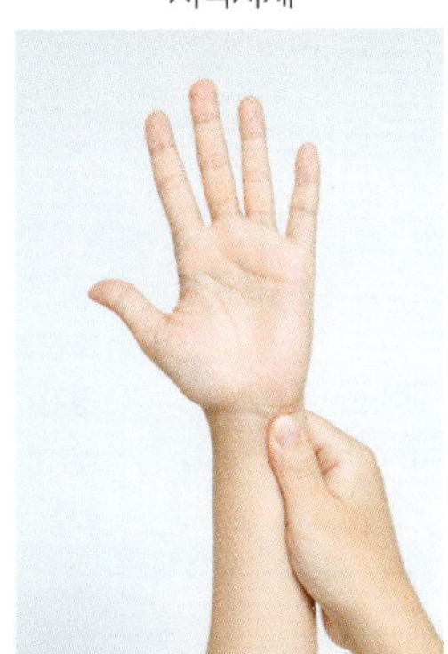 검사자세	

(5) 등뼈

<table>
<tr><td rowspan="3">구조 및 기능검사</td><td>아담 징후
(Adam sign)</td><td>척추옆굽음증(scoliosis) 정도를 평가
(양성: 한쪽에서 비정상적인 갈비봉우리의 높이가 나타남)</td><td>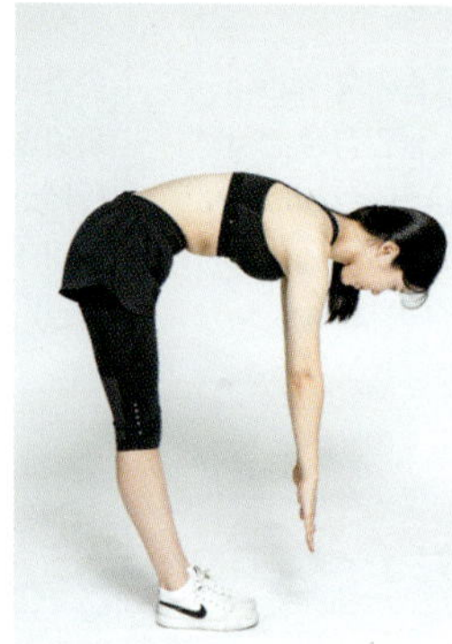</td><td></td></tr>
<tr><td>가슴확장 검사
(chest expansion test)</td><td>호흡을 통해 가슴확장의 정도를 평가
(양성: 들숨과 날숨의 측정값의 차이가 2.5 cm보다 작을 때 갈비척추관절 움직임 감소, 강직성 척추염, 호흡기 병변을 의심)</td><td>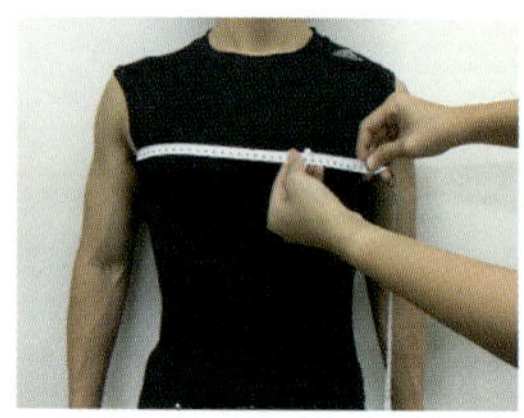</td><td></td></tr>
<tr><td>갈비움직임 검사
(rib motion test)</td><td>호흡운동을 통해 갈비움직임을 평가
(양성: 호흡 시 통증과 갈비의 제한된 움직임이 나타남)</td><td>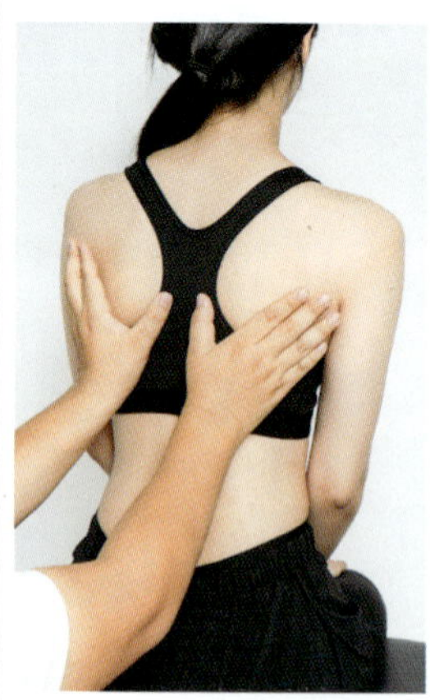</td><td></td></tr>
</table>

(6) 허리뼈

신경뿌리 검사	슬럼프 검사 (slump test)	경막과 척추 신경뿌리의 운동 제한 평가 (양성: 등뼈, 허리뼈 굽힘/압박시 다리통증과 국소통증이 발생)	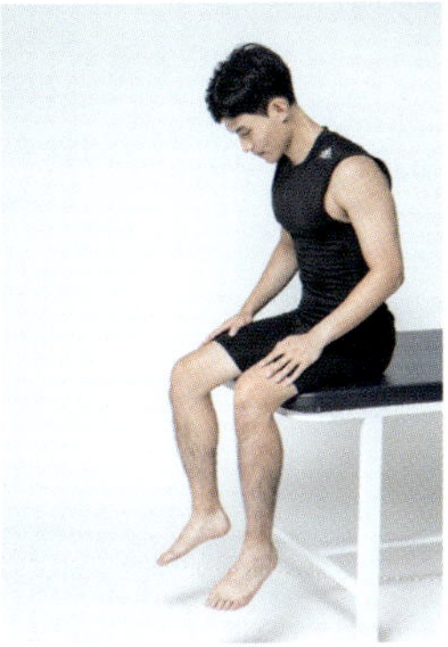 등뼈, 허리뼈 굽힘 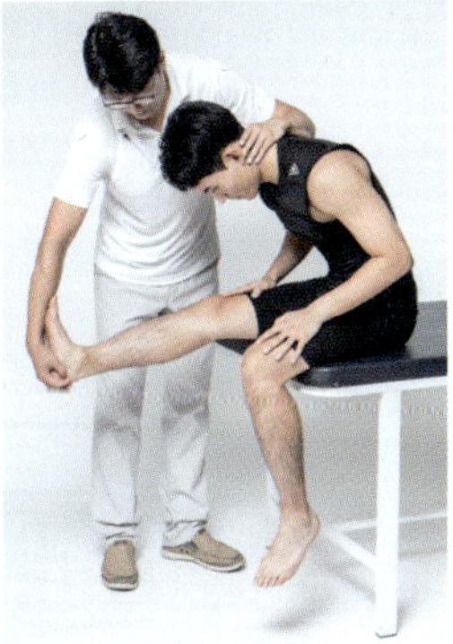 목뼈, 등뼈, 허리뼈 굽힘 후 압박	
	발살바 검사 (valsalva test)	원반탈출증(HNP), 종양, 뼈곁돌기와 같은 공간점유병변 평가 (양성: 힘을 주어 복부내압을 증가시켰을 때 목뼈통증이나 팔, 손 부위로의 방사통이 나타남)	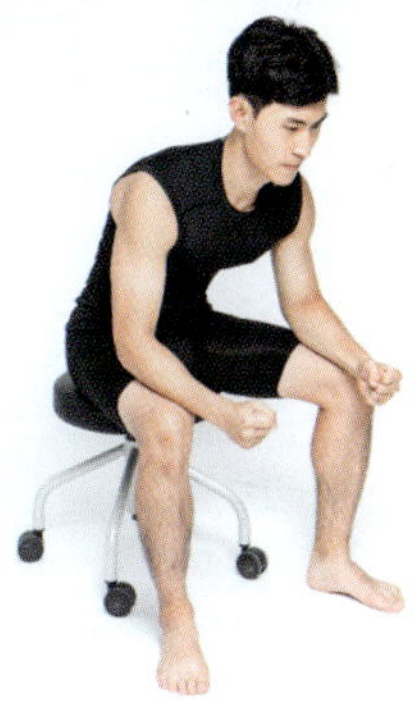	

(계속)

(6) 허리뼈 (계속)

구분	검사	내용	사진	QR
신경뿌리 검사 (계속)	나프지거 검사 (Naffziger test)	척수내압을 증가시켜 신경뿌리 손상을 평가 [양성: 기침 시 다리통증 또는 허리부위의 국소통증이 발생(원반탈출)]	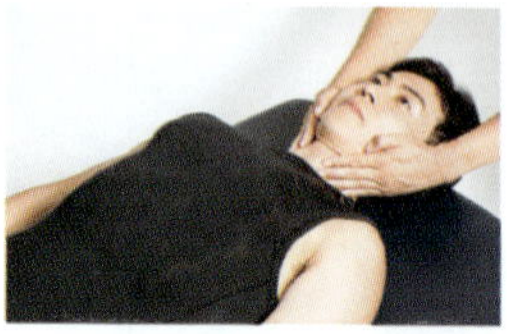	
	후버 검사 (Hoover test)	환자의 통증호소가 꾀병인지를 평가 (양성: 한쪽 다리를 들어올릴 때 반대쪽 발뒤꿈치를 누르는 힘이 느껴지지 않으면 환자가 힘을 쓰고 있지 않다는 것임)	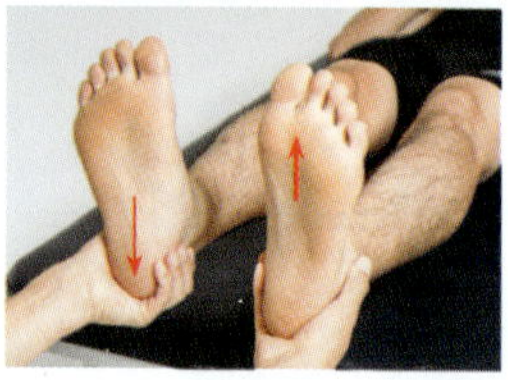 음성반응 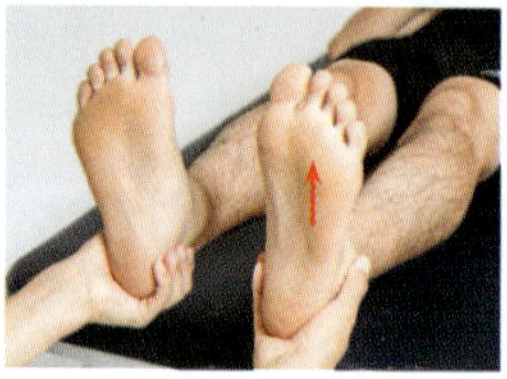 양성반응	
	뻗은다리올림검사 (Straight Leg Raising, SLR test)	경막과 허리 신경뿌리, 궁둥신경의 압박을 평가 (양성: 허리통증 또는 다리통증이 발생)	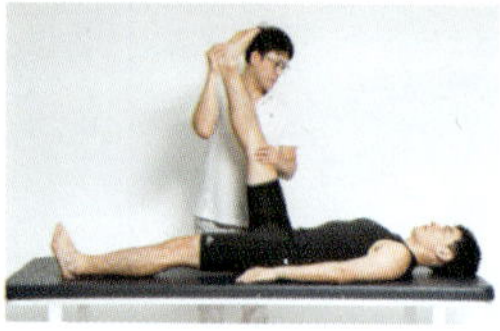	
	브라가드 검사 (Bragard test)	발의 발등굽힘으로 궁둥신경뿌리의 긴장을 증가시켜 신경뿌리 손상을 평가 (양성: 다리통증 또는 허리통증이 발생)	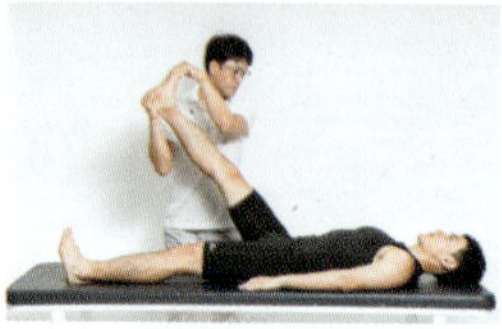	
	나클라스 검사 또는 엎드려 무릎 굽힘 검사 (Nachlas test or Prone Knee Bending, PKB test)	엉치엉덩, 허리뼈 주변의 인대와 넙다리신경의 손상, L2-3 신경뿌리의 손상을 평가 (양성: 넙다리 앞쪽의 다리통증이나 엉치엉덩과 허리주변의 통증이 발생)	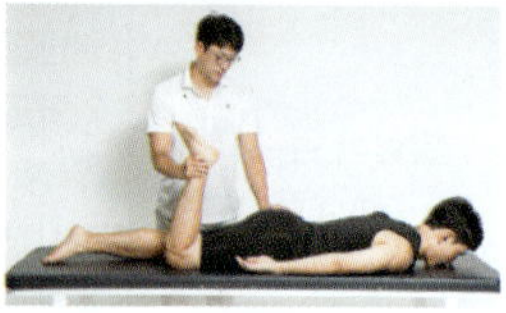 발꿈치 잡기 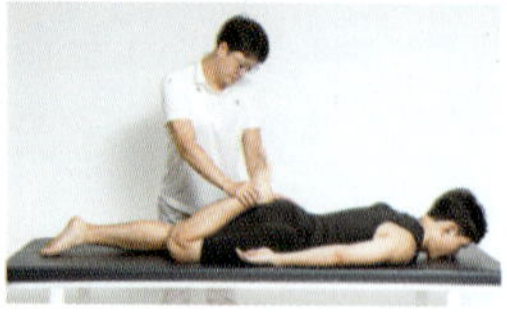 발꿈치 닿기	

신경 뿌리검사 (계속)	비보 징후 (Beevor sign)	배근과 척주세움근의 신경학적 분절 지배 T5-L1 손상을 평가 (양성: 배꼽이 근력이 강하거나 손상받지 않는 한 방향으로 움직임이 발생)	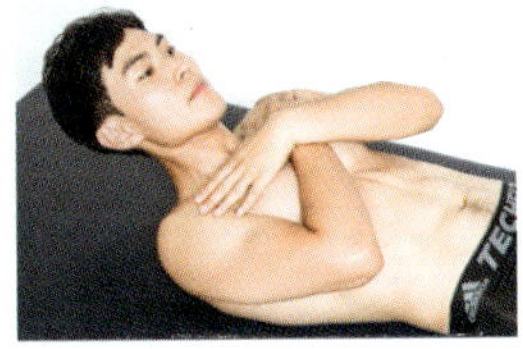	
	허리뼈 분절 불안정 검사 (lumbar segmental instability test)	허리불안정이나 척추전방전위증을 평가 (양성: 쿵 또는 덜꺽하는 소리를 동반한 심한 허리통증이 발생)	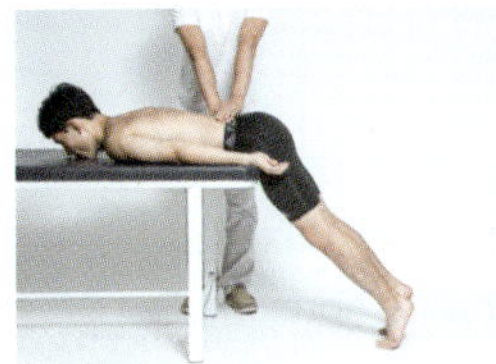 시작 자세 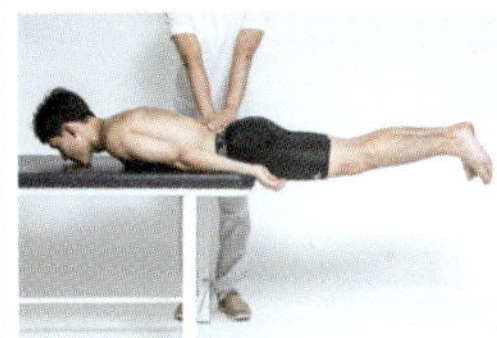 검사 자세	
	쇼버 검사 (Schober test)	허리뼈 분절 굽힘 운동범위를 평가 (양성: 몸통 굽힘에 대한 길이가 5 cm 미만으로 증가됨)	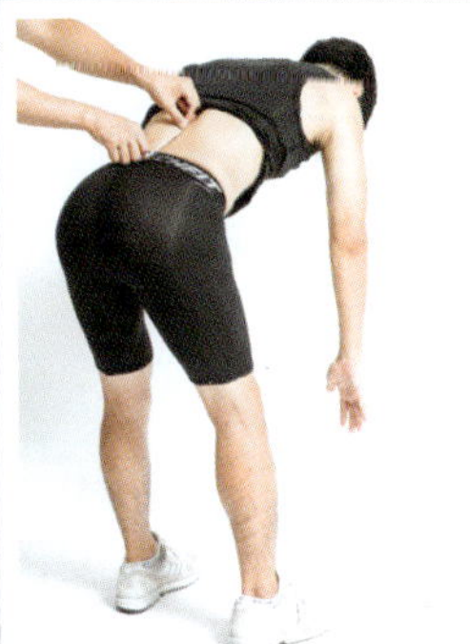	
근육 검사	동적 배근 지구력 검사 (dynamic abdominal endurance test)	배근육의 지구력을 평가 (양성: 속임수 또는 피로 발생전까지 반복 횟수를 기록하여 배근육의 지구력을 평가)	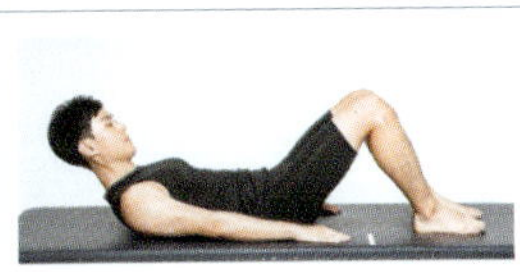	
	동적 폄근 지구력 검사 (dynamic extensor endurance test)	척주세움근과 뭇갈래근 등의 폄근육의 지구력을 평가 (양성: 속임수 또는 피로 발생전까지 반복 횟수를 기록하여 폄근육의 지구력을 평가)	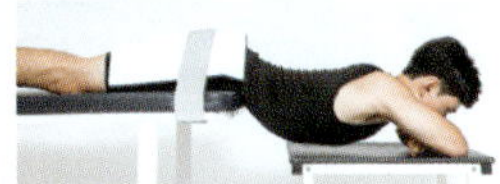 시작 자세 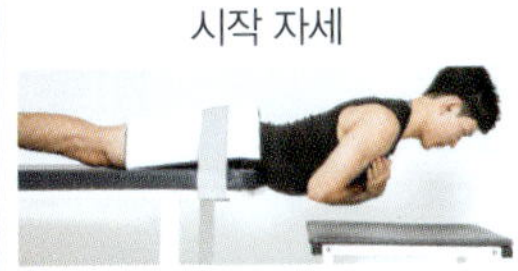 마지막 자세	

(계속)

(6) 허리뼈 (계속)

근육 검사 (계속)	동적 수평 가로지지 검사 (dynamic horizontal side support)	허리네모근의 지구력을 평가 (양성: 앞뒤로 기울이지 않고 얼마나 오래 유지하는가 시간을 측정 (10-20초 :G5/5-10초: G4/5초 미만: G3/ 골반을 들어올릴수 없음: G2)	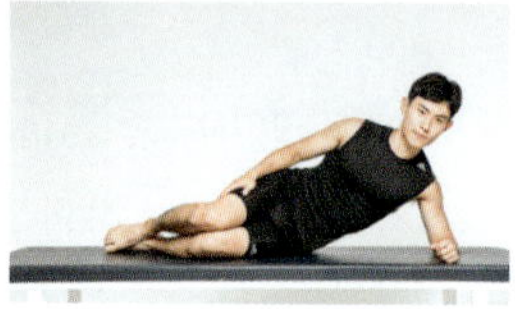 시작 자세 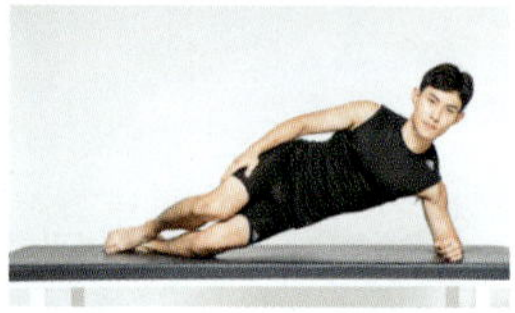 무릎지지하고 골반 들어올리기 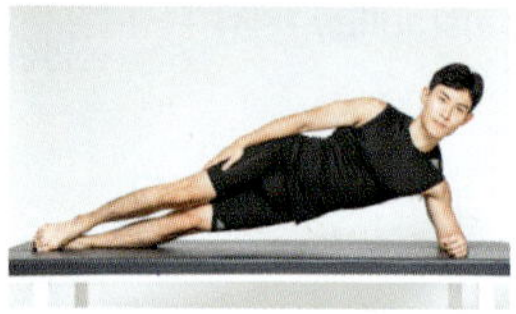 발과 발목으로 지지하며 골반 들어올리기	
	허리돌림/뭇갈래근 검사 (back rotator/ multifidus test)	허리뼈 돌림근과 뭇갈래근의 지구력 평가 (양성: 아래쪽, 위쪽으로 기울이지 않고 얼마나 오래 유지하는가 시간을 측정(20-30초 :G5/한쪽 다리만 들고 20-30초: G4/팔만 들고 20초 유지: G3 /팔을 들면 골반을 유지할 수 없음: G2)	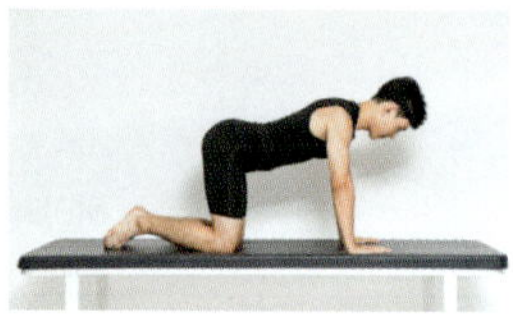 시작 자세 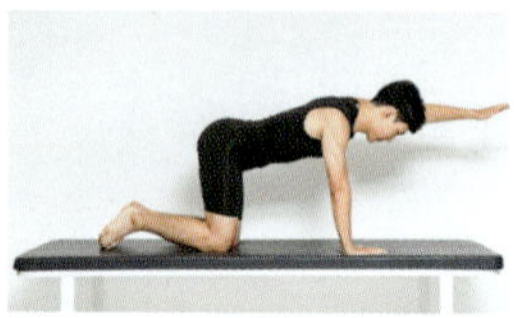 한쪽 팔만 들기 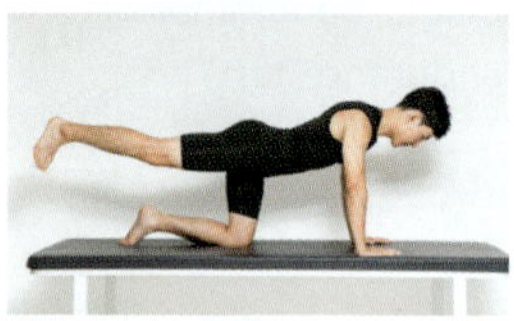 한쪽 다리만 들기 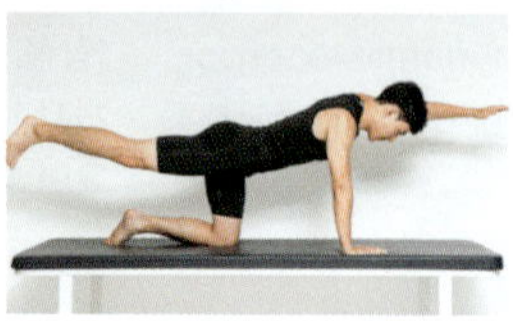 한쪽 팔과 반대쪽 다리 들기	

(7) 골반

뼈, 관절 변형 검사	엉치뼈 꼭대기 압박 검사 또는 엎드린 자세에서 튕김 검사 (sacral apex pressure test or prone springing test)	엉치엉덩관절의 손상을 평가 (양성: 앞뒤로 기울이지 않고 얼마나 오래 유지하는가 시간을 잼 (10-20초 :G5/5-10초: G4/5초 미만:G3/골반을 들어올릴 수 없음:G2)	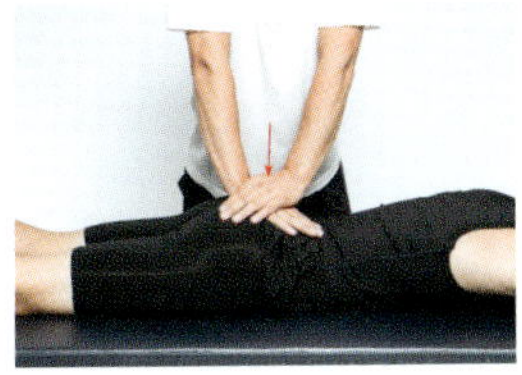	
	라그에르 징후 (Laguere's sign)	엉치엉덩관절의 손상을 평가 (양성: 엉치엉덩관절의 통증이 발생)	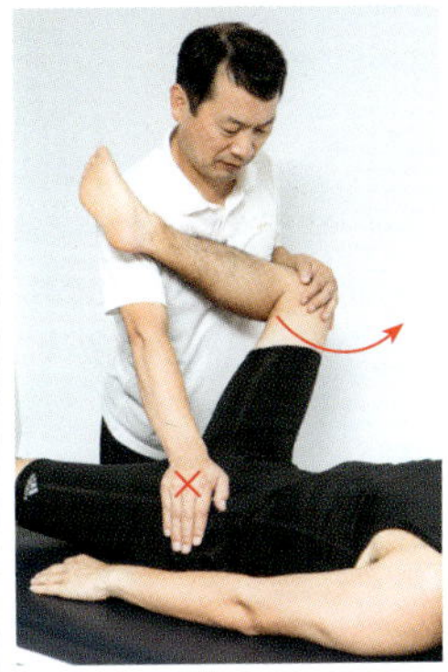	
	접근(가로 뒤 스트레스) 검사 [approximation (transverse posterior stress) test]	엉덩관절 손상이나 뒤쪽 엉치엉덩인대의 염좌를 평가 (양성: 엉치엉덩관절의 통증이 발생)	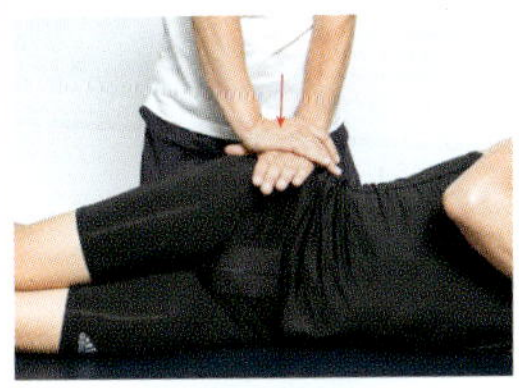	
	길렛 검사 (gillet's test)	엉치엉덩관절의 움직임 정도를 평가 (양성: 무릎을 굽힌쪽의 엉치엉덩관절의 움직임이 적거나 위로 올라감)	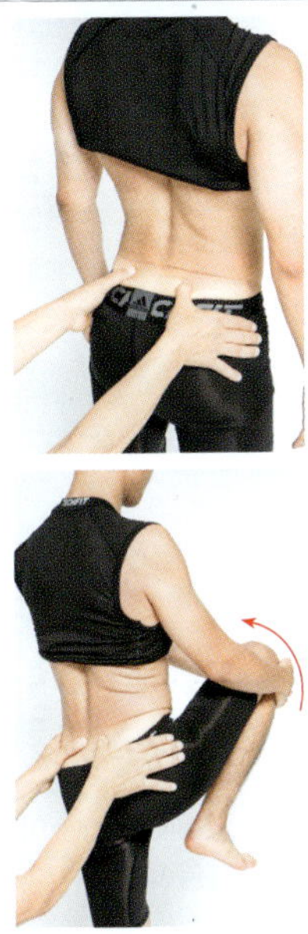	

(계속)

(7) 골반 (계속)

뼈, 관절 변형 검사 (계속)	피애달루 징후 (Piedallu's sign)	엉치엉덩관절의 비정상적인 꼬임 운동을 평가 (양성: 낮은쪽 뒤위엉덩뼈가시가 앞쪽 굽힘 시 더 높아짐)	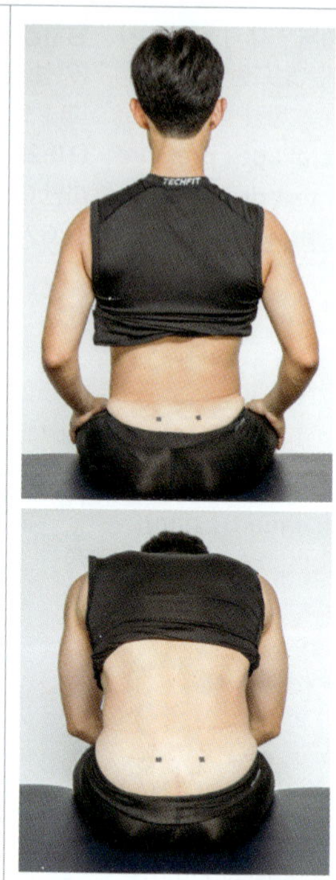	
	플라밍고 검사 (flamingo test or maneuver)	엉치엉덩관절의 부분이나 두덩결합부위의 손상 평가 (양성: 엉치엉덩관절이나 두덩결합부위의 통증이 발생)	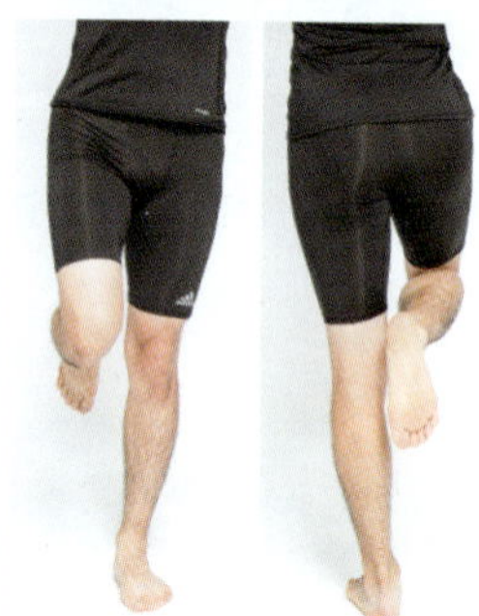	
	두덩결합 위아래 스트레스 검사 (superiorinferior symphysis pubis test)	두덩뼈 결절 부위의 통증 정도를 평가 (양성: 두덩뼈 결절 부위에 통증이 발생)	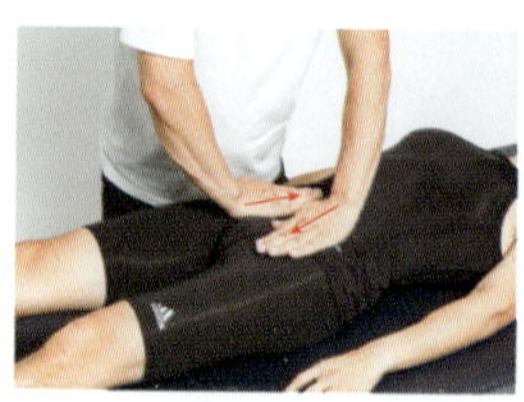	

뼈, 관절 변형 검사 (계속)	갠슬렌 검사 (Gaenslen test)	L4 신경뿌리 손상, 엉치엉덩관절 손상 및 엉덩관절의 병리적 손상 평가 (양성: 엉치엉덩관절에서 통증이 발생)	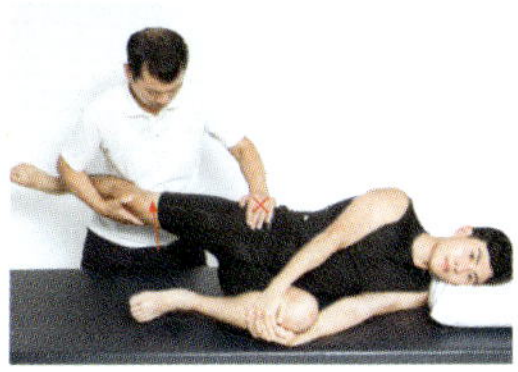 옆으로 누운자세 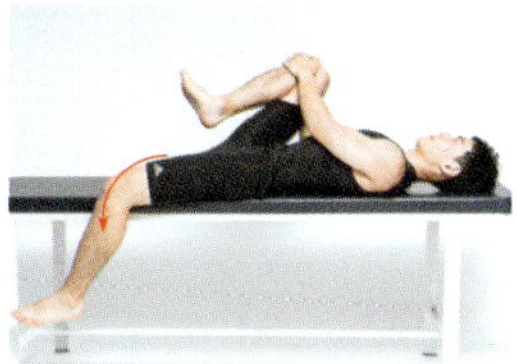 바로 누운자세	
	같은쪽 앞쪽 돌림 검사 (ipsilateral anterior rotation test)	한쪽 볼기뼈를 앞쪽으로 돌림하는 정도를 평가 (양성: 엉치뼈가 반대편으로 돌림될 때 검사하는 쪽의 볼기뼈가 앞쪽으로 돌림하지 않거나 비대칭이 발생)	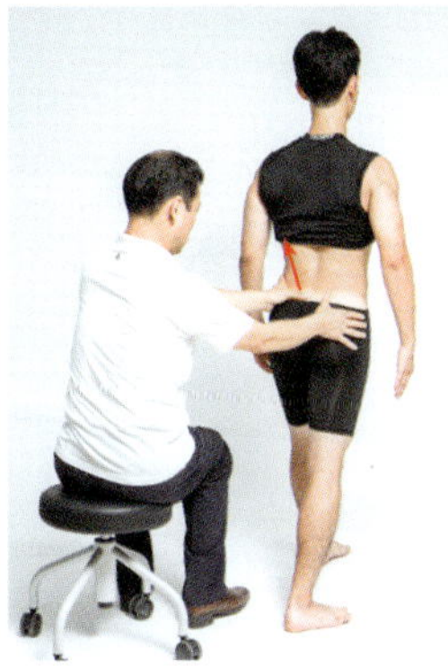	
인대 검사	갭핑검사 (gapping test or sacroiliac distraction test)	뒤쪽 엉치엉덩인대의 손상을 평가 (양성: 한쪽 다리의 뒤쪽이나 엉덩이에 통증이 발생)	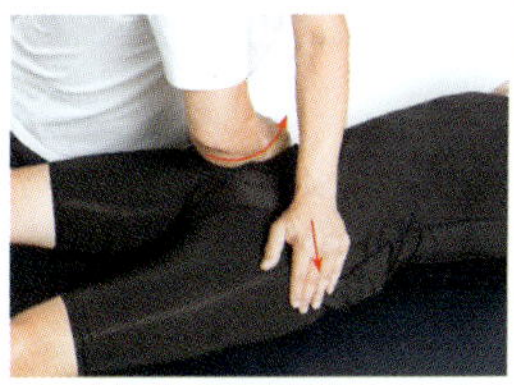	
	요만 검사 (Yeoman test)	앞쪽 엉치엉덩관절 인대와 허리뼈의 손상 (양성: 엉치엉덩관절의 통증 또는 허리뼈 부위의 통증이 발생)	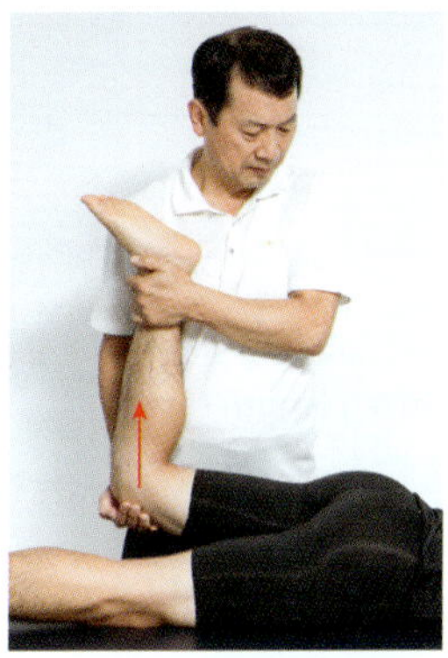	

(계속)

(7) 골반 (계속)

	검사	평가	사진	
다리 길이 검사	스쿼시 검사 (squish's test)	뒤쪽 엉치엉덩인대의 손상을 평가 (양성: 아래와 안쪽방향으로 약 45° 움직일 때 뒤쪽엉치엉덩인대 부위의 통증 발생)	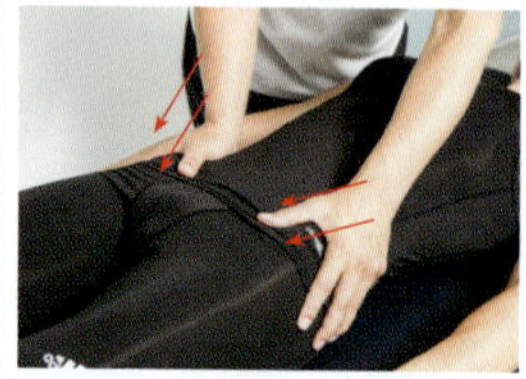	
	엎드린 자세 갬핑(하이브) 검사 [prone gapping (hibb's) test]	뒤쪽 엉치엉덩인대의 손상을 평가 (양성: 스트레스를 가할 때 뒤쪽 엉치엉덩인대의 통증이 심하거나 움직임이 심한 경우)	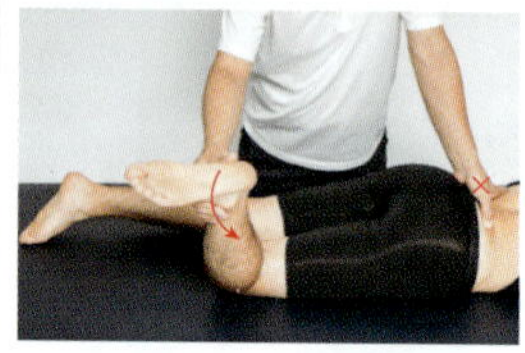	
	엉치엉덩관절 잠김 또는 무릎을 어깨방향으로 밀기 검사 (sacroiliac rocking or knee to shoulder test)	엉치결절인대의 손상을 평가 (양성: 엉치엉덩관절의 통증이 발생)	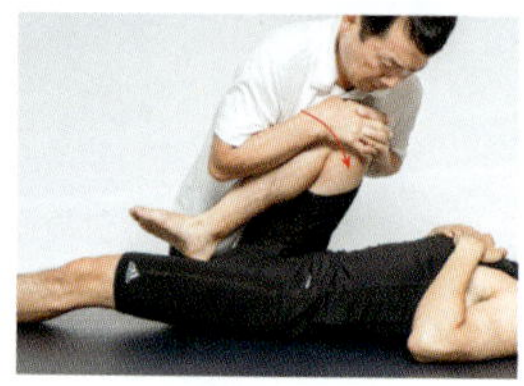	
	꼬임 스트레스 검사 (torsion stress test)	허리엉치 연결부, 엉덩허리인대, 앞쪽 엉치엉덩인대, 엉치엉덩관절을 자극하여 통증정도를 평가 (양성: 돌림성 운동에 대해 주변 조직의 통증이 발생)	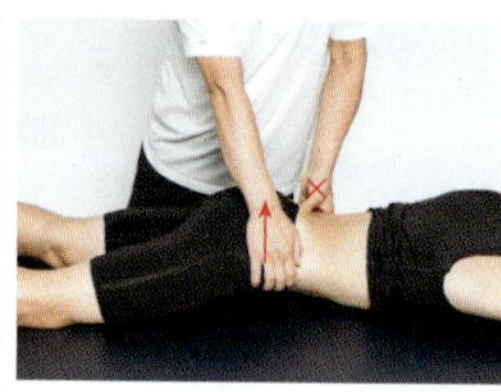	
	기능적 다리길이 검사 (functional leg length test)	배꼽중심과 칼돌기에서 안쪽 복사뼈까지의 길이(자세 문제) (양성: 기능적다리길이의 차이가 있음을 측정하며, 실제다리길이 검사를 통해 확인)	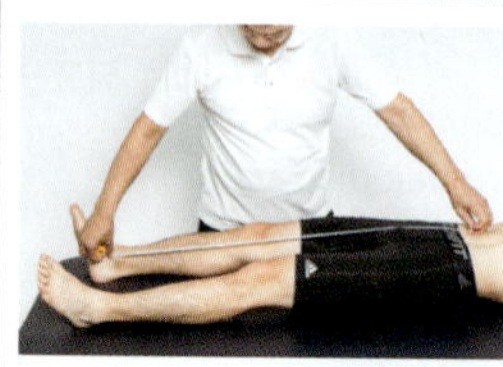	
	실제 다리 길이 검사 (true leg length test)	위앞엉덩뼈가시(ASIS)에서 안/가쪽 복사뼈(medial or lateral malleolus)의 길이(구조적 문제) (양성: 약 1~1.3 cm 이상 차이가 있는 경우)	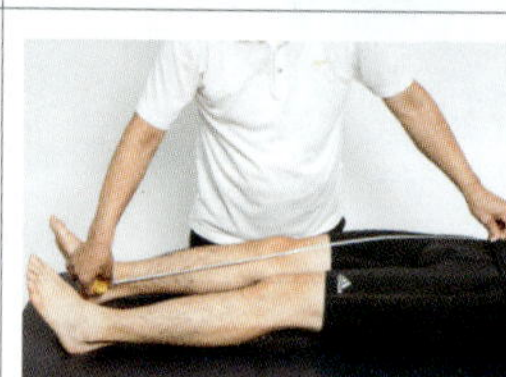 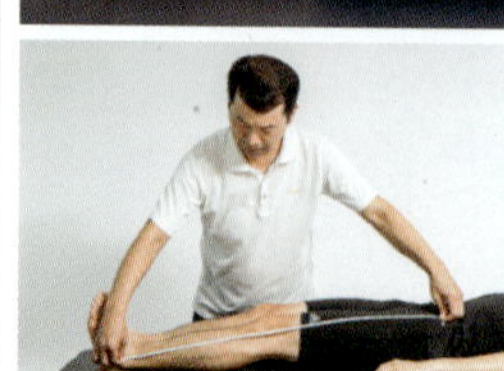	

(8) 엉덩관절

구분	검사	내용	사진
엉덩관절 병리검사	파베르 또는 패트릭 검사 (FABER or Patrick test)	엉덩관절 손상을 평가 (양성: 엉덩관절 통증 또는 관절 가동범위 제한)	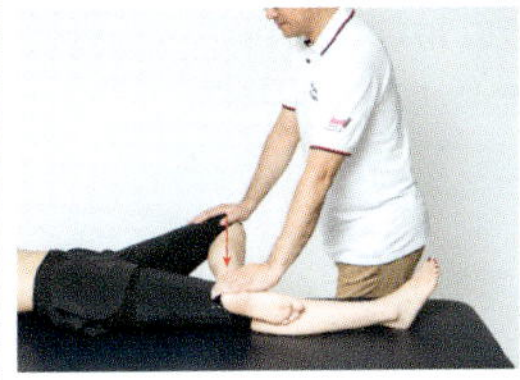
	엉덩관절 문지르기 검사 (hip scour test)	엉덩관절 손상을 평가 (양성: 엉덩관절 통증과 딸깍소리가 발생)	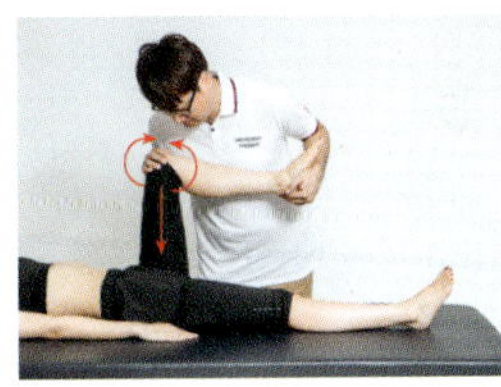
	크레이그 검사 (Crag test)	넙다리의 앞굽음과 뒷굽음을 평가 (양성: 수직면과 정강뼈 사이의 각도가 25° 이상: 앞굽음/15° 이하: 뒷굽음)	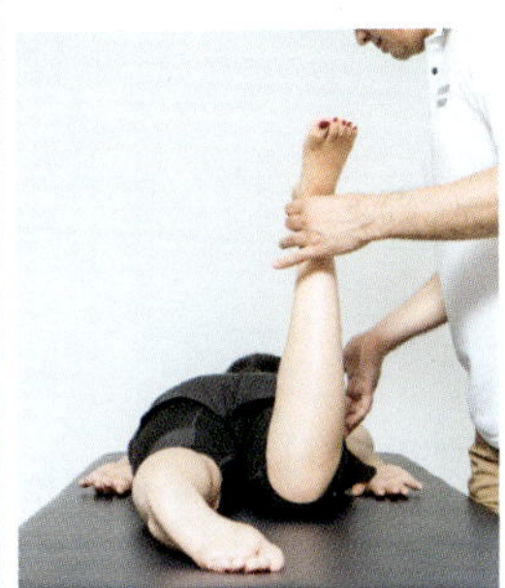

(계속)

(8) 엉덩관절 (계속)

절구 테두리 검사	엉덩관절 충돌 검사 (hip impingement test or FADIR test)	넙다리뼈 절구테두리 충돌을 평가 (양성: 엉덩관절의 통증과 딸깍거리는 소리가 발생)	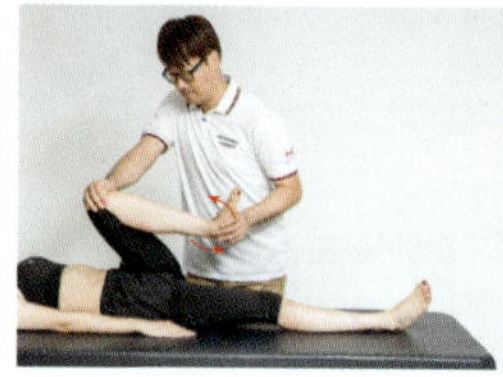	
소아 엉덩관절 탈구 검사	오토라니 검사 (Ortolani test)	선천성 엉덩관절 탈구를 평가 (양성: 엉덩관절이 정복되면서 딸깍소리가 발생)	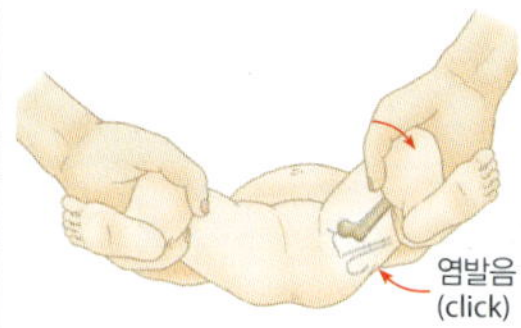	
	바로우 검사 (Barlow test)	선천성 엉덩관절 탈구를 평가 (양성: 엉덩관절이 정복되면서 딸깍소리가 발생)	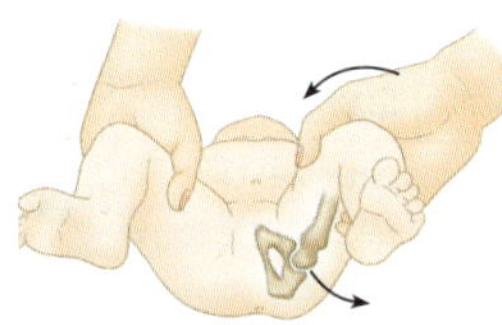	
	텔레스코핑 (telescoping test)	선천성 엉덩관절 탈구를 평가 (양성: 엉덩관절의 과도한 움직임과 불안정성이 나타남)	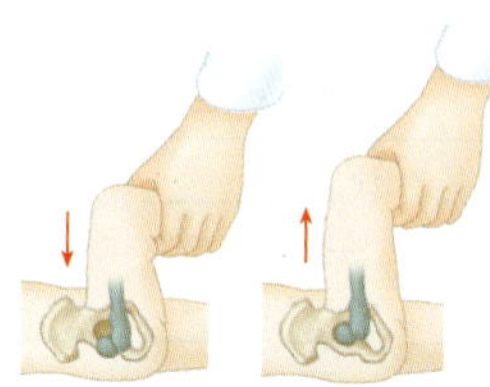	
	갈레아찌 검사 또는 앨리스 검사 (Galeazzi test or Allis test)	선천성 엉덩관절 탈구를 평가 (양성: 엉덩관절의 과도한 움직임과 불안정성이 나타남)	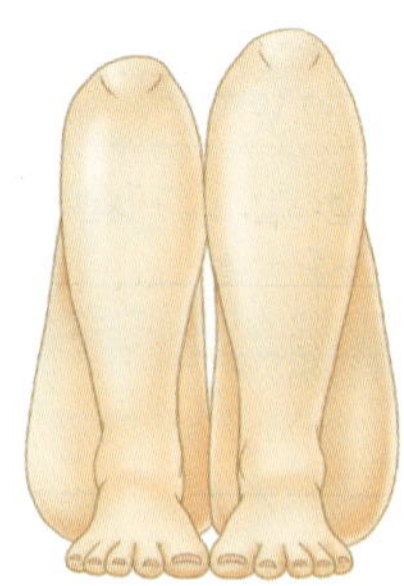	

근육 단축 및 손상 검사	토마스 검사 (Thomas test)	엉덩관절 굽힘구축 및 엉덩허리근 단축 (양성: 엉덩관절 굽힘을 할 때 반대쪽 다리가 검사대에서 떨어져 올라감)	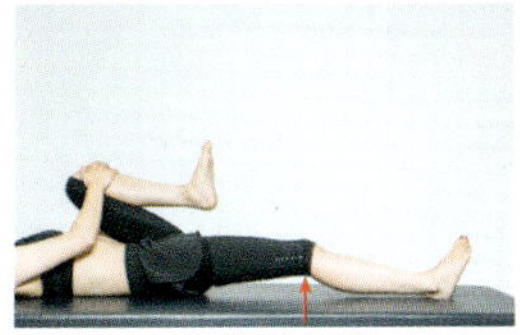	
	수정된 토마스 검사 (modified Thomas test)	엉덩관절 굽힘구축 및 엉덩허리근 단축 (양성: 엉덩관절 굽힘을 할 때 반대쪽 다리가 검사대위로 올라감)	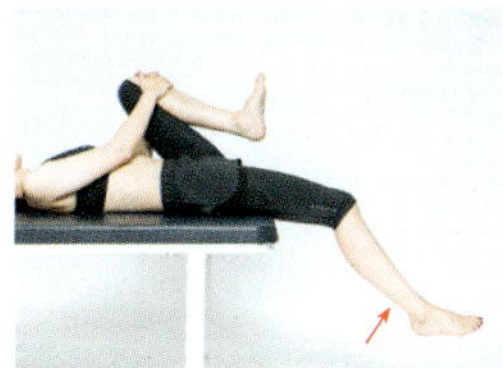	
	엘리 검사 (Ely test)	넙다리곧은근의 단축을 평가 (양성: 무릎관절 굽힘제한 또는 엉덩관절 굽힘이 발생)	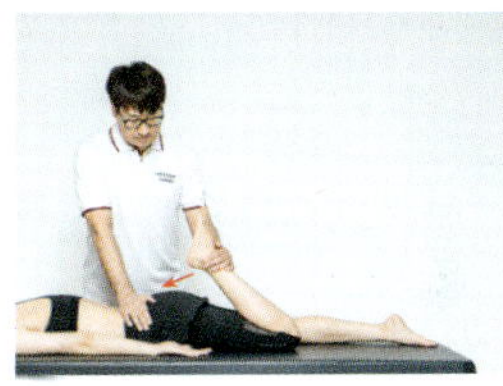	
	오버 검사 (Ober test)	넙다리근막긴장근 또는 엉덩정강근막띠 단축을 평가 (양성: 다리가 아래로 떨어지지 않음)	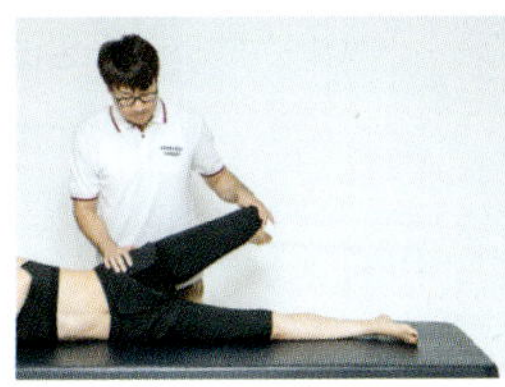	
	뒤넙다리근 90-90 검사 (hamstring 90-90 test)	넙다리뒤근 단축 평가 (양성: 무릎관절의 완전폄의 20° 범위 내로 무릎관절을 펼 수 없음)	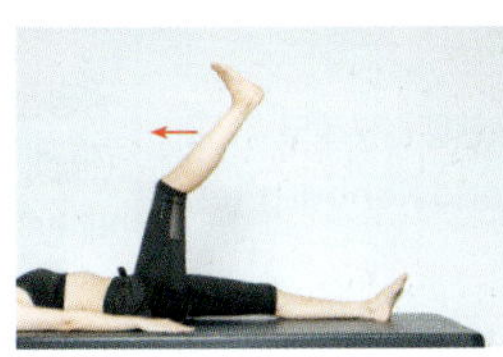	

(계속)

(8) 엉덩관절 (계속)

근육 단축 및 손상 검사 (계속)	삼각대 징후 (tripod sign)	넙다리뒤근 단축 평가 (양성: 무릎관절을 폄할 때 몸통을 뒤로 기울임)	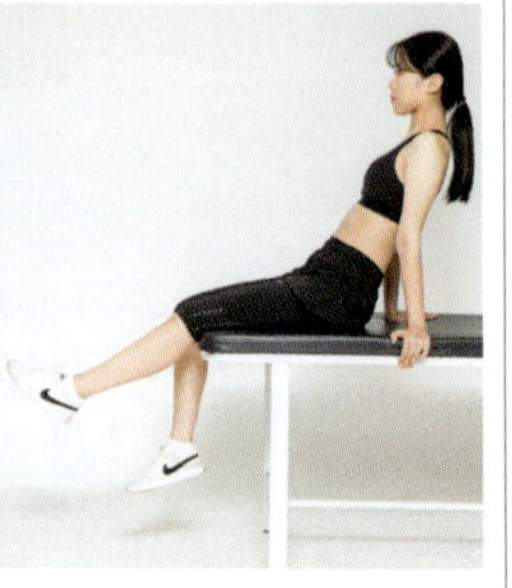	
	궁둥구멍근 검사 (piriformis test)	궁둥구멍근에 의한 궁둥신경의 압박을 평가 (양성: 궁둥신경 증상 또는 궁둥구멍근 통증이 발생)	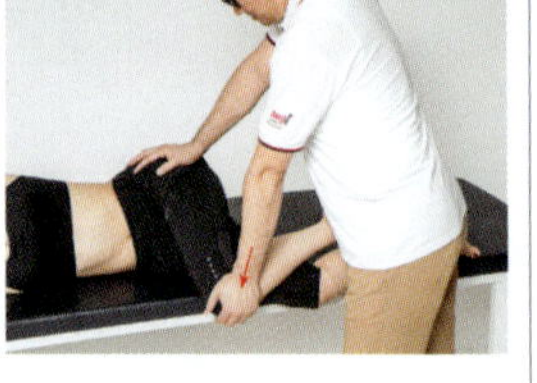	
	트렌델렌부르크 검사 (Trendelenburg test)	엉덩관절 벌림근의 약화 평가 (양성: 한쪽 발로 체중을 지지했을 때 반대쪽 골반이 아래로 쳐짐)	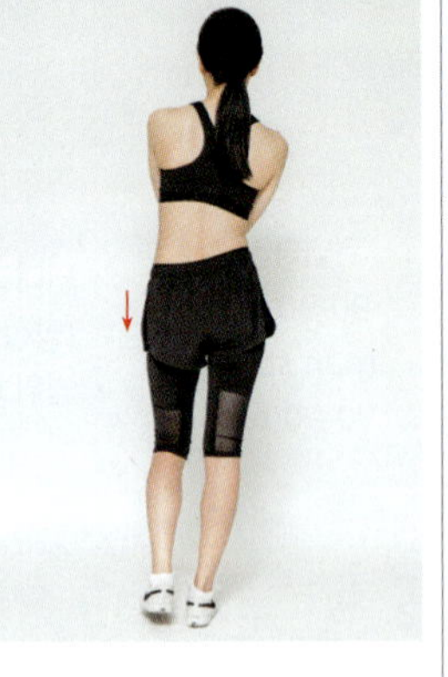	

(9) 무릎

<table>
<tr><td rowspan="2">반달손상
검사</td><td>맥머리 검사
(Mcmurray test)</td><td>반달 손상 평가
[양성: 무릎관절 안쪽에 딸깍하는 소리 또는 통증(안쪽반달손상), 무릎관절 가쪽에 딸깍하는 소리 또는 통증(가쪽반달손상)이 발생]</td><td>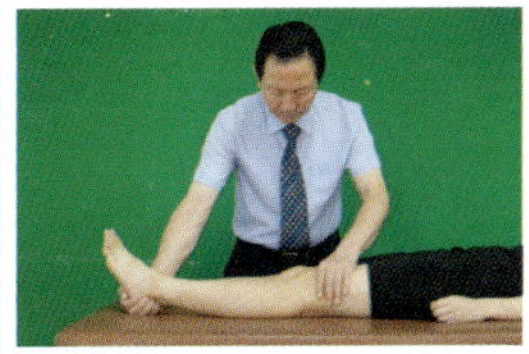
시작 자세
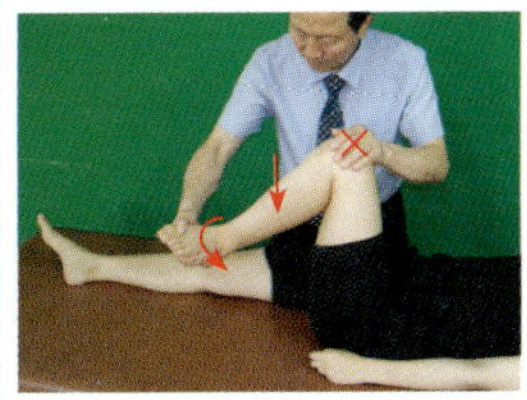
안쪽 반달 손상 검사
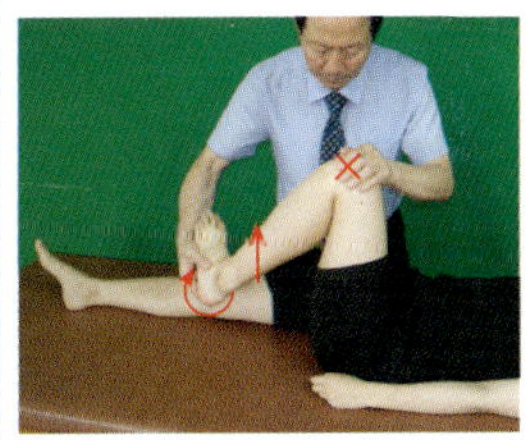
가쪽 반달 손상 검사</td><td></td></tr>
<tr><td>아플레이 압박 검사
(Apley compression test)</td><td>반달 손상 평가
[양성: 무릎관절에 압력을 가할 때 안쪽 돌림시 통증(가쪽반달손상) 또는 가쪽 돌림 시 통증(안쪽반달손상)이 발생]</td><td>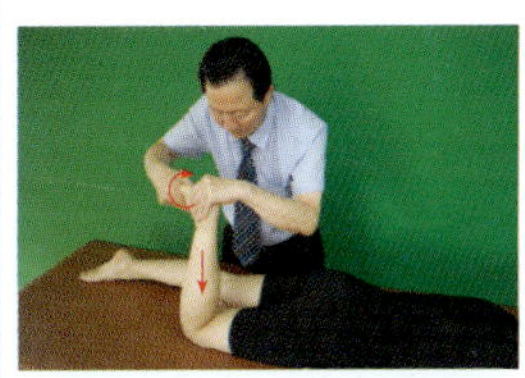
가쪽 반달 손상 검사
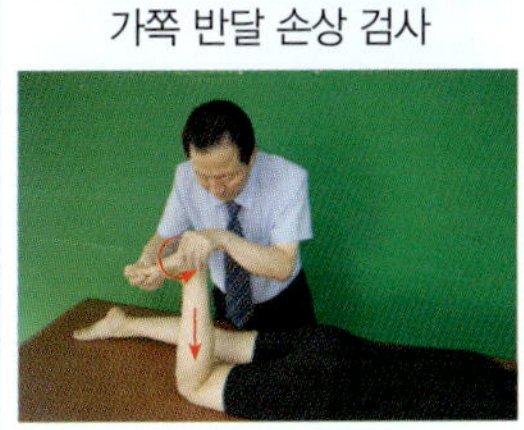
안쪽 반달 손상 검사</td><td></td></tr>
</table>

(계속)

(9) 무릎 (계속)

반달손상 검사 (계속)	아플레이 당김 검사 (Apley distraction test)	곁인대 손상 평가 [양성: 발목관절을 위 방향으로 올림과 안쪽돌림에 통증(가쪽곁인대손상), 올림과 가쪽돌림 시 통증(안쪽곁인대손상)이 발생]	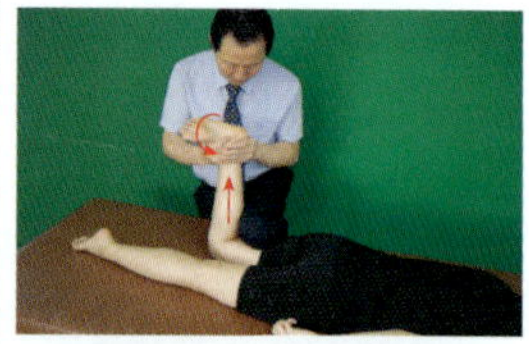 가쪽곁인대 손상 검사 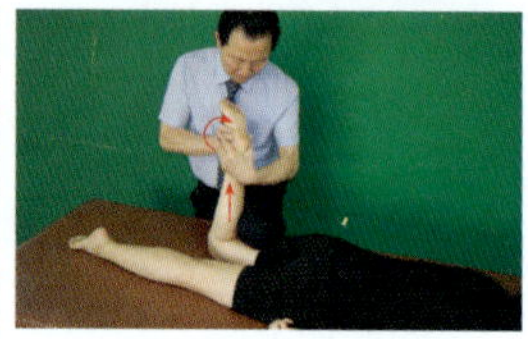 안쪽곁인대 손상 검사	
	되튀김 검사 (bounce home test)	반달의 손상, 무릎관절 내의 유리체 검사 (양성: 무릎관절을 자연스럽게 완전히 폄을 하지 못하거나 반사적으로 무릎관절을 다시 굽힘 또는 통증이 발생)	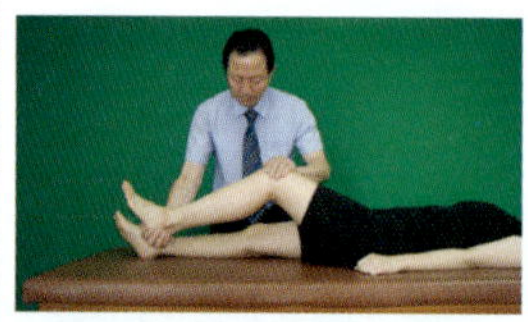 시작 자세 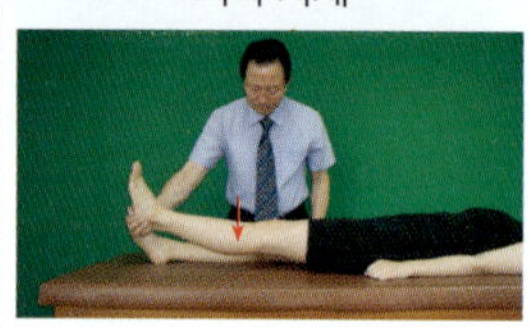 양성반응	
무릎 넙다리 기능부전	클라크 징후 검사 (Clarke's sign test)	무릎뼈의 기능부전을 평가 (양성: 넙다리네갈래근의 등척성 수축을 할 수 없거나 무릎뼈의 움직임에 통증이 발생)	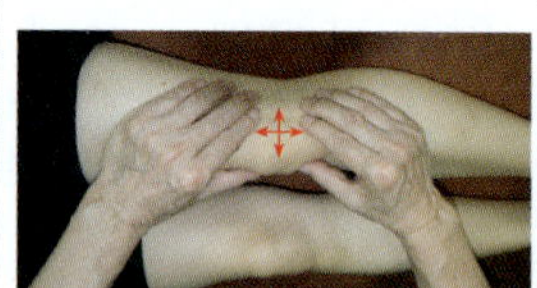 무릎뼈위, 아래 및 안쪽, 가쪽 검사	

무릎 넙다리 기능부전 (계속)	무릎뼈 불안검사 (patellar apprehension test)	무릎뼈의 불완전탈구 혹은 어긋남을 평가 (양성: 무릎뼈를 가쪽으로 이동시킬 때 불안하거나 넙다리네갈래근의 수축이 발생)	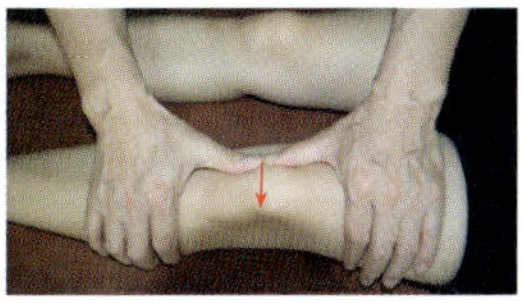 무릎뼈 어긋남 검사	
	조헐러징후 검사 (Zohler's sign test)	연골 연화증을 평가 (양성: 넙다리네갈래근이 등척성 수축 시에 통증이 발생)	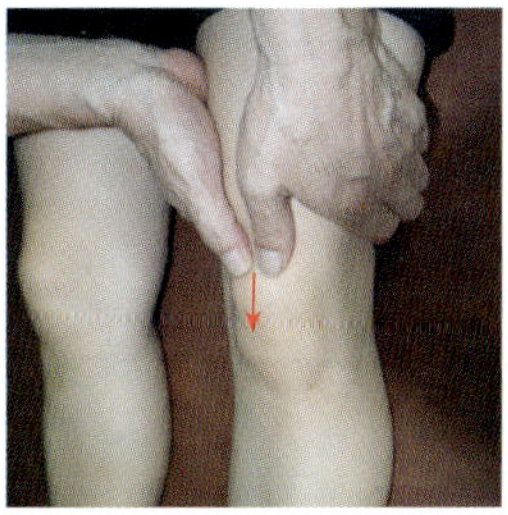 무릎뼈 연골연화증 검사	
	Q각 검사 (Q angle test)	무릎뼈의 불안전탈구, 연골연화증, 비정상적인 자세를 평가 (양성: Q각이 정상보다 크면 밖굽이무릎, 정상보다 적으면 안굽이무릎)	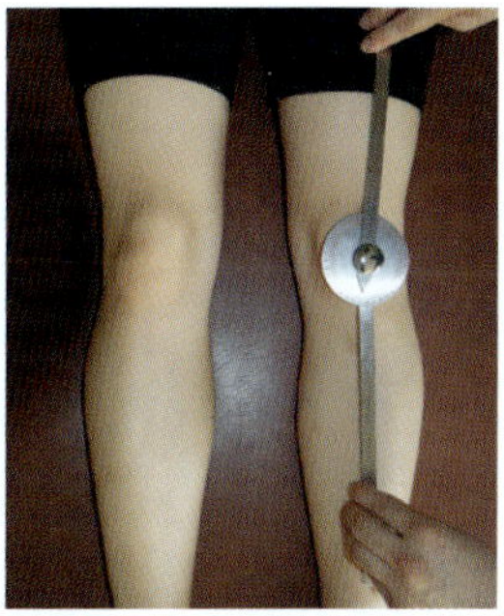 Q각 검사	

(계속)

(9) 무릎 (계속)

무릎관절 복합 불안정성 검사	슬로컴 검사 (Slocum test)	앞안쪽돌림/앞가쪽돌림 불안정성을 평가 (양성: 안쪽돌림하여 앞쪽끌림이 나타나면 앞십자인대, 뒤가쪽 주머니, 활꼴오금 복합체, 가쪽 곁인대, 뒤십자인대, 엉덩정강근막띠 손상/ 가쪽돌림하여 앞쪽끌림이 나타나면 안쪽곁인대,뒤비스듬인대, 뒤안쪽관절융기 관절주머니, 앞십자인대의 손상이 발생)	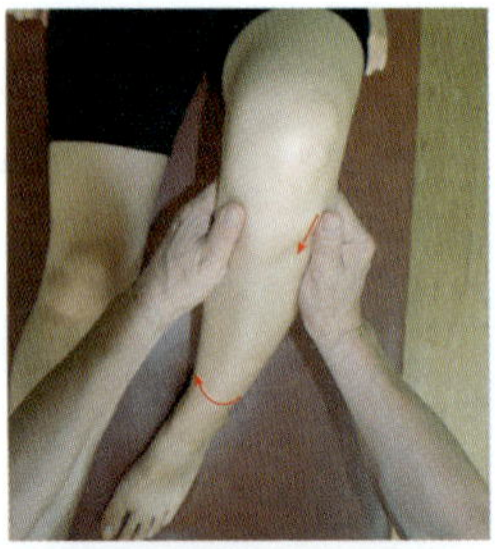 앞 안쪽돌림 불안정 검사 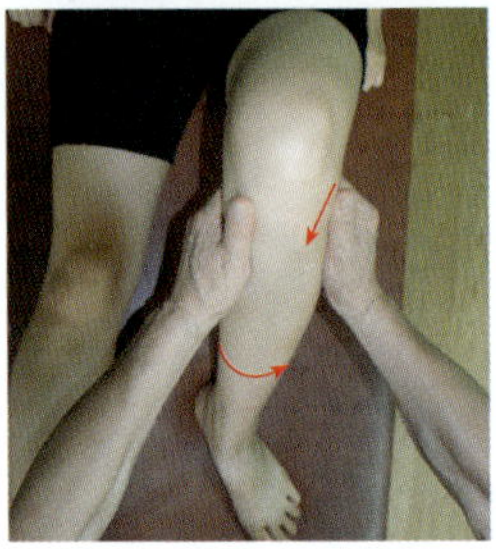 앞 가쪽돌림 불안정 검사	
	루스 검사 (loose test)	앞가쪽돌림 불안정성을 평가 (양성: 완전폄 직전에 무릎관절에서 소리가 발생)	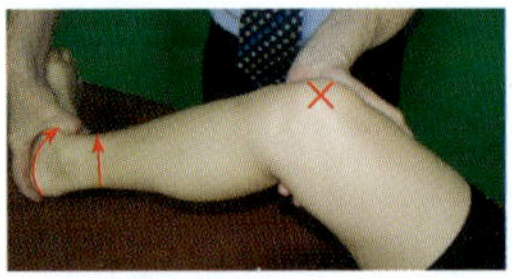 검사자세 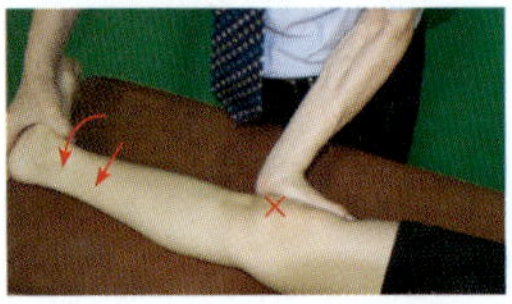 앞가쪽돌림불안정성 검사	
	축이동 검사 (pivot shift test)	무릎관절의 앞가쪽 돌림 불안정성을 평가 (양성: 무릎관절의 30~40°에서 이상한 음 또는 덜컹거림이 발생)	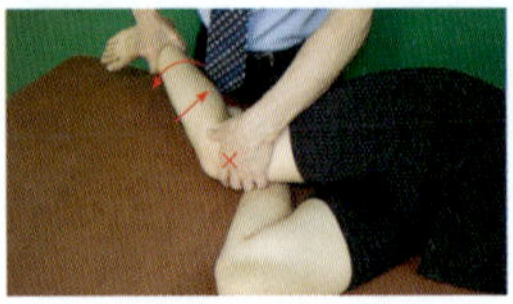 앞가쪽 돌림 불안정성 검사	

<table>
<tr><td>무릎관절
복합
불안정성
검사
(계속)</td><td>제이콥 검사 또는
역축이동법
(Jakob test or
reverse pivot shift
maneuver)</td><td>뒤가쪽돌림 불안정성을 평가
(양성: 선자세에서 무력감과 누운자세에서 무릎관절의 80°에서 40° 굽힘이 될 때 정강이거친면이 앞쪽으로 이동하거나 불완전 탈구가 나타남)</td><td>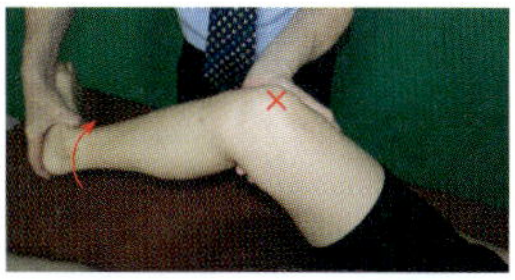
누운자세 뒤가쪽불안정성
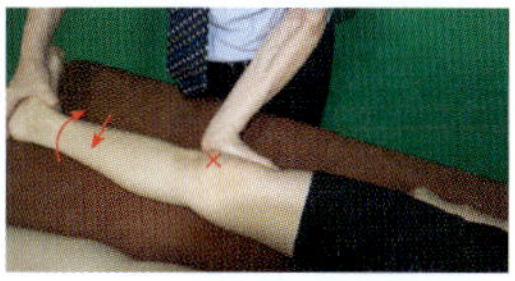
누운자세 뒤가쪽불안정성 검사
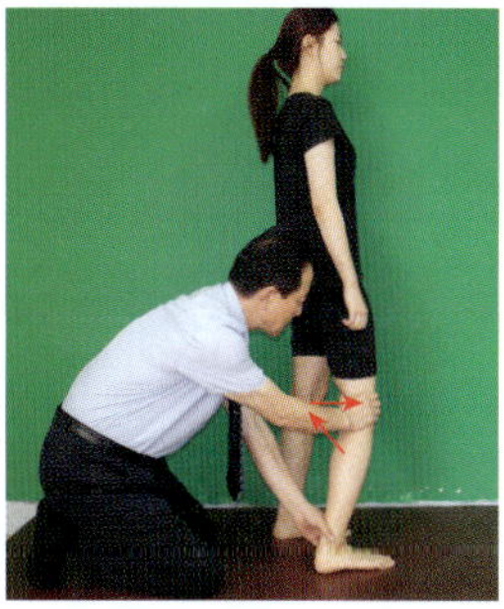
선자세 뒤가쪽불안정성 검사</td><td></td></tr>
<tr><td rowspan="2">십자인대
손상검사</td><td>앞쪽 당기기 검사
(anterior drawer
test)</td><td>앞십자인대(ACL) 손상 평가
(양성: 무릎관절을 앞으로 끌어당길 때 정강뼈가 과도하게 앞쪽으로 움직임이 나타나고 통증이 발생)</td><td>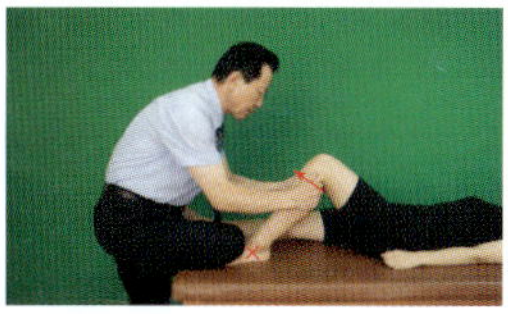
앞십자인대 손상 검사</td><td></td></tr>
<tr><td>뒤쪽 밀기 검사
(posterior drawer
test)</td><td>뒤십자인대(PCL) 손상 평가
(양성: 무릎관절을 뒤쪽으로 밀때 정강뼈가 과도하게 뒤쪽으로 움직임이 나타나고 통증이 발생)</td><td>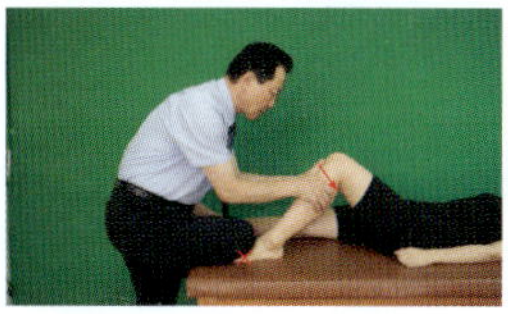
뒤십자인대 손상 검사</td><td></td></tr>
</table>

(계속)

(9) 무릎 (계속)

<table>
<tr><td>십자인대
손상검사
(계속)</td><td>라크만 검사
(Lachmann test)</td><td>앞십자인대(ACL) 손상 평가
(양성: 무릎관절의 정강뼈가 과도하게 앞쪽으로 움직임이 나타나고 통증이 발생)</td><td>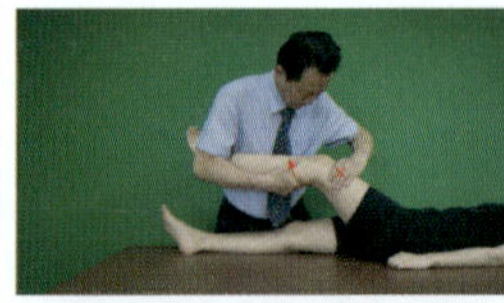
바로누운자세 앞십자인대 손상
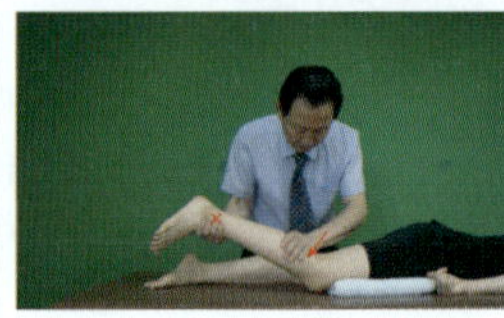
엎드려누운자세 앞십자인대 손상</td><td></td></tr>
<tr><td rowspan="2">곁인대
손상</td><td>밖굽이 긴장 검사
(valgus stress test)</td><td>안쪽곁인대(MCL) 손상 평가
(양성: 무릎관절의 안쪽의 통증 또는 관절 간격의 증가가 나타남)</td><td>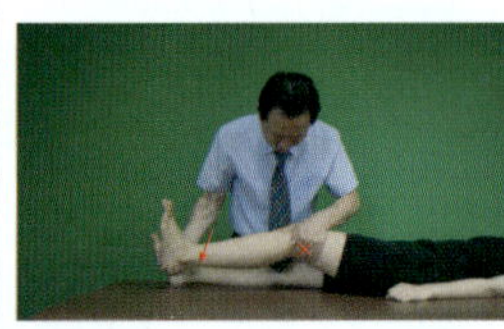
안쪽곁인대 손상 검사</td><td></td></tr>
<tr><td>안굽이 긴장 검사
(varus stress test)</td><td>가쪽곁인대(LCL) 손상 평가
(양성: 무릎관절의 가쪽의 통증 또는 관절 간격의 증가가 나타남)</td><td>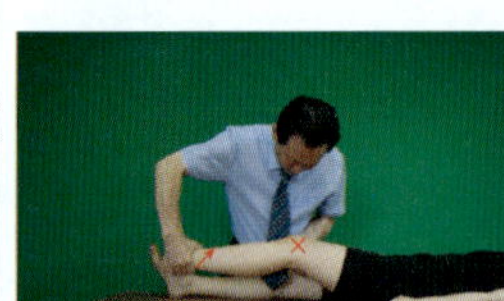
가쪽곁인대 손상 검사</td><td></td></tr>
</table>

삼출검사	부풂검사 또는 파동검사 (bulge test or fluctuation test)	무릎관절 삼출액을 평가 (양성: 무릎뼈 안쪽 아래에 부기가 발생)	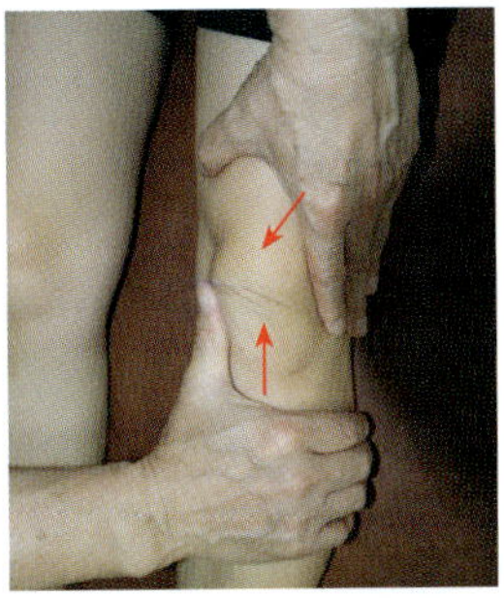 무릎관절 삼출액	
	만입 검사 (indentation test)	무릎관절 삼출액을 평가 (양성: 무릎관절의 굽힘 시 볼록된 면에서 오목이 나타남)	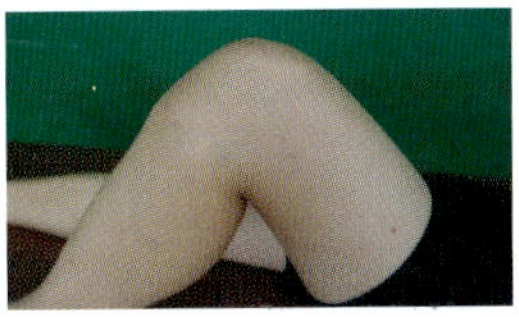 무릎관절 삼출액	
	무릎뼈 두드리기 또는 작은공 무릎뼈 검사 (patella tap or ballottement patella test)	무릎관절 삼출액을 평가 (양성: 무릎뼈를 압박 후 놓을 때 무릎뼈가 튀어나오거나 작은 공 형태를 보임)	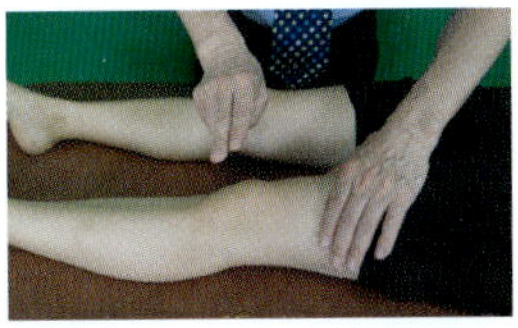 무릎관절 심한 삼출액 시작 자세 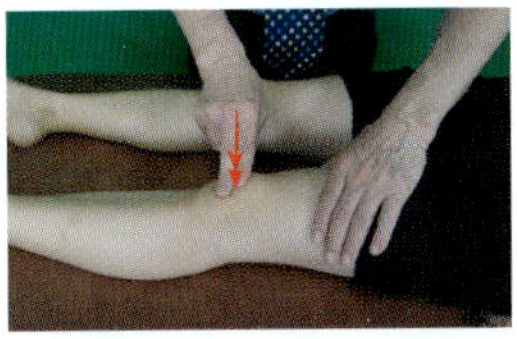 무릎관절 심한 삼출액 검사	
	삼출액, 위축 검사 (effusion, atrophy test)	근비대와 위축, 삼출액, 출혈성 관절증, 물렁조직 손상을 평가 (양성: 정상측 다리 둘레의 차이가 발생함)	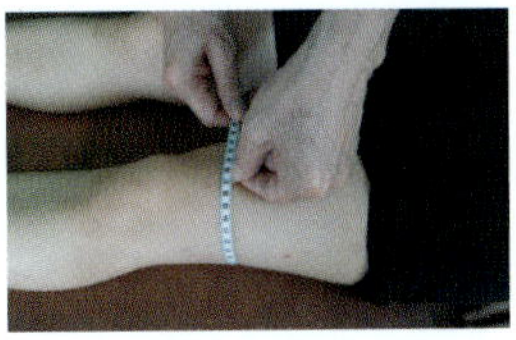 비대, 위축, 삼출액 검사	

(계속)

(9) 무릎 (계속)

엉덩정강 근막띠 손상검사	르네 검사 (Renne test)	엉덩정강근막띠 마찰을 평가 (양성: 무릎관절이 30° 굽힘의 선 자세에서 무릎관절 가쪽부위에 자극 시 통증이 발생)	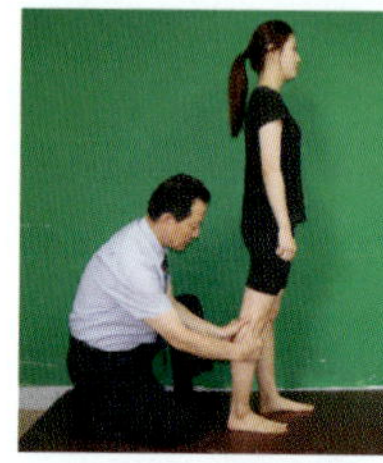 엉덩정강근막띠 마찰 검사자세 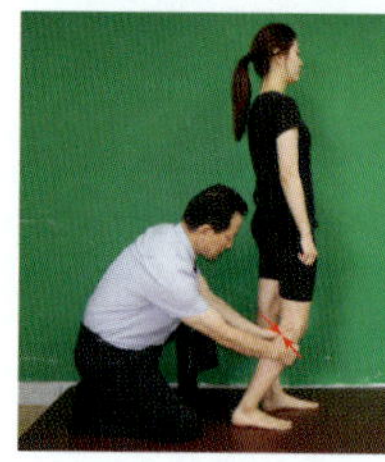 엉덩정강근막띠 마찰 검사	
	노블 검사 (Noble test)	엉덩정강근막띠 마찰을 평가 (양성: 무릎관절이 30° 굽힘의 바로누운자세에서 무릎관절 가쪽부위에 자극 시 통증이 발생)	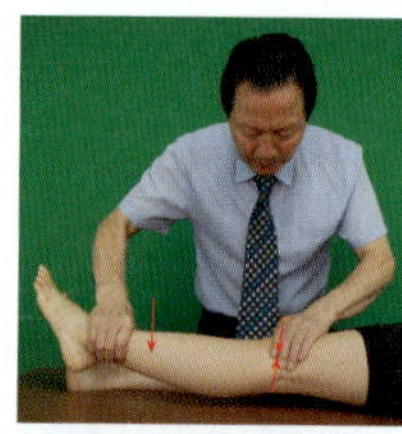 엉덩정강근막띠 마찰 폄 검사 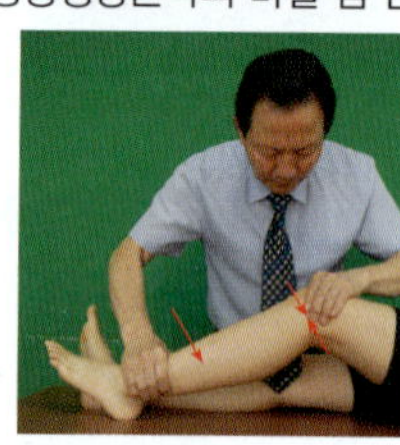 엉덩정강근막띠 마찰 굽힘 검사	
주름검사	주름 검사 (plica test)	윤활막의 염증과 반달 손상을 평가 (양성: 무릎뼈를 안쪽으로 움직일 때 통증이 발생)	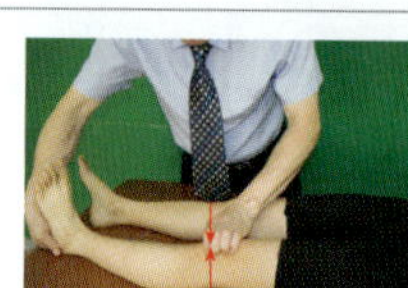 윤활막과 반달 검사자세 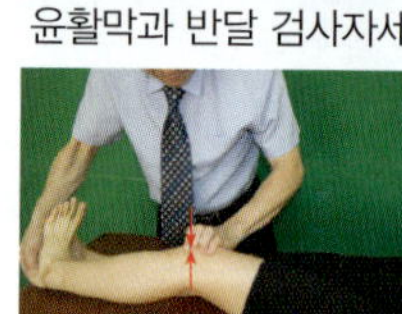 윤활막과 반달 검사	

(10) 발목과 발

신경 검사	티넬 징후 (Tinel sign)	말초신경 압박을 평가 (양성: 먼쪽에서 저린 감각이나 이상 감각이 발생)	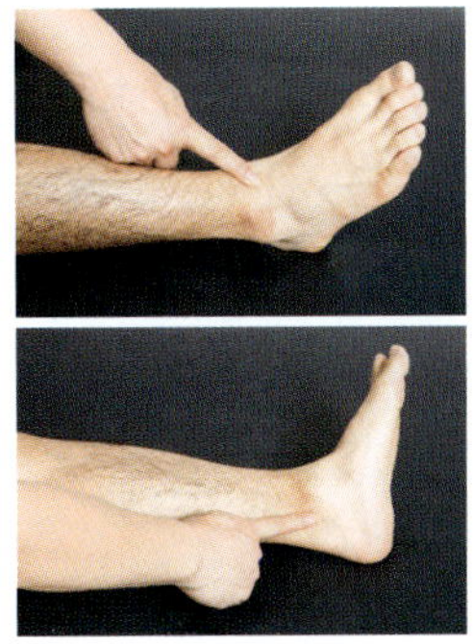	
	뒤센느 검사 (Duchenne test)	다리 신경의 문제를 평가 (양성: 발의 안쪽은 움직임이 없고 가쪽 모서리만 발바닥굽힘이 되어 안쪽 번짐의 형태가 됨)	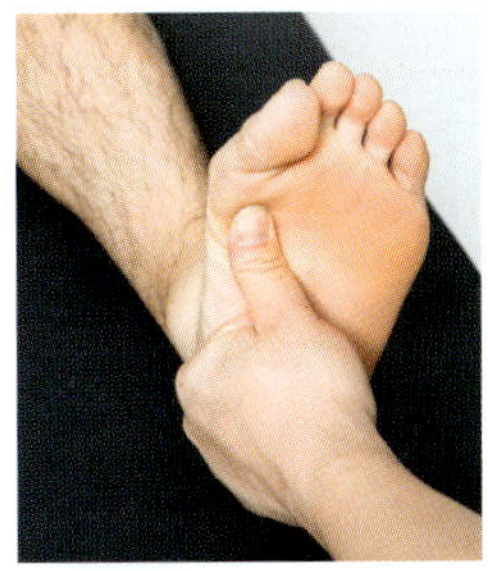	
정강뼈 비틀림 검사	정강뼈 비틀림 검사 (tibial torsion test)	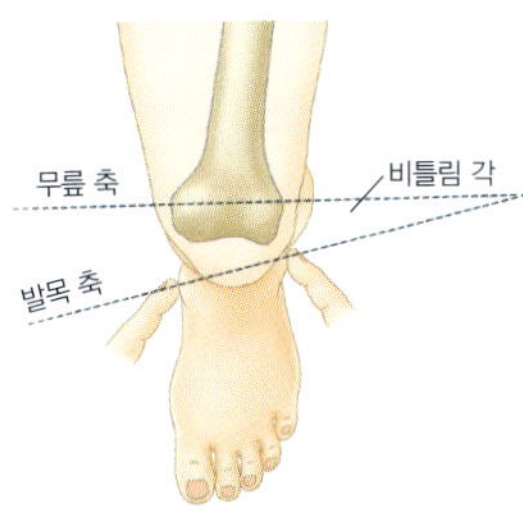 정강뼈 비틀림을 평가 (양성: 두 선 사이의 각도가 12° 이하 또는 18° 이상일 경우)	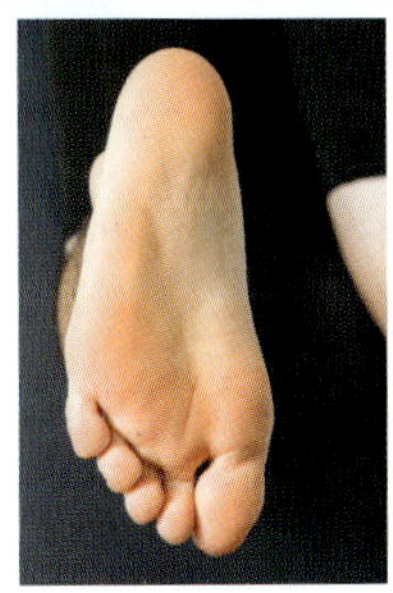 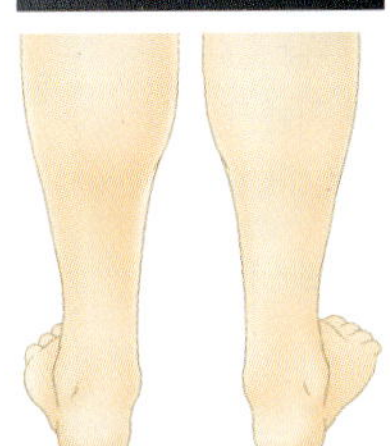	
근육 검사	톰슨 검사 [Thompson (simmond) test]	아킬레스 힘줄의 파열을 평가 (양성: 근육을 쥐어짤 때 발목의 발바닥 굽힘이 나타나지 않음)	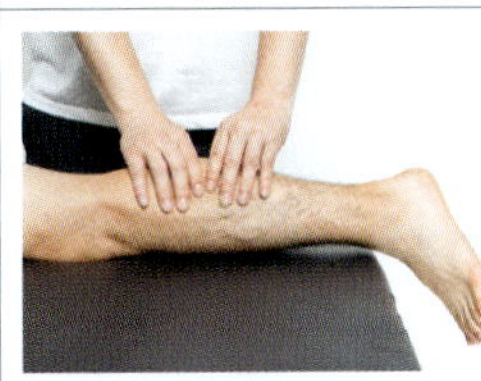	

(계속)

(10) 발목과 발 (계속)

발목인대 손상 검사	앞쪽 끌기 검사 (anterior drawer test)	앞목말종아리인대의 손상을 평가 (양성: 목말뼈의 과도한 앞쪽 움직임이나 정강뼈와 종아리뼈의 과도한 뒤쪽 움직임이 발생)	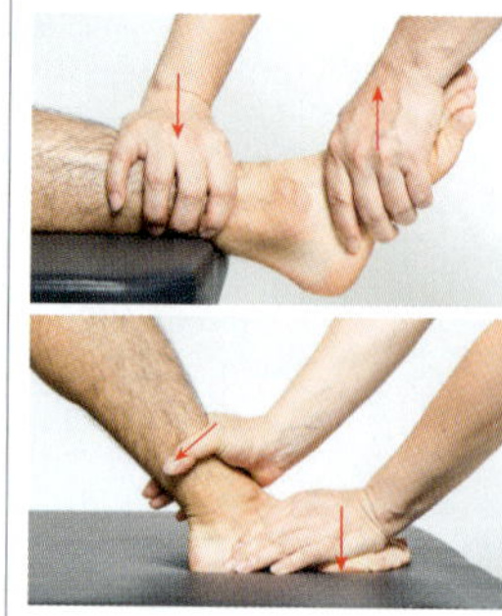	
	클레이거 검사 (Kleiger test)	세모인대 손상을 평가 (양성: 발을 가쪽으로 돌렸을 때 안쪽 복사뼈로부터 목말뼈가 전이되는 것이 느껴짐)	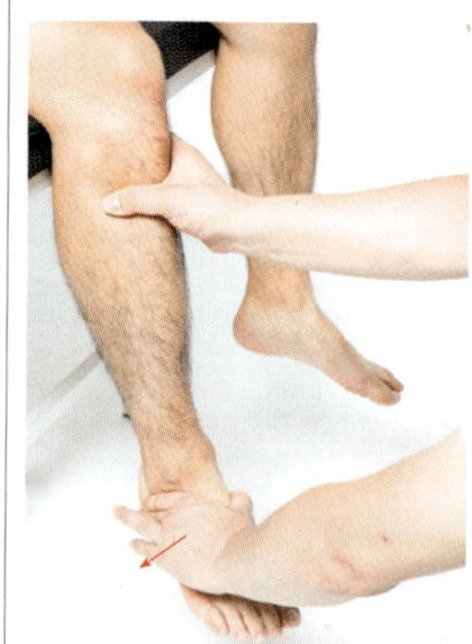	
	목말뼈 기울기 검사 (talar tilt test)	발꿈치종아리인대의 손상 평가 (양성: 모음 시 과도한 움직임이 발생)	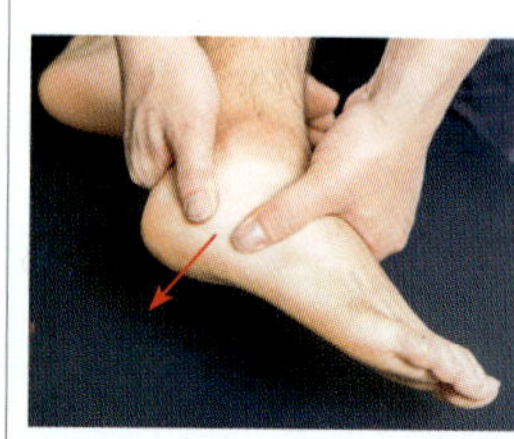	
혈관 검사	호만스 징후 (Homan sign)	깊은정맥혈전정맥염을 평가 (양성: 장딴지를 촉진시 압통이 있고 다리의 창백함, 부종, 발등 혈관의 맥박소실이 관찰)	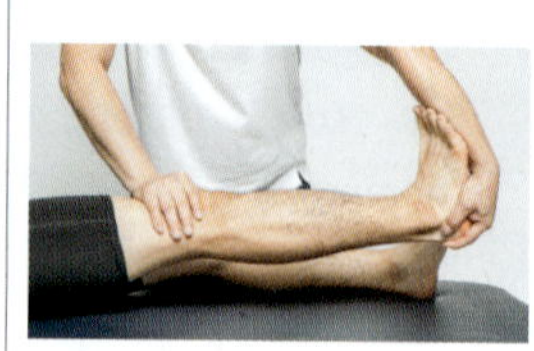	

혈관 검사 (계속)	버거 검사 (Buerger's test)	다리의 동맥 혈류 공급을 평가 (양성: 다리를 올린 후 발이 창백해지고 다리를 내리면 1~2분 뒤에 다리의 색이 돌아옴)	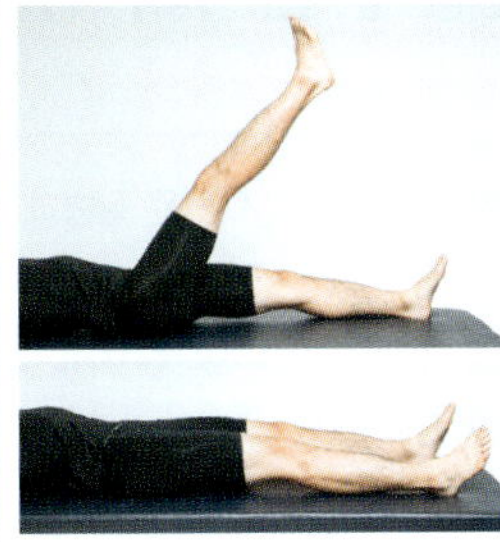	
정렬 검사	다리 뒷발 정렬 (leg heel alignment)	뒷발과 다리 사이의 정렬상태를 평가 (양성: 발이 안쪽번짐되어 있거나 발이 가쪽번짐되어 있는 것을 관찰)	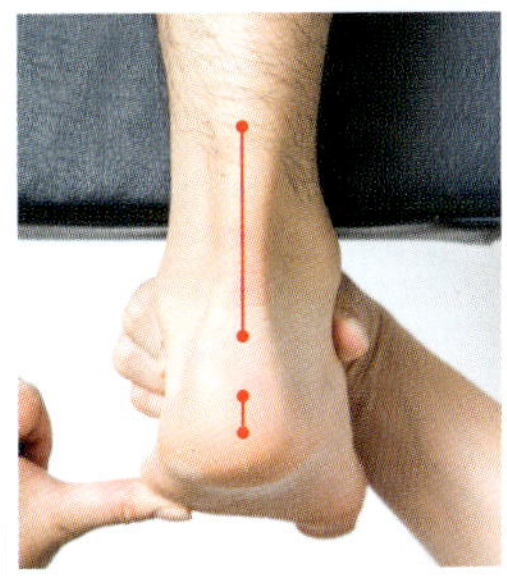	
	앞발 뒷발 정렬 (forefoot heel alignment)	앞발과 뒷발 사이의 정렬상태를 평가 (양성: 발의 안쪽이 올라가 있거나 가쪽으로 올라가 있는 것을 관찰)	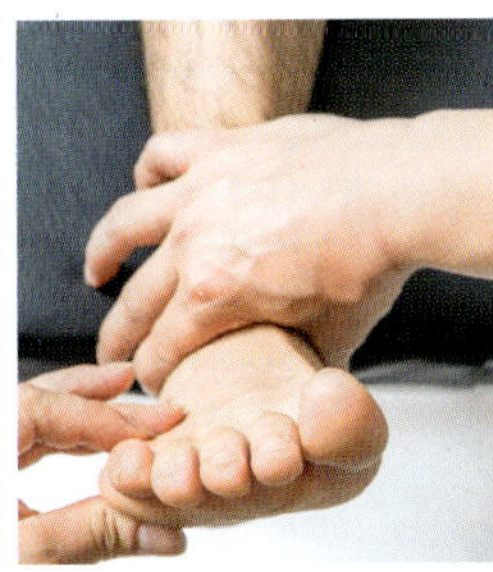	
편평발 검사	페이스 선 (feiss line)	편평발 평가 (양성: 발배뼈 거친면이 바닥에서 발배뼈 거친면까지 거리의 1/3 정도 내려갔다면 1° 편평발을 의미, 2/3 정도 내려가면 2° 편평발을 의미, 바닥에 붙어있으면 3° 편평발을 의미)	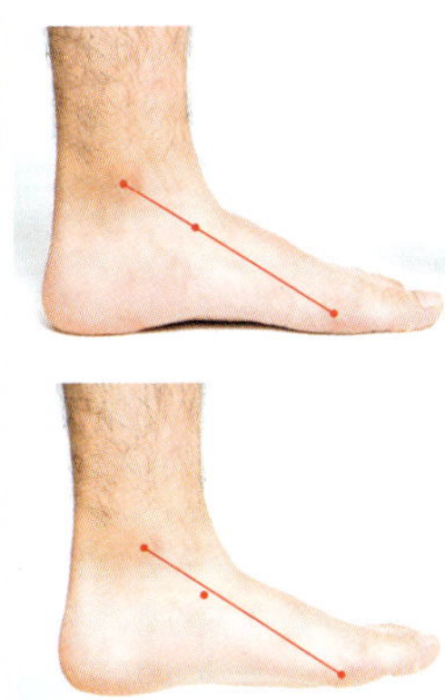	

2.7 신경계 환자의 평가

<table>
<tr><td>진단</td><td colspan="2">• 진단(diagnosis, DX)은 질병과 상해에 대한 의학적 결론으로서의 병명을 기록</td></tr>
<tr><td>과거력</td><td colspan="2">• 과거력(past history, PHx)은 환자 또는 보호자의 면담을 통해서 얻어진 환자의 과거 병력 또는 가족력 등 주관적 정보를 기록</td></tr>
<tr><td rowspan="6">정신적 상태</td><td>의식상태</td><td>• 환자와의 면담을 통해 건강습관에 대해 알아보는 동안 의식 상태를 평가
• 일반적으로 자극에 대해 반응하는 뇌의 통합적인 기능을 평가하는 것으로 의식 상태는 정상에서 혼수까지 여러 단계로 구분</td></tr>
<tr><td>지남력</td><td>• 시간(time), 장소(place), 사람(person)을 인식하는 기능을 의미
• 일반적으로 대뇌 기능이 점차 감소하는 환자는 제일 먼저 시간, 장소, 사람에 대한 순서로 상실되는 경우가 많음</td></tr>
<tr><td>언어</td><td>• 정상(intact)
• 실어증(aphasia): 대표적으로 운동 실어증, 감각 실어증, 전도 실어증, 전체 실어증으로 구분
• 조음장애(dysarthria): 뇌의 문제로 인하여 조음에 관여하는 기관들 입술, 혀, 성대, 횡격막에 마비나 약화가 발생하여 나타나는 언어장애를 말함</td></tr>
<tr><td>기억</td><td>• 즉각적(immediate), 최근(recent), 오래된(remote)으로 구분되어 평가를 시행
• 예시: 세 가지 단어를 제시하고 방금 말했던 단어를 말씀해 보세요(즉각적 기억), 오늘 아침 식사는 무엇이 나왔나요?(최근 기억), 어느 학교를 졸업하셨나요?(오래된 기억) 라고 질문함
• 임상에서 평가를 위한 등급기준은 다음과 같음
<table>
<tr><th>등급</th><th>설명</th></tr>
<tr><td>정상(Good)</td><td>• 정상적인 반응으로 모두 정확히 빠르게 기억함</td></tr>
<tr><td>양호(Fair)</td><td>• 약간 느린 반응을 보이나 정확히 빠른 반응은 보이지 않음</td></tr>
<tr><td>불량(Poor)</td><td>• 전혀 기억에 대한 반응을 하지 못함</td></tr>
</table></td></tr>
<tr><td>운동과 감각 기능장애</td><td>• 운동과 감각 기능장애의 분류와 특징은 다음에서 제시함</td></tr>
<tr><td>행동 또는 태도</td><td>• 신경계의 문제가 발생함에 따라 몇 가지 특징적인 임상적 행동 또는 태도의 양식의 변화가 발생
① 공격적 성향(aggressive)
② 우울한 상태(depressed mode)
③ 혼란스러운 상태(confused mode)
④ 동기부여 감소(motivation down)
⑤ 예민한 상태(sensitive mode)</td></tr>
</table>

▶ 지남력에 대한 평가방법

분류	질문	표기 방법
시간 (time)	• 올해가 몇 년도 몇 월, 며칠입니까? • 지금이 어느 계절인가요? 또는 지금이 하루 중 어느 때인가요?	반응이 정확하고, 빠름 (intact 또는 +로 표기)
장소 (place)	• 여기가 어디입니까? • 여기가 무엇을 하는 곳입니까?	반응이 느리고, 정확히 알지 못함 (impaired 또는 ±로 표기)
사람 (person)	• 이 사람이(보호자에게) 누구입니까? • 제가 무엇을 하는 사람입니까?	반응이 전혀 없음 (absent 또는 −로 표기)

▶ 실어증의 분류 및 특징

분류	설명
운동 실어증 (motor aphasia)	뇌의 좌반구의 전두엽에 broca area 손상으로 인하여 언어에 대해 이해는 되고, 표현이 잘 되지 않음
감각 실어증 (sensory aphasia)	뇌의 좌반구의 측두엽에 wernike area 손상으로 인하여 언어에 대해 표현은 능숙하나, 이해가 잘 되지 않음
전도 실어증 (conduction aphasia)	broca & wernike area를 연결하는 궁상 다발(arcuate fasciculus)의 손상으로 인하여 언어에 대해 표현과 이해는 비교적 능숙하나, 다른 사람의 말을 따라하는 데 문제가 됨
완전 실어증 (global aphasia)	모든 언어영역에 대해 문제가 됨

▶ 운동과 감각기능 장애의 분류 및 특징

분류	설명
실인증 (agnosia)	대상사물에 대한 인지장애가 발생한 상태를 말함 (예, 시각 실인증, 촉각 실인증, 청각 실인증)
실행증 (apraxia)	적절한 운동기능과 감각 협응력이 있음에도 이전의 학습했던 수의적 행동이 서툴거나 다리 못하는 상태를 말함 (예, 관념운동성 실행증, 관념 실행증, 구조적 실행증, 구어 실행증 등)
난독증 (dyslexia)	문자를 읽는 문제가 발생한 상태를 말함
계산불능증 (acalculia)	숫자를 이용한 계산능력에 문제가 발생한 상태를 말함
부전서증 (dysgraphia)	문자를 읽을 때 문제가 발생한 상태를 말함
실서증 (agraphia)	문자를 쓸 때 문제가 발생한 상태를 말함

2.7 신경계 환자의 평가 (계속)

<table>
<tr><td rowspan="10">신체적 상태</td><td>감각
(sensory)</td><td colspan="2">• 감각정보는 신체의 말단에 위치한 수용기에서 받아들여져서 척수를 타고 뇌로 전달
• 표재성(피부 표면)과 심부성(근골격계) 감각으로 나뉨(2.11 표준화된 검사 및 평가 도구–피부감각검사 p.280~281 참조)</td></tr>
<tr><td rowspan="3">관절가동범위
(ROM)</td><td>능동관절가동범위
(AROM)</td><td>• 관절을 가로지르는 근육의 능동적인 힘(내부)에 의해 제한되지 않은 관절가동범위내에서 움직이는 신체의 움직임
• 적응증: 능동적으로 움직임이 가능한 자</td></tr>
<tr><td>수동관절가동범위
(PROM)</td><td>• 전체의 수동적인 외부 힘에 의해 제한되지 않은 관절가동범위내에서 움직이는 신체의 움직임
• 적응증: 혼수상태나 마비, 능동적 움직임이 불가능한 자</td></tr>
<tr><td colspan="2">* 부위별 관절가동범위는 2.11 표준화된 검사 및 평가 도구 p.282~303 참조</td></tr>
<tr><td>근력
(Strength)</td><td colspan="2">• 근력검사는 맨손근육검사의 등급을 토대로 평가를 진행함(2.11 표준화된 검사 및 평가 도구–근력검사 p.304~323 참조)</td></tr>
<tr><td rowspan="5">근육 긴장도
(muscle tone)</td><td colspan="2">• 주로 물리적 관성이나 근육이나 결합조직의 내재적 역학성 또는 반사적 근 수축으로 발생하며, 수동신장이나 폄에 대한 근육의 저항성을 의미함</td></tr>
<tr><td>근육긴장항진
(hypertonia)</td><td>• 정상적인 안정수준보다 증가된 근육 긴장도
• CNS 손상, 특히 대뇌피질의 운동영역, 바닥핵(basal ganglia), 하행신경로의 손상 시에 발생</td></tr>
<tr><td>근육긴장저하
(hypotonia)</td><td>• 정상적인 안정수준보다 감소된 근육 긴장도
• 출생 당시의 원인으로 인해 발생되는 경우가 많음</td></tr>
<tr><td>근육긴장이상
(dystonia)</td><td>• 주동근과 길항근의 동시수축으로 인해 근육긴장도가 결손되었거나 병적인 상태
• 근수축이 매우 느리거나 과도하게 빠르며, 꼬이는 듯한 패턴을 반복</td></tr>
<tr><td colspan="2">• 비정상적인 근육의 긴장도는 크게 네 가지로 나뉨</td></tr>
</table>

▶ 비정상적인 근육 긴장도의 분류

<table>
<tr><th>분류</th><th>특징</th></tr>
<tr><td>이완
(flaccidity)</td><td>• 이완 또는 정상적인 근육 긴장도가 감소한 상태
• 수동적인 관절가동범위에서 움직임에 대한 저항을 느끼지 못하며, 대체로 근육에 힘이 없고, 부드럽고 무거운 느낌이 듦
• 일반적으로 깊은힘줄반사(Deep Tendon Reflex, DTR)는 감소 또는 소실</td></tr>
<tr><td>경직
(spasticity)</td><td>• 상위운동신경원 증후군(예, 뇌손상 또는 척수손상) 환자에게 흔히 나타남
• 수의운동 전달에 중요한 피라미드로(pyramidal tract) 병변
• 신장에 대한 빠른 반응으로 경련성 근육의 저항보다 더욱 강해진 상태를 말하는 속도 의존성(velocity dependence)에 영향을 많이 받으며, 보통 근육 긴장도가 비정상적으로 증가된 상태를 의미
• 경직 검사는 천천히 수동으로 움직일 때 나타나는 저항의 증가를 측정하여 기록함</td></tr>
<tr><td>경축
(rigidity)</td><td>• 바닥핵(basal ganglia), 시상(thalamus), 올리브핵(olivary nucleus), 뇌줄기(brain stem)의 그물체(reticular formation)의 신경세포들로 구성되어 수의운동 조절에 중요한 역할을 하는 피라미드바깥로(extrapyramidal tract) 병변
• 경축은 주동근(agonist)과 길항근(antagonist)에 근육 긴장성이 증가된 상태를 말하며, 경직과는 다르게 속도와는 관계가 없음
<table>
<tr><td>톱니바퀴 경축
(cogwheel rigidity)</td><td>• 경직과 더불어 진전(tremor)을 동반하며, 근육을 폄할 때 운동에 대한 간헐적인 저항감이 교대로 반복되어 나타남</td></tr>
<tr><td>납 파이프 경축
(leadpipe rigidity)</td><td>• 관절가동범위의 전체 범위에서 같은 정도의 저항이 지속적으로 나타남</td></tr>
</table></td></tr>
<tr><td>간대 경련
(clonus)</td><td>• 상위운동병변으로 골격근의 수의적 운동을 지배하는 피라미드로(pyramidial tract)에 문제가 생겨 반사중추로의 억제기능이 소실되어 근긴장이 과도하게 항진된 상태
• 길항근에 과활동성 경련이 반복적으로 나타나는 현상
• 주로 발목에서 검사할 수 있으며, 다음과 같은 절차에 따라 검사
<table>
<tr><th>순서</th><th>설명</th></tr>
<tr><td>1</td><td>바로누운자세에서 몸을 이완시킨 후 검사할 무릎을 굽힘</td></tr>
<tr><td>2</td><td>발목을 발바닥쪽 굽힘에서 발등 굽힘으로 몇 차례 움직임을 줌</td></tr>
<tr><td>3</td><td>발목을 빠르게 위쪽으로 젖히고 유지</td></tr>
<tr><td>4</td><td>발목 아래로 굽힘과 폄을 되풀이하는 불수의적인 수축운동이 나타남</td></tr>
</table></td></tr>
</table>

▶ 발목 간대 경련 검사

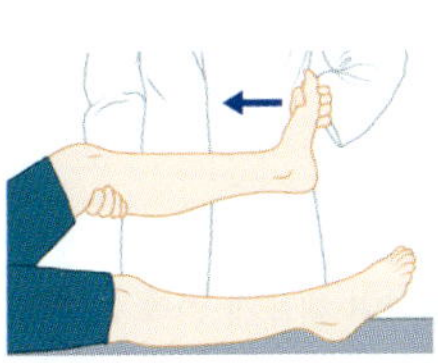

발목 간대 경련 검사 방법

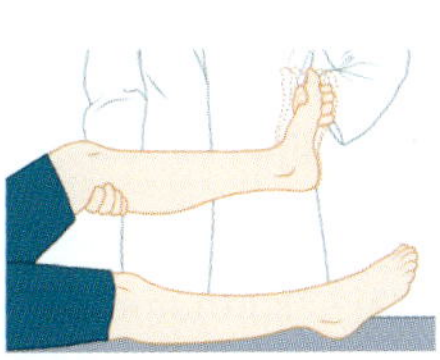

발목 간대 경련 양성반응

▶ 경축의 유형

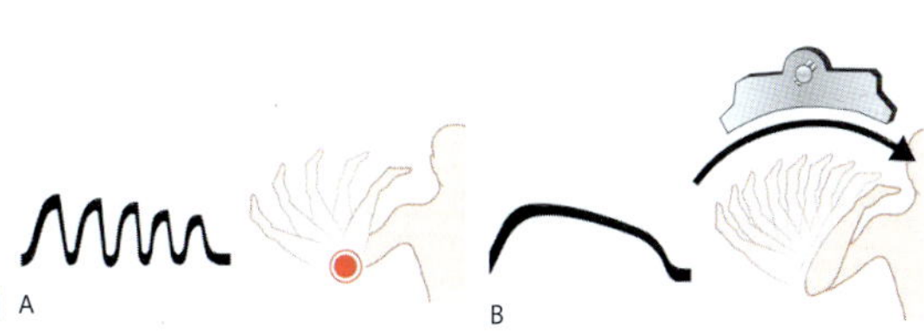

경축의 유형(A. 톱니바퀴형, B. 납관형)

2.7 신경계 환자의 평가 (계속)

신체적 상태 › **반사 (reflex)**

깊은힘줄 반사의 개념

- 반사 고무망치를 가지고 근육의 힘줄을 쳐서 반사작용이 일어나는지 검사하는 방법으로, 중추신경계와 말초신경계 질환을 선별하는데 사용되는 가장 기본적인 검사방법임
- 보통은 정상적인 상태에서도 깊은힘줄반사(Deep Tendon Reflex, DTR)가 나타남(단, LMN손상에서는 반사가 나타나지 않는 반면에 UMN 손상에서는 과도한 반사가 나타남)
- 간대 경련은 DTR이 과도하게 나타나는 현상이라고 볼 수 있음
- DTR검사는 여러 요인(감정상태, 신경화학적인 불균형 등)뿐만 아니라 손상이나 질환이 없더라도 선천적으로 DTR이 강하거나 약한 사람이 있을 수도 있기 때문에 이것으로만 100% 판단하여서는 안 되며, 여러 다른 검사를 통해 판단하여야 함

깊은힘줄 반사의 검사 방법

순서	설명
1	검사할 힘줄의 위치를 찾음
2	검사할 힘줄을 약간 신장시킴
3	환자가 몸을 이완하도록 함
4	만일 이완이 어려울 경우에는 팔과 다리를 교차로 엇갈리게 하여 등척성 수축을 하도록 하여 적용함(예, 팔의 DTR을 수행 시에 다리 근육의 등척성 수축을 유도한 후 적용)

깊은힘줄 반사의 등급

등급	반응	설명
0	결손 (absent)	• 아무런 반응이 없으며, 항상 비정상적임
1+	저반사 (hyporeflexia)	• 약간의 반응을 보이며, 확실히 반응이 있음(단, 이러한 반응이 사람마다 정상이거나 비정상적일 수도 있음에 유의)
2+	정상 (normal)	• 빠른 반응이며, 정상임
3+	과반사 (hyperreflexia)	• 매우 빠른 반응을 보임(단, 이러한 반응이 사람마다 정상이거나 비정상적일 수도 있음에 유의)
4+	비정상 (abnormal)	• 간대 경련이 동반된 과활동성 반응이며, 항상 비정상적임

병적 얕은 반사

바빈스키 반사 (Babinski reflex)	• 발바닥의 아래 가쪽 부위에서 위쪽 엄지발가락쪽으로 긁어서 상위운동신경원(UMN) 손상 여부를 확인할 수 있는 검사임 • 신생아에게는 정상반응으로 나타나며, 피질척수로와 피라미드로 질환과 밀접한 관계가 있음
호프만 검사 (Hoffman's reflex)	• 환자의 가운데 손가락(middle finger)을 검사자가 아래에서 받친 후 엄지손가락(thumb)을 이용하여 빠르게 먼쪽 손가락쪽사이(distal interphalangea)관절의 굽힘을 시행하여 검사함

▶ DTR 검사 부위

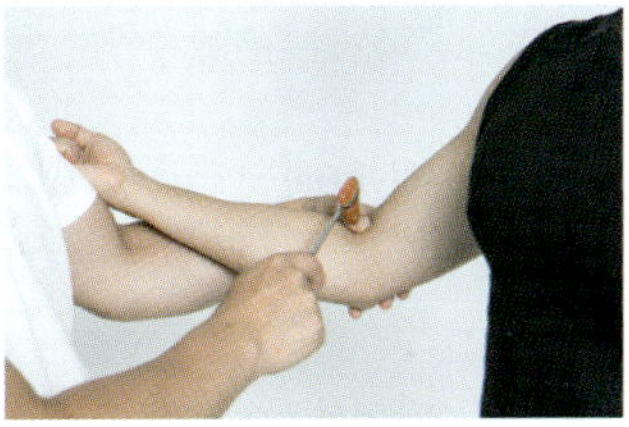

C5 **신경근**(위팔두갈래근 힘줄)

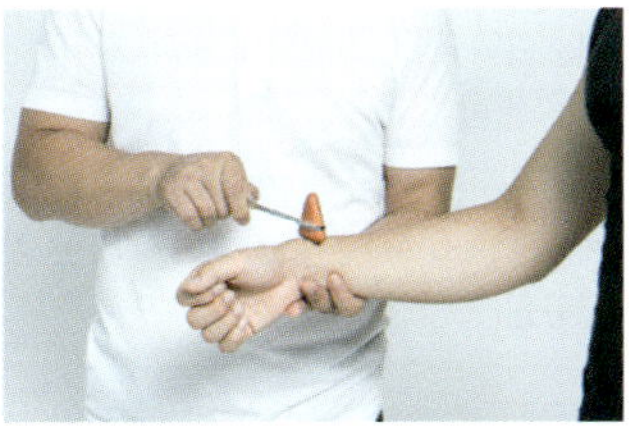

C6 **신경근**(위팔노근 힘줄)

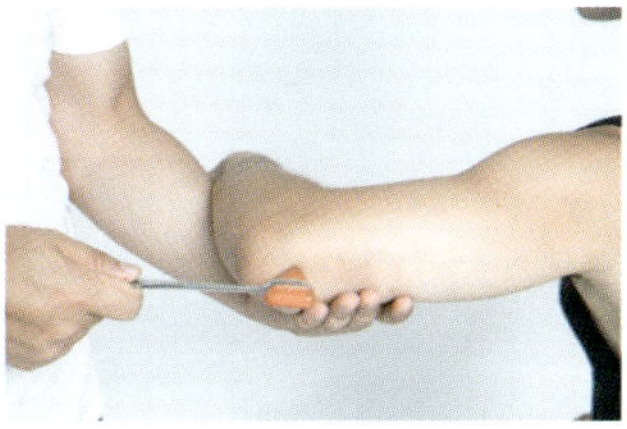

C7 **신경근**(위팔세갈래근힘줄)

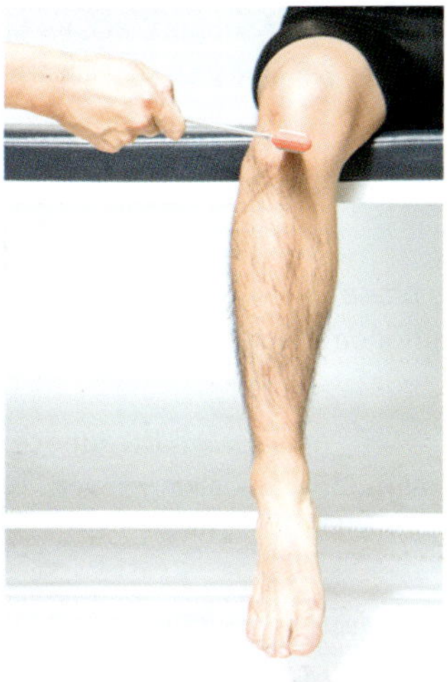

L4 **신경근**(넙다리네갈래근 힘줄)

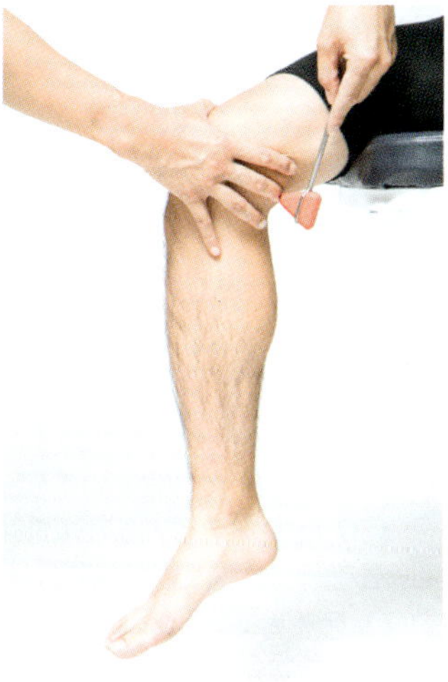

L5 **신경근** (안쪽 뒤넙다리근 힘줄)

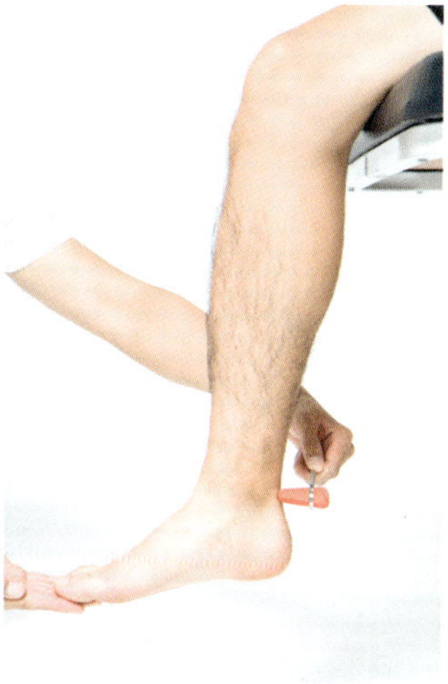

S1 **신경근**(아킬레스 힘줄)

▶ 바빈스키 반사

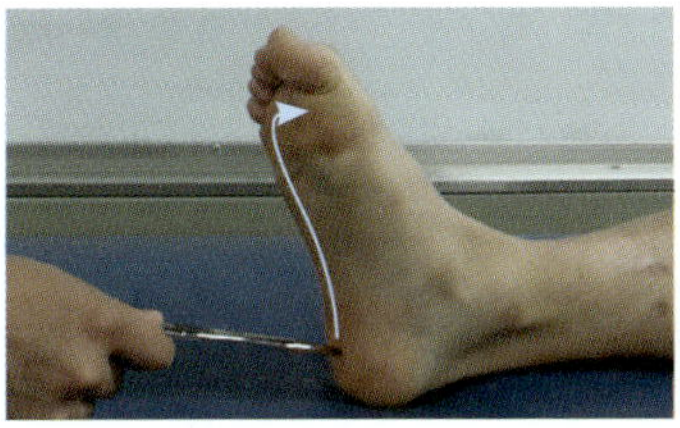

자극

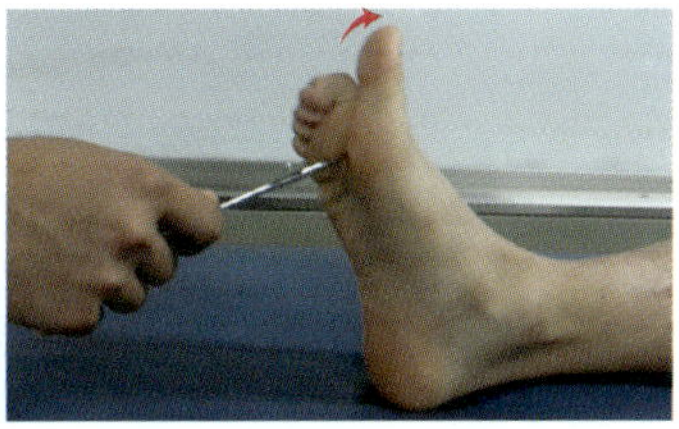

양성반응

▶ 호프만 반사

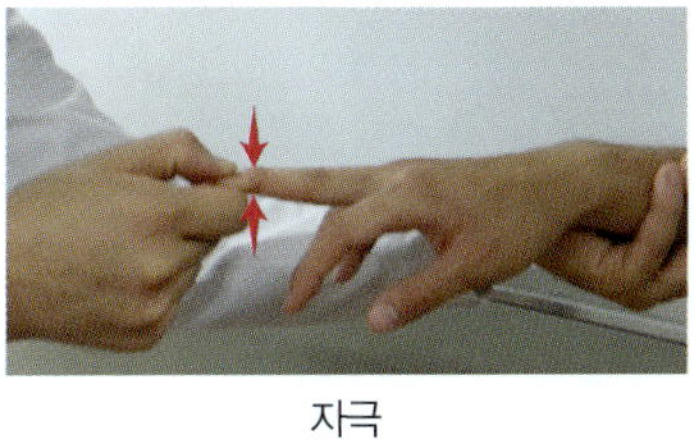

자극

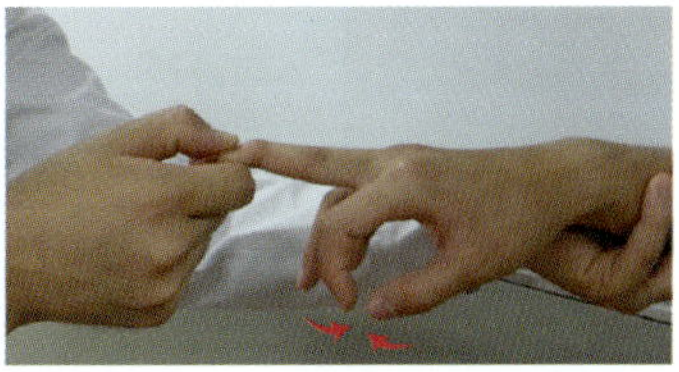

양성반응

2.7 신경계 환자의 평가 (계속)

<table>
<tr><td rowspan="8">신체적
상태</td><td rowspan="2">균형
(Balance)</td><td>개념</td><td colspan="2">• 최소한의 자세 기울기와 함께 기저면안에서 신체의 중력선을 유지할 수 있는 능력을 말함
• 균형유지는 몸감각(somatosensory), 시각적 시스템(visual systems), 안뜰계(vestibular)를 포함하여 다양한 감각 시스템으로부터의 입력에 대한 협응이 요구됨</td></tr>
<tr><td>분류</td><td colspan="2">• 정적균형(static balance): 환자가 움직이지 않는 상태에서 지속적으로 자세를 바르게 유지할 수 있는 능력
• 동적균형(dynamic balance): 환자가 기저면(base of support, BOS)의 바깥 또는 안에서 신체질량중심(COM)이 움직이는 활동을 수행하는 동안에 자세를 바르게 유지할 수 있는 능력
• 균형검사는 등급에 따라 앉은 자세와 선 자세에서 정적 및 동적 균형 검사를 실시</td></tr>
<tr><td rowspan="6">보행
(gait)</td><td>개념</td><td colspan="2">• 걸음의 모양이나 태도, 즉 디딤기(stance phase)와 흔듦기(swing phase)에서 나타나는 양쪽 사지의 자율적인 활동(autonomic activity)을 말함
• 보행주기는 크게 2개의 기간으로 나뉘고, 세부적으로 8개의 주기로 나뉨
• 임상에서 보행 평가와 분석 및 치료적 중재를 위해서는 보행률(cadence, steps per minute, 평균: 110 steps/min), 보행속도(walking speed, 평균: 1.37 m/s)와 같은 시간적인 범위와 공간적인 범위의 측면에서 용어정리가 필요함
• 정상 보행은 병리적인 문제에 이상이 없는 상태에서의 걸음 상태를 말하며, 비정상 보행은 다양한 원인에 의해 병리적으로 문제가 발생되었을 때를 말함</td></tr>
<tr><td rowspan="3">용어</td><td>한발짝 길이
(step length)</td><td>• 보행 시에 한쪽 발의 발뒤꿈치 중심에서 반대쪽 발의 발뒤꿈치 중심까지의 수직 거리</td></tr>
<tr><td>한발짝 너비
(step width)</td><td>• 보행 시에 양쪽 발뒤꿈치 중심 사이의 거리</td></tr>
<tr><td>한걸음 길이
(stride length)</td><td>• 보행 시에 같은 발에 의해 수행되는 두 번의 연속적인 발뒤꿈치까지의 수직거리</td></tr>
<tr><td>분류</td><td colspan="2">• 보행의 중요한 목표가 되는 세 가지의 동작
- 체중 수용기(weight acceptance)
- 한발 지지기(single limb support)
- 흔듦발 진행기(swing limb advancement)</td></tr>
<tr><td>관찰시
고려사항</td><td colspan="2">• 보행주기
• 보행 리듬
• 몸통 회전
• 관절가동 범위의 제한
• 감각 손상
• 한걸음 길이, 한발짝 길이, 한발짝 너비
• 신체 정렬
• 팔 흔들기
• 움직임에 따른 근력</td></tr>
</table>

▶ 정적균형과 동적균형 검사의 등급

등급	설명
정상(Normal)	정적인 자세에서 환자는 지지 없이 지속적으로 균형유지를 할 수 있으며, 최대의 동적인 자세 실시 후에도 자세를 지속적으로 유지할 수 있음
양호(Good)	정적인 자세에서 환자는 지지 없이 균형유지가 가능하며, 중간정도의 동적인 자세 실시 후에 자세를 유지할 수 있음
보통(Fair)	정적인 자세에서 환자는 손을 이용한 유지가 가능하며, 최소한의 동적인 자세를 할 수 있음
불량(Poor)	정적인 자세에서 환자는 손을 이용한 보조가 요구되고, 평가자의 지지가 필요하며, 동적인 자세를 할 수 없음
할 수 없음(Unable)	환자의 자세를 유지하는데 최대의 보조가 필요함

▶ 보행주기의 분류

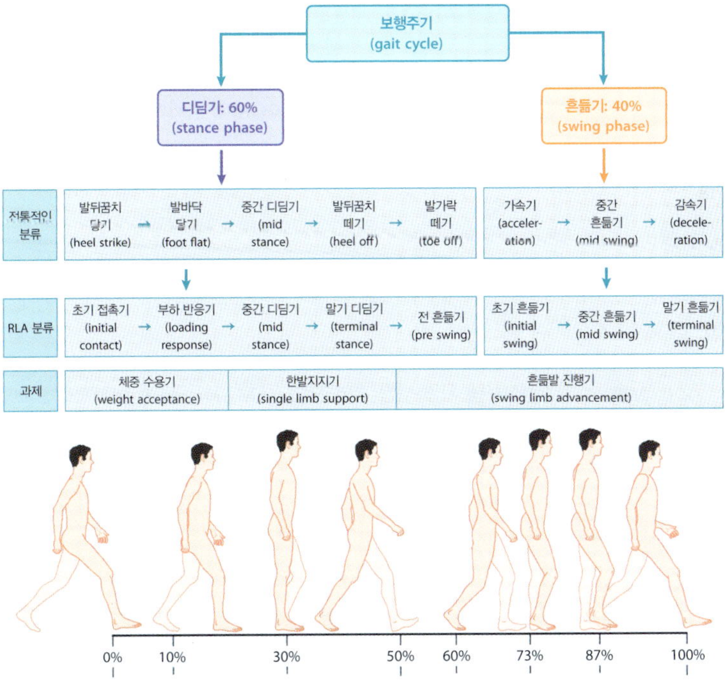

▶ 보행의 공간적인 범위에서의 용어

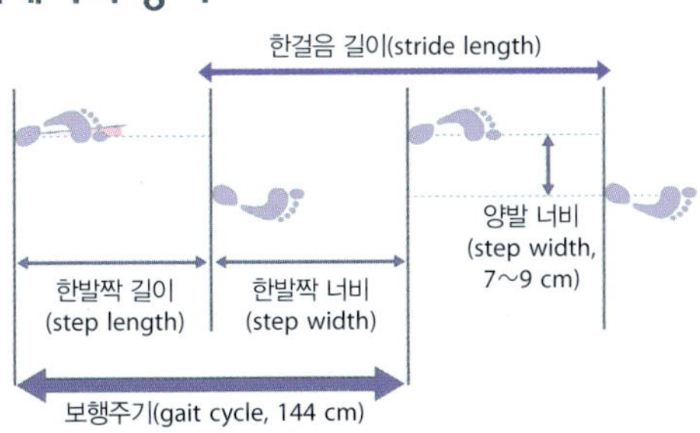

2.7 신경계 환자의 평가 (계속)

<table>
<tr><td rowspan="3">신체적 상태</td><td rowspan="3">보행 (gait)</td><td>신체 질량중심과 중력중심</td><td>• 질량중심(Center of Mass, COM, =무게중심): 전체 몸(body mass)의 가상의 가운데 점으로 질량중심은 안정성을 위해 지지면(Body of Support, BOS)내에 유지되어야 함
※ BOS: 인체(물체)가 지면에 접촉되어 있을 때 접촉점들을 상호 연결시킨 넓이 또는 지지하고 있는 면과 접촉하고 있는 물체의 면적
• 중력중심(Center of Gravity, COG): 중력에 영향을 받는 물체의 중심으로 중력이 균일한 경우에는 COM과 같아 혼용되어 사용됨
• 움직임 시 질량중심과 중력중심선의 변화
- 정적인 자세: 이상적인 자세에서의 중력중심선(line of COG)은 관자뼈의 꼭지돌기(mastoid process)에서 시작하여 어깨관절 약간 앞, 제2 엉치뼈(S2) 앞, 엉덩관절(hip) 뒤, 무릎관절과 발목관절 앞으로 지나감
- 동적인 자세(보행): 보행 시 잘량중심(COM)은 전방으로 이동할 때 시상면과 수평면에서 변화됨
- 보행주기 중 두발지지기에서 COM의 위치가 가장 낮고 운동에너지가 가장 높아짐
- 보행주기 중 한발지지기에서 COM의 위치가 가장 높고 운동에너지가 가장 낮아짐</td></tr>
<tr><td>보행 주기에 따른 근육 활성화</td><td>• 정상보행 시 측정된 표면근전도(sEMG)의 근육활성도 자료는 보행치료의 근거중심의 자료로 활용됨
• 보행주기에 따른 근육의 활성도를 알 수 있으면 보행 이상의 원인파악에 용이함</td></tr>
<tr><td>비정상 보행</td><td>• 주로 여러 원인 복합적으로 작용하여 발생하고 같은 질환의 경우에도 사람 또는 연령 등 여러 요인에 따라 다른 보행패턴을 보일 수 있음
• 비정상 보행의 분류
- 편마비 보행
- 양쪽마비 보행
- 실조성 보행
- 파킨슨 보행
- 트렌델렌부르크 보행
- 발처짐 보행
- 통증성 보행</td></tr>
</table>

▶ 질량중심과 중력중심선

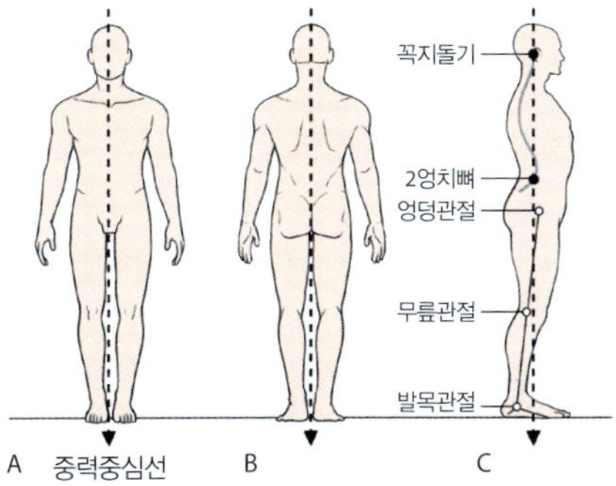

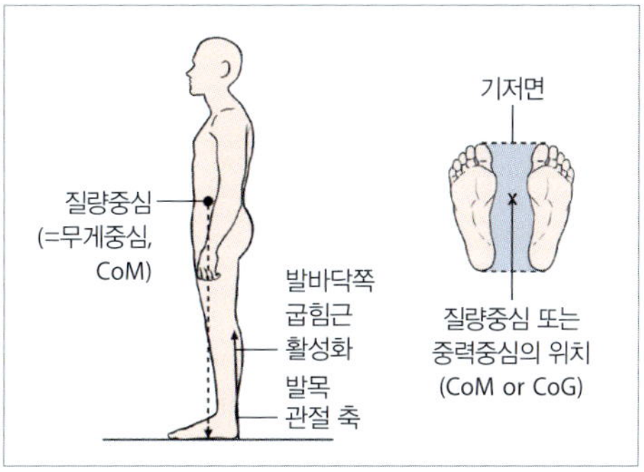

▶ 보행 주기에 따른 신체의 질량중심의 이동

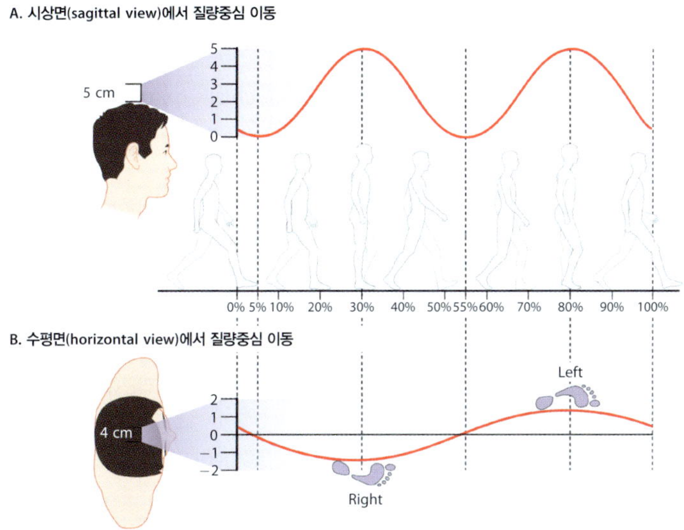

▶ 보행 주기에서 위치에너지와 운동역학적 에너지

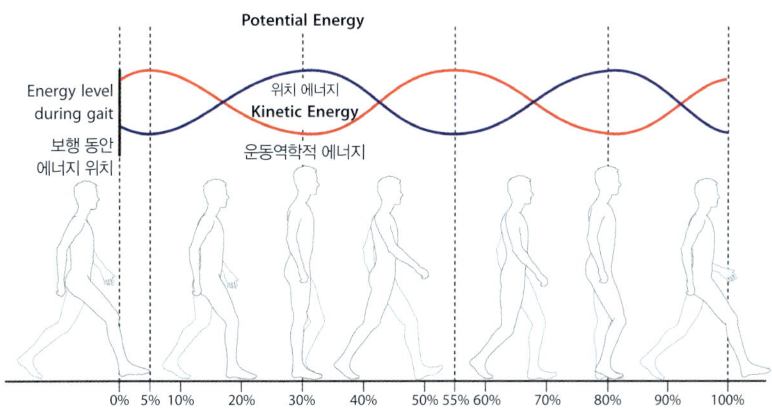

▶ 보행 주기에서 다리 근육의 활성화

보행 주기	부위별	운동학
발뒤꿈치 닿기	엉덩관절	• 몸통 전방 굽힘에 저항하여 척주세움근(erector spinae muscle)과 엉덩관절의 굽힘에 저항하여 큰볼기근(gluteus maximus), 넙다리 뒤근육(hamstring muscle)이 편심성 수축으로 조절함
	무릎관절	• 무릎이 무너지는 것을 예방하고, 빠른 무릎 구부림을 조절하기 위해 넙다리네갈래근(quadriceps femoris)이 편심성 수축으로 작용함
	발목관절	• 천천히 발바닥 굽힘 동작을 위해 발등굽힘근(앞정강근(tibialis anterior), 긴발가락 폄근(extensor digitorum longus), 긴엄지 폄근(extensor hallucis longus))이 편심성 수축으로 작용함
발바닥 닿기	엉덩관절	• 몸통 구부림에 저항하여 척주세움근과 엉덩관절 폄에 대해 큰볼기근이 각각 동심성 수축으로 작용함
	무릎관절	• 발바닥이 편평해진 후 정강뼈위의 넙다리뼈가 동심성으로 움직이도록 넙다리네갈래근이 작용함
	발목관절	• 발등굽힘근의 활동이 감소하며, 뒤정강근(tibialis posterior), 긴엄지 발가락 굽힘근(flexor hallucis longus), 긴발가락 굽힘근(flexor digitorum longus)이 편심성 수축으로 작용함
중간 디딤기	엉덩관절	• 엉덩허리근(iliopsoas muscle)이 폄근에 저항하여 편심성으로 작용함. 중간볼기근(gluteus medius muscle)이 반대편 골반을 안정화시키기 위해 편심성 수축으로 작용함
	무릎관절	• 넙다리네갈래근의 활성이 감소하며, 지나치게 무릎이 펴지는 것을 조절하기 위해 장딴지근(gastrocnemius muscle)이 편심성 수축으로 작용함
	발목관절	• 고정된 발바닥 위의 정강뼈와 종아리뼈가 발등굽힘에 대해 조절하기 위해 발바닥 굽힘근들[장딴지근(gastrocnemius), 가자미근(soleus), 종아리근(peroneal muscle)]이 편심성 수축으로 작용함
발뒤꿈치 떼기	엉덩관절	• 엉덩허리근이 동심성으로 수축하며, 중간볼기근이 편심성 수축으로 작용함
	무릎관절	• 무릎 굽힘이 시작되는 것을 장딴지근이 동심성 수축으로 조절하기 시작함
	발목관절	• 지면에서 밀기(push off)를 준비하는데 발바닥 굽힘근이 동심성 수축으로 작용함
발가락 떼기	엉덩관절	• 큰모음근(adductor magnus)이 편심성으로 조절하거나 골반을 안정화시킴 • 엉덩허리근이 지속적으로 동심성 수축으로 작용함
	무릎관절	• 넙다리네갈래근이 편심성 수축으로 작용함
	발목관절	• 발바닥굽힘근이 정점으로 동심성 수축하며, 발이 지면에서 떨어지면 비활성화됨
가속기~ 중간 흔듦기	엉덩관절	• 엉덩관절 굽힘근이 동심성으로 수축하여 다리를 가져오며, 반대측 중간 볼기근이 동심성으로 수축하여 골반의 위치를 조절함
	무릎관절	• 넙다리뒤근이 동심성 수축으로 작용함
	발목관절	• 발등굽힘근이 동심성 수축으로 작용함
중간 흔듦기 ~감속기	엉덩관절	• 큰 볼기근이 엉덩관절 굽힘이 서서히 발생하도록 편심성 수축으로 작용함
	무릎관절	• 넙다리네갈래근이 동심성으로 수축하며, 넙다리뒤근이 편심성 수축으로 작용함
	발목관절	• 발등굽힘근이 등척성 수축으로 작용함

▶ 비정상 보행의 분류 및 특징

분류	특징	분류	특징
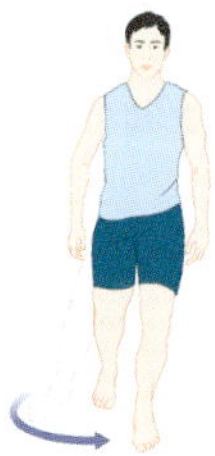 편마비 보행 (hemiplegic gait or circumduction gait)	• 주로 경직형 편마비에서 나타나며, 팔에서는 굽힘 양상, 다리에서는 폄 양상을 보임 • 보행의 흔듦기 동안 엉덩관절 굽힘근보다 벌림근이 상대적으로 더 강하여 휘돌림 보행(circumduction gait)의 양상이 나타남	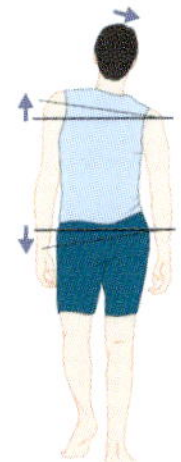 트렌델렌부르크 보행 (trendelenburg gait)	• 중간 볼기근(gluteus medius)의 약화로 인해 나타나며, 손상된 쪽으로 선자세에서 반대쪽의 정상쪽 골반이 아래로 내려가며 몸통은 손상된 쪽으로 기울여 균형을 유지하려고 하는 양상을 보임 • 양쪽 중간 볼기근의 약화가 발생하면 보행 시 좌우로 흔들리는 오리걸음(waddling gait)의 양상을 보임
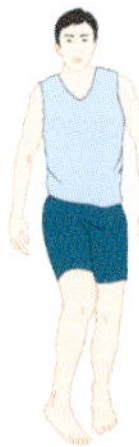 양쪽마비 보행 (diplegic gait or scissor gait)	• CNS 손상과 관련되며, 주로 뇌성마비 환자에게 나타나며, 다리에서의 과긴장으로 인해 무릎의 교차와 함께 다리의 안쪽 돌림으로 인해 보행 시에 기위와 같은 움직임 양상을 보임	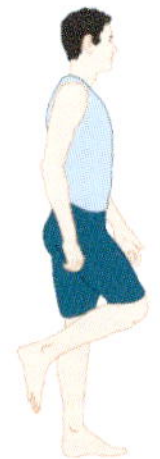 발처짐 보행 (steppage gait)	• 앞정강근(tibialis anterior, TA) 약화 및 깊은 종아리 신경(deep peroneal nerve)의 마비로 인해 발목관절의 발등 굽힘 움직임이 감소함 • 발바닥 또는 발가락 끌림(foot or toe dragging)에 대한 보상작용으로 무릎관절을 굽힘과 엉덩관절 굽힘의 동작을 보임
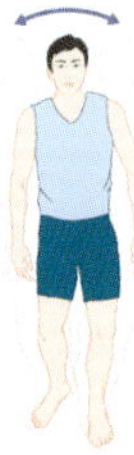 실조성 보행 (ataxic gait)	• 주로 소뇌 손상 환자에게 나타나며, 근력약화 및 마비, 몸통 전방 기울임, 넓은 기저면(Base of Support, BOS)을 유지하며, 술취한 것처럼 비틀거리는 양상을 보임	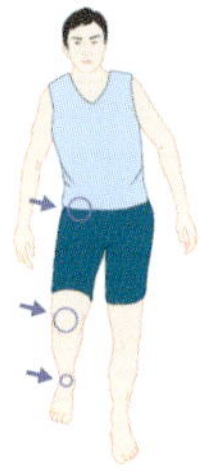 통증성 보행 (antalgic gait or painful gait)	• 어떠한 병리적인 신체 상태로 인해 다리에 통증이 발생되고, 보행주기에서 체중이 실리는 부하반응기에 통증을 회피하기 위해 디딤기는 짧게 하고 흔듦기 시간은 길게 가져가는 양상을 보임 • 주로 다리는 굽힘, 벌림, 가쪽 돌림의 자세를 보임
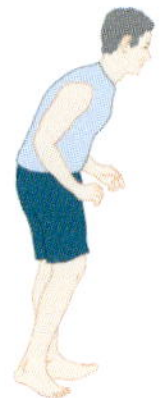 파킨슨 보행 (parkinsonian gait or festinate gait)	• 전반적으로 머리, 몸, 엉덩관절, 무릎관절이 전방으로 굽힘 양상을 보임 • 다리에서의 굽힘근과 폄근의 동시 수축으로 인해 보행의 첫 시작이 어려우며, 일단 시작되면 점점 속도가 빨라지는 가속보행(festinate gait) 양상을 보임		

2.8 심폐계 환자의 평가

개요	• 미세먼지의 증가 및 평균수명의 증가와 서구화의 생활양식에 따라 국내에서도 급성 심근경색, 허혈성 심장질환, 만성폐쇄성폐질환의 발생률과 사망률이 지속적으로 증가하는 추세임 • 기본적인 평가 절차의 순서로 진행을 하되 관찰 및 병력, 시진의 순서로 시행되어야 하며, 아래와 같이 관계가 있는 항목은 상세히 시행함(단, 아래의 평가에 대한 지침은 기본적인 검사 기준에 의거하여 작성되었기에, 임상적으로 개인적 상태를 고려하여 평가를 진행하도록 함)

1) 관찰 및 병력

개념	• 환자와의 면담을 통해 문제점을 찾을 수 있도록 진행하게 되는 평가의 가장 기본적인 단계(육하원칙에 의거하여 문제점 나열 가능)	
구성 항목	• 발병일: 갑자기 혹은 점차적으로 발생 유무 • 위치: 방사성이 있는지 • 계통적 검토 • 심폐계 연관된 증상 호소(예, 호흡곤란, 기좌호흡, 발작성 야간 호흡증, 기침, 협심증, 실신, 구역 등) • 통증 및 불편감 호소(예, 협심증, 근골격계, 외과적수술 등) • 환자의 자기보고측정(self report measure): 맥길 통증 척도, 시각적 상사척도(VAS), 삶의 질 측정, 운동자각도(RPE), 수정된 보그 척도 등 • 환자의 병력(심폐계의 특수성): 담배(하루 양, 몇 년 동안), 간접흡연의 노출, 애완동물, 곰팡이, 주거환경, 나쁜 개인적 또는 환경, 높은 스트레스 수준(개인 또는 직업), 호흡자극성 직업 또는 환경적인 노출, 물질(예, 알콜, 카페인, 약물, 주사), 인간면역바이러스(HIV), 비만, 이민 또는 해외여행 • 최근 활동과 관련된 병력 • 다른 의학적인 문제와 과거력 • 환자의 정서적인 상태(수면상태, 불안, 우울) • 투약(고혈압, 당뇨, 그밖에 질환) • 병원 이력사항(심폐계 질환 치료유무) • 가족력(알레르기나 심장 및 호흡질환의 유무) • 환자의 치료적 목표	
계통적인 검토	근골격계	신체 대칭성, 관절가동범위(gross), 근력(gross), 키, 몸무게
	신경계	보행, 이동, 운동조절과 운동학습, 균형력, 움직임(gross)
	피부계	피부통합성, 반흔형성, 피부색
	심폐계	심박동률, 호흡률, 혈압, 부종

▶ 심폐계와 연관된 증상과 징후에 대한 세부 관찰사항

증상과 징후	설명
기침	• 질 • 심각도 • 시간 • 기간(2주 이상 지속 시 결핵 선별검사)
가래	• 색 • 양 • 농도 • 냄새 및 이상한 맛 • 가래 배출 시간과 심해지는 시간
객혈	• 혈액의 양 • 가래가 혼합되었는지 혹은 혈액만 나오는지 • 호흡의 짧아짐, 가슴통증, 다리통증과의 연관성
호흡의 짧아짐	• 운동지구력(계단을 오르는 수 혹은 어느 정도의 거리를 걸어갈 수 있는지) • 자세변화에 따른 양상(기좌호흡 또는 두 발로 서는 자세) • 휴식 시 호흡의 짧아짐의 발생 유무 • 발작성 야간호흡증(Paroxysmal Nocturnal Dyspnea, PND)과의 연관성 • 최근 체중증가 혹은 발목의 부종과의 연관성
청색증	• 중추성 또는 말초성 • 언제 발생되는지 • 최근 양상의 변화 • 천명음과의 연관성
가슴 통증	• 노동, 운동, 식사, 몸을 앞으로 숙이는 동작과의 연관성 • 통증을 주의 깊게 관찰(질, 방사성, 심각도, 시간)
실신	• 약증 • 의식의 소실 • 가벼운 두통감 • 자세변화, 현훈 혹은 신경학적인 증상들과의 연관성
사지에서의 반응	• 부종(부위, 활동 혹은 하루 중 시간과의 연관성) • 간헐적인 파행(운동으로 유발된 다리통증) : 파행과 연관된 걸음의 거리, 파행이 경감되는 휴식이 필요한 시간 • 영향을 주는 조직의 온도(따뜻하거나 차다) • 아린감(tingling) • 휴식 시에 다리의 경련 또는 통증 • 다리 정맥류가 존재하는지
기타	• 목쉼 • 두통 • 열, 지나친 땀 • 식욕소실 • 구역 • 구토 • 체중소실 • 피곤함 • 약증 • 운동불내성 • 수면양상 변화

2) 기본 신체 검진

<table>
<tr><td>체온</td><td>
• 구강 체온 측정법: 전자체온계, 유리 수은 체온계(정상범위: 35.5~37.5°C)
• 겨드랑이 체온 측정법: 유리 수은 체온계(정상범위: 36.5~37.5°C)
• 고막 체온 측정법: 적외선 고막 체온계(정상범위: 35.8~38°C)
</td></tr>
<tr><td>맥박</td><td>
• 절차: 엄지손가락을 제외하고, 2nd & 3th 손가락을 이용하여 측정
(분당 맥박수 = 30초간 맥박수 × 2)
• 노뼈부위 노뼈동맥을 촉진하여 측정하는 방식을 가장 흔하게 사용
• 맥박의 리듬, 규칙성, 질 등을 고려
• 정상범위: 분당 60~100회
</td></tr>
<tr><td>호흡수</td><td>
• 분당호흡수 = 30초간 호흡수 × 2
• 정상범위: 분당 12~20회
</td></tr>
<tr><td>혈압</td><td>
• 일반적으로 위팔동맥 혈압 측정을 주로 하며, 절차는 다음과 같음
<table>
<tr><th>순서</th><th>설명</th></tr>
<tr><td>1</td><td>혈압계와 청진기를 준비</td></tr>
<tr><td>2</td><td>의자에 앉아 안정을 취한 후 측정</td></tr>
<tr><td>3</td><td>환자의 팔을 노출 후 팔꿉관절을 약간 구부리게 하고, 팔 중간부위를 심장위치에 놓음(앉은자세에서는 팔을 테이블에 올려서 측정)</td></tr>
<tr><td>4</td><td>환자의 팔오금에서 위로 약 2.5~5 cm를 커프로 감음</td></tr>
<tr><td>5</td><td>아네로이드 게이지를 눈높이와 맞추고, 게이지가 0을 나타내는지 확인</td></tr>
<tr><td>6</td><td>밸브를 오른쪽으로 돌려 잠근 후 압력을 넣음</td></tr>
<tr><td>7</td><td>청진기의 막대를 위팔동맥위에 놓고, 커프의 밸브를 2~3 mmHg/sec 속도로 서서히 열어 감소시킴</td></tr>
<tr><td>8</td><td>청진기를 통해 첫 번째 소리가 들릴 때, 아네로이드 게이지의 압력이 수축기 혈압(Systolic Blood Pressure, SBP)임</td></tr>
<tr><td>9</td><td>청진기를 통해 들리던 소리가 사라질 때, 아네로이드 게이지의 압력이 이완기 혈압(Diastolic Blood Pressure, DBP)임</td></tr>
<tr><td>10</td><td>두 번의 평균값을 기록하여 5 mmHg 이상 차이가 날 경우 다시 측정</td></tr>
<tr><td>11</td><td>가능한 양쪽 팔의 혈압을 측정하여, 차이가 클 경우 높은 쪽의 혈압을 사용</td></tr>
</table>
• 정상범위: 18세 이상 성인 기준으로 혈압의 범위는 다음과 같음
<table>
<tr><th>혈압분류</th><th>수축기혈압(mmHg)</th><th>확장기 혈압(mmHg)</th></tr>
<tr><td>정상</td><td><120</td><td><80</td></tr>
<tr><td>고혈압전</td><td>120~139</td><td>80~89</td></tr>
<tr><td>고혈압
단계 1
단계 2</td><td>
140~159
≥160</td><td>
90~99
≥100</td></tr>
</table>
</td></tr>
<tr><td>산소
포화도</td><td>
• 산소포화도: 헤모글로빈과 결합한 산소의 농도(SPO_2)
• 정상범위: 96~100%(<90%, 산소투여 고려대상)
</td></tr>
<tr><td>최대유량</td><td>
• 1분간 날숨 능력을 측정
• 폐활량계(spirometer), 최대유량계(peak flow meter)로 측정
</td></tr>
</table>

▶ 임상에서 활력징후 확인에 사용되는 장비

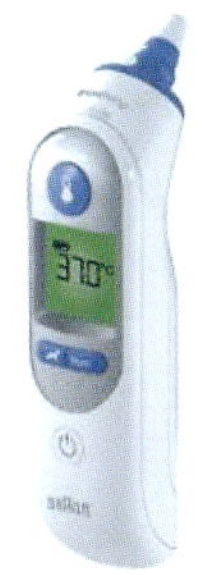

고막 체온계

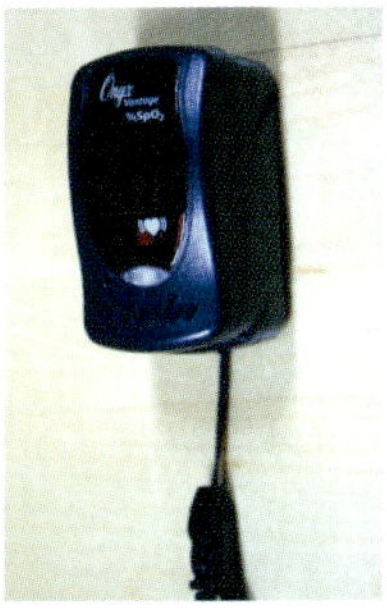

맥박산소포화도 측정기

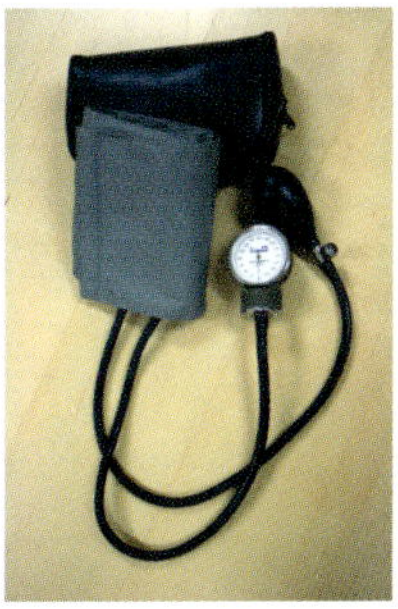

아네로이드 혈압계(수동)

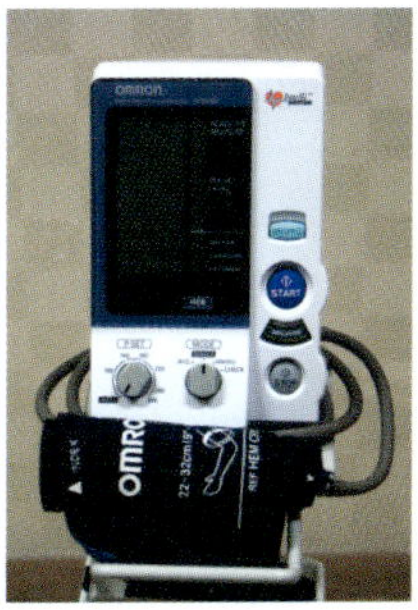

전자혈압계(자동)

▶ 최대유량 측정 장비

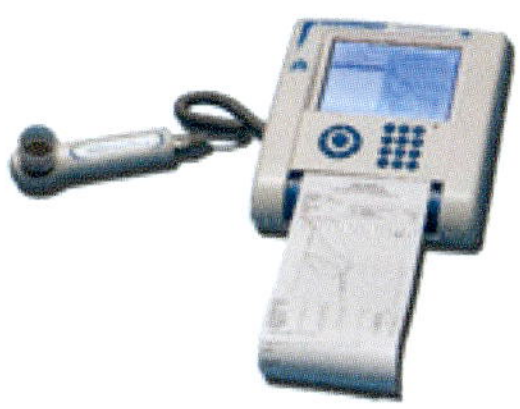

폐활량계
(spirometer)

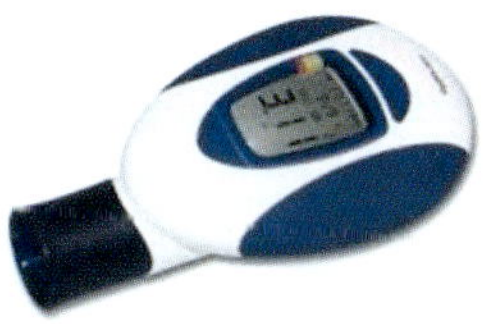

최대날숨유량계
(peak expiratory flow meter)

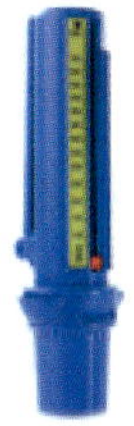

최대날숨유량계
(peak expiratory flow meter)

▶ 공통 말초 맥박 측정 부위

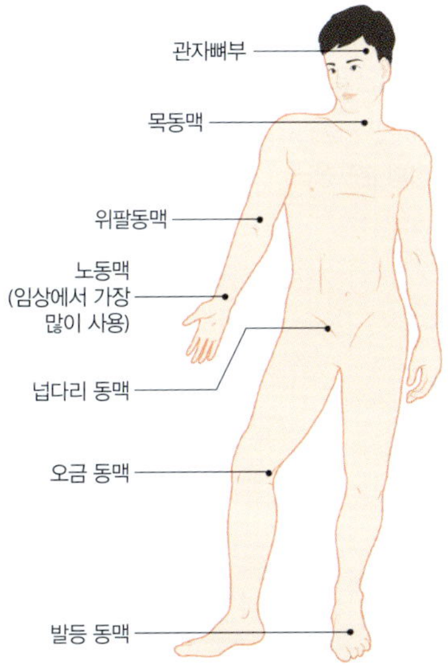

▶ 혈압측정방법

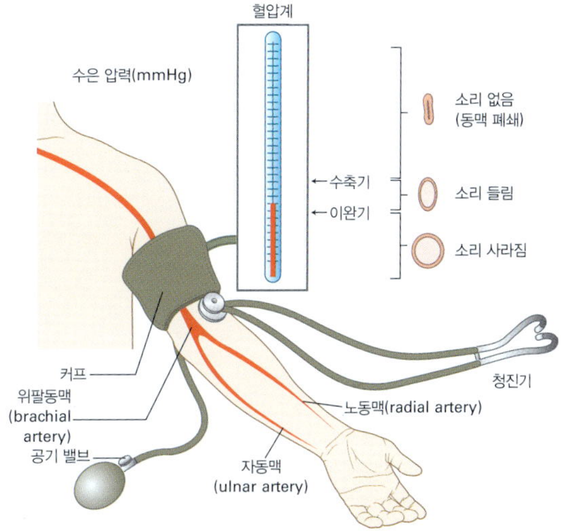

3) 평가 절차

(1) 시진

개념

- 눈으로 확인하여 직접적으로 문제점을 확인하는 단계

구성 항목

- 피부색
- 청색증
- 가슴우리(thoracic)의 외부 형태
- 가슴우리에서의 움직임의 대칭성
- 호흡률, 깊이, 리듬, 소리
- 갈비사이(intercostal)가 쪼그라 들어가는 형상
- 호흡보조근의 사용
- 명치부(전흉부): 시각적인 맥박
- 가슴우리(흉벽)의 반흔, 타박, 외상의 징후
- 목정맥 팽창(Jugular venous distention, JVD): 오른심방의 기능상태를 반영

  ① 위대정맥과 직선적인 구조로 인해 오른 심방의 영향이 더욱 강함

순서	설명
1	환자를 바르게 눕힘
2	환자의 목과 머리를 30°, 45°, 60°, 90°로 점차 몸을 세우면서 목정맥 부위가 팽창되는지 관찰
3	팽창(distention)정도 또는 복장뼈각(sternal angle)을 측정

  ② 절차는 다음의 순서를 따름

  ③ 양측성 목정맥 팽창은 울혈성 심장 기능상실, 한쪽팽창은 국소적인 문제를 의미

- 사지: 손과 발의 부종, 청색증, 곤봉형 손가락, 니코틴 착색, 모세혈관 재충만(capillary refill)
- 발과 다리(다리의 위치변화에 따른 발 피부색의 변화, 피부색, 털의 분포상태)
- 피부: 발진, 병변, 황색종

▶ 목정맥팽창

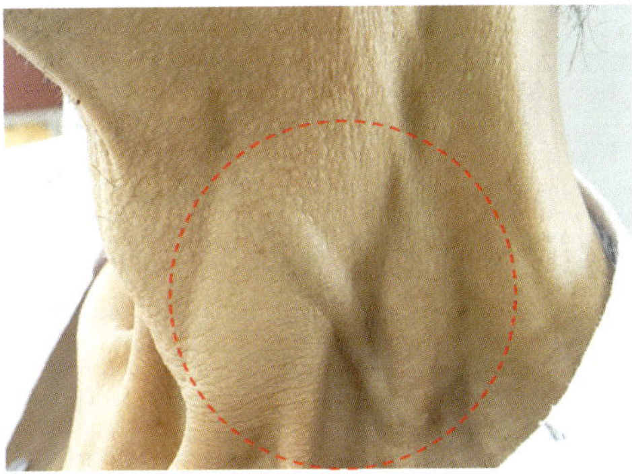

▶ 곤봉형 손가락

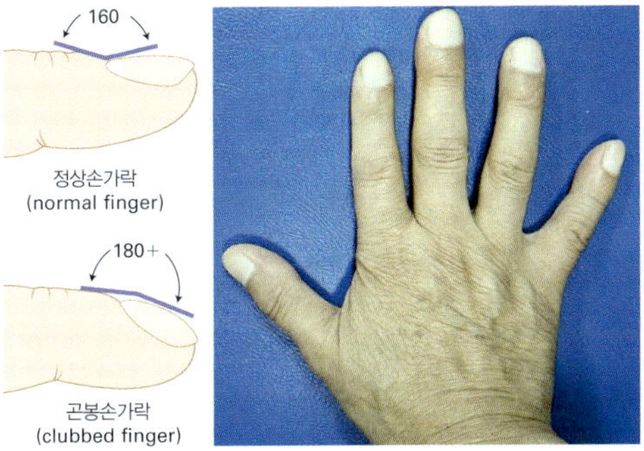

▶ 가슴우리의 외부 형태

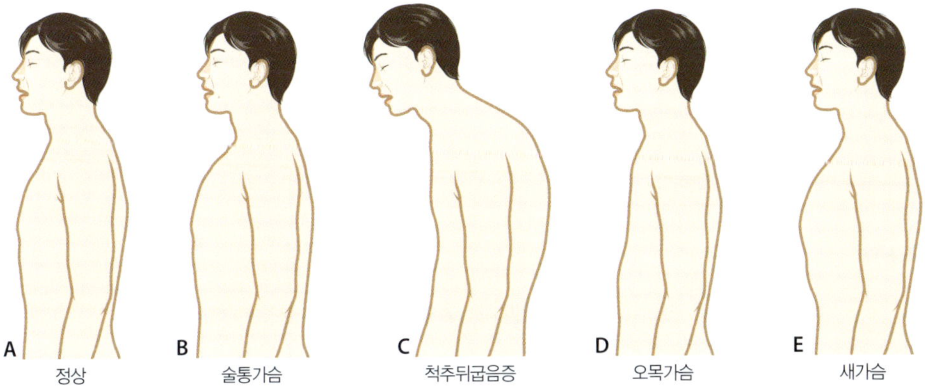

▶ 모세혈관 재충만 검사

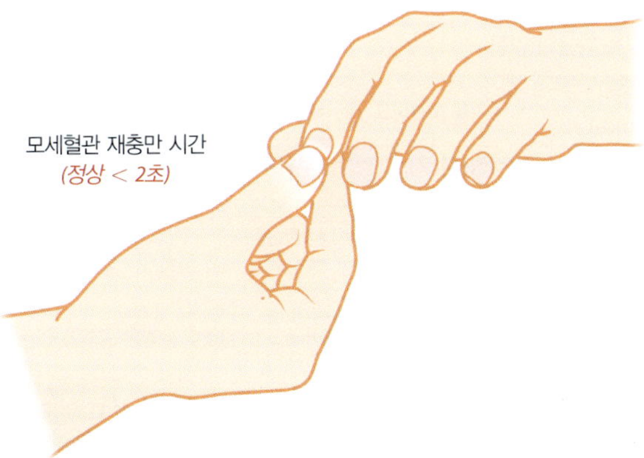

chap. 2 움직임의 검사와 평가

(2) 촉진

개념

- 도수 접촉을 통해 신체의 상태를 검진하는 단계

구성 항목

순서	설명
1	환자를 바르게 눕힘(베개 없이)
2	아래턱을 위로 들어 목을 폄
3	목동맥 삼각(carotid triangle)을 촉진
4	맥박수, 리듬, 진폭, 좌우 차이 등을 주목하여 관찰 (맥박의 좌우의 차이는 대동맥해리나 동맥폐쇄성질환 등을 의미)

- 목동맥: 왼 심장 및 대동맥 상태를 관찰하며, 절차는 다음의 순서를 따름
- 기관 위치(중립)
- 가슴우리(흉벽)의 압통 또는 염발음
- 호흡운동(respiratory excursion)
- 촉각진탕음(tactile fremitus)
- 척추의 비정상
- 림프절(겨드랑, 빗장위, 목)
- 덩어리(mass)
- 호흡근의 근 긴장성
- 심첨맥박(최대자극지점은 정상적으로 다섯 번째 늑간사이 공간, 중부 빗장선에 위치함, 심장음의 강도와 질을 평가)
- 간 비대 & 우상복부 압통
- 말초맥박평가(노뼈음, 넙다리음)
- 부종확인: 둘레 측정법(2.11 표준화된 검사 및 평가 도구–둘레측정법 p.404~405 참조)

(3) 타진

개념

- 가슴우리를 두드려 가슴벽과 내장에서 얻어지는 음향에 따라 산체의 상황을 검진하는 단계

구성 항목

순서	설명
1	환자를 바르게 앉힘
2	치료사의 왼손의 셋째 손가락 끝마디만 환자의 가슴벽에 접촉 (주의: 다른 손가락은 타진음에 측정에 방해되므로 닿지 않도록 함)
3	치료사의 오른손의 셋째 손가락을 구부려서 가볍고 짧게 두드림

- 절차는 다음의 순서를 따름
- 타진음의 종류는 다음과 같음

공명음 (resonance)	• 공기를 포함하고 있는 폐의 빈 소리(정상음)
과다공명음 (hyperresonance)	• 비정상적으로 과팽창된 부위 위를 지나면 공명음이 증가함 (예, 폐기종, 공기가슴증)
둔탁음 (dullness)	• 간이나 심장에서 타진 시 정상음 • 비정상적으로 딱딱한 부위 위를 지나 타진하면 둔탁음이 증가함(예, 종양, 경화성 폐질환, 가슴막삼출)
탁음 (flatness)	• 넙다리와 같은 근육 덩어리 또는 골조직과 같은 공기가 없는 조직에서 부드러운 고음의 소리(정상음)
북소리 (tympany)	• 위와 같은 다량의 공기를 함유하고 있는 구조에서 발생되는 소리(정상음) • 비정상적으로 고음의 울리는 소리가 증가함(예, 위 혹은 심한 공기가슴증)

▶ 목동맥 삼각 촉진 방법

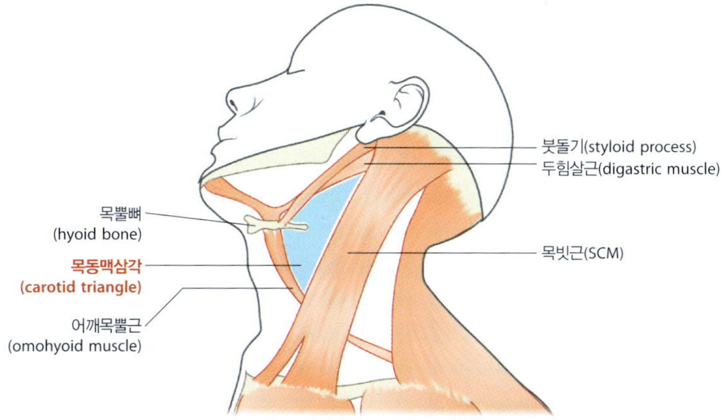

▶ 폐의 타진 방법

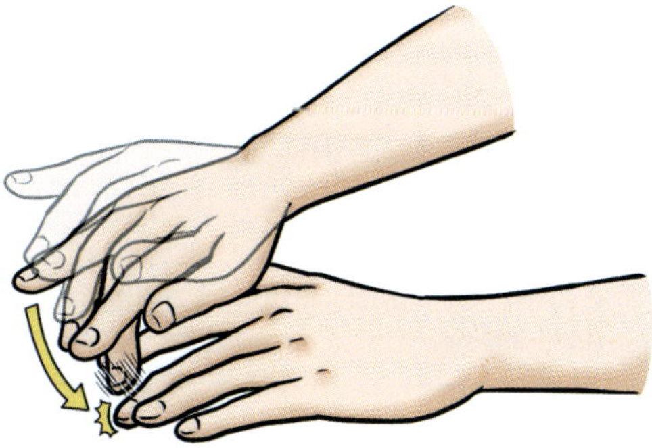

▶ 폐의 타진 부위

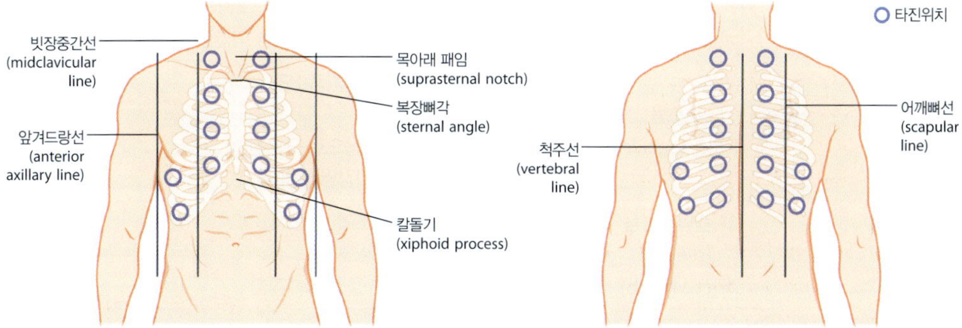

(4) 청진

<table>
<tr><td>개념</td><td colspan="2">• 청진기를 이용하여 심장과 폐의 소리를 듣고 병변 상태를 확인하는 단계</td></tr>
<tr><td rowspan="2">구성 항목</td><td>심장의 청진</td><td>• 잡음(murmur)을 확인하기 전에 정상 심장음을 확인[이첨판과 삼첨판이 닫힐 때 발생하며, 수축기의 시작을 의미하는 S1(“럽”; lub)과 대동맥판과 허파동맥판이 닫힐 때 발생되는 수축기 말기 S2(“덥”; dub)의 소리를 말함]
• 청진부위: 대동맥판(오른쪽 2nd 갈비사이공간에 위치), 폐동맥판(왼쪽 2nd 갈비사이공간에 위치) 부위 청진, 에르브 지점(Erb's point; 3rd 갈비사이 공간에 위치), 삼첨판(4, 5th 갈비사이공간에 위치)과 이첨판 및 심첨(5th 갈비사이공간에 위치) 확인
<table><tr><td>• 리듬(rhythm)과 비율(rate)</td></tr><tr><td>• S1과 S2 소리와 강도</td></tr><tr><td>• 심장음(S3와 S4)</td></tr><tr><td>• S2의 분열되는 소리</td></tr><tr><td>• 마찰음(rub), 잡음(murmur)</td></tr><tr><td>• 경동맥, 복부 대동맥, 신장 동맥, 장골동맥 등을 청진</td></tr></table></td></tr>
<tr><td>폐의 청진</td><td>• 비정상적인 소리를 확인하기 전에 정상적인 공기의 소리 확인
• 청진부위와 순서
• 가슴에서 공기가 들어오는 정도(동일해야 함)
• 호흡소리의 질
• 들숨과 날숨의 비율
• 비정상음: 천명음(wheezing), 협착음(stridor), 수포음(crackle or rale), 가슴막마찰음(pleural rub), 감소된 호흡소리
<table><tr><th>분류</th><th>설명</th></tr><tr><td>천명음
(wheezing)</td><td>• 주로 날숨 시에 나는 소리, 쌕쌕거림
• 높은 음역(“삑” 또는 “히~”)
• 단조성과 복조성으로 나뉨
• 천식, 폐암, 기관지나 결핵, 기관지 협착</td></tr><tr><td>협착음
(stridor)</td><td>• 주로 들숨 시에 나는 소리(낮음 음역), 그렁거림
• 상부기관지 폐쇄, 기관지 종양, 흡인성 이물질</td></tr><tr><td>수포음
(rale, crackle)</td><td>• 주로 들숨 시에 나는 소리, 거품소리
• “빠그락 거리는 소리”
• 초기 수포음과 말기 수포음으로 구분됨
• COPD, 기관지염, 호흡기감염, 분비물</td></tr><tr><td>가슴막마찰음
(pleural friction rub)</td><td>• 들숨과 날숨 시에 나는 소리
• “삐걱거림 또는 쇠창살문 소리”
• 폐부종, 무기폐, 섬유화, 울혈성 폐질환</td></tr></table></td></tr>
</table>

▶ 심장 청진 부위

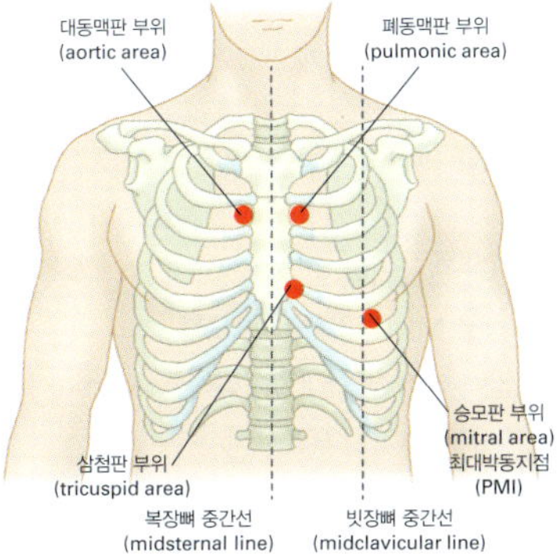

청진기를 이용한 대동맥판막, 폐동맥판막, 삼첨판막, 승모판막 심음청진 위치

▶ 폐의 청진 부위

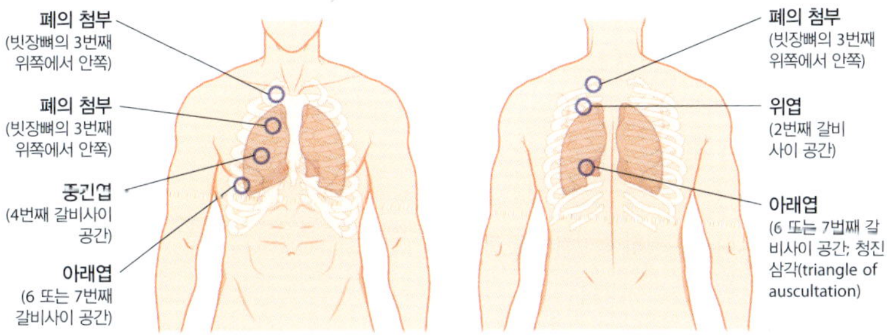

▶ 폐의 청진 순서

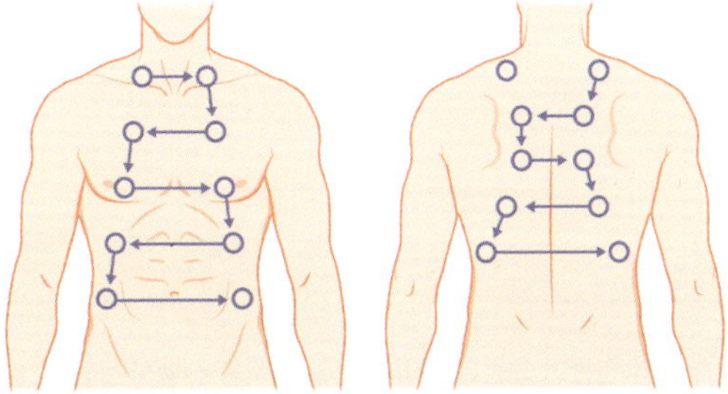

▶ 비정상적인 폐의 청진 소리

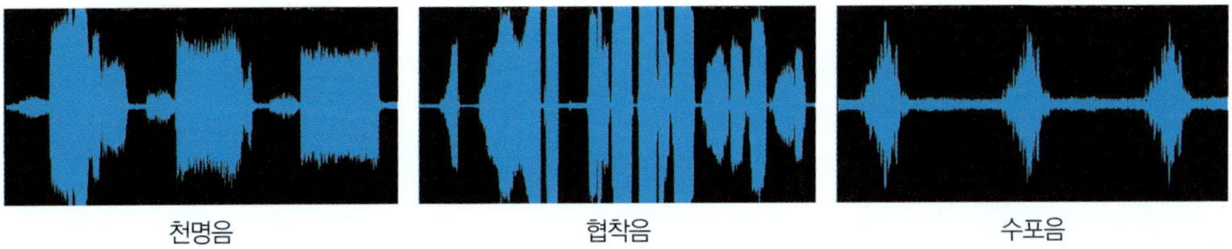

(5) 동작

개념	• 움직임과 관련되어 병변부위를 확인하는 단계
구성 항목	• ROM: 주로 큰 대단위 움직임과 관련되어 평가 • 근력 검사: 근력약화가 있을 경우 MMT 검사가 필요함 • 호흡근 근력검사: 호흡기류 압력 측정기[최대들숨압력(Maximal Inspiration Pressure, MIP) 검사 & 최대날숨압력 검사(Maximal Expiration Pressure, MEP)] • 손 악력계(hand dynamometry) • 기능적인 평가: 문제가 있는 부위와 관련된 일상생활동작에서의 기능평가 (ex, 계단오르기, 걸음, 목욕, 용변보기, 옷입기, 머리빗질, 쇼핑하기, 몸단장하기, 말하기, 그 외 기타활동) • 심폐기능검사: 폐기능 검사(pulmonary function test), 운동부하심폐기능검사(cardiopulmonary exercise test)

(6) 진단영상과 혈액학적 검사

개념	• 병변 부위의 문제점을 정확히 확인하는 단계
구성 항목	• 진단 영상: 흉부 X-선, 컴퓨터단층촬영(Computed tomography, CT), 자기공명영상(Magnetic resonance imaging, MRI), 심장초음파(Echocardiography, ECHO), 심전도(Electrocardiography, ECG) 등 • 혈액학적 검사

(7) 연관되는 부위와 선별

개념	• 문제가 되는 병변 부위와 연관이 되는 부위와의 선별 검사를 진행하는 단계
구성 항목	• 귀, 코, 목 계통을 포함한 완전한 호흡을 평가 • 위장/비뇨생식기 평가

▶ 운동부하심폐기능검사에서 ECG 전극 위치(12 lead configuration)

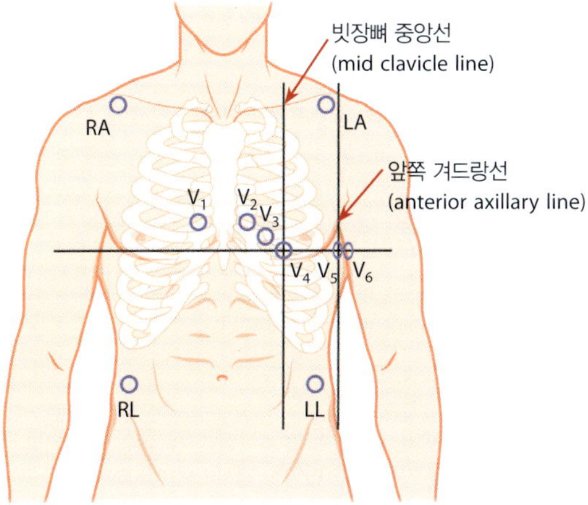

V1. 제4갈비사이, 오른쪽 복장뼈

V2. 제4갈비사이, 왼쪽 복장뼈

V3. V2-V4 사이의 중앙

V4. 제5늑간, 빗장뼈 중앙선

V5. V4 높이의 겨드랑앞선

V6. V4 높이의 중간겨드랑선

RA. 오른쪽 빗장뼈의 말단부

LA. 왼쪽 빗장뼈의 말단부

RL. 오른쪽 위엉덩뼈능선의 위쪽

LL. 왼쪽 위엉덩뼈능선의 위쪽

심전도(Electrocardiography, ECG)	
개요	• 여러방향에서 심장의 전기적 신호를 인식하여 종이위에 이를 기록한 것
목적	• 심장 리듬을 확인하고 심박동수를 측정하여 부정맥, 맥박의 난조 등을 진단하여 협심증, 심근경색 등의 허혈성 심장병과 고혈압으로 심근이 비대해지는 것을 파악하게 됨

▶ 비정상 심전도의 예

정상 율동 (Sinus rhythm)	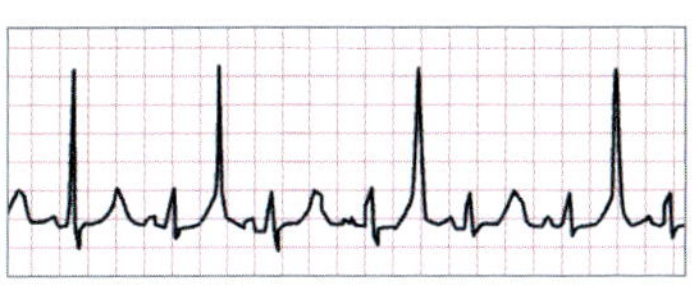	심실 빈맥 (Ventricular tachycardia)	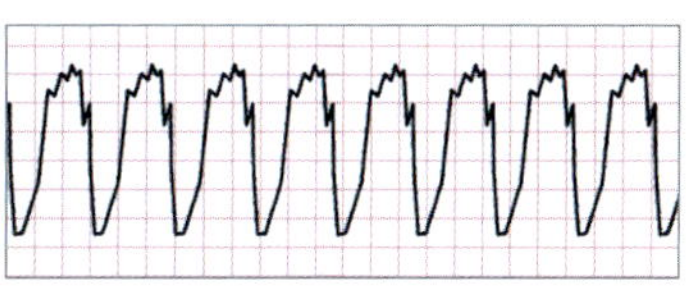
동성 빈맥 (Sinus tachycardia)	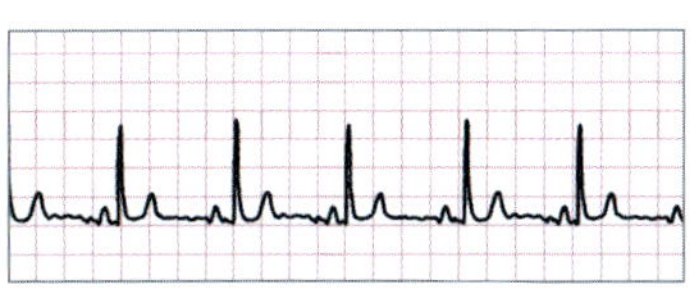	심실 세동 (Ventricular fibrillation)	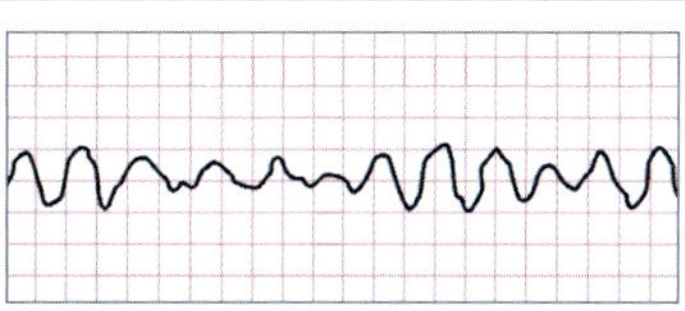
심방 조동 (Atrial flutter)	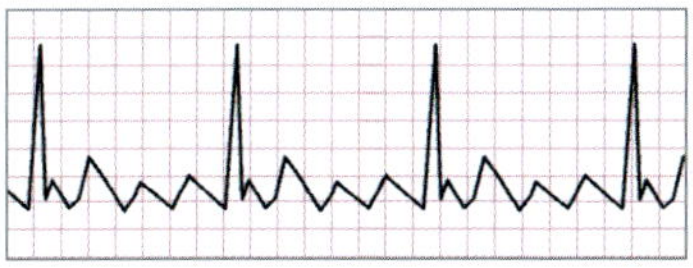	심실 상성 빈맥 (Supraventricular tachycardia)	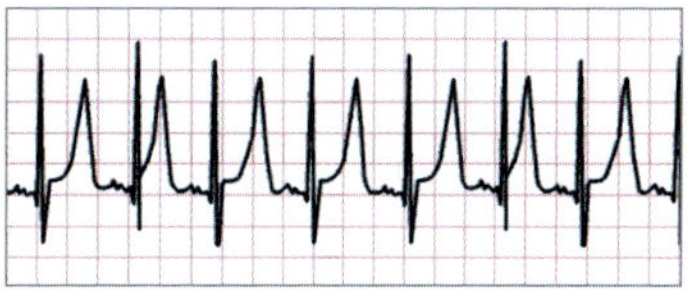
접합부 빈맥 (Junctional tachycardia)	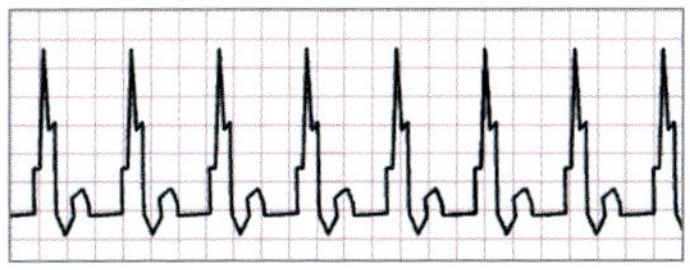		

2.9 피부계 환자의 평가

<table>
<tr><td>개요</td><td>• 피부, 손발톱, 머리카락에 영향을 미치는 상태의 치료에 중점을 둔 물리 치료의 한 유형으로 화상, 상처, 흉터 및 피부 질환을 포함한 다양한 상태를 치료하는데 사용할 수 있음
• 피부 물리치료는 다양한 기술을 사용하여 피부, 손톱 및 모발의 기능과 외관을 개선시킬 수 있으며, 이러한 기술에는 마사지, 보습 및 각질 제거 등이 포함된다. 또한 온열찜질과 냉찜질을 사용하여 통증을 완화하고 혈액 순환을 촉진할 수 있음</td></tr>
</table>

1) 평가 절차

<table>
<tr><td>개념</td><td colspan="3">• 주관적인 증상(초기병변의 모습과 이후 퍼지는 양상, 주호소, 과거력, 환자의 삶의 질, 정신과적 문제, 가족력, 사회 및 직업 연관성, 약물복용여부를 파악), 피부징후를 기록한 후 다양한 검사법을 실시함</td></tr>
<tr><td rowspan="3">관찰 및 병력</td><td colspan="3">• 발병일과 병변 위치, 병변의 번지는 양상
• 과거력, 주호소, 환자의 삶의 질, 가족력, 사회 및 직업 연관성
• 투약 및 환자 정서적 상태
• 환자의 치료적 목표</td></tr>
<tr><td rowspan="2">피부 증상</td><td>가려움증</td><td>• 피부를 긁거나 문지르고 싶은 불쾌한 감각
• 전신질환 또는 습진성 피부염, 두드러기, 물집, 피부염, 옴, 편평태선, 균상식육종 등이 동반됨
• 이밖에도 당뇨, 담도폐쇄성 질환, 요독증, 갑상샘기능부전 등에 의해서도 나타남</td></tr>
<tr><td>통증</td><td>• 대표적으로 대상포진, 봉소염, 편평세포암, 악석흑색종, 홍반루푸스 등에서도 나타남</td></tr>
<tr><td rowspan="3">시진</td><td colspan="3">• 적절한 조명, 병변부위의 색, 형태, 분포, 대칭성, 욕창과 혈관성 궤양 및 신경병성 궤양의 확인, 상처나 화상의 병변부위 확인 등</td></tr>
<tr><td>피부 징후</td><td colspan="2">• 원발진(육안구별가능 & 피부에 첫 번째로 나타나는 병변): 반점, 구진, 결절, 물집, 잔물집, 고름물집, 낭종, 팽진, 판 등
• 속발진(계속적으로 진행 또는 외부 요인으로 변화된 병변): 비늘, 긁은 상처, 까짐, 궤양, 균열, 딱지, 흉터, 위축, 태선화 등</td></tr>
<tr><td>전신 피부병변</td><td colspan="2">• 가려움증, 습진, 홍색피부증, 두드러기, 결절, 혈관병변, 잔물집 & 물집, 흑색가시세포증, 후천비늘증, 털과다증, 욕창, 신경병성 궤양과 혈관성 궤양 등</td></tr>
<tr><td>촉진</td><td colspan="3">• 크기, 깊이, 용적, 온도 및 습도, 피부 긴장도 및 유동성, 촉감, 부종, 삼출물 등</td></tr>
<tr><td>검사</td><td colspan="3">• 흉부 X-선 촬영, 혈액검사, CT 또는 MRI 검사, 초음파 검사
• 진단보조기구 검사(확대경검사, 우드등검사, 압시경검사), 미생물검사, 피부반응검사 등
• 관절가동범위 검사, 맨손근력검사, 신경학적검사, 정맥충만시간, 모세혈관 재충만시간, 둘레측정, 말초 맥박 평가, 감각검사 등</td></tr>
</table>

▶ 피부변색에 따른 질환

피부변색	설명
붉은색	• 염증이나 감염에 의해 유발되는 질환을 의심 • 피부종양, 포도주색 반점 • 열, 두드러기, 발진
주황색	• 당근 등 베타카로틴이 풍부한 음식을 섭취시에 흔하게 고카로틴혈증에 노출 • 갑상샘기능저하증, 간질환
황색	• 황달, 황색종, 황색판종, 탄성섬유 가황색종
보라색	• 피부 아래의 출혈 또는 혈관염 • 카포시 육종, 혈관종 • 피부 근육염에 의해 눈과 얼굴 주위의 붉은 자주색이나 연보라색으로 변색 가능(연보라 발진)
청색, 은색, 회색	• 미노사이클린, 아미오다론, 은 중독과 같은 약물 또는 금속이 피부에 침착되면 발생 • 피부 깊이 위치한 반점이나 사마귀는 청색으로 보임
검은색	• 갈색 색소 멜라닌을 생성하는 사마귀, 흑색종

▶ 피부긴장도와 유동성 검사

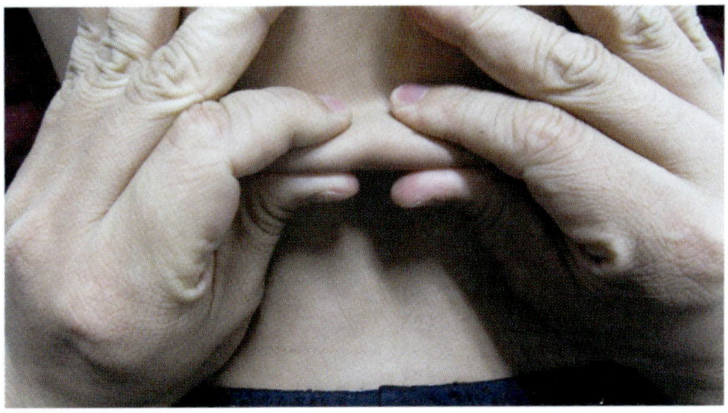

피부긴장도검사 및 유동성검사

▶ 피부 확대경 검사

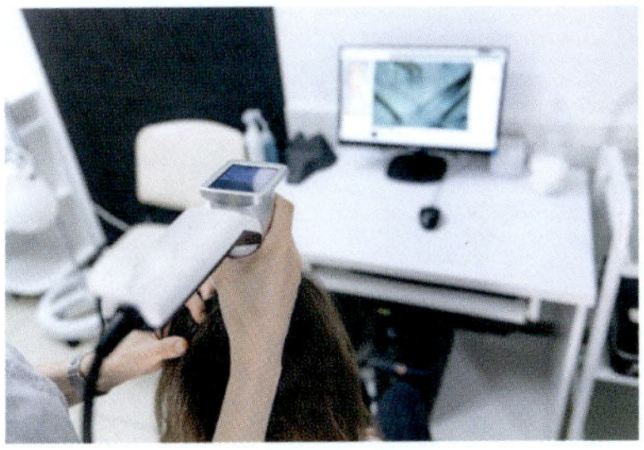

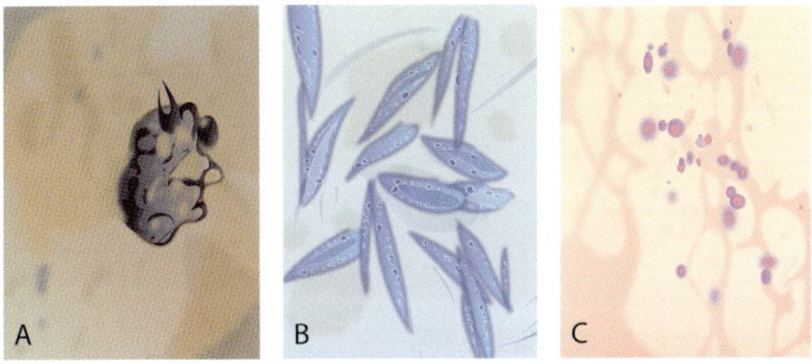

확대경검사. A. 옴, B, C. 진균

▶ 상처의 표면 측정 방법

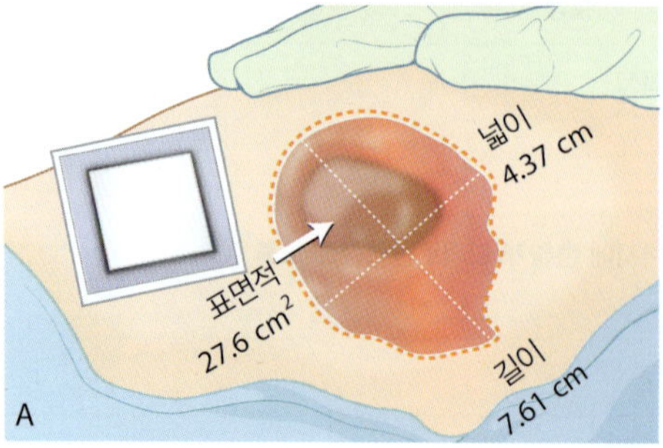

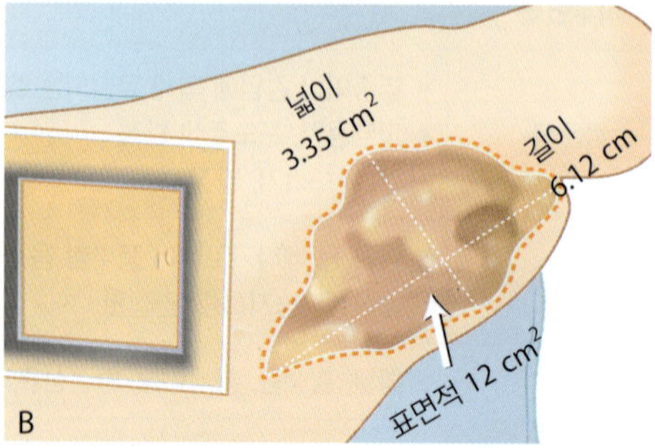

상처의 표면 측정법

▶ 상처의 수평 측정 및 깊이 측정법

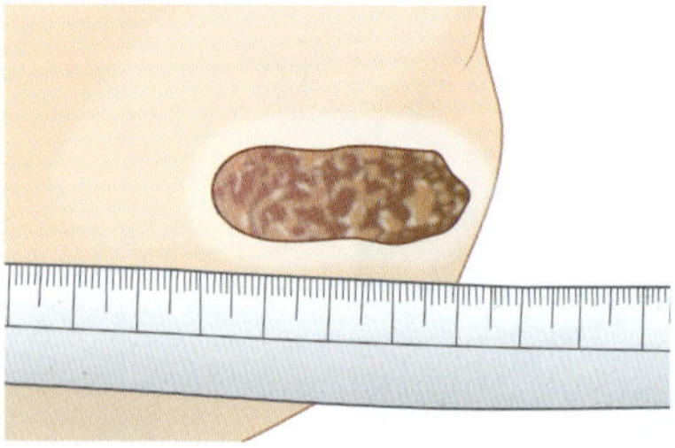

수평 측정법

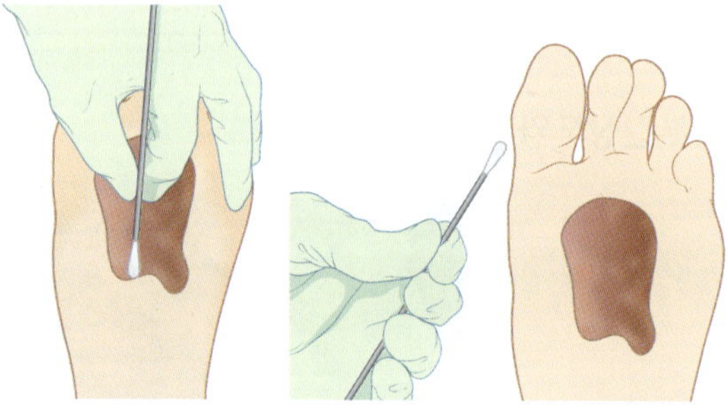

깊이 측정법

▶ 상처의 용적 측정 방법

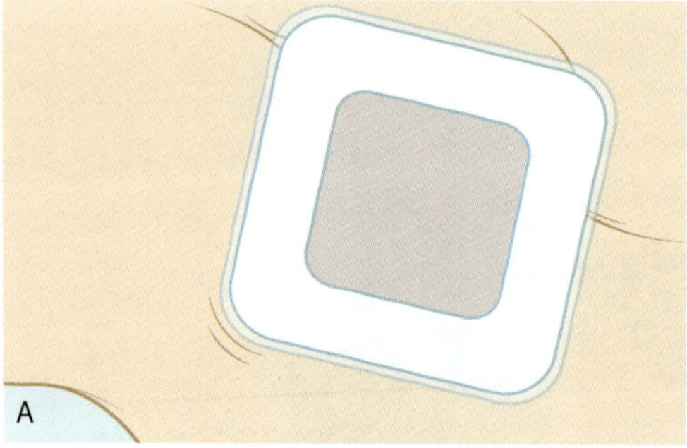

투명필름 사용

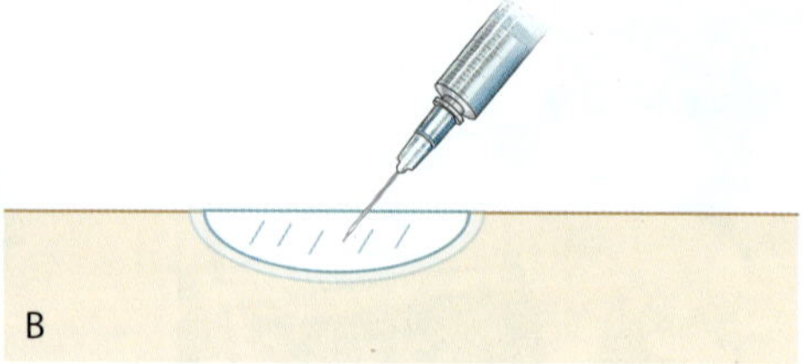

무균주사기 사용

▶ 피부촉진 검사

A. 피부촉감검사

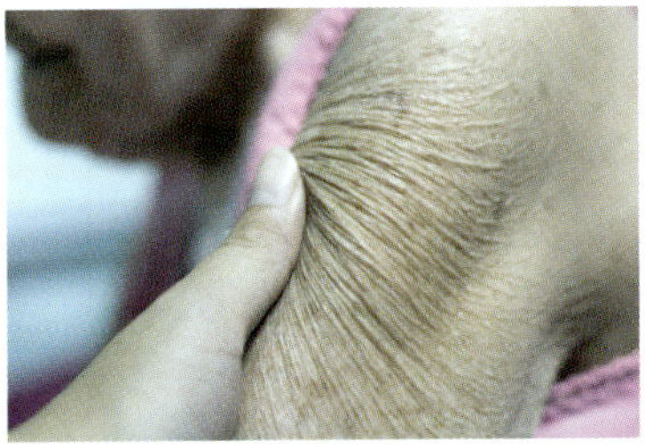

B. 피부각질촉감검사

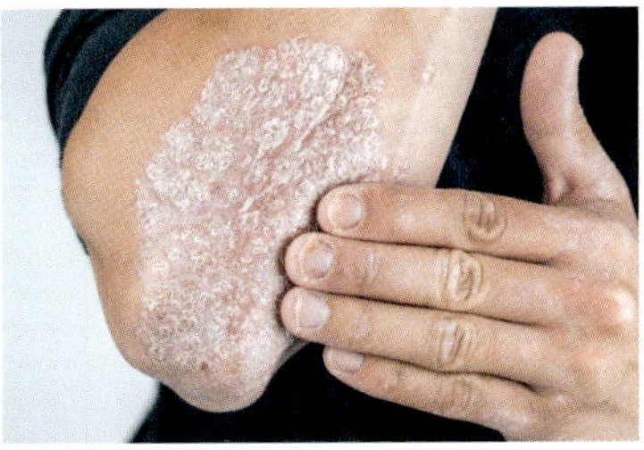

C. 피부팽창긴장도검사

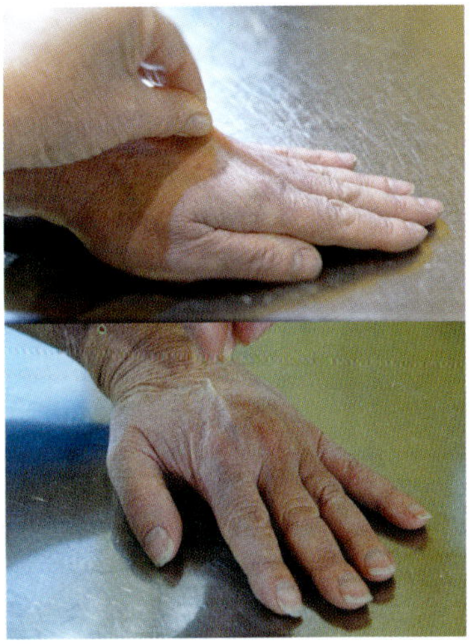

D. 피부긴장도검사

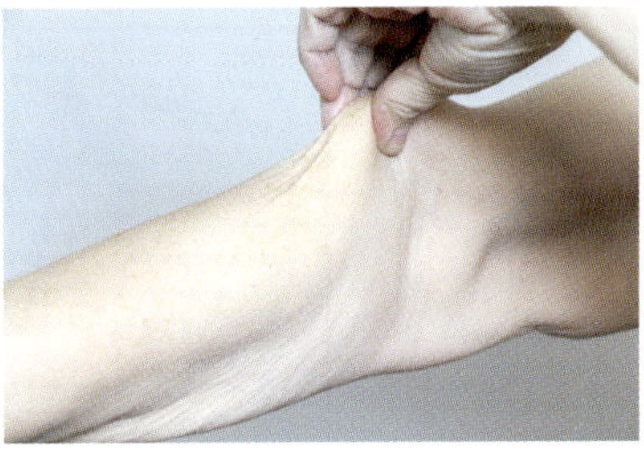

E. 피부 밀기 및 굴림검사

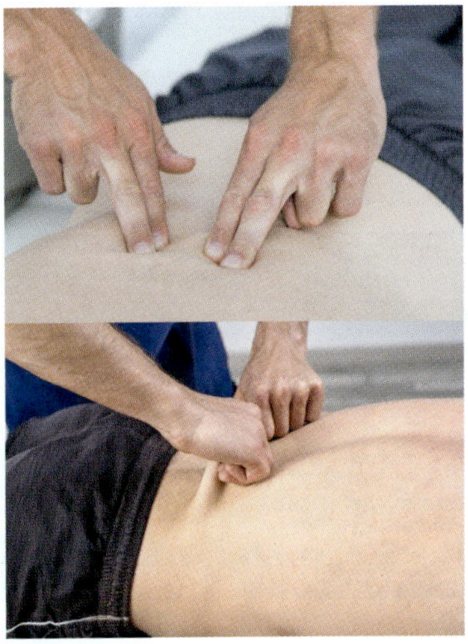

F. 피부과민성검사

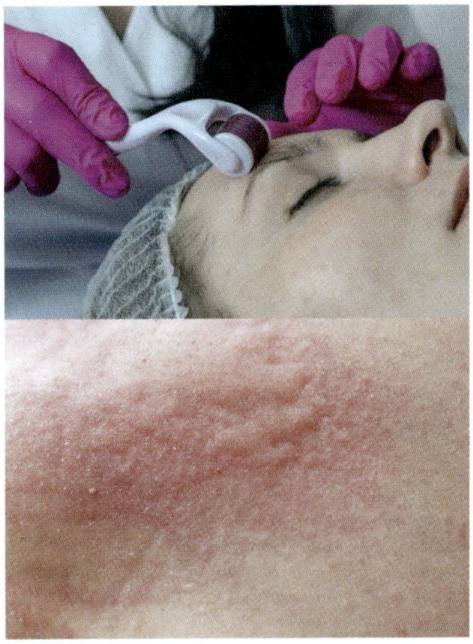

▶ 정맥충만시간 검사

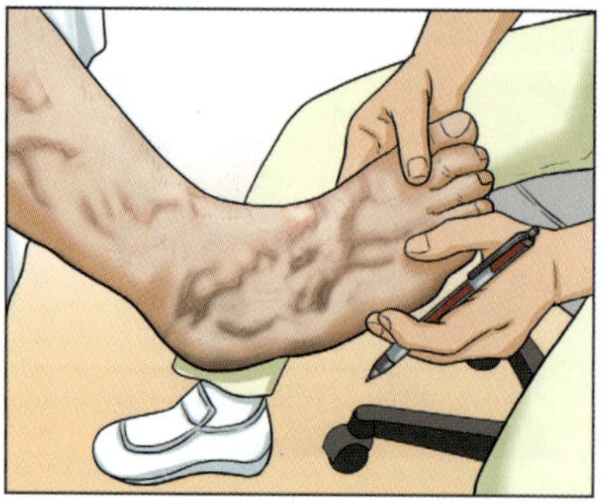

검사 순서 1

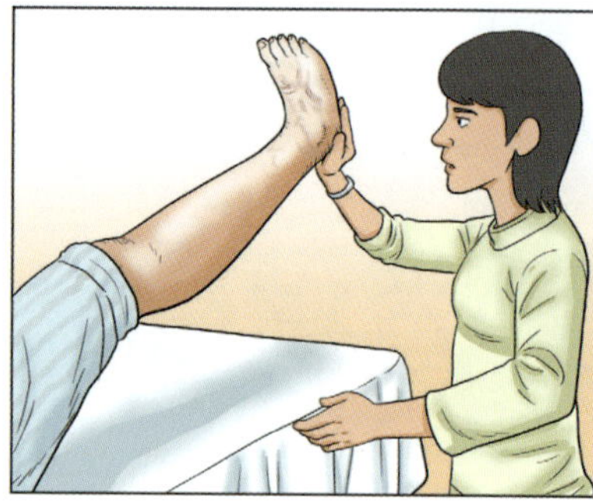

검사 순서 2

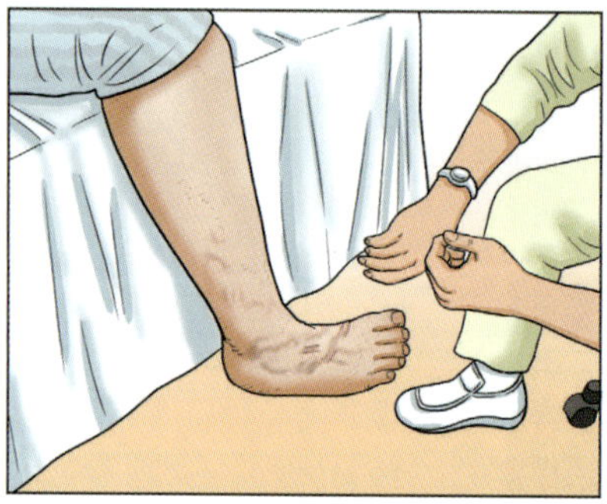

검사 순서 3

※ 검사방법

1. 침대에 앉아 검사할 한쪽 발을 아래로 내려놓는다.
2. 침대에 앉아 아래로 내려 다리에 정맥혈관이 충분히 충만되면 혈관에 표식을 한다.
3. 침대에 누운자세에서 표식한 다리를 45° 가량 거상시킨 후 다리가 창백해질 때까지 기다린다.
4. 충분히 창백해지면 다리를 아래로 내려놓아 혈류가 다리쪽으로 흐르도록 하여 혈액을 충만시키는 시간을 체크한다.

* 15초 이내 정상/15~25초 중등도 허혈/25초 이상 중증도 허혈

▶ 우드등 검사

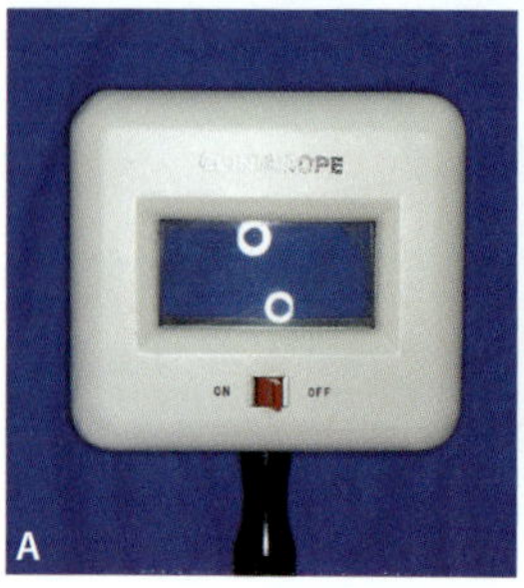

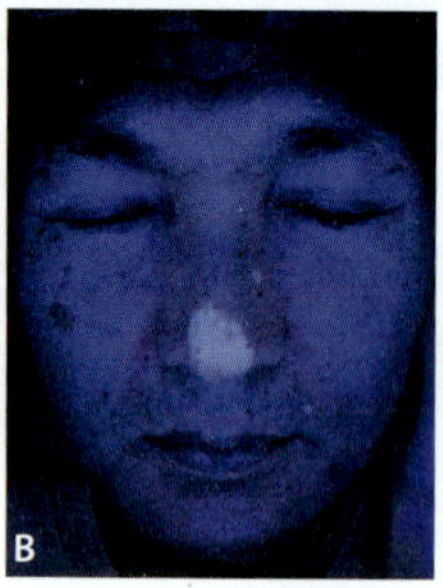

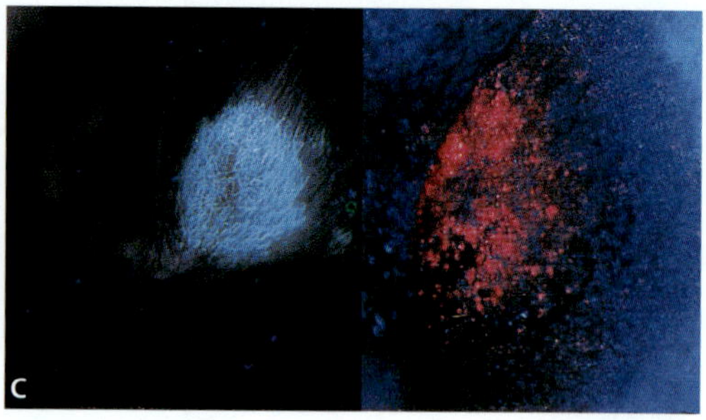

A. 우드등 기기, B. 백반증, C. 두부백선

▶ 물리치료 평가 시 피부계와 연관된 사항들

계통학적인 문제	
심폐계	• 혈압, 부종, 심박동, 호흡률
피부계	• 유연성, 반흔형성 모습, 피부색, 피부통합성
근골격계	• 대단위 관절가동범위, 대단위 근력, 대단위 대칭성, 키, 몸무게
신경계	• 대단위 협조성 움직임(균형, 보행, 이동력), 운동기능검사(운동조절과 운동학습

측정 및 검사	
피부 통합성	• 활동력, 자세유지(positioning), 자세, 피부외상, 도움정도, 보조기, 피부보호 및 피부지지 장비, 피부특성
상처	• 활독력, 상처에 따른 자세유지(상처, 반흔 또는 외상이 심해지는 자세), 화상, 감염징후, 상처와 반흔조직의 특성
통증	• 통증, 통각, 통증의 특수성
자세	• 자세정렬과 정적 및 동적자세
관절 통합성과 가동성	• 관절 통합성과 가동성, 관절 놀이 등
근육 수행성	• 근력, 힘, 지구력
감각 통합성	• 표재성 감각, 심부감각, 고유수용성 감각
관절가동범위	• 기능적 ROM, 능동관절 및 수동관절 움직임, 근육길이, 연부조직의 확장성과 유연성
순환(circulation)	• 동맥성, 정맥성, 림프성을 구분하고, 심장혈관성 징후와 증상, 자세변화에 따른 신체반응
보행, 이동, 균형	• 정적 및 동적 균형
반사(reflex) 통합성	• 손상여부에 따라 표재성반사, 심부반사, 자세반사, 원시반사
직업, 레저활동, 사회 통합성	• 일상생활동작능력과 직업 또는 사회 또는 레저활동

2.10 안뜰계 환자의 평가

개요	• 안뜰계 문제의 유형과 정도에 따라 다르긴 하나 어지럼(lightheadedness), 현훈(vertigo), 눈떨림, 흐린 시력, 자세 불안정, 보행 장애를 가지고 있음 • 안뜰기능 이상을 가진 사람들은 불안, 우울증, 장애와 관련된 두려움 등이 있음 • 안뜰기능저하 환자는 특정 움직임을 피하고 활동수준을 감소함으로 장애에 대처하려고 하며, 이러한 습관은 치료를 받지 않으면 신체적 악화와 나쁜 생활습관을 가지게 됨

1) 평가 절차

개념	• 주관적인 증상(현훈 및 불균형, 청력, 주호소, 과거력, 환자의 삶의 질, 정신과적 문제, 가족력, 사회 및 직업 연관성, 약물복용여부를 파악)
관찰 및 병력	• 발병일과 병변 위치 • 과거력, 주호소, 환자의 삶의 질, 가족력, 사회 및 직업 연관성 • 투약 및 환자 정서적 상태 • 환자의 치료적 목표 • 어떤 위치, 움직임이 환자의 증상을 악화시키는지 파악 • 현훈 및 불균형의 강도를 VAS로 측정 • 어지럼이 일상활동을 방해하는 시간을 확인 • 낙상 병력 확인
시진	• 실내 조명에서 자발적 눈떨림 관찰 • 주시유지 눈떨림관찰, 안구정렬, 스큐편위 • 원활추종눈운동(CN III, CN IV, CN VI) • 신속눈운동(2개의 수평, 수직 표적을 쳐다보라고 요청) • 고유감각 및 협응능력 확인
검사	• 관절가동범위(목 돌림, 폄, 굽힘, 가쪽굽힘) • 체위성검사(딕스-홀파이크 검사, 옆으로 누운 자세검사, 롤검사) • 동작 민감도 지수(동작 및 체위 유발 어지럼) • 정적균형검사(롬버그 검사, 수정된 롬버그 검사, 한발서기) • 보행검사(정상보행, 일자걷기, 머리 돌리면서 걷기, TUG) • 기능 보행평가(장애물 코스, 이중과제활동, 계단, 경사로 등) • 낙상위험(동적보행지수) • 활동수준(노인을 위한 신체활동척도) • 삶의 질(어지럼 장애척도, 안뜰질환 일상생활활동척도, 안뜰재활효과 설문지, 안뜰활동 및 참여척도 등)

▶ 동작 민감도 지수(Motion Sensitivity Quotient, MSQ)

기준증상	강도(0~5)	시간*	점수 (포인트에서 강도+시간)
1. 앉기에서 바로 눕기			
2. 왼쪽으로 바로 눕기			
3. 오른쪽으로 바로 눕기			
4. 바로 눕기에서 앉기			
5. 왼쪽 딕스-홀파이크 위치			
6. 왼쪽 딕스-홀파이크 위치에서 앉기로 되돌림			
7. 오른쪽 딕스-홀파이크 위치			
8. 오른쪽 딕스-홀파이크 위치에서 앉기로 되돌림			
9. 앉아서 머리를 왼쪽 무릎으로 기울임			
10. 왼쪽 무릎에서 머리를 들어올림			
11. 앉아서 머리를 오른쪽 무릎으로 기울임			
12. 오른쪽 무릎에서 머리를 들어올림			
13. 앉아서 머리를 수평으로 5번 돌림			
14. 앉아서 머리를 수직으로 5번(pitch) 움직임			
15. 서서 오른쪽으로 180° 돌림			
16. 서서 왼쪽으로 180° 돌음			

* : 5~10초(1점); 11~30초(2점); >30초(3점)
MSQ={(총점수)×(증상이 있는 위치 수)}/20.48
MSQ: 0~10=경미; 11~30=중등도; 31~100=심함

출처: Shepard, N. T., Telian, S. A., & Smith-Wheelock, M. (1990). Habituation and balance retraining therapy. A retrospective review. Neurol Clin, 8(2), 459-75.

▶ 딕스-홀파이크(Dix-Hallpike) 검사

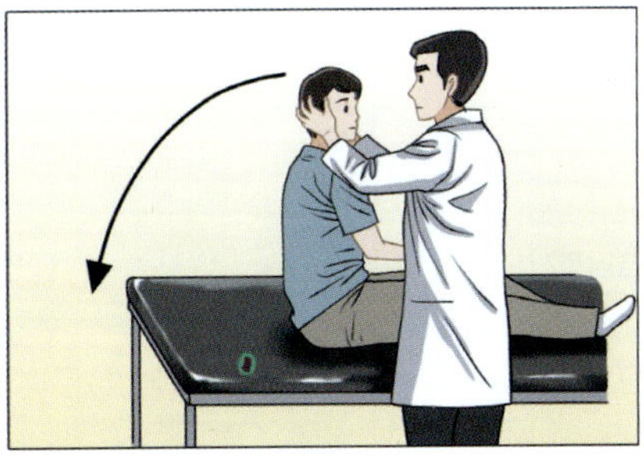

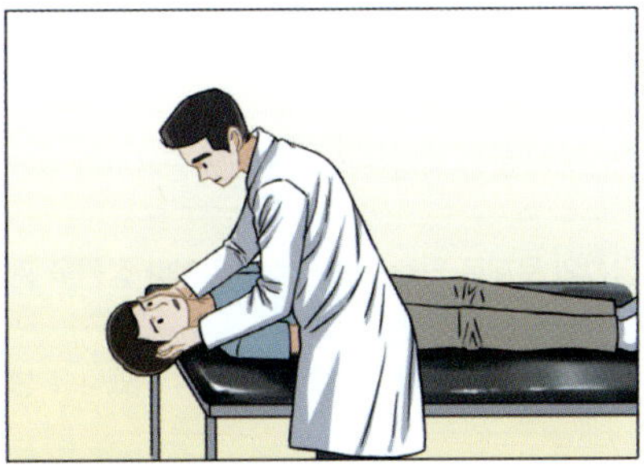

- 시작 위치: 환자는 검사용 침대나 의자에 앉아 상반신을 약 30~45° 기울인 자세
- 머리 위치 변경: 치료사는 환자의 머리를 빠르게 뒤로 기울여 눕힘. 이때 머리는 몸통보다 약 20~30° 낮은 위치에 있어야 함.
- 증상 관찰: 환자의 눈동자 움직임을 관찰하여 눈동자가 특정한 패턴으로 움직이거나 현훈증상이 나타나면 양성
- 반대쪽 검사: 같은 과정을 반대쪽으로도 수행하여 양쪽의 반응을 비교

▶ 어지럼 장애 척도(Dizziness Handicap Inventory)

이 척도의 목적은 당신의 어지럼이나 불안정 때문에 당신이 겪게 될 수 있는 어려움을 확인하는 것입니다. 각 질문에 대해 예, 아니오 또는 가끔으로 표시하십시오. 당신의 어지럼 또는 불안정과 관련된 각 질문에 대답하십시오.

문항	예	아니오	가끔
1. 위를 쳐다보는 것이 문제를 증가시킵니까?			
2. 당신의 문제 때문에 좌절감을 느낍니까?			
3. 당신의 문제로 인해 비즈니스 또는 레크레이션을 위한 여행을 제한합니까?			
4. 슈퍼마켓 통로를 걸어가는 것이 당신의 문제를 증가시킵니까?			
5. 당신의 문제 때문에 침대에 들어가거나 나오는 데 어려움이 있습니까?			
6. 저녁 식사나 영화, 춤추기, 파티 등의 사교 활동에 있어 당신의 문제가 당신의 참여를 크게 제한합니까?			
7. 당신의 문제 때문에 읽는 데 어려움이 있습니까?			
8. 스포츠나 춤추기, 설거지 및 뒷정리와 같은 가사 일을 수행하는 것이 당신의 문제를 증가시킵니까?			
9. 당신의 문제 때문에 혼자 집을 떠나기를 두려워합니까?			
10. 당신의 문제 때문에 다른 사람들 앞에서 당황합니까?			
11. 당신 머리의 빠른 움직임은 문제를 증가시킵니까?			
12. 당신의 문제 때문에 당신은 높은 곳을 피합니까?			
13. 침대에서 몸을 뒤집는 것이 문제를 증가시킵니까?			
14. 당신의 문제로 인해 격렬한 집안일이나 정원을 관리하기 어렵습니까?			
15. 당신의 문제 때문에 사람들이 당신이 취했다고 생각할까 두렵습니까?			
16. 당신의 문제 때문에 혼자서 걷는 것이 어렵습니까?			
17. 보도를 걸어가는 것이 당신의 문제를 증가시킵니까?			
18. 당신의 문제 때문에 집중하기가 어렵습니까?			

문항	예	아니오	가끔
19. 당신의 문제 때문에 어둠 속에서 집안을 돌아다니기가 어렵습니까?			
20. 당신의 문제 때문에 집에 혼자 있기를 두려워합니까?			
21. 당신의 문제 때문에 핸디캡을 느낍니까?			
22. 가족이나 친구와의 관계에 문제가 있습니까?			
23. 당신의 문제 때문에 우울합니까?			
24. 당신의 문제가 직장이나 가정의 책임을 방해합니까?			
25. 몸을 구부리는 것이 문제를 증가시킵니까?			

출처: Jacobson, G. P., & Newman, C. W. (1990). The development of the dizziness handicap inventory. Archives of otolaryngology–head & neck surgery, 116(4), 424-427.

2.11 표준화된 검사 및 평가 도구

대분류	중분류	종류
의식과 혼수	의식/혼수 상태	• 의식상태(Level of Consciousness, LOC)
		• 글라스고우 혼수 척도(Glasgow Coma Scale, GCS)
지각	인식불능	• 시각인식불능(visual agnosia) • 청각인식불능(auditory agnosia) • 입체인식불능(astereognosis) • 서화인식불능(agraphagnosia) • 신체도식장애(body scheme)
	편측무시	• 선 나누기 검사(line-bisection test) • 알버트 검사(Albert test)
인지	정신상태 (인지기능, 치매, 우울)	• 한국판 간이정신상태검사(Mini-Mental State Examination, MMSE-K) • 벡 우울 척도(Beck Depression Inventory, BDI) • 란초로스 아미고스 인지 척도(Rancho Los Amigos level of cognitive fucntioning scale, LCFS) • 간편 정신상태 평정척도(Brief Psychiatric Rating Scale, BPRS)
감각	통증	• 시각적인 통증 척도(Visual Analog Scale, VAS) • 숫자통증척도(Numeric Rating Scale, NRS) • 얼굴통증척도(Faces Pain Rate Scale, FPRS) • 한국판 오스웨스트리 장애 지수(Oswestry Disability Index-Korean, ODI-K)
	피부감각	• 통각 및 온도감각(pain & temperature sensation) • 가벼운 촉각 및 압각(light touch & pressure) • 고유수용성 감각(proprioception)
운동	관절가동 범위	• 목뼈 관절, 등뼈 관절, 허리뼈 관절, 어깨 관절, 팔꿉 관절 및 아래팔, 손목관절, 손가락 관절, 엄지손가락 관절, 엉덩관절, 무릎관절, 발목 및 발바닥 관절, 발가락관절
	근력	• 맨손 근력 검사(Manual Muscle Test, MMT) • 얼굴 표정 근육의 근력 검사(facial expression muscles MMT)
	경직	• 수정된 애쉬워드 척도(Modified Ashworth Scale, MAS) • 수정된 타디우 척도(Modified Tardieu Scale, MTS)
	실조	• 협응 검사(coordination test) • 실조의 정도와 평가척도(scale for the assessment and rating of ataxia, SARA)
	균형과 자세 조절	• 기능적 뻗기 검사(Functional Reach Test, FRT) • 한발 지지 검사(Uni-Pedal Stance Test, UPST)
	균형과 이동의 기능	• 버그 균형 척도(Berg Balance Scale, BBS) • 동적 보행 지수(Dynamic Gait Index, DGI) • 네 공간 보행 검사(Four Square Step Test, FSST) • 일어서서 걷기 검사(Timed Up and Go test, TUG) • 일자 보행 검사(tandem gait test)
	보행속도	• 10미터 보행 검사(10 Meter Walking Test, 10MWT)
	심폐지구력	• 운동 자각도 또는 보그 척도(Rating of Perceived Exertion, RPE or Borg Scale)와 수정된 보그 호흡곤란 척도(Modified Borg Dyspnea Scale) • 6분 보행 검사(6 Minute Walk Test, 6MWT)

대분류	중분류	종류		
운동	성인 일상생활동작	• 수정된 바델 지수(Modified Barthel Index, MBI) • 기능적인 독립 측정(Functional Independence Measure, FIM)		
	삶의 질	일반/노인		• SF-36 건강상태 설문(Short Form-36 Health Survey, SF-36) • EQ-5D 건강상태 설문(EuroQol-5 Dimention, EQ-5D) • 한국판 WHO 삶의 질 척도-단축형(World Health Organization Quality of Life, WHOQOL-BREF) • 노인 삶의 질 척도(Geriatric Quality of Life scale, GQOL)
		뇌졸중 환자		• 뇌졸중 환자의 삶의 질 척도(Stroke Specific Quality of Life scale, SS-QOL)
		파킨슨 병 환자		• 파킨슨병 삶의 질 질문지(Parkinson Disease quality of life Questionnaire-8, PDQ-8)
		호흡기 질환자		• 한국형 세인트 조지 호흡기 설문 • 만성폐쇄성 폐질환 평가 검사
	소아 운동발달	• 덴버 발달 선별 검사(Denver Development Screening Test, DDST) • 대동작 기능평가(Gross Motor Function Measure, GMFM) • 대동작 기능분류 시스템(Gross Motor Function Classification System, GMFCS) • 양손 소동작 기능(Bimanual Fine Motor Function, BFMF) • 사물조작 능력 분류 시스템(Manual Ability Classification System, MACS) • 아동용 기능적 독립 측정(Functional Independence Measure for Children, WeeFIM)		
피부계	욕창	• Barden 척도 • PUSH 척도		
	화상	• 9의 법칙(rule of nine) • 런드 브라우더 표(Lund and Browder charts)		
	림프부종	• 둘레 측정(circumference measurement) • 스테머 징후(Stemmer's sign)		
안뜰계	어지럼증	• 동작 민감도 지수		
	눈움직임 (안구진탕증)	• 눈움직임 평가		
	기능 저하	• 머리밀기 검사		
	자세 및 이석증	• 딕스-홀파이크 검사		
심폐계	운동부하 검사	최대 운동검사	트레드밀	• Bruce 프로토콜 • Balke 프로토콜 • Ellested 프로토콜 • 한국체육과학연구원 프로토콜
			자전거 에르고 미터	• Astrand 지속부하 프로토콜(에르고미터) • Fox 단속부하 프로토콜(에르고미터)
		최대하 운동검사	트레드밀	• 수정된 Bruce 프로토콜 • 수정된 Balke 프로토콜 • Ebbeling(single stage walking) 프로토콜 • George(single stage jogging) 프로토콜
			자전거 에르고 미터	• Åstrand-Ryhming 프로토콜 • ACSM 프로토콜 • YMCA 프로토콜 • 팔 에르고미터
			벤치 스텝	• Åstrand-Ryhming 검사 • Queen's college 검사

1) 의식과 혼수 척도(Consciousness & coma scale)

(1) 의식상태(Level of Consciousness, LOC)

목적	• 자극에 반응하며 환경에 적응하고 이용할 수 있는 뇌의 통합적인 기능을 측정하기 위해 평가함
평가방법 및 결과해석	• 정상에서 혼수에 이르기까지 분류표를 보고 환자의 의식상태를 체크함

분류	설명
Alert(정상)	• 의식이 정상적인 상태 • 정상적인 자극에 충분히 반응을 하며 주위환경에 대한 이해가 완전한 상태임 (시간과 장소, 사람에 대한 구분이 정확한 상태)
Drowsy (졸림, 기면)	• 선잠을 자는 것과 같은 상태 • 여러 자극을 주면 깨어서 정상적인 언어 및 운동 반응을 나타내는 상태로, 정상과 다른 것은 약간의 혼동을 일으킴
Confusion (착란, 혼동)	• 사고의 흐름이 정연하지 않고 흐트러져 있으나 정상적인 운동반응을 나타냄 • 정상인에서도 혼동을 일으킬 수 있으므로 의식장애와는 관계없는 것으로 간주함
Stupor(혼미)	• 자연적인 움직임은 하나 한두 번의 자극에 반응하지 못하고, 간단한 질문에는 답하나 대화를 지속하지 못함(예, 정신적, 신체적 활동이 극히 제한된 상태로서 통증(꼬집기)을 주거나 만지거나 큰소리를 지르거나 밝은 광선으로 자극을 주면 반응을 함) • 반응은 대부분 위축되며, 반응을 나타낸 후에는 다시 반응 전의 상태로 복귀하는 경우를 말함
Semi-coma (반혼수)	• 소리를 질러도 깨어나지 않으며, 통증 자극에서만 운동 반응이 나타나는 상태 • 무엇보다도 강한 자극이나 방광 확장 시 소리를 내고 호흡이 빨라짐
Coma(혼수)	• 어떠한 종류의 자극에도 반응이 없는 상태(완전히 또는 거의 의식을 상실한 상태) • 자고 있는 것처럼 보이며, 동시에 외적인 자극 또는 내적인 욕구를 감지하거나 반응할 수 없음

(2) 글라스고우 혼수 척도(Glasgow Coma Scale, GCS)

목적	• 두부의 외상환자의 신경학적 평가를 정확하고 간편하게 시행하기 위해 설계된 방법으로 설계되었으며, 언어 습득이 되지 않은 소아환자의 경우에는 수정된 글라스고우 혼수 척도(Modified Glasgow Coma Scale, MGCS)를 이용하여 적용할 수 있음
평가방법	• 환자를 관찰한 후 아래의 척도 기준표에 해당하는 점수를 합산하여 계산함
결과해석	

점수	설명
13~15점	경도 외상
9-12점	중등도 외상
8점 이하	중증도 외상
5점 이하	식물인간 또는 혼수 상태
주의사항 최대 점수: 15점, 최하 점수: 3점	

▶ GCS 분류기준

출처: Teasdale G & Jennett B, 1974. Assessment of coma and impaired consciousness. a practical scale

관찰 반응		점수
눈 뜨기 (eye opening)	자발적인 반응에 의해 가능함	4
	소리에 의한 반응에 의해 가능함	3
	통증에 의한 반응에 의해 가능함	2
	반응 없음	1
언어 반응 (verbal response)	지남력에 의한 반응을 보임	5
	혼란스러운 대화를 함	4
	부적절한 말을 함	3
	이해할 수 없는 소리를 냄	2
	반응 없음	1
운동 반응 (best motor response)	명령에 의한 반응이 가능함	6
	국소부위 통증에 의한 반응이 가능함	5
	정상적인 굽힘 반응이 나타남	4
	비정상적인 굽힘 반응이 나타남	3
	폄 반응이 나타남	2
	반응 없음	1

▶ MGCS 분류기준

출처: James, H. E., Anas, N. G., & Perkin, R. M. 1985. Brain insults in infants and children: Pathophysiology and management

관찰 반응	연령별 세부 반응			점수
	1세 이상		1세 미만	
눈 뜨기 (eye opening)	자발적으로 눈을 뜬다.		자발적으로 눈을 뜬다.	4
	명령에 따라 눈을 뜬다.		큰소리로 말하면 눈을 뜬다.	3
	통증 자극에 의해서 눈을 뜬다.			2
	전혀 반응을 보이지 않는다.			1
	5세 이상	2~5세	0~23개월	점수
최고 언어 반응 (best verbal response)	적당하고, 지남력이 있는 말을 함	적당한 단어와 문장을 사용하여 말을 함	웃고, 적당히 비둘기가 내는 소리 같은(예, 구구) 소리를 냄	5
	지남력이 없고, 혼란스러운 말을 함	부적절한 단어와 문장을 사용하여 말을 함	적당한 울음	4
	부적절한 말을 함	울거나 소리를 냄	지속적으로 부적절한 울음과 소리를 냄	3
	이해할 수 없는 소리를 냄	아프거나 하기 싫어서 내는 소리를 냄	아프거나 하기 싫은 소리를 내거나, 불안해하고, 들썩들썩함	2
	전혀 반응을 보이지 않음			1
	1세 이상		1세 미만	점수
최고 운동 반응 (best motor response)	명령에 따름		자발적인 움직임을 보임	6
	통증자극에 손발을 가져감(통증의 국소화 반응)			5
	통증자극에 팔과 다리를 움츠림(도피반응)			4
	통증자극에 비이상적으로 구부림(이상 굴절 반응)			3
	통증자극에 비이상적으로 팔과 다리를 폄(이상 폄 반응)			2
	전혀 반응을 보이지 않음			1

2) 지각 검사(Perception test)

(1) 인식 불능(Agnosia)

목적	• 대뇌겉질의 기능이상으로 인해 감각이상, 지능장애, 주의력결핍, 언어상실증이 없어도 자극을 인식하지 못하여 이를 평가하고자 함
평가방법	

분류	설명
시각인식불능 (visual agnosia)	• 시각은 정상적인 상태(시력 장애 없음) • 어떤 그림을 그렸을 때 그대로 따라 그릴 수 있으나, 어떤 상황에 대해 물어보면서 그림이 어떤 의미를 가지고 있는지 그려보라고 하면 인식하지 못함
청각인식불능 (auditory agnosia)	• 청력, 인지 기능 및 언어 능력(읽기, 쓰기 및 말하기)이 손상되지 않음(청각 장애 없음) • 소리는 들리나, 그 소리의 의미를 인식하지 못하고 식별하지 못함
입체인식불능 (astereognosis)	• 촉각은 정상적인 상태(촉각 장애 없음) • 산만하지 않은 환경에서 환자의 시야를 가리고 물체를 만지게 했을 때 인지할 수 없음
서화인식불능 (agraphagnosia)	• 촉각은 정상적인 상태(촉각 장애 없음) • 시야를 가리고 글자, 숫자, 기호 등의 모양을 손끝이나 손바닥에 끝이 뭉뚝한 연필 같은 물건을 사용하여 그렸을 때 피부에 쓰이는 숫자, 글씨, 사물의 모양을 인식하지 못함
신체도식장애 (body scheme)	• 자신의 신체와 신체 부분들을 지각하는 능력 • "귀를 만져보세요"와 같은 간단한 신체를 지적하기, 지시, 사람 그리기, 신체 퍼즐 맞추기, 신체 위치검사 등을 실시함

▶ 시각인식불능의 예시

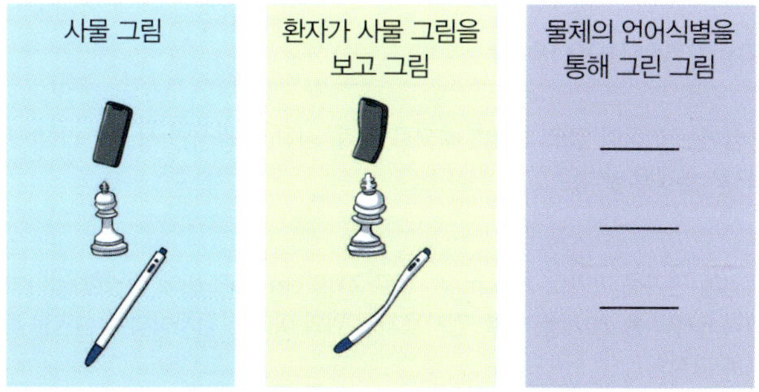

▶ 청각인식불능과 입체인식불능의 예시

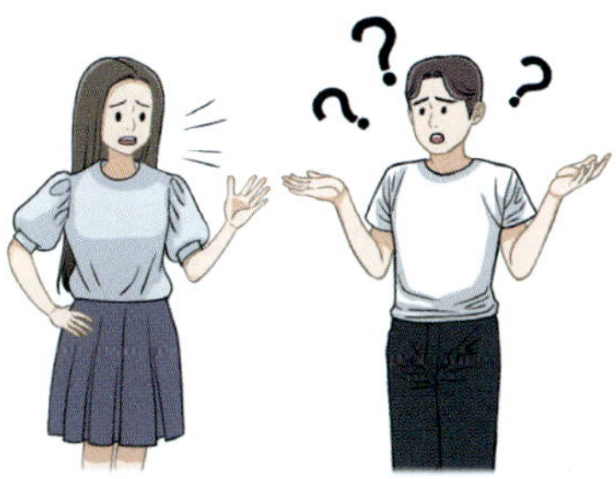

청각인식불능

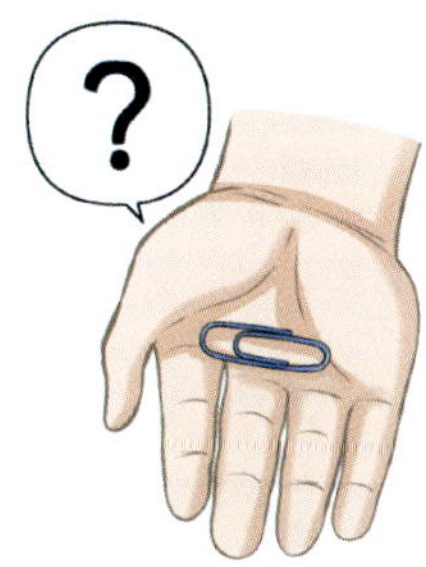

입체인식불능

▶ 서화인식불능과 신체도식장애의 예시

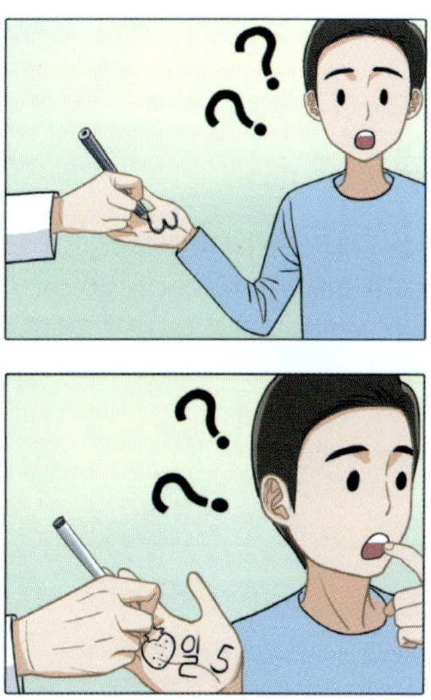

서화인식불능

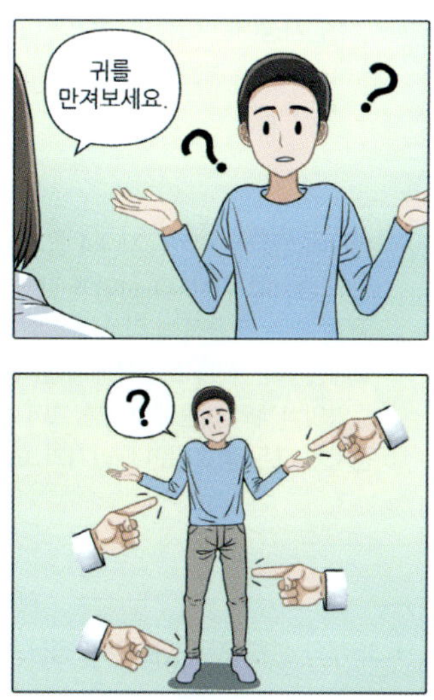

신체도식장애

(2) 편측무시 검사(Unilateral neglect test)

① 선 나누기 검사(Line-bisection test)

목적	• 시야 검사 상에는 이상이 없으나 마비 측으로 시각, 청각, 촉각적인 자극을 인식하지 못하는 편측무시를 평가할 목적으로 설계된 방법임
평가 방법	① 환자의 중앙에 평가용지(가로 28 cm × 세로 21.5 cm 용지 위에 다양한 길이의 가로선이 왼쪽, 오른쪽, 중앙에 각각 6개씩 총 20개를 배열, 검사용지의 위와 아래는 검사방법을 설명할 때 사용되므로 제외)를 놓고 테이프로 고정함 ② 검사를 설명하면서 위 또는 아래의 중앙에 점을 찍기 ③ 환자는 90초간 펜을 이용하여 보이는 선의 중앙에 짧은 선을 그어 표시함
결과 해석	• 각 선의 실제 중앙점과 피검자가 표시한 중앙점과의 거리를 측정하고, 그 값들을 더하여 선의 개수로 나누어 구함

등급	설명
중증도 손상	• 선 중앙에서 벗어난 길이가 평균 1/2인치(12.5 mm) 이상인 경우
경도 손상	• 선 중앙에서 벗어난 길이가 평균 1/4~1/2인치 미만인 경우
정상	• 선 중앙에서 벗어난 길이가 평균 1/4인치(6.3 mm) 미만으로 90초 이내에 모두 수행한 경우

② 알버트 검사(Albert test)

목적	• 시야 검사상에는 이상이 없으나 마비측으로 시각, 청각, 촉각적인 자극을 인식하지 못하는 편측무시를 평가할 목적으로 설계된 방법임
평가 방법	① 환자의 중앙에 평가용지(A4 용지에 총 40개의 가로 배열선 그리고 맨 위와 아래의 중앙에는 15 cm 가로선이 중앙에 위치, 그 사이에 각 3개씩의 10 cm, 12 cm, 14 cm, 16 cm, 18 cm, 20 cm 길이의 선이 중앙, 왼쪽, 오른쪽에 각 6개씩 배열) 40개의 무작위로 배열되는 선을 배열)를 테이프로 고정함 ② 보이는 모든 선을 오른쪽에서 왼쪽, 위에서 아래의 방향으로 표시함 ③ 중앙의 4개의 선중에 2개를 그어 시범을 보이기 ④ 검사가 모두 종료되면 대상자가 표시한 선의 수를 세어 기록함
결과 해석	• 36개의 선을 모두 찾은 경우 정상으로 간주함(중앙 4개는 제외)

▶ 선 나누기 검사의 예시

출처: Zoltan B. 1996. Vision, perception and cognition: A manual for the evaluation and treatment of the neurologically impaired adult(3rd ed.) Thorofare, NJ: Slack.

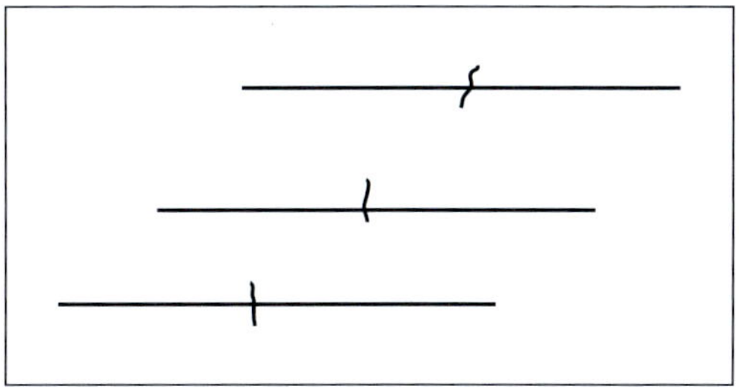

A. 선 나누기 검사 – 정상

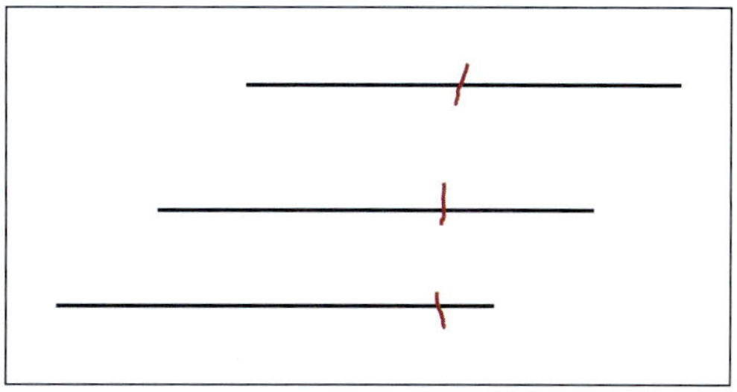

B. 선 나누기 검사 – 편측무시 환자

▶ 알버트 검사의 예시

출처: Albert ML. 1973. A simple test of visual neglect. Neurology. 23(6): 658-664.

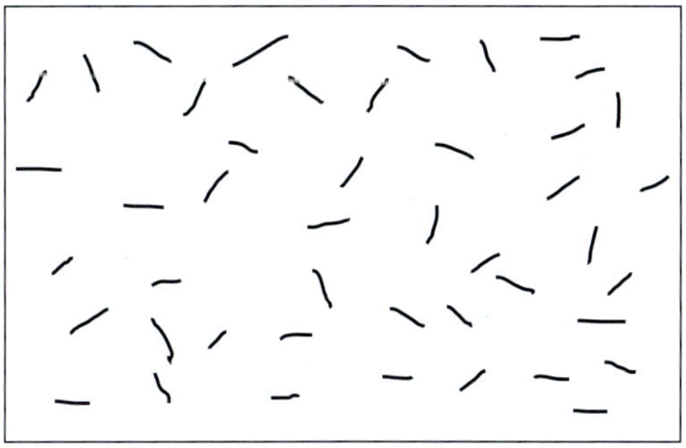

A. 알버트 검사 – 정상

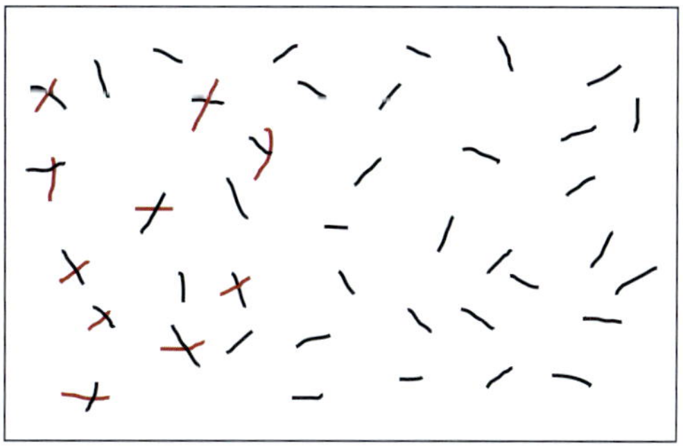

B. 알버트 검사 – 편측무시 환자

3) 인지 검사(Cognition test)

(1) 한국판 간이정신상태검사(Mini-Mental State Examination, MMSE-K)

목적
- 단시간 내에 간단하게 노인의 인지기능, 치매여부를 평가하기 위해 개발된 선별검사도구임

평가 방법
- 치매의심 노인 및 뇌손상환자를 대상으로 다음과 같은 평가기준에 의거하여 시행함

1. 지남력

1) 시간

⇒ 오늘 날짜에 대해 질문함, 만일 빠진 부분이 있으면 다시 질문함. 음력이나 간지로 대답해도 정답으로 간주함(점수 0~5점)

2) 주소

⇒ 주소를 묻고, 특별시 혹은 직할시인 피검자는 시, 구, 동까지 물음(점수 0~4점)

3) 장소

⇒ 평가하는 곳의 이름을 질문함(점수 0~1점)

2. 기억등록 및 회상

1) 물건이름 세 가지

⇒ 기억에 대한 검사임을 인지시키고 세 단어를 1초 간격으로 정확하고 천천히 불러주고 따라 하도록 함. 만일, 주위를 집중하지 않아 반복하지 못한다면 전혀 다른 세 가지 물건을 다시 불러줌)

2) 물건 이름 세 가지 회상

⇒ 3~5분 후에 앞서 이야기한 세 단어를 기억해보도록 함

3. 주의 집중 및 계산

1) 100 − 7 =

⇒ 100에서 7을 빼도록 한 후, "그 수에서 다시 7을 빼세요"라고 4회를 반복 함. 앞 숫자를 이야기 해주어서는 안 됨. 중단하거나 수행다리 못할 경우, "삼천리 강산"을 거꾸로 말하도록 함

※ **참고사항**(섬망과 치매의 구분)

- 간혹 급성 뇌병변 발병 후 일시적으로 섬망이 오는 경우가 있는데, 아래와 같이 치매와 구별할 필요가 있음

구분	치매	섬망
발생 양상	천천히 점차 확대됨	갑자기 발생되어 진행됨
질환의 분류	만성질환	급성 질환
사람에 대한 지남력	만성으로 진행되어 나중에는 사람을 알아보지 못함	대체로 회복 가능
신체 생리적 변화	적음	심함
의식의 변화	거의 없음	변화가 있음
주의 집중 및 수면 양상	개인차가 있으나 대부분 주의집중은 약간 감소하며, 수면장애가 있을 수도 있음	주의 집중이 매우 감소되고 수면양상은 매우 불규칙적임
치료적 예후	원인인자 치료가 힘든 경우가 대부분이며, 전체 환자의 30% 정도는 치료 가능함	대부분 원인이 대사(metabolic)에 있으므로 전해질 치료로 50% 이상 회복이 가능함

결과 해석

점수	설명
24점 이상	확정적 정상
20~23점	치매 의심
19점 이하	확정적 치매

※ **참고사항**

1. 무학 또는 문맹인 경우, 각 문항에서 만점이 넘지 않도록 가산점을 주어야 함.
2. 무학 또는 문맹인 경우, 시행점수 + 4점(시간에 대한 지남력(1점), 주의 집중 및 계산(2점), 언어기능(1점))

▶ 한국판 간이정신상태검사의 예시

출처: 권용철, 박종한. 1989. 노인용 한국판 Mini-mental state examination (MMSE-K)의 표준화 연구. 신경정신의학. 28(1)125-35.

한국판 간이정신상태검사 기록지

검사일: ○○○○년 ○○월 ○○일

성명: ○○○

등록번호: ○○○○○

	문항내용	점수
	지남력	
1	오늘은 2018년 5월 30일 목요일 봄 계절인가요?	3 / 5
2	당신의 주소는 광주광역시 도(시) 동군(구) 화순 면(동) 827번지 (여기는 어떤 곳인가요? 예: 학교, 시장, 병원, 가정집)	1 / 4
3	여기는 무엇을 하는 곳입니까? (예: 마당, 학교, 안방, 치료실 등)	0 / 1
	기억등록	
4	3가지 단어를 즉시 따라해 보세요(나무, 자동차, 모자)	2 / 3
	기억회상	
5	5분 뒤에 위의 물건 3개를 생각해서 말해주세요	1 / 3
	주의 집중 및 계산	
6	100 – 7 = 95 –7 = 82 –7 = 79 –7 = 72 –7 = 7 (“삼천리 강산”을 거꾸로 말해주세요)	5 / 5
	언어기능	
7	이것을 무엇이라고 합니까?(예, 연필, 시계)	1 / 2
8	오른손으로 종이를 집어서 반으로 접어 무릎 위에 올려 놓으세요	1 / 3
9	오각형 2개 겹쳐 그려보세요	0 / 1
10	“간장 공장 공장장”을 따라해보세요	1 / 1
	이해 및 판단	
11	옷은 왜 빨아서(세탁해서) 입습니까?	1 / 1
12	길에서 주민등록증을 주웠을 때 어떻게 하면 쉽게 주인에게 돌려줄 수 있겠습니까?	1 / 1
	총점(30점 만점) **무학(지남력, 주의 집중 및 계산, 언어기능: 4점 가산)**	17 / 30

(2) 벡 우울 척도(Beck Depression Inventory, BDI)

구분	내용	
목적	• 우울증의 특징적인 태도와 증상을 측정하는 평가도구로 개발됨	
평가 방법	• 정서, 인지, 동기 등 21개의 영역을 환자가 자기보고식으로 체크하여 그에 대한 중증도를 평가함 • 각 항목은 우울 증상의 정도를 나타내는 4개(0~3점)로 구성되며, 점수의 범위는 0~63점까지 가능함	
결과 해석	**점수**	**설명**
	24~63점	심각한 우울 상태
	16~23점	중증도 우울 상태
	10~15점	가벼운 우울 상태
	0~9점	우울하지 않은 상태

▶ 벡 우울검사의 예시

출처: 이영호, 송종용. 1991. BDI, SDS, MMPI-D 척도의 신뢰도 및 타당도에 대한 연구. 한국심리학회지, 15(1), 98-113. Beck AT. 1967. Depression: Clinical, Experimental, and Theoretical Aspects. New York (Hoeber) 1967

자가 우울 건강 진단지

등록번호: ○○○○, 검사일: ○○○○년 ○○월 ○○일
성명: ○○○ 총점: 62

다음의 문항을 읽어보시고 각 번호의 여러 란 중에서 요즈음 자신에게 가장 적합하다고 생각되는 번호를 하나씩만 골라 ○표를 하십시오.

1.
(0) 나는 슬픔을 느끼지 않는다.
(1) 나는 슬픔을 느낀다.
(2) 나는 항상 슬프고 기운을 낼 수 없다.
(3) 나는 너무나 슬프고 불행해서 도저히 견딜 수 없다.

2.
(0) 나는 앞날에 대해 별로 낙담하지 않는다.
(1) 나는 앞날에 대해 용기가 나지 않는다.
(2) 나는 앞날에 대해 기대할 것이 아무것도 없다고 느낀다.
(3) 나의 앞날은 아주 절망적이고 나아질 가망이 없다고 느낀다.

3.
(0) 나는 실패자라고 느끼지 않는다.
(1) 나는 다른 사람들보다 더 많이 실패했다고 느낀다.
(2) 나의 살아온 과거를 되돌아보면 실패투성이라고 느낀다.
(3) 나는 인간으로서 완전히 실패했다고 느낀다.

4.
(0) 나는 전과 다름없이 일상생활에 만족하고 있다.
(1) 나의 일상생활은 전처럼 즐겁지 않다.
(2) 나는 더 이상 어떤 것에도 만족을 별로 얻지 못한다.
(3) 나는 모든 것이 다 불만스럽고 싫증난다.

5.
(0) 나는 특별히 죄책감을 느끼지 않는다.
(1) 나는 죄책감을 느낄 때가 많다.
(2) 나는 죄책감을 느낄 때가 아주 많다.
(3) 나는 항상 죄책감에 시달린다.

6.
(0) 나는 벌을 받고 있다고 느끼지 않는다.
(1) 나는 어쩌면 벌을 받을지도 모른다고 느낀다.
(2) 나는 벌을 받을 것 같다.
(3) 나는 지금 벌을 받고 있다고 느낀다.

7.
(0) 나는 내 자신에게 실망하지 않는다.
(1) 나는 내 자신에게 실망하고 있다.
(2) 나는 내 자신에게 화가 난다.
(3) 나는 내 자신을 증오한다.

8.
(0) 나는 내가 다른 사람보다 못하다고 느끼지 않는다.
(1) 나는 내 약점이나 실수에 대해 자신을 탓하는 편이다.
(2) 나는 내가 한 일이 잘못되었을 때 항상 자신을 탓한다.
(3) 나는 주위에서 일어나는 모든 잘못된 일에 대해 자신을 탓한다.

9.
(0) 나는 자살 같은 것은 생각하지 않는다.
(1) 나는 자살할 생각을 가끔 하지만 실행하지는 않을 것이다.
(2) 나는 자살하고 싶은 생각이 자주 든다.
(3) 나는 기회가 있으면 자살하겠다.

10.
(0) 나는 전보다 더 울지는 않는다.
(1) 나는 전보다 더 많이 운다.
(2) 나는 요즘 항상 운다.
(3) 나는 전에는 울고 싶을 때 울 수 있었지만 요즘은 울래야 울 기력조차 없다.

11.
(0) 나는 전보다 더 짜증을 내지는 않는다.
(1) 나는 전보다 더 쉽게 짜증이 나고 귀찮아진다.
(2) 나는 요즘 항상 짜증이 난다.
(3) 전에는 짜증나던 일에 요즘은 너무 지쳐서 짜증조차 나지 않는다.

12.
(0) 나는 여전히 다른 사람들에게 관심을 가지고 있다.
(1) 나는 전보다 다른 사람들에게 관심이 줄었다.
(2) 나는 다른 사람들에게 관심이 거의 없어졌다.
(3) 나는 다른 사람들에게 관심이 완전히 없어졌다.

13.
(0) 나는 전과 다름없이 결정을 잘 내린다.
(1) 나는 전보다 결정을 못 내리고 미루는 때가 많다.
(2) 나는 전보다 결정을 내리는 데 큰 어려움을 느낀다.
(3) 나는 이제 아무 결정도 내릴 수 없다.

14.
(0) 나는 전보다 내 모습이 더 나빠졌다고 느끼지 않는다.
(1) 나는 나이 들어 보이거나 매력 없어 보일까봐 걱정한다.
(2) 나는 내가 매력이 없어졌다고 느낀다.
(3) 나는 내가 추해 보인다고 느낀다.

15.
(0) 나는 전과 다름없이 일을 할 수 있다.
(1) 나는 어떤 일을 시작하는 데 전보다 더 많은 노력이 든다.
(2) 나는 무슨 일이든 하려면 자신을 매우 심하게 채찍질해야만 한다.
(3) 나는 아무런 일도 할 수가 없다.

16.
(0) 나는 전과 다름없이 잠을 잘 잔다.
(1) 나는 전처럼 잠을 자지 못한다.
(2) 나는 전보다 한두 시간 일찍 깨며, 다시 잠들기 어렵다.
(3) 나는 전보다 몇 시간 일찍 깨며, 한 번 깨면 다시 잠들 수가 없다.

17.
(0) 나는 전보다 더 피곤하지 않다.
(1) 나는 전보다 더 쉽게 피곤해진다.
(2) 나는 무슨 일을 하든 곧 피곤해진다.
(3) 나는 너무나 피곤해서 아무 일도 할 수가 없다.

18.
(0) 내 식욕은 전과 다름없다.
(1) 내 식욕이 전보다 좋지 않다.
(2) 내 식욕이 전보다 매우 줄었다.
(3) 요즘에는 전혀 식욕이 없다.

19.
(0) 나는 전보다 몸무게가 줄지 않았다.
(1) 나는 전보다 몸무게가 2 kg 가량 줄었다.
(2) 나는 전보다 몸무게가 5 kg 가량 줄었다.
(3) 나는 전보다 몸무게가 7 kg 가량 줄었다.
(4) 나는 요즘 다이어트로 체중을 줄이고 있다.

20.
(0) 나는 전보다 건강에 대해 더 염려하지는 않는다.
(1) 나는 통증, 소화불량, 변비 등의 신체적 문제로 걱정하고 있다.
(2) 나는 건강이 너무 걱정되어 다른 일을 생각하기 힘들다.
(3) 나는 건강이 너무 걱정되어 다른 일을 아무것도 생각할 수가 없다.

21.
(0) 나는 성에 대한 관심이 전과 다름없다고 느낀다.
(1) 나는 전보다 성에 대한 관심이 줄었다.
(2) 나는 전보다 성에 대한 관심이 상당히 줄었다.
(3) 나는 성에 대한 관심을 완전히 잃었다.

(3) 란초로스 아미고스 인지 기능 척도(Rancho Los Amigos level of Cognitive Functioning Scale, LCFS)

목적	• 외상성 뇌손상 환자에게 나타나는 예측 가능한 인지행동학적 회복을 보기 위해 개발된 도구임
평가 방법	• 환자의 인지행동학적 상태에 대해 파악하고 치료계획을 세울 때 유용함 • 환자가 혼수 상태에서 깨어나기 시작할 때 회복 수준/단계에 대한 정보를 전달하는 데 사용됨
결과 해석	• I-III(낮은 수준), IV-VI(중간 수준), VII-X(높은 수준)으로 3단계로 구분되어 환자인지행동학적 상태를 파악함

▶ 란초로스 아미고스 인지 기능 척도

출처: Hagen C, Malkmus D, Durham P. 1979. Rehabilitation of the head injured adult: Comprehensive physical management. Professional Staff Association of Rancho Los Amigos Hospital, Downey, 87, 89.

구분	분류기준	반응
낮은 수준 단계	I. 무반응(no response)	어떤 자극에도 반응이 없음
	II. 일반적 반응(generalized response)	자극에 대한 지속적이지 못하고 목적 없는 반응
	III. 국소적 반응(localized response)	자극에 대한 구체적이지만 지속적이지 못한 반응
중간 수준 단계	IV. 혼란성-초조성(confused-agitated)	심각하게 흥분되고 고조된 반응, 공격적일 수 있음
	V. 혼란선-부적합(confused-inappropirate)	간단한 지시에 반응을 보이지만 복잡한 지시에는 혼돈된 양상
	VI. 혼란성-타당함(confused-appropirate)	보다 목표 지향적인 반응이 나타나지만 지시 필요
높은 수준 단계	VII. 자동-타당함(automatic-appropirate)	일상과제를 자동적으로 완수하지만 로봇 같이 반응하며 판단 및 문제해결력 부족
	VIII. 명확한 목적-타당함 (purposeful-appropirate)	일상과제를 적절히 수행하지만 타인의 요구와 관점을 알아차리거나 계획을 수립하는 데 있어서 도움을 필요로 하는 미세한 장애
	IX. 명확한 목적-타당함 (purposeful-appropirate, stand-by assistance on request)	일상과제를 효율적으로 수행하나 문제를 예견하고 수행을 완성하는 데 있어서 전반적인 암시 필요
	X. 명확한 목적-타당함 (purposeful-appropirate, modified independent)	다양한 과제들에 적절히 반응하나 시간의 지연이 보이고 일시적인 차단이 필요, 인지적 보상전략과 필요에 따라 과제를 조정

* 사용지침: 란초 로스 아미고스 인지기능수준은 크게 낮은 수준, 중간 수준, 높은 수준의 3단계로 분류할 수 있는데 낮은 수준 단계는 I~III, 중간 수준 단계는 IV~VI, 높은 수준 단계는 VII~X단계이다.

(4) 간편 정신상태 평정척도(Brief Psychiatric Rating Scale, BPRS)

목적	• 정신분열증 환자에게 주로 사용되나 우울증, 조울증, 치매환자에게도 널리 사용되는 도구임
평가 방법	• 환자와의 면담 및 행동관찰을 바탕으로 18가지 증상의 정도를 평가(7점 척도) • 면담 후 행동관찰을 통해 평가
결과 해석	• 각 문항의 점수를 합산하여 총점(0-108점) • 하위척도 점수: 다음 문항 점수의 합 ① 사고장애: 4, 12, 15 ② 적대/의심: 10, 11, 14 ③ 철퇴/지연: 3, 13, 16 ④ 동요/흥분: 6, 17 ⑤ 불안/우울: 2, 5, 9

구분	입원환자(Mean±SD)	외래환자(Mean±SD)
총점	49.0 ± 12.6	32.6 ± 7.2
사고장애	14.3 ± 5.2	8.8 ± 4.0
철퇴/지연	10.1 ± 3.3	7.3 ± 2.7
불안/우울	8.5 ± 3.6	6.2 ± 2.0
적대/의심	8.3 ± 3.5	5.4 ± 2.2
동요/흥분	6.9 ± 2.8	4.9 ± 2.3

▶ 간편 정신상태 평정척도의 예시

출처: Overall JE, Gorham DR. 1962. The Brief Psychiatric Rating Scale. Psychological Reports, 10, 799-812.

간편 정신상태 평정척도

등록번호: ○○○○○, 검사일: ○○○○년 ○○월 ○○일, 성명: ○○○

0 = 없음 1 = 매우 경함 2 = 경함 3 = 증등도 4 = 중고도 5 = 심함 6 = 극히 심함

1. 신체적 염려: 신체적 건강, 신체질환에 대한 공포, 건강 염려증에 집착함. (3)
2. 불안: 걱정, 두려움, 현재나 미래에 대해 과도하게 걱정, 불편함. (3)
3. 감정적 철퇴: 자발적인 상호작용이 결어, 고립, 다른 사람과 관계를 맺는 게 결핍 (3)
4. 개념적인 와해: 사고과정이 혼란되어 있고, 연결이 되지 않고 와해되어 있으며, 붕괴되어 있음 (3)
5. 죄책감: 자기 비하, 창피함, 과거 행동에 대한 자책 (3)
6. 긴장: 신경과민의 신체, 운동성 증상, 지나친 활동성 긴장 (3)
7. 반복적인 행동과 자세: 이상하고 기괴하며 자연스럽지 못한 동장과 운동행동 (3)
8. 과대성: 지나치게 과장된 자기의견, 오만, 일상적이지 않은 힘과 능력에 대한 과신 (3)
9. 우울한 정동: 후회, 슬픔, 의기소침함, 염세적임 (3)
10. 적대감: 악의, 멸시, 호적적임, 다른 사람을 경멸 (2)
11. 의심: 불신, 다른 사람들의 행동을 악의적으로 보거나 차별대우를 한다고 믿음 (2)
12. 환각 행동: 외적인 자극이 없는 지각에 해당되는 행동 (2)
13. 운동지체: 운동이나 말하기가 느리고 약함 (2)
14. 비협조성: 저항, 경계, 권위에 대한 부인 (2)
15. 이상한 사고내용: 이상하고 일상적이지 않으며 괴이한 사고내용 (2)
16. 둔화된 정동: 감소된 감정적 반응, 감정의 정상적인 강도보다 감소되어있고 둔화됨 (2)
17. 흥분성: 고조된 감정의 반응성, 초조, 과잉행동 (2)
18. 지남력 장애: 혼돈, 사람, 장소, 시간에 대한 적절한 관련성을 인식하지 못함 (2)

- 총점: 45
- 하위척도
  - 사고장애 (4번+12번+15번): 7점
  - 철퇴/지연 (3번+13번+16번): 7점
  - 불안/우울 (2번+5번+9번): 9점
  - 적대/의심 (10번+11번+14번): 6점
  - 동요/흥분 (6번+17번): 5점

4) 감각(Sensory)

(1) 통증 검사(Pain test)

① 시각적인 통증 척도(Visual Analog Scale, VAS)

목적	• 환자가 느끼는 통증의 강도나 빈도에 대해 시각적인 형태로 나타내는 방법임
평가 방법	• 10 cm 자를 이용하여, '0 cm'은 통증이 없는 상태를 말하며, '10 cm'는 상상할 수 있는 가장 심한 통증으로 참을 수 없는 상태를 말함
결과 해석	• 숫자가 커질수록 통증이 심해지는 것을 의미함
평가지 예시	※ 본인이 느끼는 통증이 얼마 정도인지 아래의 점수에 표시해 주세요(점수가 높을수록 통증이 심함) 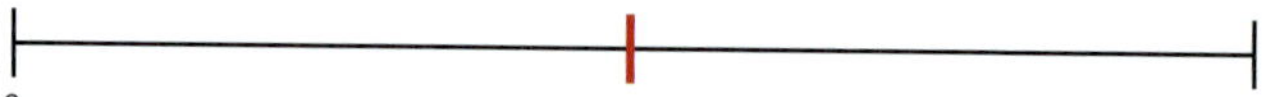

② 숫자통증척도(Numeric Rating Scale, NRS)

목적	• 전반적인 통증의 강도를 평가하는 데 사용되는 방법이며, 주로 일반 환자의 경우에 사용할 수 있음
평가 방법	• 주로 0~10까지 숫자를 사용하는 NRS 11을 많이 사용함 • 형식은 여러 가지여서 시각적인 통증 척도와 같은 형식에 숫자를 표기해 놓은 것도 있으며, 숫자가 쓰인 11개의 사각형을 붙여 놓은 막대형식도 있음
결과 해석	• 숫자가 커질수록 통증이 심해지는 것을 의미함
평가지 예시	(아래 표)

0	1	2	3	4	5	6	7	8	9	10
통증 없음					✓					가장 극심한 통증

③ 얼굴통증척도(Faces Pain Rate Scale, FPRS)

목적	• 통증을 판단하는 전반적인 통증의 강도를 평가하는 데 사용되는 방법이며, 3세 이상의 소아, 의사소통장애가 있는 성인 또는 노인환자의 경우에 적용함
평가 방법	• 도구에 있는 얼굴 표정은 통증을 느끼는 정도를 표현하고 있다고 설명한 후 자신이 느끼는 통증과 맞는 도구의 얼굴 표정을 선택하도록 함 • 자신이 울고 있지 않더라도 우는 얼굴을 선택할 수 있다고 설명함
결과 해석	• 얼굴 표정이 우울해질수록 통증이 심해지는 것을 의미함
평가지 예시	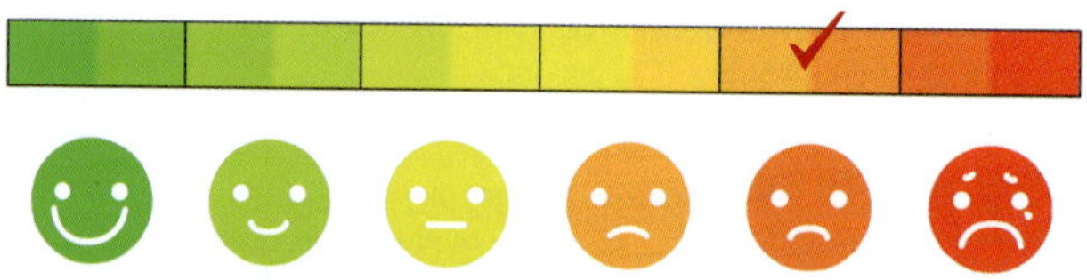

④ 한국판 오스웨스트리 장애 지수(Oswestry Disability Index-Korean, ODI-K)

목적	• 허리와 다리의 통증이 일상생활에서 어떠한 영향을 주는지를 알아보기 위해 설계됨
평가 방법	• 총 10개 평가항목이며, 각 항목에서는 장애를 0~5점으로 6단계로 기술함
결과 해석	• 총 점수/(작성자가 작성한 문항 수 × 5) × 100% = %(일상생활에 영향을 주는 정도)

평가지 예시

오스웨스트리 장애 지수 검사 기록지

환자 이름: ○○○ 등록번호: ○○○○○ 검사일: ○○○○년 ○○월 ○○일

※ 현재 허리 또는 다리의 문제로 인해 일상생활에서 제한이 어느 정도 있는지를 알기 위한 설문지입니다.
모든 문항에 답하여 주시고, 오늘의 상태에 가장 적절히 해당되는 번호에 표시해주세요.

1. 통증 정도 (3)
0. 나는 현재 통증이 전혀 없다.
1. 현재 매우 가벼운 통증이 있다.
2. 현재 통증이 조금 있다.
3. 현재 통증이 조금 심하다.
4. 현재 통증이 아주 심하다.
5. 현재 통증이 상상할 수 없이 심하다.

2. 개인위생(씻기, 옷 입기 등) (5)
0. 나는 별다른 통증이 없이 나 자신을 챙길 수 있다.
1. 보통 나 자신을 챙길 수 있으나, 통증이 있다.
2. 나 자신을 챙기는데 고통스러워서, 천천히 조심스럽게 해야 한다.
3. 통증 때문에 어느 정도 도움이 필요하거나, 혼자서 할 수는 있다.
4. 매일 도움이 없이는 나 자신을 챙기기가 어렵다.
5. 옷을 입거나 씻는 것이 어렵고, 보통은 누워 있다.

3. 물건 들어올리기 (5)
0. 통증 없이 무거운 물건을 들어 올릴 수 있다.
1. 무거운 물건을 들어 올릴 수 있지만, 통증이 발생한다.
2. 바닥에서 물건을 들어 올릴 때 통증이 있지만, 원하는 위치에 물건을 놓을 수 있다.
3. 통증 때문에 무거운 물건을 들 수는 없지만, 들기 쉬운 곳에 있으면 들 수 있다.
4. 아주 가벼운 물건만 들어 올릴 수 있다.
5. 어떤 것도 들어 올리거나 옮길 수 없다.

4. 걷기 (4)
0. 걷는데 아무런 지장이 없다.
1. 통증으로 인하여 1 km 이상 걷지 못한다.
2. 통증으로 인하여 500 m 이상 걷지 못한다.
3. 통증으로 인하여 100 m 이상 걷지 못한다.
4. 지팡이나 목발이 있어야만 걸을 수 있다.
5. 대부분의 시간을 누워서 지내며, 화장실에 갈 때 거의 기어서 간다.

5. 앉기 (4)
0. 나는 어떤 의자에서든 오래 앉아있을 수 있다.
1. 편한 의자라면 오래 앉아 있을 수 있다.
2. 통증으로 인하여 1시간 이상 앉아 있을 수 없다.
3. 통증으로 인하여 30분 이상 앉아 있을 수 없다.
4. 통증으로 인하여 10분 이상 앉아 있을 수 없다.
5. 통증으로 인하여 전혀 앉아 있을 수 없다.

6. 서있기 (3)
0. 통증 없이 원하는 만큼 오래 서 있을 수 있다.
1. 원하는 만큼 오래 서 있을 수 있지만 약간의 통증이 있다.
2. 통증으로 인하여 1시간 이상 서 있을 수 없다.
3. 통증으로 인하여 30분 이상 서 있을 수 없다.
4. 통증으로 인하여 10분 이상 서 있을 수 없다.
5. 통증으로 인하여 전혀 서 있을 수 없다.

7. 잠자기 (3)
0. 통증 없이 잘 잘 수 있다.
1. 통증으로 인하여 가끔 잠자는 데 방해를 받는다.
2. 통증으로 인하여 6시간 이상 잠을 자지 못한다.
3. 통증으로 인하여 4시간 이상 잠을 자지 못한다.
4. 통증으로 인하여 2시간 이상 잠을 자지 못한다.
5. 통증 때문에 전혀 잠을 잘 수 없다.

8. 성생활(해당사항에 포함되면 표시하세요) (3)
0. 정상적으로 성생활을 하고 통증이 없다.
1. 정상적으로 성생활을 하나 가끔 통증을 느낀다.
2. 거의 정상적으로 성생활을 하나 통증을 심하게 느낀다.
3. 통증 때문에 성생활이 매우 제한적이다.
4. 통증 때문에 성생활을 거의 할 수 없다.
5. 통증 때문에 성관계를 전혀 갖지 않는다.

9. 사회생활 (4)
0. 밖에서 사람들과 어울리는 데 지장이 없다.
1. 밖에서 사람들과 어울리는 데 지장은 없으나, 그로 인해 통증이 심해진다.
2. 밖에서 사람들과 어울리는 데 지장은 없으나, 통증 때문에 운동하는데 지장이 있다(예, 스포츠 등).
3. 통증 때문에 밖에서 사람들과 어울리는 데 지장이 있으며, 자주 외출다리 못한다.
4. 통증 때문에 집에서만 사람들과 어울린다.
5. 통증 때문에 사람들과 전혀 어울리지 못한다.

10. 여행 (4)
0. 통증 없이 어디든지 여행 할 수 있다.
1. 어디든지 여행할 수 있으나, 약간 통증이 있다.
2. 통증은 있으나, 2시간 이상 차를 탈 수 있다.
3. 통증 때문에 1시간 이상 차를 탈 수 없다.
4. 통증 때문에 30분 이상 차를 탈 수 없다.
5. 통증 때문에 치료를 받으러 가는 일 외에는 차를 탈 수 없다.

총점: 34 / 50, 최종 합산율: 68%

chap. 2 움직임의 검사와 평가

(2) 피부감각 검사(Skin sensory test)

① 통각 및 온도감각(Pain & temperature sensation)

<table>
<tr><td>평가
방법</td><td colspan="3">• 환자로 하여금 눈을 감게 한 후 면봉이나 칫솔을 사용하여 몸의 각 부위를 불규칙적으로 간격을 두어 자극하고 자극을 인지할 때마다 반응하도록 하는데 손과 발은 좀 더 강하게 자극을 가해야 함
• 표재부 통각은 핀으로 피부를 자극하고 자극이 가해질 때마다 반응하도록 함
• 심부 통각은 골격이나 근육, 힘줄, 신경에 압력을 가하는데 정상에서는 압력을 가하면 통증을 호소함
• 온도감각은 환자로 하여금 눈을 감게 한 후 따뜻한 물(43°C)과 찬물(7°C)이 담긴 두 개의 검사 시험관을 사용하여 몸의 각 부위에 대고 따뜻한지 차가운지 말하도록 함(보통 뇌손상은 냉각을 더 잘 감지)</td></tr>
<tr><td rowspan="8">결과
해석
통각</td><td rowspan="6">통각</td><td>+S</td><td>뾰족한 자극을 정확히 인식함</td></tr>
<tr><td>−S</td><td>뾰족한 자극을 인식하지 못함</td></tr>
<tr><td>S</td><td>뾰족한 자극을 둔한 자극으로 인식함(압각이 작용)</td></tr>
<tr><td>+D</td><td>둔한자극을 정확히 인식함</td></tr>
<tr><td>−D</td><td>둔한자극을 인식하지 못함</td></tr>
<tr><td>D</td><td>둔한 자극을 뾰족한 자극으로 인식함(압각이 작용)</td></tr>
<tr><td rowspan="2">온도
감각</td><td>Intact (+)</td><td>Impaired (±) | Absent (−)</td></tr>
<tr><td>정상 반응</td><td>과민 or 저하 반응 | 반응 없음</td></tr>
</table>

② 가벼운 촉각 및 압각(Light touch & pressure)

평가 방법

- 가벼운 촉각(light touch)
  - 환자로 하여금 눈을 감게 한 후 면봉이나 칫솔을 사용하여 몸의 각 부위를 불규칙적으로 간격을 두어 자극하고 자극을 인지할 때마다 반응하도록 하는데 손과 발은 좀 더 강하게 자극을 가해야 함

※ 2점 식별(two-point discrimination)

- 피부에 두 점을 동시에 자극을 줄 때 두 점으로 인식하는 능력을 말함
- 두 점 사이의 걸리는 두 점을 한 점으로 인식할 때까지 점차 근접시켜 어느 정도의 거리에서까지 두 점으로 인식하는지를 결정함
  - 압각(pressure)
- 환자로 하여금 눈을 감게 한 후 눌러 자극을 주어 인식하는지를 결정함

결과 해석

Intact (+)	Impaired (±)	Absent (−)
정상 반응	지나치게 느리거나 이상 반응	반응 없음

③ 고유수용성 감각(Proprioception)

평가 방법

- 자세 감각(position sense)
  - 검사자가 환자의 팔꿉 관절을 구부려 놓거나 펴 놓고서 구부려져 있는지 펴져 있는지를 물어봄
- 운동 감각(kinesthesia sense)
  - 팔꿉관절을 구부리면서 건측 사지를 환측 사지의 움직임과 똑같은 모양을 만들어 보라고 함

결과 해석

Intact (+)	Impaired (±)	Absent (−)
정상 반응	지나치게 느리거나 이상 반응	반응 없음

▶ 피부분절

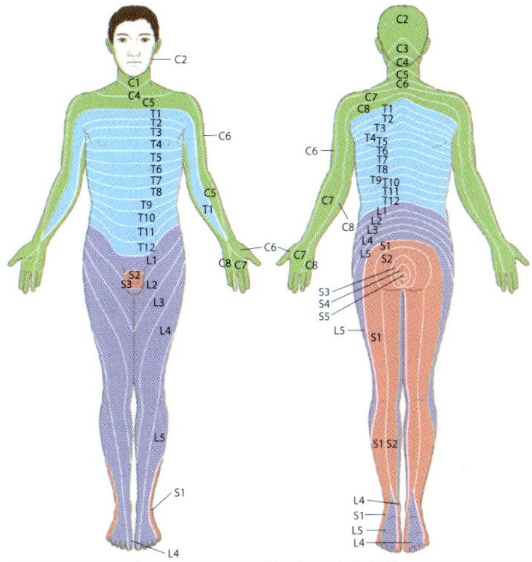

목분절	등분절	허리분절	엉치분절
C5-앞가쪽 어깨 C6-엄지 C7-중지 C8-약지	T1-안쪽 팔 T3-3, 4번째 공간 T6-젖꼭지 선 T10-배꼽 T12-두덩	L2-안쪽 넙다리 L3-무릎 안쪽 L4-발목 안쪽, 엄지발가락 L5-발등	S1-가쪽 발 S2-뒤안쪽 넙다리 S3, 4, 5-항문주위 영역

▶ 가벼운 촉각 및 압각 검사

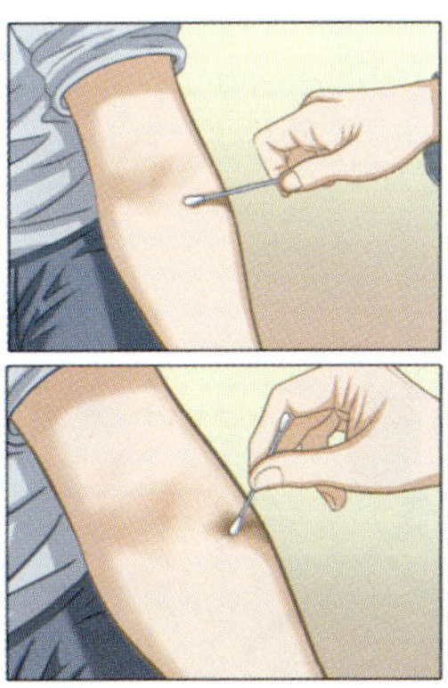

▶ 통각 및 온도 감각 검사

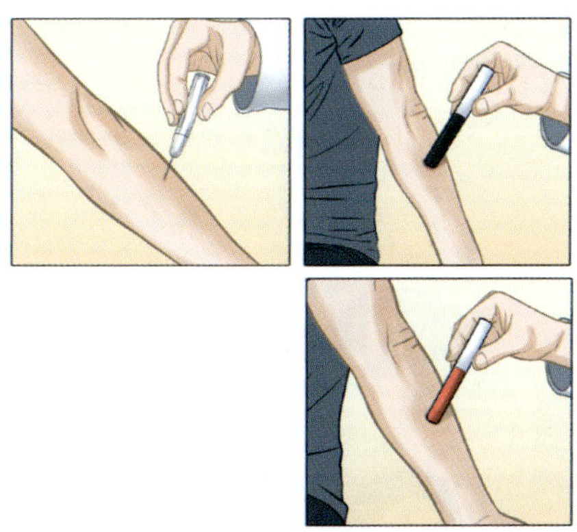

▶ 고유수용성 감각 검사

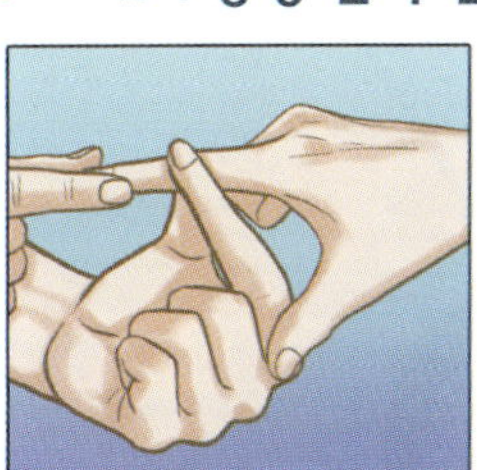

5) 운동(Motor)

출처: 신체검사 및 평가 교재 평가위원회. 2016. 신체검사 및 평가. 범문에듀케이션

(1) 관절가동범위 검사(ROM test)

① 목뼈 관절

움직임	정상관절가동범위	측정방법
굽힘 (flexion)	0~50°	• 똑바로 앉은 자세에서 **바깥 귀구슬 위를 축**으로 굽힘 및 폄을 시행함 • 중심축: 귀구슬 위, 고정팔: 바닥과 수직, 운동팔: 코의 바닥에 평행
폄 (extension)	0~60°	
가쪽굽힙 (lateral flexion)	0~45°	• 똑바로 앉은 자세에서 **C7 가시돌기 위를 축**으로 목의 가쪽굽힘을 시행함 • 중심축: C7 가시돌기 위, 고정팔: 척추가시돌기 위에 위치하고 바닥에 수직, 운동팔: 뒤통수 가운데
돌림 (rotation)	0~80°	• 똑바로 앉은 자세에서 **머리꼭대기 가운데 위를 축**으로 목 돌림을 시행함 • 중심축: 머리 꼭대기 가운데 위, 고정팔: 오른쪽, 왼쪽의 봉우리돌기를 연결하는 선과 수평, 운동팔: 코 방향으로 정면을 응시

유의사항

- 등뼈 움직임을 최소화하고 몸통 윗부분이 지지되도록 하거나 고정하여 유지함
- 각도계로 검사 시 위에 설명대로 검사를 진행하고, CROM 경사계를 착용하는 경우에는 앉은 자세에서 측정하고자 하는 관절의 움직임을 따라 검사를 진행함

▶ 목뼈 관절(각도계로 측정)

움직임	시작자세	끝자세
굽힘	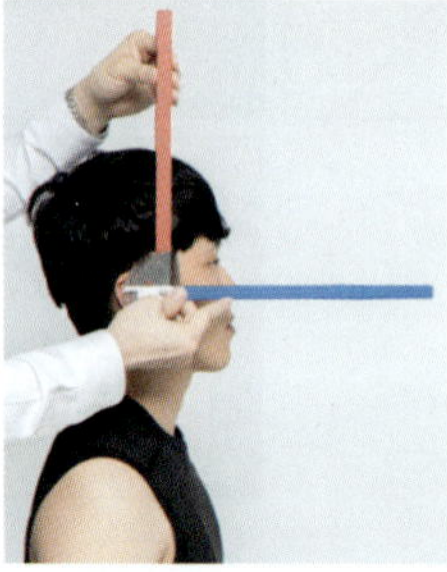	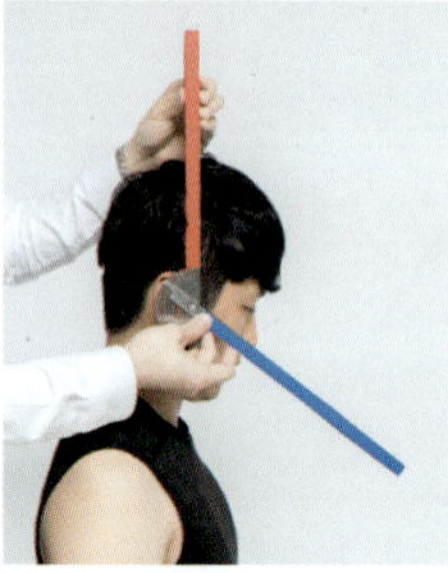
폄	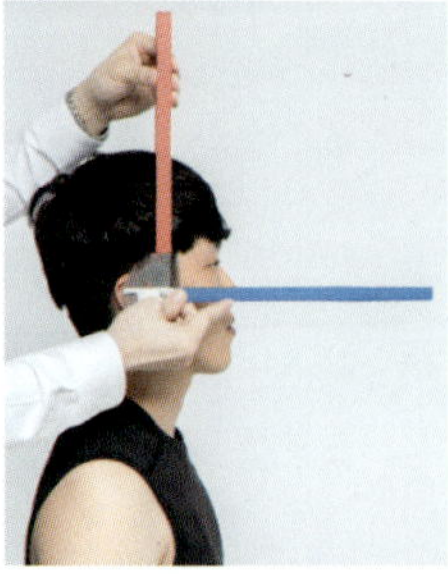	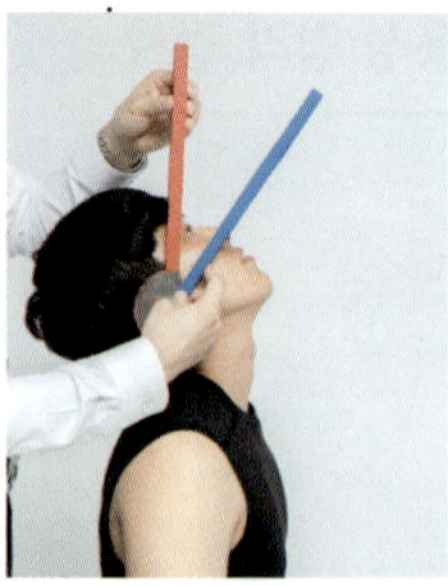

가쪽굽힘	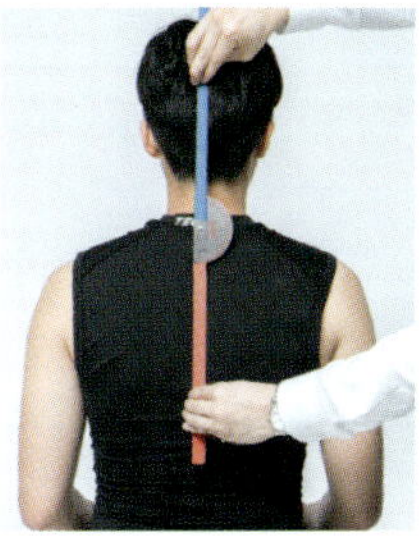	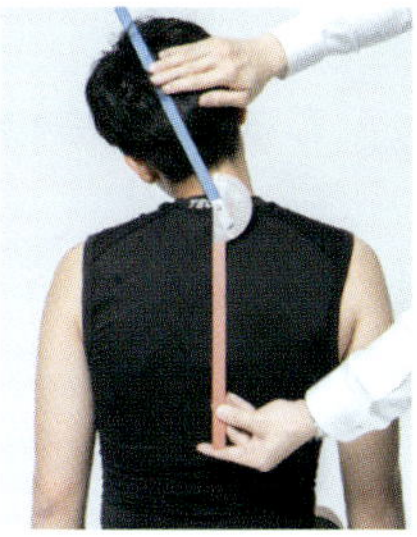
돌림	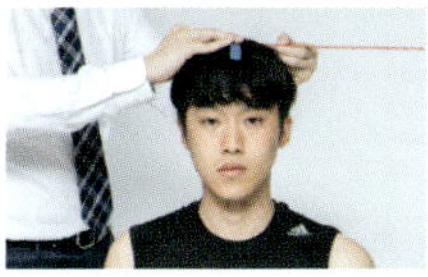	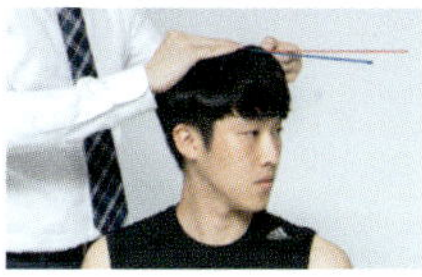

▶ 목뼈 관절(CROM으로 측정)

움직임	시작자세	끝자세
굽힘	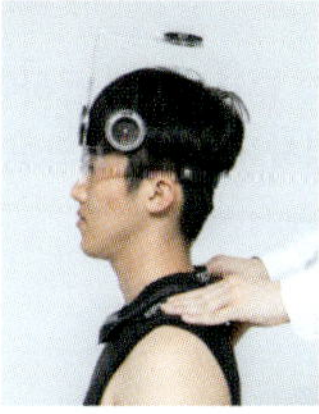	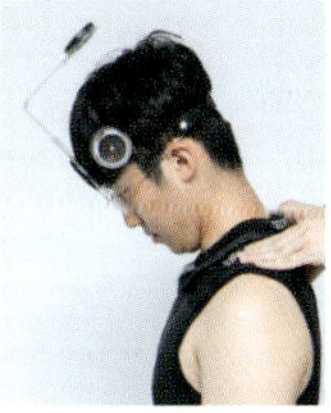
폄	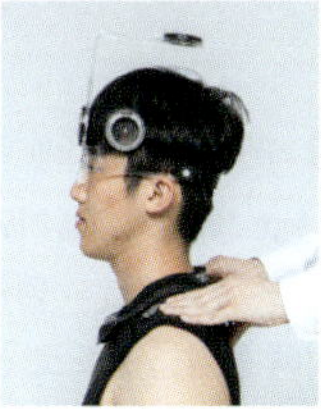	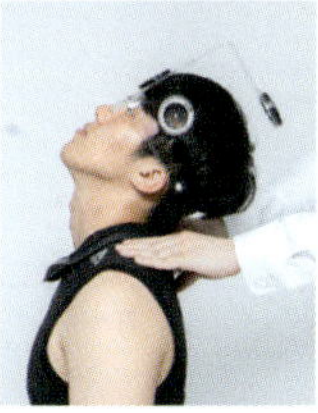
가쪽굽힘	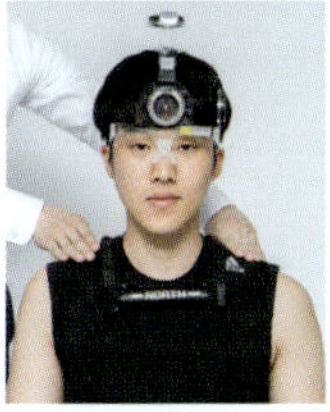	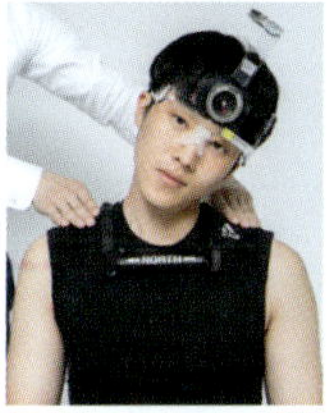
돌림	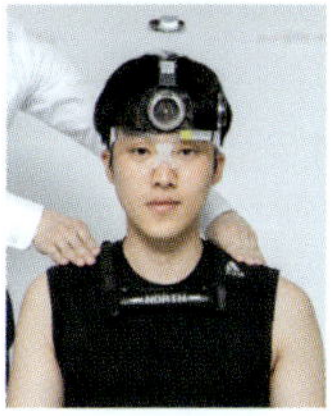	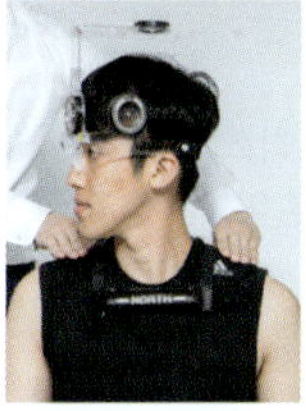

② 등뼈 관절

움직임	정상관절가동범위	검사방법
굽힘 (flexion)	0~50°	• 똑바로 선 자세에서 2개의 경사계를 이용하여 **1st 등뼈 가시돌기와 12th 등뼈 가시돌기를 축**으로 경사계의 값을 0으로 맞춘 후 굽힘을 시행함
폄 (extension)	-	
가쪽굽힘 (lateral flexion)	0~45°	• 똑바로 선 자세에서 2개의 경사계를 이용하여 **1st 등뼈 가시돌기와 12th 등뼈 가시돌기를 축**으로 경사계의 값을 0으로 맞춘 후 가쪽굽힘을 시행함
돌림 (rotation)	0~30°	• 똑바로 선 자세에서 몸통을 바닥과 평행하게 함 • 2개의 경사계를 이용하여 **1st 등뼈 가시돌기와 12th 등뼈 가시돌기를 축**으로 경사계의 값을 0으로 맞춘 후 돌림을 시행함 • 똑바로 앉은 자세에서 **머리뼈 중앙**을 축으로 천천히 돌림을 시행함 • 중심축: 머리뼈 중앙, 운동팔: 엉덩뼈 능선 위 두 돌출결절 사이를 잇는 가상의 선, 고정팔: 두 봉우리 사이를 잇는 가상선

유의사항

- 등뼈 움직임을 최소화하고 몸통 윗부분이 지지되도록 하거나 고정하여 유지함
- 2개의 경사계를 이용한 검사 시 경사계의 값을 0을 맞춘 후 두 경사계의 차이를 기록함

▶ 등뼈 관절(경사계로 측정)

움직임	시작자세	끝자세
굽힘	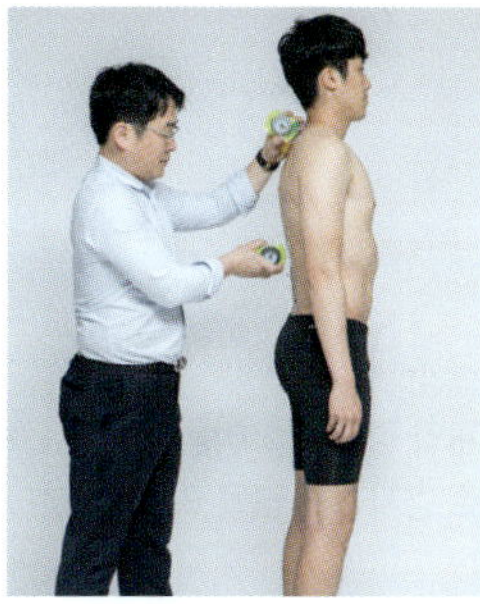	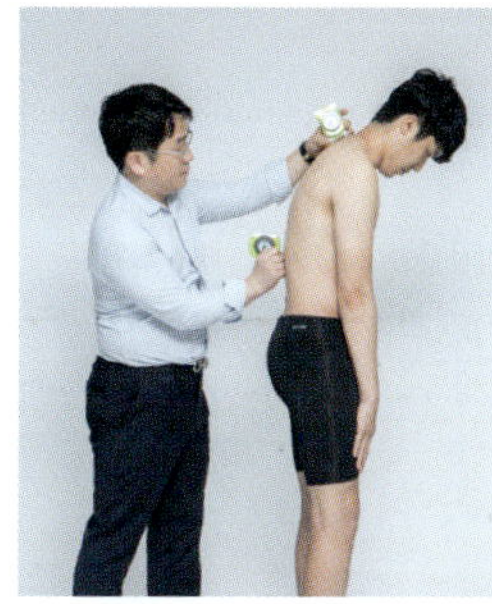
가쪽굽힘	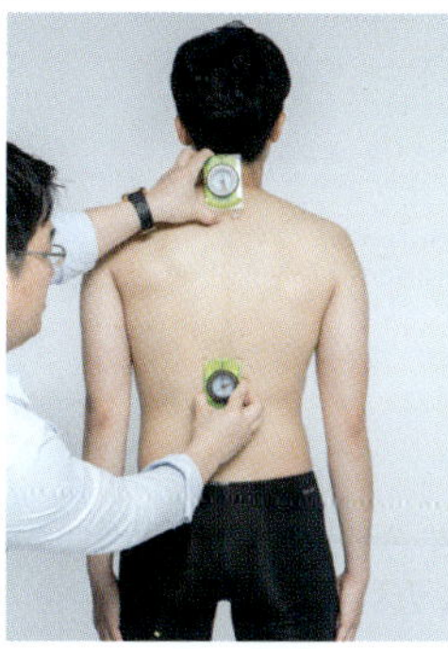	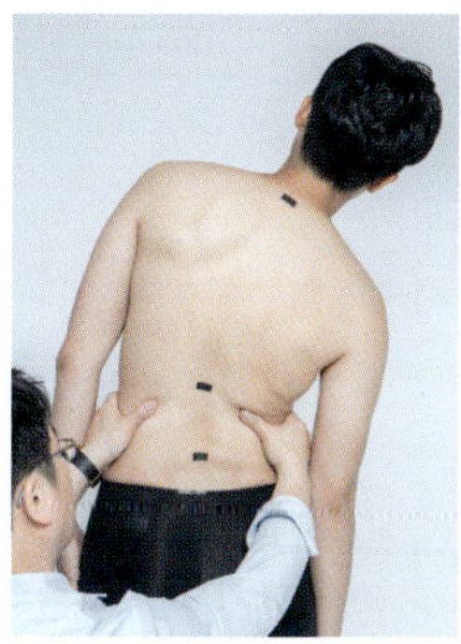 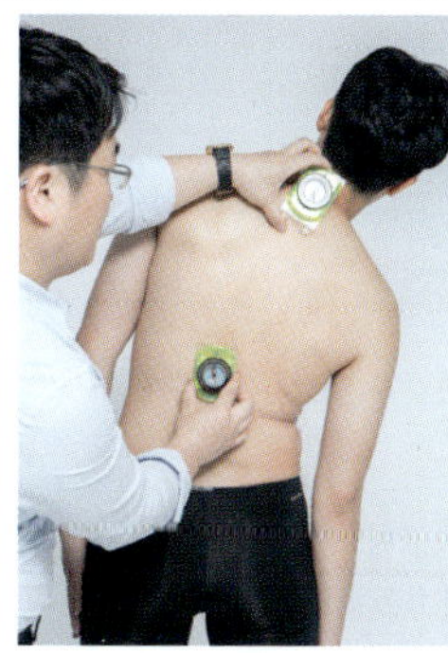
돌림	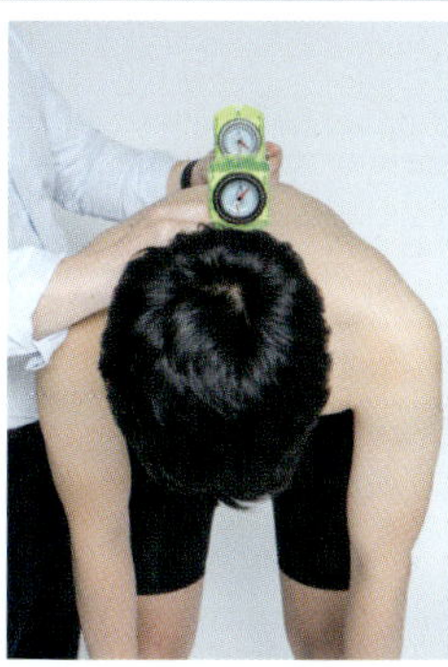	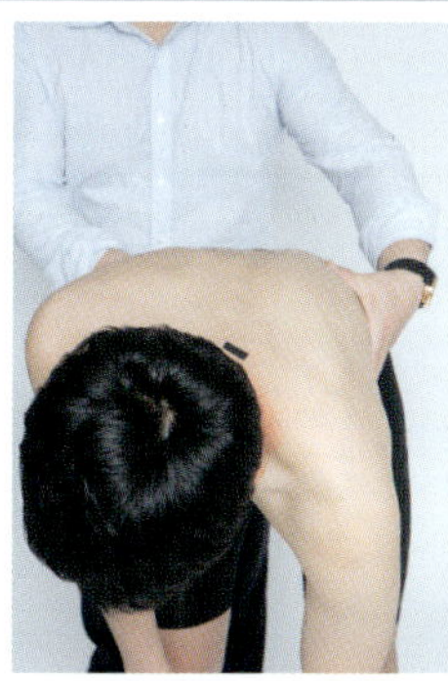 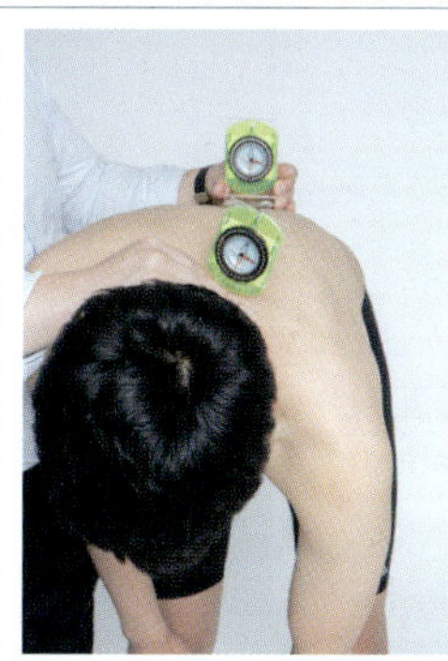

▶ 등뼈 관절(각도계로 측정)

움직임	시작자세	끝자세
돌림	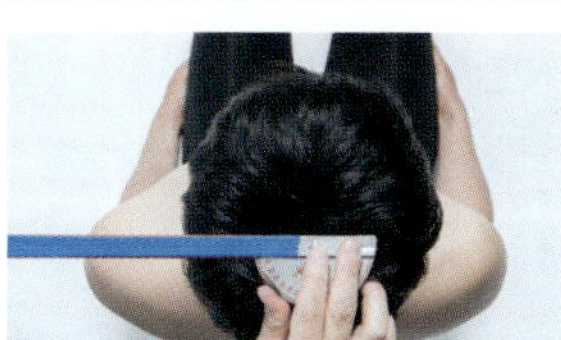	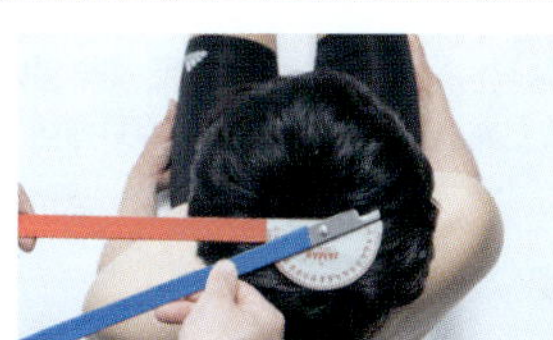

③ 허리뼈 관절

움직임	정상관절가동범위	검사방법
굽힘 (flexion)	0~60°	• 똑바로 선 자세에서 2개의 경사계를 이용하여 **1st 허리뼈 가시돌기와 5th 허리뼈 가시돌기를 축**으로 경사계의 값을 0으로 맞춘 후 굽힘 및 폄을 시행함
폄 (extension)	0~25°	
가쪽굽힘 (lateral flexion)	0~25°	• 똑바로 선 자세에서 2개의 경사계를 이용하여 **1st 허리뼈 가시돌기와 5th 허리뼈 가시돌기를 축**으로 경사계의 값을 0으로 맞춘 후 가쪽굽힘을 시행함
돌림 (rotation)	-	

유의사항

- 허리뼈 움직임을 최소화하고 몸통 윗부분이 지지되도록 하거나 고정하여 유지함
- 2개의 경사계를 이용한 검사 시 경사계의 값을 0을 맞춘 후 두 경사계의 차이를 기록함

▶ 허리뼈 관절(경사계로 측정)

움직임	시작자세	끝자세
굽힘	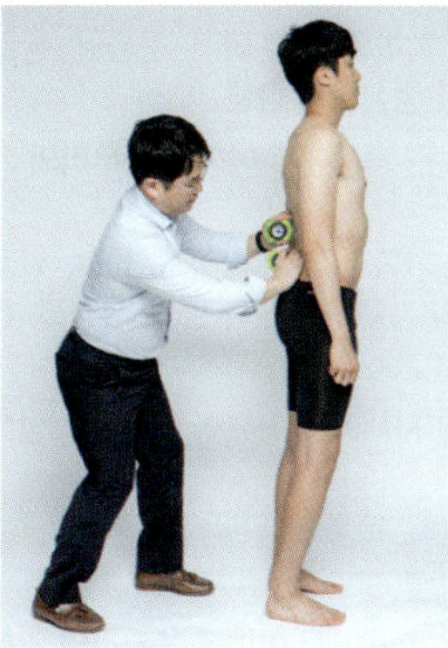	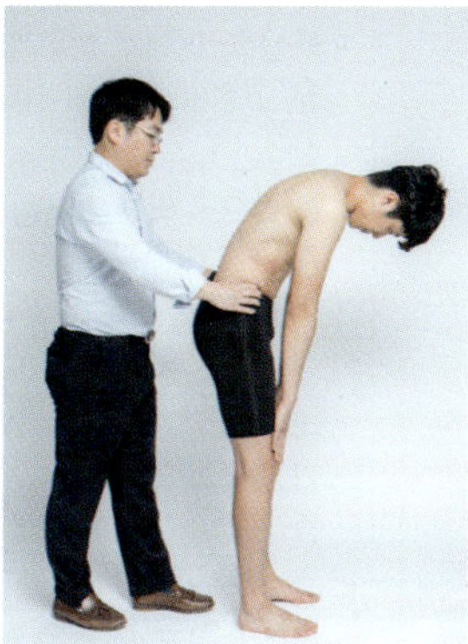 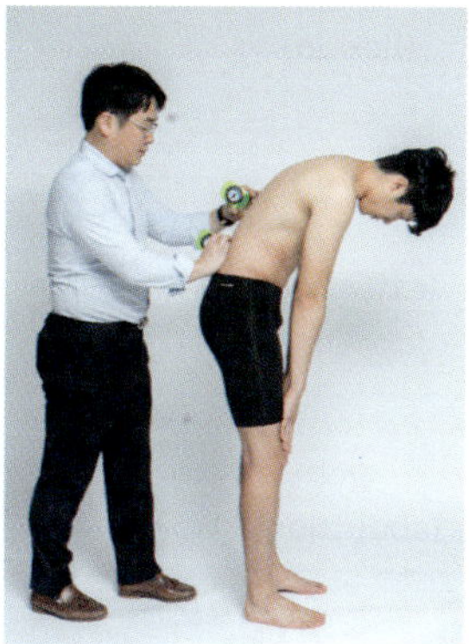
폄	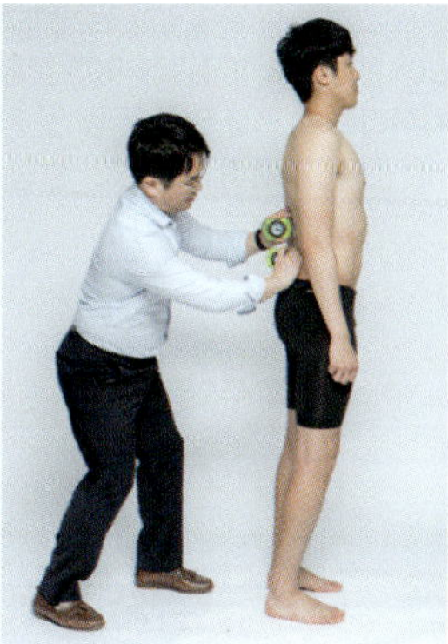	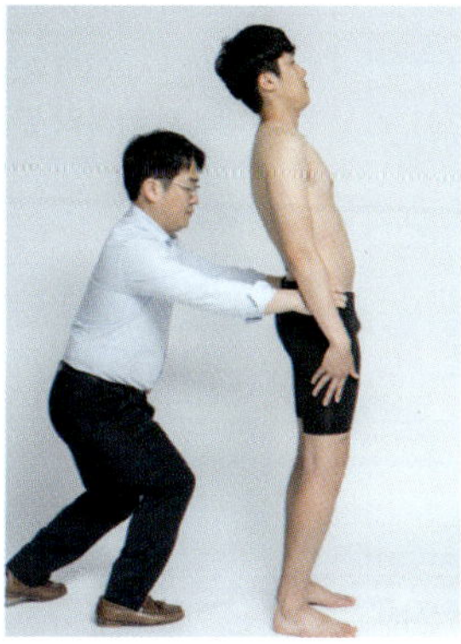 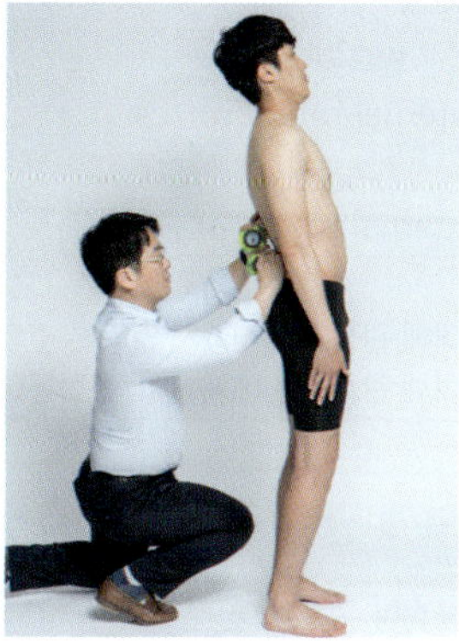
가쪽굽힘	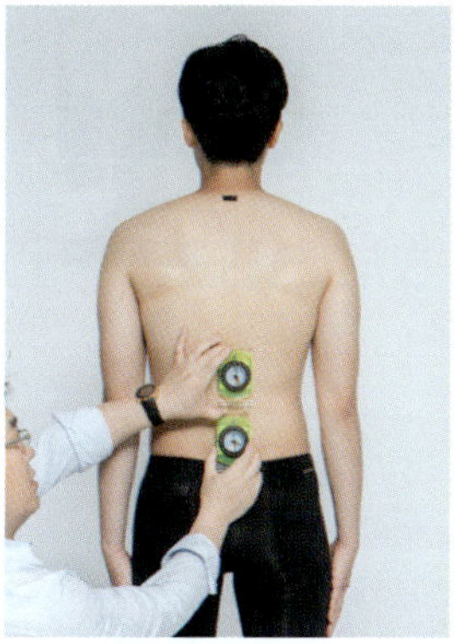	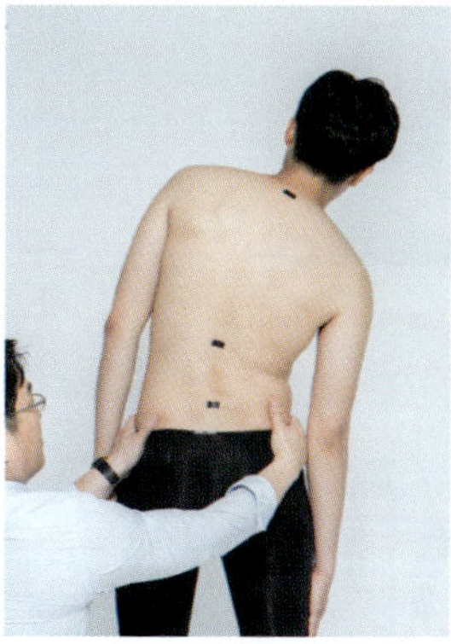 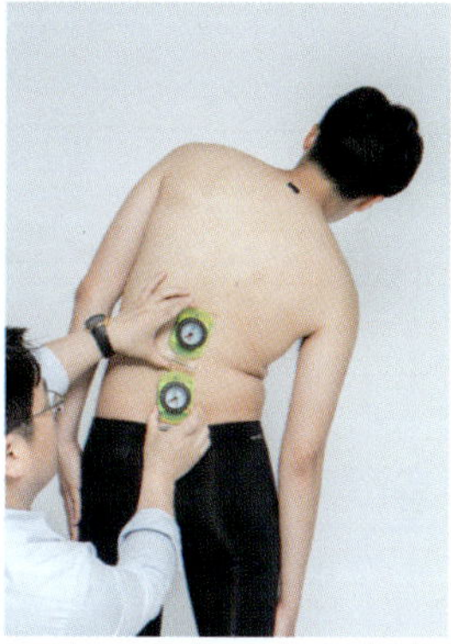

④ 어깨 관절

움직임	정상관절가동범위	검사방법
굽힘 (flexion)	0~180°	• 바로 누운 자세 또는 앉은 자세에서 **어깨뼈 봉우리의 가쪽면 약간 아래를 축**으로 어깨를 굽힘 • 중심축: 어깨뼈 봉우리의 가쪽면 약간 아래, 운동팔: 위팔뼈의 가쪽 중심선, 고정팔: 몸통의 겨드랑 중심선과 평행
폄 (extension)	0~50°	• 엎드려 누운 자세 또는 앉은 자세에서 **어깨뼈 봉우리의 가쪽면 약간 아래를 축**으로 어깨를 굽힘 • 중심축: 어깨뼈 봉우리의 가쪽면 약간 아래, 운동팔: 위팔뼈의 가쪽 위관절융기 방향으로 위팔뼈의 가쪽 중심선과 평행, 고정팔: 몸통의 겨드랑 중심선과 평행
벌림 (abduction)	0~180°	• 바로 누운 자세 또는 앉은 자세에서 **어깨뼈 봉우리의 앞쪽을 축**으로 어깨가 몸통과 멀어짐 • 중심축: 어깨뼈 봉우리 앞쪽, 운동팔: 위팔뼈의 중심선, 고정팔: 복장뼈 앞면 중심선과 평행
모음 (adduction)	0~50°	• 바로 누운 자세 또는 앉은 자세에서 **어깨뼈 봉우리의 앞쪽을 축**으로 어깨가 몸통을 지나 안쪽으로 움직임 • 중심축: 어깨뼈 봉우리 앞쪽, 운동팔: 위팔뼈의 중심선, 고정팔: 복장뼈 앞면 중심선과 평행
안쪽돌림 (internal rotation)	0~90°	• 앉은 자세에서 어깨관절 90° 벌림 후 팔꿉관절 90° 굽힘, 아래팔은 엎침된 상태에서 **자뼈의 팔꿈치머리를 축**으로 안쪽 돌림 및 가쪽 돌림 • 중심축: 자뼈의 팔꿈치머리, 운동팔: 자뼈의 붓돌기 방향, 고정팔: 검사대와 평행
가쪽돌림 (external rotation)	0~90°	

유의사항

- 어깨 관절이 벌려지지 않도록 주의함
- 어깨 관절 벌림에서 반대쪽 몸통이 굽힘 및 모음에서 같은쪽 몸통이 굽혀지지 않도록 주의함

▶ 어깨 관절(각도계로 측정)

움직임	시작자세	끝자세
굽힘	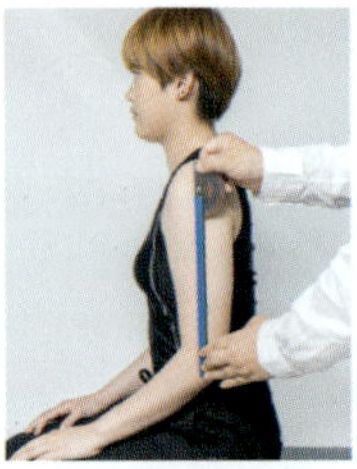	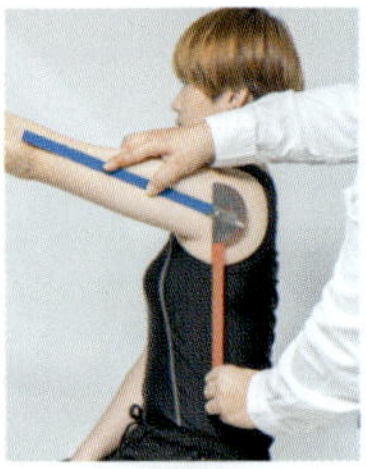
폄	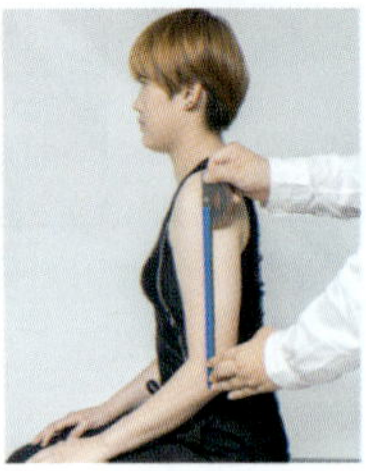	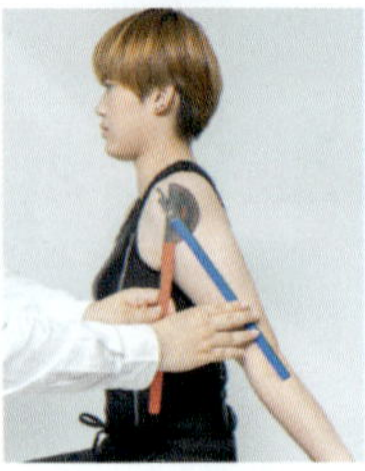

▶ 어깨 관절(각도계로 측정)

움직임	시작자세	끝자세
벌림	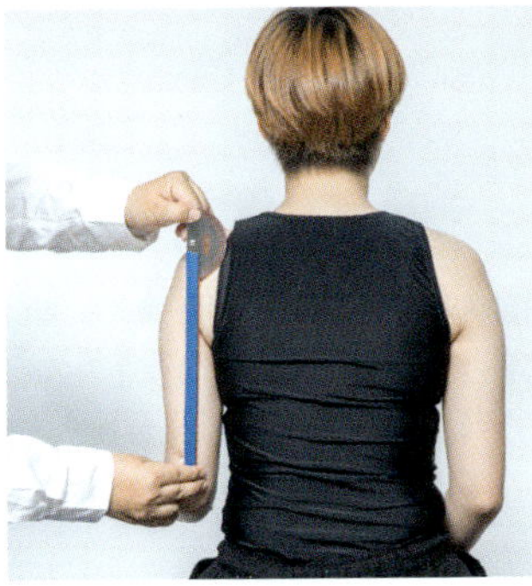	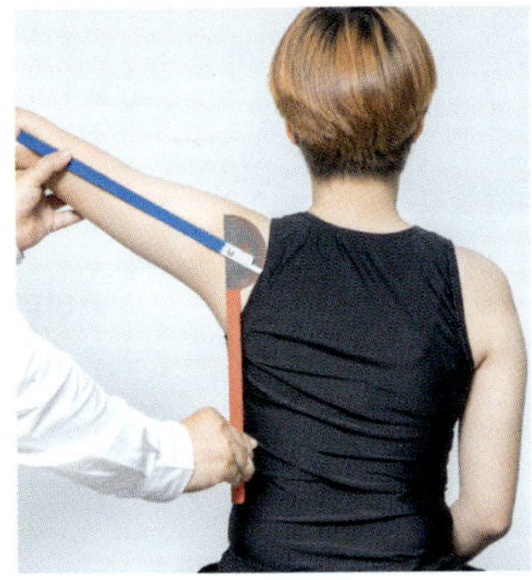
모음	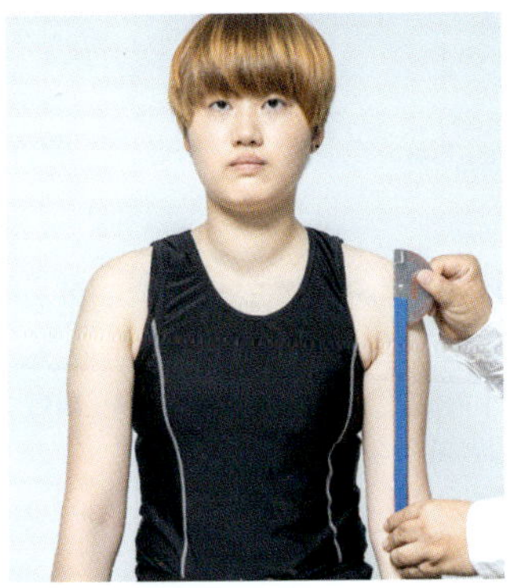	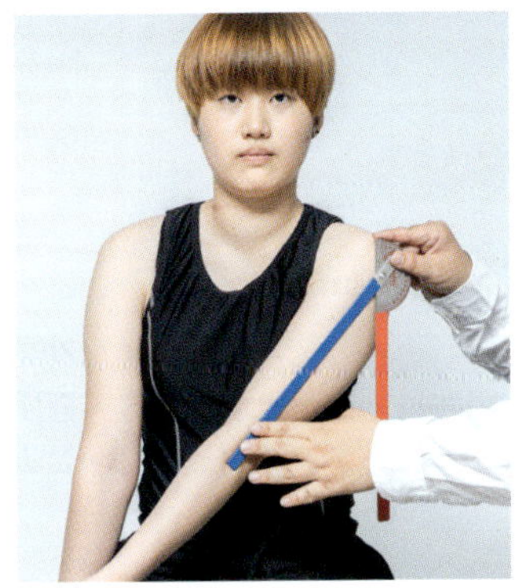
가쪽돌림	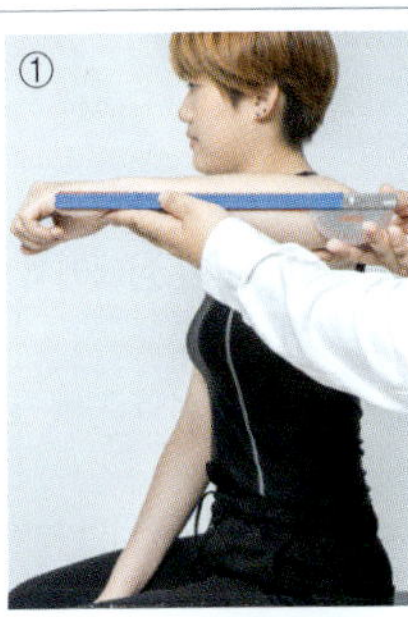 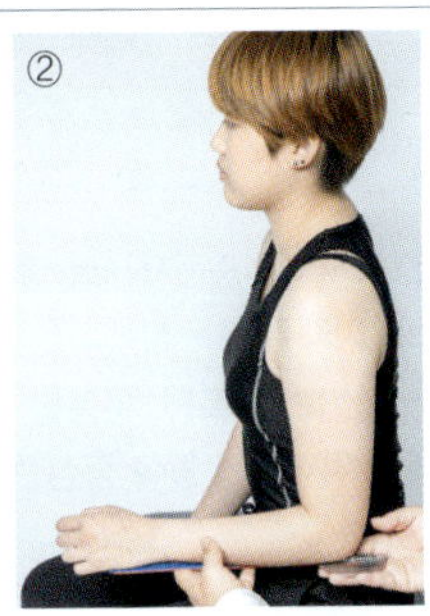	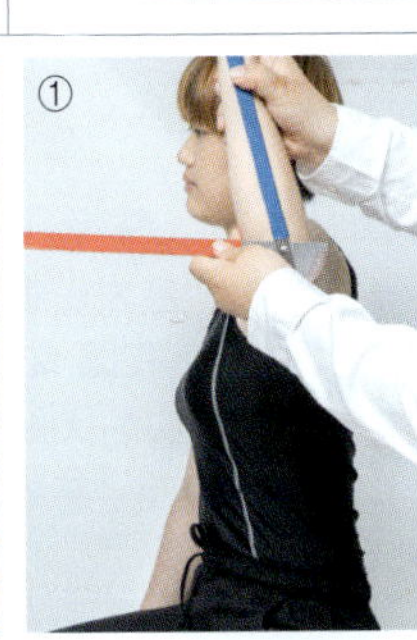 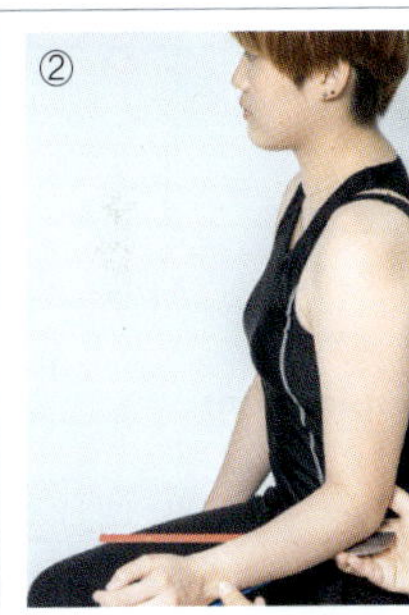
안쪽돌림	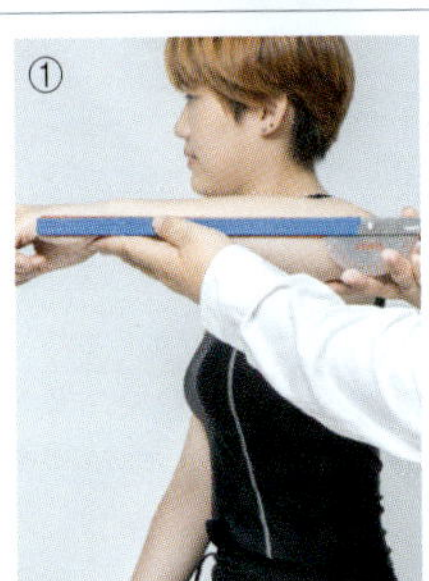 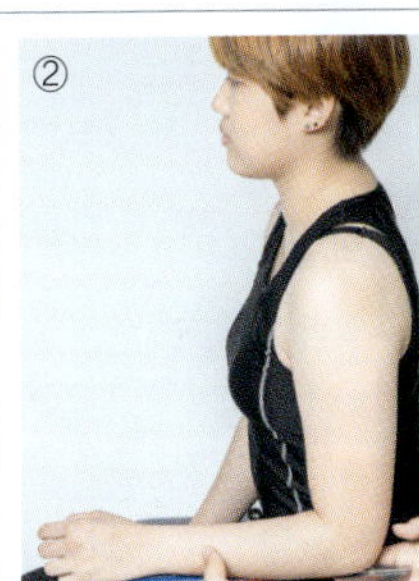	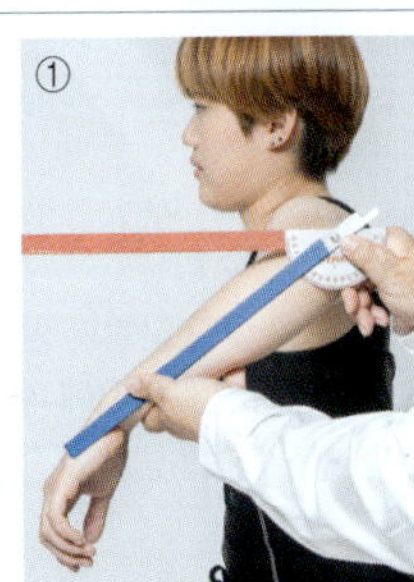 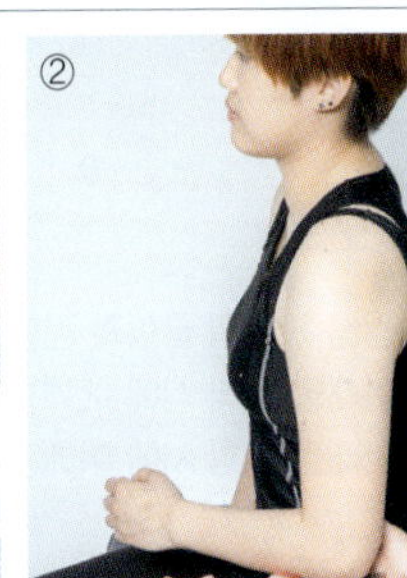

⑤ 팔꿉 관절 및 아래팔

움직임	정상관절가동범위	검사방법
굽힘 (flexion)	0~140°	• 바로 누운 자세에서 **위팔뼈의 가쪽위관절융기를 축**으로 팔꿉을 굽힘 및 폄 • 중심축: 위팔뼈의 가쪽위관절융기, 운동팔: 노뼈 붓돌기를 향한 노뼈의 가쪽 중심선, 고정팔: 어깨뼈 봉우리를 향한 위팔뼈의 가쪽 중심선
폄 (extension)	0°	• 바로 누운 자세에서 **위팔뼈의 가쪽위관절융기를 축**으로 팔꿉을 굽힘 및 폄 • 중심축: 위팔뼈의 가쪽위관절융기, 운동팔: 노뼈 붓돌기를 향한 노뼈의 가쪽 중심선, 고정팔: 어깨뼈 봉우리를 향한 위팔뼈의 가쪽 중심선
엎침 (pronation)	0~80°	• 앉은 자세에서 아래팔은 중립자세로 팔꿉관절 90° 굽힌 상태에서 **자뼈 붓돌기의 가쪽면을 축**으로 아래팔을 엎침 • 중심축: 자뼈 붓돌기의 가쪽면, 운동팔: 손등쪽에서 노뼈와 자뼈 붓돌기 사이, 고정팔: 손등쪽에서 위팔뼈의 앞쪽 중심선과 평행
뒤침 (supination)	0~80°	• 앉은 자세에서 아래팔은 중립자세로 팔꿉관절 90° 굽힌 상태에서 **자뼈 붓돌기의 안쪽면을 축**으로 아래팔을 뒤침 • 중심축: 자뼈 붓돌기의 안쪽면, 운동팔: 손등쪽에서 노뼈와 자뼈 붓돌기 사이, 고정팔: 손등쪽에서 위팔뼈의 앞쪽 중심선과 평행

유의사항

- 팔꿉 관절의 굽힘과 폄할 때 어깨 관절의 굽힘과 폄에 주의함
- 아래팔 엎침 시에 어깨관절의 벌림과 안쪽돌림에 주의함
- 아래팔 뒤침 시에 어깨관절 모음과 가쪽돌림에 주의함

▶ 팔꿉 관절(각도계로 측정)

움직임	시작자세	끝자세
굽힘	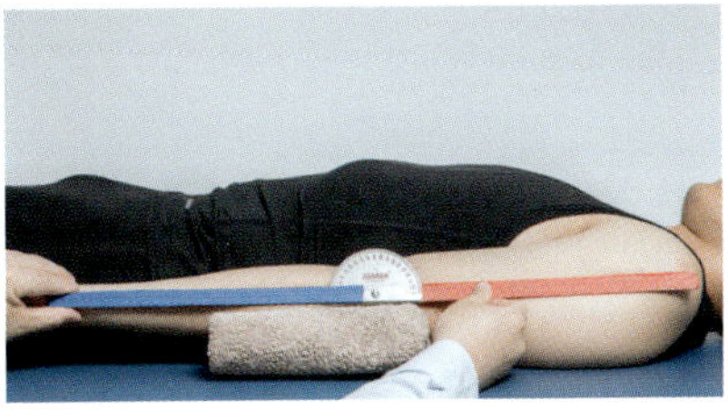	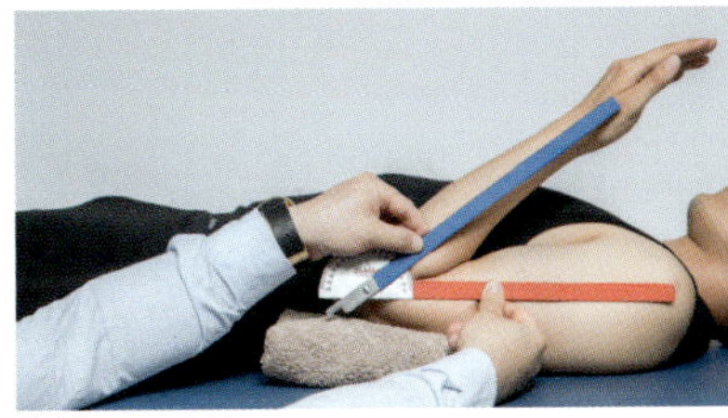
폄	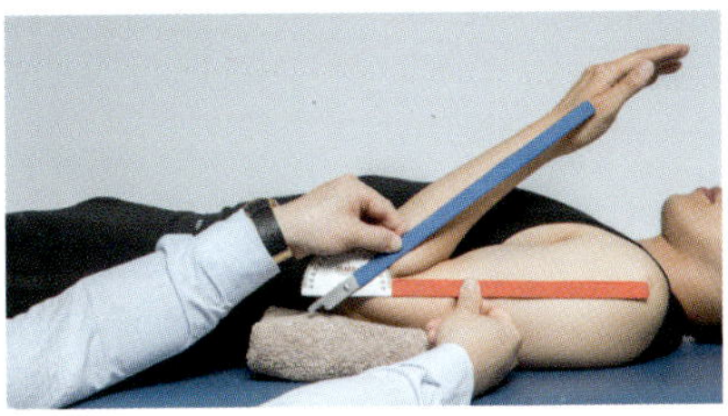	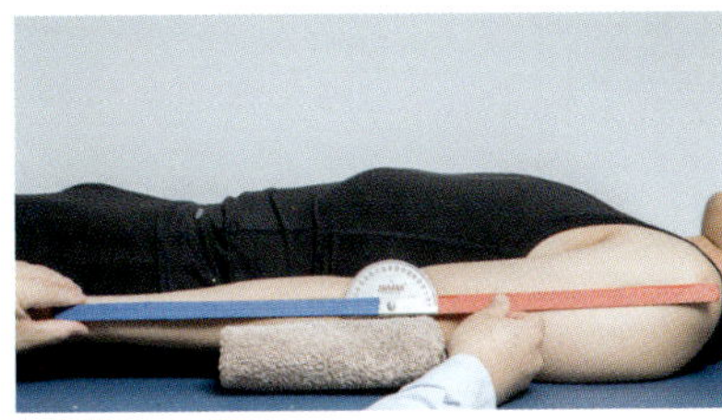
엎침	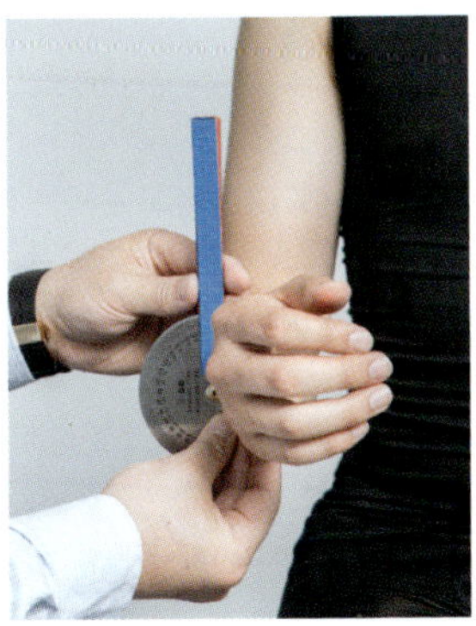	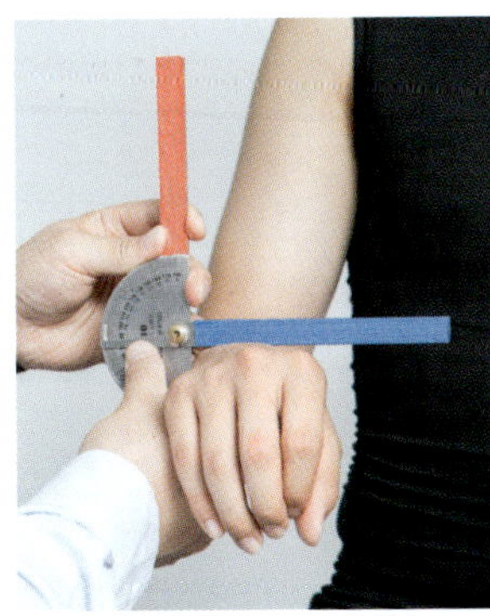
뒤침	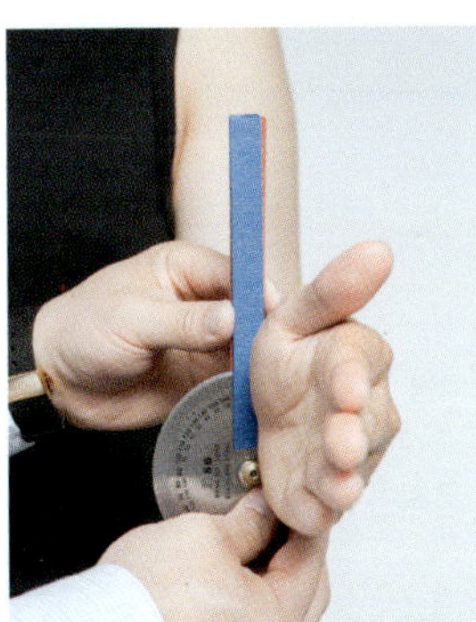	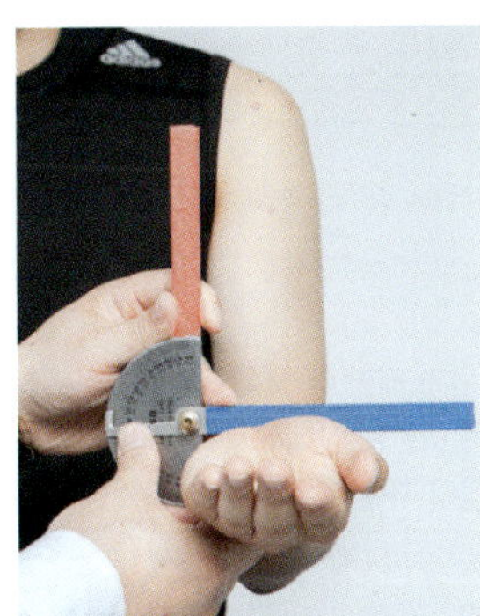

⑥ 손목 관절

움직임	정상관절가동범위	검사방법
굽힘 (flexion)	0~60°	• 앉은 자세에서 아래팔은 엎침된 상태로 테이블의 끝에 놓고 **자뼈의 붓돌기를 축**으로 손목을 굽힘 및 폄 • 중심축: 자뼈의 붓돌기, 운동팔: 5th 손허리뼈 가쪽 중심선, 고정팔: 팔꿈치머리를 향해 자뼈의 가쪽 중심선
폄 (extension)	0~60°	
노쪽 치우침 (radial deviation)	0~20°	• 앉은 자세에서 아래팔은 엎침으로 테이블에 놓고 손목은 중립상태에서 **손등쪽 알머리뼈의 중심을 축**으로 손목을 노쪽 및 자쪽으로 치우침 • 중심축: 손등쪽 알머리뼈의 중심, 운동팔: 손등쪽에서 3th 손허리뼈 중심선, 고정팔: 손등쪽에서 위팔뼈의 가쪽위관절융기를 향한 아래팔의 중심선
자쪽 치우침 (ulnar deviation)	0~30°	

유의사항

- 손목 굽힘과 폄할 때 노쪽 및 자쪽 치우침이 일어나지 않도록 주의함
- 손가락은 이완된 상태에서 측정함
- 손목관절의 자쪽 치우침 및 노쪽 치우침에서 아래팔이나 손목의 움직임 등에 주의함

▶ 손목 관절(각도계로 측정)

움직임	시작자세	끝자세
굽힘	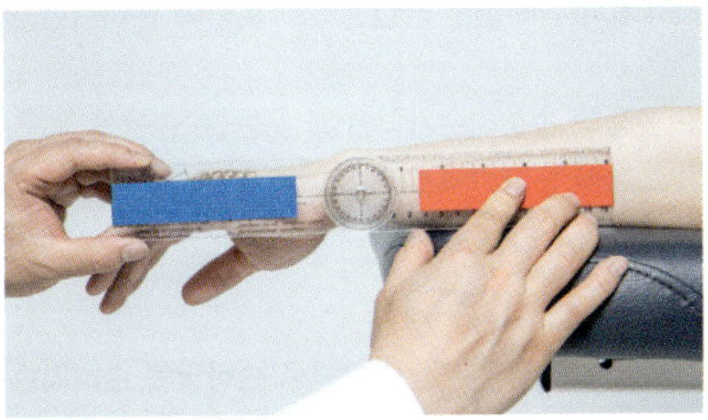	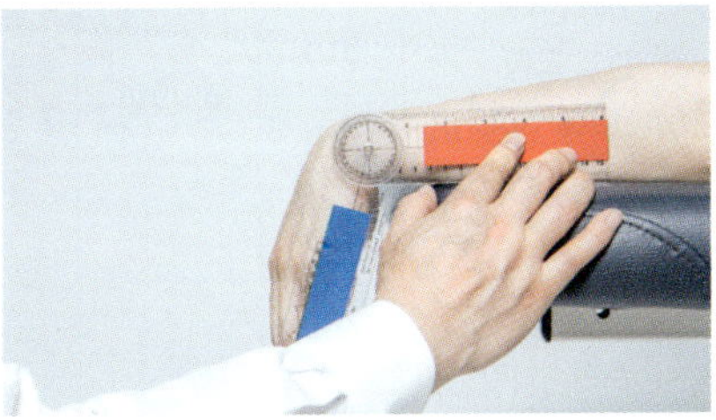
폄	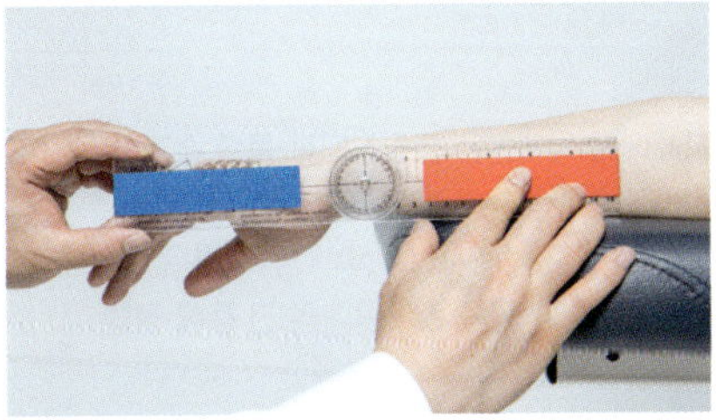	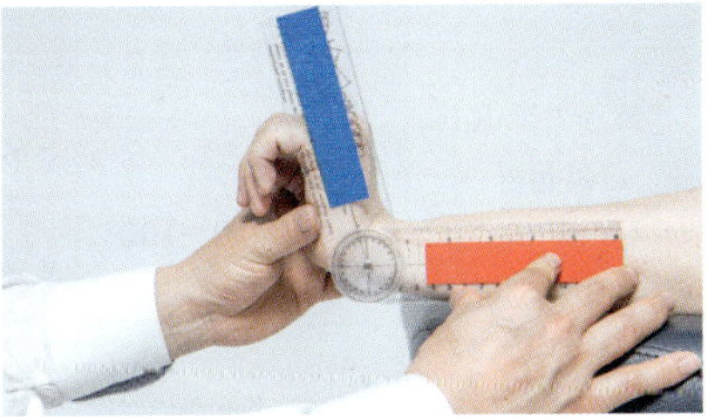
노쪽 치우침	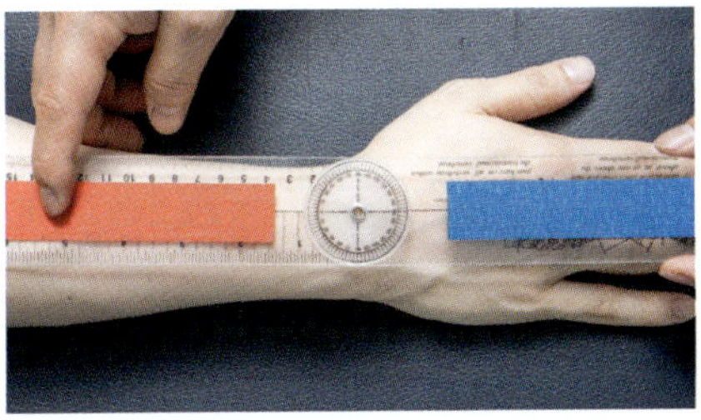	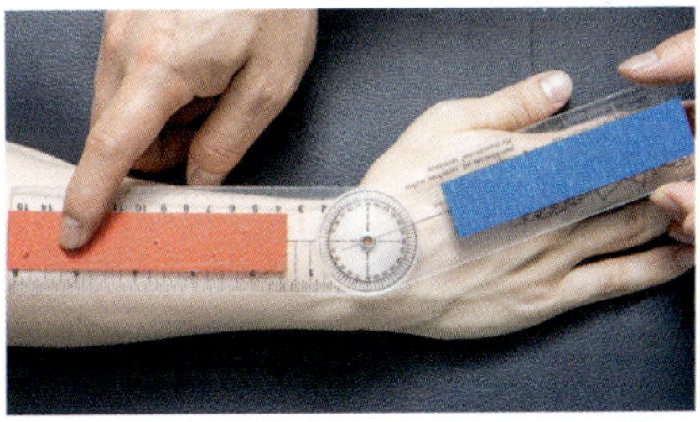
자쪽 치우침	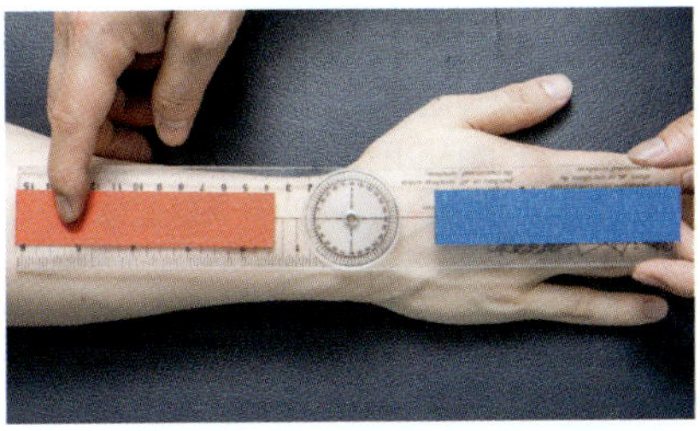	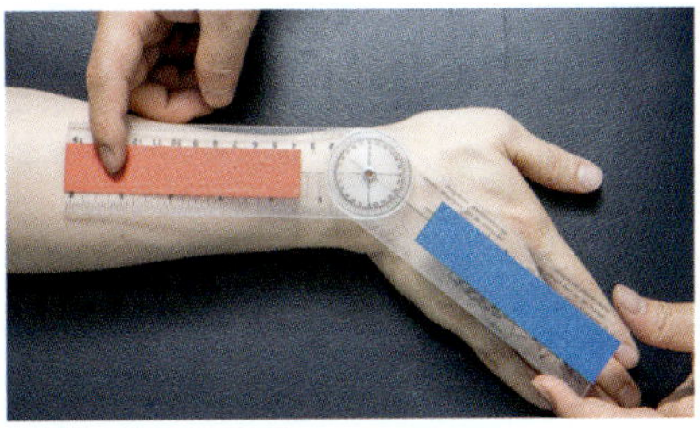

⑦ 손가락 관절

움직임	정상관절가동범위		검사방법
손허리손가락 관절 굽힘 (metacarpophalangeal flexion)	2nd 3th 4th 5th	0~90°	• 앉은 자세에서 아래팔은 중립상태로 **손등쪽 손허리손가락관절을 축**으로 굽힘 • 중심축: 손등쪽 손허리손가락관절, 운동팔: 손등쪽 몸쪽손가락뼈 중심선, 고정팔: 손등쪽 손허리뼈 중심선
손허리손가락 관절 폄 (metacarpophalangeal extension)	2nd 3th 4th 5th	0~20°	• 앉은 자세에서 아래팔은 중립상태로 **손바닥쪽 손허리손가락관절을 축**으로 폄 • 중심축: 손바닥쪽 손허리손가락관절, 운동팔: 손바닥쪽 몸쪽손가락뼈 중심선, 고정팔: 손바닥쪽 손허리뼈 중심선
몸쪽 손가락사이 관절 굽힘 (proximal interphalangeal flexion)	2nd 3th 4th 5th	0~100°	• 앉은 자세에서 아래팔은 중립상태로 **몸쪽 손가락뼈사이관절의 등쪽 면**을 축으로 몸쪽 손가락사이관절을 굽힘 • 중심축: 몸쪽 손가락뼈사이관절의 등쪽 면, 운동팔: 중간 손가락뼈의 긴 축에 평행, 고정팔: 몸쪽 손가락뼈의 긴 축에 평행
몸쪽 손가락사이 관절 폄 (proximal interphalangeal extension)	2nd 3th 4th 5th	0°	• 앉은 자세에서 아래팔은 중립상태로 **몸쪽 손가락뼈사이관절의 바닥면을 축**으로 몸쪽 손가락사이관절을 폄 • 중심축: 몸쪽 손가락뼈사이관절의 바닥면, 운동팔: 중간 손가락뼈의 긴 축에 평행, 고정팔: 몸쪽 손가락뼈의 긴 축에 평행
먼쪽 손가락사이 관절 굽힘 (distal interphalangeal flexion)	2nd 3th 4th 5th	0~70°	• 앉은 자세에서 아래팔은 중립상태로 **먼쪽 손가락뼈사이관절의 등쪽 면을 축**으로 먼쪽 손가락사이관절을 굽힘 • 중심축: 먼쪽 손가락뼈사이관절의 등쪽 면, 운동팔: 먼쪽 손가락뼈의 긴 축에 평행, 고정팔: 중간 손가락뼈의 긴 축에 평행
먼쪽 손가락사이 관절 폄 (distal interphalangeal extension)	2nd 3th 4th 5th	0°	• 앉은 자세에서 아래팔은 중립상태로 **먼쪽 손가락뼈사이관절의 바닥면을 축**으로 먼쪽 손가락사이관절을 폄 • 중심축: 먼쪽 손가락뼈사이관절의 바닥면, 운동팔: 먼쪽 손가락뼈의 긴 축에 평행, 고정팔: 중간 손가락뼈의 긴 축에 평행

유의사항

- 손가락은 이완된 상태에서 측정함
- 손가락 측정 시에는 짧은 팔의 각도계를 사용함

▶ 손가락 관절(각도계로 측정)

움직임	시작자세	끝자세
손허리손가락 관절 굽힘	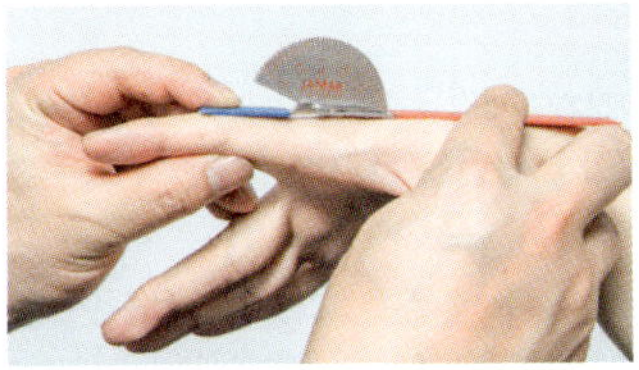	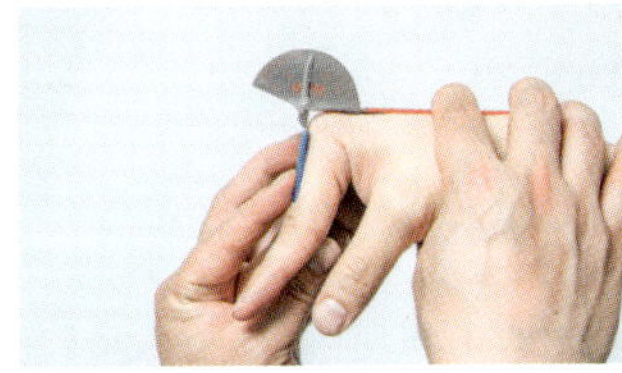
손허리손가락 관절 폄	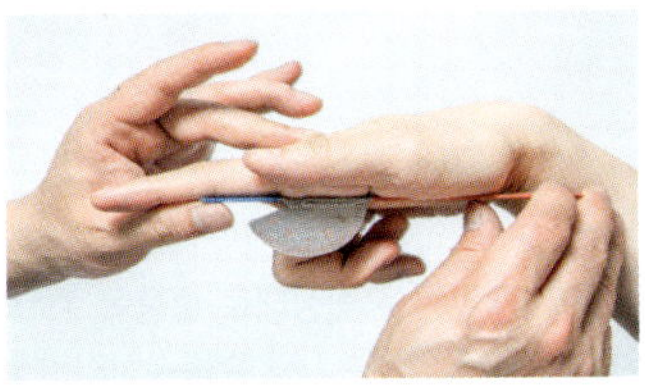	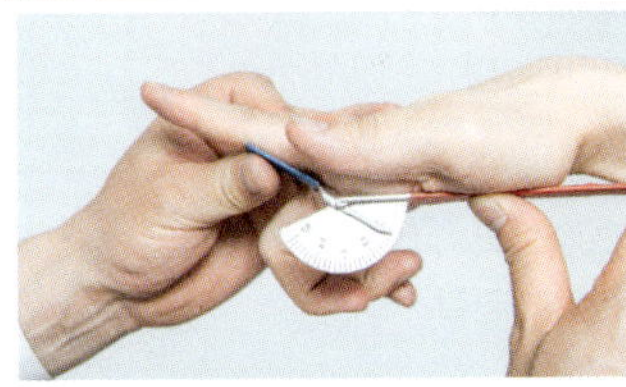
몸쪽 손가락사이 관절 굽힘	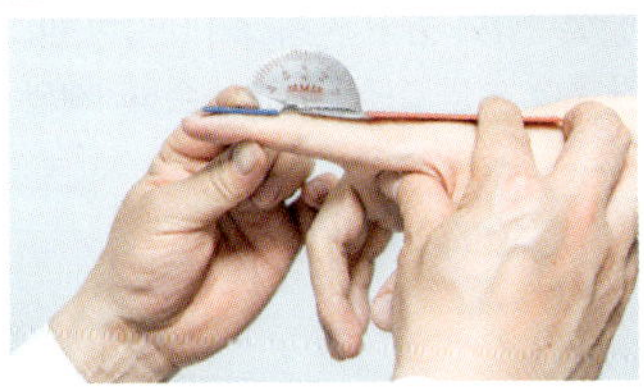	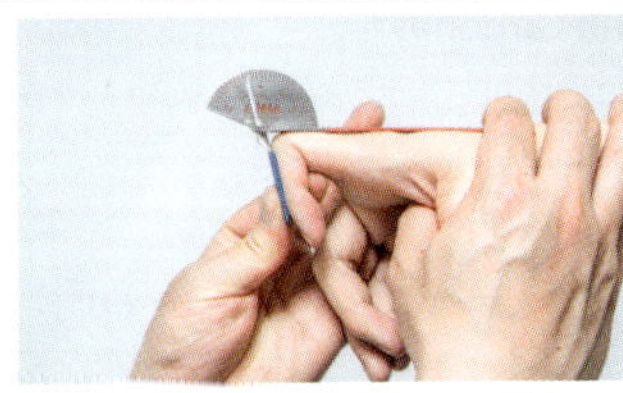
몸쪽 손가락사이 관절 폄	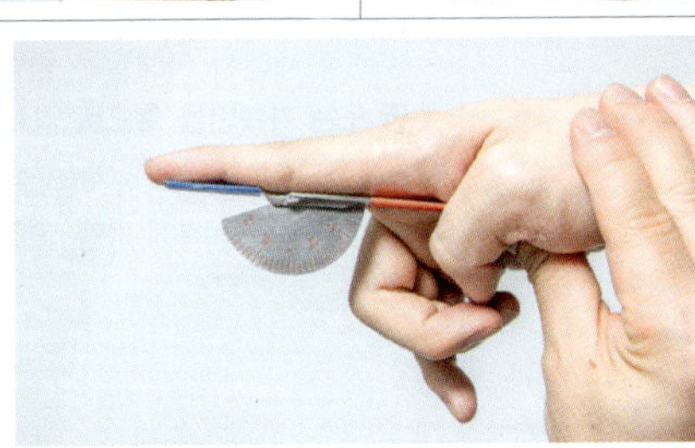	
먼쪽 손가락사이 관절 굽힘	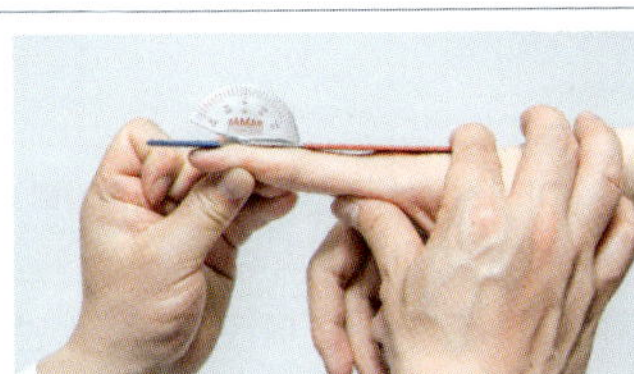	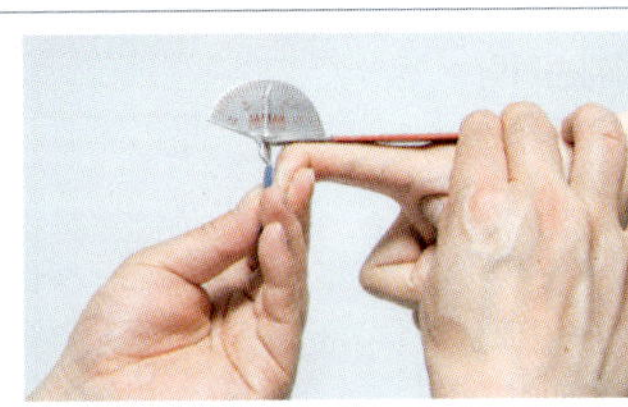
먼쪽 손가락사이 관절 폄	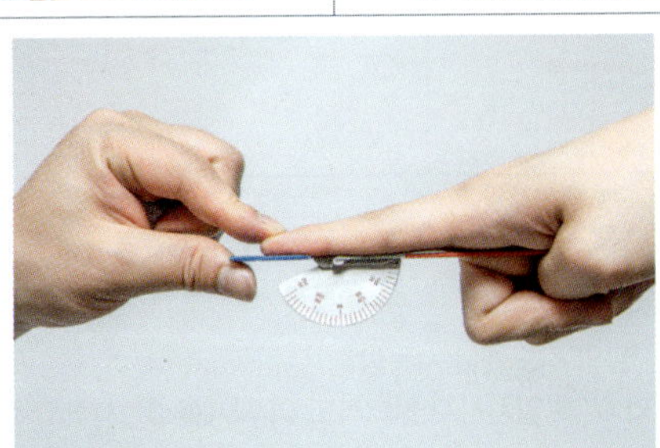	

⑧ 엄지손가락 관절

움직임	정상관절가동범위		검사방법
엄지손가락 손목손허리 관절 굽힘 & 폄 (thumb carpometacarpal flexion & extension)	굽힘	0~15°	• 앉은 자세에서 아래팔은 뒤침 상태로 손목은 중립상태로 **엄지손가락 손목손허리관절의 바닥면을 축**으로 엄지손가락의 손목손허리관절을 굽힘 및 폄 • 중심축: 엄지손가락 손목손허리관절의 바닥면, 운동팔: 엄지손가락 손허리뼈의 긴 축에 평행, 고정팔: 노뼈머리와 노뼈붓돌기를 향해 노뼈의 긴 축에 평행
	폄	0~20°	
엄지손가락 손목손허리관절 벌림 (thumb carpome tacarpal abduction)	0~50°		• 앉은 자세에서 아래팔은 중립상태로 **손등쪽 1st와 2nd 손허리뼈 바닥이 만나는 부위를 축**으로 엄지손가락 손목손허리관절을 벌림 • 중심축: 손등쪽 1st와 2nd 손허리뼈 바닥이 만나는 부위, 운동팔: 1st 손허리뼈의 긴 축에 평행, 고정팔: 2nd 손허리뼈의 긴 축에 평행
엄지손가락 손가락뼈사이관절 굽힘 & 폄 (thumb metacarpoph alangeal flexion & extension)	굽힘	0~60°	• 앉은 자세에서 아래팔은 중립상태로 **엄지손가락 손허리손가락관절 등쪽면 또는 가쪽면을 축**으로 엄지손가락의 손허리손가락관절을 굽힘 및 폄 • 중심축: 엄지손가락 손허리손가락관절 등쪽면 또는 가쪽면, 운동팔: 몸쪽 손가락뼈의 긴 축에 평행, 고정팔: 엄지손가락 손허리뼈의 긴 축에 평행
	폄	0°	
엄지손가락 손가락뼈 사이관절 굽힘 & 폄 (thumb interphalangeal flexion & extension)	굽힘	0~80°	• 앉은 자세에서 아래팔은 중립상태로 **엄지손가락 손가락뼈사이 관절의 등쪽면을 축**으로 엄지손가락 손가락뼈사이관절을 굽힘 및 폄 • 중심축: 엄지손가락 손가락뼈사이 관절의 등쪽면, 운동팔: 먼쪽 손가락뼈의 긴 축에 평행, 고정팔: 몸쪽 손가락뼈의 긴 축에 평행
	폄	0°	

유의사항

- 손가락은 이완된 상태에서 측정함
- 손가락 측정 시에는 짧은 팔의 각도계를 사용함
- 각도계의 팔의 시작자세가 0°에 일치하지 않더라도 이 자세를 0° 시작자세로 함

▶ 엄지손가락 관절(각도계로 측정)

움직임	시작자세	끝자세
손목손허리관절 굽힘 & 폄	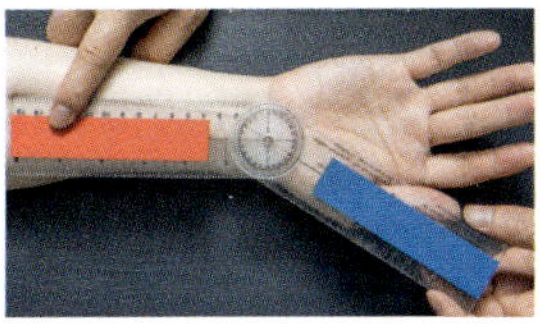 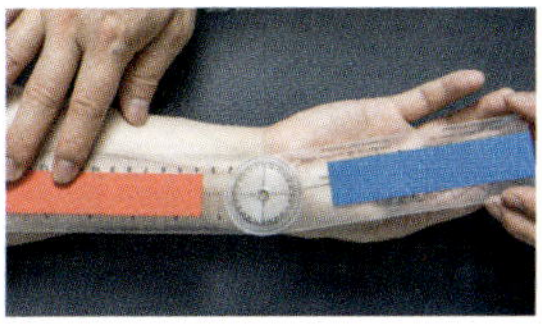	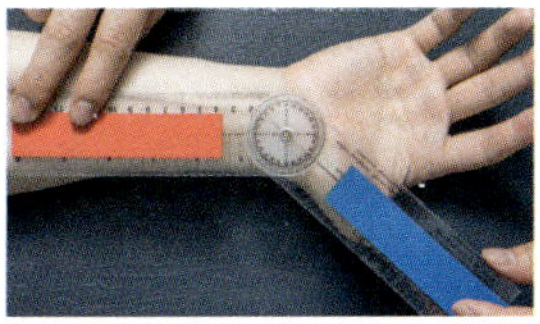
손목손허리관절 벌림	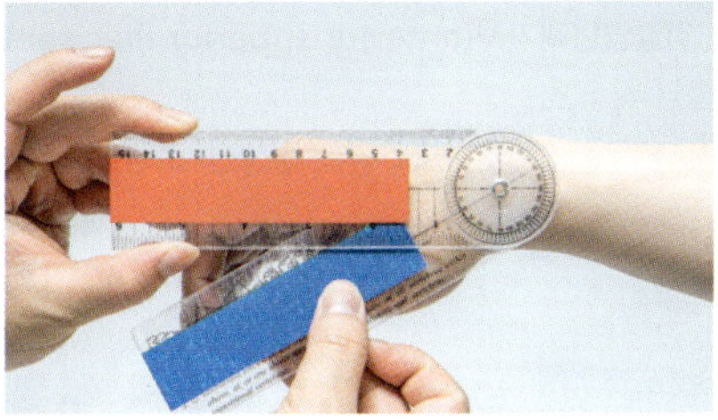	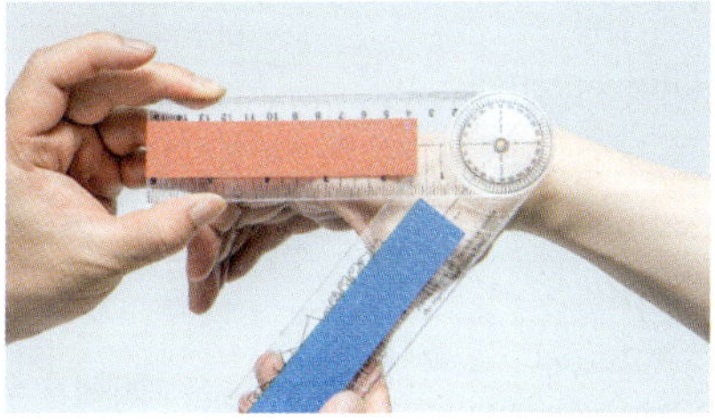
손허리 손가락관절 굽힘 & 폄	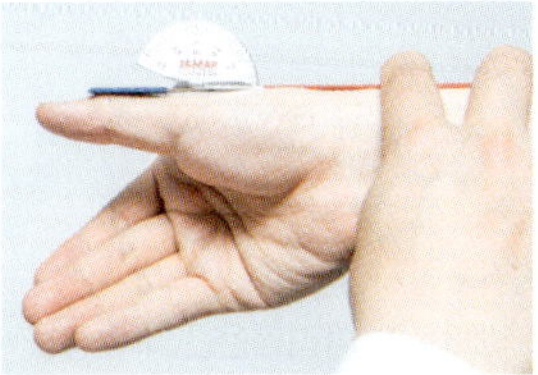 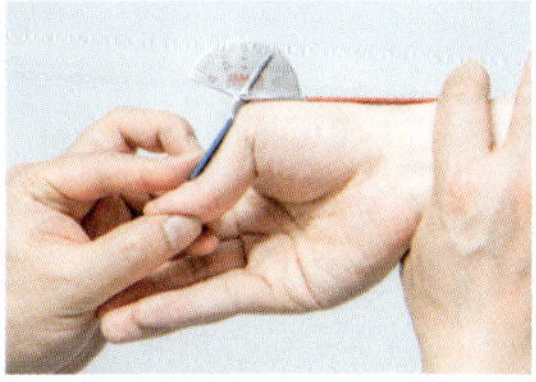	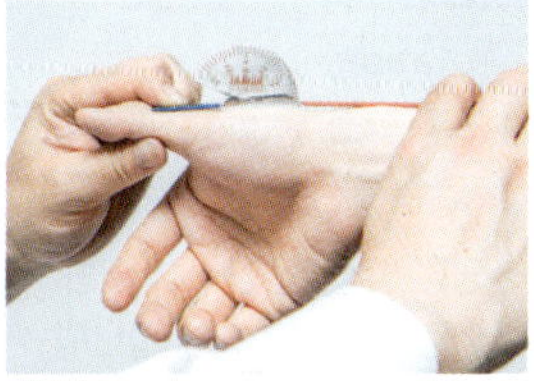
손가락뼈 사이관절 굽힘 & 폄	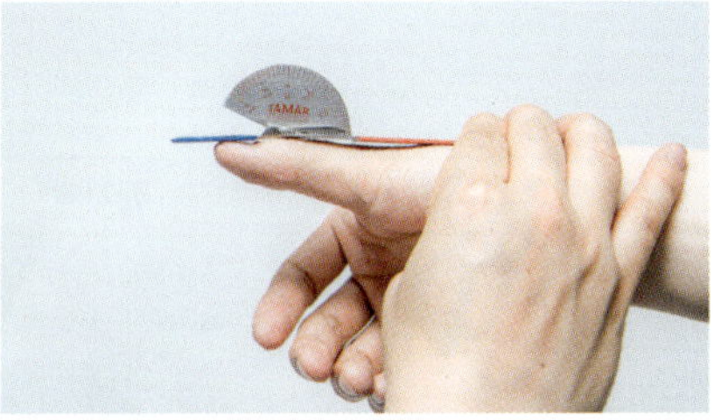 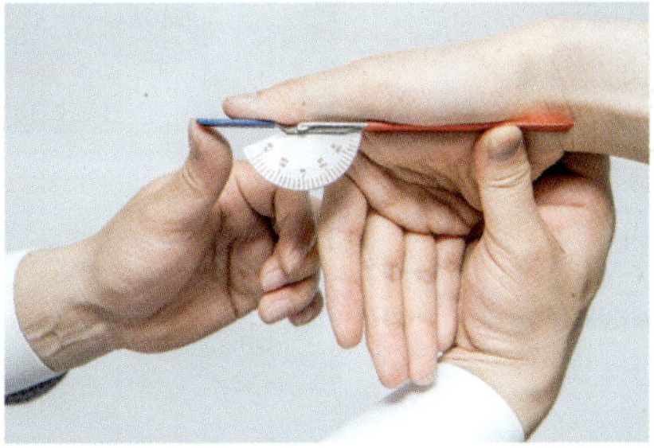	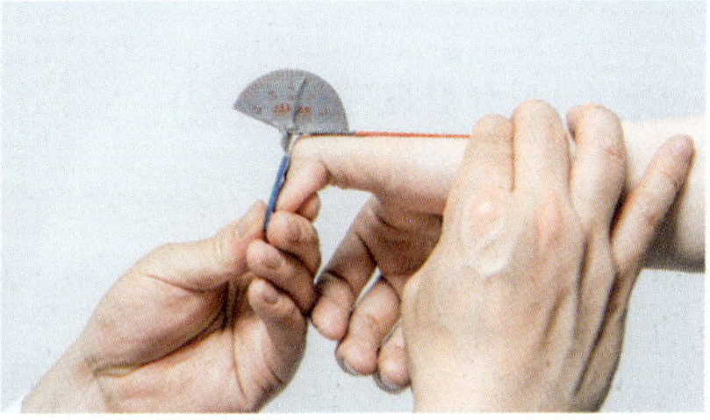 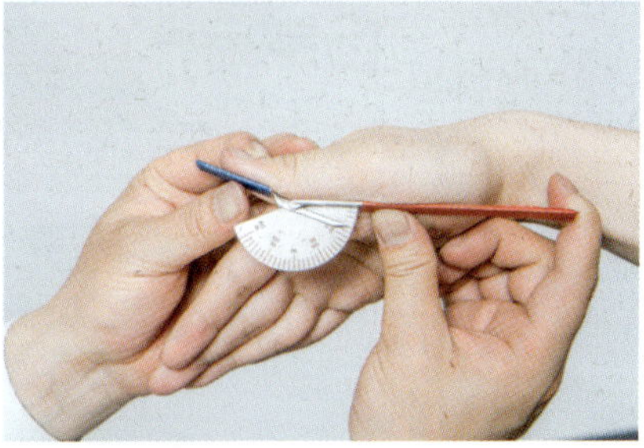

⑨ 엉덩 관절

움직임	정상관절 가동범위	검사방법
굽힘 (flexion)	0~100°	• 바로 누운 자세에서 **엉덩관절의 가쪽 넙다리뼈의 큰돌기를 축**으로 넙다리뼈를 최대한 굽힘 • 중심축: 엉덩관절의 가쪽 넙다리뼈의 큰돌기(greater trochanter), 운동팔: 바깥쪽 넙다리뼈의 긴 축과 평행, 고정팔: 골반의 가쪽 중심선
폄 (extension)	0~30°	• 엎드린 자세에서 **엉덩관절 가쪽 넙다리뼈의 큰돌기를 축**으로 넙다리뼈를 최대한 폄 • 중심축: 엉덩관절 가쪽 넙다리뼈의 큰돌기, 운동팔: 바깥쪽 넙다리뼈의 긴 축과 평행, 고정팔: 골반 가쪽 중심선
벌림 (abduction)	0~40°	• 바로 누운 자세에서 **위앞엉덩뼈가시(anterior superior iliac spine, ASIS)를 축**으로 넙다리뼈를 최대한 벌림 및 모음 • 중심축: 위앞엉덩뼈가시, 운동팔: 넙다리뼈 앞쪽 중심선, 고정팔: 양쪽 위앞엉덩뼈가시 연결선
모음 (adduction)	0~20°	
안쪽돌림 (internal rotation)	0~40°	• 앉은 자세에서 무릎을 90° 굽힌 상태에서 **무릎뼈 앞쪽을 축**으로 엉덩관절을 안쪽 돌림 및 가쪽 돌림 • 중심축: 무릎뼈 앞쪽, 운동팔: 정강뼈 앞쪽 중심선, 고정팔: 지지면에 수직
가쪽돌림 (external rotation)	0~50°	

유의사항

- 엉덩관절의 굽힘 시에 골반의 후방기울임 또는 돌림이 일어나지 않도록 고정함
- 엉덩관절의 굽힘 시에 골반의 움직임의 제한을 위해 반대쪽 다리 굽힘을 방지함
- 엉덩관절의 폄 시에 골반의 전방기울임을 방지하기 위해 골반을 고정하며, 넙다리곧은근의 긴장을 제거하기 위해 무릎을 폄
- 가쪽돌림과 안쪽돌림시에 넙다리뼈의 안쪽끝을 고정함

▶ 엉덩 관절(각도계로 측정)

움직임	시작자세	끝자세
굽힘	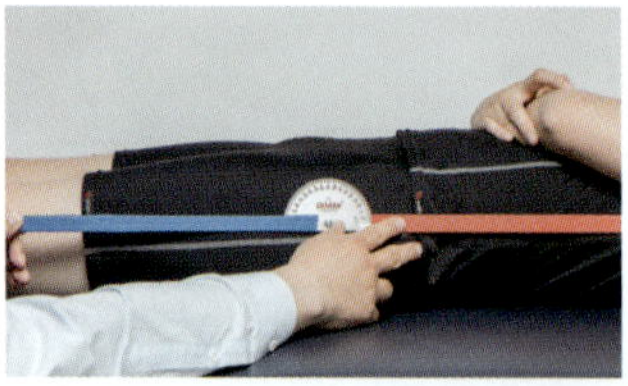	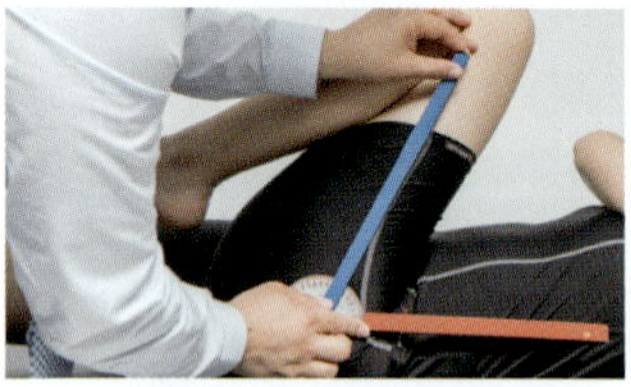
폄	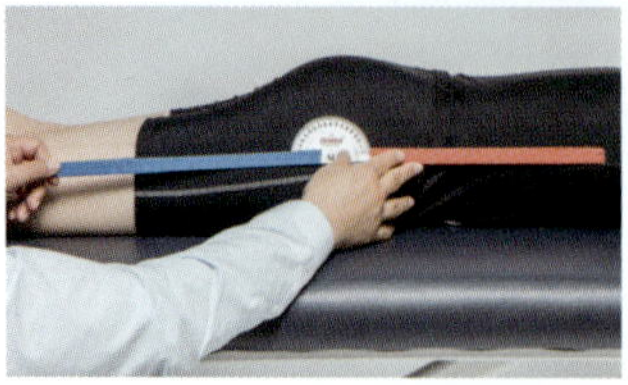	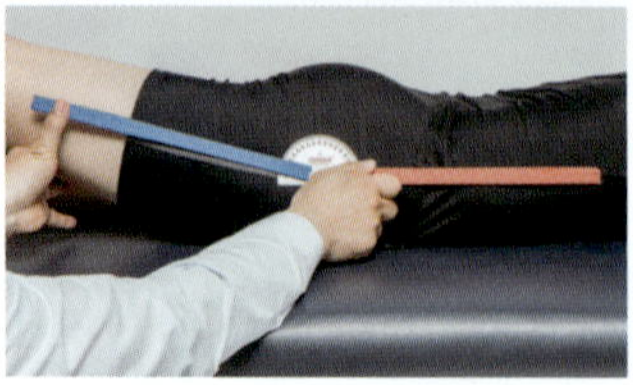

움직임	시작자세	끝자세
벌림	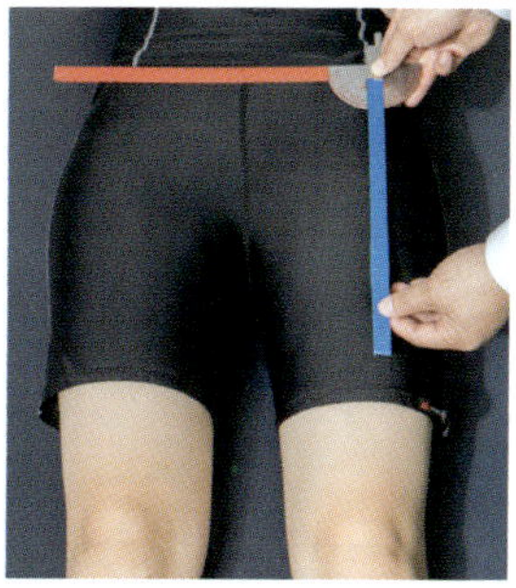	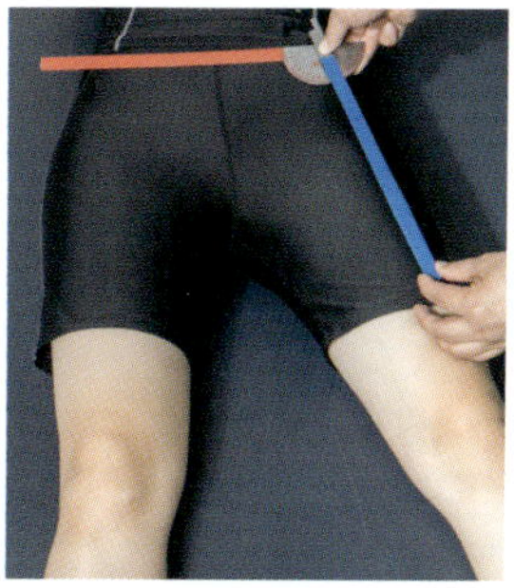
모음	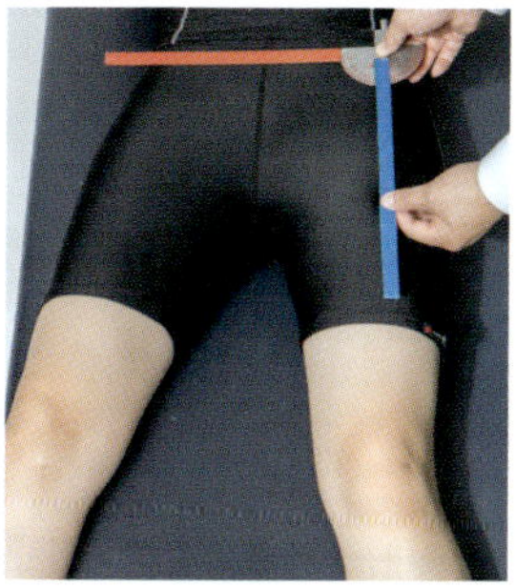	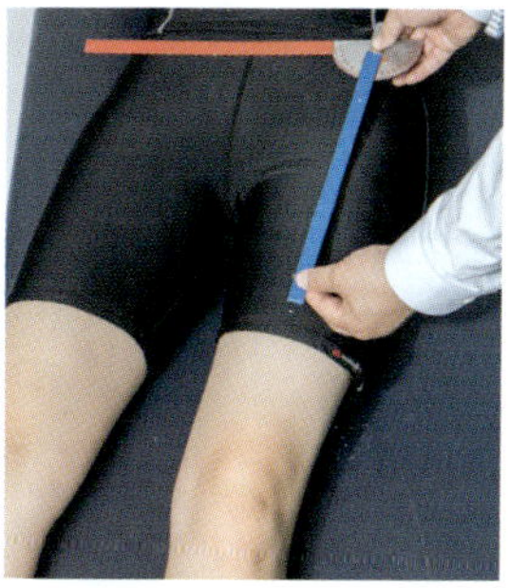
안쪽돌림	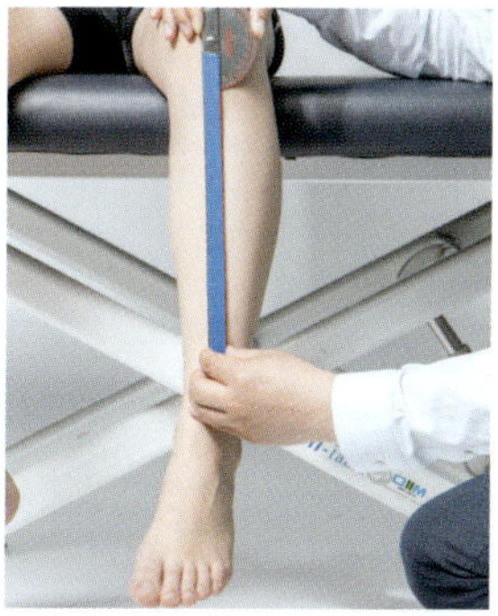	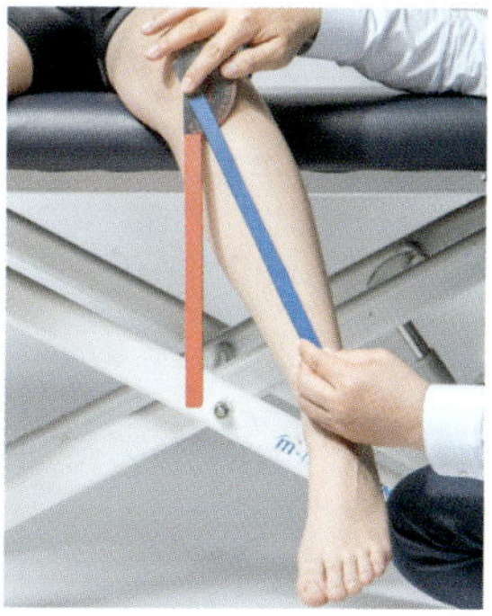
가쪽돌림	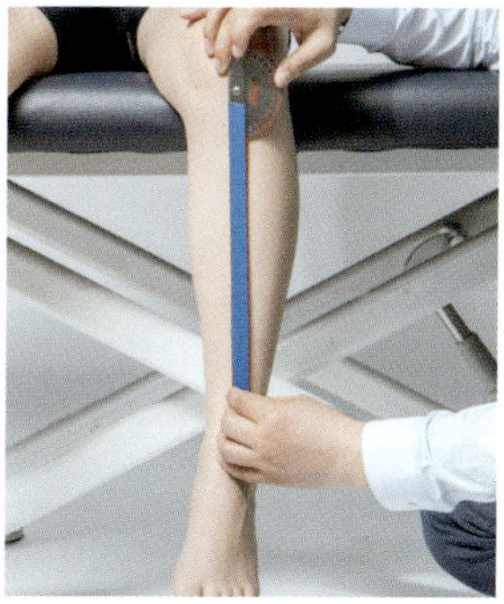	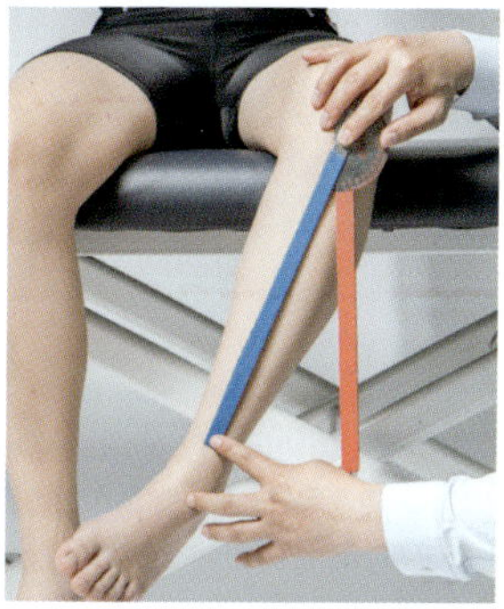

⑩ 무릎 관절

움직임	정상관절가동범위	검사방법
굽힘 (flexion)	0~150°	• 엎드린 자세에서 **넙다리뼈 가쪽관절융기를 축**으로 무릎관절을 완전히 굽힘 및 폄 • 중심축: 넙다리뼈 가쪽관절융기, 운동팔: 가쪽복사뼈와 종아리뼈머리를 기준으로 종아리뼈의 가쪽 중앙선과 평행, 고정팔: 넙다리뼈 가쪽 중앙선과 평행
폄 (extension)	0°	

유의사항

- 몸통과 허리뼈 과다 폄 방지

⑪ 발가락관절

<table>
<tr><th>움직임</th><th colspan="2">정상관절가동범위</th><th>검사방법</th></tr>
<tr><td rowspan="5">발허리발가락
관절굽힘
(metatarso
phalangeal
flexion)</td><td>1st</td><td>0~30°</td><td rowspan="10">• 바로 누운 자세에서 발목관절은 중립상태로 발허리발가락관절 발등면을 축으로 발허리발가락관절을 굽힘 및 폄
• 중심축: 발허리발가락관절 발등면, 운동팔: 몸쪽 발가락뼈 발등 중심선과 평행, 고정팔: 발허리뼈의 발등 중심선과 평행</td></tr>
<tr><td>2nd</td><td>0~30°</td></tr>
<tr><td>3th</td><td>0~20°</td></tr>
<tr><td>4th</td><td>0~10°</td></tr>
<tr><td>5th</td><td>0~10°</td></tr>
<tr><td rowspan="5">발허리발가락
관절폄
(metatarsoph
alangeal
extension)</td><td>1st</td><td>0~50°</td></tr>
<tr><td>2nd</td><td>0~40°</td></tr>
<tr><td>3th</td><td>0~30°</td></tr>
<tr><td>4th</td><td>0~20°</td></tr>
<tr><td>5th</td><td>0~10°</td></tr>
<tr><td rowspan="2">몸쪽발가락뼈
사이관절
굽힘 및 폄
(proximal
interphalangeal
flexion &
extension)</td><td>굽힘</td><td>0~30°</td><td rowspan="2">• 바로 누운 자세에서 발목관절은 중립상태로 엄지발가락 몸쪽발가락뼈사이관절을 축으로 엄지발가락 몸쪽발가락뼈사이관절을 굽힘 및 폄
• 중심축: 엄지발가락 몸쪽발가락뼈사이관절(발등면과 발바닥면), 운동팔: 엄지발가락 먼쪽발가락뼈(발등면과 발바닥면), 고정팔: 엄지발가락 몸쪽발가락뼈(발등면 및 발바닥면)</td></tr>
<tr><td>폄</td><td>0°</td></tr>
</table>

유의사항

- 발목의 발등굽힘, 발바닥굽힘, 안쪽번짐과 가쪽번짐을 방지하고자 발허리뼈를 고정함
- 발허리발가락 관절을 과도하게 굽힘과 폄할 때에 발바닥굽힘과 발등굽힘에 주의함
- 2nd 발가락~5th 발가락의 몸쪽발가락뼈사이관절 굽힘과 폄에 대한 정상운동범위에 대한 기록 없음

▶ 무릎 관절(각도계로 측정)

움직임	시작자세	끝자세
굽힘 & 폄	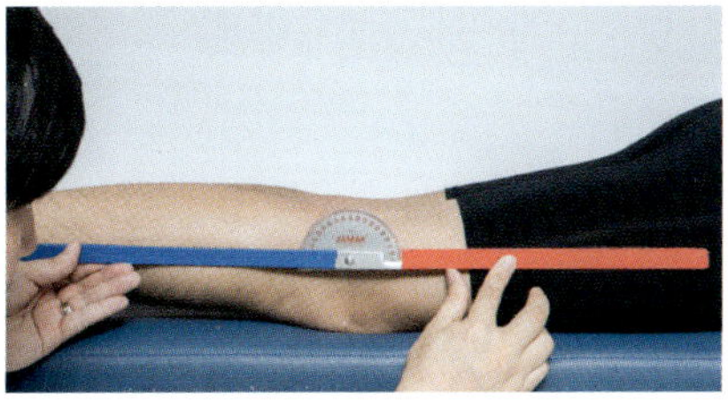	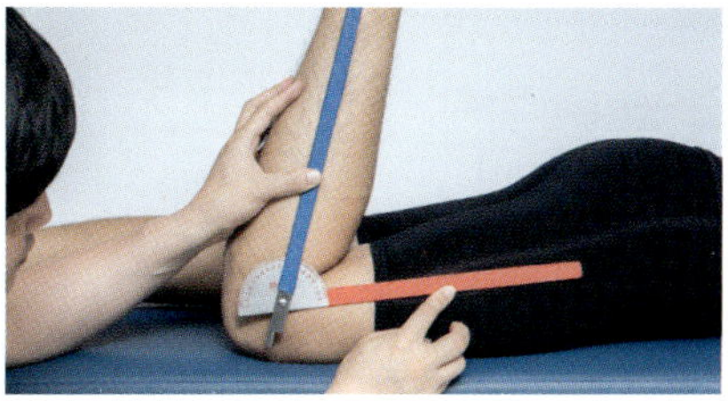

▶ 발가락 관절(각도계로 측정)

움직임	시작자세	끝자세
발허리 발가락 관절 굽힘 & 폄	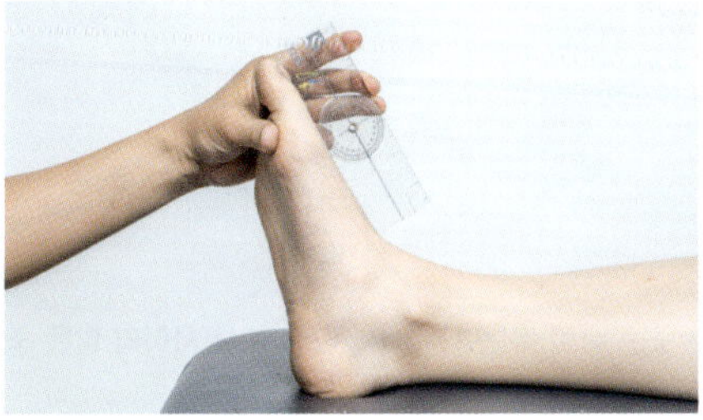 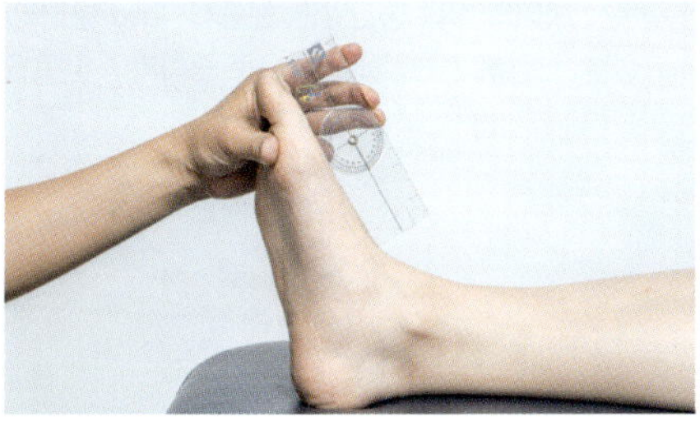	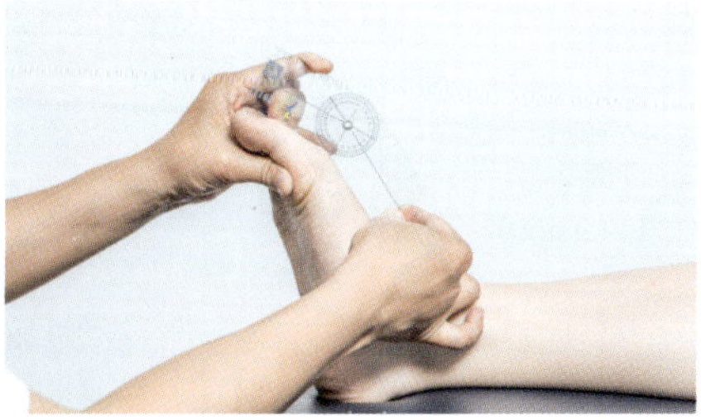 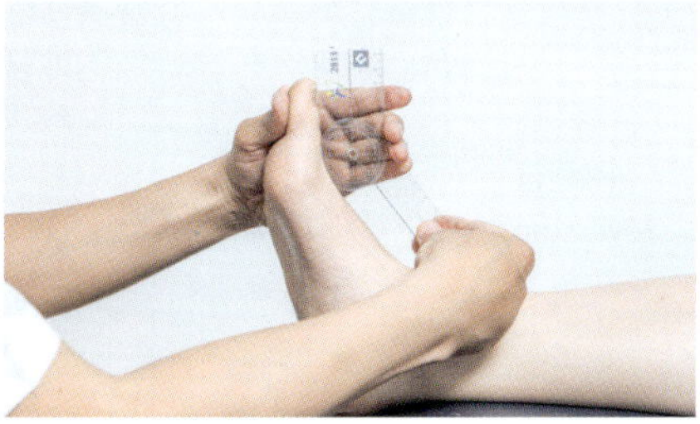

⑫ 발목 및 발바닥 관절

움직임	정상관절가동범위	검사방법
발등굽힘 (dorsiflexion)	0~20°	• 바로 누운 자세에서 **가쪽 복사의 가쪽면 위를 축**으로 발목관절을 발등 쪽으로 굽힘 및 발바닥 쪽으로 굽힘 • 중심축: 가쪽 복사의 가쪽면 위, 운동팔: 5th 발허리뼈 가쪽 중심선과 평행, 고정팔: 종아리뼈의 중심선과 평행
발바닥굽힘 (plantarflexion)	0~40°	
안쪽번짐 (inversion)	0~30°	• 앉은 자세 또는 바로 누운 자세에서 **양쪽 복사 사이의 발목 중간앞면을 축**으로 발목뼈관절을 안쪽번짐 및 가쪽번짐 • 중심축: 양쪽 복사 사이의 발목 중간앞면, 운동팔: 2nd 발허리뼈의 앞쪽 중심선과 평행, 고정팔: 정강뼈 거친면을 기준으로 종아리의 앞쪽 중심선과 평행
가쪽번짐 (eversion)	0~20°	

유의사항

- 발등굽힘시에 무릎 굽힘 방지
- 무릎관절 굽힘과 엉덩관절의 돌림을 방지
- 안쪽번짐 시에 벌림과 가쪽번짐 시에 모음을 방지하고자 정강뼈와 종아리뼈 고정

▶ 발목과 발바닥 관절(각도계로 측정)

움직임	시작자세	끝자세	
발목관절 발등굽힘	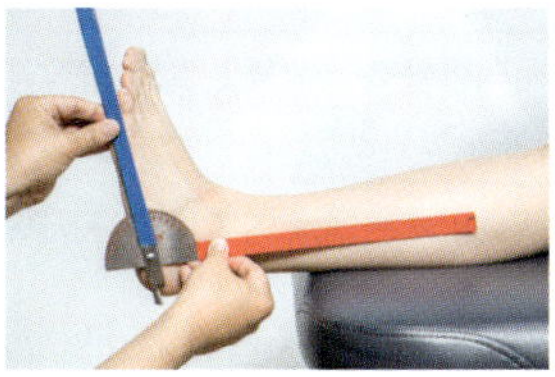	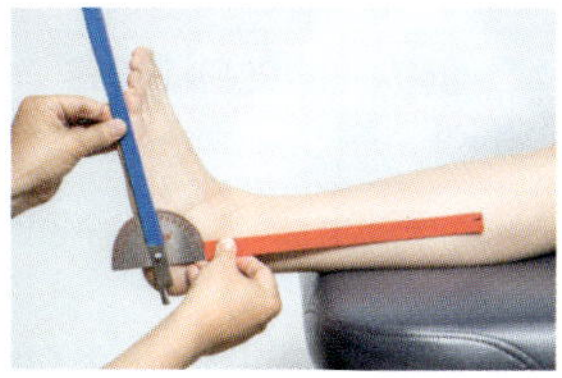	
	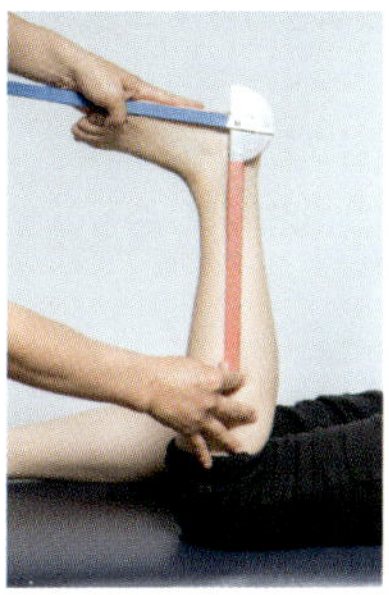	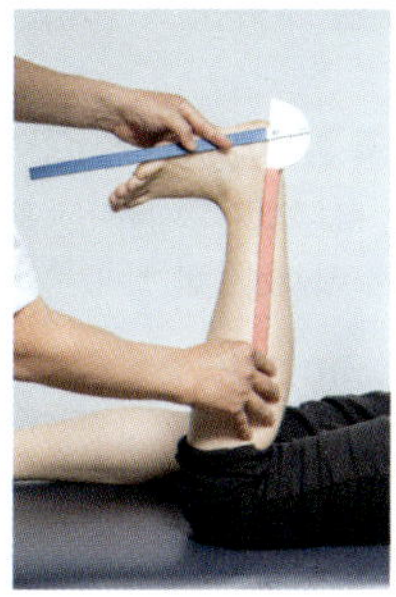	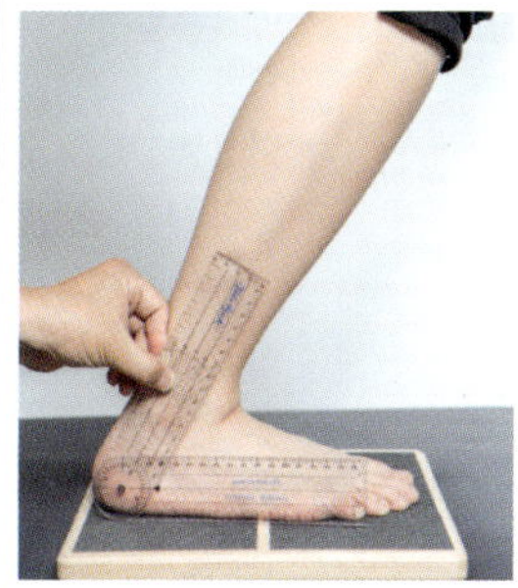
발목관절 발바닥굽힘	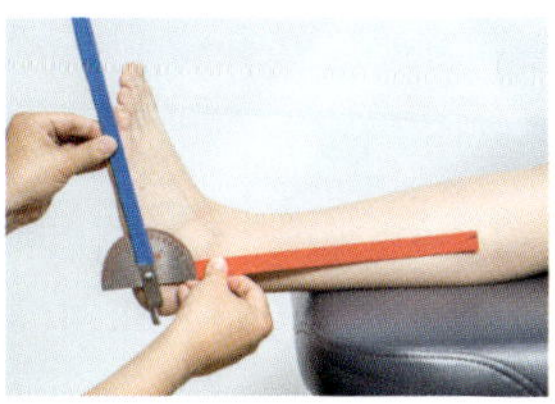	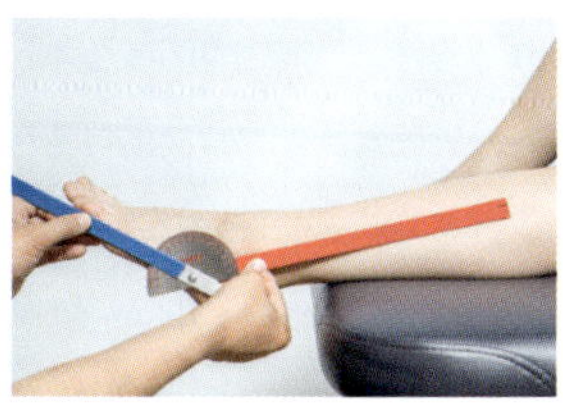	
발바닥 안쪽번짐	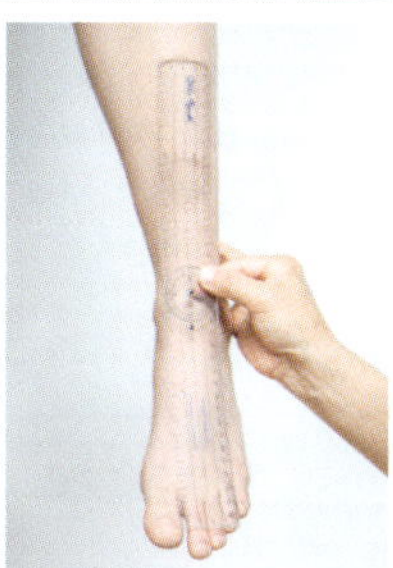	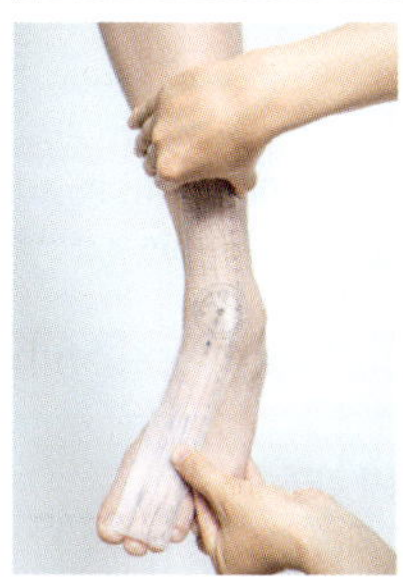	
발바닥 가쪽번짐	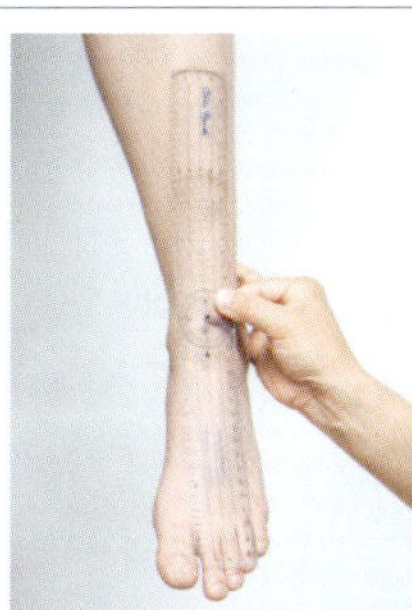	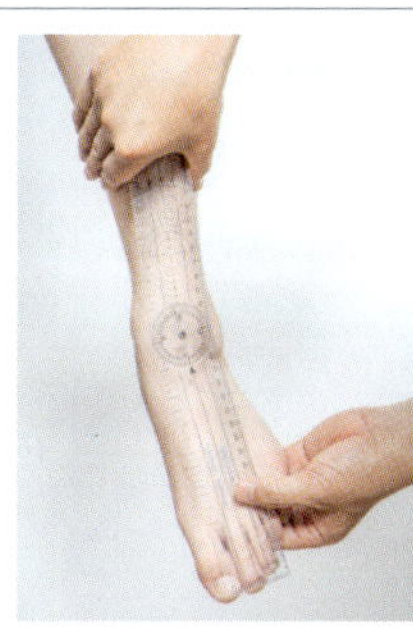	

(2) 근력 검사(Strength test)

① 맨손 근육 검사(Manual Muscle Test, MMT)

<table>
<tr><td>목적</td><td>• 중력(gravity)이 감소된 상태(수평면의 위치) 혹은 중력에 대항한 자세에서 관절의 움직임(motion)과 저항(resistance)을 이용하여 수축하는 근력을 양적으로 측정하기 위한 방법임</td></tr>
<tr><td>평가방법</td><td>• 근력등급에 따라 맨손으로 중력이 감소된 상태(수평면의 위치) 혹은 중력에 대항한 자세에서 환자의 능동적인 움직임내에서 시행함
• 0-5등급의 검사방법이 신뢰도가 높으며, +와 −를 어느 시점에 포함하는가는 여러 의견이 있음
• 아직 숙련되지 않은 치료사는 0-5등급의 검사법을 사용하다가, 숙련되면 + 또는 −를 사용하는 것이 바람직함
• 여기서는 +, − 등급은 미국 임상에서 전통적으로 많이 쓰는 등급표를 제시함
• 주의 사항: 손상받지 않는 쪽은 간단한 동작을 통해 이상 유무를 확인하며, 손상이 있는 부위와 손상이 없는 부위와 비교하며 검사를 시행하도록 함</td></tr>
<tr><td>등급</td><td>• 일반적인 맨손근육검사 등급(0-5등급)
<table>
<tr><th>숫자</th><th>문자</th><th>설명</th></tr>
<tr><td>5</td><td>정상
(Normal)</td><td>최대저항을 이기며 중력에 대항하여 완전한 운동범위를 수행</td></tr>
<tr><td>4</td><td>우(Good)</td><td>중등도의 저항을 이기며 중력에 대항하여 완전한 운동범위를 수행</td></tr>
<tr><td>3</td><td>양(Fair)</td><td>저항 없이 중력에 대항하여 완전한 운동범위를 수행</td></tr>
<tr><td>2</td><td>가(Poor)</td><td>중력을 제거(또는 최소화) 상태에서 완전한 운동범위를 수행</td></tr>
<tr><td>1</td><td>불가(Trace)</td><td>중력을 제거(또는 최소화) 상태에서 관절운동이 없고, 근수축만 확인이 가능한 상태</td></tr>
<tr><td>0</td><td>영(zero)</td><td>중력을 제거(또는 최소화) 상태에서 관절운동이 없고, 근수축도 없는 상태</td></tr>
</table></td></tr>
</table>

출처: 1. Palmer ML, Epler M. 1990. Principles of Examination Techniques, in Clinical Assessment Procedures in Physical Therapy, M.L. Palmer and M. Epler, Editors. JB Lippincott: Philadelphia. 8-36. 2. Kendall FP, McCreary EK, Provance PG, Rodgers MM. 1993. Muscles: Testing and Function, with Posture and Pain. 4th ed. 3. Wintz, M.N., Variations in current manual muscle testing. Phys Ther Rev, 1959. 39: p. 466-475.

② 얼굴 표정 근육의 근력 검사(facial expression muscles MMT)

<table>
<tr><td rowspan="6">등급</td><th colspan="2">일반적인 도수근력검사 기준</th><th colspan="2">기능적 등급 기준</th></tr>
<tr><th>등급(문자)</th><th>정의</th><th>등급(문자)</th><th>정의</th></tr>
<tr><td>정상
(Normal, N)</td><td>저항을 이겨낼 수 있으며, 가볍게 완전한 표정이 가능함</td><td>기능이 좋음
(Functional, F)</td><td>충분히 정상적인 움직임이 가능하고, 저항을 가할 수 있는 근육은 저항을 이겨낼 수 있음</td></tr>
<tr><td>양
(Fair, F)</td><td>완전한 표정이 가능하나 저항을 이겨낼 수 없음</td><td>기능이 약함
(Weak functional, WF)</td><td>능동적 움직임에 제한을 주는 중등도의 손상이 있음</td></tr>
<tr><td>불가
(Trace, T)</td><td>근수축이 약간 있음</td><td>기능이 없음
(Nonfunctional, NF)</td><td>미세한 근수축만 있고 움직임이 없는 심각한 손상이 있음</td></tr>
<tr><td>영
(Zero, Z)</td><td>근수축이 전혀 없음</td><td>수축 없음
(Absent, 0)</td><td>근수축과 움직임이 전혀 없음</td></tr>
</table>

▶ 수정된 맨손근력검사 등급

출처: Clarkson, HM. 2013. Musculoskeletal assessment: joint range of motion and manual muscle strength. Lippincott Williams & Wilkins.

구분	숫자	문자	설명
중력에 대항한 검사	5	정상 (Normal, N)	중력과 최대 저항에 대항하여 완전한 관절가동범위를 수행
	4	우 (Good, G)	중력과 중등도의 저항에 대항하여 완전한 관절가동범위를 수행
	4-	우− (Good, G−)	중력과 중등도의 저항에 대항하여 완전한 관절가동범위의 1/2 이상 수행
	3+	양+ (Fair+, F+)	중력과 중등도의 저항에 대항하여 완전한 관절가동범위의 1/2 미만 수행
	3	양 (Fair, F)	중력에 대항하여 완전한 관절가동범위를 수행
	3-	양− (Fair−, F−)	중력에 대항하여 관절가동범위의 1/2 이상 수행
	2+	가+ (Poor+, P+)	중력에 대항하여 관절가동범위의 1/2 미만 수행
중력을 제거한 검사	2	가 (Poor, P)	중력을 제거(최소화) 상태에서 완전한 관절가동범위를 수행
	2-	가− (Poor−, P−)	준력을 제거(최소화) 상태에서 완전한 관절가동범위의 미만에서 수행
	1	불가 (Trace, T)	중력을 제거(최소화) 상태에서 가능한 관절가동범위가 없으며, 촉지 또는 시진을 통한 근수축을 확인
	0	영 (Zero, Z)	중력을 제거(최소화) 상태에서 가능한 관절가동범위가 없으며, 촉지 또는 시진을 통한 근수축이 없음

▶ 얼굴안면마비

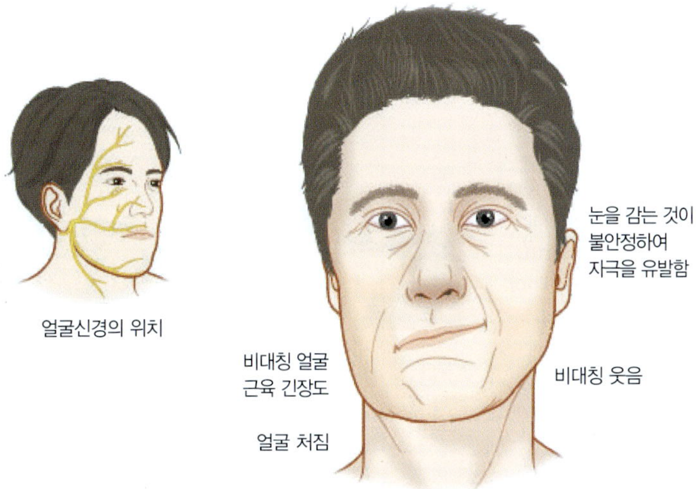

▶ 머리와 목

출처: 신체검사 및 평가 교재 평가위원회. 2016. 신체검사 및 평가. 범문에듀케이션

관절의 움직임	근육	중력 대항 (N, G, F)	중력 최소 (P, T, Z)	QR
머리와 목 굽힘 및 돌림	• 목빗근(sternocleidomastoid) • 목갈비근(scalene)	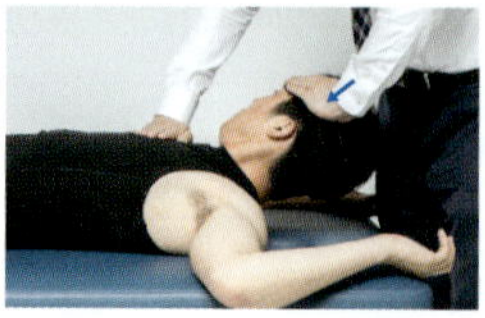	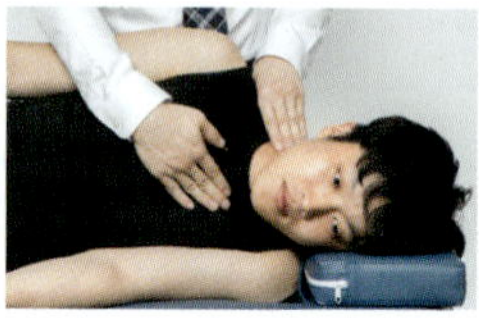	
머리와 목 굽힘 (chin tuck)	• 긴목근(longus colli) • 긴머리근(longus capitis) • 앞머리곧은근(rectus capitis anterior) • 목빗근(sternocleidomastoid) • 목갈비근(scalene)	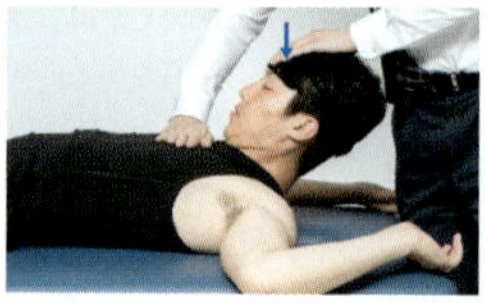	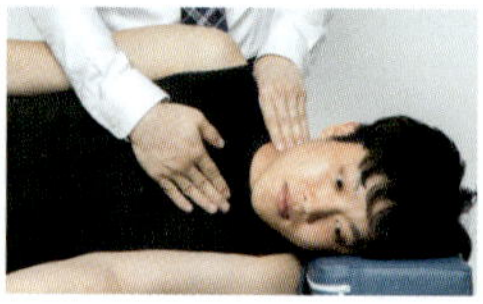	
머리와 목 폄	• 머리널판근(splenius capitis) • 목널판근(splenius cervicis) • 큰뒤머리 곧은근(rectus capitis posterior major) • 작은뒤머리곧은근(rectus capitis posterior minor) • 아랫머리빗근(obliquus capitis inferior) • 위머리빗근(obliquus capitis suferior)	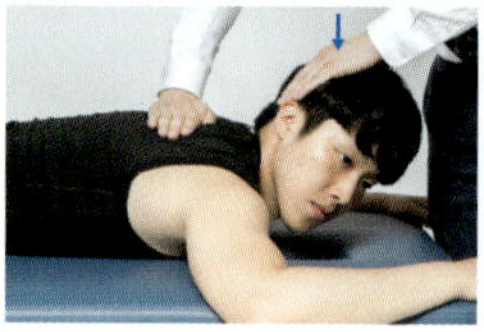	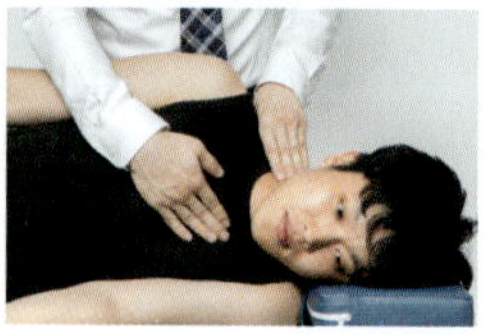	

▶ 몸통

관절의 움직임	몸통 굽힘
근육	• 배곧은근(rectus abdominis) • 배바깥빗근(oblique external abdominis) • 배속빗근(oblique internal abdominis)
중력 대항 (N, G, F)	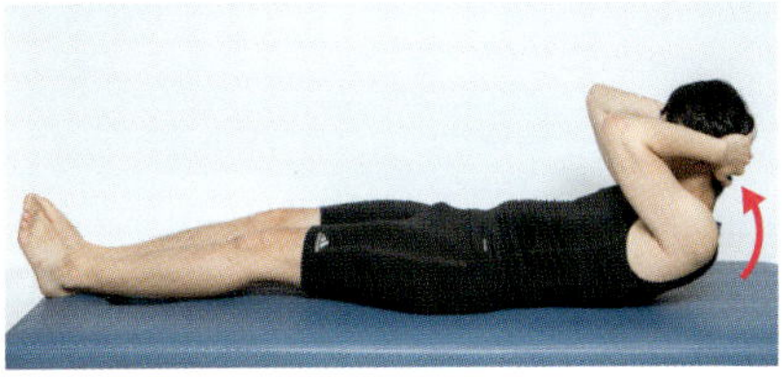 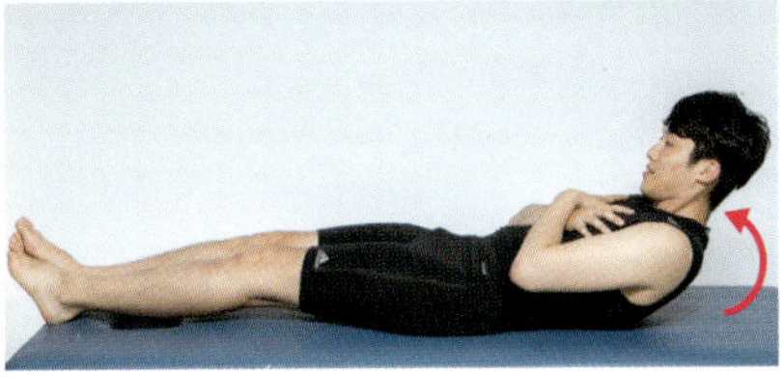 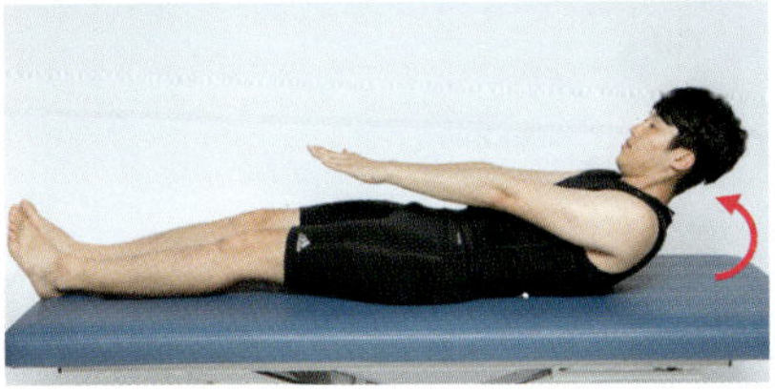
중력 최소 (P, T, Z)	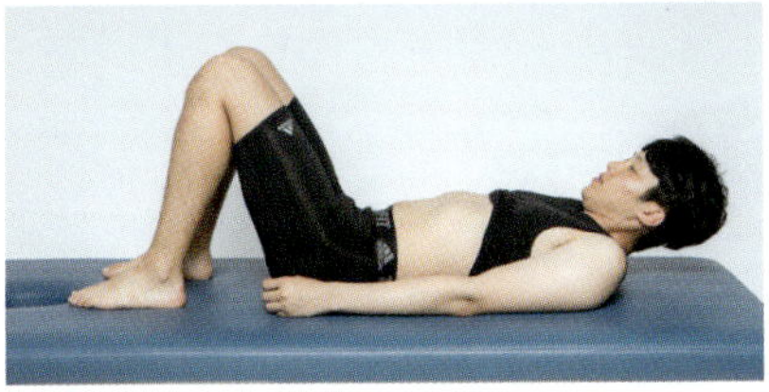 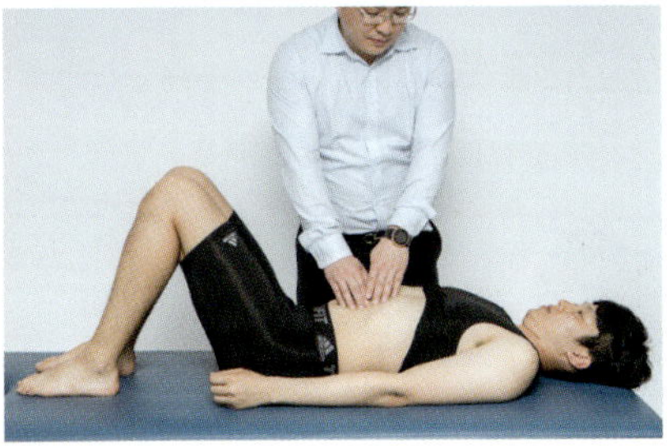
QR	

▶ 몸통 (계속)

관절의 움직임	몸통 폄
근육	• 등엉덩갈비근(iliocostalis thoracis) • 허리엉덩갈비근(iliocostalis lumborum) • 등가장긴근(longissimus thoracis) • 등가시근(spinalis thoracis), 등반가시근(semispinalis thoracis) • 뭇 갈래근(multifidus) • 등돌림근(rotatores thoracis) • 허리돌림근(rotatores lumborum) • 등중간가시근과 허리중간가시근(interspinales thoracis and lumborum) • 등가로돌기사이근육과 허리가로돌기 사이근(intertransversarii thoracis and lumborum) • 허리네모근(qudratus lumborum)
중력 대항 (N, G, F)	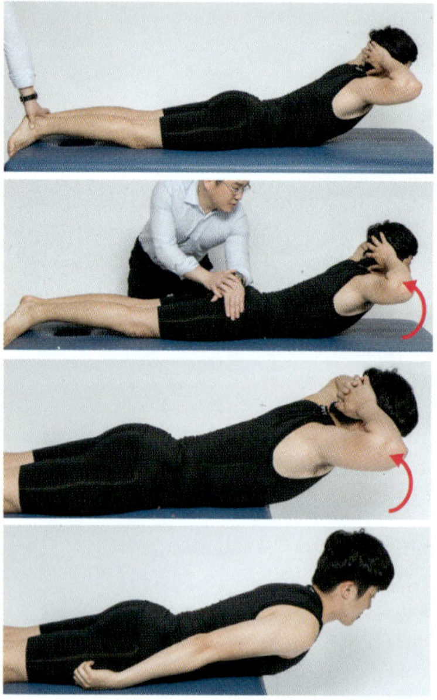
중력 최소 (P, T, Z)	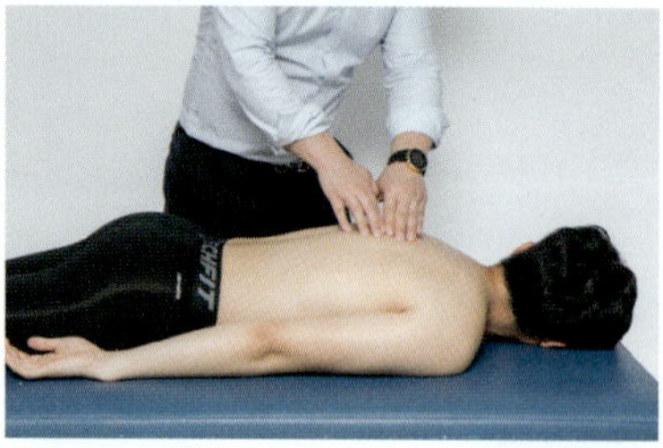
QR	

관절의 움직임	몸통 돌림근
근육	• 배바깥빗근(oblique external abdominis) • 배속빗근(oblique internal abdominis)
중력 대항 (N, G, F)	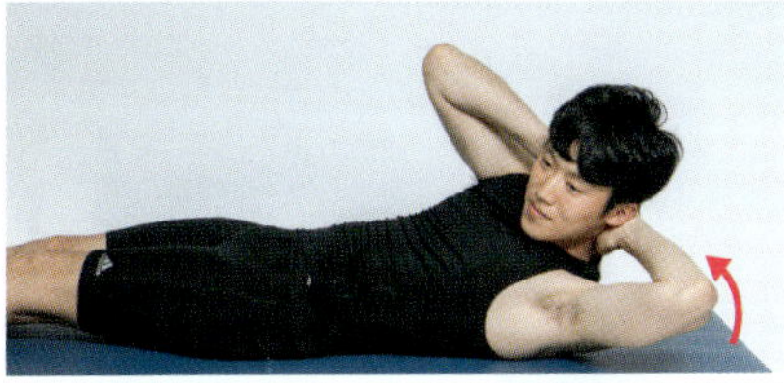 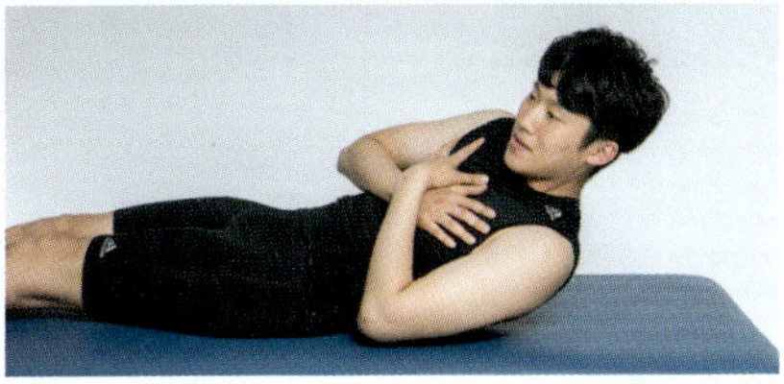 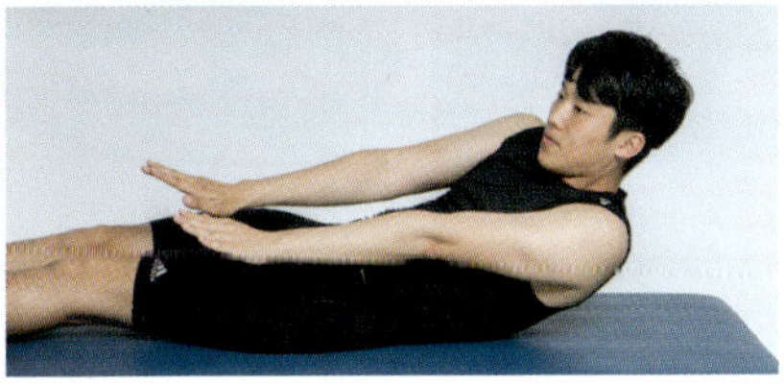
중력 최소 (P, T, Z)	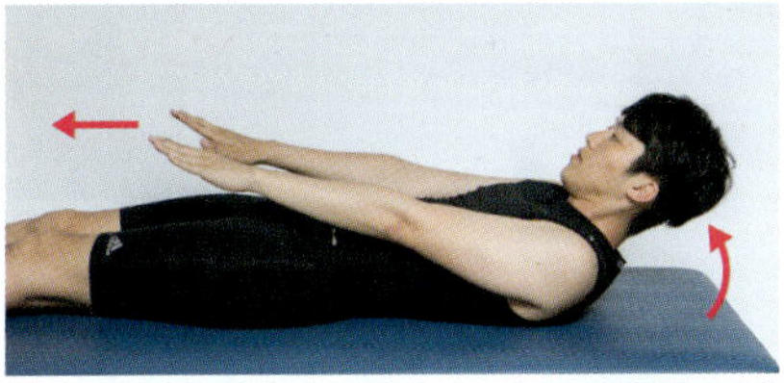 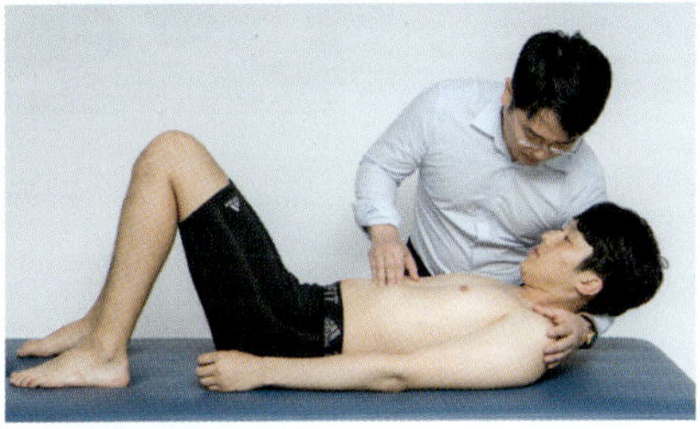
QR	

▶ 어깨

관절의 움직임	근육	중력 대항 (N, G, F)	중력 최소 (P, T, Z)	QR
어깨 굽힘 (shoulder flexion)	• 앞어깨세모근 (anterior deltoid) • 부리위팔근 (coracobrachia)	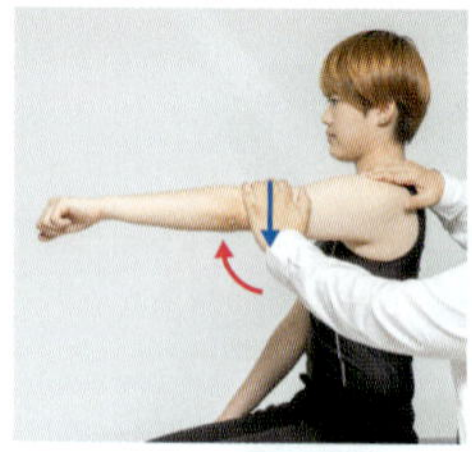	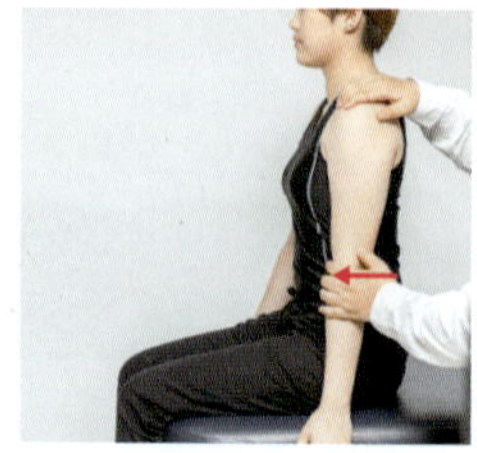	
어깨 폄 (shoulder extension)	• 뒤어깨세모근 (posterior deltoid) • 넓은등근 • (latissimus dorsi), 큰원근 (teres major)	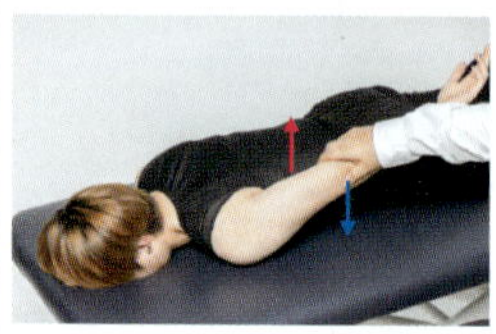	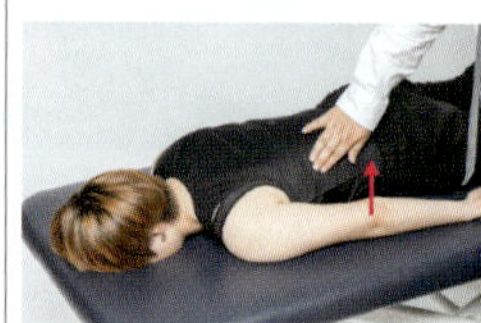	
어깨 벌림 (shoulder abduction)	• 중간어깨세모근 (middle deltoid) • 가시위근 (supraspinatus)	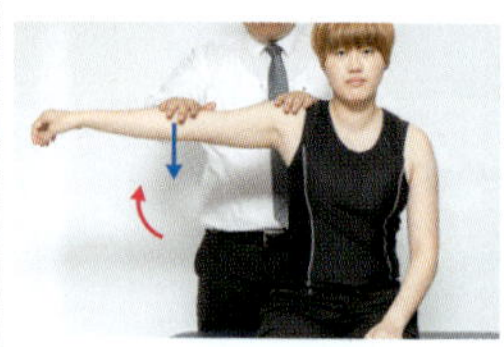	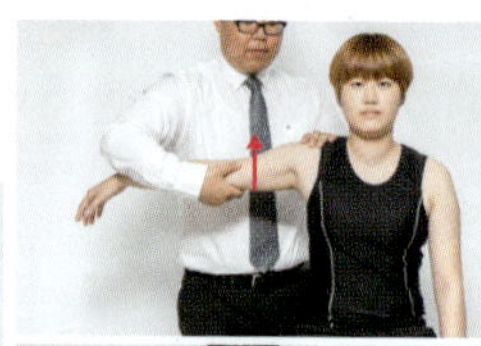 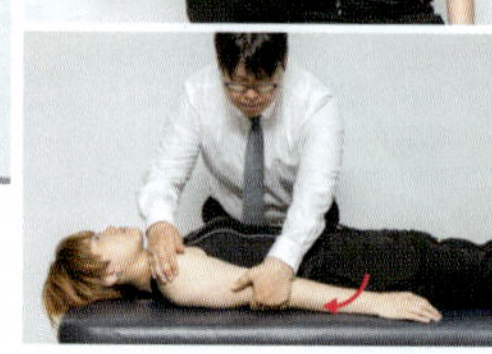	
어깨 수평벌림 (shoulder horizontal abduction)	• 뒤어깨세모근 (posterior deltoid)	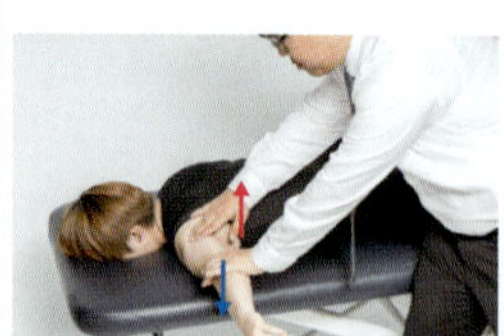	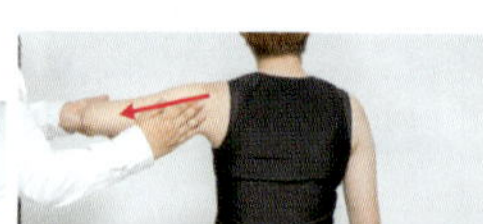 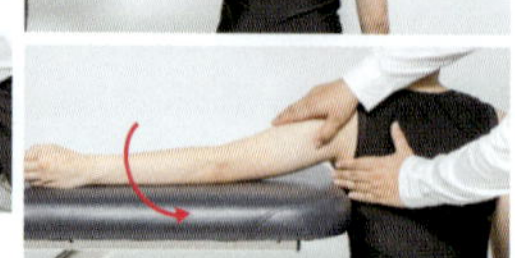	

관절의 움직임	근육	중력 대항 (N, G, F)	중력 최소 (P, T, Z)	QR
어깨 수평모음 (shoulder horizontal adduction)	• 큰가슴근 (pectoralis major)	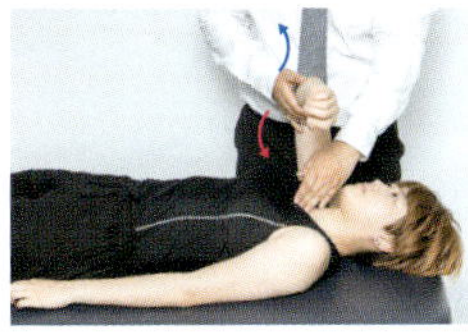	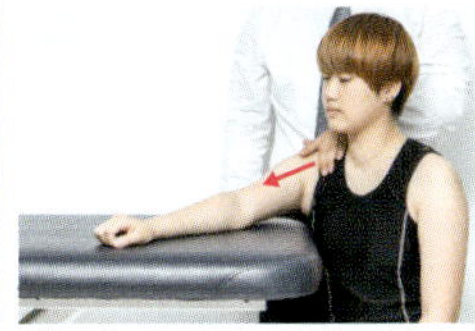	
어깨 가쪽돌림 (shoulder external rotation)	• 가시아래근 (infraspinatus) • 작은원근 (teres minor)	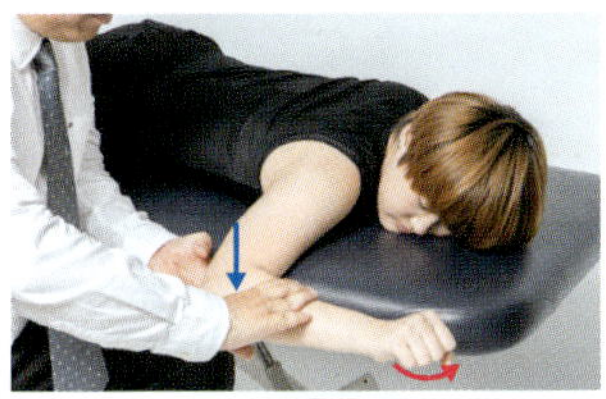 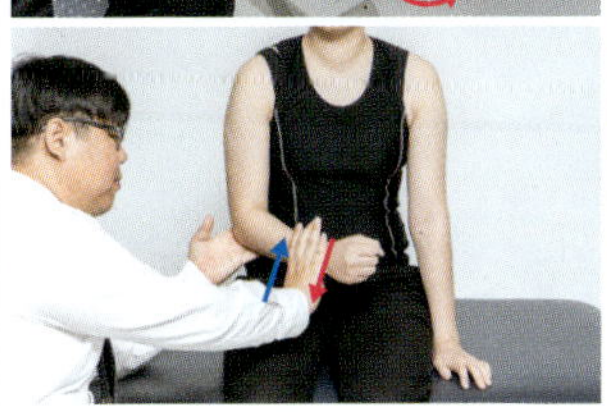	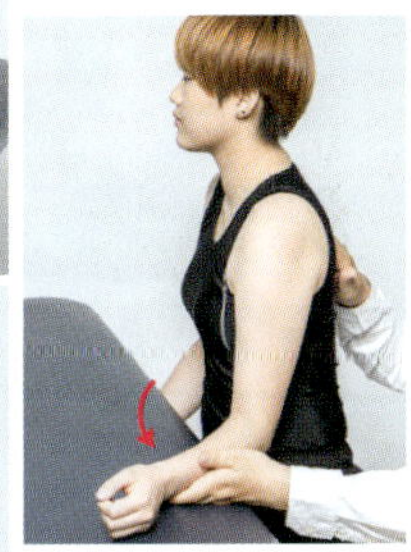	
어깨 안쪽돌림 (shoulder internal rotation)	• 어깨밑근 (subscapularis)	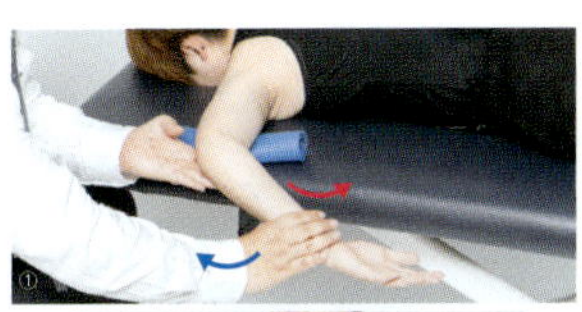 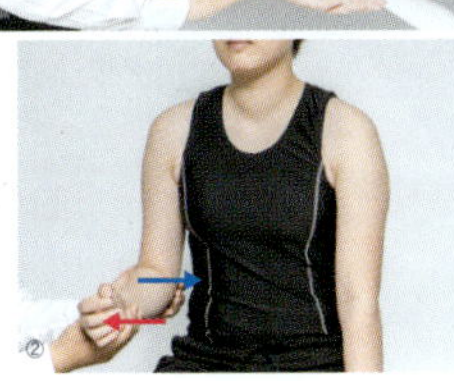	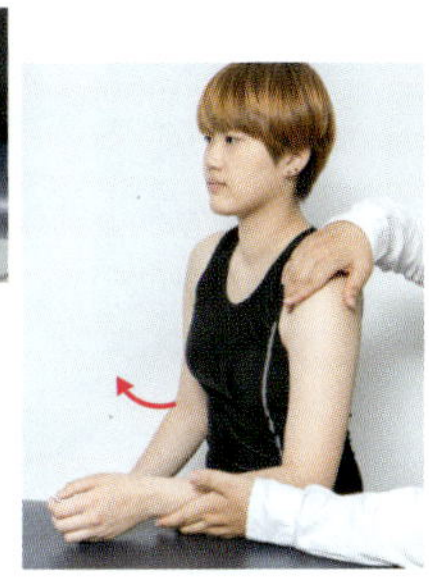	

▶ 팔꿈치

관절의 움직임	팔꿈치 굽힘(elbow flexion)
근육	• 위팔두갈래근(biceps brachii) • 위팔근(brachialis) • 위팔노근(brachioradialis)
중력 대항 (N, G, F)	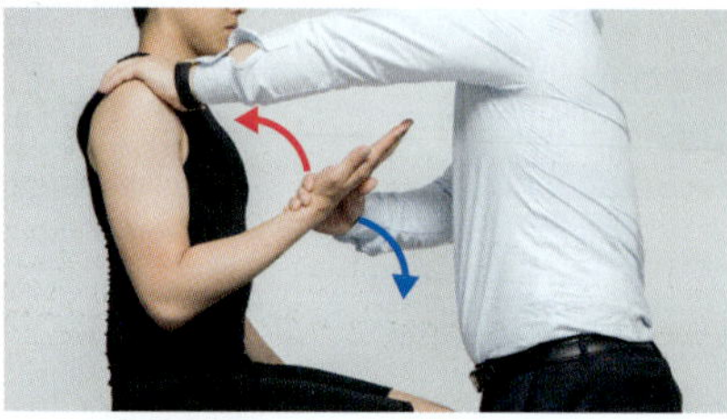 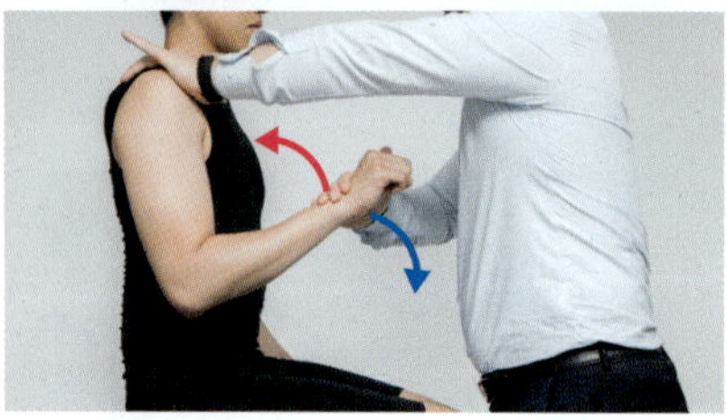 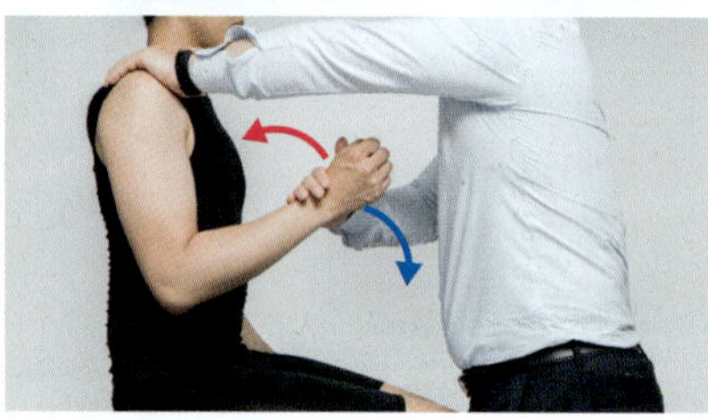
중력 최소 (P, T, Z)	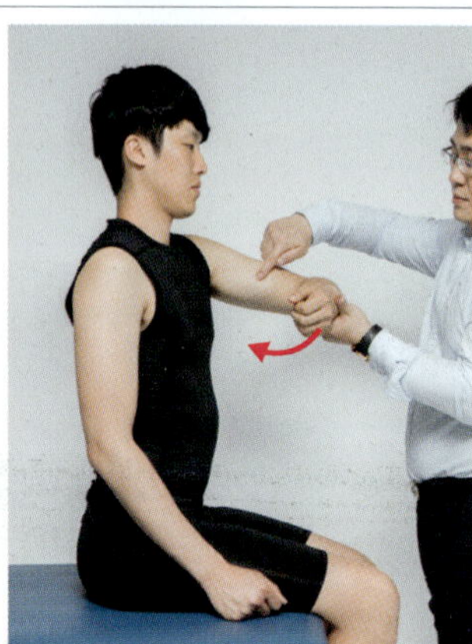 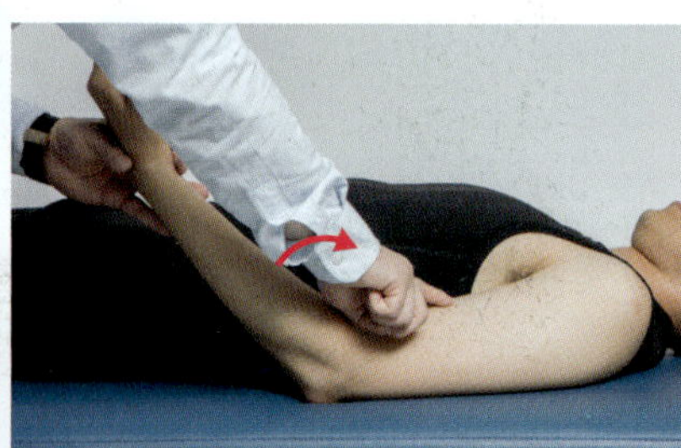
QR	

관절의 움직임	팔꿈치 폄(elbow extension)
근육	• 위팔세갈래근(triceps brachii)
중력 대항 (N, G, F)	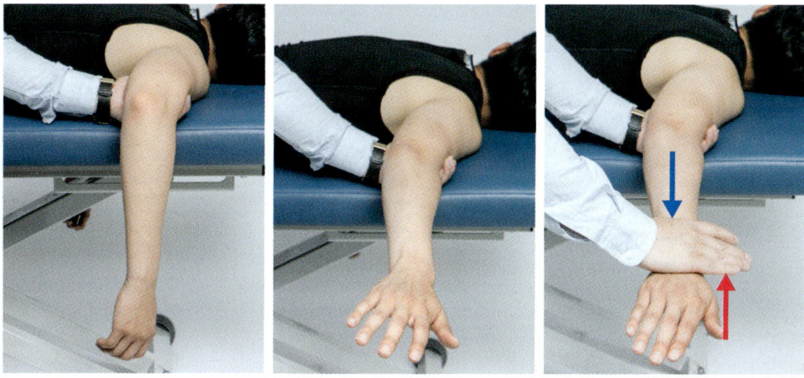
중력 최소 (P, T, Z)	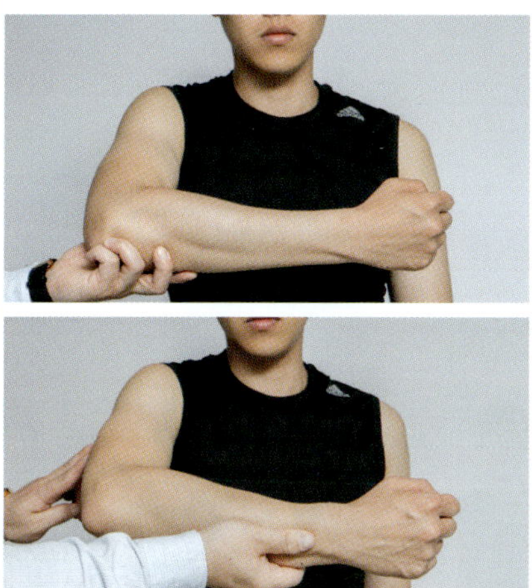
QR	

▶ 아래팔

관절의 움직임	근육	중력 대항 (N, G, F)	중력 최소 (P, T, Z)	QR
아래팔 엎침 (forearm pronation)	• 원엎침근 (pronator teres) • 네모엎침근 (pronator quadratus)	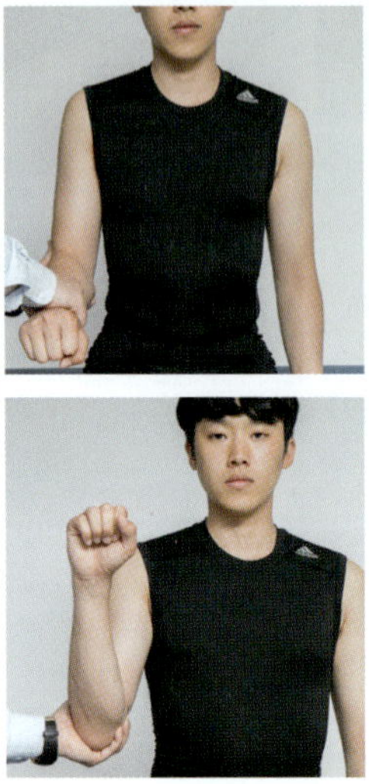	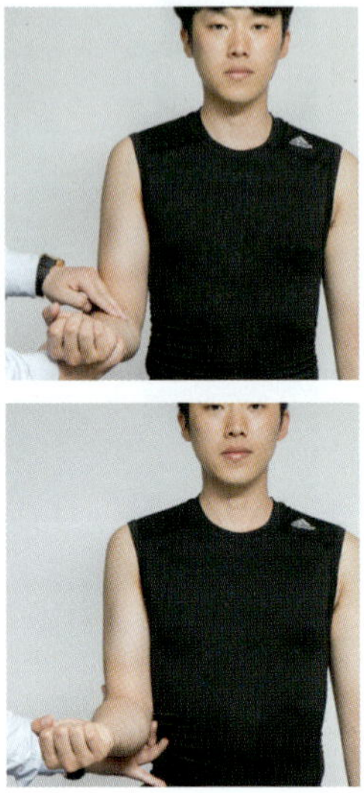	
아래팔 뒤침 (forearm supination)	• 손뒤침근 (supinator) • 위팔두갈래근 (biceps brachii)	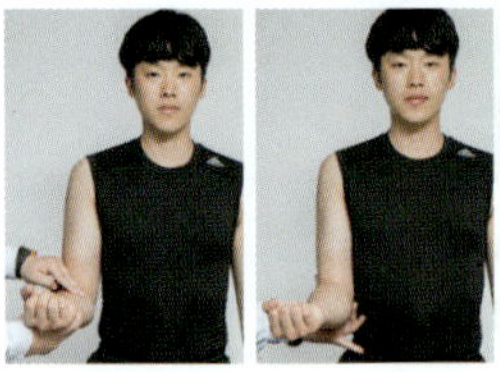	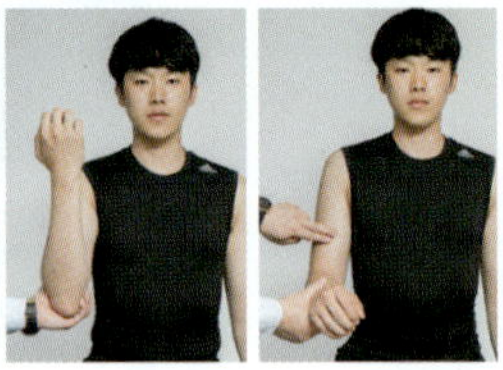	

▶ 손목

관절의 움직임	근육	중력 대항 (N, G, F)	중력 최소 (P, T, Z)	QR
손목 굽힘 (wrist flexion)	• 자쪽손목굽힘근 (flexor carpi ulnaris) • 노쪽손목굽힘근 (flexor carpi radialis)	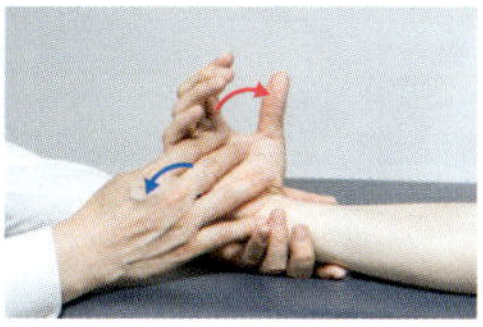	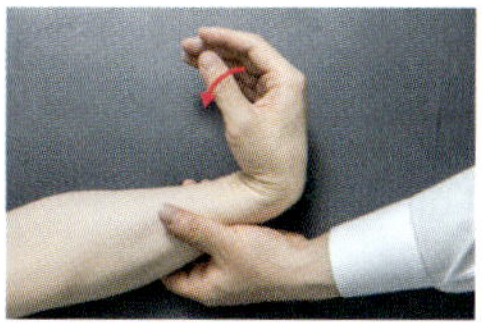	
손목 폄 (wrist extension)	• 자쪽손목폄근 (extensor carpi ulnaris) • 긴노쪽손목폄근 (extensor carpi radialis longus) • 짧은노쪽손목폄근 (extensor carpi radialis brevis)	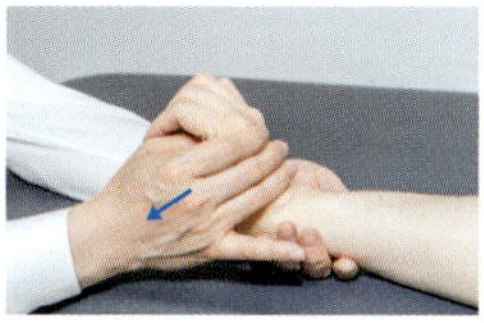	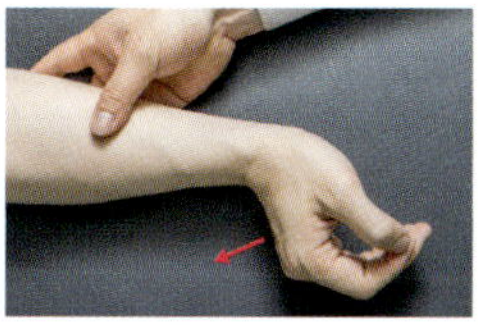	

▶ 손가락

관절의 움직임	근육	중력 대항 (N, G, F)	중력 최소 (P, T, Z)	QR
손허리손가락 굽힘 (metacarpo-phalangeal flexion)	• 벌레근 (lumbricales) • 등쪽뼈사이근 (dorsal interossei) • 바닥쪽뼈사이근 (palmar interossei)	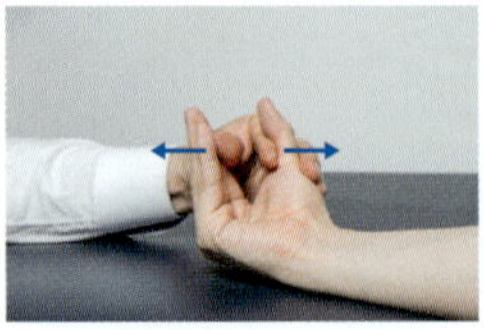	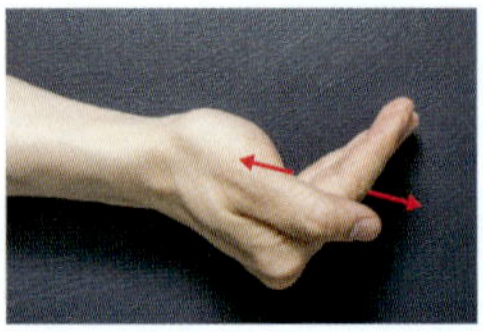	
손허리손가락 폄 (metacarpo-phalangeal extension)	• 손가락폄근 (extensor digitorum) • 집게폄근 (extensor indicis) • 새끼폄근 (extensor digiti minimi)	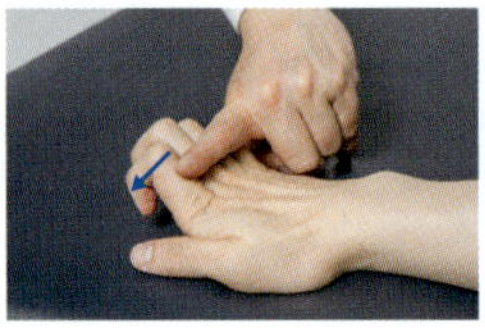	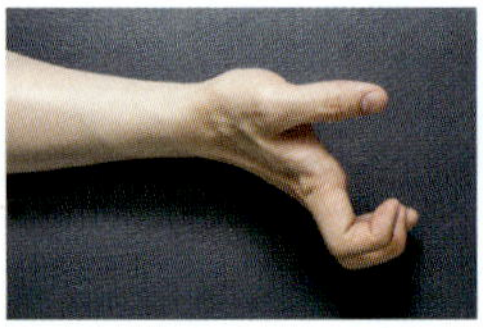	
몸쪽 손가락뼈 사이관절 굽힘(proximal interphalangeal flexion)	• 얕은손가락굽힘근 (flexor digitorum superficialis)	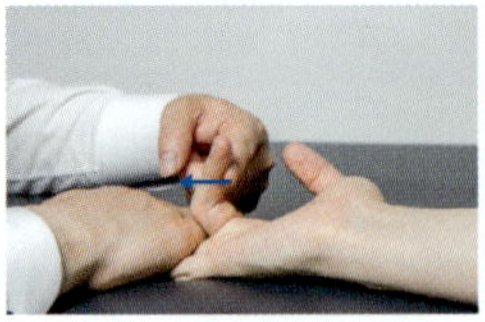	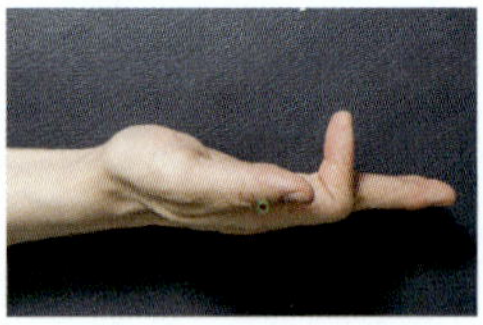	

관절의 움직임	근육	중력 대항 (N, G, F)	중력 최소 (P, T, Z)	QR
먼쪽 손가락뼈사이 굽힘(distal interp-halangeal flexion)	• 깊은손가락굽힘근 (flexor digitorum profundus)	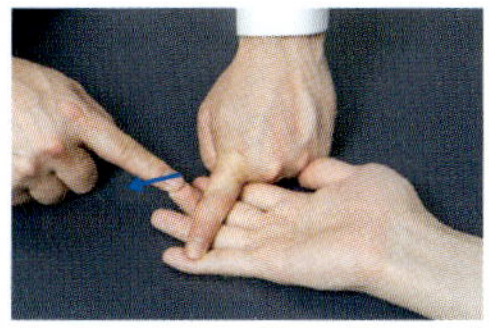	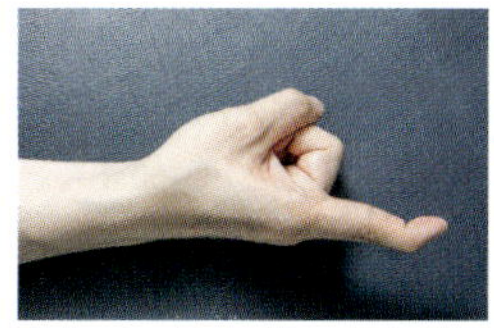	
엄지손가락 손허리손가락관절 & 손가락사이관절 굽힘(thumb metacarpop-halangeal & interphal-angeal flexion)	• 짧은엄지굽힘근 (flexor pollicis brevis) • 긴엄지굽힘근 (flexor pollicis longus)	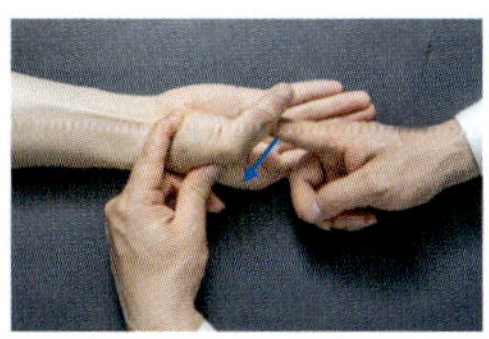	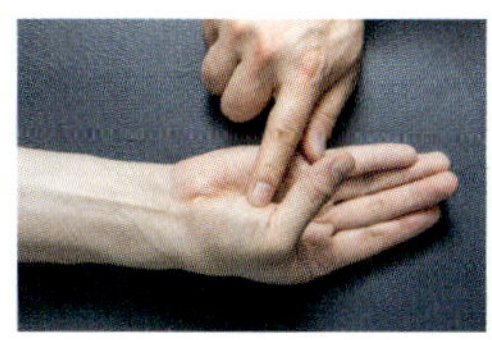	
엄지손가락 손허리손가락관절 & 손가락사이관절 폄(thumb metacarpop-halangeal & interphal-angeal extension)	• 짧은엄지굽힘근 (flexor pollicis brevis) • 긴엄지굽힘근 (flexor pollicis longus)	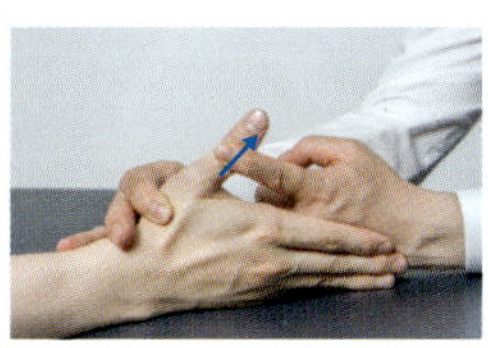	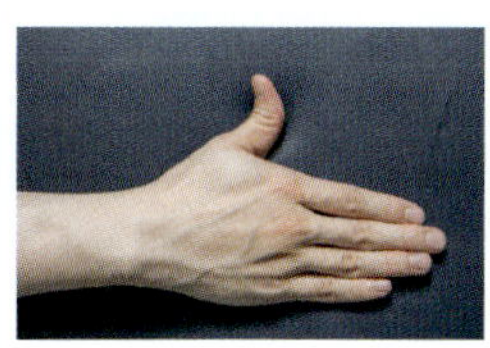	

▶ 엉덩부

관절의 움직임	근육	중력 대항 (N, G, F)	중력 최소 (P, T, Z)	QR
엉덩 굽힘 (hip flexion)	• 큰허리근(psoas major) • 엉덩근(iliacus) • 넙다리빗근 (sartorius)	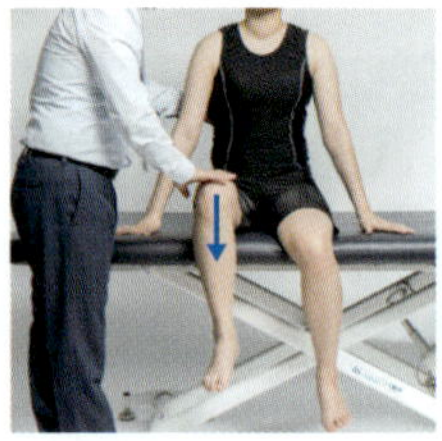	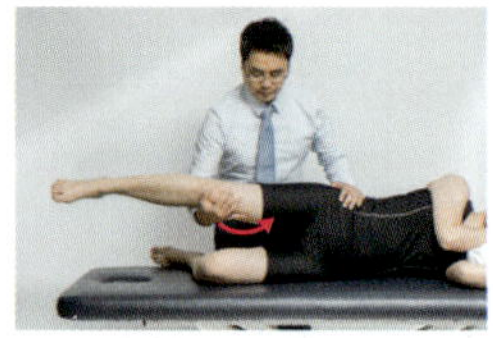	
엉덩 폄 (hip extension)	• 큰볼기근(gluteus maximus) 단독 검사	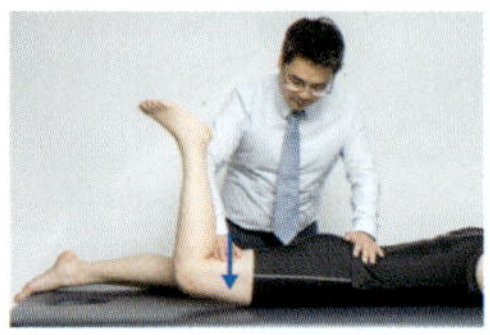	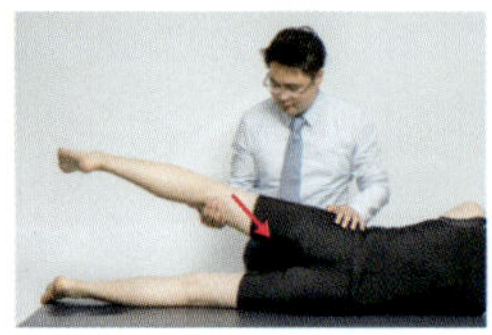	
	• 넙다리뒤근 (hamstring)	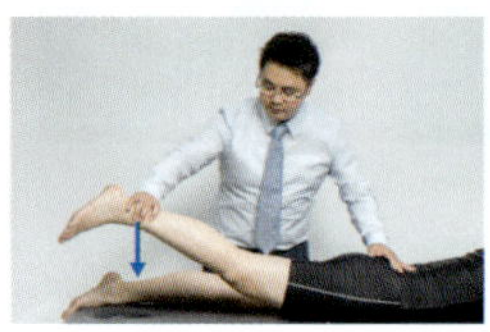	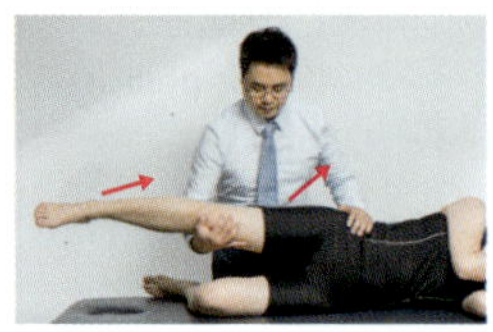	
엉덩 모음 (hip adduction)	• 큰모음근 (adductor magnus) • 짧은모음근 (adductor brevis) • 긴모음근 (adductor longus) • 두덩근 (pectineus) • 두덩정강근 (gracilis)	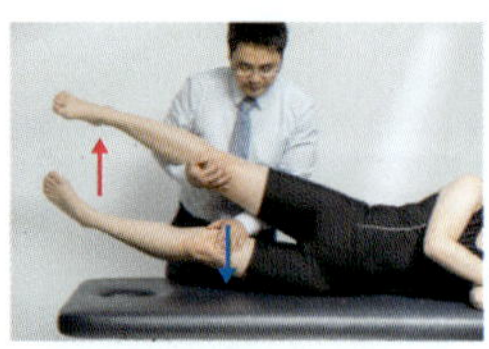	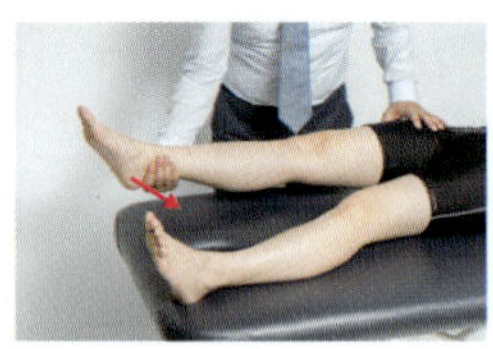	

관절의 움직임	근육	중력 대항 (N, G, F)	중력 최소 (P, T, Z)	QR
엉덩 벌림 (hip abduction)	• 중간볼기근 (gluteus medius) • 작은볼기근 (gluteus minimus)	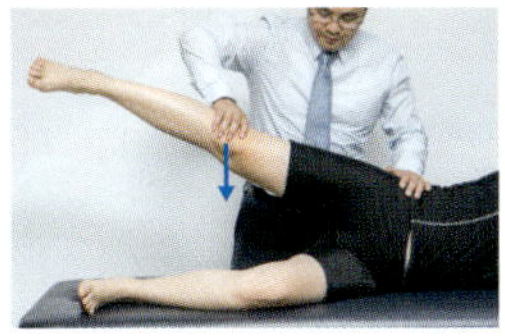	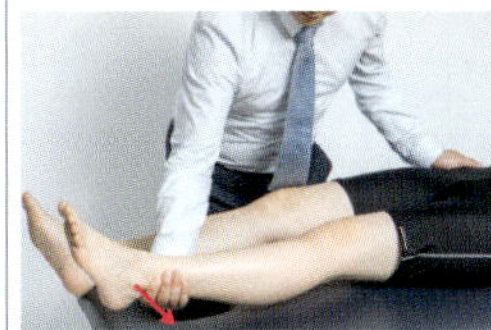	
	• 넙다리근막긴장근 (tensor fascia lata)	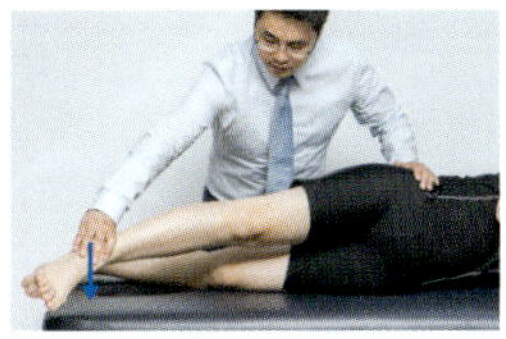	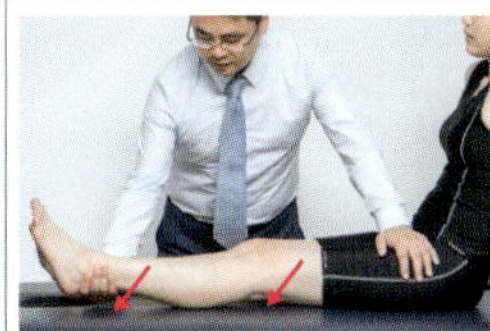	
엉덩 안쪽돌림 (hip internal rotation)	• 중간볼기근 앞섬유 (gluteus medius anterior fiber) • 작은볼기근 앞섬유 (gluteus minimus anterior fiber) • 넙다리근막긴장근 (tensor fascia lata)	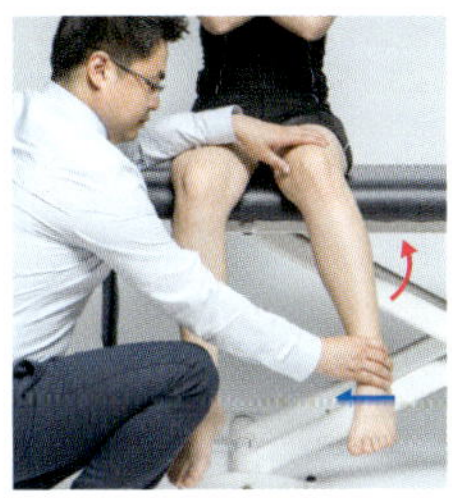	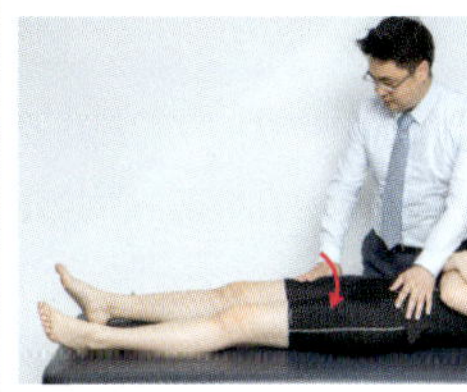	
엉덩 가쪽돌림 (hip external rotation)	• 가쪽폐쇄근 (obturator externus) • 안쪽폐쇄근 (obturator internus) • 넙다리네모근 (quadratus femoris) • 궁둥구멍근 (piriformis) • 위쌍둥이근 (gemellus superior) • 아래쌍둥이근 (gemellus inferior) • 큰볼기근 (gluteus maximus)	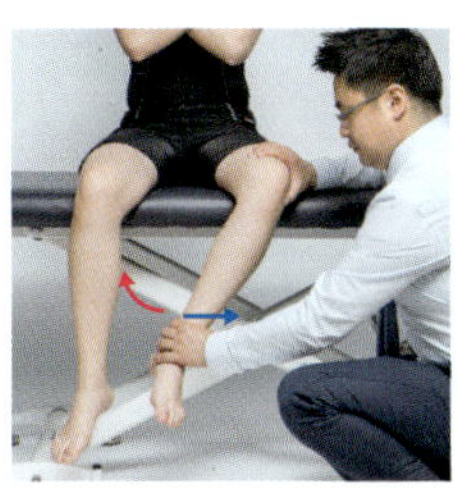	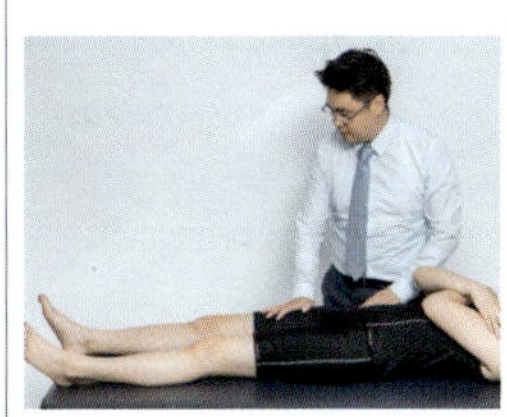	

▶ 무릎

관절의 움직임	근육	중력 대항 (N, G, F)	중력 최소 (P, T, Z)	QR
무릎 굽힘 (knee flexion)	• 넙다리두갈래근 (biceps femoris) • 반힘줄근 (semitendinosus) • 반막근 (semimembrano- sus)	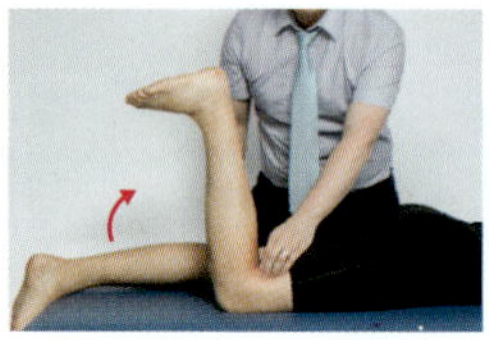	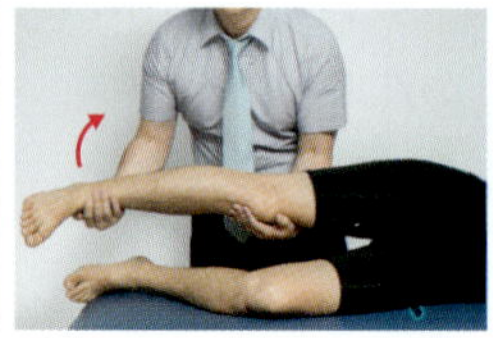	
무릎 폄 (knee extension)	• 넙다리곧은근 (rectus femoris) • 중간넓은근 (vastus intermedius) • 가쪽넓은근 (vastus lateralis) • 안쪽넓은근 (vastus medialis)	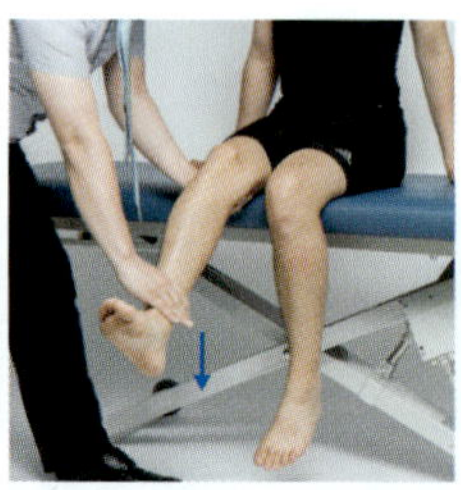	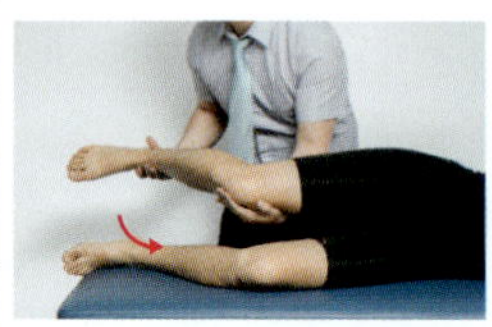	

▶ 발목

관절의 움직임	근육	중력 대항 (N, G, F)	중력 최소 (P, T, Z)	QR
발목 발바닥굽힘 (ankle plantarflexion)	• 장딴지근 (gastrocnemius) • 가자미근(soleus)	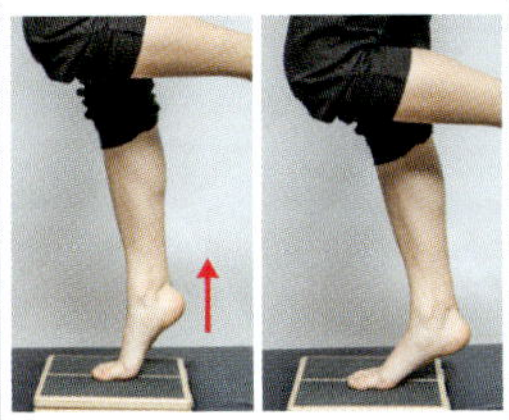	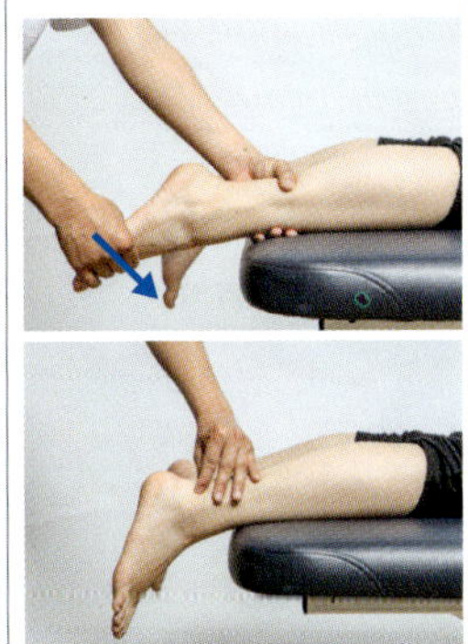	
발목 발등굽힘 및 안쪽번짐 (ankle dorsiflexion & inversion)	• 앞정강근 (tibialis anterior)	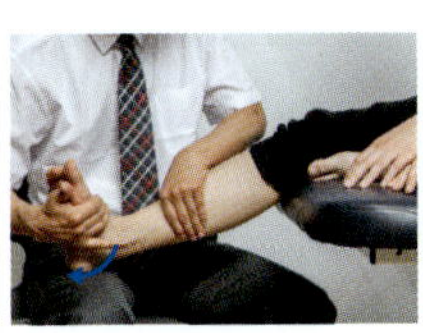 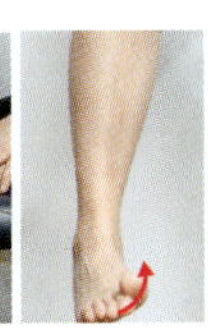	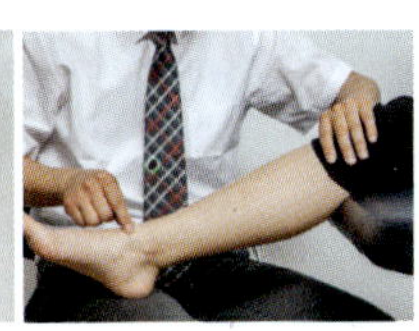	

▶ 발목 (계속)

관절의 움직임	근육	중력 대항 (N, G, F)	중력 최소 (P, T, Z)	QR
발목 발바닥굽힘 및 안쪽번짐 (ankle plantar-flexion & inversion)	• 뒤정강근 (tibialis posterior)	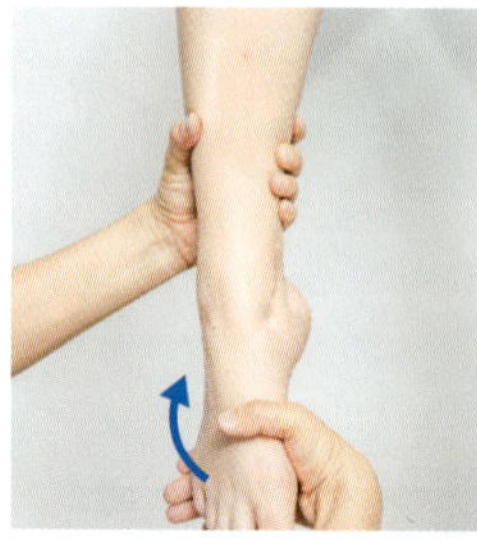 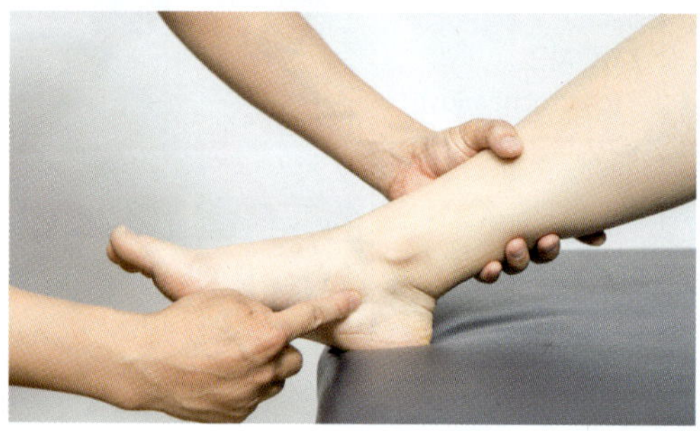	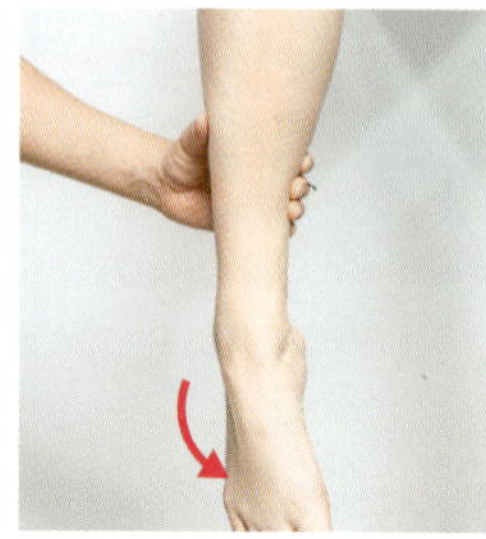	
발목 발바닥굽힘 및 가쪽번짐 (ankle plantar-flexion & eversion)	• 긴&짧은 종아리근 (peroneus longus & brevis)	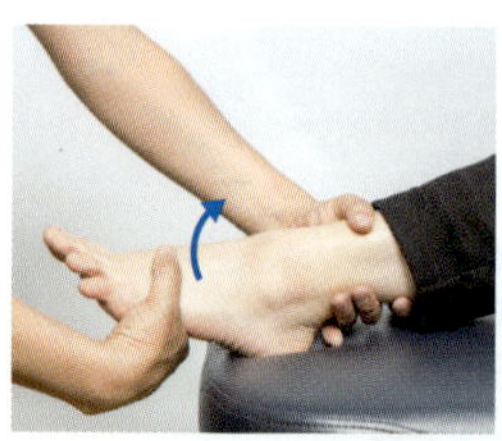 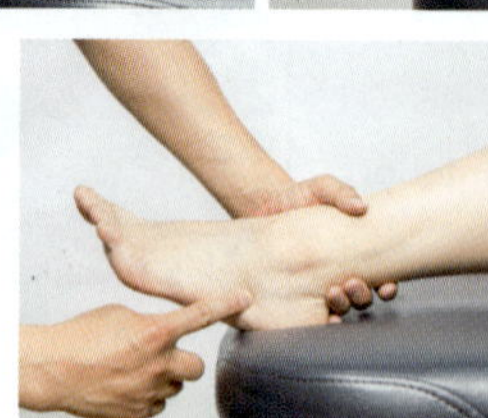	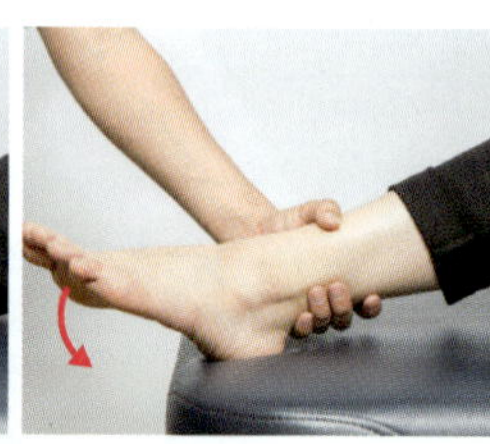	

▶ 발가락

관절의 움직임	근육	중력 대항 (N, G, F)	중력 최소 (P, T, Z)	QR
엄지발가락 & 발가락 발허리발가락관절 굽힘(hallux and toe MP flexion)	• 짧은 엄지굽힘근 (flexor hallucis brevis) • 벌레근 (lumbrical)	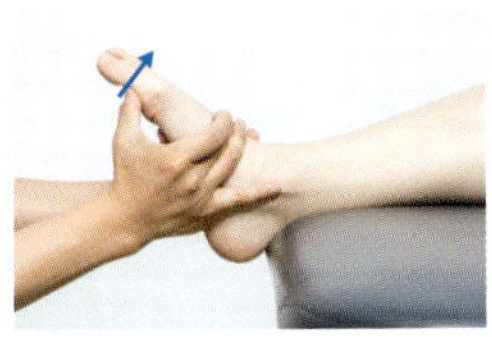 엄지발가락 발허리발가락관절 굽힘(짧은 엄지굽힘근)	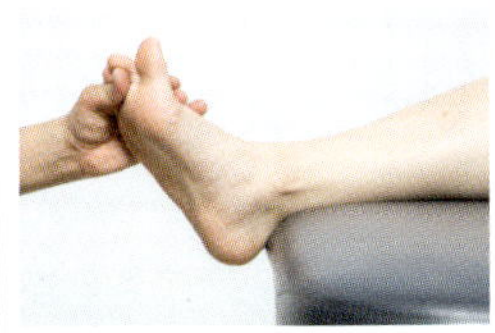 발가락 발허리발가락관절 굽힘(벌레근)	
엄지발가락 & 발가락 먼쪽과 몸쪽 발가락뼈사이관절 굽힘(hallux and toe DIP and PIP flexion)	• 긴발가락굽힘근과 짧은발가락굽힘근 (flexor digitorum longus & brevis) • 긴엄지굽힘근 (flexor hallucis longus)	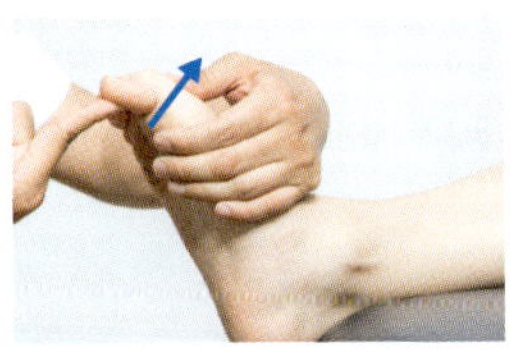 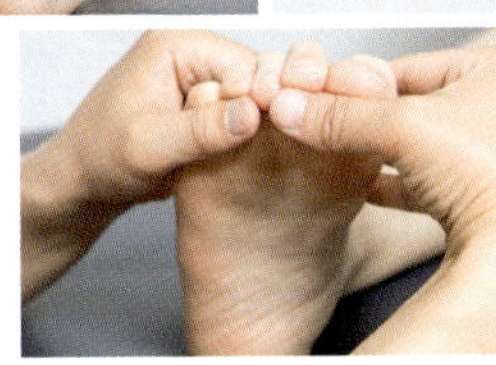	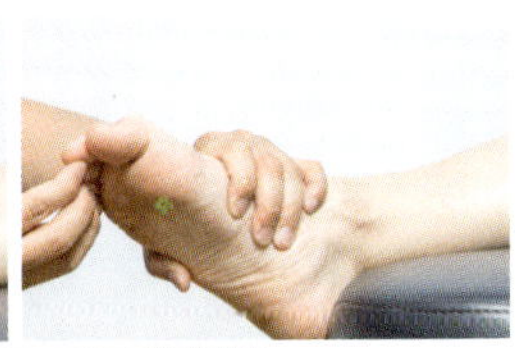	
엄지발가락 & 발가락 먼쪽과 몸쪽 발가락뼈사이관절 폄(hallux and toe MP and IP extension)	• 긴엄지폄근 (extensor digitorum longus) • 짧은발가락폄근 (extensor digitorum brevis) • 긴발가락폄근 (extensor hallucis longus)	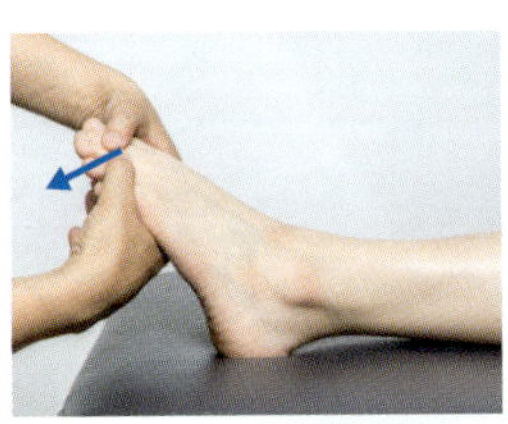 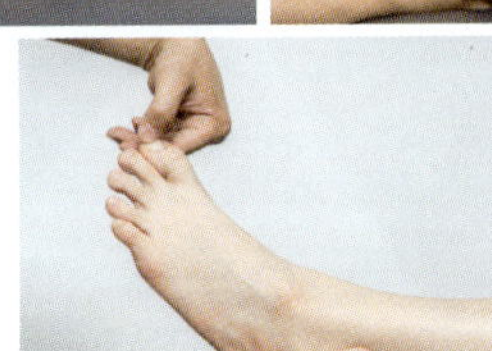	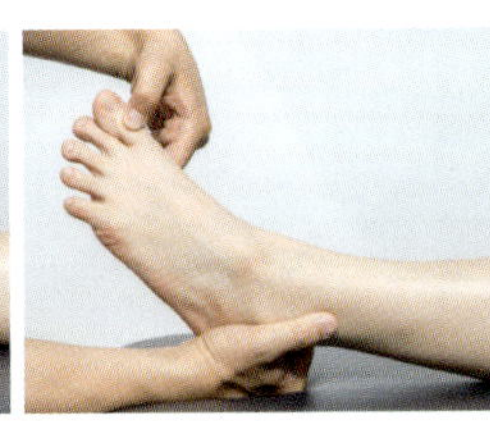	

(3) 경직 검사(Spasticity test)

① 수정된 애쉬워드 척도(Modified Ashworth Scale, MAS)

목적	• 경직(spasticity)의 유무를 수치화하여 설계된 방법임
평가방법	• 경직은 속도에 민감하므로, 관절가동범위 내에서 천천히 수동으로 움직임을 주어 해당되는 관절의 경직을 평가함
결과해석	• 관절의 경직을 등급에 따라 표기(예, shoulder flexion G1/G2)

② 수정된 타디우 척도(Modified Tardieu Scale, MTS)

목적	• 경직의 속도(느린 속도, 빠른 속도)에 따른 구성요인(경직의 양, 경직이 느껴지는 저항점의 각도)을 평가하기 위한 방법으로 개발된 방법임
평가방법	• 측정은 두 가지 매개변수인 경직 각도(spasticity angle)와 경직 등급(spasticity grade)이 있음 • 검사자는 측각기(goniometer)를 사용하여 경직 각도를 측정하게 되는데, V1은 가장 느린 스트레칭 속도로 움직인 후 수동관절 전 가동 범위(R2)를 측정함 • 이후 가장 빠른 속도(V3)로 수동 움직임 시에 발생하는 근육반응을 경직등급에 따라 등급을 기록함 • 마지막으로 가장 빠른 속도(V3)에서 발생한 첫 번째 저항점에서 경직 각도(R1)를 측정함
결과해석	(아래 표 참조)

계산	설명
R2 − R1 = 경직의 총 각도	• 해석: 경직의 총 각도가 클 경우에는 경직이 발생하였음을 의미 • 해석: 적은 차이가 날 경우에는 근육 구축(muscle contracture)을 의미

참고 사항

만약 경직의 각도 = 0이면, 경직 등급은 0 또는 1
만약 경직의 각도 > 0이면, 경직 등급은 2등급 이상

▶ 수정된 애쉬워드 척도의 등급

출처: Ashworth B. 1964. PRELIMINARY TRIAL OF CARISOPRODOL IN MULTIPLE SCLEROSIS. Practitioner. 192: 540-542

등급	설명
0	근육 긴장도 또는 저항의 증가가 없음
1	근육 긴장도가 약간 증가된 상태로써, 잡기나 놓는 것이 명확하고, 손상된 부위에서 구부림과 폄을 할 때 관절가동범위의 끝부분에서 약간의 저항을 느낌
1+	근육 긴장도가 약간 증가된 상태로써 잡기가 명확하고, 전체 관절가동범위의 1/2 이하에서부터 약간의 저항을 느낌
2	손상된 부위는 쉽게 움직일 수는 있으나 관절가동범위 대부분에서 뚜렷한 저항을 느낌
3	수동적으로 움직이기 힘들 정도로 상당한 저항을 느낌
4	손상된 부위의 구부림과 폄에서 경축(rigidity)이 나타나 움직임이 거의 불가능함

▶ 수정된 타디우 척도의 등급

출처: 최율정, 이정아, 신화경. 2010. 수정된 Ashworth 척도와 수정된 Tardieu 척도의 검사자간, 검사자내 신뢰도 비교 연구. J Kor Soc Phys Ther. 22(4):29-33

등급	설명
0	수동 움직임을 하는 동안 근 긴장도의 증가가 없는 상태
1	수동적인 움직임을 하는 동안 약간의 저항이 있으나 전 범위에서 정확한 저항점이 없는 상태
2	전 범위 움직임 중 정확한 저항점이 생성되며 수동 움직임이 방해를 받는 상태
3	정확한 저항점이 발생하는 각도에서 근 경련이 10초 이하 발생한 상태
4	정확한 저항점이 발생하는 각도에서 근 경련이 10초 이상 발생한 상태
5	수동 관절 움직임이 불가능한 상태

(4) 실조 검사(Ataxia test)

① 협응 검사(Coordination test)

<table>
<tr><td>목적</td><td>• 협응 검사는 병리학적인 원인(예, 어지러움, 불량한 협응력(coordination) 또는 균형 소실)을 호소하는 환자에게 수행될 수 있음
• 주로 소뇌(cerebellar)가 원인이 되는 경우가 많으며, 이러한 소뇌의 기능부전(dysfunction)에는 많은 원인(예, 뇌졸중, 다발성 경화증, 공간을 차지하는 병변(space-occupying lesions), 프리드라이히 운동실조(friedreich's ataxia)와 같은 유전적인 질환)이 있음</td></tr>
<tr><td>평가방법 및 결과해석</td><td>
<table>
<tr><th>종류</th><th>방법 및 결과해석</th></tr>
<tr><td>손가락에서 코 & 손가락에서 손가락 닿기 검사
(finger to nose & finger to finger test)</td><td>• 방법
- 피검자는 집게손가락 끝을 코끝에 대게 한 후 검사자의 손가락 끝에 닿기를 시도함
- 피검자는 팔을 뻗어 검사자의 집게손가락 끝에 닿기를 시도함
- 선 자세에서 가능하면 시도할 것
• 결과해석
- 움직임에 지연이 보이거나 끝 떨림이나 운동거리조절이상이 나타날 경우 양성(+)으로 판정함</td></tr>
<tr><td>발뒤꿈치-정강이 검사
(heel to shin test)</td><td>• 방법
- 한쪽 발을 들어 발꿈치를 반대쪽 무릎에 닿게 하고 정강이를 따라 똑바로 내려가게 함
- 발을 너무 높이 들거나 무릎의 과도한 굽힘이 나타나는 것에 주의할 것
• 결과해석
- 발뒤꿈치를 정강이에 놓는 것이 어렵거나 발꿈치를 무릎 위로 수행하지 못할 경우 양성(+)으로 판정함</td></tr>
<tr><td>상반운동반복장애
(dysdiadochokinesis test)
or 빠른 교대 검사(rapid alternating movement test)</td><td>• 방법
- 한쪽 손을 반대편 손 위에 올려둔 후 올린 손의 손등과 손바닥 면을 교대로 향하도록 시행함
• 결과해석
- 교대 움직임이 어렵거나 동작을 천천히 수행한다면 양성(+)으로 판정함</td></tr>
<tr><td>반동 검사(rebound test)</td><td>• 방법
- 피검자가 90° 팔꿉 굽힌 자세에서 검사자가 팔꿉 굽힘근에 저항을 주어 강한 등척성 수축을 발생시킴 → 갑자기 저항을 주지 않음 → 아래팔의 작은 진폭 움직임이 발생됨
• 결과해석
- 아래팔의 움직임이 억제되지 않고 계속 나타날 경우 양성(+)으로 판정함</td></tr>
<tr><td>롬버그 검사(Romberg test)</td><td>• 방법
- 피검자는 선 자세에서 눈을 감고 균형소실 없이 서 있을 수 있는지 검사자는 반드시 물어본 후 평가함(단, 검사자는 피검자가 균형소실이 있을 경우를 대비하여 양쪽 팔을 피검자의 전방과 후방에 위치하여 대비하여야 함)
• 결과해석: 균형소실이 있을 경우 양성(+)으로 판정함</td></tr>
</table>
</td></tr>
</table>

▶ 손가락에서 코 & 손가락에서 손가락 닿기 검사

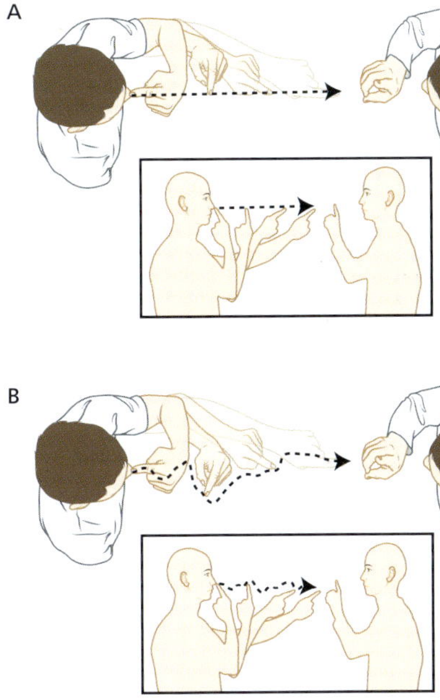

A. 정상, B. 비정상

▶ 발뒤꿈치–정강이 검사

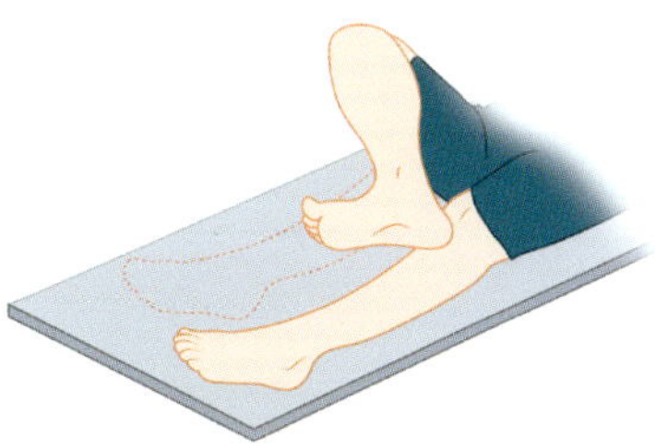

▶ 빠른 교대 검사

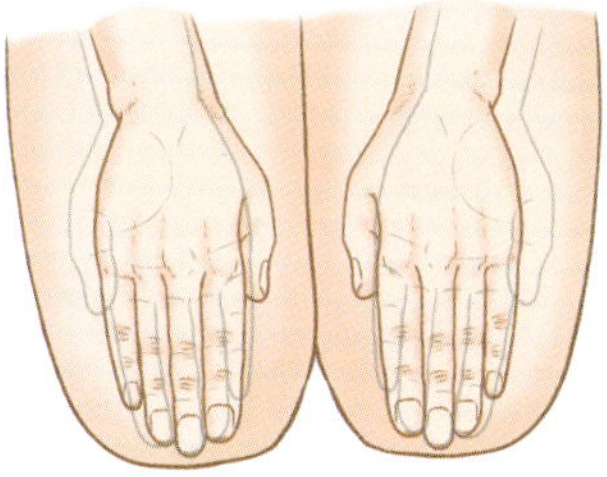

▶ 반동 검사

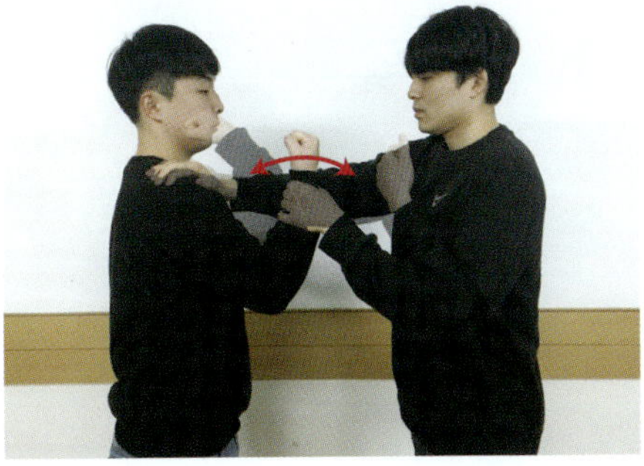

▶ 롬버그 검사

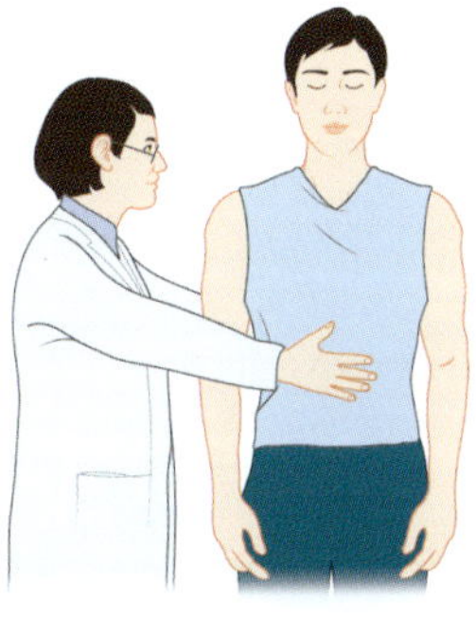

② 실조의 정도와 평가척도(Scale for the Assessment and Rating of Ataxia, SARA)

<table>
<tr><td>목적</td><td>• 장애 수준에서 소뇌 운동실조의 반정량적 평가를 기반으로 만들어진 평가척도임
• 운동 실조성 뇌졸중 환자의 보행 상태 및 ADL 독립의 재활 지표로 사용할 수 있음
• 국제 협력 실조 평가척도(International Cooperative Ataxia Rating Scale, ICARS)보다 간단하며 짧은 시간에 가능함</td></tr>
<tr><td>평가방법</td><td>• 보행, 자세, 앉기, 말하기, 손가락 추적, 손가락–코 검사, 손의 빠른 교대 동작, 발뒤꿈치–정강이 미끄러짐 등 8개 항목으로 구성됨
• 총점 범위는 0-40점으로 구성됨</td></tr>
<tr><td>결과해석</td><td><table><tr><th>점수</th><th>설명</th></tr><tr><td>40</td><td>심각한 운동실조</td></tr><tr><td>0</td><td>운동실조 없음</td></tr></table>참고 사항
• 실조의 척도는 점수가 높을수록 실조 기능제한이 심함</td></tr>
</table>

▶ 실조의 정도와 평가척도의 예시

출처: Schmitz-Hübsch T, du Montcel ST, Baliko L et al. 2006. Scale for the assessment and rating of ataxia: development of a new clinical scale. Neurology, 66(11):1717-1720

실조의 정도와 평가척도

환자성명: OOO 등록번호: OOOOO 검사일: OOOO년 OO월 OO일 총점: 27점

평가항목	평가 방법 및 정도
I. 보행 (gait)	1. 반 회전(half-turn)을 포함해 벽까지 일직선으로 안전하게 걷게 한다. 2. 지지없이 일자(tandem)로 걷게 한다. 0점: 정상, 걷는 중에 어려움이 없다. 회전과 동일한 축(최대 한 번의 잘못은 허용)으로 걷는다. 1점: 경미한 어려움(slight diffcult), 일자보행(tandem gait)으로 열 걸음을 연속적으로 걸을 수 있다. 2점: 확실한 이상(clearly abnormal), 일자 보행으로 열 걸음을 걸을 수 없다. 3점: 상당히 비틀거림(considerable staggering), 지지 없이 반 회전이 어렵다. 4점: 뚜렷한 비틀거림(marked staggering), 간헐적으로 벽의 지지가 필요하다. 5점: 중증 비틀거림(severe staggering), 하나의 스틱(예, cane, Q cane, crutch)이 계속적으로 지원 또는 한 팔의 가벼운 지지가 필요하다. 6점: 강하게 지지(두 개의 특별한 스틱 또는 유모차 또는 동반되는 사람)하고 10 m 이상 보행 가능하다. 7점: 강하게 지지(두 개의 특별한 스틱 또는 유모차 또는 동반되는 사람)하고 10 m 이하 보행 가능하다. 8점: 어떠한 지지라도 걸음걸이가 불가능하다.
II. 선 자세 (stance)	1. 자연스러운 자세이다. 2. 양발이 평행(양쪽 엄지발가락을 서로 맞대고)한 자세이다. 3. 일자로 선(양쪽 발을 같은 선에 두고, 발꿈치와 발가락 사이에 공간이 없음) 자세이다. * 신발은 신지 않고 눈은 뜬다. 각 조건에서 세 번씩 시행하여 최상의 점수를 기록한다. 0점: 정상, 동일한 축에 10초 이상 서 있기가 가능하다. 1점: 동요 없이 양발이 평행(양쪽 엄지발가락을 서로 맞대고)한 자세로 10초 이상 서 있을 수 있지만 일자(tandem)로 선 자세에서는 10초 이상이 어렵다. 2점: 동요가 있지만, 양발이 평행(양쪽 발가락을 서로 맞대고)한 자세로 10초 이상 서 있을 수 있다. 3점: 양발이 아닌 상태로 자연스러운 자세에서 지지 없이 10초 이상 서 있을 수 있다. 4점: 10초 이상 자연스러운 자세로 서 있을 수 있지만 약간의 지지가 필요하다. 5점: 10초 이상 자연스러운 자세로 서 있을 수 있지만 계속해서 한 팔의 지지가 필요하다. 6점: 한 팔의 계속적인 지지에도 불구하고 10초 이상 서 있을 수 없다.
III. 앉기 (sitting)	양발의 지지 없이 침대에 앉아서 눈을 뜨고 팔을 앞으로 쭉 뻗게 한 후 검사한다. 0점: 정상. 10초 이상 앉는 데 어려움이 없다. 1점: 약간의 어려움. 간헐적인 동요(intermittent sway)가 있다. 2점: 지속적인 동요(constant sway). 그러나 지지 없이 10초 이상 앉아 있을 수 있다. 3점: 간헐적인 지지(intermittent support)로 10초 이상 앉아 있을 수 있다. 4점: 계속적인 지지 없이 10초 이상 앉아 있을 수 없다.

(계속)

▶ 실조의 정도와 평가척도의 예시 (계속)

평가항목	평가 방법 및 정도
IV. 언어 장애 (speech distur-bance)	언어는 정상적인 대화 중에 평가한다. 0점: 정상 1점: 언어 장애의 의심된다. 2점: 언어장애(impaired speech)가 있지만, 이해하기 쉽다. 3점: 가끔 몇 개의 단어(word)를 이해하기 어렵다. 4점: 많은 단어들을 이해하기 어렵다. 5점: 오직 하나의 단어만 이해가 가능하다. 6점: 구어 장애(anarthria)가 있으며, 말을 이해할 수 없다.
V. 손가락 따라가기 (finger chase)	각각의 지점에서 개별적으로 편하게 앉아서 검사한다. 만약에 필요하다면 발과 몸통의 지지를 허용한다. 검사자는 도달하는 범위의 50%에서, 앞쪽 면에서 예측할 수 없는 방향쪽으로 갑자기 연속적이고 빠르게 가리키는 움직임을 5번 수행한다. 1번의 움직임에 2초간의 주기로 30 cm의 진폭의 움직임이 나타날 수 있다. 신속하고 정확하게 가능한 한 자신의 검지손가락으로 움직임을 따라하도록 요청한다. 마지막 3번의 움직임의 평균적인 수행을 평가한다. 0점: 겨냥이상이 없다. 1점: 겨냥이상. 대상에 5 cm 이하로 초과된다. 2점: 겨냥이상. 대상에 15 cm 이하로 초과된다. 3점: 겨냥이상. 대상에 15 cm 이상으로 초과된다. 4점: 5번의 움직임을 수행할 수 없다.
VI. 코 손가락 검사 (nose-finger test)	편안하게 앉아서 검사한다. 만약에 필요하다면 발과 몸통의 지지를 허용한다. 대상자는 자신의 코에서 검사자의 검지를 반복적으로 가리키도록 하고 도달하는 90%의 거리에서 한다. 움직임의 수행은 중간의 속도로 한다. 움직임의 평균적인 수행은 운동 진동의 진폭에 따라서 평가된다. 0점: 떨림이 없다. 1점: 2 cm 이하 진폭의 떨림이 있다. 2점: 5 cm 이하 진폭의 떨림이 있다. 3점: 5 cm 이상 진폭의 떨림이 있다. 4점: 5번의 움직임을 수행할 수 없다.

▶ 실조의 정도와 평가척도의 예시 (계속)

평가항목	평가 방법 및 정도
VII. 빠른 손 교대 반복 운동 (fast alternating hand move ments)	편안하게 앉아서 검사한다. 만약에 필요하다면 발과 몸통의 지지를 허용한다. 대상자는 10번 반복 교대의 주기로 신속하고 가능한 한 정확하게 허벅지에 손을 뒤침(supination)하도록 한다. 움직임의 속도는 검사자에 의해 보여진다. 10번의 주기를 7초 내로 한다. 움직임의 실행은 정확한 시간으로 해야 한다. 0점: 정상. 불규칙하지 않다(10초 이내로 수행). 1점: 약간 불규칙하다(10초 이내로 수행). 2점: 확실하게 불규칙하다. 움직임을 구별하기 힘들지만 10초 이내에 수행할 수 있다. 3점: 매우 불규칙하다. 움직임은 구별하기 힘들지만 10초 이내에 수행할 수 없다. 4점: 10회 불가능하다.
VIII. 발꿈치-정강이 미끄러짐 (heel-shin slide)	대상자는 다리를 보지 않고, 침대에 누워 검사를 받는다. 대상자는 한쪽 다리를 들어 올린 후 발꿈치를 반대편 무릎 쪽에 가져가고 정강이부터 발목까지 따라서 아래로 미끄러지게 내리고, 침대에 다리를 다시 내려놓는다. 이 수행은 3번을 반복하며 아래로 내리는 움직임은 1초 이내로 수행한다. 0점: 정상이다. 1점: 약간 비정상. 정강이에 닿기를 유지할 수 있다. 2점: 확실히 비정상. 3번의 주기 동안에 정강이에 닿지 않았다. 3점: 심한 비정상. 3번의 주기 동안에 4번 또는 그보다 더 많이 정강이에 닿지 않았다. 4점: 과제를 수행할 수 없다.

* 사용지침: 실조의 등급과 평가척도는 '보행 8점, 선 자세 6점, 앉기 4점, 언어장애 6점, 손가락 따라가기 4점, 손가락-코 검사 4점, 빠르게 손을 교차하기 4점, 발꿈치-정강이 미끄러짐 4점'의 총 8가지 평가항목으로 구성되어 있으며, 총 40점 만점이다. 실조의 척도는 점수가 높을수록 실조 기능제한이 심하다. "0점: 실조가 없다(no ataxia), 40점: 실조가 중증이다(severe ataxia)."

(5) 균형과 자세 조절 검사(Balance and postural control test)

① 기능적 뻗기 검사(Functional Reach Test, FRT)

<table>
<tr><th>목적</th><td>• 노인의 균형을 평가하기 위한 방법임</td></tr>
<tr><th>평가방법</th><td>① 야드 자를 어깨높이의 벽에 설치함(단, 피검자의 팔이 벽에 닫지 않게 하고 주먹을 쥐지 않게 함)
② 시작자세에서 어깨관절 90° 굽힘에서 팔을 전방으로 뻗었을 때 3번째 MCP joint가 야드 자에 측정된 눈금을 기록함
③ 피검자는 보조도구인 평행봉을 이용하여 앞으로 더 멀리 뻗을 수 있음
④ 이번에는 "발을 옮기지 말고 전방으로 최대한 팔을 뻗을 수 있는 만큼 쭉 뻗으세요"라고 알려줌(여러 가지로 뻗는 단계를 자유로이 사용할 수 있음)
⑤ 끝자세에서 다시 자를 이용하여 3번째 MCP joint를 기록하고 시작자세와 끝자세의 숫자 간의 차이를 기록함(다리를 움직였다면 다시 측정할 것)
⑥ 피검자는 두 번의 연습을 거쳐 다시 3번의 실험을 수행하여 기록하고 평균을 기록함</td></tr>
<tr><th>결과해석</th><td>
<table>
<tr><th>점수</th><th>설명</th></tr>
<tr><td>10인치(25 cm) 이상</td><td>낙상 위험도 없음</td></tr>
<tr><td>6~10인치(약 15~25 cm)</td><td>중등도 낙상 위험도</td></tr>
<tr><td>6인치(16 cm) 이하</td><td>기능적 균형에 제한(중증도 낙상 위험도)</td></tr>
</table>
</td></tr>
</table>

② 한발 지지 검사(Uni-Pedal Stance Test, UPST)

<table>
<tr><th>목적</th><td>• 한 발로 선 자세에서 균형을 유지할 수 있는 능력을 측정하기 위하여 개발된 방법임</td></tr>
<tr><th>평가방법</th><td>① 먼저 검사자는 피검자의 우세한 팔다리(dominant limb)를 파악함
② 신발을 양쪽 다 벗은 다음 한 발을 지면에서 뗀 상태에서 균형을 유지하는 시간을 기록함
③ 피검자의 주의사항으로 첫째, 양팔은 가슴을 가로질러 유지하여야 하며, 체중을 지지하고 있는 발은 흔들리지 않아야 하며(발목이나 발바닥이 움직여서도 안 됨), 지면에서 떼어진 발이 움직이거나, 땅에 닿지 않아야 함
④ 한 발 유지시간은 최대 45초 이내로 시행하며, 눈을 뜨고(opened eyes)와 눈을 감고(closed eyes) 3회의 평균값을 기록함</td></tr>
<tr><th>결과해석</th><td>출처: Springer BA, Marin R, Cyhan T, Roberts H, Gill NW. 2007. Normative values for the unipedal stance test with eyes open and closed. J Geriatr Phys Ther. 30(1): 8-15
<table>
<tr><th>나이</th><th>눈을 뜨고(secs)</th><th>눈을 감고(secs)</th></tr>
<tr><td>18~39세</td><td>43.3 ± 5.1</td><td>9.4 ± 9.4</td></tr>
<tr><td>40~49세</td><td>40.3 ± 10.8</td><td>7.3 ± 7.0</td></tr>
<tr><td>50~59세</td><td>37.0 ± 12.6</td><td>4.8 ± 4.8</td></tr>
<tr><td>60~69세</td><td>26.9 ± 16.6</td><td>2.8 ± 2.2</td></tr>
<tr><td>70~79세</td><td>15.0 ± 13.9</td><td>2.0 ± 1.6</td></tr>
<tr><td>80~99세</td><td>6.2 ± 9.3</td><td>1.3 ± 0.6</td></tr>
<tr><td>평균값</td><td>29.8 ± 17.5</td><td>4.9 ± 6.2</td></tr>
</table>
* Mean values for three trials and standard error (SE)</td></tr>
</table>

▶ 기능적 뻗기 검사의 연령별 평균치

출처: Duncan PW, Weiner DK, Chandler J, Studenski S. 1990. Functional reach: a new clinical measure of balance. J Gerontol. 45(6): M192-197

나이	남자 (mean ± SD)(inches)	여자 (mean ± SD)(inches)
20~40세	16.7 ± 1.9	14.6 ± 2.2
41~69세	14.9 ± 2.2	13.8 ± 2.2
70~87세	13.2 ± 1.6	10.5 ± 3.5

▶ 기능적 뻗기 검사 기록지의 예시

기능적 뻗기 검사 기록지

검사일: OOOO년 OO월 OO일
등록번호: OOOOO

환자성명: OOO

검사 일자	1회 시행 (pre/post) -연습-	2회 시행 (pre/post)	3회 시행 (pre/post)	평균 값 (pre/post)
20OO년 OO월 OO일	/ cm	/ cm	/ cm	/ cm
20OO년 OO월 OO일	/ cm	/ cm	/ cm	/ cm

▶ 한 발지지 검사 기록지의 예시

한 발지지 검사 기록지

검사일: OOOO년 OO월 OO일
등록번호: OOOOO

환자성명: OOO

검사일시	눈을 뜨고(초)				눈을 감고(초)			
	1회 (Rt/Lt)	2회 (Rt/Lt)	3회 (Rt/Lt)	평균 (Rt/Lt)	1회 (Rt/Lt)	2회 (Rt/Lt)	3회 (Rt/Lt)	평균 (Rt/Lt)
20OO년 OO월 OO일								
20OO년 OO월 OO일								

▶ 기능적 뻗기 검사

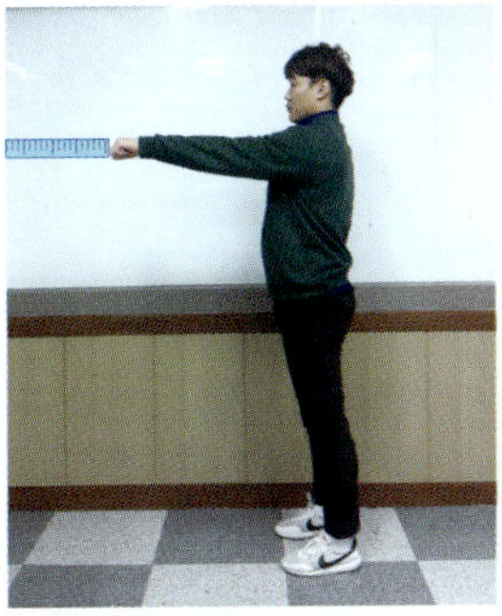

검사 전

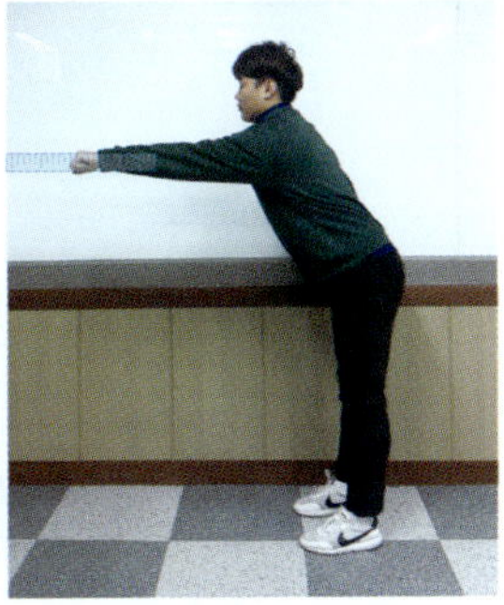

검사 후

▶ 한발 지지 검사

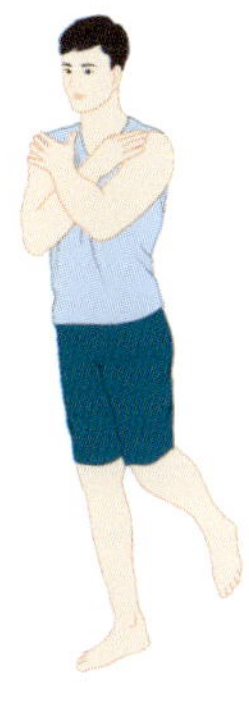

(6) 균형과 이동의 기능적 검사(Functional test in balance and locomotion)

① 버그 균형 척도(Berg Balance Scale, BBS)

<table>
<tr><td>목적</td><td>• Berg 등(1992)이 기능적인 기립균형을 측정하기 위하여 개발한 것으로 균형장애가 있는 노인 및 뇌졸중 환자에게 많이 사용되고 있음</td></tr>
<tr><td>평가방법</td><td>• 크게 앉기, 서기자세, 자세 변화의 3개 영역으로 나눌 수 있음
• 최소 0점에서 최대 4점을 적용하여 14개 항목에 대한 총합은 56점임
• 점수가 높을수록 균형정도가 좋은 것으로 평가한다.</td></tr>
<tr><td>결과해석</td><td><table><tr><th>점수</th><th>설명</th></tr><tr><td>41~56점</td><td>경도의 낙상 위험</td></tr><tr><td>9~12점</td><td>중등도의 낙상 위험</td></tr><tr><td>0~20점</td><td>중증도의 낙상 위험</td></tr></table></td></tr>
</table>

② 동적 보행 지수(Dynamic Gait Index, DGI)

<table>
<tr><td>목적</td><td>• 균형과 낙상의 위험이 있는 사람(예, 뇌졸중, 전정계 손상환자, 노인 등)에게 다양한 과제를 주는 동안에 보행을 평가하기 위해서 설계됨</td></tr>
<tr><td>평가방법</td><td>• 총 8가지 서로 다른 보행 과제(평지에서 걷기, 걷는 속도 변화, 걸을 때 머리를 수평으로 돌리기, 걸을 때 머리를 수직으로 돌리기, 보행하고 축을 중심으로 돌기, 장애물 통과하기, 장애물 주변으로 걷기, 계단)의 수행정도를 0~3등급으로 구분하여 평가함</td></tr>
<tr><td>결과해석</td><td><table><tr><th>시간</th><th>설명</th></tr><tr><td>19점 미만</td><td>낙상 위험성이 있음</td></tr><tr><td>22점 이상</td><td>안전하게 이동할 수 있음</td></tr></table></td></tr>
</table>

▶ 버그 균형 척도 기록지의 예시

출처: Bogle Thorbahn LD, Newton RA. 1996. Use of the Berg Balance Test to predict falls in elderly persons. Phys Ther. 76(6):576-83; discussion 584-585

버그 균형 척도 기록지

검사일: ○○○○년 ○○월 ○○일

환자성명: ○○○

등록번호: ○○○○○

항목	점수
1. 앉은 자세에서 서기	3
2. 지지(보조) 없이 서 있기	3
3. 등받이의 지지 없이 앉기	3
4. 선 자세에서 앉기	4
5. 이동	3
6. 눈감고 서 있기	3
7. 두 발 모으고 서 있기	3
8. 선 자세에서 팔 펴고 앞으로 뻗기	3
9. 선 자세에서 바닥에 있는 물건 집어 올리기	3
10. 선 자세에서 양쪽으로 뒤돌아보기	3
11. 제자리에서 360° 돌기	3
12. 일정한 높이의 발판 위에 발을 교대로 놓기	3
13. 한 발을 다른 발 앞에 놓고 서 있기	3
14. 한 발로 서 있기	3
총점	42 / 56점

1. 앉은 자세에서 일어나기 (3)

지시: 손을 사용하지 않고 일어나세요.

(4) 손을 사용하지 않고 일어나 안정된 자세를 유지한다.

(3) 손을 사용하여 스스로 일어설 수 있다.

(2) 몇 번의 시도 후에 손을 사용하여 일어설 수 있다.

(1) 일어서거나 안정을 위해 최소한의 도움이 필요하다.

(0) 일어서기 위해 중등도 또는 최대한의 도움이 필요하다.

2. 지지(보조) 없이 서있기 (3)

지시: 아무것도 잡지 말고 2분 동안 서 있으세요.

* 만약 대상자가 2분간 안전하게 서있다면 3번 항목에 4점을 주고 4번 항목 실시할 것

(4) 2분 동안 안정적으로 서 있기가 가능하다.

(3) 감독하에 2분 동안 서 있기가 가능하다.

(2) 지지 없이 30초 동안 서 있기가 가능하다.

(1) 몇 번의 시도 후 지지 없이 30초 동안 서 있기 가능하다.

(0) 지지 없이 30초 동안 서 있을 수 없다.

3. 발판 또는 바닥에 발을 지지하고 등받이의 지지 없이 앉기 (3)

지시: 지지(보조) 없이 2분 동안 앉아 있으세요.

(4) 2분 동안 안전하고 확실하게 앉아 있을 수 있다.

(3) 감독 하에 2분 동안 앉아 있을 수 있다.

(2) 30초 동안 앉아 있을 수 있다.

(1) 10초 동안 앉아 있을 수 있다.

(0) 지지 없이 10초 동안 앉아 있을 수 없다.

▶ 버그 균형 검사 기록지의 예시 (계속)

4. 서 있는 자세에서 앉기 (4)

지시: (의자에) 앉아보세요

(4) 손을 거의 사용하지 않고 안전하게 앉는다.
(3) 손을 사용하여 몸을 잘 조절하여 앉을 수 있다.
(2) 앉을 때 다리 뒷부분을 의자에 기대고 천천히 앉는다.
(1) 혼자서 앉기는 가능하나 조절다리 못한 채로 털썩 주저앉는다.
(0) 앉을 때 보조가 필요하다.

5. 이동 (3)

지시: 의자에서 다른 의자로 앉았다가 다시 원래의 의자로 돌아오세요.

(4) 손을 거의 사용하지 않고 안전하게 옮겨 앉을 수 있다.
(3) 확실히 손을 사용해야 안전하게 옮겨 앉을 수 있다.
(2) 감독 또는 언어적인 지시에 의해 이동할 수 있다.
(1) 이동하기 위해 한 명의 보조자가 필요하다.
(0) 이동하기 위해 보조 또는 감독할 두 명이 필요하다.

6. 눈감고 지지 없이 서 있기 (3)

지시: 두 눈을 감고 10초 동안 서 있으세요.

(4) 10초 동안 안정적으로 서 있을 수 있다.
(3) 감독 하에 10초 동안 서있을 수 있다.
(2) 3초간 서 있을 수 있다.
(1) 안정적으로 서 있으나 두 눈을 감고 3초 동안 유지는 불가능하다.
(0) 넘어질 위험이 있어 보조가 필요하다.

7. 두 발 모으고 서 있기 (3)

지시: 두 발을 모으고 아무것도 잡기 말고 서 있으세요.

(4) 혼자서 두 발을 모으고 안정적으로 1분 동안 서있기가 가능하다.
(3) 혼자서 두 발을 모으고 감독 하에 1분 동안 서있기가 가능하다.
(2) 혼자서 두 발을 모으고 설 수 있으나, 30초 동안 유지할 수 없다.
(1) 두 발을 붙이는 데 도움이 필요하나, 15초 동안 서 있기가 가능하다.
(0) 자세를 취하기 위해 도움이 필요하며, 15초 동안 서 있기가 가능하다.

8. 서 있는 자세에서 팔 앞으로 뻗기 (3)

지시: 90도로 팔을 올리세요. 손가락을 펴고 할 수 있는 만큼 앞으로 뻗으세요.

(4) 25 cm 이상 자신 있게 앞으로 뻗을 수 있다.
(3) 12 cm 이상 안전하게 앞으로 뻗을 수 있다.
(2) 5 cm 이상 안전하게 뻗을 수 있다.
(1) 앞으로 뻗을 수 있으나, 감독이 필요하다.
(0) 앞으로 뻗을 때 균형을 잃는다. 넘어지지 않게 보조가 필요하다.

9. 서 있는 자세에서 바닥에 있는 물건 집어 올리기 (3)

지시: 발 앞에 있는 물건을 집어 올리세요.

(4) 안전하게 쉽게 신발을 집어 올릴 수 있다.
(3) 감독 하에 신발을 집어 올릴 수 있다.
(2) 집어 올릴 수는 없으나 균형을 유지하여 신발 근처 2~5 cm까지 이른다.
(1) 신발을 집어 올릴 수 없으며 수행하는 동안 감독이 필요함
(0) 집어 올릴 수 없으며, 수행하는 동안 균형을 잃는다.

10. 서 있는 자세에서 왼쪽과 오른쪽으로 뒤돌아보기 (3)

지시: 왼쪽 어깨 넘어 뒤에 있는 물체를 보세요. 오른쪽도 해보세요.

(4) 양쪽으로 회전하여 뒤에 있는 물체를 잘 보며 체중 이동이 잘 된다.
(3) 한쪽으로만 잘 돌아다보고 다른 쪽은 체중 이동이 적게 나타난다.
(2) 옆으로만 회전할 수 있으나 균형은 잘 유지한다.
(1) 회전할 때 감독이 필요하다.
(0) 넘어지지 않게 도움이 필요하다.

11. 360도 회전하기 (3)

지시: 몸을 완전하게 회전하세요. 반대쪽도 실시

(4) 양 방향으로 4초 이내에 안전하게 360도 회전할 수 있다.
(3) 한 방향으로만 4초 이내에 안전하게 360도 회전할 수 있다.
(2) 느리지만 안전하게 360도 회전할 수 있다.
(1) 동작 수행 시 감독이나 언어적인 지시가 필요하다.
(0) 회전하는 동안 보조가 필요하다.

12. 일정한 높이의 발판 위에 발을 교대로 놓기 (3)

지시: 발판 위에 교대적으로 발을 바꾸세요. 각 발을 8회까지 바꾸세요.

(4) 혼자 서서 안전하게 20초 내에 발을 8번 바꿀 수 있다.
(3) 혼자 서서 20초를 넘겨서 8번을 완전히 바꿀 수 있다.
(2) 보조나 감독 없이 4번 바꿀 수 있다.
(1) 최소한의 도움으로 2번 바꿀 수 있다.

(0) 넘어지는 것을 방지하기 위해 보조가 필요하거나 동작을 수행할 수 있다.

13. 지지 없이 서 있는 자세에서 한 발을 앞으로 내밀어 지지하기 (3)

지시: 한 발을 다른 발 앞쪽에 직렬로 내 놓으세요. 만약 할 수 없다면 다른 발의 발가락 앞만큼만 발을 내딛으세요.

(4) 30초 동안 스스로 발을 일자로 놓고 유지할 수 있다.

(3) 30초 동안 스스로 다른 쪽 발 앞에 발을 내딛고 유지할 수 있다.

(2) 발을 조금 내딛고 30초 동안 유지할 수 있다.

(1) 발을 내딛기 위해 도움이 필요하나 15초 동안 유지할 수 있다.

(0) 서 있는 동안 또는 발을 내딛는 동안 균형을 잃는다.

14. 한 발로 서있기 (3)

지시: 도움 없이 한 발로 서 있으세요.

(4) 스스로 한 발로 10초 이상 서 있을 수 있다.

(3) 스스로 한 발로 5~10초 동안 서 있을 수 있다.

(2) 스스로 한 발로 3초 동안 서 있을 수 있다.

(1) 스스로 서 있을 수는 있으나, 3초 동안 유지할 수 없다.

(0) 동작을 수행할 수 없거나 넘어지지 않게 도움이 필요하다.

▶ 동적 보행지수 검사 기록지의 예시

출처: 1. Shumway-Cook A, Woollacott M. 1995. Motor Control Theory and Applications, Williams and Wilkins Baltimore, 323-324)21.

2. Teasdale G & Jennett B, 1974. "Assessment of coma and impaired consciousness. a practical scale", Lancet2(7872): 81-84

동적 보행지수 검사 기록지

검사일: OOOO년 OO월 OO일

환자성명: OOO

등록번호: OOOOO

항목	점수
1. 편평한 지면에서 걷기	2
2. 걷는 속도의 변화	2
3. 걸을 때 머리를 수평으로 돌리기	2
4. 걸을 때 머리를 수직으로 돌리기	2
5. 보행하고 축을 중심으로 돌기	2
6. 장애물 통과하기	1
7. 장애물 주변으로 걷기	2
8. 계단	1
총점	14점

▶ 동적 보행지수 검사 기록지의 예시 (계속)

1. 편평한 지면에서 걷기 (2)

- 지시: 지금 서 있는 곳에서 다음 지표까지 보통 속도로 걸으시오.
  (3) 정상: 20 feet 걷는다. 보조 도구 없이 좋은 속도로 균형있게 정상적으로 걷는 유형으로 걷는다.
  (2) 가벼운 손상: 20 feet 걷는다. 보조 도구를 사용하고, 속도는 느리며, 걷는 자세가 약간 흔들거린다.
  (1) 중간정도 손상: 20 feet 걷는다. 속도는 느리고, 비정상적으로 걷는 유형이며 균형을 못 잡는다.
  (0) 심한 손상: 20 feet 동안 보조 없이 걸을 수 없다. 걷는 자세가 심하게 흔들거리거나 균형을 못 잡는다.

2. 걷는 속도의 변화 (2)

- 지시: 보통 속도로 걷기 시작한다. "가세요"라는 지시를 하면 빠르게 걷는다. "천천히 가세요"라는 지시를 하면 천천히 걷는다.
  (3) 정상: 균형을 잃거나 흔들림 없이 걷는 속도를 자연스럽게 바꿀 수 있다. 보통으로, 빠르게 그리고 느리게 걷는 속도에서 정확한 차이를 보인다.
  (2) 가벼운 손상: 속도를 바꿀 수는 있지만 가볍게 흔들림이 관찰되거나, 흔들림은 없지만 속도의 정확한 차이를 보이지 않거나, 보조 도구를 사용한다.
  (1) 중간정도의 손상: 걷는 속도를 조절하기가 조금 어렵거나, 속도를 조절하기가 조금 어렵거나, 속도를 바꿀 때 흔들림이 있거나, 속도를 바꿀 수는 있지만 흔들림이 있거나, 속도는 바꿀 수 있지만 균형을 잃는다. 다리만 균형을 되찾아 계속 걸을 수는 있다.
  (0) 심한 손상: 속도를 바꿀 수 없다. 균형을 잃어 벽을 잡으려 한다.

3. 걸을 때 머리를 수평으로 돌리기 (2)

- 지시: 보통 속도로 걷기 시작한다. "오른쪽을 보세요."라는 지시를 하면 계속 일직선으로 걷지만 머리는 오른쪽으로 돌린다. 계속 오른쪽을 보고 걷다가 "왼쪽을 보세요."라는 지시를 하면 일직선으로 걸으면서 머리를 왼쪽으로 돌린다. 계속 왼쪽을 보고 걷다가 "앞을 보세요."라고 지시를 하면 일직선으로 걸으면서 중심으로 머리를 다시 돌린다.
  (3) 정상: 걸을 때 변화 없이 자연스럽게 머리를 돌린다.
  (2) 가벼운 손상: 보행 속도에 약간의 변화가 있지만 자연스럽게 고개를 돌린다. 즉, 걷는데 보조 도구를 사용하거나 평탄한 보행 경로에 약간의 흔들림이 있는 경우이다.
  (1) 중간정도의 손상: 고개 돌리기를 수행할 때 보행 속도가 어느 정도 변화가 있다. 속도가 느려지고, 비틀거리지만 다시 균형을 잡고 계속 걷는다.
  (0) 심한 손상: 과제를 수행하는데 큰 어려움이 있다. 즉, 비틀거리고 균형을 잃고 멈추며 벽을 잡는다.

4. 걸을 때 머리를 수직으로 돌리기 (2)

- 지시: 보통 속도로 걷기 시작한다. "위를 올려보세요"라는 지시를 하면 일직선으로 걸으면서 머리를 들어 위를 본다. 계속 위를 보며 걷다가 "아래를 보세요."라고 말하면 일직선으로 걸으면서 머리를 내려 아래로 향한다. 아래를 보며 걷다가 "앞을 보세요."라고 지시하면 계속 일직선으로 걸으면서 머리를 다시 중심으로 되돌린다.
  (3) 정상: 고개를 돌리면서도 보행에 변화가 없다.
  (2) 가벼운 손상: 고개를 자연스럽게 돌리지만 보행 속도에 약간의 변화가 있다. 즉, 평탄한 보행 경로에서 약간 흔들리거나 걷는데 보조도구를 사용한다.
  (1) 중간정도 손상: 고개 돌리기를 수행할 때 보행 속도가 변하고, 속도가 느려지며, 비틀거린다. 다리만 다시 균형을 잡고 계속 걷는다.
  (0) 심한 손상: 과제를 수행하는데 큰 어려움이 있다. 즉 비틀거리고 균형을 잃고 멈추며 벽을 잡는다.

5. 보행하고 축을 중심으로 돌기 (2)

- 지시: 보통 속도로 걷기 시작한다. "돌고 멈추세요"라고 지시하면 재빨리 반대편으로 돌린 후 멈춘다.
  (3) 정상: 3초 안에 안전하게 축을 중심으로 돈 후 균형을 잃지 않고 재빨리 멈춘다.
  (2) 가벼운 손상: 3초 이상이 걸리며 안전하게 축을 중심으로 돈 후 균형을 잃지 않고 멈춘다.
  (1) 중간 정도의 손상: 천천히 돈다. 언어 지시를 필요로 한다. 돌고 멈추는 데 균형을 잡아야 하고 심하게 작은 걸음을 필요로 한다.
  (0) 심한 손상: 안전하게 돌 수 없고 돌고 멈추는 데 보조가 필요하다.

6. 장애물 통과하기 (1)

- 지시: 보통 속도로 걷기 시작한다. 구두상자에 도착하면 구두 상자 주위로 돌아가지 않고 그것을 넘어서 걸어간다.
  (3) 정상: 속도 변화 없이 상자를 넘을 수 있고, 균형을 잃지 않는다.
  (2) 가벼운 손상: 상자를 넘을 수는 있지만 속도가 느려지고 안전하게 상자를 넘는데 조절이 필요하다.
  (1) 중간정도의 손상: 상자를 넘을 수는 있지만 멈춘 후 넘는다. 언어 지시를 필요로 한다.
  (0) 심한 손상: 보조 없이 수행할 수 없다.

7. 장애물 주변으로 걷기 (2)

- 지시: 보통 속도로 걷기 시작한다. 첫 번째 원뿔까지 갔을 때 오른쪽으로 돌아가 걷는다. 두 번째 원뿔에 도착했을 때 왼쪽으로 돌아간다.
  (3) 정상: 보행 속도의 변화 없이 원뿔을 돌아서 걸을 수 있다. 균형을 잃지 않는다.
  (2) 가벼운 손상: 두 개의 원뿔을 돌아서 걸을 수 있으나, 속도가 느려지고 정확하게 원뿔을 돌아가는 데 조절이 필요하다.
  (1) 중간 정도의 손상: 정확하게 원뿔을 돌아 갈 수는 있지만 수복할 만큼 속도가 느려지고 언어지시가 필요하다
  (0) 심한 손상: 정확하게 원뿔을 돌아갈 수 없고, 한 개 또는 두 개 원뿔까지 걸어갈 수도 없으며, 신체적 보조를 필요로 한다.

8. 계단에서 걷기 (1)

- 지시: 계단을 오른다. 필요하다면 난간을 사용한다. 맨 위까지 오른 후 돌아서 내려온다.
  (3) 정상: 난간을 잡지 않고 발을 교대로 잘 옮긴다.
  (2) 가벼운 손상: 난간을 사용하여 발을 교대로 잘 옮긴다.
  (1) 중간정도의 손상: 난간을 사용하여 한 계단에 두 발을 놓는다.
  (0) 심한 손상: 안전하게 수행할 수 없다.

③ 네 공간 보행 검사(Four Square Step Test, FSST)

목적	• 뇌졸중, 파킨슨, 노인 및 전정계의 문제가 있는 환자들에게 방향전환과 동적 서기 균형 및 이동 검사를 위하여 설계된 방법임
평가방법	① 바닥에 90 cm 길이, 2.5 cm 높이의 막대기 4개를 이용하여 사각형 공간을 만듦 ② 미리 시범을 보여 환자에게 이해시켜야 함 ③ 환자의 얼굴은 전방을 주시하고 "시작"이라는 구령과 함께 시계방향으로 진행하여 막대기를 넘어 전방으로, 옆으로(좌/우), 후방으로 넘어 다시 출발선상으로 향함 ④ 이후 반시계 방향으로 다시 걷도록 하여 다시 출발선상으로 향함 ※ 주의사항 • 디지털 초시계는 첫발을 전방의 두 번째 사각형에 닿았을 때 시작하여 시계방향과 반시계방향으로 돌아서 마지막 사각형에 두 발이 모두 닿았을 때까지를 측정함(단, 피검자는 평가가 진행되는 동안에 정면을 바라보고 가능한 한 빨리 돌아야 하며, 두 발이 각 사각형의 공간에 접촉해야 함) • 만약 정면응시가 어려울 경우에는 몸통의 회전을 허용할 수 있음 • 마지막으로 검사의 수행시간은 5분이 넘지 않도록 함
결과해석	(see table below)

결과해석

시간	설명
15초 초과(노인들의 경우)	여러 방향으로 낙상 위험성이 있음
12초 초과(전정계 장애를 가진 환자)	여러 방향으로 낙상 위험성이 없음
24초 초과(하퇴 절단 환자)	여러 방향으로 낙상 위험성이 없음

▶ 네 공간 보행 검사

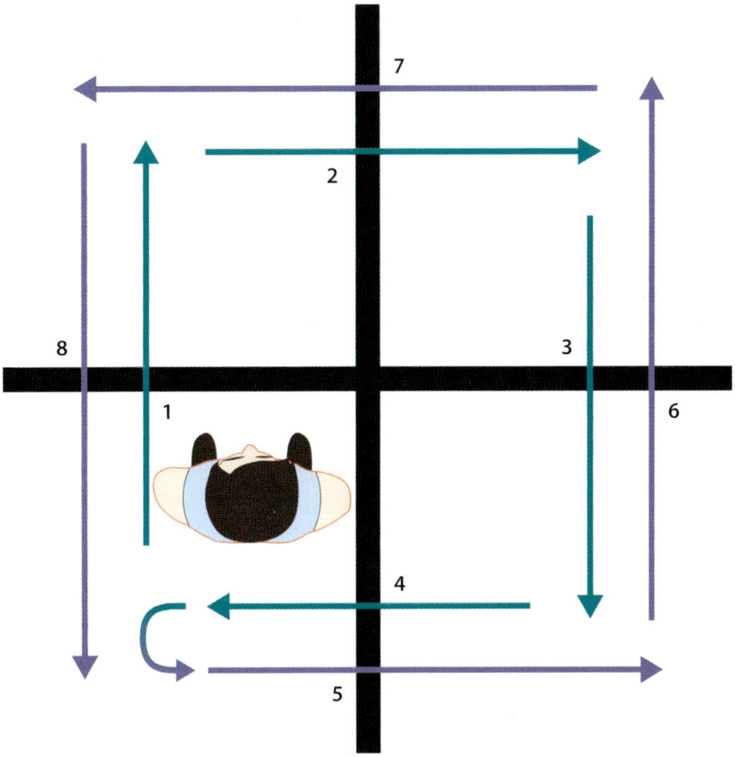

▶ 네 공간 보행 검사 기록지의 예시

네 공간 보행 검사 기록지

검사일: OOOO년 OO월 OO일
등록번호: OOOOOOOOOO

환자성명: OOO
보조도구나 보조기 착용 상태: 무

검사 일자	1회 소요 시간 (secs)	2회 소요 시간 (secs)	3회 소요 시간 (secs)	총점 (평균값)
20XX년 XX월 XX일	secs	secs	secs	secs
년 월 일	secs	secs	secs	secs
년 월 일	secs	secs	secs	secs

④ 일어서서 걷기 검사(Timed Up and Go Test, TUG)

목적

- 기능적인 이동성과 동적균형을 평가하기 위해 설계된 방법임

평가방법

① 측정은 초(seconds)로 기록하고, 표준화된 팔걸이 의자(좌석의 높이는 46 cm, 팔걸이 높이는 65 cm)에서 혼자 일어서기, 3 m 걷기, 돌고, 의자로 돌아오고, 앉는 것 등 개별 요소에 의한 걸리는 시간을 측정함
② 또한 오차를 줄이기 위해 충분히 환자에게 설명을 하고, 연습을 미리 해야 함
③ 스톱워치나 손목시계의 초침은 검사의 시간측정에 사용함

결과해석

점수	설명
10초 이하	정상
20초 이하	좋은 이동성 (혼자 외출이 가능, 보행의 도움이 필요 없고 움직임이 자유로움)
30초 이하	이동성에 문제가 있음 (혼자 외출이 안 됨, 보행의 도움이 요구됨)
14초 이상은 높은 낙상의 위험을 나타냄	

⑤ 일자 보행 검사(Tandem gait test)

목적

- 모든 보행에 문제가 악화되는지 알아보기 위해서(특히 전정기관) 또는 소뇌 질병을 구분하기 위해서 사용될 수도 있으며, 외국에서는 중독(intoxication)의 경우와 같이 법의 집행할 때 사용되는 검사방법임

평가방법

① 시작지점에서 팔을 내려놓고 진행하여야 하며 "시작"과 함께 한쪽 발을 다른 쪽 발앞쪽에 발뒤꿈치부터 발가락으로 내딛으면서 전방을 향해 걸음
② 환자가 넘어질 우려가 있으면 즉시 도움을 주어 중단함
③ 검사자는 기저면의 사이 간격과 무릎의 굽힘과 골반의 체중전환을 세밀히 관찰함(이를 통해 정상 유무를 구분할 수 있음)

결과해석

구분	설명
정상	• 보행이 부드럽고, 지속적인 리듬성이 있음
실조성(ataxia)	• 형태: 조절할 수 없는 협응성 움직임이 원인이 되어, 근육조절이 되지 않기 때문에 비협응성 움직임이 나타남 • 원인 ① 소뇌의 중앙부 병변 ② 편측성 병변의 경우에는 한쪽 면으로 기울어지거나 넘어지게 됨 ③ 양측성 병변일 경우에는 어느 방향으로나 넘어지게 됨 ④ 위치 감각의 소실 ⑤ 중독

▶ 일어서서 걷기 검사

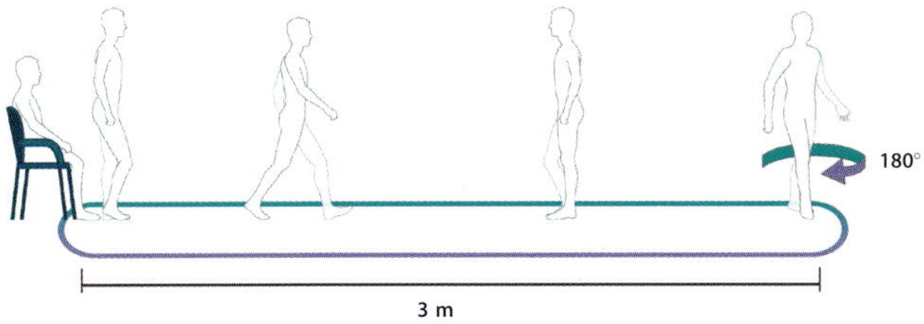

▶ 일자보행 검사

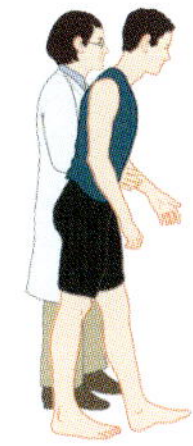

▶ 일어서서 걷기 검사 기록지의 예시

일어서서 걷기 검사 기록지

검사일: OOOO년 OO월 OO일

환자성명: OOO

등록번호: OOOOO

보조도구나 보조기 착용 상태: Rt. AFO

검사 일자	1회 소요 시간 (secs)	2회 소요 시간 (secs)	3회 소요 시간 (secs)	총점 (평균값)
20XX년 XX월 XX일	secs	secs	secs	secs
년 월 일	secs	secs	secs	secs

▶ 일어서서 걷기 검사의 연령별 평균치

출처: Lusardi MM, Pellecchia GL, Schulman M. 2003. Functional Performance in Community Living Older Adults. Journal of Geriatric Physical Therapy, 26(3): 14-22

나이	결과 (mean ± SD)(secs)
60~69세	7.9 ± 0.9
70~79세	7.7 ± 2.3
80~89세	보조도구 없이 : 11.0 ± 2.2 보조도구와 함께 : 19.9 ± 6.4
90~101세	보조도구 없이 : 14.7 ± 7.9 보조도구와 함께 : 19.9 ± 2.5

(7) 보행 속도 검사(Gait speed test)

① 10미터 보행 검사(10 Meter Walking Test, 10MWT)

목적

- 보조도구 없이 개인별로 10 m의 직선거리에서의 보행의 속도를 측정하기 위해 설계된 방법임

평가방법

- 총 두 가지 검사방법이 있음
  ① 보행의 가속구간과 감속구간을 배제하기 위해 총 14 m의 거리(출발 전 지점 2 m, 출발지점과 도착지점, 도착지점을 통과하여 2 m의 추가지점을 바닥에 표식)에서 시간측정은 디지털 초시계로 출발지점과 도착지점(출발지점에서 발가락 끝이 떼어 질 때와 10미터를 알리는 도착지점에서 발뒤꿈치가 닿을 때를 기록)을 통과할 때 타이머를 정지하여 소요된 시간을 기록하는 방법임
  ② 보행의 가속구간과 감속구간을 배제하기 위해 총 10 m의 거리(출발지점, 출발 후 2 m 지점과 8 m 지점, 도착지점을 바닥에 표시)에서 시간측정은 디지털 초시계로 출발 후 2 m 지점과 8 m지점(출발 후 2 m 지점에서 발가락 끝이 떼어 질 때와 8 m 지점에서 발뒤꿈치가 닿을 때를 기록)을 통과할 때 타이머를 정지하여 소요된 시간을 기록하는 방법임
- 앞의 두 가지 방법 중 하나를 택하여 실제로 피검자가 편안한 보행과 최대 보행(빠른 보행)일 때의 시간을 측정하여 기록함(초당 거리(m/s)로 환산하고 표준속도와 비교)

결과해석

나이	남자(m/s)		여자(m/s)	
	편안한 보행	빠른 보행	편안한 보행	빠른 보행
20대	1.39	2.53	1.41	2.47
30대	1.46	2.45	1.42	2.34
40대	1.46	2.46	1.39	2.12
50대	1.39	2.07	1.40	2.01
60대	1.36	1.93	1.30	1.77
70대	1.33	2.08	1.27	1.74

▶ 10미터 보행 검사 평가방법 1, 2

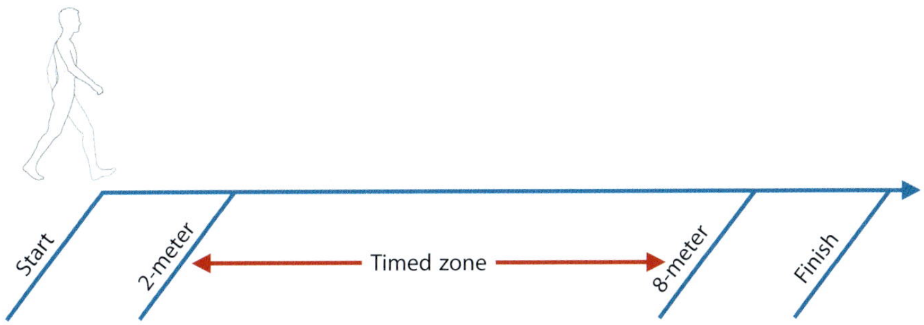

10미터 보행검사 평가방법 1

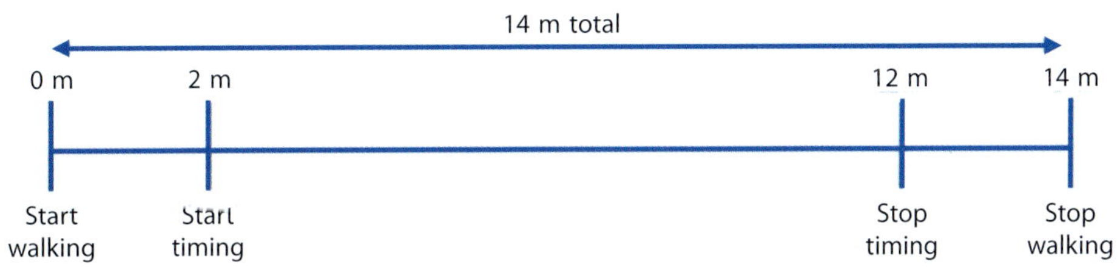

10미터 보행검사 평가방법 2

▶ 10미터 보행 검사 기록지의 예시

10미터 보행 검사 기록지

검사일: OOOO년 OO월 OO일
등록번호: OOOOO

환자성명: OOO
보조도구나 보조기 착용 상태: 무

검사 일자	1회 소요 시간 (secs)	2회 소요 시간 (secs)	3회 소요 시간 (secs)	총 점 (평균값)
20XX년 XX월 XX일	secs	secs	secs	secs
년 월 일	secs	secs	secs	secs

(8) 심폐 지구력 검사(Cardiovascular respiratory endurance test)

① 운동 자각도 또는 보그 척도(Rating of Perceived Exertion, RPE or Borg Scale)와 수정된 보그 호흡곤란 척도(Modified Borg Dyspnea Scale)

목적		• 호흡곤란정도와 운동 강도를 안내해주며, 신뢰할만한 감시 지표로 널리 사용되는 척도임 • 운동검사 혹은 운동 중에 힘든 수준을 비율화시킨 것임
평가방법	보그 척도 (Borg Scale)	• 6~20 척도로 구성되며, 주로 심장재활에서 운동의 힘든 정도를 파악하는데 쓰이는 척도임 • 이 척도에 (X10)를 한 수치가 심박동률과 비슷한 정도의 일치를 보임(예, RPE 15 = HR 150 bpm).
	수정된 보그 호흡곤란 척도 (Modified Borg Dyspnea Scale)	• 운동 시에 숨이 차는 정도(호흡곤란)를 파악하는 데 쓰이는 척도로 구분되어 사용됨

결과해석

RPE or Borg Scale

등급	설명
6	
7	매우, 매우 가볍다.
8	
9	매우 가볍다.
10	
11	상당히 가볍다.
12	
13	약간 힘들다.
14	
15	힘들다.
16	
17	매우 힘들다.
18	
19	매우, 매우 힘들다.
20	최대이다.

Modified Borg Dyspnea Scale

등급	설명
0	전혀 숨이 차지 않는다.
0.5	매우, 매우 약간 숨이 차다고 느낀다. (최소 식별가능).
1	매우 약간 숨이 찬다.
2	약간 숨이 찬다(가벼운 정도).
3	중간 정도 숨이 찬다.
4	약간 심하게 숨이 찬다.
5	심하게 숨이 찬다(무겁다).
6	–
7	매우 심하게 숨이 찬다.
8	–
9	매우, 매우 심하게 숨이 찬다(거의 최대).
10	최대로 숨이 찬다.

▶ 6분 보행검사 기록지 및 보그검사의 활용의 예시

6분 보행검사 기록지

등록번호: ○○○○○ 검사일: ○○○○년 ○○월 ○○일

환자성명: ○○○ 환자성별: 남, 여 ✓	입원 ☑	외래 ☐

진단명: 급성호흡곤란 증후군

특이정보: ICU 약 20일 입원, adenovirus PCR(+)

- 검사 전 복용약물(용량, 시간): cidofovir 1회 투여
- O_2 공급 여부와 방법: 아니오 ✓, 예(L/min)
- 보조 장비: 아니오 ✓, 예( )

	검사 전	검사 후
Time	오후 2시 00분	오후 2시 06분
BP	120/80	145/75
HR	80	125
SPO2	96	90
Dyspnea(Modified borg scale)	0	5
fatigue(Modified borg scale)	0	5

- 검사를 중단하거나 멈추었는가? 아니오 ✓, 예(중단 이유: ____________)
- 검사 후 증상: 가슴 통증, 어지러움 ✓, 고관절, 무릎, 종아리 통증

  이외의 다른 증상: ____________

- 6분 동안 총 보행거리: 735 meter
- 6분 보행거리 예측치: 218 + (5.14 × 170 − 5.32 × 20) − 1.80 × 70 + 51.31 × 1 = 910.71 meter

✓ 6MWTpred = 218 + (5.14 × heightcm − 5.32 × age) − 1.80 × weightkg + 51.31 × 성별
(주의사항: 성별은 남자 = 1, 여자 = 0)

✓ 건강한 노인 기준(65 ± 10세): 631 ± 93 meter

② 6분 보행 검사(6 Minute Walk Test, 6MWT)

<table>
<tr><th>목적</th><td>• 주로 심폐지구력을 측정하는 데 많이 쓰이며, 6분 동안 걸을 수 있는 최대 거리를 측정하여, 객관적으로 환자의 운동능력을 평가하기 위한 검사임</td></tr>
<tr><th>평가대상</th><td>• 검사 전 6개월 이내의 심전도를 반드시 확인해야 함(협심증이 있을 경우, 약물복용 후 검사하며, 니트로글리세린 준비)
<table>
<tr><th>구분</th><th>설명</th></tr>
<tr><td>적응증</td><td>• 호흡재활, 폐이식, 폐절제, 폐용적축소술, 만성폐쇄성폐질환, 폐고혈압, 심부전, 낭성 섬유증, 심부전, 말초혈관질환, 섬유근통, 고령 환자 등 중등도 이상의 심폐질환 환자</td></tr>
<tr><td>금기증</td><td>• 절대금기: 지난 한 달 내에 발병한 불안정성 협심증 또는 심근경색의 병력
• 상대금기: 조절되지 않은 고혈압(S.B.P>180 mmHg, D.B.P>100 mmHg 또는 빈맥(안정시 심박수>120회/분)</td></tr>
</table></td></tr>
<tr><th>평가방법</th><td><table>
<tr><th>관련 사항</th><th>설명</th></tr>
<tr><td>장소</td><td>• 인적이 드문 실내에서 수행
• 바닥이 단단한 30 m 길이의 복도가 적당
• 출발점은 밝은 색 테이프로 표시하고 3 m 간격으로 마크
• 반환점에는 가설물(traffic cone)을 설치</td></tr>
<tr><td>피검자 교육</td><td>• 출발선으로 이동하여 다음과 같이 설명할 것
"이 검사의 목적은 6분 동안에 가능한 걸으실 수 있는 최대거리를 측정하는 것입니다. 이 복도를 6분간 왕복하시면 되겠습니다. 6분은 긴 시간이므로 힘이 드실 수도 있습니다. 힘이 드시면 속도를 줄이거나, 멈추어 서실 수 있습니다.
멈추어서 쉬실 때는 벽에 기대셔도 좋습니다. 하지만 다시 걸을 수 있게 되면 즉시 다시 출발하셔야 합니다. 하지만, 뛰시면 안됩니다."</td></tr>
<tr><td>검사의 시행</td><td>① 준비운동은 금기
② 금기사항을 다시 확인
③ 검사 시작 전 최소한 10분간 의자에 앉아서 휴식
④ 피검자가 걸을 때 함께 걸어서는 안 됨
⑤ 출발하면 즉시 타이머를 작동시킬 것
⑥ 보행 중 아무에게도 말을 하지 않음(일정한 어구와 어조로 보행을 독려)
⑦ 피검자를 항상 주시하고 피검자가 출발선으로 돌아올 때마다 lap counter를 한 번씩 누를 것(이때 과장된 동작으로 누르는 것을 피검자가 알게 할 것)
⑧ 6분이 되면 치료사는 "그만"이라고 지시하고 환자가 멈춘 거리로 이동
⑨ 검사가 끝남과 동시에 치료사는 호흡곤란, 피로도, 산소포화도, 심박동률, 혈압, 총 이동 거리를 기록</td></tr>
</table></td></tr>
<tr><th>결과해석</th><td>• 왕복횟수를 고려하여 6분간 보행 거리를 계산
✔6MWTpred = 218 + (5.14 × heightcm − 5.32 × age) − 1.80 × weightkg + 51.31 × 성별
(주의사항: 성별은 남자 = 1, 여자 = 0)
✔건강한 노인 기준(65 ± 10세): 631 ± 93 meter
• 예측거리와 비교할 것</td></tr>
</table>

▶ 6분 보행 검사

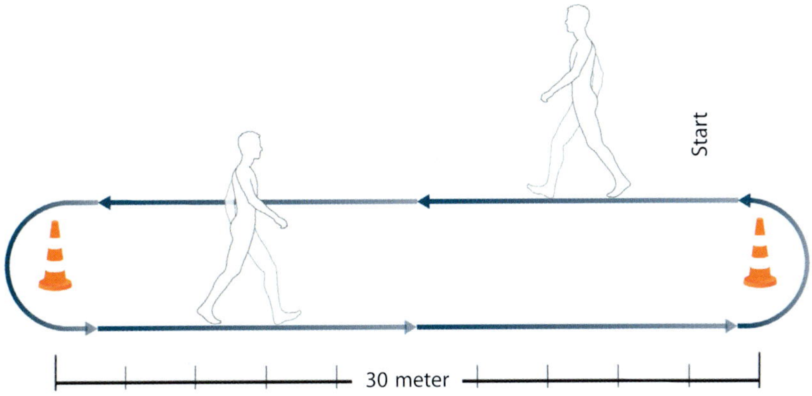

▶ 6분 보행검사 중 독려멘트

남은 시간	독려멘트
5분 남았을 경우	"잘하고 계십니다. 5분 남았습니다."
4분 남았을 경우	"계속하세요. 4분 남았습니다."
3분 남았을 경우	"잘하고 계십니다. 반 정도 남았습니다."
2분 남았을 경우	"계속하세요. 2분밖에 남지 않았습니다."
1분 남았을 경우	"잘하고 계십니다. 1분밖에 남지 않았습니다."
15초 남았을 경우	"잠시 후 제가 그만이라고 하겠습니다. 제가 그렇게 하면 즉시 자리에서 멈추세요. 제가 그쪽으로 가겠습니다."
6분 후	"그만"이라고 하고, 환자에게로 간다. 환자가 힘들어 보이면 의자를 가져간다. 멈춘 지점에 물건을 나두거나 표식을 해둔다.

※ 주의: 이외의 독려멘트(언어나 몸짓)는 실시하지 않을 것

(9) 일상생활동작 검사(ADL test)

① 수정된 바델 지수(Modified Barthel Index, MBI)

목적

- 신경 또는 근골격계 질환 등 다양한 진단을 받은 성인의 일상생활에서 자립 정도를 알아보기 위하여 설계됨

평가방법

- 환자의 ADL 의존정도를 직접적인 관찰과 면담을 통해 알아보는 검사임
- ADL 의존정도는 완전독립, 최소 도움, 중간정도 도움, 많은 도움, 완전 의존으로 5가지로 구성된다.
- 10가지 영역(몸치장하기, 목욕하기, 식사하기, 화장실 이동과 사용, 계단 이용, 옷 입기, 대변조절, 소변조절, 걷기, (휠체어), 의자/침대 이동)을 합산하여 얻은 결과를 기록함(완전독립의 경우 100점, 완전 의존의 경우 0점으로 평가됨)

사용지침

<평가코드의 의미>

1	과제 수행할 수 없는 경우이며, 바델 점수는 0점
2	보호자에게 거의 대부분 의지하는 경우 또는 보조자가 옆에 있지 않으면 안전에 문제가 있음
3	보호자에게 중등도의 의지를 하는 경우 또는 과제수행을 위해 보호자의 감시가 필요함
4	보호자의 도움이나 감시가 최소로 필요한 경우
5	완전히 독립적으로 과제를 수행하는 경우이며, 바델점수는 5점

결과해석

분류	MBI 총점	의존 수준	각 주마다 요구되는 도움 시간
1	0~24	전부 의존	27시간
2	25~49	중증도 의존	23.5시간
3	50~74	중등도 의존	20시간
4	75~90	경도 의존	13시간
5	91~99	약간 의존	10시간 이내
6	100	완전 독립	-

▶ 수정된 바델 지수 항목평가 설명(1, 2, 3 항목)

코드(점수)	내용	세부 설명
1. 개인위생		
1(0)	개인위생을 할 수 없고, 모두 의존적	• 치아(의치)닦기, 머리 빗기, 손 닦기, 세수하기, 면도, 화장하기에서 완전히 의존적
2(1)	개인위생의 모든 과정에서 도움 필요	• 의치 벗기, 면도 등 스스로 하는 부분보다 다른 사람의 도움에 의해 수행되는 부분이 많음 • 한두 가지 활동은 스스로 할 수도 있음
3(3)	개인위생을 하나 또는 그 이상의 과정에서 일부 도움이 필요	• 화장하기, 한 손을 씻기, 이 닦기, 수염 깎기, 뒷머리 빗기, 한 손 을 말리기에 도움이 필요 • 작업을 끝마치기에는 계속적인 힌트가 필요
4(4)	개인위생을 수행할 수 있으나 수행 전과 후에 최소한의 도움이 필요	• 플러그 끼우기, 면도기 날 고정, 뜨거운 물 다루기와 같은 일 수행에서 안전에 주의가 필요하며, 화장을 하거나 지우거나 얼룩 진 화장을 고칠 때 약간의 도움이 필요
5(5)	손과 얼굴 닦기, 머리 빗기, 이 닦기, 면도가 가능	• 모든 개인위생을 독립적으로 안전하게 수행할 수 있음 • 남자는 모든 종류의 면도기 사용이 가능하며, 도움 없이 면도날을 장착할 수 있고 서랍이나 선반에서 꺼낼 수도 있어야 함 • 여자는 스스로 화장이 가능하여야 함
2. 목욕하기		
1(0)	목욕하는 데 전적으로 의존	• 목욕을 하는 데 전반적으로 의존적 또는 물로 씻지 못하거나 닦고 말리지 못함
2(1)	목욕하기의 모든 과정에서 도움이 필요	• 목욕의 모든 과정에서 도움과 지시가 필요 • 가슴과 팔은 스스로 씻기가 가능할 수도 있음
3(3)	샤워나 목욕을 위해 이동하거나 씻고 말리는 데 도움이 필요(환자상태나 질환 등으로 목욕을 완벽하게 할 수 없는 것을 포함)	• 샤워, 목욕 또는 씻기와 말리기를 위해 이동 시 도움이 요구 • 욕조에 앉기, 비누칠하기, 수건으로 닦기, 수건세척, 팔다리를 씻을 때 도움이 요구
4(4)	물 온도를 맞추거나 이동 시 안정을 위해 감시가 필요	• 정상에 비해 3배 이상의 목욕시간이 소요 • 목욕기구, 목욕물, 세제 등을 준비하는 데 도움이 필요 • 이동을 위해서는 재촉 또는 감독이 요구
5(5)	욕조, 샤워기를 사용하고 스펀지나 수건으로 물을 잘 닦을 수 있음(모든 목욕 과정에서 다른 사람의 도움 없이 수행할 수 있음)	• 다리와 발을 씻기 위해 손잡이 달린 스펀지 등을 사용할 수 있음 • 독립적으로 모든 과정을 수행할 수 있고, 정상에 비해 2배 이상의 시간이 소요
3. 식사하기		
1(0)	식사의 모든 과정에서 전적으로 의존적	• 보호자가 음식을 넣어주면 환자는 오직 씹고 삼키기만 함 • 튜브주입, 연결, 세척, 주입속도 조절 등에 모두 도움이 필요
2(1)	숟가락과 같은 식사 도구를 스스로 다룰 수 있으며, 식사하는 동안에 적극적인 타인의 도움 이 필요	• 환자는 음식을 입으로 가져갈 수 있으나 보호자가 숟가락에 음 식을 올려주어야 함
3(3)	감독 하에 식사를 스스로 할 수 있음	• 환자는 숟가락에 음식을 담아 입으로 가져가 먹을 수 있음 • 물을 붓고, 마시고, 그릇을 열고, 고기를 자르는 데 도움이 필요 할 수 있음 • 옷소매 접기, 의지, 보조기를 사용할 수도 있고, 식사준비에 도움이 필요 • 음식을 급하게 먹고 목에 걸릴 수 있으므로 적절한 지시나 격려와 감독이 필요할 수 있음 • 숟가락으로 음식을 입으로 가져갈 수 있으나 나머지 동작에는 도움이 필요
4(4)	고기나 김치 자르기 또는 생선 바르기, 우유단지나 병뚜껑을 열 때 외에는 차려진 식탁에서 독립적으로 식사를 할 수 있음(다른 사람이 옆에 있을 필요는 없음)	• 식사시간이 오래 걸리고 음식을 잘 삼키기 위해 배려가 필요하고 음식을 가려 먹어야 할 경우가 있으나 더 이상의 도움은 필요하지 않음 • 감독 또는 준비의 과정이 필요함
5(5)	환자 스스로 식탁에서 식사를 할 수 있음(음식을 자르거나 소금 또는 후추를 사용하고 빵에 버터를 바르기 위해서는 보조 도구를 주어 야 함)	• 스푼, 포크, 젓가락, 컵, 유리잔, 긴 빨대, 보조도구, 소매커버를 사용할 수 있고 통조림을 열고 액체를 붓고, 고기를 자를 때 위험 없이 할 수 있음 • 완전히 독립적으로 수행이 가능

▶ 수정된 바델 지수 항목평가 설명(4, 5, 6 항목) (계속)

코드(점수)	내용	세부 설명
4. 화장실 이동과 사용		
1(0)	전적으로 의존적	• 용변의 모든 과정에서 전적으로 의존
2(1)	용변의 모든 과정에서 도움이 필요	• 이동, 옷 입고 벗기, 화장지 사용, 회음부 위생에서 많은 도움이 요구
3(3)	옷을 입고 벗기, 이동, 손 씻기에서 도움이 필요	• 손 닦기, 옷 추스르기, 지퍼 열고 닫기 등을 수행 시에 타인의 감독이나 도움이 필요할 수 있음 • 무엇이든 한 가지를 확실히 수행 가능(특히 회음부 위생)
4(4)	안전하고 정상적인 용변을 위해 감시가 필요(밤에는 이동변기가 필요할 수 있고 변기를 씻고 비울 때 도움이 필요)	• 안전을 위해 감시와 화장지 준비와 같은 준비에 도움이 필요함 • 밤에는 이동변기를 사용할 수 있고, 변기의 위치를 알려줄 수도 있음 • 감독 또는 준비가 필요한 경우
5(5)	변기에 앉고 일어날 수 있고 옷을 입고 벗기가 가능하고 옷을 더럽히지 않고 도움 없이 화장지를 이용 할 수 있음(밤에 이동변기를 사용할 수도 있고 변기를 씻고 비울 수도 있음)	• 변기를 사용하기 전에 스스로 옷을 추스르고 변기에 다가가서 변기를 열고 닫고 변기를 사용한 후는 옷을 다시 추스를 수 있음 • 옷 집게, 지퍼 손잡이, 벽 손잡이 등과 같은 여러 보조장비를 이용할 수 있음 • 안전하게 균형을 유지할 수 있음 • 용변을 위해서 옷을 벗고 입을 수 있으며, 용변과정에서 여러 도구를 사용할 수 있고 안전하게 균형을 유지할 수 있음
5. 계단 이용		
1(0)	계단을 오를 수 없음	• 보조자가 2명일 경우
2(1)	계단을 오르는 데 보행기를 포함한 모든 면에 서 도움이 필요	• 보조자가 부축하는 경우
3(3)	계단을 오르고 내릴 수 있으나 보행기를 다룰 수 없으며, 감독이나 보조가 필요	
4(4)	일반적으로 도움이 필요하지 않음(가끔 특히 오전에 사지 근육이 뻣뻣해지거나 숨이 찰 경우에 안전을 위해 감독이 필요	• 감독이 필요한 경우
5(5)	타인의 도움이나 관찰 없이 스스로 계단을 안전하게 오르고 내릴 수 있음(필요하다면 난간, 지팡이, 목발을 사용할 수도 있으며, 계단을 오 르내릴 때 보조장비를 가지고 갈 수 있음)	
6. 옷입기		
1(0)	전적으로 의존적	• 환자는 앞과 뒤로 기대거나 침대 난간을 이용할 수도 있음 • 옷소매의 팔이나 다리를 집어넣어 옷을 옮길 수도 있으나 타인이 전적으로 옷을 입혀 주어야 함
2(1)	어느 정도 옷 입기 가능(모든 과정에서 타인의 도움이 필요)	• 옷 입을 준비과정에서 전적으로 최대한의 도움이 필요 • 환자는 스웨터에 팔을 끼울 수는 있으나 머리를 집어넣기 위해서는 타인의 도움이 필요하고, 다리를 집어넣고 바지를 올릴 수 있으나 나머지 부분은 타인의 도움이 필요 • 브래지어에 팔을 끼울 수 있으나 가슴에 맞추고 후크를 잠그는 것은 타인의 도움이 필요 • 상의는 한쪽 팔만 소매에 집어넣을 수 있고 다른 팔은 집어 넣지 못함 • 하의는 다리를 집어넣는 동작은 가능하나 엉덩이까지 올리지 못함 단추만 잠글 수 있고 다른 동작은 불가능
3(3)	옷을 입고 벗는 과정에서 타인의 도움이 필요	• 입을 옷을 준비하거나 의상 부속품의 치장 또는 옷을 입고 벗는 시작과 끝에서 타인의 도움이 필요 • 전반적으로 조금의 도움이 필요
4(4)	옷을 조이는 과정(단추, 지퍼, 브래지어, 신발 등)에서 타인의 도움이 약간 필요	• 시작 시에 도움이 필요하나 나머지의 옷을 입고 벗는 과정에서는 독립적으로 수행 가능 • 옷장에서 옷을 꺼내거나 보조기나 의지 착용 과정, 단추, 지퍼, 브래지어 등 옷을 조이는 과정에서 타인의 도움이 필요함(유도, 재촉, 힌트가 필요할 수 있고 동작 수행의 시간이 정상의 3배 이상 소요될 수도 있음) • 감독 또는 준비가 필요함
5(5)	옷을 입고 벗기, 신발끈 매기, 코르셋이나 보조기를 조이고 벗기 등을 독립적으로 수행 가능	• 옷을 준비해서 옷을 입고 벗기가 가능하며 신발끈을 조이거나 코르셋, 보조기, 의지를 조이고 벗을 수 있음 • 다양한 보조장치도 이용할 수 있고 적절한 시간 내에 수행할 수 있음

▶ 수정된 바델 지수 항목평가 설명(7, 8, 9 항목) (계속)

코드(점수)	내용	세부 설명
7. 대변 조절		
1(0)	배변을 조절하지 못함	• 기저귀나 혼수용 패드를 착용해야 함
2(1)	배변자세를 취하거나 장 운동 촉진을 위해서 는 도움이 필요	• 도움을 주어도 실변을 할 수 있으며, 패드착용 필요함
3(3)	적절한 배변자세가 가능하나 장 운동 촉진을 시행할 수 없고 항문 세척에 도움이 필요하고 자주 실변이 있음(패드착용 등 실변 보조기구 착용에 도움이 필요)	• 환자가 배변자세는 취할 수 있지만 자주 실변이 있고 배변후 세 척이나 실변 보조기구 착용을 위해 타인의 도움이 필요 • 자주 실변이 있으나 적절한 배변자세를 취할 수 있으며, 회음부 뒤처리에 도움이 필요
4(4)	좌약투여나 관장의 과정에 감독이 필요할 수 있고 가끔 실변이 있음	• 좌약이나 과장 또는 기구 사용 시에 감독이 필요 • 실변은 드물며 실변 예방을 위해 재촉, 힌트 또는 규칙적인 배변이 필요 • 가끔 실변이 있으나 감독이 필요
5(5)	배변조절이 가능하고 실변이 없음(필요할 경우 좌약이나 관장을 이용할 수 있음)	• 스스로 배변조절을 완벽히 할 수 있으므로 실변은 없음 • 인공항문성형술의 경우 독립적인 관리가 가능
8. 소변 조절		
1(0)	실뇨가 있거나 지속적인 도뇨를 하고 있으며 전적으로 의존적	• 도뇨를 할 수 있지만 밤과 낮에 모두 실뇨가 있고 매일 젖어 있음
2(1)	실뇨는 있지만 삽입 혹은 외용 기구 사용으로 도움을 받을 수 있음	• 배뇨자세를 위해서 도움이 필요하지만 소변기를 제자리에 유지 하고 있을 수 있음 • 외부 도뇨기구, 튜브, 배뇨백 관리에 모두 도움이 필요 • 실뇨는 있으며 기구사용이 도움이 됨
3(3)	보통은 밤에 실뇨가 있으며 기구 사용에 도움이 필요	• 배뇨는 할 수 있으나 배뇨를 위한 보조도구 사용과 배뇨자세를 위해서 도움이 필요 • 음경을 소변통에 넣을 수 있고 다리를 벌린 상태로 유지할 수 있으며 도뇨관을 삽입할 수 있지만 드물게 실뇨가 있음 • 배뇨를 위해서 유도, 힌트, 감독이 필요할 수도 있음
4(4)	대체적으로 실뇨는 가끔 발생하고 기구 사용에 약간의 도움이 필요	• 화장실을 찾을 수 없고 빨리 찾지 못하여 실뇨를 하는 경우가 있음 • 기구 사용이나 기구 사용의 준비를 위해 약간의 도움이 필요 • 배뇨조절을 위한 투약이 필요 • 실뇨 예방을 위해서는 재촉, 힌트 또는 규칙적인 배뇨가 필요
5(5)	배뇨조절이 독립적으로 가능	• 독립적인 배뇨조절과 기구사용 • 패드나 기저귀가 젖기 전에 스스로 교환가능
9. 보행(만약 보행이 불가능할 경우 휠체어 항목을 평가할 것)		
1(0)	스스로 보행 불가	• 보행이 불가하며 보행을 위해서는 두 명의 도움이 필요
2(1)	보행 시 최소 한 명 이상의 도움이 필요	• 보행을 위해 최대한 도움이 필요
3(3)	보행보조기구까지 이동 또는 보조기구 조작에 도움이 필요(최소 한명)	• 보행보조기구까지 도움이 필요하고 모퉁이를 돌 때, 문을 넘을 때, 불규칙한 지면을 지날 때 도움이 필요하나 보행은 가능(보행 준비과정에서 보장구에 도달하기 위해 도움이 필요)
4(4)	독립적인 보행이 가능(도움 없이 50 m 이상을 보행할 수 없고 위험한 상황에서는 안전을 위해 감독이 필요)	• 보행에 시간이 오래 소요되고 힌트와 재촉이 필요(50 m 보행 가능여부 질문할 것)
5(5)	목발, 지팡이, 보행기를 사용할 수 있고 도움이나 감독 없이 50 m 이상 보행할 수 있음(스스로 보조기를 사용할 수 있음)	• 복도를 왕복하고 길을 잃거나 넘어질 위험이 없어야 함(보조 도 구를 혼자서 사용이 가능하여야 함)

▶ 수정된 바델 지수 항목평가 설명(10, 11 항목) (계속)

코드(점수)	내용	세부 설명
10. 휠체어(보행이 가능한 경우 제외: 2등급 이상)		
1(0)	휠체어 보행에 전부 의존적	
2(1)	평지는 휠체어로 가능(단거리 전진 가능)하나 그 이외의 모든 휠체어 조작에 도움이 필요	• 대부분 휠체어의 사용에 도움이 필요 • 브레이크 잠그기, 팔걸이와 쿠션위치 조절, 가구 주위나 바닥깔개가 느슨하거나 울퉁불퉁한 지면을 이동할 때에는 도움이 필요
3(3)	한 명의 도움이 필요(탁자나 침대에 휠체어를 가깝게 할 경우는 항상 도움이 필요)	• 휠체어를 타고 전진이동이 가능 • 가구 주위나 제한된 공간에서의 조작 시에는 도움이 필요
4(4)	평지에서는 휠체어 보행을 충분한 시간 동안 혼자 사용이 가능하나 좁은 모퉁이길에서는 약간의 도움이 필요	• 제한된 공간에서 조작할 때 도움이나 구두 지시가 필요
5(5)	휠체어를 독립적으로 밀 수 있고 모퉁이길을 다닐 수 있으며 회전이 가능(탁자, 침대, 화장실 등에서 조작이 가능하고 최소 50 m 이동이 가능하여야 함)	
11. 의자/침대 이동		
1(0)	환자의 이동에 전혀 도움이 되지 못함(장비의 사용과 관계없이 두 명의 도움이 필요)	
2(1)	환자의 이동에 약간의 도움이 될 수 있으나 이동 동작의 전체 과정에서는 최대 한 명의 도움이 필요	
3(3)	환자의 이동에 한 명의 도움이 필요(이동 동작의 어느 과정에서도 필요할 수 있음)	
4(4)	이동을 위한 확신을 위해 또는 안전 감독을 위해 한 명의 도움이 필요	• 슬라이딩 보드를 조절, 휠체어의 발판을 움직일 수 있고, 의자를 고정하고 브레이크를 조정할 수 있음(최소한 도움이 필요)
5(5)	환자는 동작 수행의 모든 과정에서 독립적(휠체어로 침대까지 안전하게 도달하여 브레이크 잠그고 발판을 들어 올린 후 침대로 이동하여 누울 수 있어야 함)	• 보행이 가능할 경우 설 수 있음 • 의자에서 앉고 설 수 있고, 침대에서 휠체어까지 안전하게 이동이 가능

▶ MBI 기록지의 예시

MBI 기록지

검사일: ○○○○년 ○○월 ○○일

환자 이름: ○○○ 등록번호: ○○○○○

코드	1	2	3	4	5
항목	완전 의존	많은 도움	중간정도 도움	최소 도움	완전 독립
개인위생	0	1	✓3	4	5
목욕하기	0	1	✓3	4	5
식사하기	0	2	✓5	8	10
화장실 이동과 사용	0	2	✓5	8	10
계단 이용	0	2	✓5	8	10
옷입기	0	2	✓5	8	10
대변 조절	0	2	✓5	8	10
소변 조절	0	✓2	5	8	10
보행	0	3	8	✓12	15
휠체어*	0	1	✓3	4	5
의자/침대 이동	0	3	8	✓12	15
총점	60/100				

* 만약 환자가 휠체어에서 관리가 숙달되어 있으며, 걷기 항목에서 코드 1에 해당할 경우에 휠체어 항목의 점수를 산입한다.

출처: Shah S, Vanclay F, Cooper B. 1989. Improving the sensitivity of the Barthel Index for stroke rehabilitation. J Clin Epidemiol, 42(8): 703-709)

② 기능적인 독립 측정(Functional Independence Measure, FIM)

목적

- 일상생활에서 기본적인 활동에 대해 독립적인 기능에 대해 평가하기 위해 설계된 방법임

평가방법

- 평가항목(자기 관리, 괄약근 조절, 이동, 보행, 의사소통, 사회 인지력)은 크게 6개 부분으로 구분하고, 각 항목을 다시 2~6가지의 세부항목으로 구분하여 총 18가지의 동작에 대해 평가하도록 되어 있음
- 각 세부 항목의 평가는 그 수행정도에 따라 1~7점으로 구분하게 되며, 7점은 완전 독립을 주고, 1점은 완전 보조를 주도록 되어 있음
- 평가결과 18가지의 전체 세부항목을 수행하는 데 완전 보조의 경우 18점, 완전 독립의 경우에는 126점을 얻게 됨

결과해석

구분	점수
총점	18점(전체 의존)~126점(전체 독립)
운동 점수	13점(전체 의존)~91점(전체 독립)
인지 점수	5점(전체 의존)~35점(전체 독립)

① 급성 뇌졸중 환자에서의 FIM 결과 해석(출처: Beninato M, Gill-Body KM, Salles S, Stark PC, Black-Schaffer RM, Stein J. 2006. Determination of the minimal clinically important difference in the FIM instrument in patients with stroke. Arch Phys Med Rehabil, Jan; 87(1): 32-39)

구분	점수
최소 총점	22점
최소 운동 점수	17점
최소 인지 점수	3점

▶ 기능적 독립측정 항목 평가의 설명(1, 2, 3 항목)

점수단계	설명
1. 식사하기 - 식탁이 차려진 상태에서 적당한 도구를 사용하여 음식을 입으로 가져가고 음식을 씹고 삼키는 과정을 포함	
완전독립(7점)	• 접시의 음식을 떠서 먹기, 컵으로 마시기 등을 식탁이 차려진 상태에서 보통의 방식으로 수행할 수 있음(숟가락, 포크를 사용하여 음식을 입으로 가져가고 씹기)
부분독립(6점)	• 보조기구가 필요(빨대, 포크겸용숟가락, 굴리는 칼) • 평소보다 식사시간이 길고 먹기 쉽게 만든 음식이나 비벼놓은 음식 등이 필요함(안전고려) • 비경구투여의 경우 영양섭취를 다른 방법에 의존하는 대상자의 경우 스스로 음식을 섭취할 수 있음
지도감독(5점)	• 조언이 필요(옆에서 지시와 격려) • 보조기를 착용하기도 하며 고기를 잘라주거나 물을 따라주는 등의 도움이 필요
최소보조(4점)	• 식사하기의 75% 이상을 수행
중간보조(3점)	• 식사하기의 50~74% 수행
최대보조(2점)	• 식사하기의 25~49% 수행
완전보조(1점)	• 25% 이하의 식사과정 수행 • 다른 영양섭취 방법에 의존의 경우에는 스스로 식사하지 못함
2. 꾸미기 - 구강위생, 머리손질, 세수하기, 면도하기, 화장하기 등 포함(면도와 화장의 경험이 없으면 확인할 필요 없음)	
완전독립(7점)	• 치아 닦기, 머리 빗기, 세수, 면도, 화장 • 필요한 것은 준비도 가능함
부분독립(6점)	• 보조기, 의지 등 특별한 장치 필요 • 평소보다 시간이 오래 걸림(안전에 대한 고려)
지도감독(5점)	• 조언이 필요함(옆에서 지시와 격려 필요) • 보조기, 보조도구 사용, 칫솔에 치약 짜주기, 화장도구 뚜껑 열어주기 등 초기의 준비가 필요
최소보조(4점)	• 꾸미기의 75% 이상을 수행
중간보조(3점)	• 꾸미기의 50~74% 수행
최대보조(2점)	• 꾸미기의 25-49% 수행
완전보조(1점)	• 꾸미기의 25% 이하 수행
3. 목욕하기 - 목 아래의 몸 씻기 가능(욕조나 샤워기, 침대 욕조에서 스펀지 사용하여 목욕 가능)	
완전독립(7점)	• 목욕 후 몸 닦기 가능
부분독립(6점)	• 보조기, 의지 등 특별한 장치 필요 • 평소보다 시간이 오래 걸림(안전에 대한 고려)
지도감독(5점)	• 조언이 필요함(옆에서 지시와 격려 필요) • 목욕기구 설치, 목욕물, 목욕도구들 초기 준비 필요
최소보조(4점)	• 목욕하기의 75% 이상을 수행
중간보조(3점)	• 목욕하기의 50~74% 수행
최대보조(2점)	• 목욕하기의 25~49% 수행
완전보조(1점)	• 목욕하기의 25% 이하 수행

▶ 기능적 독립측정 항목 평가의 설명(4, 5, 6 항목) (계속)

점수단계	설명
4. 상의 입기 - 보조기, 의지를 착용하거나 착용하지 않은 상태에서 상의 입기가 가능	
완전독립(7점)	• 옷장에서 옷을 꺼내 입고 벗기 가능 • 목부터 끼워 입는 옷, 앞을 여미는 옷, 브래지어 등이 가능 • 지퍼, 단추, 똑딱단추를 잠그고 푸는 것이 가능
부분독립(6점)	• 벨크로, 보조기, 의지 등 특별한 장치 필요 • 평소보다 시간이 오래 걸림(안전에 대한 고려)
지도감독(5점)	• 조언이 필요함(옆에서 지시와 격려 필요) • 보조기 착용 또는 옷 입기 보조 도구 등을 사용
최소보조(4점)	• 상의 입기의 75% 이상을 수행
중간보조(3점)	• 상의 입기의 50~74% 수행
최대보조(2점)	• 상의 입기의 25~49% 수행
완전보조(1점)	• 상의 입기의 25% 이하 수행
5. 하의 입기 - 보조기, 의지를 착용하거나 착용하지 않은 상태에서 하의 입기가 가능	
완전독립(7점)	• 옷장에서 옷을 꺼내 입고 벗기 가능
부분독립(6점)	• 벨크로, 보조기, 의지 등 특별한 장치 필요 • 평소보다 시간이 오래 걸림(안전에 대한 고려)
지도감독(5점)	• 조언이 필요함(옆에서 지시와 격려 필요) • 보조기 착용 또는 옷 입기 보조 도구 등을 사용
최소보조(4점)	• 하의 입기의 75% 이상을 수행
중간보조(3점)	• 하의 입기의 50~74% 수행
최대보조(2점)	• 하의 입기의 25~49% 수행
완전보조(1점)	• 하의 입기의 25% 이하 수행
6. 화장실 사용하기 - 대소변을 볼 때 회음부 청결과 변기사용 전후의 옷 입기와 벗기를 포함	
완전독립(7점)	• 대소변 후 스스로 청결상태를 유지 가능 • 생리대 관리 가능, 대소변 전후 옷 입고 벗기를 안전하게 수행 가능
부분독립(6점)	• 보조기, 의지 등 특별한 장치 필요 • 평소보다 시간이 오래 걸림(안전에 대한 고려)
지도감독(5점)	• 조언이 필요함(옆에서 지시와 격려 필요) • 보조기구 사용 및 필요한 도구의 준비 가능 • 생리관리에 도움이 필요한 경우
최소보조(4점)	• 화장실 사용하기의 75% 이상을 수행
중간보조(3점)	• 화장실 사용하기의 50~74% 수행
최대보조(2점)	• 화장실 사용하기의 25~49% 수행
완전보조(1점)	• 화장실 사용하기의 25% 이하 수행

▶ 기능적 독립측정 항목 평가의 설명(7, 8, 9 항목) (계속)

점수단계	설명
7. 소변관리 - 소변을 의도적으로 통제가능하며, 소변조절에 필요한 도구와 장치를 사용	
완전독립(7점)	• 소변조절이 완전히 가능 • 요실금이 없음
부분독립(6점)	• 환자용 소변기, 실내변기, 카테터, 흡수패드, 기저귀, 소변을 받아두는 기구가 필요 • 소변조절 투약 • 카테터를 이용하는 경우 스스로 기구 장착하고 빼는 것과 청결유지 가능
지도감독(5점)	• 조언이 필요함(옆에서 지시와 격려 필요) • 보조기구 사용하여 배뇨패턴을 적절히 유지
최소보조(4점)	• 소변관리의 75% 이상을 수행 • 일주일에 한두 번 정도 소변 문제가 발생
중간보조(3점)	• 소변관리의 50~74% 수행
최대보조(2점)	• 소변관리의 25~49% 수행
완전보조(1점)	• 소변관리의 25% 이하 수행
8. 대변관리 - 대변을 의도적으로 통제 가능하며, 대변조절에 필요한 도구와 장치의 사용	
완전독립(7점)	• 대변조절이 완전히 가능
부분독립(6점)	• 환자용 대변기, 실내변기, 항문자극기 또는 좌약, 관장제 등이 필요 • 인공항문 성형의 경우 스스로 대변조절이 가능
지도감독(5점)	• 조언이 필요함(옆에서 지시와 격려 필요) • 보조기구 사용하여 배변패턴을 적절히 유지
최소보조(4점)	• 대변관리의 75% 이상을 수행 • 일주일에 한두 번 정도 소변 문제가 발생
중간보조(3점)	• 대변관리의 50~74% 수행
최대보조(2점)	• 대변관리의 25~49% 수행
완전보조(1점)	• 대변관리의 25% 이하 수행
9. 침대, 의자, 휠체어 이동 - 서기자세가 가능해야 함	
완전독립(7점)	• 보행이 가능한 경우는 일반의자에서 앉고서기가 가능하고 침대에서 의자로 이동이 가능 • 휠체어를 이용하는 경우는 침상 또는 의자에 접근가능, 잠금장치 잠그기, 발판 올리기, 팔걸이를 필요할 때 올리기, 선 자세에서 축으로 돌기, 미끄러져 이동하기, 다시 휠체어 돌아오기가 적절한 시간에 안전하게 수행이 가능
부분독립(6점)	• 보조기, 의지와 같은 보조장치(미끄럼판, 리프트, 손잡이, 특수방석, 의자, 보조기, 목발 등)를 사용하여 안 전하게 수행이 가능
지도감독(5점)	• 조언이 필요함(옆에서 지시와 격려 필요) • 보조기구(미끄럼판, 특수발판 등)를 이용하여 적절히 가능
최소보조(4점)	• 침대, 의자, 휠체어 이동하기의 75% 이상을 수행
중간보조(3점)	• 침대, 의자, 휠체어 이동하기의 50~74% 수행
최대보조(2점)	• 침대, 의자, 휠체어 이동하기의 25~49% 수행
완전보조(1점)	• 침대, 의자, 휠체어 이동하기의 25% 이하 수행

▶ 기능적 독립측정 항목 평가의 설명(10, 11, 12 항목) (계속)

점수단계	설명
10. 화장실 이동 - 화장실을 들어가고 나오기가 가능해야 함	
완전독립(7점)	• 혼자서 보행이 가능한 경우는 화장실에서 앉고 서기가 가능하고 적절한 시간에 안전하게 가능 • 휠체어를 이용하는 경우는 변기에 접근하기, 잠금장치를 잠그기, 팔걸이를 제거, 선 자세에서 축으로 돌기, 미끄럼 이동하기, 다시 휠체어로 돌아오기가 적절한 시간에 안전하게 수행이 가능
부분독립(6점)	• 보조기, 의지와 같은 보조장치(미끄럼판, 리프트, 손잡이, 특수방석, 의자, 보조기, 목발 등)를 사용하여 안 전하게 수행이 가능
지도감독(5점)	• 조언이 필요함(옆에서 지시와 격려 필요) • 보조기구(미끄럼판, 특수발판 등)를 이용하여 적절히 가능
최소보조(4점)	• 화장실 이동하기의 75% 이상을 수행
중간보조(3점)	• 화장실 이동하기의 50~74% 수행
최대보조(2점)	• 화장실 이동하기의 25~49% 수행
완전보조(1점)	• 화장실 이동하기의 25% 이하 수행
11. 욕조/샤워실 이동 - 욕조 또는 샤워실에 들어가고 나오기가 가능해야 함	
완전독립(7점)	• 보행이 가능한 경우는 욕조와 샤워실에서 혼자서 안전하게 가능 • 휠체어를 이용하는 경우는 욕조와 샤워실에 접근하기, 잠금장치를 작동하기, 발판올리기, 팔걸이 제거하기, 선자세에서 축으로 돌거나 미끄럼 이동을 안전하게 수행이 가능
부분독립(6점)	• 보조기, 의지와 같은 보조장치(미끄럼판, 리프트, 손잡이, 특수방석, 의자, 보조기, 목발 등)를 사용하여 안전하게 수행이 가능
지도감독(5점)	• 조언이 필요함(옆에서 지시와 격려 필요) • 보조기구(미끄럼판, 특수발판 등)를 이용하여 적절히 가능
최소보조(4점)	• 욕조/샤워실 이동하기의 75% 이상을 수행
중간보조(3점)	• 욕조/샤워실 이동하기의 50~74% 수행
최대보조(2점)	• 욕조/샤워실 이동하기의 25~49% 수행
완전보조(1점)	• 욕조/샤워실 이동하기의 25% 이하 수행
12. 걷기/휠체어 - 걷기에는 선자세 유지하기 또는 휠체어 이용하기, 단계에 따라 앉은 자세에서 보행 방법을 기록하여야 함. 만일 두 가지를 모두 사용할 경우 W와 C에 기록할 것(W=걷기, C=휠체어)	
완전독립(7점)	• 독립적으로 적어도 45 m 정도를 안전하게 보조기 없이 걸을 수 있음
부분독립(6점)	• 보조기, 의지, 특수신발, 지팡이, 목발, 보행기 등을 사용하여 최소 45 m 정도를 걷지만 시간이 조금 소요되며 안전성에 대해 고려할 것 • 걸음이 어려운 경우 수동–전동휠체어를 사용하여 최소 45 m 정도를 독립적으로 갈 수 있음(휠체어 회전, 테이블과 침대, 화장실 이동할 때 휠체어 조작 가능) • 적어도 3°의 경사로를 갈 수 있고 양탄자 위에서 움직이고 문턱을 넘을 수 있음 • 실내에서 예외적으로 짧은 거리(최소 15 m)를 걸어서 갈 수 있음(소요시간이 필요하며 안전성에 대해 고려할 것)(전동수동휠체어를 사용한 경우에는 짧은 거리(최소 15 m)를 독립적으로 갈 수 있음
지도감독(5점)	• 조언이 필요하며(옆에서 지시와 격려 필요), 보조자의 지시와 격려가 있을 경우 최소 45 m 정도를 서서 보행이 가능
최소보조(4점)	• 45 m의 거리의 75%나 그 이상의 거리를 이동이 가능
중간보조(3점)	• 45 m의 거리의 50~74% 정도의 거리를 이동이 가능
최대보조(2점)	• 45 m의 거리의 25~74% 정도의 거리를 이동이 가능
완전보조(1점)	• 45 m의 거리의 25% 미만 수행하거나 2명의 보조자가 필요 또는 최소 15 m 이동이 가능

▶ 기능적 독립측정 항목 평가의 설명(13, 14, 15 항목) (계속)

점수단계	설명
13. 계단 - 한 줄의 단수는 계단 12~14개 정도인 계단에서 시행할 것	
완전독립(7점)	• 손잡이나 지지대 없이 안전하게 적어도 한 줄의 계단을 오르고 내려갈 수 있음
부분독립(6점)	• 적어도 한 줄의 계단을 지지대, 손잡이, 지팡이를 사용하여 오르고 내려갈 수 있음(소요시간이 필요하며, 안전성에 대해 고려가 필요)
지도감독(5점)	• 조언이 필요하며(옆에서 지시와 격려 필요), 보조자의 지시와 격려가 있을 경우에 한 줄의 계단을 오르고 내려갈 수 있음
최소보조(4점)	• 한 줄의 계단 오르내리기를 75% 이상을 수행
중간보조(3점)	• 한 줄의 계단 오르내리기를 50~74% 수행
최대보조(2점)	• 한 줄의 계단 오르내리기를 25~49% 수행
완전보조(1점)	• 한 줄의 계단 오르내리기를 25% 이하 수행 • 2명 이상의 보조자가 필요하고, 4~6개 계단도 오르지 못하거나 다른 사람의 도움에 의해 가능
14. 이해력 - 청각과 시각적인 의사소통을 이해하는 것(쓰기, 상징적인 언어, 몸짓) - 만일 두 가지를 모두 사용 가능할 경우 두 가지 모두 표시함(A=청각, V=시각)	
완전독립(7점)	• 복잡, 추상적 지시와 대화를 이해 • 비언어적인 말하기와 쓰기를 이해
부분독립(6점)	• 대부분 복잡, 추상적인 시시와 대화를 이해하나 약간의 어려움만 있는 상태(도움 필요 없음)
지도감독(5점)	• 일상적인 지시와 대화를 한 번에 90% 이상 이해 가능 • 이야기를 천천히 반복적으로 시각적인 몸짓이 있을 경우 나머지 10%는 이해가 가능
최소보조(4점)	• 일상적인 지시와 대화를 한 번에 75~90%까지 이해 가능
중간보조(3점)	• 일상적인 지시와 대화를 한 번에 50~74%까지 이해 가능
최대보조(2점)	• 일상적인 지시와 대화를 한 번에 25~49%까지 이해 가능 • 간단한 질문이나 상황에서만 이해가 가능(절반 정도의 도움이 필요)
완전보조(1점)	• 일상적인 지시와 대화를 한 번에 25% 이하 이해 가능 • 간단한 질문이나 상황에 대한 이해가 불가능
15. 표현력 - 언어, 비언어성 감성표현하기는 언어를 이용 또는 의사 소통 보조 도구를 이용하여 가능 - 감정 표현하는 방법을 기록(V=언어성, N=비언어성)	
완전독립(7점)	• 복잡, 추상적 지시와 대화를 이해 • 비언어적인 말하기와 쓰기를 이해
부분독립(6점)	• 대부분 복잡, 추상적인 지시와 대화를 이해하나 약간의 어려움만 있는 상태(도움 필요 없음)
지도감독(5점)	• 일상적인 내용과 요구를 한번에 90% 이상 표현 가능 • 이야기를 천천히 반복적으로 말을 할 경우 나머지 10%는 표현 가능
최소보조(4점)	• 일상적인 내용과 요구를 한번에 75~90%까지 표현 가능
중간보조(3점)	• 일상적인 내용과 요구를 한번에 50~74%까지 표현 가능
최대보조(2점)	• 일상적인 내용과 요구를 한번에 25~49%까지 표현 가능 • 간단한 질문이나 상황에서만 이해가 가능(절반 정도의 도움이 필요)
완전보조(1점)	• 일상적인 내용과 요구를 한번에 25% 이하 표현 가능 • 간단한 질문이나 상황에 대한 표현이 불가능

▶ 기능적 독립측정 항목 평가의 설명(16, 17, 18 항목) (계속)

점수단계	설명
16. 사회생활 - 사회적 상황과 치료적 환경에서 다른 사람과 함께할 수 있는 기술	
완전독립(7점)	• 치료사와 다른 사람, 가족들과 적절한 관계 유지가 가능
부분독립(6점)	• 치료사와 다른 사람, 가족들과 약간의 어려움만 있는 상태 • 다른 사람의 도움이 필요하지 않음
지도감독(5점)	• 스트레스가 많거나 익숙하지 않은 상황에서 지시와 격려가 필요(10%가 넘지 않는 수준)
최소보조(4점)	• 사회생활에서 75~90%의 적절한 인간관계 유지 가능
중간보조(3점)	• 사회생활에서 50~74%의 적절한 인간관계 유지 가능
최대보조(2점)	• 사회생활에서 25~49%의 적절한 인간관계 유지 가능
완전보조(1점)	• 사회생활에서 25% 이하의 인간관계 유지 가능 또는 전혀 불가능(구속과 억제 필요)
17. 문제해결능력 - 일상생활에서 문제 해결 능력을 의미	
완전독립(7점)	• 문제를 적절히 파악하고, 결정 및 수행이 가능 • 실수할 경우 스스로 수정이 가능
부분독립(6점)	• 문제를 적절히 파악하고, 결정 및 수행이 가능하나 특수한 상황에서 약간의 어려움을 호소 • 복잡한 문제를 해결할 경우에는 시간 소요가 있음
지도감독(5점)	• 스트레스가 많거나 익숙하지 않은 상황에서 지시와 격려가 필요(10%가 넘지 않는 수준)
최소보조(4점)	• 문제해결능력이 한 번에 75~90% 정도 수행 가능
중간보조(3점)	• 문제해결능력이 한 번에 50~74% 정도 수행 가능
최대보조(2점)	• 문제해결능력이 한 번에 25~49% 정도 수행 가능(절반 정도 도움이 필요와 안전을 위한 적절한 제재가 필요)
완전보조(1점)	• 문제해결능력이 한 번에 25% 이하 수행 가능 또는 모든 일에서 도움이 필요(안전을 위해 적절한 제재가 필요)
18. 기억력 - 일상생활활동에서의 인식과 기억하는 것을 의미	
완전독립(7점)	• 반복적인 설명이 필요하지 않으며, 자주 마주치는 사람과의 정해진 일상적인 일들에 대한 기억이 가능
부분독립(6점)	• 특수한 상황에서만 어려움이 발생하며, 자주 마주치는 사람과의 정해진 일상적인 일들에 대한 기억은 가능 • 환경적인 지시와 도움, 보조 장치를 이용하여 스스로 기억 가능
지도감독(5점)	• 스트레스가 많거나 익숙하지 않은 상황에서 지시와 격려가 필요(10%가 넘지 않는 수준)
최소보조(4점)	• 75~90% 정도의 기억력
중간보조(3점)	• 50~74% 정도의 기억력
최대보조(2점)	• 25~49% 정도의 기억력(절반 정도 도움이 필요
완전보조(1점)	• 25% 이하의 기억력

▶ FIM 기록지의 예시

FIM 평가기록지

검사일: ○○○○년 ○○월 ○○일

환자 이름: ○○○

등록번호: ○○○○○

점수단계		
점수단계	**독립**	독립
	7점–완전독립(적정 시간 안에 안전하게 수행)	
	6점–부분독립(보조도구사용)	
	부분 의존	의존
	5점–지도감독(보호자가 옆에서 감독, 격려)	
	4점–최소보조(혼자서 75% 또는 그 이상 수행)	
	3점–중간보조(혼자서 50%～75% 미만 수행)	
	완전 의존	
	2점–최대보조(혼자서 25%～50% 미만 수행)	
	1점–완전보조(혼자서 25% 미만 수행)	

대항목	소항목 \ 평가일	2024.04.08	2024.05.09	2024.07.10	2024.10.28
자기 관리 (Self care)	식사하기	5	5	6	7
	꾸미기	4	5	6	7
	목욕하기	5	5	6	7
	상의입기	5	5	6	7
	하의입기	5	6	6	7
	화장실 사용하기	5	6	6	7
괄약근 조절 (Sphincter control)	소변관리	5	6	6	7
	대변관리	5	6	6	7
이동 (Transfer)	침대, 의자, 휠체어	5	6	6	7
	화장실	5	6	6	7
	욕조/샤워실	6	6	7	7
보행 (Locomotion)	걷기/휠체어	5	6	6	7
	계단	5	6	6	7
의사 소통 (Communication)	이해력(A/V)	5	6	6	7
	표현력(V/N)	5	6	7	7
사회 인지력 (Social cognition)	사회생활	4	6	7	7
	문제해결능력	5	6	7	7
	기억력	5	6	7	7
총점		**88/126**	**104/126**	**112/126**	**126/126**

출처: Segal ME, Ditunno JF, Staas WE. 1993. Interinstitutional agreement of individual functional independence measure (FIM) items measured at two sites on one sample of SCI patients. Paraplegia, Oct; 31(10): 622-631를 토대로 재구성함

(10) 삶의 질(Quality of life)

① SF-36 건강상태 설문(Short Form-36 Health Survey, SF-36)

목적	• 삶의 질을 객관적으로 측정하기 위한 Medical Outcomes Study라는 연구에서 개발되었음
평가방법	• 건강의 8개 영역을 다루는 36개의 질문으로 구성 • 환자 또는 개인이 스스로 설문지(체크박스)를 작성하도록 요청받은 후 계산함 • 총 36문항: 신체적 기능(Physical Functioning), 신체적 역할 제한(Role limitation due to Physical health problems), 감정적 역할 제한(Role limitation due to Emotional health problems), 신체적 통증(Bodily Pain), 사회적 기능(Social Functioning), 정신건강(Mental Health), 활력(Vitality), 일반적 건강(General Health)로 구성 • 각 문항별로 자신에게 해당하는 점수를 2~6점 Likert 척도에 체크한 후 각 하위척도는 0~100점의 범위로 환산됨
결과해석	• 0점은 가장 나쁜 건강 상태를 의미하며, 100점은 가장 좋은 건강상태를 의미함

② EQ-5D 건강상태 설문(EuroQol-5 Dimention, EQ-5D)

목적	• 건강과 관련된 삶의 질을 측정하는 도구로서 단순하면서도 전반적인 건강을 측정하기 위해 유럽의 EuroQoL Group에 의해 개발되었음
평가방법	• 5개의 객관적 문항(EQ-5D descriptive): 운동능력(mobility, M), 자기관리(self care, SC), 일상활동(usual activity, UA), 통증/불편감(pain/discomfort, PD), 불안/우울(anxiety/depression, AD)의 5개의 문항으로 구성되며, 각 영역은 '문제없음(no problem): 1', '다소 문제있음(some/moderate problem): 2', '심각한 문제있음(extreme problem): 3'으로 평가함 • 1개의 주관적 문항(EQ-Visual Analogue Scale, EQ-VAS): 온도계 형태로 주관적 건강수준(0~100점)을 표시하는 1개의 문항으로 구성되며, 100점에 가까울수록 건강수준이 높음으로 평가함
결과해석	• EQ-5D Index는 5개 영역별 수준에 가중치를 개별 부여하여 건강상태를 정량적 단일 값으로 구한 지표임 • 질병관리본부의 질 가중치를 이용한 산출 공식에 의하여 index 값을 산출함 EQ-5D Index $= 1 - (0.05 + 0.096 \times M2 + 0.418 \times M3 + 0.046 \times SC2 + 0.136 \times SC3 + 0.051 \times UA2 + 0.208 \times UA3 + 0.037 \times PD2 + 0.151 \times PD3 + 0.043 \times AD2 + 0.158 \times AD3 + 0.050 \times N3)$ (M: 운동능력, SC: 자기관리, UA: 일상활동, PD: 통증/불편감, AD: 불안/우울) • 각 문자 뒤의 숫자 2, 또는 3은 영역별 수준으로 2, 또는 3일 때 수식에 1을 대입하고, 수준이 1일 때에는 0을 대입함 • N3는 영역들에서 하나라도 수준 3으로 응답한 영역이 있으면 1을 대입하고 아니면 0을 대입할 것 • EQ-5D Index의 범위 값은 산출 공식에 의해 5개 영역(운동능력, 자기관리, 일상 활동, 통증/불편감, 불안/우울) 모두 전혀 문제가 없을 때 1이며, 이 5개 영역에 모두 심각한 문제가 있을 때에는 −1이므로 EQ-5D Index의 가능한 범위는 −1에서 1사이가 됨(1에 가까울수록 만족도가 높은 것을 의미함)

▶ SF-36 건강상태 설문 기록지의 예시

출처: Ware JE, Sherbourne CD. 1992. The MOS 36-itemshort-form health survey (SF-36). I. Conceptual framework and item selection. Medical Care, 30, 473-483.

건강상태 설문 기록지

성명: OOO　　　　성별: ✓남, 여　　　　검사일: OOOO년 OO월 OO일

1. 당신의 평소 건강 상태를 평가한다면:

최상이다	아주 좋다	좋다	보통이다	나쁘다
		✓		

2. 당신의 현재 건강 상태를 1년 전과 비교하다면:

훨씬 좋아졌다	약간 좋아졌다	똑같다	약간 나빠졌다	훨씬 나빠졌다
		✓		

3. 다음 질문들은 당신이 평소에 하는 일상적 행위에 대한 것입니다. 당신의 건강 때문에 이런 행위에 제약을 받고 있습니까? 받고 있다면 얼마나 그런가요?

	많이 제약 받음	조금 제약 받음	전혀 지장 없음
(ㄱ) 달리기, 무거운 물건 들기, 격렬한 스포츠 등과 같은 적극적 활동		✓	
(ㄴ) 상 옮기기, 진공청소기 밀기, 볼링, 골프 등과 같은 보통 활동		✓	
(ㄷ) 가벼운 물건 들기		✓	
(ㄹ) 서너 계단 오르기		✓	
(ㅁ) 한 계단 오르기		✓	
(ㅂ) 허리 굽히기, 무릎 굽히기, 웅크리기		✓	
(ㅅ) 1 km 이상 걷기		✓	
(ㅇ) 수백 미터 걷기		✓	
(ㅈ) 백미터 걷기		✓	
(ㅊ) 목욕, 옷 입기		✓	

4. 지난 한 달 동안 당신의 건강 때문에 일이나 일상생활이 얼마나 제약을 받았나요?

	항상 그렇다	거의 그렇다	약간 그렇다	거의 아니다	전혀 아니다
(ㄱ) 일이나 일상생활에 소비하는 시간이 줄었다			✓		
(ㄴ) 하고 싶은 정도에 못 미친다			✓		
(ㄷ) 일이나 일상 생활의 종류에 제약이 있다			✓		
(ㄹ) 일이나 일상 생활을 하는데 어려움이 있다			✓		

5. 지난 한 달 동안 당신의 감정 상태(우울한 상태나 격앙된 상태 등) 때문에 일이나 일상생활이 얼마나 제약을 받았나요?

	항상 그렇다	거의 그렇다	약간 그렇다	거의 아니다	전혀 아니다
(ㄱ) 일이나 일상생활에 소비하는 시간이 줄었다			✓		
(ㄴ) 하고 싶은 정도에 못 미친다			✓		
(ㄷ) 예전보다 일이나 일상생활을 부주의하게 한다			✓		

6. 지난 한 달 동안 당신의 건강 상태나 감정 상태가 가족, 친구, 이웃, 그룹과의 친교를 얼마나 방해하였습니까?

전혀	약간	어느 정도	상당히	아주 많이
		✓		

7. 지난 한 달 동안 신체의 통증이 어느 정도였습니까?

전혀	아주 조금	조금	보통	많이	아주 많이
			✓		

8. 지난 한 달 동안 당신의 통증이 일상생활(야외 활동과 가사 활동을 모두 포함하여)을 얼마나 방해하였습니까?

전혀	약간	어느 정도	상당히	아주 많이
		✓		

(계속)

▶ SF-36 건강상태 설문 기록지의 예시 (계속)

9. 다음 질문들은 당신과 관련하여 어떻게 느끼는지에 관한 것입니다. 각각의 질문에 가장 가까운 답을 해주십시오. 지난 한 달 동안 얼마나…	항상 그렇다	거의 그렇다	약간 그렇다	거의 아니다	전혀 아니다
(ㄱ) 당신의 인생이 충만하다고 느낍니까?			✓		
(ㄴ) 신경질적일 때가 있습니까?			✓		
(ㄷ) 당신을 기쁘게 할 것이 아무것도 없어서 침울할 때가 있습니까?			✓		
(ㄹ) 고요하고 평화롭게 느낍니까?			✓		
(ㅁ) 삶의 에너지가 충분합니까?			✓		
(ㅂ) 우울할 때가 있습니까?			✓		
(ㅅ) 자신이 쓸모없다고 느끼십니까?			✓		
(ㅇ) 행복하십니까?			✓		
(ㅈ) 피곤하십니까?			✓		

10. 지난 한 달 동안 당신의 건강 상태나 감정 상태가 가족, 친구, 이웃, 그룹과의 친교를 얼마나 방해하였습니까?

항상 그렇다	거의 그렇다	약간 그렇다	거의 아니다	전혀 아니다
		✓		

11. 당신과 관련하여 다음의 말들이 얼마나 옳고 그른지 평가해주십시오.	매우 옳다	거의 옳다	모르겠다	거의 그렇다	매우 그렇다
(ㄱ) 나는 다른 사람보다 더 잘 아픈 것 같다.			✓		
(ㄴ) 나는 내가 아는 사람들 만큼 건강하다			✓		
(ㄷ) 나의 건강이 나빠지는 것 같다.			✓		
(ㄹ) 나의 건강은 아주 좋다			✓		

- 신체적 기능: 50
- 신체적 역할 제한: 50
- 신체적 통증: 45
- 일반적 건강: 50
- 활력: 50
- 사회적 기능: 50
- 감정적 역할 제한: 50
- 정신건강: 50

- 신체적 구성 점수: 48.75
- 정신적 구성 점수: 50

▶ EQ-5D 건강상태 설문 기록지의 예시

출처: Nam H, Kim K, Kwon S, Koh K, Poul K. In: EQ-5D Korean valuation study using time trade-off method. Cheongju: National Institute of Health; 2007. pp. 26-60. 재구성함

건강상태 평가 기록지

성명: OOO　　성별: 남, 여(✓)　　검사일: OOOO년 OO월 OO일　　환산점수: 1

1. 운동 능력	
나는 걷는 데 지장이 없다	①(✓)
나는 걷는 데 다소 지장이 있다	②
나는 종일 누워있어야 한다	③

2. 자기관리	
나는 목욕을 하거나 옷을 입는 데 지장이 없다	①✔
나는 혼자 목욕을 하거나 옷을 입는 데 다소 지장이 있다	②
나는 혼자 목욕을 하거나 옷을 입을 수가 없다	③
3. 일상활동(예, 일, 공부, 가사, 가족 또는 여가활동)	
나는 일상활동을 하는 데 지장이 없다	①✔
나는 일상활동을 하는 데 다소 지장이 있다	②
나는 일상활동을 할 수가 없다	③
4. 통증/불편감	
나는 통증이나 불편감이 없다	①✔
나는 다소 통증이나 불편감이 있다	②
나는 매우 심한 통증이나 불편감이 있다	③
5. 불안/우울	
나는 불안하거나 우울하지 않다	①✔
나는 다소 불안하거나 우울하다	②
나는 매우 심하게 불안하거나 우울하다	③

▶ EQ-VAS 건강상태 기록지의 예시

출처: Nam H, Kim K, Kwon S, Koh K, Poul K. In: EQ-5D Korean valuation study using time trade-off method. Cheongju: National Institute of Health; 2007. pp. 26-60. 재구성함

EQ-VAS 건강상태 기록지

성명: OOO　　　성별: 남, 여✔　　　검사일: OOOO년 OO월 OO일

* 아래에 그려진 눈금자에 0에서 100까지의 숫자가 표시되어 있습니다. 100은 상상할 수 있는 최고의 건강상태를 의미하고 0은 상상할 수 있는 최저의 건강상태를 의미합니다.

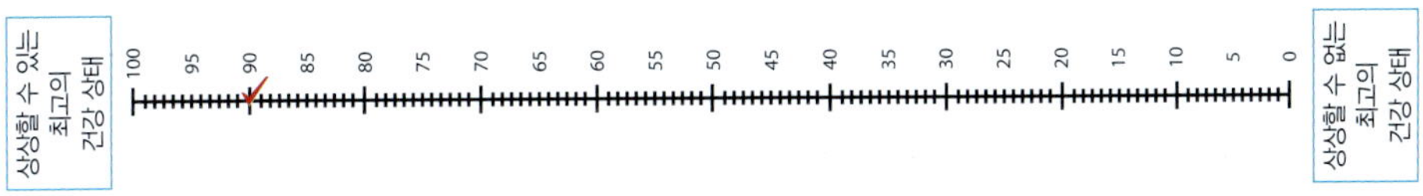

이제 눈금자의 표시선에 숫자를 아래에 표기바랍니다.

※ 오늘의 건강상태 = (90)

③ 한국판 WHO 삶의 질 척도-단축형(World Health Organization Quality Of Life, WHO-QOL-BREF)

<table>
<tr><td>목적</td><td>• 건강과 관련된 삶의 질을 측정하는 도구로서 WHO에서 개발되었음</td></tr>
<tr><td>평가방법</td><td>• 지난 2주 동안 대상자가 느낀 삶의 질을 주관적으로 평가함
• 총 26개 문항(신체적 건강영역(7문항), 심리적 영역(6문항), 사회적 영역(3문항), 생활환경영역(8문항)과 전반적 삶에 관한 문항(2문항)으로 구성됨(각 문항의 점수는 1~5점)</td></tr>
<tr><td>결과해석</td><td>• 개별 영역 점수를 계산후 WHO에서 제시한 변환표를 이용하여 0~100점 척도로 변환함
<table><tr><th>영역</th><th>계산식</th></tr><tr><td>신체적 건강</td><td>(6-Q3)+(6-Q4)+Q10+Q15+Q16+Q17+Q18</td></tr><tr><td>심리적 건강</td><td>Q5+Q6+Q7+Q11+Q19+(6-Q26)</td></tr><tr><td>사회적 관계</td><td>Q20+Q21+Q22</td></tr><tr><td>환경</td><td>Q8+Q9+Q12+Q13+Q14+Q23+Q24+Q25</td></tr></table>* 총점이 높을수록 삶의 질이 높은 것으로 평가함</td></tr>
</table>

▶ 한국판 WHO 삶의 질 평가(단축형)의 예시

출처: Min SK, Lee CI, Kim KI, Suh SY, Kim DK. Developmment of Korean version of WHO quality of life scale abbreviated version (WHOQOL-BREF). Journal of Korean Neuropsychiatric Association. 2000;39(3):571-579

WHO 삶의 질 척도(단축형) 평가지

성명: ○○○ 성별: 남, 여 검사일: ○○○○년 ○○월 ○○일

* 지난 2주 동안의 건강에 대해 얼마나 걱정하여 왔는지 알맞은 번호에 한 개만 체크하세요. 점수: 74점
다음 각 질문을 읽고, 당신의 느낌을 평가한 후 당신에게 가장 적절한 답의 번호에 체크하세요.

1. 당신의 삶의 질을 어떻게 평가하겠습니까?

① 매우 나쁨	② 나쁨	③ 나쁘지도 좋지도 않음	④ 좋음	⑤ 매우 좋음

2. 당신의 건강상태에 대해 얼마나 만족하고 있습니까?

① 매우불만족	② 불만족	③ 만족하지도 불만족하지도 않음	④ 만족	⑤ 매우 만족

지난 2주 동안(오늘 포함해서) 어떤 것들을 얼마나 많이 경험하였는지 묻는 질문입니다.

3. 당신은 통증으로 인해 당신이 해야 할 일들을 어느 정도 방해받는다고 느낍니까?

① 전혀 아니다	② 약간 그렇다	③ 그렇다	④ 많이 그렇다	⑤ 매우 많이 그렇다

4. 당신은 일상생활을 잘 하기 위해 얼마나 치료가 필요합니까?

① 전혀 아니다	② 약간 그렇다	③ 그렇다	④ 많이 그렇다	⑤ 매우 많이 그렇다

5. 다인은 인생을 얼마나 즐기십니까?

① 전혀 아니다	② 약간 그렇다	③ 그렇다	④ 많이 그렇다	⑤ 매우 많이 그렇다

6. 당신의 삶이 어느 정도 의미 있다고 느낍니까?

① 전혀 아니다	② 약간 그렇다	③ 그렇다	④ 많이 그렇다	⑤ 매우 많이 그렇다

7. 당신은 얼마나 잘 정신을 집중할 수 있습니까?

① 전혀 아니다	② 약간 그렇다	③ 그렇다	④ 많이 그렇다	⑤ 매우 많이 그렇다

8. 당신은 일상생활에서 얼마나 안전하다고 느낍니까?

① 전혀 아니다	② 약간 그렇다	③ 그렇다	④ 많이 그렇다	⑤ 매우 많이 그렇다

9. 당신은 얼마나 건강이 좋은 주거환경에 살고 있습니까?

① 전혀 아니다	② 약간 그렇다	③ 그렇다	④ 많이 그렇다	⑤ 매우 많이 그렇다

▶ 한국판 WHO 삶의 질 평가(단축형)의 예시 (계속)

다음 문제들은 지난 2주 동안(오늘을 포함해서) 당신이 어떤 것들을 "얼마나 전적으로" 경험하였으며 혹은 할 수 있었는지에 대해 묻는 것입니다.

10. 당신은 일상생활을 위한 에너지를 충분히 가지고 있습니까?				
① 전혀 아니다	② 약간 그렇다	③✓ 그렇다	④ 많이 그렇다	⑤ 매우 많이 그렇다

11. 당신은 신체적 외모에 만족합니까?				
① 전혀 아니다	② 약간 그렇다	③✓ 그렇다	④ 대부분 그렇다	⑤ 전적으로 그렇다

12. 당신의 필요를 만족시킬 수 있는 충분한 돈을 가지고 있습니까?				
① 전혀 아니다	② 약간 그렇다	③✓ 그렇다	④ 대부분 그렇다	⑤ 전적으로 그렇다

13. 당신은 매일 매일의 삶에서 당신이 필요로 하는 정보를 얼마나 쉽게 구할 수 있습니까?				
① 전혀 아니다	② 약간 그렇다	③✓ 그렇다	④ 대부분 그렇다	⑤ 전적으로 그렇다

14. 당신은 레저(여가)활동을 위한 기회를 어느 정도 가지고 있습니까?				
① 전혀 아니다	② 약간 그렇다	③✓ 그렇다	④ 대부분 그렇다	⑤ 전적으로 그렇다

15. 당신은 얼마나 잘 돌아다닐 수 있습니까?				
① 전혀 아니다	② 약간 그렇다	③✓ 그렇다	④ 대부분 그렇다	⑤ 전적으로 그렇다

다음은 지난 2주 동안(오늘을 포함해서) 당신의 삶의 다양한 영역에 대해 당신이 얼마나 만족했고, 행복했고, 좋았는지를 묻는 질문입니다.

16. 당신의 수면(잘 자는 것)에 대해 얼마나 만족하고 있습니까?				
① 매우 불만족	② 불만족	③✓ 만족하지도 불만족하지도 않음	④ 만족	⑤ 매우 만족

17. 당신은 일상생활의 활동을 수행하는 당신의 능력에 대해 얼마나 만족하고 있습니까?				
① 매우 불만족	② 불만족	③✓ 만족하지도 불만족하지도 않음	④ 만족	⑤ 매우 만족

18. 당신의 일할 수 있는 능력에 대해 얼마나 만족하고 있습니까?				
① 전혀 아니다	② 약간 그렇다	③✓ 그렇다	④ 대부분 그렇다	⑤ 전적으로 그렇다

19. 당신 스스로에게 얼마나 만족하고 있습니까?				
① 매우 불만족	② 불만족	③ 만족하지도 불만족하지도 않음	④ 만족	⑤ 매우 만족
20. 당신의 개인적 대인관계에 대해 얼마나 만족하고 있습니까?				
① 매우 불만족	② 불만족	③ 만족하지도 불만족하지도 않음	④ 만족	⑤ 매우 만족
21. 당신의 성생활에 대해 얼마나 만족하고 있습니까?				
① 매우 불만족	② 불만족	③ 만족하지도 불만족하지도 않음	④ 만족	⑤ 매우 만족
22. 당신의 친구로부터 받고 있는 도움에 대해 얼마나 만족하고 있습니까?				
① 매우 불만족	② 불만족	③ 만족하지도 불만족하지도 않음	④ 만족	⑤ 매우 만족
23. 당신이 살고 있는 장소의 상태에 대해 얼마나 만족하고 있습니까?				
① 매우 불만족	② 불만족	③ 만족하지도 불만족하지도 않음	④ 만족	⑤ 매우 만족
24. 당신은 의료서비스를 쉽게 받을 수 있다는 점에 얼마나 만족하고 있습니까?				
① 매우 불만족	② 불만족	③ 만족하지도 불만족하지도 않음	④ 만족	⑤ 매우 만족
25. 당신이 사용하는 교통수단에 대해 얼마나 만족하고 있습니까?				
① 매우 불만족	② 불만족	③ 만족하지도 불만족하지도 않음	④ 만족	⑤ 매우 만족

다음은 예를 들어 당신의 가족 또는 친구로부터 도움, 또는 안전상 위협과 같은 것들을 얼마나 자주 경험했거나 느꼈는지에 대한 질문입니다.

26. 당신은 침울한 기분, 절망, 불안, 우울감과 같은 부정적인 감정을 얼마나 자주 느낍니까?				
① 전혀 아니다	② 드물게 그렇다	③ 제법 그렇다	④ 매우 자주 그렇다	⑤ 항상 그렇다

④ 노인 삶의 질 척도(Geriatric Quality Of Life scale, GQOL)

목적	• 노인의 삶의 질을 객관적으로 측정하기 위해 개발된 평가도구임
평가방법	• 평가자가 질문을 불러주면 피검자가 각 문항에 대해 1~4점 Likert 척도에 체크하도록 구성된 방식으로 총점의 범위는 25~100점임 • 총 25개 문항: 23개 문항(신체, 심리적 건강, 독립성 수준, 사회관계 등), 1개 문항(전반적인 건강), 1개 문항(전반적인 삶의 만족도)으로 구성
결과해석	• 25점은 자신의 생활에 가장 만족하지 못하는 상태를 의미하며, 100점은 자신의 생활에 가장 만족하고 있는 상태를 의미함

⑤ 뇌졸중 환자의 삶의 질 척도(Stroke Specific Quality Of Life scale, SS-QOL)

목적	• 뇌졸중 환자의 삶의 질을 객관적으로 측정하기 위해 개발된 평가도구임
평가방법	• 총 49개 항목: 이동능력(mobility) 6개 항목, 상지기능(upper limb function) 5개 항목, 언어기능(language) 5개 항목, 사고력(thinking) 3개 항목, 시각기능(vision) 3개 항목, 자가 간호(self-care) 5개 항목, 기분상태(mood) 5개 항목, 성격(personality) 3개 항목, 에너지(energy) 3개 항목, 가족 역할(family role) 3개 항목, 사회적 역할(social role) 5개 항목, 생산능력(productivity) 3개 항목으로 구성됨 • 각 문항은 5점 Likert 척도이며, 점수범위는 49~245점으로 구성됨
결과해석	• 49점은 자신의 생활에 가장 만족하지 못하는 상태를 의미하며, 245점은 자신의 생활에 가장 만족하고 있는 상태를 의미함

⑥ 파킨슨병 삶의 질 질문지(Parkinson Disease Quality of life questionnaire-8, PDQ-8)

목적	• 파킨슨병 삶의 질 도구(PDQ-39)의 축약형으로써 파킨슨병 환자의 삶의 질을 객관적으로 측정하기 위해 개발된 평가도구임
평가방법	• 총 8개 항목: 이동능력(mobility), 일상생활동작(activities of daily living), 정서적 웰빙(emotional well-being), 오명(stigma), 사회적지지(social support), 인지(cognition,), 의사소통(communication), 신체적 불편함(bodily discomfort)으로 구성됨 • 각 문항은 0~4점 척도이며, 8개 항목의 점수를 합산한 후 최대 달성 가능 점수에 대한 백분율로 표시하여 0~100 범위의 요약 지수 점수를 얻어서 계산함
결과해석	• 점수(백분율)가 낮을수록 건강 상태가 좋음을 의미하며, 점수(백분율)가 높을수록 삶의 질이 낮다는 것을 의미함

▶ 노인 삶의 질 평가지의 예시

출처: 이형석, 김지혜, 김도관, 고혜정, 구형모, 권의정. 2003. 노인삶의질척도(Geriatric Quality of Life scale)의 표준화. Korean Journal of Clinical Psychology, 22(4), 859-881.

노인 삶의 질 평가지

성명: ○○○　　　성별: 남, 여✓　　　검사일: ○○○○년 ○○월 ○○일　　　점수: 50점

* 지난 2주 동안의 생활을 생각하며, 각 질문에 대한 자신의 느낌을 골라 주세요. 질문이 무슨 뜻인지 모르는 경우는 물어 보시기 바랍니다. 답이 애매한 경우에는 어떻게 생각하는지 저에게 말씀해 주십시오.

질문 내용	만족하지 않는다	보통이다	만족한다	아주 만족한다
1. 통증과 불편감	①	②✓	③	④
2. 힘이나 기운	①	②✓	③	④
3. 수면(잠자는 것)	①	②✓	③	④
4. 긍정적인 감정(행복, 희망 등)	①	②✓	③	④
5. 기억력 및 집중력	①	②✓	③	④
6. 자기자신	①	②✓	③	④
7. 외모	①	②✓	③	④
8. 부정적인 감정(우울, 불안, 절망 등)	①	②✓	③	④
9. 거동 능력	①	②✓	③	④
10. 일상적인 활동 능력	①	②✓	③	④
11. 일할 수 있는 능력	①	②✓	③	④
12. 가족 관계 및 친구 관계	①	②✓	③	④
13. 사회적 지지 및 도움	①	②✓	③	④
14. 성생활	①	②✓	③	④
15. 신체적인 안전	①	②✓	③	④
16. 집	①	②✓	③	④
17. 쓸 수 있는 돈이나 재정 상태	①	②✓	③	④
18. 의료 및 사회복지 시설 등 공공시설	①	②✓	③	④
19. 생활에 필요한 새로운 정보나 소식	①	②✓	③	④
20. 여가 활동이나 취미 활동	①	②✓	③	④
21. 생활 환경(기후, 공해, 소음 등)	①	②✓	③	④
22. 교통 수단	①	②✓	③	④
23. 개인적 신앙이나 종교 생활	①	②✓	③	④
24. 전반적인 건강 상태	①	②✓	③	④
25. 전반적인 생활	①	②✓	③	④

▶ 뇌졸중 환자의 삶의 질 평가지의 예시

출처: Williams, L. S., Weinberger, M., Harris, L. E., Clark, D. O., & Biller, J.(1999). Development of a stroke-specific quality of life scale. Stroke, 30(7), 1362-1369

뇌졸중 환자의 삶의 질 평가지

성명: ○○○ 성별: 남, 여 검사일: ○○○○년 ○○월 ○○일 점수: 147점

※ 문항점수 의미
* 1점: 항상 도움이 필요하다 / 전혀 할 수 없다 / 매우 그렇다
* 2점: 대부분 도움이 필요하다 / 많은 어려움이 있다 / 그렇다
* 3점: 조금 도움이 필요하다 / 조금 어려움이 있다 / 보통이다
* 4점: 거의 도움이 필요없다 / 어려움이 거의 없다 / 그렇지 않다
* 5점: 전혀 도움이 필요없다 / 전혀 어려움이 없다 / 전혀 그렇지 않다

에너지					
1. 나는 대부분의 시간에 피로를 느낀다.	1	2	3	4	5
2. 나는 낮(하루) 동안에 자주 멈추고 쉬어야 한다.	1	2	3	4	5
3. 나는 하고 싶은 일을 하기에는 너무 피곤하다.	1	2	3	4	5
가족역할					
4. 나는 가족과 함께하는 여가활동에는 참여하지 않는다.	1	2	3	4	5
5. 나는 가족에게 짐이 된다고 느낀다.	1	2	3	4	5
6. 나의 몸 상태는 나의 가족생활을 방해한다.	1	2	3	4	5
언어					
7. 나는 말하는 데 어려움이 있습니까? (예, 말이 막히고, 말을 더듬거나, 혹은 말을 얼버무립니까?)	1	2	3	4	5
8. 나는 전화 통화를 할 만큼 명확히 말하기에 어려움이 있습니까?	1	2	3	4	5
9. 다른 사람들이 당신이 한 말을 이해하는 데 어려움이 있습니까?	1	2	3	4	5
10. 나는 말하기 원하는 단어를 찾는 데 어려움이 있습니까?	1	2	3	4	5
11. 나는 다른 사람들이 이해할 수 있도록 같은 말을 반복해야 합니까?	1	2	3	4	5
12. 나는 걷는 데 어려움이 있습니까? (만약 환자가 걸을 수 없는 경우, 15번 질문으로 이동)	1	2	3	4	5
13. 나는 몸을 구부리거나 무언가를 향해 손을 뻗을 때 균형을 잃습니까?	1	2	3	4	5

14. 나는 계단을 오를 때 어려움이 있습니까?	1	2	3 ✓	4	5
15. 나는 걷거나 휠체어를 사용할 때 내가 원하는 것보다 더 많이 멈추고 쉬어야 합니까?	1	2	3 ✓	4	5
16. 나는 서 있는 데 어려움이 있습니까?	1	2	3 ✓	4	5
17. 나는 의자에서 일어나는 데 어려움이 있습니까?	1	2	3 ✓	4	5
감정					
18. 나의 미래는 비판적이다.	1	2	3 ✓	4	5
19. 나는 다른 사람이나 활동에 관심이 없다.	1	2	3 ✓	4	5
20. 나는 다른 사람으로부터 소외된 느낌이다.	1	2	3 ✓	4	5
21. 나는 (나 자신에 대해) 자신감이 거의 없다.	1	2	3 ✓	4	5
22. 나는 음식에 관심이 없다	1	2	3 ✓	4	5
성격					
23. 나는 짜증을 잘 낸다.	1	2	3 ✓	4	5
24. 나는 다른 사람에게 인내심이 없다.	1	2	3 ✓	4	5
25. 나는 성격이 변했다.	1	2	3 ✓	4	5
26. 나는 음식을 준비하는 데 도움이 필요합니까?	1	2	3 ✓	4	5
27. 나는 먹는 데 도움이 필요합니까? (예. 음식을 자르거나 수저를 사용할 때)	1	2	3 ✓	4	5
28. 나는 옷을 입는 데 도움이 필요합니까? (예, 양말이나 신발을 신거나, 단추 또는 지퍼를 잠글 때)	1	2	3 ✓	4	5
29. 나는 목욕이나 샤워를 하는 데 도움이 필요합니까?	1	2	3 ✓	4	5
30. 나는 화장실을 사용하는 데 도움이 필요합니까?	1	2	3 ✓	4	5
사회적 역할					
31. 나는 내가 원하는 만큼 자루 외출하지 않는다.	1	2	3 ✓	4	5
32. 나는 내가 원하는 것보다 취미와 레크레이션을 적게 한다.	1	2	3 ✓	4	5
33. 나는 내가 원하는 만큼 나의 친구를 보지 못한다.	1	2	3 ✓	4	5
34. 나는 내가 원하는 것보다 성생활을 적게 한다.	1	2	3 ✓	4	5

(계속)

▶ 뇌졸중 환자의 삶의 질 평가지의 예시 (계속)

35. 나의 건강상태는 내가 사회생활을 하는 데 방해한다.	1	2	3	4	5
사고력					
36. 나는 집중하기가 어렵다.	1	2	3	4	5
37. 나는 무언가를 기억하기가 어렵다.	1	2	3	4	5
38. 나는 기억하기 위해서 적어야만 한다.	1	2	3	4	5
39. 나는 글을 쓰거나 타이핑하는 데 어려움이 있습니까?	1	2	3	4	5
40. 나는 양말을 신는데 어려움이 있습니까?	1	2	3	4	5
41. 나는 단추를 잠그는 데 어려움이 있습니까?	1	2	3	4	5
42. 나는 지퍼를 잠그는 데 어려움이 있습니까?	1	2	3	4	5
43. 나는 병뚜껑을 여는 데 어려움이 있습니까?	1	2	3	4	5
시력					
44. 나는 텔레비전을 보는 데 어려움이 있습니까?	1	2	3	4	5
45. 나는 시력이 좋지 않아 물건을 잡는 데 어려움이 있습니까?	1	2	3	4	5
46. 나는 한쪽 끝에 있는 물건을 보는 데 어려움이 있습니까?	1	2	3	4	5
업무/생산성					
47. 나는 일상적인 집안일을 하는 데 어려움이 있습니까?	1	2	3	4	5
48. 나는 시작한 일을 끝내는 데 어려움이 있습니까?	1	2	3	4	5
49. 나는 평소에 하던 일을 하는 데 어려움이 있습니까?	1	2	3	4	5

▶ 파킨슨병 환자의 삶의 질 평가지의 예시

출처: Jenkinson C, Fitzpatric, R, Peto V. 1998. The Parkinson's disease questionnaire: user manual for the PDQ-39, PDQ-8 and PDQ summary index. Oxford: University of Oxford Health Services Research Unit

파킨슨병 환자의 삶의 질 평가지

성명: OOO　　　성별: 남, 여　　　검사일: OOOO년 OO월 OO일　　　점수: 75%

* 파킨슨병으로 인해 지난 1달 동안 얼마나 자주 아래와 같은 질문에 해당하는 일이 있었는지...

질문	전혀 그렇지 않다	그렇지 않다	보통이다	자주 그렇다	항상 그렇다
1. 공공장소에서 활동하는 것이 어려움이 있었습니까?	0	1	2	3	4
2. 옷을 입는 데 어려움이 있었습니까?	0	1	2	3	4
3. 우울함을 느꼈나요?	0	1	2	3	4
4. 가까운 대인관계에 문제가 있었습니까?	0	1	2	3	4
5. 집중력에 문제가 있었습니까?(예, 책을 읽거나 TV를 볼 때)	0	1	2	3	4
6. 사람들과 제대로 소통할 수 없다고 느끼셨나요?	0	1	2	3	4
7. 고통스러운 근육 경련이나 경련이 있었습니까?	0	1	2	3	4
8. 파킨슨병 때문에 공공장소에서 당황스러웠나요?	0	1	2	3	4

⑦ 한국형 세인트 조지 호흡기 설문(Saint George's Respiratory Questionnaire, SGRQ)

목적	• 만성폐쇄성폐질환 및 천식, 기관지확장증, 낭포성폐질환, 미만성간질성폐질환등 다양한 호흡기질환 환자의 건강관련 삶의 질을 알아보기 위해 설계됨
평가방법	• 만성호흡기질환 환자에게 설문을 통한 검사방법임 • 50개 항목으로 구성되어 있고, 세 가지 영역(증상영역: 호흡기 증상, 빈도와 심각도의 영향에 대한 영역, 활동영역: 호흡곤란이 제한되거나 원인이 되는 활동에 대한 영역, 영향영역: 사회적 기능과 심리적 장애의 범위가 호흡기 질병을 초래하는지 알아보는 영역)으로 구분됨 • 각 영역별 점수와 총 점수의 계산법은 참고사항 참조 **<참고사항>** • 질문에 대한 계산법은 계산 엑셀이 따로 존재함 • 양성인 반응에는 1, 음성반응은 0으로 표기 (예, 예 = 1, 아니오 = 0, 호흡계에 전혀 문제가 없다는 질문은 = 0) • SGRQ Template에 1번의 경우 지난 1년간 기침을 한 빈도는 ? (1c) = "1달에 며칠 정도이다"를 질문에서 환자가 선택하였을 경우에는 1a=0, 1b=0, 1c=1, 1d=0, 1e=0으로 엑셀파일에 표기할 것
결과해석	• "0"~"100"까지의 점수로 표시 • "0"은 건강관련 삶의 질이 가장 좋음을 나타내고, 점수가 높을수록 삶의 질은 감소함을 의미

▶ 한국형 세인트조지 호흡기 설문 검사 기록지의 예시

출처: 변민광. 2006. 한국어판 세인트조지 호흡기설문의 타당도와 신뢰도 검정. 연세대학교 대학원 석사학위. 24-30

한국형 세인트조지 호흡기 설문 검사 기록지

성명: ○○○ 성별: 남, 여✓ 검사일: ○○○○년 ○○월 ○○일

- 우선 현재 당신의 건강상태는 어떻다고 생각하십니까?

  ☐ 매우 좋다. ☐ 좋다. ☐ 괜찮다. ☑ 나쁘다. ☐ 매우 나쁘다.

- 직업: 중국집 요리사

- 이 설문지는 당신이 호흡기 이상으로 인해 얼마나 힘들고, 당신의 생활에 어떻게 영향을 주는지를 알기 위한 설문지입니다. 설문결과를 통해 당신이 앓고 있는 병으로 인해 당신이 무엇을 가장 힘들어하는가를 알고자 합니다.
- 아래의 지시사항을 자세히 읽으신 후에 설문에 답해 주시고 의심나는 사항이 있으면 질문을 해 주시기 바랍니다. 질문에 답하기 위해 너무 많은 시간과 생각을 하실 필요는 없습니다.

1부

지난 1년간 호흡기계 이상으로 인해 얼마나 고생하였는가에 대한 질문입니다. 각 질문에 해당하는 사항에 표시해 주시기 바랍니다.

	1주에 대부분	1주에 3~4일 정도	1달에 몇 일 정도	호흡기계의 감염이 있을 경우에만 함	전혀 하지 않음
(1) 지난 1년간 기침을 한 빈도는?		✓			
(2) 지난 1년간 가래가 나온 빈도는?			✓		
(3) 지난 1년간 숨찬 빈도는?		✓			
(4) 지난 1년간 천식 발작이 있었던 빈도는?			✓		

(5) 지난 1년간 호흡기계 문제로 심하게 고생을 하였거나 매우 불편했던 적이 :

a. 4번 이상 있었다.
✓b. 3번 있었다.
c. 2번 있었다.
d. 1번 있었다.
e. 없었다.

(계속)

▶ 한국형 세인트조지 호흡기 설문 검사 기록지의 예시 (계속)

(6) 지난 1년간 호흡기계의 문제로 가장 심하게 고생을 하였을 때, 얼마나 오랫동안 고생하셨습니까?:
(심하게 고생한 적이 전혀 없었다면 바로 7번 문항으로 가십시오.)

a. 1주 이상
b. 3~6일
✓c. 1~2일
d. 하루 미만

(7) 지난 1년간 1주 중 상태가 좋은 날이(가슴에 약간의 불쾌감이 있는 경우도 포함) 평균적으로 얼마나 됩니까?:

a. 전혀 없었다.
✓b. 1~2일
c. 3~4일
d. 거의 매일
e. 일 주 내내

(8) 천식발작이 있다면, 아침에 더 심합니까?

✓a. 아니오
b. 예

2부

(1) 첫째 질문: 당신의 호흡기계의 상태를 표현한다면 다음 중 어디에 해당하십니까?

✓a. 내가 가지고 있는 건강문제 중 가장 중요하다.
b. 아주 많은 문제를 일으킨다.
c. 약간의 문제만 일으킨다.
d. 전혀 문제가 없다.

당신이 직장을 다닌 적이 있다면, 호흡기계의 문제로 인해
a. 직장을 그만 두었다.
✓b. 직장에서 하는 일에 지장이 있거나 직업을 바꾼 적이 있다.
c. 직장에서 전혀 지장이 없었다.

(2) 둘째 질문: 다음은 어떤 활동을 하는 경우에 숨이 차게 되는 가에 대한 질문입니다. 가장 최근의 상태에 대해 답해주시기 바랍니다(각 질문에 대해 예/아니오에 하나만 표시해 주시기 바랍니다).

	예	아니오
앉거나 드러누워 있어도 숨이 차다.		✓
세수를 하거나 옷을 입을 때도 숨이 차다.		✓
집 주위를 돌아다니면 숨이 차다.		✓
집에서 멀리 나가면 숨이 차다.	✓	
계단을 올라가면 숨이 차다.	✓	
언덕을 올라가면 숨이 차다.	✓	
운동이나 게임을 하면 숨이 차다.	✓	

(3) 셋째 질문: 다음 질문은 기침과 숨찬 정도에 관한 질문입니다. 가장 최근의 상태에 대해 답해주시기 바랍니다(각 질문에 대해 예/아니오에 하나만 표시해 주시기 바랍니다).

	예	아니오
기침을 하여 지장이 있는 정도이다.	✓	
기침 때문에 피곤한 정도이다.	✓	
말을 해도 숨이 찬다.	✓	
몸을 숙이기만 해도 숨이 차다.		✓
숨이 차고 기침을 해서 편히 잘 수 없다.		✓
숨이 차고 기침을 해서 쉽게 지친다.		✓

(4) 넷째 질문: 호흡기계 문제로 인해 당신의 생활 전반에 미치는 영향을 알기 위한 질문입니다. 가장 최근의 상태에 대해 답해주시기 바랍니다(각 질문에 대해 예/아니오에 하나만 표시해 주시기 바랍니다).

	예	아니오
숨이 차고 기침이 나서 남들 앞에 나서기가 힘들 정도이다.		✓
호흡기계 문제로 인해 가족, 친구 혹은 이웃에 폐를 끼치는 정도이다.		✓
숨이 막힐까봐 무섭거나 공포를 느끼게 되는 경우가 있나.		✓
호흡기계의 문제를 해결할 수 없다고 느낀다.		✓
호흡기계의 문제가 더 이상 나아질 거라고 기대하지 않는다.		✓
호흡기계의 문제로 인해 나약하고 쓸모없는 사람이 되었다고 생각한다.	✓	
운동을 하는 것이 나한테는 위험하다.	✓	
모든 일을 하는데 힘이 너무 많이 든다.	✓	

(5) 다섯 번째 질문: 당신이 먹는 약에 대한 질문입니다. 만약 약을 먹지 않고 있다면 여섯 번째 질문으로 바로 가십시오 (각 질문에 대해 예/아니오에 하나만 표시해 주시기 바랍니다).

	예	아니오
약이 많이 도움이 되는 것 같지 않다.		✓
많은 사람들 앞에서 약을 먹으면 당황스럽다.		✓
약으로 인한 안 좋은 부작용이 있다.	✓	
약을 먹는 것 때문에 생활이 지장이 많다.	✓	

(계속)

▶ 한국형 세인트조지 호흡기 설문 검사 기록지의 예시 (계속)

(6) 여섯 번째 질문: 다음은 숨이 차서 당신이 활동하는 데 얼마만큼의 제약이 있는가에 대한 질문입니다. 가장 최근의 상태에 대해 답해주시기 바랍니다(각 질문에 대해 숨이 차서 활동을 하는 데 지장이 있으면 예, 아니면 아니오에 표시해 주시기 바랍니다).

	예	아니오
세수를 하거나 옷을 입는 데 많은 시간이 걸린다.	✓	
목욕을 하거나 샤워를 할 수 없을 정도이다. 하더라도 숨이 차서 시간이 많이 걸린다.		✓
다른 사람보다 천천히 걷고, 가다가 쉬어야 한다.	✓	
집안일을 하는 데 시간이 많이 걸리고, 하다가 쉬어야 한다.		✓
계단 1층을 올라가는 데 시간이 많이 걸리거나 올라가다 쉬어야 한다.		✓
서두르거나 걸음을 빨리 하면, 중간에 쉬거나 천천히 걸어야 한다.	✓	
숨이 차서 언덕을 올라가거나, 물건을 들고 계단을 올라가거나, 마당의 풀의 뽑거나, 춤을 추거나, 볼링을 하거나 골프를 치기가 힘들다.	✓	
숨이 차서 무거운 짐을 들거나 정원을 파거나 눈을 치우거나, 조깅을 하거나 시속 8 km 속력으로 걷거나, 테니스를 치거나 수영을 하기 힘들다.	✓	
숨이 차서 힘든 수작업을 하거나, 달리기를 하거나, 자전거 에르고미터를 타거나, 수영을 빨리 하거나, 격렬한 운동 경기를 할 수 없다.	✓	

(7) 일곱 번째 질문: 호흡기계의 문제가 일상생활에 어떤 영향을 미치는가를 알기 위한 질문입니다. 가장 최근의 상태에 대해 답해주시기 바랍니다(호흡기계 문제로 인해 아래에 나와 있는 활동을 할 수 없는 경우에만 예 혹은 아니오에 표시해 주십시오).

	예	아니오
운동이나 게임을 할 수 없다.	✓	
야유회 혹은 레크레이션에 참여할 수 없다.		✓
장을 보러 집밖에 나갈 수가 없다.		✓
집안일을 할 수 없다.		✓
의자나 침대에서 멀리 나갈 수 없을 정도이다.		✓

아래에 호흡기계의 문제로 인해 할 수 없는 일들의 목록을 나열하였습니다(여기에는 표시를 하실 필요는 없습니다. 다만 숨이 차기 때문에 다음과 같은 일을 하는 데 지장이 있을 수도 있음을 알려드리는 것입니다).

- 산책을 하러 나가거나 개와 산책을 하는 것
- 집이나 정원에서 일을 하는 것
- 성생활을 하는 것
- 교회 혹은 야유회 장소에 가는 것
- 흐린 날씨에 밖에 나가거나, 담배연기가 자욱한 방에 있는 것
- 친지나 친구 집에 가거나 아이들과 노는 것

그 이외에 호흡기계의 문제로 인해 지장을 받는 일이 있으면 이를 적어주시기 바랍니다.

여행을 가거나 많이 걸어야 되는 상황

이제 당신의 호흡기계의 상태를 가장 적절하게 표현하는 문항을 아래 중에서 하나만 골라 ✓표시를 해주시기 바랍니다.

나는:

________ 내가 하고자 하는 어떤 일도 지장받지 않고 할 수 있다.

___✓___ 내가 하고자 하는 일의 한두 가지를 할 수 없다.

________ 내가 하고자 하는 일의 대부분을 할 수 없다.

________ 내가 하고자 하는 일의 전부를 할 수 없다.

성심 성의껏 응답해 주셔서 감사합니다.
끝내기 전에 질문에 모두 답하였는지를 반드시 확인해 주시기 바랍니다.

⑧ 만성폐쇄성 폐질환 평가 검사(COPD Assessment Test, CAT)

목적	• COPD 환자의 삶의 질을 평가하기 위해 설계된 검사임
평가방법	• COPD 환자에게 간단한 설문을 통해 검사함 • 8개의 항목으로 구성되어 있고, 각 항목은 0~5점까지 표시되며, 총점 0~40점까지 점수를 얻을 수 있음
결과해석	• "0"은 건강관련 삶의 질이 가장 좋음을 나타내고, "40" 은 삶의 질이 가장 낮음을 나타냄 • 점수가 높을수록 삶의 질은 감소함을 의미

▶ 만성폐쇄성 폐질환 평가 검사 기록지의 예시

출처: 이보영. 2013. 만성 호흡기 질환에서 한국어판 만성폐쇄성 폐질환 평가 테스트의 타당도와 신뢰도 평가. 울산대학교 대학원 석사학위. 28.

COPD 평가 기록지

이름: ○○○　　등록번호: ○○○○○　　날짜: ○○○○년 ○○월 ○○일

귀하의 만성폐쇄성폐질환(COPD)은 어떠십니까? 만성폐쇄성폐질환(COPD) 평가 검사(CAT)를 해주십시오.

다음 질문들은 귀하와 담당 의료진이 만성폐쇄성폐질환(COPD)이 귀하의 육체적, 정신적 건강과 일상생활에 미치는 영향을 평가하기 위한 것입니다. 답안과 검사 점수는 만성폐쇄성폐질환(COPD) 관리를 향상시키고 치료 효과를 최대화하는데 사용될 수 있습니다.

아래 각 항목마다 현재 귀하의 긴장상태를 가장 잘 표현한 칸에 동그라미 표시(O)를 해 주십시오. 질문에는 반드시 한 개의 답만 선택하셔야 합니다.

예: 나는 매우 행복하다 0 (1) 2 3 4 5 나는 매우 슬프다

			점수
나는 전혀 기침을 하지 않는다.	0 1 2 (3) 4 5	나는 항상 기침을 한다.	3
나는 가슴에 전혀 가래가 없다.	0 1 2 3 (4) 5	나는 가슴에 가래가 가득 차 있다.	4
나는 전혀 가슴이 답답함을 느끼지 않는다.	0 1 2 3 (4) 5	나는 가슴이 아주 답답함을 느낀다.	4
나는 언덕이나 계단을 오를 때 전혀 숨이 차지 않는다.	0 1 2 3 (4) 5	나는 언덕이나 계단을 오를 때 아주 숨이 차다.	4
나는 집에서 활동하는 데 전혀 제약을 받지 않는다.	0 1 2 3 (4) 5	나는 집에서 활동하는 데 많은 제약을 받는다.	4
폐질환에도 불구하고 나는 외출하는 데 자신이 있다.	0 1 2 3 (4) 5	폐질환으로 인하여 나는 외출하는 데 전혀 자신이 없다.	4
나는 잠을 깊이 잔다.	0 1 2 (3) 4 5	폐질환을 인하여 나는 잠을 깊이 자지 못한다.	3
나는 기운이 왕성하다.	0 1 2 (3) 4 5	나는 전혀 기운이 없다.	3
		총점	29점

(11) 소아의 운동발달 검사(Pediatrics motor development test)

① 덴버 발달 선별 검사(Denver Development Screening Test, DDST)

<table>
<tr><td>목적</td><td>

- 생후 2주~만 6세의 일반 아동을 대상으로 해당 연령별 검사 항목에 대한 아동의 수행정도를 평가하기 위해 설계된 방법임
- 주로 발달지연 또는 문제의 가능성이 있는 아동을 선별하고, 관찰하기 위한 방법으로 많이 사용됨

</td></tr>
<tr><td>평가방법</td><td>

- 4개영역과 125문항으로 구성되어 있음
- 사회성 발달(person-social)영역은 25개 문항, 미세운동-적응 발달 영역(fine motor-adaptive)은 29개 문항, 언어 발달(language)영역은 39개 문항, 대단위운동 발달(gross motor)은 32개 문항으로 구성되어 있음

평가 절차

① 보호자에게 검사에 대해 충분히 설명(아동이 모든 항목을 통과하지 않아도 됨)한 후 아동의 조산 여부와 생년월일을 기록한다.
② 검사 나이를 계산하고 결정한다(이때 24개월 이하이고, 2주 이상 조산일 경우 그 주수만큼 빼서 계산하며, 24개월 이상의 아동의 경우에는 조산하더라도 연령 조정할 필요가 없음).
③ 연령 선(age line)에 따라 평가지의 위에서 바닥까지 가로질러서 직선으로 그린다.
④ 연령 선에 걸쳐진 항목부터 검사한다.
⑤ 연령 선에 걸쳐진 항목을 통과할 경우(P) 오른쪽으로 세 개의 실패항목이 나올 때까지 검사하고, 연령 선에 걸쳐진 항목을 실패할 경우(F) 왼쪽으로 이동하면서 검사를 실시(일반적으로 한 영역별로 세 개의 통과 항목이 있을 때까지 검사할 것)
⑥ 마지막으로 평가에 대해 해석한다.

</td></tr>
<tr><td>표기방법</td><td>

표기	설명
P(pass)	피검자가 수행 또는 보호자가 수행할 수 있다고 대답한 경우
F(fail)	피검자가 수행할 수 없거나 보호자가 수행할 수 없다고 대답한 경우
N.O (not opportunity)	피검자에게 항목 수행의 기회가 주어지지 않은 경우(단, Report 항목에만 사용되어질 수 있음)
R(refuse)	아동이 항목 수행을 거부한 경우

</td></tr>
<tr><td>결과해석</td><td>

구분	설명
정상	지연된 항목이 없으며, 주의(caution) 항목이 최대 1개
발달 지연 의심	1개 이상의 지연된 항목이 있거나 주의(caution) 항목이 2개 이하
검사 불능	연령 선이 지나는 항목에서 1개 이상의 거부(refusal)가 있는 경우 또는 75~90% 부근에서 연령 선 항목에 2개 이상의 거부가 발생한 경우

</td></tr>
</table>

▶ 덴버 발달 선별 검사: 연령 계산 방법

- 검사 아동의 생년월일과 검사 연, 월, 일의 정보를 기록한다.
- 연령은 검사일에서 생년월일을 뺀 값을 계산하여 연령 선의 연령을 산출한다.

예시 1.	년	월	일
검사일:	2017년	9월	20일
• 생년월일:	2016년	7월	12일
만연령:	1년	2월	08일

* 아동의 연령은 만 1년 2개월 5일

<조산아의 경우>

예시 2.	년	월	일
검사일:	2017년	9월	20일
• 생년월일:	2016년	7월	12일
만연령:	1년	2월	08일
5주 조산:		1월	07일
조정 나이:	1년	1월	01일

* 아동의 연령은 만 1년 1개월 1일

▶ 덴버 발달 선별 검사: 연령 선 표기에 따른 해석 방법

- 우수(advanced items): 연령 선을 지나 이미 항목을 수행하고 있는 경우

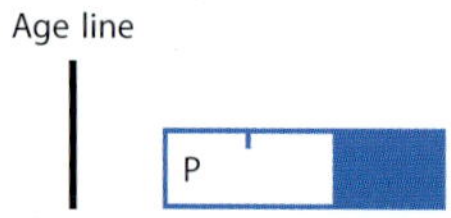

- 정상(normal items): 연령 선의 오른쪽에 연령 선에 닿지 않는 항목의 Fail이나 Refuse가 있는 경우와 bar의 25~75% 사이에 연령 선이 있고 Pass, Fail, Refuse인 경우

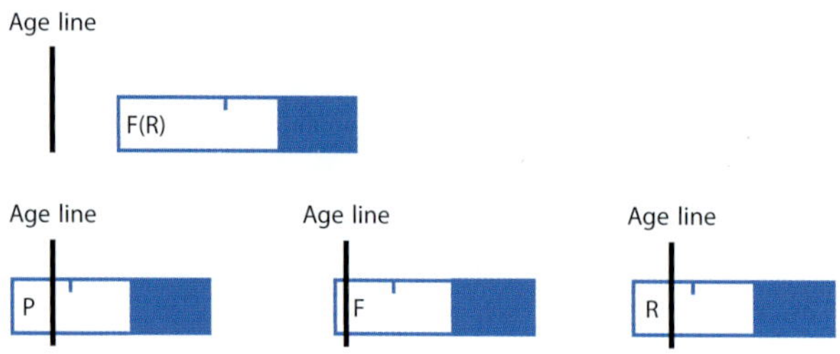

- 주의(caution items): 연령 선이 bar의 75~90% 사이에 있고 Refuse나 Fail인 경우(bar의 오른쪽 끝에 "C"라고 표기)

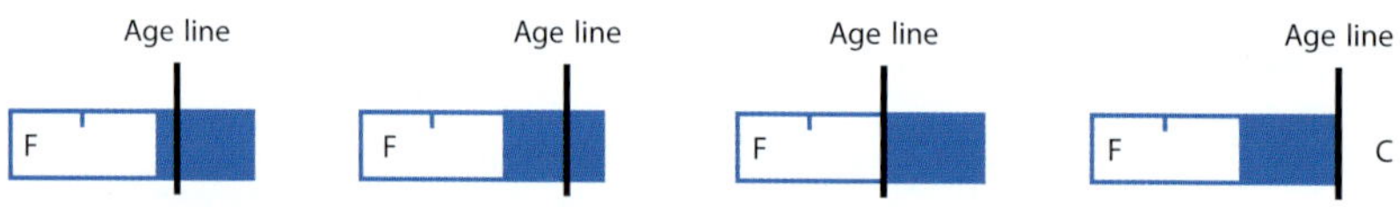

- 지연(delayed items): 연령 선에 닿지 않게 왼쪽에 있는 항목이 Fail이거나 Refuse인 경우(bar의 오른쪽 끝에 색을 칠함)

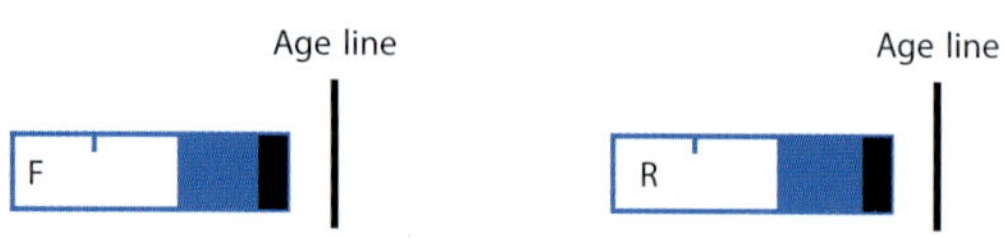

▶ 덴버 발달 선별 검사 기록지의 예시

출처: Frankenburg WK, Dodds J, Archer P. 1990. Denver II technical manual. Denver Developmental Materials. Denver. CO.

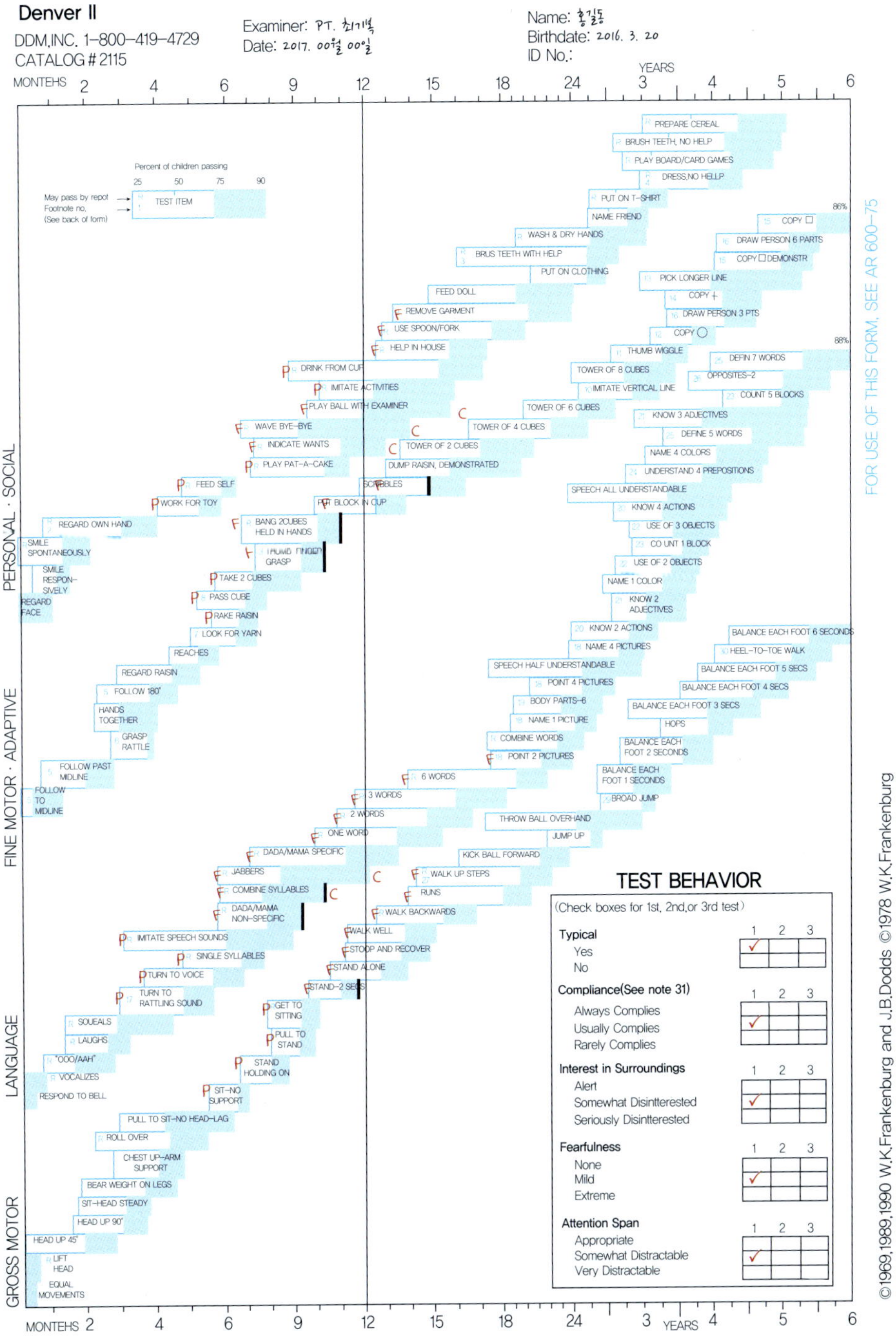

② 대동작 기능평가(Gross Motor Function Measure, GMFM)

목적	• 치료의 결과 또는 시간경과에 따른 운동수준의 변화를 측정하고, 운동수준을 기록하기 위해 발달된 도구임 • 아동이 보여줄 수 있는 운동기능(motor function)이 어느 정도인지 알아보기 위한 것으로 아동이 항목을 어떻게 잘 수행하는 것보다는 얼마나 많이 완수할 수 있는지에 대해 평가함
평가방법	• 5개의 영역으로 나뉘며 88개 항목을 포함
결과해석	구분: 각 영역의 점수 — 점수 계산법: 각 영역별 확인된 점수 / 가능한 점수×100 구분: 총 점 — 점수 계산법: 각 영역의 백분위의 합산 / 5

구분	점수 계산법
각 영역의 점수	각 영역별 확인된 점수 / 가능한 점수×100
총 점	각 영역의 백분위의 합산 / 5

▶ 대동작 기능평가지의 예시

출처: Dianne J. Russell, Peter L. Rosenbaum, Lisa M. Avery, Mary Lane, 고주연, 오명화, 2013. Gross motor function measure (GMFM-66 & GMFM-88) user's manual. 학지사

2. Russell DJ, Rosenbaum PL, Cadman DT, Gowland C, Hardy S, Jarvis S. 1989. The gross motor function measure: a means to evaluate the effects of physical therapy. Dev Med Child Neurol, Jun; 31(3): 341-352

※대동작 기능 평가서(GMFM)
• 성 명: ○○○ • 성 별: 남, 여
• 생년월일: 2019 년 05 월 26일
• 평 가 일: 2022 년 05 월 30일
• 진 단 명: CP • 평 가 자: ○○○

• **항목A: 눕기와 뒤집기(Lying & Rolling)** 0 1 2 3
* 앙와위: 누운 자세 점수 * 복와위: 엎드린 자세
1. 앙와위(supine)상태에서 머리 정중위 자세: 사지를 대칭 상태로 하고 머리를 돌린다.
2. 앙와위(supine): 손을 몸의 중앙으로 가져간다. 그리고 손가락으로 다른 손을 만지작거린다. ☐☐☐☑
3. 앙와위(supine): 머리를 45° 들어 올린다. ☐☐☑☐
4. 앙와위(supine): 오른쪽 엉덩관절과 무릎을 완전히 구부린다. ☐☐☐☑
5. 앙와위(supine): 왼쪽 엉덩관절과 무릎을 완전히 구부린다. ☐☐☐☑
* 참고: #4,5에서 양다리가 함께 움직일 수 있다.
6. 앙와위(supine): 오른쪽 팔이 몸의 중앙선을 지나 왼쪽에 있는 물건을 만진다. ☐☐☐☑
7. 앙와위(supine): 왼쪽 팔이 몸의 중앙선을 지나 오른쪽에 있는 물건을 만진다. ☐☐☐☑
8. 앙와위(supine): 앙와위(supine)에서 오른쪽으로 엎드린다. ☐☐☐☑
9. 앙와위(supine): 앙와위(supine)에서 왼쪽으로 엎드린다. ☐☐☐☑
10. 복와위(prone)에서 양팔을 몸통 옆에 붙인 자세: 머리를 수직으로 든다. ☐☐☐☑
11. 아래팔(forearm)로 지지하고 복와위(prone) 자세: 머리를 90° 들고 팔꿈치를 펴서 상체를 들어 올린다. ☐☐☐☑
12. 아래팔(forearm)로 지지하고 복와위(prone) 자세: 오른쪽 전박으로 상체를 지지하고 왼쪽 팔을 앞으로 완전히 편다. ☐☐☐☑
13. 아래팔(forearm)로 지지하고 복와위(prone)자세: 왼쪽 전박으로 상체를 지지하고 오른쪽 팔을 앞으로 완전히 편다. ☐☐☐☑
14. 복와위(prone): 오른쪽으로 뒤집어서 바로 눕는다. ☐☐☐☑
15. 복와위(prone): 왼쪽으로 뒤집어서 바로 눕는다. ☐☐☐☑
16. 복와위(prone): ☐☐☐☑ 사지를 움직여서 오른쪽으로 90°까지 위치를 바꾼다.
17. 복와위(prone): ☐☐☐☑ 사지를 움직여서 왼쪽으로 90°까지 위치를 바꾼다.

합계 A: 50/51

• **항목 B: 앉기(sitting)** 0 1 2 3
18. 앙와위에서 평가자가 아동의 손을 잡은 자세: 아동이 머리를 조절하면서 몸을 끌어 당겨 일어나 앉는다. ☐☐☐☑
19. 앙와위(supine): 오른쪽으로 몸을 돌려서 앉는다. ☐☐☐☑
20. 앙와위(supine): 왼쪽으로 몸을 돌려서 앉는다. ☐☐☐☑
21. 치료사가 체간을 잡아주고 앉힌 자세: 머리를 들고 3초간 있는다. ☐☐☐☑
22. 치료사가 체간을 잡아주고 앉힌 자세: 머리를 정중앙까지 들고 10초간 유지 ☐☐☐☑
*참고: #21,22번은 아동이 머리를 떨어트린 자세에서 시작한다.
23. 두 발을 앞으로 향하고 매트에 앉은 자세: 양팔을 바닥에 짚고 5초간 유지한다. ☐☐☐☑
24. 두 발을 앞으로 향하고 매트에 앉은 자세: 양팔을 바닥에 짚지 않고 3초간 유지한다. ☐☐☐☑
25. 두 발 사이에 작은 장난감을 앞에 놓고 매트에 앉은 자세: 앞으로 몸을 기울여서 장난감을 만지고 팔을 바닥에 짚지 않은 상태에서 몸을 원래 위치로 다시 세운다. ☐☐☑☐
26. 두 발을 앞으로 향하고 매트에 앉은 자세: 아동의 오른쪽 45° 뒤에 있는 장난감을 만지고 제자리로 온다. ☐☐☐☑
27. 두 발을 앞으로 향하고 매트에 앉은 자세: 아동의 왼쪽 45° 뒤에 있는 장난감을 만지고 제자리로 온다. ☐☐☐☑
28. 두 다리를 왼쪽으로 하고 앉은 자세: 팔을 자유로이(지지하지 않고) 하고 5초간 유지 ☐☐☐☑
29. 두 다리를 오른쪽으로 하고 앉은 자세: 팔을 자유로이(지지하지 않고)하고 5초간 유지 ☐☐☐☑
30. 매트 위에 앉은 자세: 팔을 펴고 조심스럽게 몸을 낮추어서 엎드린다. ☐☐☑☐
31. 두 발을 앞으로 향하고 매트 위에 앉은 자세: 오른쪽으로 네발기기 자세를 취한다. ☐☐☐☑
*참고: 시작 자세는 앉기(엎드린 자세가 아님)라는 것을 유념해야 한다.
예) 아이가 오른편으로 네발기기 자세를 취하려 하다가 엎드린 자세가 되면 2점을 준다.
32. 두 발을 앞으로 향하고 매트 위에 앉은 자세: 왼쪽으로 네발기기 자세를 취한다. ☐☐☐☑
33. 매트 위에 앉은 자세: 팔로 바닥을 짚지 않고 몸의 위치를 90° 회전시킨다. ☐☐☑☐

34. 긴 의자에 앉은 자세: ☐☐☐☑
    양팔과 양발의 지지 없이 10초간 앉은 자세를 유지한다.
35. 작은 의자를 마주보고 서 있는 자세: ☐☐☐☑
    몸을 돌려서 엉덩이부터 의자에 앉는다.
36. 바닥에 앉아 있는 상태: ☐☐☐☑
    몸을 일으켜서 작은 의자에 앉는다.
*참고: #36, 37을 시행할 때 아동이 선 자세에서 시행하면 안 된다.
37. 바닥에 앉아 있는 상태: ☐☐☐☑
    두 발이 땅에 안 닿을 정도의 높은 의자에 앉는다. +-------+

합계 B: 57/60

- **항목 C: 네발기기와 무릎서기: (Crawling & Kneeling)** 0 1 2 3

38. 복와위(prone): ☐☐☐☑
    배밀이로 1.8미터 앞으로 간다.
39. 네발기기 자세: ☐☐☐☑
    손과 무릎으로 체중지지하며 10초간 유지한다.
40. 네발기기 자세: ☐☐☐☑
    네발기기 자세에서 앉은 자세를 취하고 팔을 자유로이 한다.
41. 복와위(prone): ☐☐☐☑
    엎드린 자세에서 네발기기 자세를 취한다.
42. 네발기기 자세: ☐☐☐☑
    네발기기 자세에서 오른팔을 어깨 높이 이상으로 든다.
43. 네발기기 자세: ☐☐☐☑
    네발기기 자세에서 왼팔을 어깨높이 이상으로 든다.
44. 네발기기 자세: ☐☐☐☑
    네발기기 자세에서 1.8미터 앞으로 긴다.
45. 네발기기 자세: ☐☐☐☑
    팔다리를 교대로 하여 1.8미터를 앞으로 긴다.
46. 네발기기 자세: ☐☐☐☑
    4계단 기어오른다.
47 네발기기 자세: ☐☐☐☑
    4계단 기어 내려온다.
48. 바닥에 앉은 자세: ☐☐☐☑
    팔로 무엇을 잡지 않은 상태에서 무릎서기 자세를 10초간 유지한다.
49. 무릎서기 자세: ☐☑☐☐
    팔로 무엇을 잡지 않은 상태에서 왼쪽 무릎 선 자세를 10초간 유지한다.
50. 무릎서기 자세: ☐☑☐☐
    팔로 무엇을 잡지 않은 상태에서 오른쪽 무릎서기 자세를 10초간 유지한다.
51. 무릎서기 자세: ☐☑☐☐
    선 자세에서 10걸음 옮긴다.

합계 C: 36/42

- **항목 D: 서기(Standing)** 0 1 2 3

52. 바닥에 있는 상태: ☐☐☐☑
    큰 의자를 잡고 일어선다.
53. 서 있는 자세: ☐☐☐☑
    아무 것도 잡지 않고 3초간 서 있는다.
54. 서 있는 자세: ☐☐☐☑
    한 손으로 의자를 잡고 오른발을 3초간 든다.
55. 서 있는 자세: ☐☐☐☑
    한 손으로 의자를 잡고 왼발을 3초간 든다.
56. 서 있는 자세: ☐☐☐☑
    아무 것도 잡지 않고 20초간 서 있는다.
57. 오른쪽 다리로 선 자세: ☐☑☐☐
    아무 것도 잡지 않고 오른쪽 다리로 10초간 서 있는다.
58. 왼쪽 다리로 선 자세: ☐☑☐☐
    아무 것도 잡지 않고 왼쪽 다리로 10초간 서 있는다.
59. 작은 의자 위에 앉은 자세: ☐☐☑☐
    아무 것도 잡지 않고 일어선다.
60. 무릎서기 자세: ☐☐☑☐
    무릎서기 자세에서 손을 짚지 않고 왼발을 앞으로 하여 일어선다.
61. 무릎서기 자세: ☐☐☑☐
    무릎서기 자세에서 손을 짚지 않고 오른발을 앞으로 하여 일어선다.
62. 서 있는 자세: ☐☐☑☐
    팔을 이용하지 않고 바닥에 조심스럽게 앉는다.
63. 서 있는 자세: ☐☐☑☐
    팔을 이용하지 않고 쪼그려 앉는다.
64. 서 있는 자세: ☐☐☐☑
    바닥에 있는 물건을 집은 후에 아무 것도 붙잡지 않고 다시 선 자세를 취한다.

합계 D: 30/39

- **항목 E: 걷기, 달리기, 도약(Walking, Running & Jumping)** 0 1 2 3

65. 큰 의자를 잡고 두 손으로 서 있는 자세: ☐☐☐☑
    오른쪽으로 5걸음 옆으로 옮긴다.
66. 큰 의자를 잡고 두 손으로 서있는 자세: ☐☐☐☑
    왼쪽으로 5걸음 옆으로 옮긴다.
67. 서 있는 자세: ☐☐☐☑
    두 손을 잡아주면 앞으로 10걸음 옮긴다.
68. 서 있는 자세: ☐☐☐☑
    한 손만 잡아주면 앞으로 10걸음 옮긴다.
69. 서 있는 자세: ☐☐☐☑
    손을 안 잡아줘도 앞으로 10걸음 옮긴다.
70. 서 있는 자세: ☐☐☐☑
    앞으로 10걸음 옮기고 멈춘 후에 180° 회전하고 다시 원위치에 온다.
71. 서 있는 자세: ☐☑☐☐
    안 잡아줘도 뒤로 10걸음 걷는다.
72. 서 있는 자세: ☐☐☑☐
    두 손으로 큰 물건을 잡은 상태에서 10걸음 옮긴다.
73. 서 있는 자세: ☐☑☐☐
    폭이 20 cm인 평행선 내에서 연속해서 10걸음을 걷는다.
74. 서 있는 자세: ☑☐☐☐
    2 cm 폭의 똑바른 선을 따라 10걸음 앞으로 간다.
75. 서 있는 자세: ☐☐☑☐
    무릎 높이의 막대를 오른발로 넘는다.
76. 서 있는 자세: ☐☐☑☐
    무릎 높이의 막대를 왼발로 넘는다.
77. 서 있는 자세: ☑☐☐☐
    4.5 m가량 달려서 멈추었다 다시 돌아온다.
78. 서 있는 자세: ☐☐☑☐
    오른발로 공을 찬다
79. 서 있는 자세: ☐☐☑☐
    왼 발로 공을 찬다.
80. 서 있는 자세: ☑☐☐☐
    30 cm 높이로 뛰어서 두 발이 동시에 땅에 닿는다.
81. 서 있는 자세: ☑☐☐☐
    팔은 자유로운 상태에서 두발을 모으고,
    넘어지지 않고 30 cm 거리를 도약한다.
82. 손을 잡지 않고 선 자세: ☑☐☐☐
    60 cm 원 안에서 오른발로 연속해서 10회를 뛴다.
*참고: #82,83에서 오른발, 왼발의 일부는 원 안에 머물러야 한다.
83. 손을 잡지 않고 선 자세: ☑☐☐☐
    60 cm 원 안에서 왼발로 연속해서 10회 뛴다.
84. 서 있는 자세: ☐☐☑☐
    한 손으로 난간을 잡고 교대로 4계단을 걸어 올라간다.
85. 서 있는 자세: ☐☑☐☐
    한 손으로 난간을 잡고 교대로 4계단을 걸어 내려간다.
86. 서 있는 자세: ☐☐☑☐
    아무 것도 잡지않고 교대로 4계단을 걸어 올라간다.
87. 서 있는 자세: ☑☐☐☐
    아무 것도 잡지않고 교대로 4계단을 걸어 내려간다.
88. 15 cm 높이의 계단에 서 있는 상태: ☑☐☐☐
    아무 것도 붙잡지 않고 뛰어 내리되 넘어지지 않는다.

합계 E: 33/72

영역	영역별 백분율 계산
A. 눕기와 뒤집기(A영역의 합계/51×100)	50 / 51 × 100 = **98%**
B. 앉기(B영역의 합계/60 ×100)	57 / 60 × 100 = **95%**
C. 네발기기와 무릎서기(C영역의 합계/42 × 100)	36 / 42 × 100 = **85.7%**
D. 서기(D영역의 합계/39 ×100)	30 / 39 × 100 = **76.9%**
E. 걷기, 달리기 그리고 도약(E영역의 합계/72 ×100)	33 / 72 × 100 = **45.8%**
총 점수(A(%)+B(%)+C(%)+D(%)+E(%)/5)	401.4 / 5 = **80.3%**

③ 대동작 기능분류 시스템(Gross Motor Function Classification System, GMFCS)

목적	• 뇌성마비 아동(보통 1~18세)에서 스스로의 움직임에 따라 앉기, 걷기, 휠체어 이동과 같은 이동성에 중점을 두어 등급을 분류한 시스템임
평가방법	• 5가지 레벨로 나뉘며, 움직임의 질, 보호자의 필요성, 기능적인 움직임에 중점을 두어 구분함
결과해석	(아래 표 참조)

레벨	설명
I	아무런 제약이 없는 보행
II	제약이 있는 보행(예, 계단을 오를 때 손을 사용하여야 가능하는 것과 같이 동작은 가능하나 움직임에 있어 질이 감소한 경우)
III	손을 고정하여 이동하는 장치를 사용하여 보행(예, 휠체어, 보행기와 같은 보행도구가 필요한 단계)
IV	스스로 보조도구를 착용할 수 없는 것과 같이 제약이 있으나 자가 이동이 가능함(예, 보행기나 휠체어의 사용에 있어 보호자의 도움이 필요함)
V	수동 휠체어로 이송(예, 모든 이동에 있어 보호자가 전부 관여함)

▶ 대동작 기능분류 시스템: 0~2세, 6~12세

나이	level I	level II	level III	level IV	level V
0~2세	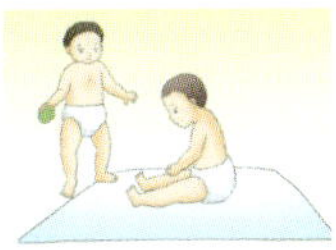	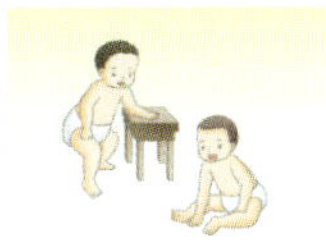	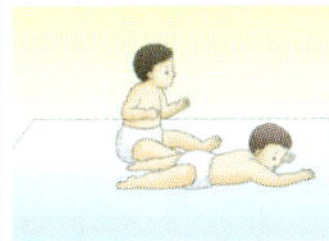	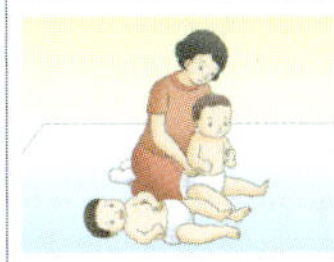	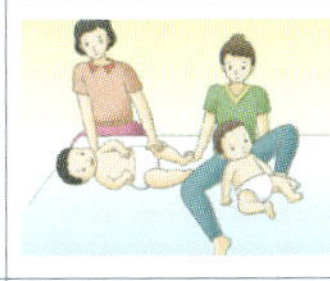
6~12세	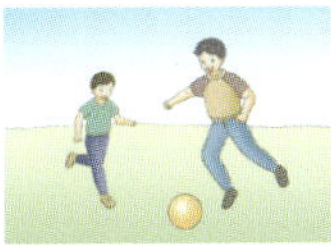	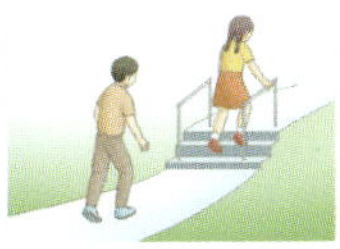	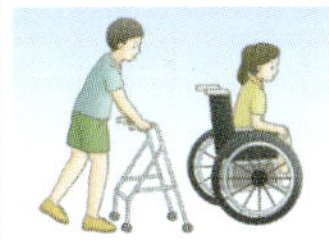	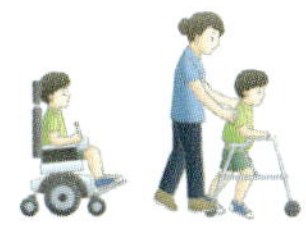	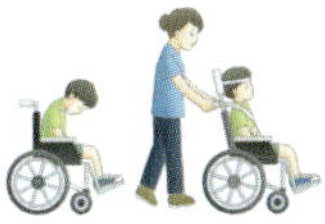

▶ 대동작 기능분류 시스템: 2~4세

단계	특징
1단계	• 바닥에 앉아 자유롭게 양손으로 사물을 다루며, 스스로 서기 가능(독립보행 가능으로 보행보조기 필요 없음)
2단계	• 바닥에 앉아 손을 떼면 균형 유지가 어려우며, 손과 무릎으로 기어 다니고, 가구를 짚고 다니며 보행보조기를 사용하여 걷기를 선호함
3단계	• "W" 앉기를 선호하며 배밀이 또는 기기 가능(워커를 사용하면 실내 짧은 거리는 걷기 가능)
4단계	• 앉혀 주면 손으로 짚어 균형을 유지하며, 구르기, 배밀이로 이동 가능
5단계	• 신체장애로 인해 동작을 자발적으로 조절하지 못하며 운동기능의 모든 영역에서 제한됨(독립이동 불가)

▶ 대동작 기능분류 시스템: 4~6세

단계	특징
1단계	• 양손 자유롭게 의자에 앉기가 가능하며 실내와 실외에서 걷고 계단 오르기 가능(달리기, 점프도 가능)
2단계	• 양손을 자유롭게 사용하여 의자에 앉기가 가능 • 실내에서 독립 보행이 가능하고 바닥이 편평한 실외에서 짧은 거리 이동 가능 • 난간 잡고 계단 오르기 가능하나 달리기나 점프는 어려움
3단계	• 의자에 앉으면 몸통을 잡아주어야 손 기능이 가능 • 보행 보조기구를 통해 걷고 도움을 주어야 계단 오르기 가능
4단계	• 몸통을 가누거나 손 기능을 최대화하기 위해서 개조된 의자가 필요하며 도와주거나 잡아당겨서 의자에 앉거나 일어서기 가능(전동휠체어를 사용하여 이동하기도 함)
5단계	• 신체장애로 인해 동작을 자발적으로 조절하지 못하며 운동기능의 모든 영역에서 제한됨(독립이동 불가)

④ 양손 소동작 기능(Bimanual Fine Motor Function, BFMF)

<table>
<tr><td>목적</td><td>• MACS의 양손 사용에 대한 고려가 없어 이를 보완하고자 뇌성마비 아동에게 양손으로 사용하는 소동작 기능을 측정하기 위하여 설계됨</td></tr>
<tr><td>평가방법</td><td>• 5가지 레벨로 나뉘며, 아동의 개념에 대한 이해도를 고려하여 사용함</td></tr>
<tr><td>결과해석</td><td>
<table>
<tr><th>레벨</th><th>설명</th></tr>
<tr><td>I</td><td>• 한 손: 제약 없이 조작함
• 다른 한 손: 더욱 발달된 소동작 기술들이 제약 또는 제한이 없이 조작할 수 있음</td></tr>
<tr><td>II</td><td>• 한 손: 제약 없이 조작할 수 있음
• 다른 한 손: 쥐거나 잡는 것만 가능함
• 양손: 더욱 발달된 소동작 기술들이 제한됨</td></tr>
<tr><td>III</td><td>• 한 손: 제약 없이 조작할 수 있음
• 다른 한 손은 기능적 능력이 아무것도 할 수 없음
• 한 손: 더욱 발달된 소동작 기술이 제한됨
• 다른 한 손: 단지 잡을 수만 있거나 상태가 나쁠 수 있음
• 아동은 과제 수행 시 도움이 필요함</td></tr>
<tr><td>IV</td><td>• 양손: 단지 잡을 수만 있음
• 다른 한 손: 단지 잡을 수만 있음
• 다른 한 손: 단지 유지할 수만 있거나 상태가 나쁠 수 있음
• 아동은 많은 도움 또는 보장구가 필요하기도 함</td></tr>
<tr><td>V</td><td>• 양손 모두 잡기 혹은 그 이하의 동작만 가능한 경우
• 아동은 완전 보조가 필요함</td></tr>
</table>
</td></tr>
</table>

⑤ 사물조작 능력 분류 시스템(Manual Ability Classification System, MACS)

목적

- GMFCS와 유사한 형태로 뇌성마비 아동(보통 4~18세)의 일상생활에서 손을 사용한 사물조작 능력을 분류하기 위한 시스템으로 설계됨

평가방법

- 5가지 레벨로 나뉘며, 아동의 개념에 대한 이해도를 고려하여 사용하며, 아래의 등급 간 구별에 유의하여 평가함

구별 등급	상세 등급	설명
레벨 I과 II의 차이	레벨I	• 매우 섬세한 소근육 조절과 같은 양손의 효율적인 협응이 요구되는 작업수행 시에 제한이 있음 • 새로운 상황이나 익숙하지 않은 상황에서 수행하는 데 제한이 있을 수 있음
	레벨II	• 레벨 I과 거의 똑같은 활동을 수행이 가능하나, 수행속도가 느리며 수행의 질이 감소 • 양손의 기능적인 능력차이로 인하여 효과적인 수행에 어려움이 있을 수 있음 • 보통 사물의 단순한 조작 시도(예, 양손으로 물건을 조작하는 대신에 한 손으로 바닥을 지지함)
레벨 II와 III의 차이	레벨II	• 수행속도가 약간 느리며 수행의 질이 감소하나 거의 모든 사물 조작이 가능함
	레벨III	• 활동을 위한 준비 필요하고 최대한의 능력을 발휘하기 위해서는 적절한 환경조성이 필요함
레벨 III과 IV의 차이	레벨III	• 충분한 주위 환경 조성과 시간이 주어지고, 옆에서 지켜봐 주는 사람이 있으면 선택적인 활동을 수행함
	레벨IV	• 지속적인 도움이 있는 상황에서 활동이 가능하고 최선의 노력으로 몇 가지만 성취할 수 있음
레벨 IV와 V의 차이	레벨IV	• 지속적인 도움이 필요하며, 부분적 활동수행만 가능함
	레벨V	• 특수한 상황에서 최선의 노력으로 단순한 움직임만 할 수 있음

결과해석

레벨	설명
I	• 대부분의 사물을 쉽고 훌륭하게 조작함(다만 빠른 속도와 정밀도를 요구하는 동작을 수행할 때만 약간의 어려움이 있음) • 일상생활에 필요한 동작을 스스로 하는 것에 문제없음
II	• 대부분의 사물을 조작다리만 조작하는 속도가 떨어지고 능숙하게 조작다리는 못함 • 보통은 일상생활 동작들에서 제한이 없음(일부 활동을 수행할 때 약간의 어려움을 가지는 경우가 있고 또 어떤 활동을 할 때에는 대안적인 방법을 사용할 수 있을 수도 있음)
III	• 사물을 조작하는 데 어려움이 있어 활동을 준비하고 수정하기 위한 도움이 필요함(수행력은 느리고 양적인 측면에서나 질적인 측면에서 성공적으로 수행다리는 못함) • 활동에 대해 미리 적응이 되어 있거나 충분히 준비되어 있을 때는 독립적으로 수행할 수 있음
IV	• 적응된 환경에서 쉽게 다룰 수 있는 물건에 한계가 있음(지속적인 지지와 도움제공 및 보조도구의 사용 등 최선의 노력으로 부분적인 수행이 가능함)
V	• 사물을 조작하지 못하고 단순한 동작을 수행하는 것도 심하게 제한됨(전반적인 도움이 요구됨)

⑥ 아동용 기능적 독립 측정(Functional Independence Measure for Children, WeeFIM)

<table>
<tr><td>목적</td><td>• 아동들의 건강과 발달상태, 교육수준, 지역사회 활동 정도에 대해 평가하기 위해 설계됨</td></tr>
<tr><td>평가방법</td><td>• 6세~12세까지의 아동에게 적용 가능
• 총 18개 항목으로 구성(동작수행평가 13항목, 인지능력 평가 5문항)
• 직접관찰 및 보호자 면담으로 평가가 이루어짐</td></tr>
<tr><td>점수</td><td>• 7점 서열 척도(1~7점)로 구성
<table>
<tr><th>점수</th><th>설명</th></tr>
<tr><td>7</td><td>완전 독립</td></tr>
<tr><td>6</td><td>도구의 사용이 필요</td></tr>
<tr><td>5</td><td>지도 감독이 필요</td></tr>
<tr><td>4</td><td>최소한의 도움(75% 이상)</td></tr>
<tr><td>3</td><td>중간의 도움(50~75%)</td></tr>
<tr><td>2</td><td>최대도움(25~50%)</td></tr>
<tr><td>1</td><td>완전도움(25% 미만 수행)</td></tr>
</table></td></tr>
<tr><td>결과해석</td><td>• 총 점수는 18~126점
• 점수가 높을수록 독립수준이 높음을 의미함</td></tr>
</table>

▶ 아동용 기능적 독립 측정 평가지의 예시

출처: Sperle PA, Ottenbacher KJ, Braun SL, Lane SJ, Nochajski S. Equivalence reliability of the functional independence measure for children (WeeFIM) administration methods. Am J Occup Ther. 1997 Jan;51(1):35-41.

아동용 기능적 독립 측정 평가지

환자 성명: ○○○ 성별: 남, 여 검사일: ○○○○년 ○○월 ○○일

	평가항목	점수
자기관리(self-care)	먹기(eating)	5
	꾸미기(grooming)	5
	목욕하기(bathing)	5
	상의 입기(dressing—upper body)	5
	하의 입기(dressing—lower body)	5
	화장실 사용하기(toileting)	5
조임근조절 (sphincter control)	소변 가리기(bladder management)	5
	대변 가리기(bowel management)	5
이동(transfer)	의자/휠체어 이동(chair/wheelchair)	5
	화장실 가기(toilet)	5
	욕조/샤워실 이동(tub/shower)	5
장소 옮기기 (locomotion)	걷기/휠체어/네발기기(walk/wheelchair/crawl) W( ) C( ) L( )	5
	계단 오르내리기(stairs)	5
의사소통 (communication)	이해하기(A: 청각, V:시각)(comprehension) A( ) V( )	5
	표현하기(V: 언어적 표현, N: 비언어적 표현)(expression) V( ) N( )	5
사회적 인지 (social cognition)	사회적 상호작용(social interaction)	6
	문제 해결하기(problem solving)	6
	기억하기(memory)	6
전체점수(total WeeFIM): 93점		

6) 피부계

(1) 욕창평가도구(Decubitus ulcer tool)

① Barden 척도(Barden scale)

<table>
<tr><td>목적</td><td>• 욕창이 발생할 위험이 있는 환자를 식별하고, 욕창 발생 위험 정도를 결정하고자 함</td></tr>
<tr><td>평가방법</td><td>• 압력의 강도와 지속 시간을 높이거나 압력에 대한 조직의 내성을 낮추는 위험 요소를 측정하는 6개의 하위 척도(감각지각력, 습기, 활동성, 이동성, 영양, 마찰력과 전단력)로 구성된 척도임
• 각 항목은 1~4점(단, 마찰력과 전단력은 1~3점)까지 표시되며, 각 점수에는 설명이 함께 표시됨
• 총점 23점까지 점수를 얻을 수 있으며, 점수가 낮을수록 욕창의 위험이 커짐</td></tr>
<tr><td>결과해석</td><td>
<table>
<tr><th>점수(입원환자의 경우)</th><th>설명</th></tr>
<tr><td>15~18점</td><td>경도 위험</td></tr>
<tr><td>13~14점</td><td>중등도 위험</td></tr>
<tr><td>10~12점</td><td>고도 위험</td></tr>
<tr><td>9점 이하</td><td>초고도 위험</td></tr>
<tr><td colspan="2">주의사항: 일반 노인에게서 17점 이하일 경우 욕창궤양 발생할 가능성이 높음을 의미함</td></tr>
</table>
</td></tr>
</table>

② 치유를 위한 욕창 척도(Pressure Ulcer Scale for Healing scale, PUSH scale)

<table>
<tr><td>목적</td><td>• 욕창의 치유 정도를 정확하게 구분하여 치유정도를 평가하고자 개발된 검사임</td></tr>
<tr><td>평가방법</td><td>• 상처크기, 상처 기저 조직 유형 및 삼출물 양에 따라 욕창 등급을 측정함
• 길이 X 너비의 경우에는 센티미터 자를 사용하여 최대 길이(머리에서 발끝까지)와 최대너비(좌우)를 측정함
• 이 두 측정값을 곱하여 평방 센티미터 단위의 표면적 추정치를 얻게 됨(cm^2)
• 삼출물 양은 드레싱을 제거한 후 존재하는 배액의 양을 평가하며 삼출물은 없음(0), 약간 있음(1), 중등도 있음(2), 많이 있음(3)으로 평가함
• 조직유형은 궤양이 있는 층에서 발견되는 다양한 유형의 조직을 말하며, 닫힘(0), 상피조직(1), 육아조직(2), 딱지(3), 괴사성 조직(4)으로 평가함</td></tr>
<tr><td>결과해석</td><td>① PUSH 합계 점수를 욕창치유 그래프에 기록
② 욕창의 상태가 변화하는 꼭짓점의 점수를 표시
③ 꼭짓점의 점수가 내려가면 욕창이 치유되고 있음을 의미하며, 점수가 올라가면 욕창이 악화됨을 의미</td></tr>
</table>

▶ Barden 척도 평가지의 예시

출처: https://en.wikipedia.org/wiki/Braden_Scale_for_Predicting_Pressure_Ulcer_Risk

환자이름: ○○○ 등록번호: ○○○○○ 평가일: ○○○○년 ○○월 ○○일

위험요인	설명				점수
감각지각력	**1. 완전 제한**	**2. 매우 제한**	**3. 약간 제한**	**4. 장해 없음**	
압박과 관련된 불편함에 대한 반응능력	의식수준의 감소와 진정으로 인해 통증자극에 대한 반응이 없음(신음, 움찔함 또는 쥐기 못함) **또는** 신체 전반에서 통증을 느끼는 능력이 제한됨	단지 통증자극에 대해서만 반응, 신음 또는 안절부절하지 못하는 것만 제외하고는 불편에 대한 전달을 못함 **또는** 신체의 1/2이상에 통증이나 불편함을 느끼는 능력을 제한하는 감각장애가 있음	구두 명령에 반응은 하지만 항상 불편함을 소통하지 못하거나 되돌아감 **또는** 한쪽 또는 양쪽 사지에서 통증이나 불편함을 느끼는 능력을 제한하는 약간의 감각 장애가 있음	구두 명령에 반응함. 통증이나 불편함을 느끼거나 목소리를 내는 능력을 제한하는 감각 장애가 없음	3
습기	**1. 항상 습함**	**2. 매우 습함**	**3. 가끔 습함**	**4. 드물게 습함**	
피부가 습기에 노출된 수준	피부가 땀, 소변 등에 의해서 자주 습함. 습기는 환자가 움직이거나 체위 변경때마다 항상 발견됨	피부가 항상 그런 것을 아니지만 자주 습함. 침구류는 교대 근무 시 최소 1번은 교체해야 함	피부가 가끔 습해서 추가 침구류 교체가 필요함	피부가 일반적으로 건조함; 침구류는 정기적인 주기에 교체하면 됨	3
활동성	**1. 침대에 갇힘**	**2. 의자에 갇힘**	**3. 가끔 보행**	**4. 자주 보행**	
신체활동의 수준	침대에서 나가지 못함	보행능력에 심각한 제한이 있거나 걷지 못함. 자신의 체중을 지탱할 수 없거나 의자나 휠체어의 도움이 필요함	하루 중에 가끔 보행하나 보조 하에 또는 보조 없이 매우 짧은 거리를 보행. 침대 또는 의자에서 대부분 이동으로 보냄	하루에 2번 이상 실외에서 보행하고, 깨어있는 동안에는 2시간에 1번 이상 실내에서 보행함	3
이동성	**1. 완전 제한**	**2. 매우 제한**	**3. 약간 제한**	**4. 장해 없음**	
자세의 변경과 조절 능력	도움 없이 몸통이나 사지의 자세를 변경하지 못함	몸통 또는 사지의 자세를 가끔 약간씩 움직일 수 있으나 자주 또는 분명하게 스스로 변경하지 못함	신체 또는 사지의 자세를 약간씩 자주 변경함	도움 없이 자세를 자주 변경함	3
영양	**1. 매우 부적합**	**2. 불충분함**	**3. 충분함**	**4. 우수함**	
평소 음식물 섭취 형태	식사를 완전히 하지 못함. 제공된 어떤 음식의 1/3 이상 먹는 것이 드묾. 하루에 2인분 이하의 단백질 음식(유제품 또는 고기류)을 섭취함, 체액 섭취를 제대로 못함. 유동식을 먹지 못함 **또는** 금식과(또는) 맑은 죽 또는 5일 이상 정맥주사 유지	식사를 완전히 하는 것이 드물고 제공된 어떤 음식의 약 1/2 만 먹음. 단백질 음식은 하루에 3인분만 섭취, 가끔 보충식 섭취 **또는** 유동식을 규정량보다 적게 먹거나 튜브 영양을 받음	식사의 절반 이상을 먹음. 하루에 4인분 단백질(육류, 유제품) 섭취. 가끔 식사를 거부하지만 일반적으로 제공된 보충식을 먹음 **또는** 튜브 영양 또는 종합 비경구 영양을 받음	모든 식사의 대부분을 먹음. 식사를 거부하지 않음. 일반적으로 하루에 4인분 이상 단백질 음식 섭취, 가끔 식사 사이에 간식을 먹음. 보충식이 필요하지 않음	3
마찰력과 전단력	**1. 문제 있음**	**2. 문제 가능성**	**3. 문제 없음**		
	이동할 때 중등도에서 최대한의 도움이 필요. 시트에 미끄러짐 없이 완전히 들기가 불가능. 침대 또는 의자에서 자주 미끄러져서 내려오며 최대한의 보조를 받아 자세를 자주 바꿔주어야 함. 경직, 구축 또는 동요가 지속적인 마찰을 일으킴	약하게 움직이거나 최소한의 도움이 필요함. 이동 시 피부가 시트, 의자 또는 다른 기구에 의해 미끄러짐. 대부분의 시간을 의자나 침대에서 비교적 좋은 자세로 유지가 가능하지만 가끔씩 미끄러짐	독립적으로 침대와 의자에서 이동이 가능하고 이동할 때 충분한 근력으로 완전히 들어 올릴 수 있음. 침대나 의자에서 좋은 자세 유지 가능		2
총점					**17/23**

▶ 치유를 위한 욕창 척도 평가지의 예시

환자이름: OOO　　　등록번호: OOOOO　　　궤양부위: 꼬리뼈　　　평가일: OOOO년 OO월 OO일

NATIONAL PRESSURE ULCER ADVISORY PANEL

치유를 위한 욕창 척도(pressure ulcer scale for healing, PUSH)

PUSH 도구 3.0

환자 성명 ______________________ 환자 번호 ______________

궤양 부위 ______________________ 날짜 ______________

사용방법

욕창을 관찰하고 측정한다. 면적(surface area), 삼출물(exudate), 그리고 상처조직(wound tissue)의 유형에 대해 궤양을 기술한다. 각각의 항목별 소계(sub-score)를 기록한다. 얻어진 소계를 합산하여 합계(total score)를 구한다. 욕창의 치유과정 동안 측정된 합계를 비교함으로써 궤양의 치유가 증진되었는지 또는 악화되었는지의 자료를 제공한다.

길이 × 너비 (in cm^2)	0 0	1 < 0.3	2 0.3 ~ 0.6	3 0.7 ~ 1.0	4 1.1 ~ 2.0	5 2.1 ~3.0	소계
		6 3.1 ~ 4.0	7 4.1 ~ 8.0	8 8.1 ~ 12.0	9 12.1 ~ 24.0	10 > 24.0	
삼출물 양	0 없음	1 약간 있음	2 중등도 있음	3 많이 있음			소계
조직유형	0 닫힘	1 상피조직	2 육아조직	3 딱지	4 괴사성 조직		
							합계

길이 × 너비: 가장 큰 길이와 너비를 센티미터 자(centimeter ruler)를 사용하여 측정한다. 2개의 측정치(길이×너비)를 곱하여 면적을 구한다(cm^2). 주의: 추측하면 안 된다. 항상 센티미터 자를 사용하고 궤양을 측정할 때마다 똑같은 방법을 사용한다.

삼출물 양: 드레싱의 제거 후 그리고 궤양에 국소적 약물을 바르기 전에 나타나는 삼출물의 양을 추정한다.

조직유형: 상처바닥(wound bed)에서 보이는 조직의 유형에 따른다. 괴사성 조직(necrotic tissue)이 보일 때는 '4점'이고, 괴사성 조직은 없지만 딱지(slough)가 있을 때는 '3점'이다. 상처는 깨끗하고 육아조직(granulation tissue)이 있으면 '2점'이고, 재상피화(reepithelializing)된 얕은 상처일 경우에는 '1점'이며, 상처에 새로운 피부가 덮여(closed) 있으면 '0점'이다.

4 – 괴사성 조직: 검은색, 갈색 또는 황갈색 조직이 상처바닥 또는 궤양 가장자리에 단단히 유착되어 있고, 주위 피부보다 단단하거나 부드럽다.

3 – 딱지: 노란색 또는 흰색 조직이 궤양 바닥에 두껍게 덩어리져 있거나 점액화(mucinous)되어 있다.

2 – 육아조직: 윤기가 나고 수분이 있으며 육아(granular)가 나타나고 분홍색 또는 붉은색 조직이 보인다.

1 – 상피조직: 얕은 궤양이 되기 위해서 궤양표면 또는 가장자리에서부터 새로운 분홍색 또는 윤기 있는 조직이 자란다.

0 – 닫힘: 상처에 상피가 완전히 덮인다(새로운 피부).

www.npuap.org　　　　PUSH Tool Version 3.0: 9/15/98

11F

환자이름: ○○○ 등록번호: ○○○○○ 궤양부위: 꼬리뼈 평가일: ○○○○년 ○○월 ○○일

사용방법

규칙적인 간격을 두고 PUSH 도구를 사용하여 욕창을 관찰하고 측정한다.
날짜 및 PUSH 소계와 합계점수를 아래의 욕창치유 기록 용지에 기록한다.

욕창치유 기록														
날짜														
길이 × 너비														
삼출물 양														
조직유형														
PUSH 합계점수														

PUSH 합계점수를 아래의 욕창치유 그래프 용지에 기록한다.

PUSH 합계점수	욕창치유 그래프													
17														
16														
15														
14														
13														
12														
11														
10														
9														
8														
7														
6														
5														
4														
3														
2														
1														
치유 = 0														
날짜														

(2) 화상 척도(Burn scale)

① 9의 법칙(Rule of nine)

목적	• Pullaski과 Tennison에 의해 설계되었으며, 화상으로 인해 손상된 면적을 9의 법칙에 의해 평가하는 방법임
평가방법	• 신체의 체표면의 각 부위에 따라 백분율을 정해 놓은 것으로서 몸의 피부면적을 9% 또는 그의 배수로 표현하는 방법임
결과해석	• 성인과 어린이에 대한 분류표를 보고 표준화된 화상면적을 계산함

② 런드 브라우더 표(Lund and Browder charts)

목적	• 화상영향을 받은 전체 체표면적을 추정하기 위해 소아에서 성인까지 나이와 신체발육에 따른 성장을 고려하여 개발된 도구임
평가방법	• 팔과 다리를 세분화하여 팔은 위팔, 아래팔, 손으로 구분하며, 다리는 넓적다리, 종아리, 발로 구분하여 화상면적을 평가하게 됨 • 9의 법칙은 응급 치료 상황에서는 유용하지만 키가 작거나 비만이거나 매우 마른 성인의 경우에는 정확하지 않음
결과해석	• 나이와 발육상태를 고려한 분류표를 보고 화상면적을 계산함

▶ 9의 법칙

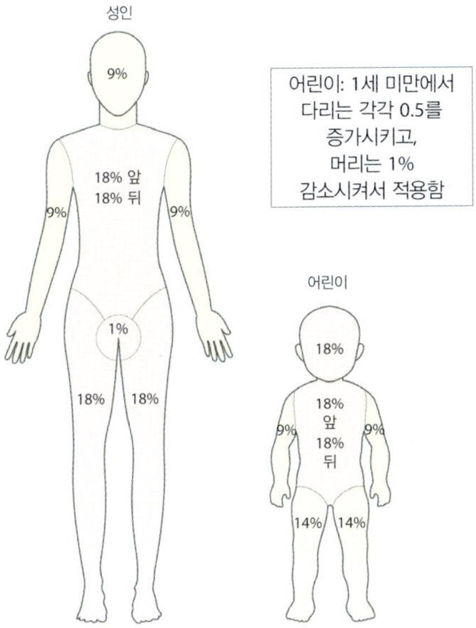

9의 법칙(성인과 어린이)

▶ 런드 브라우더 표(chart of Lund and Browder)

부위	0~1세	1~4세	5~9세	10~14세	15세	성인
머리	19	17	13	11	9	7
목	2	2	2	2	2	2
몸통(앞)	13	13	13	13	13	13
몸통(뒤)	13	13	13	13	13	13
볼기(오른쪽)	2.5	2.5	2.5	2.5	2.5	2.5
볼기(왼쪽)	2.5	2.5	2.5	2.5	2.5	2.5
성기	1	1	1	1	1	1
위팔(오른쪽)	4	4	4	4	4	4
위팔(왼쪽)	4	4	4	4	4	4
아래팔(오른쪽)	3	3	3	3	3	3
아래팔(왼쪽)	3	3	3	3	3	3
손(오른쪽)	2.5	2.5	2.5	2.5	2.5	2.5
손(왼쪽)	2.5	2.5	2.5	2.5	2.5	2.5
넓적다리(오른쪽)	5.5	6.5	8	8.5	9	9.5
넓적다리(왼쪽)	5.5	6.5	8	8.5	9	9.5
종아리(오른쪽)	5	5	5.5	6	6.5	7
종아리(왼쪽)	5	5	5.5	6	6.5	7
발(오른쪽)	3.5	3.5	3.5	3.5	3.5	3.5
발(왼쪽)	3.5	3.5	3.5	3.5	3.5	3.5

(3) 림프 부종(Lymph edema)

① 둘레 측정(Circumference measurement)

목적	• 원래는 신체 건강 및 체중감소를 강화하고자 설계되었으나, 부종에 대한 둘레의 길이를 측정하기 위한 방법으로도 사용 가능한 방법임
평가방법	• 공인된 줄자를 이용하여 해당되는 신체의 지점을 cm로 기록함 • 2~3번의 측정값과 비교하여 오차범위가 1 cm 미만일 때 기록함
결과해석	• 주로 양측 팔다리의 둘레 길이를 측정함

② 스테머 징후(Stemmer's sign)

목적	• 원래는 신체 건강 및 체중감소를 강화하고자 설계되었으나, 부종에 대한 둘레의 길이를 측정하기 위한 방법으로도 사용 가능한 방법임
평가방법 및 결과해석	• 손등에서 3th 손가락 윗부분이나 발에서 2nd 발가락 윗부분을 살짝 꼬집어 올렸을 때 집어 올라오지 않으면 림프부종을 의심

▶ 둘레 측정 신체 기준점

신체 부위	기준점
복부	배꼽
허리	칼돌기 아래와 배꼽 사이의 좁은 부위
엉덩이	엉덩이 최대 둘레
넓적다리	넓적다리 최대 둘레 또는 엉덩이 주름아래
종아리	무릎관절에서 발목관절 사이의 최대 둘레
위팔	팔꿉 돌기를 중심으로 위 · 아래 10 cm 둘레
아래팔	아래팔의 최대 둘레
손목	팔꿉 굽힘에서 먼쪽 노뼈와 자뼈의 손목둘레
손바다과 손가락	손바닥의 2-5번째 손허리손가락관절(MP joint) 시작부위 둘레
발목	안쪽 복사뼈
무릎	무릎뼈 위 · 아래 10 cm

▶ 스테머 징후

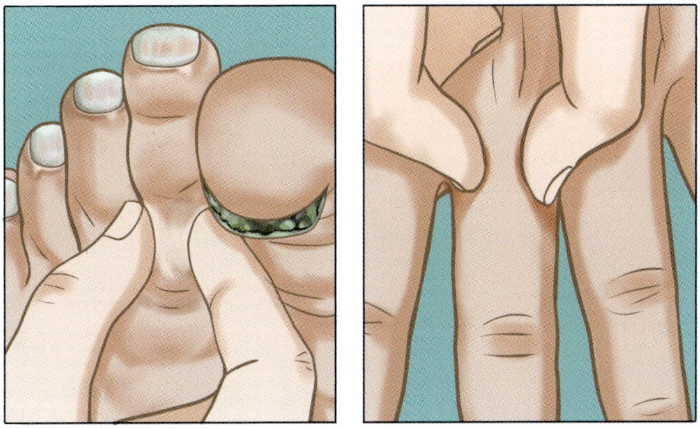

7) 안뜰계

(1) 어지럼증(Dizzness)

① 동작 민감도 지수(Motion Sensitivity Quotient, MSQ)

<table>
<tr><td>목적</td><td>• 동작과민 환자에게 어지럼을 느끼는 자세를 찾거나 습관화 운동 처방을 계획하기 위해 설계됨</td></tr>
<tr><td>평가방법</td><td>• 16가지 자세와 동작에서 유발되는 어지럼의 강도와 지속시간을 검사한 후 제시한 수식으로 총점을 계산함
• 증상의 강도는 1(경도)~5점(고도) 사이의 점수로 구성
• 증상의 지속시간은 0~3점(0~4초 = 0, 5~10초 = 1, 11~30초 = 2, ≥30초 = 3)의 점수로 구성
• 유발자세수는 강도와 지속시간을 더한 값임
• 동작민감도지수는 유발자세수 × 점수 × 100을 2048로 나누어 총점을 계산함</td></tr>
<tr><td>결과해석</td><td>

점수	설명
31~100	고도
11~30	중등도
0~10	경도

</td></tr>
</table>

▶ 동작 민감도 지수 평가지의 예시

출처: Shepard NT, Telian SA, Smith-Wheelock M, Raj A. Vestibular and balance rehabilitation therapy. Ann Otol Rhinol Laryngol 1993;102(3 Pt 1):198-205.

환자이름: ○○○ 등록번호: ○○○○○ 평가일: ○○○○년 ○○월 ○○일

강도: 0-5(0 = 증상 없음, 5 = 고도 증상) / 지속시간: 0-3점(0~4초 = 0, 5~10초 = 1, 11~30초 = 2, ≥30초 = 3)

동작	강도	지속시간	점수
1. 앉기-바로 누운 자세	3	0	3
2. 바로누운자세-옆쪽측면	3	1	4
3. 바로누운자세-앉기	3	0	3
4. 왼쪽 딕스-홀파이크 검사	2	0	2
5. 왼쪽 딕스-홀파이크 검사	1	0	1
6. 딕스-홀파이크 검사에서 복귀	1	0	1
7. 오른쪽 딕스-홀파이크 검사	1	1	2
8. 딕스-홀파이크 검사에서 복귀	1	1	2
9. 앉기: 코를 왼쪽 무릎으로	2	2	4
10. 앉기로 복귀	3	2	5
11. 앉기: 코를 오른쪽 무릎으로	2	2	4
12. 앉기로 복귀	1	2	3
13. 앉기: 머리돌림 5번	1	3	4
14. 앉기: 머리굽힘과 폄 5번	2	3	5
15. 서기: 오른쪽으로 돌기(180°)	2	3	5
16. 서기: 왼쪽으로 돌기(180°)	2	3	5

$$\text{동작민감도지수} = \frac{\text{\#유발자세수} \times \text{점수} \times 100}{2048} \qquad 41 = \frac{16 \times 53 \times 100}{2048}$$

(2) 눈떨림(Nystagmus)

① 눈 움직임 평가(Nystagmography)

목적	• 귀의 전정기관에서 발생한 어지러움(말초성) 또는 중추신경계의 기능적 이상으로 발생된 것인지를 감별하기 위해 설계됨 • 눈떨림은 특정한 부분을 주시하고 있음에도 불구하고 눈이 한쪽으로 이동하고, 이동한 눈을 원래 위치로 되돌리려고 규칙적으로 반복하는 과정에서 눈이 떨리는 것처럼 보이는 것을 말함 • 눈의 자극에서 나타나는 것을 생리적 눈떨림이라 하고, 어떠한 자극이 없는데도 저절로 나타나는 것을 자발 눈떨림이라 함
평가방법	• 눈떨림을 검사하기 위해서는 눈떨림의 방향, 정도, 주시 방향을 면밀하게 관찰해야 함 • 비디오 카메라가 장착된 안경(프렌첼 안경)을 이용하여 현기증이 나타날 때 안구의 움직임을 녹화하여 이를 컴퓨터로 측정 및 분석함 • 눈의 움직임에 대한 전위 차이를 측정하는 검사이므로 아주 작은 움직임까지도 측정이 가능함
결과해석	• 컴퓨터로 측정 및 분석된 결과를 토대로 눈떨림이 나타나는 형태를 구분하고 중추성인지 전정계 문제인지를 판단하게 됨

▶ 눈의 움직임 검사

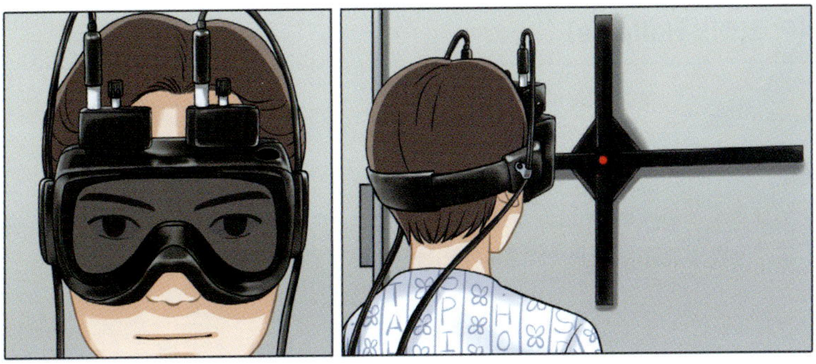

▶ 눈의 움직임 검사의 유형

검사유형	설명
자발눈떨림검사	• 아무 자극을 주지 않은 상태에서 눈의 움직임을 관찰함
주시눈떨림검사	• 좌, 우, 위, 아래로 눈을 20~30° 돌린 후 약 50 cm 앞의 한 지점을 약 10초간 주시하며 눈의 움직임을 관찰함
온도눈떨림검사	• 양쪽 귀에 물을 넣고 어지러움을 유발하고 눈의 움직임을 기록하여 전정계의 이상 유무를 관찰하는 검사임
두위눈떨림검사	• 평소에는 눈떨림이 없으나 머리를 특정한 위치나 각도로 기울이게 되면 나타날 때 검사하게 됨 • 바로 누운 자세에서 머리를 검사대 끝에서 아래로 떨어뜨리고 천천히 머리를 좌우로 방향을 변환 후에 일정시간 동안 머리의 위치를 유지하게 한 뒤에 눈의 움직임을 관찰함
위치눈떨림검사	• 머리위치와 자세를 변화시킬 때 눈 떨림의 유무와 유형을 확인하기 위해 시행함 • 바로 누운 자세에서 고글을 쓰고 천장의 점을 눈으로 따라가게 한 후 머리를 돌리고 앉고, 눕기를 하게 한 후 머리를 침대 아래로 위치는 것처럼 머리의 위치를 다양하게 변화시키면서 검사를 시행함
시표추적검사	• 특정 한 점을 응시하고 수평이나 수직으로 이동할 때 눈의 움직임을 관찰함
시운동성눈떨림검사	• 환자를 중심으로 둘레에 그려놓은 흑색선을 응시하게 한 후 가속회전을 하게 하여 발생하는 눈의 움직임을 관찰함
두부충동검사 (안뜰안반사평가)	• 수평반고리관 이상으로 안뜰계 안반사의 기능이상을 보는 검사임 • 환자가 머리를 30° 숙이게 한 다음 검사자의 코를 응시하게 한 후 검사자는 예상하지 못하게 환자의 머리를 짧고 빠르게 좌우로 회전시켜 눈의 움직임을 관찰함 • 머리의 움직임과 상관없이 눈은 정면을 바라보면 정상/머리를 돌리는 쪽으로 눈이 돌아가면 양성으로 판단함(한쪽 안뜰계 기능 이상)
두진후눈떨림검사 (안뜰안반사평가)	• 바로누운자세에서 고개를 30° 숙인 후 환자는 프렌젤 안경을 쓰고 좌우로 2 hz 빈도로 20~30회 정도 고개를 돌려 눈떨림을 확인 • 초기 눈떨림이 정상 쪽으로 20초 나타나고, 이후 병변 쪽으로 긴 시간(100초)의 눈떨림이 나타남(한쪽 안뜰계 기능 이상)

chap. 2 움직임의 검사와 평가

(3) 양성 돌발성 체위 현훈(Benign Paroxysmal Positional Vertigo, BPPV)

① 딕스-홀파이크(Dix-Hallpike)

목적	• 가장 흔한 유형인 뒤반고리관 이석증의 진단법으로 머리의 움직임을 통해 어지럼증과 눈떨림을 관찰하여 양성 돌발성 체위 현훈, 즉 이석증(BPPV)을 평가하기 위해 설계됨
평가방법	• 영향을 받지 않은 쪽부터 시작함 • 검진순서는 아래를 참조 ① 침대에 걸터 앉은 자세에서 눈은 크게 뜨고 머리를 45° 돌림 ② 머리가 45° 정도로 돌아간 채로 몸을 뒤로 눕히고, 한쪽 귀가 바닥을 향하도록 하고 머리가 검진 침대 아래로 20° 정도 폄이 되게 함(1～2분간 정지) ③ 이 자세를 유지하는 동안 환자 눈동자의 불수의적인 움직임(눈떨림)을 관찰함 • 현훈 및 눈떨림이 나타날 때까지 약 5～10초 정도의 지연이 있으며(잠복기), 최대지연시간은 60초까지 나타날 수 있음 • 한 곳을 응시하는 것은 눈떨림을 단축하거나 없앨 수 있기 때문에 프렌젤 안경을 쓰는 사람에게 이상적으로 수행될 수 있음
결과해석	• 중추신경계 장애(예, 뇌졸중 또는 다발 경화증 등)로 심각한 현훈을 가진 사람의 경우에는 증상들을 즉각적으로 발생시키고, 머리를 같은 자세로 유지하는 동안 현훈이 지속됨 • BPPV 눈떨림 양성: 수 초 정도의 잠복기를 가지며, 눈떨림의 방향은 이마 쪽을 향하는 상방눈떨림과 병변 귀쪽으로 회전되는 상방돌림되는 눈떨림의 양상을 보임 • 검사양성시 해석: 만일 오른쪽 45°를 보고 했는데 현훈발생의 경우에는 오른쪽 뒤반고리관 또는 왼쪽 앞반고리관에 문제가 있음

▶ 딕스-홀파이크 검사

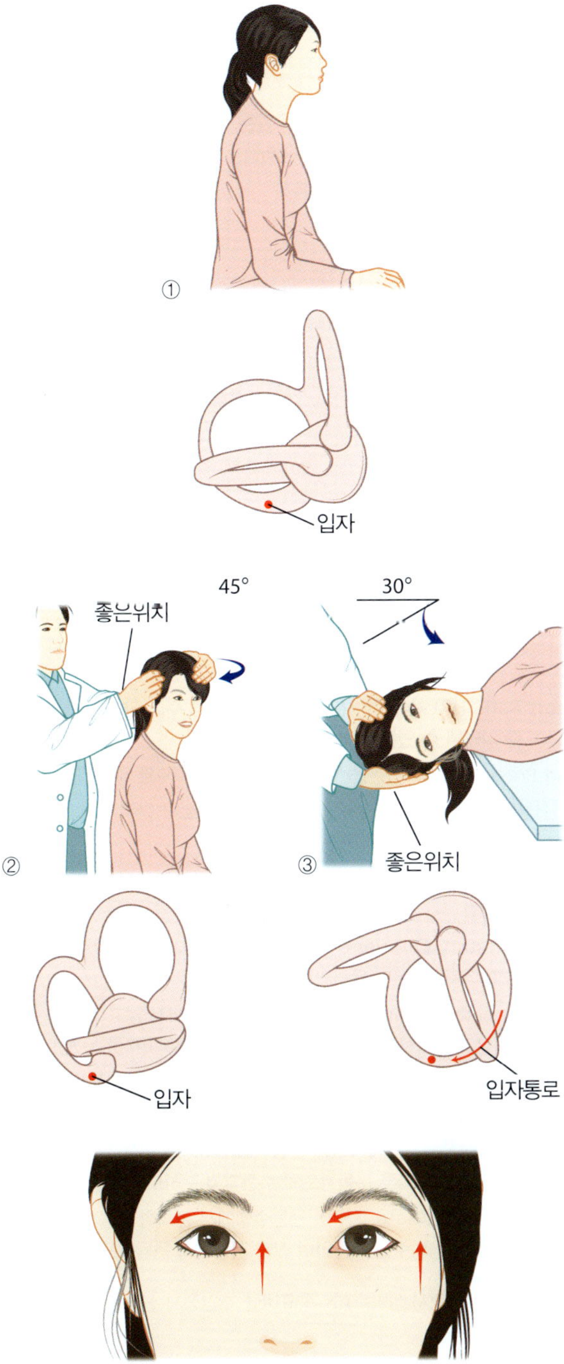

8) 심폐계

(1) 운동부하검사(Exercise stress test)

목적	• 심폐체력을 평가하여 안정상태에서 나타나지 않는 심장기능의 이상 또는 심전도상의 이상소견인 협심증, 부정맥, 심근허혈 등을 운동을 통해 발견하기 위함 • 순환기능, 최대산소섭취량, 최대운동능력 등을 지표로 운동효과를 평가하기 위함
원리	• 운동부하 강도는 환자의 최대운동능력 예측치보다 매우 낮은 운동강도에서 시작함 • 개인의 체력에 따라 적합한 운동부하 방법을 선택하여야 함 • 운동강도는 점진적으로 증가시켜야 하고, 건강한 일반인의 경우 2 MET 이상, 환자는 0.5 MET 이하를 증가시켜야 함 • 운동부하 검사 중 심박수, 혈압, 심전도, 환자의 상태, 운동자각도, 신체이상증상 등의 변화가 나타날 경우 운동중단을 고려할 수 있음 • 검사장소는 온도가 21~23°C 이하이고, 습도가 60% 이하인 장소에서 시행함
측정요인	• 심박수(Heart Rate, HR): 심장이 1분 동안 박동하는 횟수를 말하며, 심박수는 운동 강도에 거의 비례하므로 운동 강도를 나타낼 수 있음(심박수가 낮을수록 심폐기능이 우수함) • 혈압(Blood Pressure, BP): 혈관을 통과하는 혈액의 압력으로 순환기능의 평가 지표임 • 최대산소섭취량(VO_{2max}): 운동중 산소섭취량의 최대치로써 단위시간에 받아들일 수 있는 에너지의 양을 말함(최대산소섭취량이 높을수록 심폐기능이 우수함) • 환기량(minute ventilation, VE): 안정시 및 운동수행 시 산소섭취를 위한 1분 동안의 호흡량(심폐기능의 평가지표로 부적절) • 호흡교환율(Respiratory Quotient, RQ): 운동부하검사에서 이산화탄소 배출량과 산소섭취량의 비율(인체의 영양소를 에너지원으로 사용하였는지를 알 수 있는 지표) • 무산소성 역치(Anaerobic Threshold, AT): 피로를 느끼지 않고 장시간 운동을 할 수 있는 운동강도를 말하며, 혈액 내 젖산이 급격히 증가함(역치수준이 높을수록 피로를 늦게 느끼므로 심폐기능이 우수함) • 대사당량(Metabolic Equivalents, METs): 휴식 시 1분 동안에 소비하는 산소량(대사량이 높을수록 운동능력이 우수함) • 운동자각도(Rating scales of Perceive Exertion, RPE): 운동수행 시 주관적으로 느끼는 운동 강도의 지표(RPE× 10 = 심박수에 따른 운동강도의 수준과 비슷하도록 설정) • 목표심박수(Target Heart Rate, THR): 운동수행에서 신체적 반응의 지표가 되는 심박수의 변화를 설정함(최대심박수와 안정시 심박수를 이용하여 산출 가능하며 운동강도의 설정에 중요함) THR = (최대심박수-안정시 심박수) × 목표비율 + 안정시 심박수

▶ 미국스포츠 의학회(American College of Sports Medicine, ACSM)에서 심혈관계질환 분류 모델

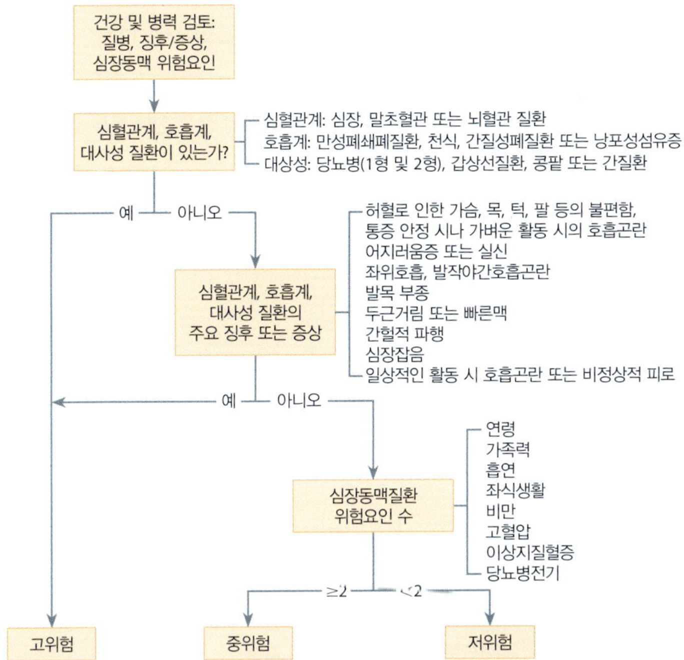

▶ 운동부하 검사의 절차

1	환자의 휴식 시 HR & BP를 측정함
2	2~3분간 가벼운 운동으로 시작함으로써 장비에 적응시키며 운동검사의 첫 번째 단계에 대비함
3	최초의 운동강도는 예상되는 최대 능력보다 훨씬 낮아야 하며, 운동강도는 전체 단계에 걸쳐 점진적으로 증가되어야 함(건강한 사람의 경우 2 MET 이상 또는 환자의 경우 0.5 MET)
4	검사하는 동안 HR, BP, RPE를 일정한 간격으로 관찰하며, 환자의 표정과 증상을 계속적으로 확인하여야 함(각 단계마다 최소한 HR을 2번 측정 및 1분이 거의 될 때마다 측정하며, BP와 RPE는 운동 단계의 거의 끝부분에서 측정하여야 함)
5	검사의 종료점에 도달 또는 환자가 검사를 중단을 요구하거나 또는 검사를 중단하여야 하는 어떤 징조가 보인다면 중단하여야 함
6	운동부하검사의 첫 번째 단계의 운동강도를 초과하지 않은 낮은 부하(예, 경사도가 0%인 트레드밀에서 2 mph의 속도로 트레드밀을 걷을 때 또는 부하가 없는 자전거 에르고미터로 50~60 rpm의 운동)에서 운동하도록 하여 능동적인 회복이 이루어지도록 함(cool down)
7	회복시기에 운동 후 HR, BP, RPE를 1~2분 간격으로 최소한 4분 측정하며 어떠한 비정상적 반응이 나타난다면 그 이상 측정함(회복시기에 계속하여 환자의 표정을 관찰함)
8	환자가 응급상황 또는 계속적으로 불편감을 호소할 경우에는 앉거나 누워서 수동적인 회복을 할 수 있도록 함

(1) 운동부하검사(Exercise stress test) (계속)

<table>
<tr><td>동의서</td><td colspan="2">• 환자에게 검사에 대한 분명한 지침을 제공함으로써 검사의 신뢰도와 정확도를 높이고자 시행함
• 운동검사를 받기 전에 하는 검사동의서는 적절한 윤리성과 법적문제를 고려할 때 반드시 있어야 함</td></tr>
<tr><td>검사 종료 및 중단기준</td><td colspan="2">• 환자가 자의적으로 검사의 중단을 원하거나 사전에 결정된 종료 점에 도달할 때까지 운동은 계속되어야 함
• 정상적인 운동수행으로 종료될 경우 회복단계에서는 1.6~2.5 km/h의 속도로 천천히 걸으면서 점차 휴식단계로 향해야 함(일반적으로 운동 후에도 약 6~8분간 안정시 심전도 결과를 확인하는 것이 중요함)
• 환자의 비이상적인 반응(협심증, 호흡곤란, 현기증, 수축기혈압의 급격한 하강, 좌심실 마비에 따른 극심한 허혈증상 등)의 경우 검사를 중단하여야 함</td></tr>
<tr><td>운동부하 기구</td><td colspan="2">• 트레드밀, 자전거에르고미터, 스텝상자</td></tr>
<tr><td>운동영상 검사</td><td colspan="2">• 운동부하검사 후 운동심장초음파(exercise echocardiography)와 운동핵영상(exercise nuclear imaging) 및 단일광자방출단층촬영술(SPECT), 심장 컴퓨터단층촬영(CT)</td></tr>
<tr><td rowspan="7">결과 해석</td><td>최대산소섭취량</td><td>"최대산소섭취량 = (1회심박출량 × 심박수) × 동정맥 산소차"의 공식에 의해 결정되며 낮을수록 예후가 좋지 않음</td></tr>
<tr><td>이산화탄소 발생량</td><td>고강도 운동 시 무산소성 해당과정을 통해 혈중 이산화탄소량이 많아져 분당환기량이 증가됨</td></tr>
<tr><td>호흡교환율</td><td>호흡교환율이 1.0을 넘을 경우 환자가 무산소성 운동을 수행하고 있다고 판단함</td></tr>
<tr><td>이산화탄소 환기당량 기울기</td><td>정상의 경우 기울기는 30° 이하이며, 기울기 값이 높을수록 심폐계 질환의 중등도가 높아짐</td></tr>
<tr><td>심박수</td><td>최대심박수가 85% 도달하지 못할 경우 심박수변동부전을 의심하며, 회복기 5분 동안 최대심박수가 60회 이상 회복하는 것이 정상임</td></tr>
<tr><td>혈압</td><td>최대운동 중 수축기혈압이 180~220 mmHg가 항정상태이며, 비정상적인 혈압 반응이 나타날 경우 질환이환율이 높아짐</td></tr>
<tr><td>심근산소소비량</td><td>"심박수 × 수축기혈압"으로 심근부담지수라 하며, 안정시와 비교하여 심근부담지수를 추정하여 위험도를 알 수 있음</td></tr>
</table>

▶ 운동부하검사의 중단기준

출처: ACSM's Health-Related Physical Fitness Assessment Manual, Fifth Edition, Wolters Kluwer, 2018

절대적 징후	상대적 징후
• 중간정도 또는 심한 협심증	• 허혈의 다른 증거는 없으나 운동부하의 증가에도 수축기 혈압이 10 mmHg 이상 감소될 경우
• 운동부하의 증가에도 불구하고 수축기혈압이 10 mmHg 이상 감소되면서 허혈의 또 다른 징후를 동반할 경우	• 가슴통증의 증가
• 신경계 증상의 증가(예, 운동실조, 어지러움, 거의 실신 상태)	• 피로감, 숨참, 쌕쌕거림, 다리경련 또는 절뚝거림
• 혈액순환 저하의 징후(청색증 또는 창백함)	• 고혈압 반응(수축기 혈압 250 mmHg, 이완기혈압 115 mmHg)
• 기술적 문제로 인해 심전도 또는 수축기혈압의 관찰이 어려울 경우	• 다소성 심실조기수축, 3개의 연속된 PVCs, 상심실성 빈맥, 심장차단 또는 부정서맥을 포함하는 지속적인 심실빈맥이 아닌 부정맥
• 피검자가 중단을 요구할 경우	• 심실빈맥과 구별이 되진 않는 각차단(bundle branch block) 또는 심실내 전도지연의 발생
• 심실빈맥이 지속될 경우	• 과도한 ST 분절 하강(>2 mm 수평적 또는 아래쪽 경사의 ST 분절 하강) 같은 ST 또는 QRS의 변화 또는 뚜렷한 기준선 이동
• 진단적 Q파가 없는 유도들에서 ST분절 상승(≥1.0 mm)(V1과 aVR은 제외)	

▶ 미국심장협회의 운동부하검사의 금기증

출처: ACC/AHA guidelines for exercise testing, 1997

절대적 금기증	상대적 금기증
• 급성 심근경색증(2일 이내)	• 왼쪽 주요 관상동맥 협착
• 불안정한 협심증으로 고위험군에 해당할 때	• 중등도의 협착성 판막증
• 증상이 있거나 혈역학적 영향을 동반한 조절되지 않는 심부정맥	• 전해질 이상, 중증의 고혈압
• 증상이 있는 중증의 대동맥 협착	• 빈맥성 부정맥, 서맥성 부정맥
• 증상이 있는 심부전증이 조절되지 않은 상태	• 비후성 심근증 및 유출로 폐쇄성 병변
• 급성 폐색전증, 폐경색 또는 심부정맥 혈전증	• 신체적, 정신적 장애로 충분한 운동을 할 수 없는 경우
• 급성 심근염 또는 심낭염	• 안정시 수축기혈압 > 200 mmHg 또는 이완기혈압 > 110 mmHg 고혈압
• 급성 대동맥 박리	• 고도의 방실차단

① 최대 운동검사(Maximal exercise test)

<table>
<tr><td>목적</td><td colspan="2">• 더 이상 운동을 지속할 수 없는 상태까지 운동을 지속시키는 방법으로 심폐체력을 결정하기 위해 더 높은 정확도가 필요할 경우 또는 운동선수의 경우 시행됨</td></tr>
<tr><td rowspan="3">트레드밀 프로토콜</td><td colspan="2">• 자전거 에르고미터보다 최대심박수와 약간 높은 산소섭취량을 얻을 수 있음
• 보행과 균형력이 감소된 대상자는 제외하여야 함</td></tr>
<tr><td>(1) Bruce 프로토콜
• 대상자: 일반인, 어린이
• 최초부하
  - 일반인: 1.7 mph, 10% 경사도, 3분 지속
  - 고위험자: 1.7 mph, 5% 경사도, 3분 지속
• 부하증가
  - 경사도: 3분마다 2%씩 증가
  - 속도: 3분마다 0.8~0.9 mph씩 증가
  - 각 단계에서 2~3 METs씩 증가
• 주의: 대부분 3~4단계(9~12분)에서 검사 종료되며, 비활동적인 여성과 남성, 심장병환자, 노인 심장질환자와 노인에게 사용되며 낮은 심폐를 가진 사람에게는 부적합함</td><td>(2) Balke 프로토콜
• 대상자: 여성
• 최초부하: 3.4 mph, 0%, 1분 지속(4MET)
• 부하증가
  - 경사도: 3.4 mph에서 1분마다 2% 증가
  - 속도: 3.4 mph로 고정
  - 각 단계에서 1MET 증가
• 주의: 최초부하는 4METs, 1단계(5METs), 2단계(6METs), 3단계(7METs)이며 일정하게 걷는 속도로 경사도만 증가시켜 줌</td></tr>
<tr><td>(3) Ellested 프로토콜
• 대상자: 정상인
• 최초부하: 1.7 mph, 10% 경사도, 3분 지속
• 부하증가
  - 경사도: 11분까지 10%, 11분 이후 15%
  - 속도: 1.7~8.0 mph로 고정</td><td>(4) 한국체육과학연구원 프로토콜
• 대상자: 정상인, 운동선수
• 최초부하
  - 일반인: 분당 80 m의 속도, 경사도 3%
  - 운동선수: 분당 80 m의 속도, 경사도 5~6%
• 부하증가
  - 매 2분마다 20 m/min씩 증가</td></tr>
<tr><td rowspan="2">자전거 에르고미터 프로토콜</td><td colspan="2">• 안전하게 선택할 수 있는 장비로써 대상자의 운동능력과 하지 근력에 따라 최대 산소섭취량이 5~25% 낮을 수 있음</td></tr>
<tr><td>(1) Astrand 지속부하 프로토콜
• 대상자: 정상인
• 최초부하
  - 남성: 600 kgm/min (50 rpm, 100w)
  - 여성: 300 kgm/min (50 rpm, 50w)
• 부하증가
  - 남성: 3분마다 300 kgm/min씩 증가
  - 여성: 3분마다 150 kgm/min씩 증가
• 주의
  - 자전거 에르고미터를 50 rpm으로 설정하고 최초부하와 각 단계별 부하를 설정하여 검사함
  - 대상자가 탈진하여 적정회전수의 지속이 불가능하면 검사를 종료</td><td>(2) Fox 단속부하 프로토콜
• 대상자: 정상인
• 최초부하
  - 남성: 750~900 kgm/min (60 rpm, 125~150w)
  - 여성: 450~600 kgm/min (600 rpm, 75~100w)
• 부하증가: 단계마다 120~180 kgm/min씩 증가
• 주의
  - 5분 운동과 10분 휴식을 반복하고, 심박수는 마지막 운동의 5분 후에 심박수를 측정함
  - 대상자가 탈진하여 적정회전수의 지속이 불가능하면 검사를 종료</td></tr>
</table>

▶ Bruce 프로토콜

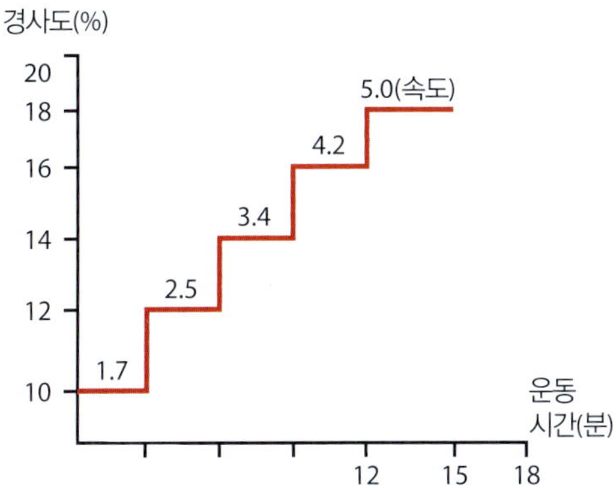

▶ Balke 프로토콜

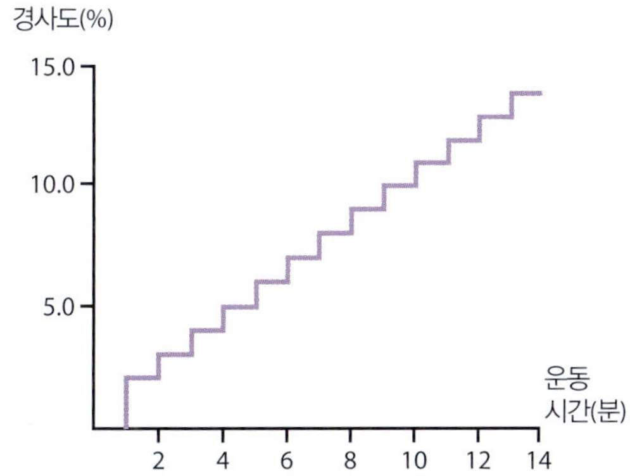

▶ Ellested 프로토콜

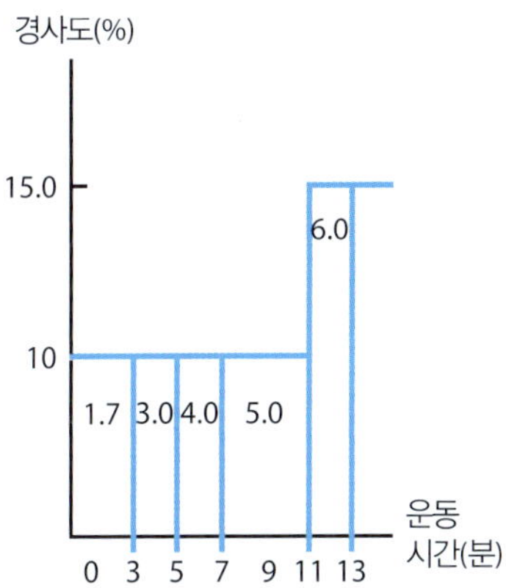

▶ 한국체육과학연구원 프로토콜

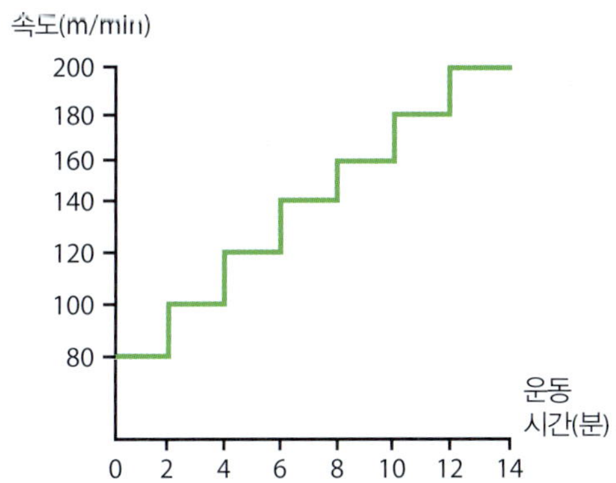

▶ 트레드밀을 이용한 운동부하검사에서 각 단계별 MET 예측값

단계	Bruce	수정된 Bruce	Balke
1	4.6	2.3	3.6
2	7.0	3.5	4.5
3	10.2	4.6	5.0
4	12.1	7.0	5.5
5	14.9	10.2	5.9
6	17.0	12.1	6.4
7	19.3	14.9	6.9

* 각 단계의 경사도와 스피드는 해당 프로토콜에 제시되어 있음
* 단계 1 = 0% 경사도, 1.7mph / 단계 2 = 5% 경사도 1.7mph

▶ 최대 운동검사에서 프로토콜별 최대산소섭취량 추정공식

종류	대상자	공식
Bruce (트레드밀)	건강한 성인	• VO_{2max} = 6.70 − 2.82(성별) + 0.056(시간) * 시간: 최대트레드밀수행시간(초) * 성별: 남성 = 1, 여성 = 2
	활동적이고 앉아서 일하는 사람, 남성 심장질환자	• VO_{2max} = 15.983 + 0.176(시간) + 0.24(시간^2) − 0.006(시간^3) + 1.33 (건강상태) − 0.94(활동형태) + 4.08(건강상태×활동형태) − 0.05(나이) * 시간: 최대트레드밀수행시간(초) * 건강상태: 1=건강함, 0=관상동맥질환이 있음 * 활동형태: 1=신체적으로 활동적임, 0=비활동적임
	활동적이고 앉아서 일하는 여성	• VO_{2max} = 4.38(시간) − 3.90 * 시간: 최대트레드밀수행시간(초)
	심장병환자, 노인	• VO_{2max} = 2.282(시간) + 8.545 * 시간: 최대트레드밀수행시간(초)
Balke (트레드밀)	활동적이고 앉아서 일하는 남성	• VO_{2max} = 1.444(시간) + 14.99 * 시간: 최대트레드밀수행시간(초)
	활동적이고 앉아서 일하는 여성	• VO_{2max} = 1.38(시간) + 5.22 * 시간: 최대트레드밀수행시간(초)
	건강한 성인 (20~53세)	• VO_{2max} = 11.12 + 1.51 × 시간 * 시간: 최대트레드밀수행시간(초)
Astrand 지속부하(자전거에르고미터)	정상인	• VO_{2max} = 종료시운동수행 × 2(ml/kgm) + 3.5 ml/kg/min × 체중 * 종료시운동수행 = kgm/min, 체중: kg
Fox 단속부하 (자전거에르고미터)	정상인	• VO_{2max} = 6300 − 19.26(HRs) * HRs: 5분째 심박수

▶ Astrand 지속부하 프로토콜

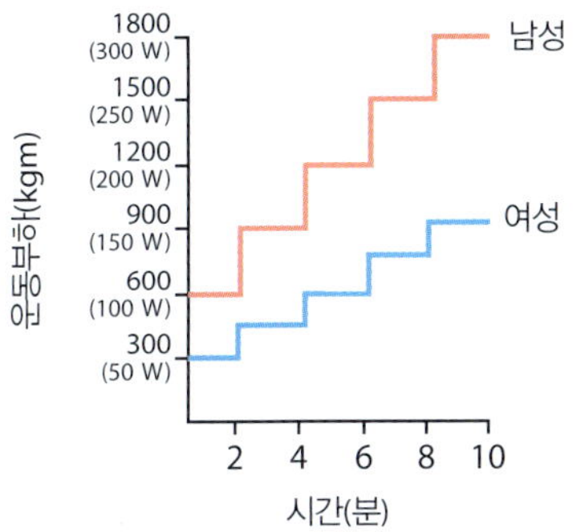

▶ Fox 단속부하 프로토콜

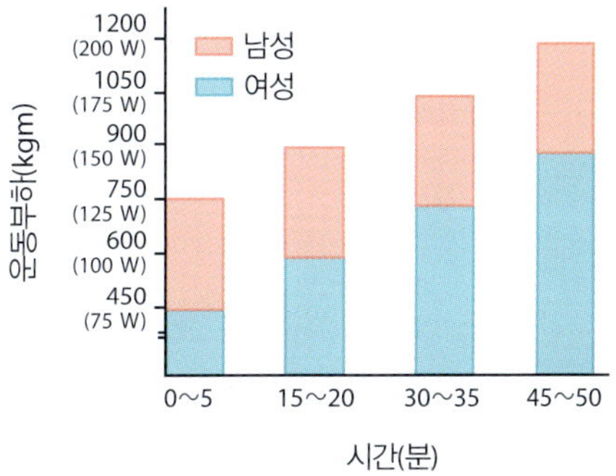

▶ 트레드밀 운동부하검사

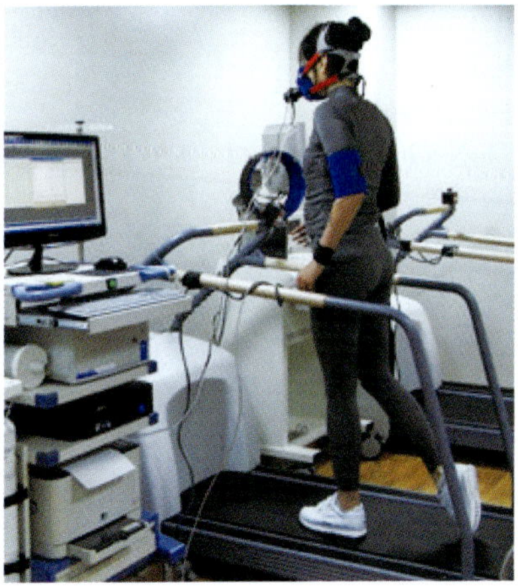

▶ 자전거 에르고미터 운동부하검사

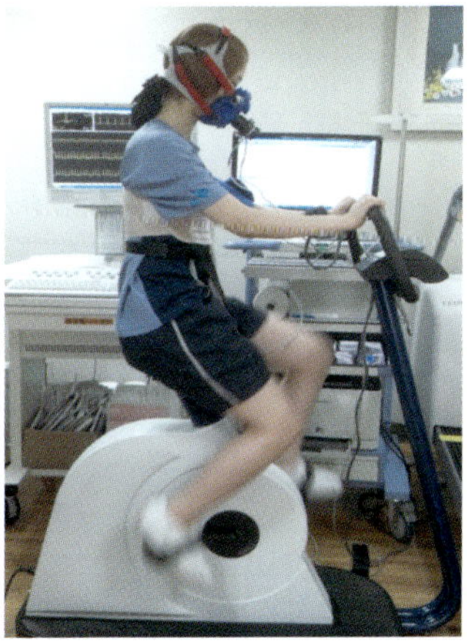

▶ 자전거 에르고미터 검사 주의사항

구분	설명
1	자전거의 눈금조정을 위해 회전바퀴의 벨트에 검사용 무게를 달고 수동핸들의 눈금판을 확인하며, 이러한 눈금조정은 자주 실시하여야 함
2	검사 시 항상 벨트의 저항을 풀어 놓아야 함
3	부하량을 설정하기 전에 페달 회전율을 결정하여야 함
4	검사 동안에 벨트의 온도가 상승되어 부하가 변할 수 있으므로 부하설정을 자주 확인하여야 함
5	두 번의 박자마다 한 번의 페달 회전이 되도록 박자측정기를 맞추어야 함
6	페달을 굴릴 때에는 무릎이 약간 굽혀지도록 안장의 높이를 조절하여야 함
7	상체를 바르게 세운 자세에서 손은 핸들에 적절하게 위치하여야 함

② 최대하 운동검사(Submaximal exercise test)

<table>
<tr><td>목적</td><td colspan="2">• 최대범위의 운동수치에 도달하기 전에 종료할 수 있으며(최대심박수의 70~80% 종료 가능), 대상자가 위험요인이 많을 경우에 적용함</td></tr>
<tr><td rowspan="2">트레드밀 프로토콜</td><td>(1) 수정된 Bruce 프로토콜
• 대상자: 성인병환자, 노인과 같은 고위험군
• 최초부하: 1.7 mph, 0% 경사도, 3분 지속
• 부하증가
　◦ 경사도: 9분까지 3분마다 5%씩 증가하고 이후 3분마다 2%씩 증가
　◦ 속도: 1.7 mph로 고정</td><td>(2) 수정된 Balke 프로토콜
• 대상자: 성인병환자, 노인
• 최초부하: 2.0 mph, 0% 경사도, 3분 지속
• 부하증가
　◦ 경사도: 2.0 mph, 3분마다 3.5%씩 증가시키고 18분 이후에는 2.0 mph, 3분마다 2.5%씩 증가(각 단계에서 1 MET씩 증가</td></tr>
<tr><td>(3) Ebbeling (single stage walking) 프로토콜
• 대상자: 위험성이 낮고 건강한 성인
• 준비운동: 0% 경사도, 2.0~4.5 mph의 속도로 4분간 걷기 속도를 설정
• 운동부하: 준비운동과 같은 속도로 5% 경사도에서 4분간, 나이로 예측된 최대심박수의 50~70% 사이의 심박수로 실시
• 검사 후 심박수 측정</td><td>(4) George(single stage jogging) 프로토콜
• 대상자: 18~28세의 젊은 성인
• 준비운동: 4.3~7.5 mph(남성: 7.5 mph, 여성: 6.5 mph 초과하지 않는 범위)의 편안한 조깅속도
• 부하증가: 일정한 속도로 3분간 조깅(심박수는 180 bpm을 초과하지 않는 범위)</td></tr>
<tr><td rowspan="2">자전거 에르고미터 프로토콜</td><td>(1) Åstrand-Ryhming 프로토콜
• 대상자: 정상인 또는 노인
• 분당회전수: 50 rpm
• 최초부하
　◦ 남성: 600~900 kgm/min (100~150W)
　◦ 여성: 450~600 kgm/min (75~100W)
　◦ 체력 약하거나 노인: 300 kgm/min
• 운동부하
　◦ 남성: 2분마다 300 kgm/min씩 증가
　◦ 여성: 2분마다 150 kgm/min씩 증가
• 6분 동안 운동부하를 유지, 심박수를 5분과 6분 후 측정하고 125~170회에 도달하게 함</td><td>(2) ACSM 프로토콜
• 대상자: 정상인
• 심박수: 각 운동부하의 마지막 15초에 심박수를 측정
• ACSM 프로토콜의 기준표의 A, B, C 중 적합한 기준을 선택한 후 실시
• 운동중단: 심박수는 최대심박수의 85% 또는 심박예비량의 65~70%</td></tr>
<tr><td>(3) YMCA 프로토콜
• 대상자: 성인
• 최초부하: 50 rpm, 150 kgm/min (25W)
• 부하증가: 단계마다 3분 동안 실시
　◦ 1단계 마지막 분에 심박수를 측정하여 기준표에 의해 2단계 부하를 측정하여야 함
　◦ 110~150 bpm의 심박수에서 3~4분 지속
• 운동중단: 심박수가 유지되거나 150 bpm을 초과</td><td>(4) 팔 에르고미터
• 대상자: 하반신 장애, 정상인
• 준비운동: 150 kgm/min (50 rpm, 25W), 1분 지속
• 부하증가: 분 57 kgm/min씩 증가
• 운동중단: 대상자의 탈진 또는 적정회전수 지속이 불가능</td></tr>
<tr><td>벤치 스텝 프로토콜</td><td>(1) Åstrand-Ryhming 검사
• 대상자: 성인
• 검사순서
　① 33 cm 또는 40 cm 높이 벤치 앞에 설 것
　② 분당 23회, 5분 동안 스텝시작
　③ 검사 후 바로 앉아서 맥박 측정
　④ 운동후 15초간 심박수×4
　⑤ Åstrand-Ryhming 계산도표로 최대산소섭취량을 예측</td><td>(2) Queen's college 검사
• 대상자: 성인
• 검사순서
　① 41.3 cm 높이 벤치 앞에 설 것
　② 남성은 분당 24회 스텝, 여성은 분당 22회 스텝, 3분 동안 실시
　③ 검사 후 바로 앉아서 맥박 측정
　④ 운동 후 15초간 심박수×4</td></tr>
</table>

▶ 수정된 Bruce 프로토콜

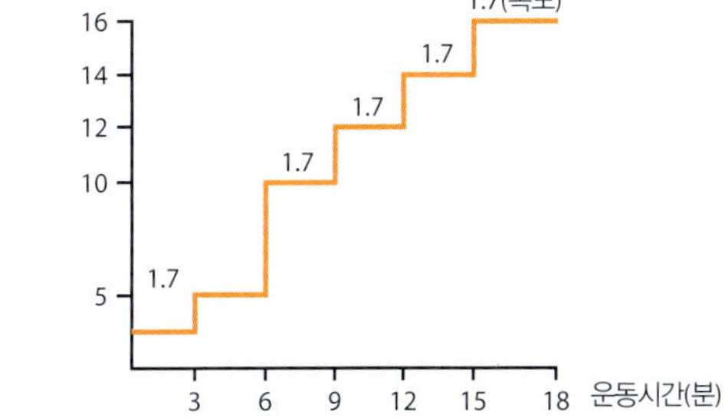

▶ 수정된 Balke 프로토콜

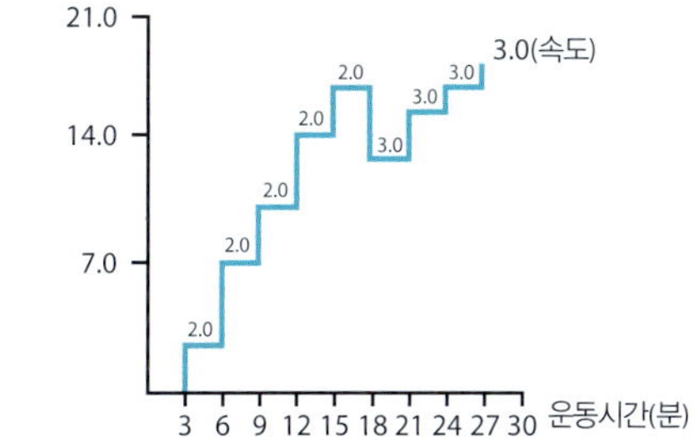

▶ 수정된 Åstrand-Ryhming 계산도표

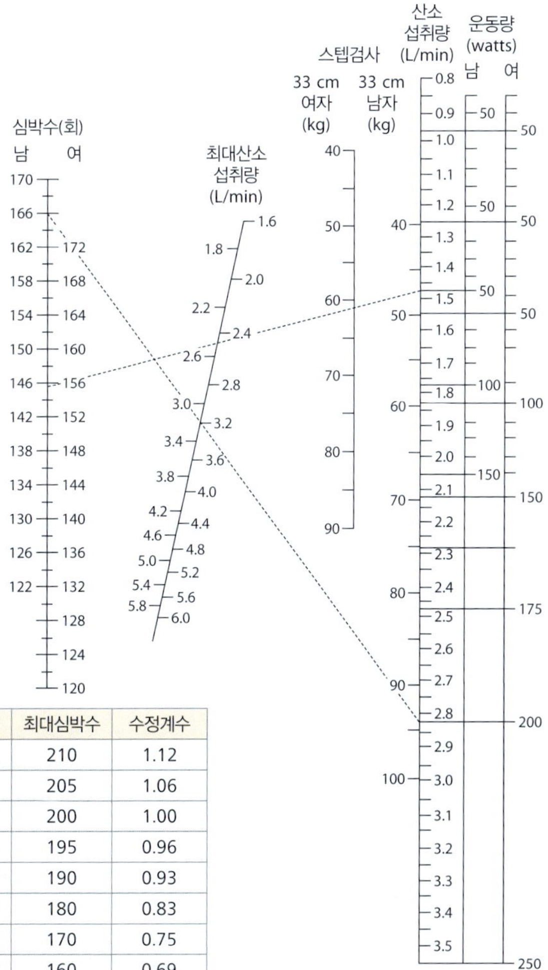

나이	계수	최대심박수	수정계수
15	1.10	210	1.12
25	1.00	205	1.06
35	0.87	200	1.00
40	0.83	195	0.96
45	0.78	190	0.93
50	0.75	180	0.83
55	0.71	170	0.75
60	0.68	160	0.69
65	0.65	150	0.64

▶ ACSM 프로토콜 기준표

검사계획안[a]			
단계(2분씩)	A	B	C
1	25[b](150)	25(150)	50(300)
2	50(300)	50(300)	100(600)
3	75(450)	100(600)	150(900)
4	100(600)	150(900)	200(1200)

선택기준		
	아주 활동적이다[c]	
체중, kg(lb)	아니오	예
≤73(≤160)	A	A
74~90(161~199)	A	B
≥91(≥200)	B	C

a = HR이 70% 또는 HRmax의 85%에 도달하면 검사를 종료함
b = 운동부하의 단위는 watt임
c = 유산소 운동을 20분씩, 일주일에 3일 동안 가능함

▶ YMCA 프로토콜 기준표

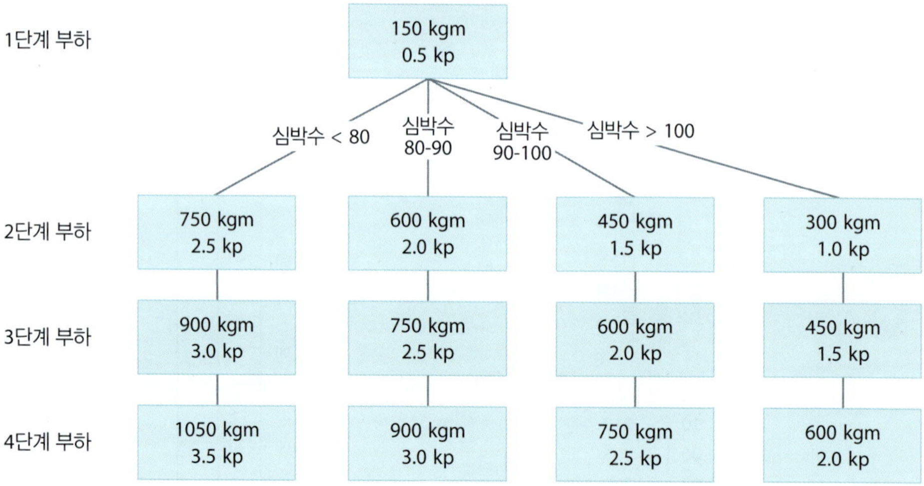

▶ 최대하 운동검사에서 프로토콜별 최대산소섭취량 추정공식

구분	종류	공식
트레드밀 프로토콜	Ebbeling (single stage walking) 프로토콜	• VO_{2max} = 15.1 + 21.8(속도) − 0.327(심박수, bpm) − 0.263(속도×나이) + 0.00504(심박수×나이) + 5.98(성별: 남성=1, 여성=0)
	George (single stage jogging) 프로토콜	• VO_{2max} = 54.07 − 0.1938(체중, kg) + 4.47(속도) − 0.1453(심박수, bpm) + 7.062(성별: 남성=1, 여성=0)
자전거 에르고미터 프로토콜	Åstrand-Ryhming 프로토콜	• 심박수의 평균값을 Åstrand-Ryhming 계산도표를 이용하여 최대산소섭취량을 예측
	ACSM 프로토콜	• VO_{2max} = 종료시 운동수행(kgm/min) × 2(kpm) + 3.5(ml/kg/min) × 체중(kg)
	YMCA 프로토콜	• VO_{2max} = 종료시 운동수행(kgm/min) × 2(kpm) + 3.5(ml/kg/min) × 체중(kg)
	팔 에르고미터	• VO_{2max} = 종료시 운동수행(kgm/min) × 3 + 3.5(ml/kg/min) × 체중(kg)
벤치 스텝	Åstrand-Ryhming 검사	• VO_{2max}(남성) = 3.744[(체중, kg + 5)/(심박수, bpm − 62)] • VO_{2max}(여성) = 3.750[(체중, kg − 3)/(심박수, bpm − 65)]
	Queen's college 검사	• VO_{2max}(남성) = 111.33 − (0.42 × 심박수, bpm) • VO_{2max}(여성) = 65.81 − (0.1847 × 심박수, bpm)

▶ 운동부하 기구의 특징

구분	트레드밀	자전거 에르고미터	스텝상자
부분 및 전신 운동비율	전신운동	다리의 부분적인 피로가 한계임	부분과 전신의 중간비율
최대산소섭취량	가장높음	트레드밀보다 5~10% 낮음	트레드밀보다 2% 낮음
숙련도	일반적 운동	비훈련자에게 부적합	문제없음
체중	영향이 적음	체중이 큰 사람이 유리	저체중 유리
운동강도의 조절	용이함	회전수를 고정하고 저항을 변화시켜 조절	높이와 횟수에 의해 조절
혈압 및 채혈	다소 불편	매우 용이	매우 불편
안정성	탈진 시 대책 필요	운동 후 빈혈 가능성	고령자에게 위험
가격	고가	중간	저가
전력	필요	불필요	불필요

참고문헌

권용철, 박종한. 1989. 노인용 한국판 Mini-mental state examination (MMSE-K)의 표준화 연구. 신경정신의학, 28(1)125-35.

근골격계 물리치료 진단학 편찬위원회. 2017. 근골격계 물리치료 진단학. 범문에듀케이션.

김동준, 이환모, 박희전. 2005. Oswestry Disability Index(장애지수)의 문화적 개작. 대한척추외과학회지, 12(2), 146~152.

나재철. 2005. 건강과 체력을 위한 운동처방학. 대경북스.

대한 심장호흡 물리치료학회. 2019. 심장호흡계 물리치료학. 범문에듀케이션.

변민광. 2006. 한국어판 세인트조지 호흡기설문의 타당도와 신뢰도 검정. 연세대학교 대학원 석사학위, 24-30.

신체검사 및 평가 교재평가위원회. 2016. 신체검사 및 평가. 범문에듀케이션.

이보영. 2013. 만성 호흡기 질환에서 한국어판 만성폐쇄성 폐질환 평가 테스트의 타당도와 신뢰도 평가. 울산대학교 대학원 석사학위, 28.

이영호, 송종용. 1991. BDI, SDS, MMPI-D 척도의 신뢰도 및 타당도에 대한 연구. 한국심리학회지, 15(1), 98-113.

이한석, 배주환, 백지영, 오혜원, 이선명. 2013. 제 2판 임상작업치료평가. 계축문화사, 273-279.

이형석, 김지혜, 김도관, 고혜정, 구형모, 권의정. 2003. 노인삶의질척도(Geriatric Quality of Life scale)의 표준화. Korean Journal of Clinical Psychology, 22(4), 859-881.

최율정, 이정아, 신화경. 2010. 수정된 Ashworth 척도와 수정된 Tardieu 척도의 검사자간 검사자내 신뢰도 비교 연구. J Kor Soc Phys The r, 22(4):29-33.

피부물리치료중재학편찬위원회. 2022. 피부물리치료중재학2판, 범문에듀케이션.

Albert ML. 1973. A simple test of visual neglect. Neurology, 23: 658-664.

American College of Sports Medicine. 2010. ACSM's guidelines for exercise testing and prescription.

American Thoracic Society. 2002. AT S statement: guidelines for the six-minute walk test. Am J Respir Crit Care Med, 166: 111-117.

Anthony J, Busti MD, Pharm D, FNLA, FAHA. 2016. http://www.ebmconsult.com/articles/tandem-gait-heel-to-toe.

Ashworth B. 1964. PRELIMINARY TRIAL OF CARISOPRODOL IN MULTIPLE SCLEROSIS. Practitioner. 192: 540-542.

Beck AT. 1967. Depression: Clinical, Experimental, and Theoretical Aspects. New York (Hoeber) 1967.

Beninato M, Gill-Body KM, Salles S, Stark PC, Black-Schaffer RM, Stein J. 2006. Determination of the minimal clinically important difference in the FIM instrument in patients with stroke. Arch Phys Med Rehabil, Jan; 87(1): 32-39.

Bickenbach J. 2014. ICF CORE SETS 임상활용매뉴얼. 범문에듀케이션.

Bickley LS. 2013. Bates' Guide to Physical Examination and History Taking. 11th ed. Philadel-phia, PA :

Lippincott Williams & Wilkins. 717.

Bogle Thorbahn LD, Newton RA. 1996. Use of the Berg Balance Test to predict falls in elderly persons. Phys Ther, 76(6):576-83; discussion 584-585.

Bohannon RW. 1997. Comfortable and maximum walking speed of adults aged 20-79 years: reference values and determinants. Age Ageing, 26(1): 15-19.

Borg G AV. 1982. Psycho-physical bases of perceived exertion. Med Sci Sports Exerc, 14: 377-381.

Clarkson, HM. 2013. Musculoskeletal assessment: joint range of motion and manual muscle strength. Lippincott Williams & Wilkins.

Darcy Umphred, Connie Carlson. 2006. Neurorehabilitation for the Physical Therapist Assistant. 49-51.

Dite W, Connor HJ, Curtis HC. 2007. Clinical identification of multiple fall risk early after uni-lateral transtibial amputation. Arch Phys Med Rehabil, 88(1): 109-114.

Dite W, Temple VA. 2002. A clinical test of stepping and change of direction to identify multiple falling older adults. Arch Phys Med Rehabil, 83(11): 1566-1571.

Duncan PW, Weiner DK, Chandler J, Studenski S. 1990. Functional reach: a new clinical measure of balance. J Gerontol, 45(6): M192-197.

Eliasson AC, Ullenhag A, Wahlström U, Krumlinde-Sundholm L. 2016. Mini-MACS: development of the Manual Ability Classification System for children younger than 4 years of age with signs of cerebral palsy. Dev Med Child Neurol, Jun 8. doi: 10.1111/dmcn.13162.

Elvrum AG, Beckung E, Sæther R, Lydersen S, Vik T, Himmelmann K. 2016. Bimanual Capacity of Children With Cerebral Palsy: Intra and Interrater Reliability of a Revised Edition of the Bimanual Fine Motor Function Classification. Phys Occup Ther Pediatr, 26: 1-12.

Enright PL. 2003. The six-minute walk test. Respir Care, 48(8): 783-5.

Franchignoni F, Giordano A, Ferriero G. 2008. Rasch analysis of the short form 8-item Parkinson's Disease Questionnaire (PDQ-8). Qual Life Res. 17(4): 541-8.

Frankenburg WK, Dodds J, Archer P. 1990. Denver II technical manual. Denver Developmental Materials. Denver. CO.

Fullerton KJ, Mcsherry D, Staut R W. 1986. Albert's test: a neglect test of perceptual neglect. Lancet. 22: 430-432.

Giallonardo LM: Gait. In Myers RS, editor: Saunders manual of physical therapy practice, Philadelphia, 1995, WB Saunders, p. 1108-1110.

Gibbons RJ, Balady GJ, Bricker JT et al. 2002. ACC/AHA 2002 guideline update for exercise testing: summary article. A report of the American College of Cardiology/American Heart Association Task Force on Practice Guidelines (Committee to Update the 1997 Exercise Testing Guidelines). J Am Coll Cardiol, 40(8):1531-1540.

Gibbons RJ, Balady GJ, Bricker JT et al. 2002. ACC/AHA 2002 guideline update for exercise testing: summary article: a report of the American College of Cardiology/American Heart Association Task

Force on Practice Guidelines (Committee to Update the 1997 Exercise Testing Guidelines). Circulation, 106(14):1883-1892.

Groth Heather, Novak Sarah. 1999. Examination of the Reliability and Validity of Rancho Los Amigos Observational Gait Analysis. Masters Theses, p. 479

Hagen C, Malkmus D, Durham P. 1979. Rehabilitation of the head injured adult: Comprehensive physical management. Professional Staff Association of Rancho Los Amigos Hospital, Downey, 87, 89.

Heyward VH. 2005. 체력평가와 운동처방 4판. 한미의학.

H Kenneth Walker, W Dallas Hall, J Willis Hurst. 1990. Clinical Methods, 3rd edition. Herdman SJ. 2000. Vestibular Rehabilitation. 2nd ed. Philadelphia, PA : F.A. Davis Co.

James HE, Anas NG, Perkin RM. 1985. Brain insults in infants and children: Patho- physiology and management. In H. E. James, N. G. Anas & R. M. Perkin (Eds.), The Glasgow Coma Scale(pp. 179-182). Orlando, Florida: Grune and Stratton Inc.

Jenkinson C, Fitzpatric, R, Peto V. 1998. The Parkinson's disease questionnaire: user manual for the PDQ-39, PDQ-8 and PDQ summary index. Oxford: University of Oxford Health Services Research Unit.

Joe Oelfke. 2015. Hippotherapy and gross motor function in children with spastic cerebral palsy: A critical analysis of the available literature. PT Critically Appraised, p61.

Kendall F P, McCreary EK, Provance PG, Rodgers MM. 1993. Muscles: Testing and Function, with Posture and Pain. 4th ed. 189.

Kim M, Lee Y. 2021. Reliability and Validity of the Korean Version of Stroke-Specific Quality of Life Questionnaire. Journal of Neuroscience Nursing, 53(1), 49-54.

Lusardi MM, Pellecchia GL, Schulman M. 2003. Functional Performance in Community Living Older Adults. Journal of Geriatric Physical Therapy, 26(3): 14-22.

Min SK, Lee CI, Kim KI, Suh SY, Kim DK. 2000. Developmment of Korean version of WHO quality of life scale abbreviated version(WHOQOL-BREF). Journal of Korean Neuropsychiatric Association, 39(3): 571-579.

Nam H, Kim K, Kwon S, Koh K, Poul K. 2007. In: EQ-5D Korean valuation study using time trade-off method. Cheongju: National Institute of Health, pp. 26-60.

Neumann DA. 2025. 뉴만 Kinesiology 4판:근육뼈대계통의 기능해부학 및 운동학. 범문에듀케이션.

Nikita A. Vizniak, 2018. 치료사를 위한 근골격계 임상매뉴얼, 범문에듀케이션.

Orient JM. 2010. Sapira's Art and Science of Bedside Diagnosis. 4th ed. Philadelphia, PA : Lip-pincott Williams & Wilkins. 551.

Overall JE, Gorham DR. 1962. The Brief Psychiatric Rating Scale. Psychological Reports, 10, 799-812.

Palisano R, Rosenbaum P, Walter S, Russell D, Wood E, Galuppi B. 1997. Development and reliability of a system to classify gross motor function in children with cerebral palsy. Developmental Medicine and Child Neurology, 214-223.

Palmer MLM. Epler. 1990. Principles of Examination Techniques, in Clinical Assessment Procedures in Physical Therapy, M.L. Palmer and M. Epler, Editors. JB Lippincott: Philadelphia. 8-36.

Podsiadlo D, Richardson S. 1991. The timed "Up & Go": a test of basic functional mobility for frail elderly persons. J Am Geriatr Soc 39(2): 142-148.

Rehab measures: Four Step Square Test. Rehabilitation Measures Database We b site. 2013. Available at: http://www.rehabmeasures.org/Lists/RehabMeasures/PrintView.aspx?ID=900. Accessed March 25, 2014.

Russell DJ, Rosenbaum PL, Cadman D T, Gowland C, Hardy S, Jarvis S. 1989. The gross motor function measure: a means to evaluate the effects of physical therapy. Dev Med Child Neurol, Jun; 31(3): 341-352.

Russell DJ, Rosenbaum PL, Wright M, Avery LM. 2013. 대동작기능평가. 학지사메디컬.

Schenkenberg T, Bradford DC, Ajax E T. 1980. Line bisection and unilateral visual neglect in patients with neurologic imparement. Neurology. 30: 509-517.

Schmitz-Hübsch T, du Montcel ST, Baliko L et al. 2006. Scale for the assessment and rating of ataxia: development of a new clinical scale. Neurology, 66(11):1717-1720.

Segal ME, Ditunno J F, Staas WE. 1993. Interinstitutional agreement of individual functional independence measure (FIM) items measured at two sites on one sample of SCI patients. Paraplegia, Oct; 31(10): 622-631.

Shah S, Cooper B. 1995. The epidemiology of stroke and transient ischaemia in Brisbane, Aus- tralia. Ital J Neurol Sci, Dec; 16(9): 603-612.

Shah S, Vanclay F, Cooper B. 1989. Improving the sensitivity of the Barthel Index for stroke rehabilitation. J Clin Epidemiol, 42(8): 703-709.

Shepard NT, Telian SA, Smith-Wheelock M, Raj A. Vestibular and balance rehabilitation therapy. Ann Otol Rhinol Laryngol 1993;102(3 Pt 1):198-205.

Shumway-Cook A, Woollacott M. 1995. Motor Control Theory and Applications, Williams and Wilkins Baltimore, 323-324.

Shumway Cook A, Brauer S, Woollacott M. 2000. Predicting the Probability for Falls in Community Dwelling Older Adults Using the Timed Up & Go Test. Physical Therapy, 80(9): 896-903.

Sperle PA, Ottenbacher KJ, Braun SL, Lane SJ, Nochajski S. 1997. Equivalence reliability of the functional independence measure for children (WeeFIM) administration methods. Am J Occup Ther, 51(1):35-41.

Sperle PA, Ottenbacher KJ, Braun SL, Lane SJ, Nochajski S. 1997. Equivalence reliability of the functional independence measure for children (WeeFIM) administration methods. Am J Occup Ther. 51(1):35-41.

Springer BA, Marin R, Cyhan T, Roberts H, Gill N W. 2007. Normative values for the unipedal stance test with eyes open and closed. J Geriatr Phys The r, 30(1): 8-15.

Skinner SB, McVey C. 2015. 물리치료 임상의사결정:중재프로세스/사례별. 범문에듀케이션.

Subramony SH. 2012. Ataxic disorders and cerebellar disorders. In: Daroff RB, Fenichel GM, Jankovic J, Mazziotta JC, eds. Bradley's Neurology in Clinical Practice. 6th ed. Philadelphia, PA : Elsevier Saunders, chap 22.

Subramony SH. 2012. Ataxic disorders and cerebellar disorders. In: Daroff RB, Fenichel GM, Jankovic J, Mazziotta JC, eds. Bradley's Neurology in Clinical Practice. 6th ed. Philadelphia, PA : Elsevier Saunders; chap 22.

TeasdaleG & Jennett B. 1974. Assessment of coma and impaired consciousness. a practical scale, Lancet2(7872): 81-84.

Troosters T, Gosselink R, Decramer M. 1999. Six minute walk distance in healthy elderly subjects. Eur Respir J. 14: 270-274.

Ware JE, Sherbourne CD. 1992. The MOS 36-itemshort-form health survey (SF-36). I. Conceptual framework and item selection. Medical Care, 30, 473-483.

Whitney SL, Marchetti GF, Morris LO, Sparto PJ. 2007. The reliability and validity of the Four Square Step Te st for people with balance deficits secondary to a vestibular disorder. Arch Phys Med Rehabil, Jan; 88(1): 99-104.

Williams LS, Weinberger M, Harris LE, Clark DO, Biller J. 1999. Development of a stroke-specific quality of life scale. Stroke, 30(7), 1362-1369.

World Health Organization. 2001. The International Classification of Functioning, Disability and Health (ICF). Geneva: WHO.

Zoltan B. 1996. Vision, perception and cognition: A manual for the evaluation and treatment of the neurologically impaired adult(3rd ed.) Thorofare, NJ: Slack.

참고사이트

https://world.physio/ko/

https://www.apta.org/search?q=PATIENT+MANAGEMENT

https://www.cdc.gov/ncbddd/disabilityandhealth/disability.html

https://www.icf-research-branch.org/

https://www.icf-core-sets.org/en/page0.php

http://www.kpta.co.kr/center/kpta/about

http://www.who.int/classifications/icf/en/

https://www.physio-pedia.com/Pressure_Ulcer_Scale_For_Healing_(PUSH)

https://en.wikipedia.org/wiki/Braden_Scale_for_Predicting_Pressure_Ulcer_Risk

CHAPTER 03

움직임 회복을 위한 중재

이 장의 차례

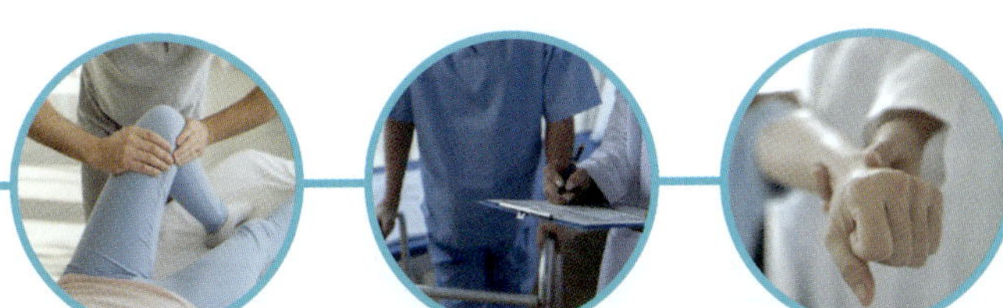

3.1 물리적 인자치료

1) 전기치료학

(1) 전기 물리학

도체의 저항에 영향을 주는 요인	• 도체의 구성 물질(p) • 도체의 단면적(A) • 도체의 길이(L) • 온도상승 ⇒ 금속－저항↑, 반도체－저항↓ • 도체의 비저항이 높고, 길이가 길고, 단면적이 작을수록 저항이 높음

피부저항	• 피부저항을 감소시키는 방법
	  · 피부 청결(열, 온습포, 적외선 5~10분)
	  · 전극을 습하게 또는 전도겔 사용
	  · 전극의 크기(단면적)를 크게 또는 전극 간 거리를 가깝게

전류밀도	• 전류강도/전극크기(면적)[V 또는 A/cm^2] • 전류밀도 증가방법: 전류강도(전류의 진폭) 증가, 전극크기(단면적) 작게
옴의 법칙	• 도선에 흐르는 전류의 세기(I)는 전압(V)에 비례하고, 저항(R)에 비례 • 저항의 단위는 도선의 양 끝에 1V의 전압을 걸어줄 때 1A의 전류가 흐르는 도선의 전기 저항을 1Ω(옴)이라 함 I(A) = E(V) / R(Ω), E(V) = I X R, R = E/ I • 전류는 전압에 비례, 저항에 반비례 • E가 일정한 경우 = R↑ I ↓, R↓ I↑ • R이 일정한 경우 = E↑ I ↑, E↓ I↑

(2) 의용전류의 분류와 특성

흐르는 방향에 따른 분류	직류	연속형 직류전류(continuous direct current): 의용직류치료, 이온도입치료 단속형 직류전류(interrupted direct current): 탈신경근 전기자극치료, 전기진단
	교류	정현파전류(sinusoidal currnet): 대칭적, 역학적 감응전류(faradic current): 비대칭적, 정상신경근육계 자극 및 진단 격동전류(surging current): 강약반복, 통증 및 마사지
주파수에 따른 분류	저주파	1,000 Hz 이하
	중주파	1,000 Hz~100,000 Hz 임상사용 4,000~4,500 Hz (보통 2,000~2,500 Hz)
	고주파	100,000 Hz 이상 Long wave: 약 3~30 MHz Short wave: 약 10~100 MHz Ultra short wave: 약 30~300 MHz Microwave: 약 300~3,000 MHz
전압 또는 전류의 크기에 따른 분류	저압전류	100 Volt 이하
	고압전류	수백 Volt 이상(보통 500 Volt)
전류	저전류	전류의 세기가 약 1~30 mA
	고전류	전류의 세기가 약 500~2,000 mA

▶ 의용전류의 물리적 특성

전류	전류의 특성	주파수	전압	전류	효과
직류전류					
연속직류 전류	한 방향으로 흐름	0	저전압	중간	화학적 효과
단속직류 전류	수동적 단속	수동조절	저전압	중간	역학적 효과
교류전류					
저주파 전류	근육의 수축과 이완을 하는 역학적 효과				
정현파 전류	대칭 교류	60 Hz	저전압	중간	역학적 효과
서행반복파	50 ms 정사각형파	5~20 Hz	저전압	중간	역학적 효과
급속반복파	0.5~5 ms 정사각형파	50~200 Hz	저전압	중간	역학적 효과
감응 전류	비대칭 교류	100 Hz	중간	중간	역학적 효과
중주파 전류	저주파보다 자극이 부드럽고 통증이 적음				
러시안 전류	교류	2,500 Hz	중간	중간	역학적 효과
간섭 전류	교류	4,000 Hz	중간	중간	역학적 효과
고주파 전류	심부투열, 극초단파				
단파 전류	심한 급속 진폭	10~100 MHz	고전압		열 효과
극초단파 전류	심한 급속 진폭	300~3000 MHz	고전압		열 효과

▶ 치료목적에 따른 분류

A. 통증완화 목적	
경피신경자극(Transcutaneous Electrical Nerve Stimulation, TENS)	
간섭파전류(Interference Current, ICT)	
고압직류전류자극(High Voltage Galvanic Stimulation, HVGS)	
은침자극(Silver Spike Point, SSP)	
미세전류치료(Micro Current, MC)	
B. 근력증진 목적	
탈신경근	근육전기자극(Electrical Muscle Stimulation, EMS)
신경지배근	신경근전기자극(Neuromuscular Electrical Stimulation, NMES) 기능적전기자극(Functional Electrical Stimulation, FES) 러시안 전류자극(Russian Current, RC) 간섭파전류(Interference Current, ICT) 고압직류전류자극(High Voltage Galvanic Stimulation, HVGS)
C. 조직치유 목적	
미세전류자극(Micro Current, MC)	
저강도직류자극(Low Intensity Direct Current, LIDC)	
고압직류전류자극(High Voltage Galvanic Stimulation, HVGS)	
전기장자극(Electrical Field Stimulation, EFS)	

▶ 전기자극기의 대표적인 임상적 사용

전기자극기 형태			임상적 사용
직류		연속직류(CDC): medical galvanism iontophoresis	통증조절 염증조절 혈관확장 또는 수축(medical galvanism)
		단속직류(IDC)	탈신경근 전기자극 유해성 수준 통증조절
맥동전류(PC): 저주파(LF)		경피신경전기자극(TENS)	감각성/운동성/유해성 수준 통증조절
		은추형 전기자극(SSP)	운동성 수준 통증조절
		피하신경전기자극(PENS)	운동성 수준 통증조절
		역동전류 전기자극	감각성/유해성 수준 통증조절 혈관운동성 조절(확장)
		고전압 맥동전류 전기자극(HVPC)	감각성, 운동성 통증조절 운동성 수준 부종조절 신경근 재교육
		미세전류(MC) 전기자극	아감각성 수준 통증조절 염증조절 및 조직치유
		신경근전기자극(NMES)	신경근 재교육
		기능적전기자극(FES)	중추신경계 질환자의 기능적 활동과 관련된 신경근 재교육 및 기능적 보조기 역할
교류 전류 (AC)	중주파 (MF)	간섭전류(IFC)	감각성/유해성 수준 통증조절
		고음역의 외부 근육자극(HTEMS)	아감각성/감각성 수준 통증조절
		러시아전류	신경근 재교육(특히 근력증가)
	고주파 (HF)	장파(LWD)	피부 탄력성 조절(피부관리 분야에서 사용) 피부밑지방분해(비만관리 분야에서 사용) 심부열을 이용한 통증조절 혈관운동성 조절(확장)
		단파(SWD)	심부열을 이용한 통증조절 혈관운동성 조절(확장)
		극초단파(MWD)	심부열을 이용한 통증조절 혈관운동성 조절(확장)

* 최근에는 단독형태의 단속직류 자극기는 제조되지 않아 거의 사용되지 않고, 맥동시간을 길게 조절할 수 있는 맥동전류가 포함되고 여러 전류형태를 함께 사용할 수 있는 복합형 자극기들이 대부분 보급되어 사용되고 있다.

▶ 전류의 형태에 따른 파형의 구분

직류

- 직류

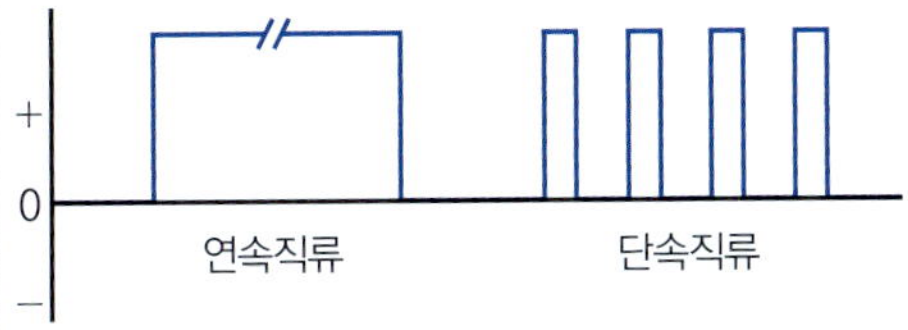

교류

- 정현파 교류전류

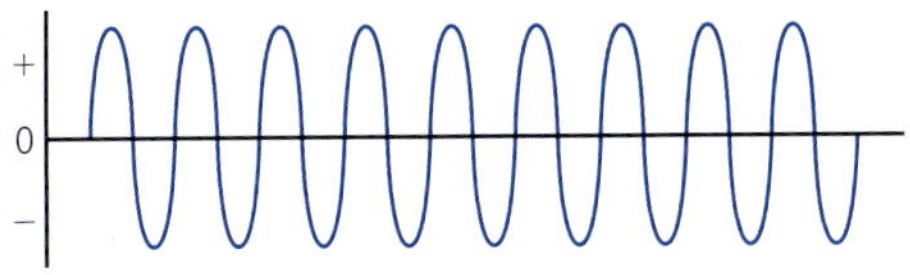

- 간섭전류

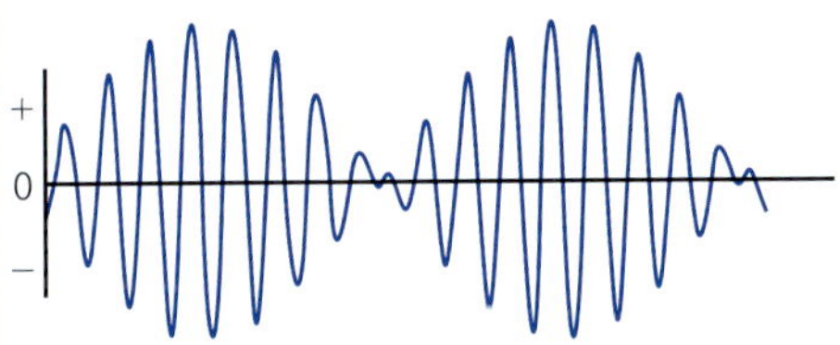

- 단속교류

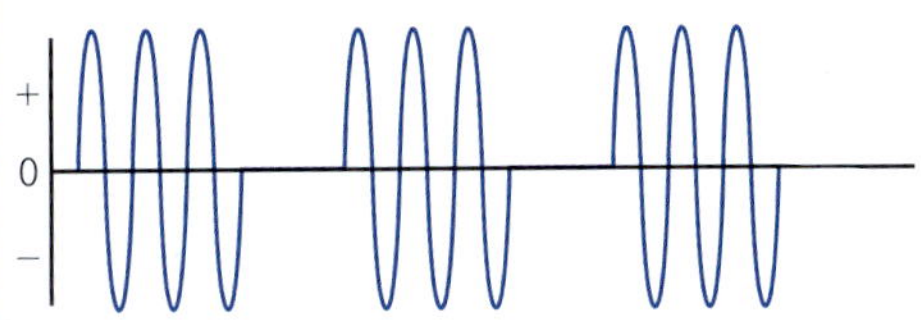

돌발파와 단일맥동파

- 돌발파와 단일맥동파

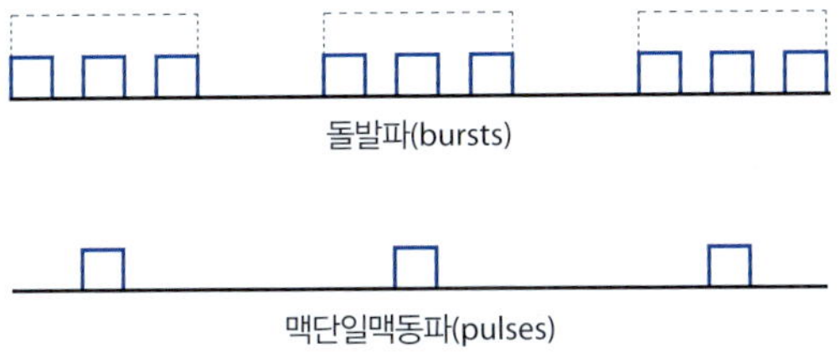

돌발(burst): 몇 개의 위상이 한 그룹을 이루면서 단일 맥동처럼 작용하는 파

단일맥동과 맥동열

- 단일맥동과 맥동열

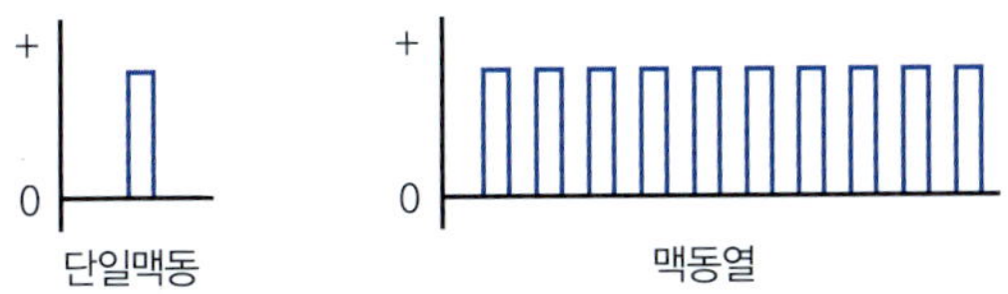

맥동열 (pulse train) : 각각의 단일 맥동이 직렬로 연결되어 있는 것

(3) 수의적 수축과 전기적 수축

<table>
<tr><td>수의적 수축</td><td>

- 운동단위의 동원 순서: 느린 운동단위(Slow unit, S) ⇒ 빠르고 덜 피곤한 운동단위(Fast Fatigue-Resistant unit, FR) ⇒ 빠른 운동단위(Fast Fatigable unit, FF)
- 크기원리의 핵심은 작은 운동신경세포가 작은 표면적을 가지고 있어 더욱 높은 막 저항성을 가짐
- 고위중추로부터 수의적 흥분 신호인 흥분 시냅스 이후전위(EPSP)가 척수에 있는 큰 직경과 작은 직경 운동신경세포의 축삭을 통해 동시에 진행할 때 각각 축삭의 저항이 발생하는데, 작은 직경 전 운동신경세포의 축삭에서 더욱 큰 저항이 발생됨
- 전류의 크기는 모든 운동신경세포에 똑같이 전달되더라도 작은 직경 운동신경세포 축삭의 저항이 더 크기 때문에 옴의 법칙에 따라 큰 직경보다 작은 직경의 운동세포 축삭이 먼저 활성화됨

</td></tr>
<tr><td>전기적 수축</td><td>

- 양방향성 전도
- 가장 큰 직경의 섬유(가장 낮은 내부저항) → 가장 작은 직경의 섬유
- 운동단위의 동원 순서: FF ⇒ FR ⇒ S
- 전극의 거리가 가까울수록 활성화되기 쉬움
- 동시성 활성화
- 전기자극에 의한 흥분은 외부에서 넓은 범위의 운동신경세포 축삭을 자극하게 되기 때문에 상대적으로 직경이 작은 신경세포보다 큰 신경세포에 훨씬 많은 전류가 흐르게 됨
- 직경이 작은 신경세포 축삭의 저항이 크긴 하지만 이러한 저항의 차이보다 전류량의 차이가 훨씬 크기 때문에 직경이 큰 신경세포가 더 큰 전압이 발생하게 되고 이로 인해 먼저 활성화됨

</td></tr>
<tr><td>운동단위 동원 순서</td><td>

전기자극과 수의적 수축의 운동단위 동원 순서

동원 순서		운동단위 종류	근섬유형
전기자극	수의적 수축		
2	1	작은 운동단위(small motor unit)	I형
1	2	큰 운동단위(large motor unit)	IIb형

</td></tr>
</table>

▶ 적색근과 백색근의 특징

적색근 Red muscle (slow, type I)	백색근 White muscle (fast, type II)
지구력이 강하다. 모세혈관 발달 c 미토콘드리아 많이 분포 에너지 소모율 높다 느린 수축으로 자세유지에 관여 가벼운 동작의 반복을 통해 발달 피로가 천천히 옴 유산소 대사활동에 적합	근력이 강하다. 모세혈관 발달 T 미토콘드리아 적게 분포 강한 수축은 할 수 없지만 빠른 수축으로 활동하는 데 관여 피로가 빨리 옴 무산소 대사활동에 적합

▶ 운동단위 동원의 크기 원리

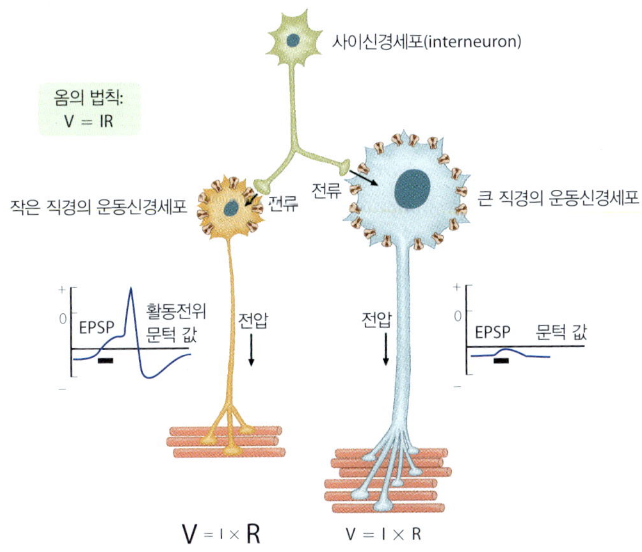

▶ 전기 자극에 의한 운동신경세포의 흥분

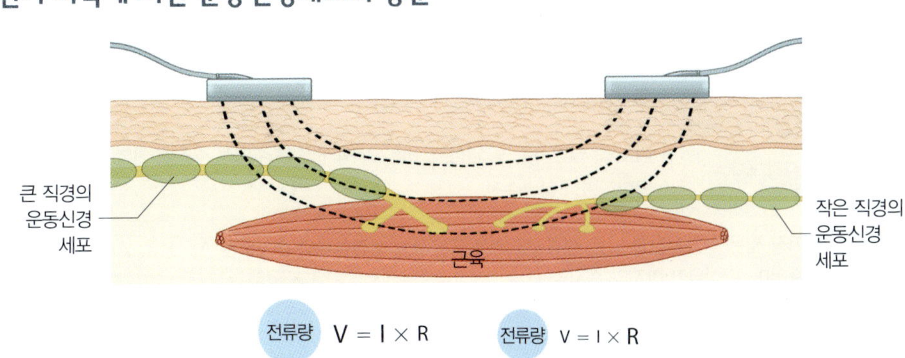

(4) 시치와 기전류 및 강시곡선

<table>
<tr><td rowspan="4">개념</td><td colspan="2">• 근 수축 유발을 위한 통전시간과 강도와의 관계
• 말초신경 및 척수전각세포 병변 진단 및 예후 판정
• 전기 자극 시 전류강도와 맥동시간에 따라 흥분하는 조직은 다름
• 맥동시간은 자극하는 전류의 한 맥동이 지속되는 통전시간
• 흥분성조직마다 흥분을 일으키는 강도와 시간과 관계를 그래프로 나타낸 것이 강도–시간 곡선(strength-duration curve, SD curve)임</td></tr>
<tr><td>이용시</td><td>• 문턱 값의 전류강도로 자극했을 때 자극이 유효하게 되는 데 필요한 최단의 시간(단위: ms)</td></tr>
<tr><td>기전류</td><td>• 맥동시간을 충분히 준 상태에서 어떤 전류가 최소한의 눈으로 볼 수 있는 수축을 유발하는 데 필요한 전류강도(단위: V or mA)
• 흥분성 조직을 흥분시킬 수 있는 최소의 전류강도</td></tr>
<tr><td>시치</td><td>• 기전류의 2배 강도로 자극했을 때, 최소한의 눈으로 볼 수 있는 수축반응이 일어나는 데 필요한 최소의 맥동시간(단위: ms)</td></tr>
<tr><td>시치의 변화</td><td colspan="2">• 탈신경: 50배 이상
• 완전탈신경, 부분탈신경은 변화 없음
• 신경재지배: 시치 감소. 대개 10 ms 이내. 마루턱 나타나듯 불규칙
• 신경근손상: 시치 상승
• 말초신경질환: 감소
• 상위신경원질환: 굽힘근–감소
• 근육질환: 유의한 변화 없음</td></tr>
<tr><td rowspan="4">강시곡선의 특징</td><td>정상근육</td><td>• 자극역치: 신경<근육
• 통전시간의 길이: 근육–길어짐, 신경–짧아짐
• 하방좌편향된 평탄하게 연속된 곡선</td></tr>
<tr><td>탈신경근육</td><td>• 긴 통전시간–근육 자극
• 상향우편향 연속선
• 위축진행 시: 급속히 상방으로 비탈을 이루는 곡선</td></tr>
<tr><td>부분탈신경근육</td><td>• 불연속 곡선
• 탈신경의 초기 징후: 불연속선, 마루턱, 고원</td></tr>
<tr><td>신경재지배</td><td>• 마루턱: 발현 6주 후 임상적 회복, 3~4개월 후 수의적 수축력 회복
• 하향좌편향 불연속선</td></tr>
<tr><td>전기 자극에 의한 흥분</td><td colspan="2">• 가장 짧은 맥동시간과 낮은 전류강도에서 흥분하는 신경섬유의 순서로는 Aβ 섬유, Aα 섬유, Aδ 섬유 순이며, C 섬유가 마지막 순서임
• 특히 C 섬유는 가장 긴 맥동시간과 높은 전류량을 요구하여 C 섬유를 제외한 다른 섬유들은 대부분 1 ms 이하의 짧은 맥동시간에서도 흥분함</td></tr>
</table>

▶ 강시곡선과 시치

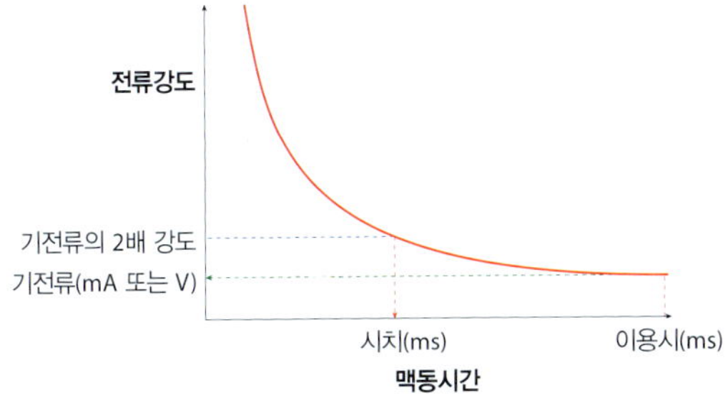

▶ 신경흥분을 위한 전류강도와 맥동시간

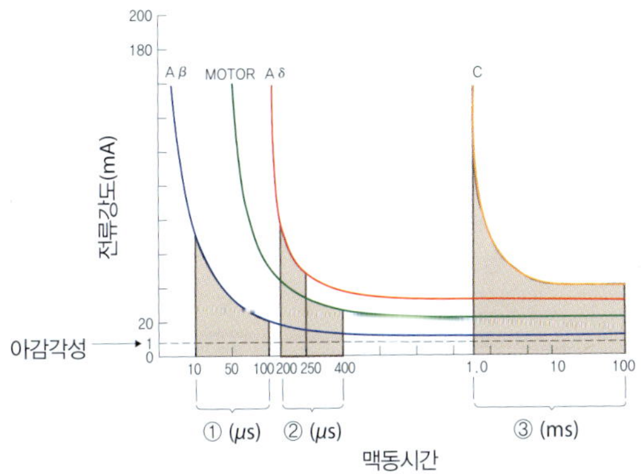

① Aβ 섬유(10~100 μs) ② Aα와 Aδ 섬유(200~400 μs) ③ C 섬유(1 ms 이상)

▶ 신경섬유의 분류

신경섬유의 유형	두께에 따른 분류	감각신경분류	수용체의 종류	지름 (직경, μm)	전달속도 (m/s)
말이집 신경섬유	Aα	Ia Ib	α-운동신경섬유(뼈대근육지배) 근육방추의 일차신경종말 골지힘줄기관	12~20	70~120
	Aβ	II	촉각(촉각소체, 촉각종말)과 압각	6~12	30~70
	Aγ		γ-운동신경섬유(근육방추를 지배)	3~6	15~30
	Aδ	III	통각(빠른 통증, 날카로운 통증, 표면통증), 냉각	2~5	12~30
	B		신경절 이전 자율신경섬유	<3	3~15
민말이집 신경섬유	C	IV	통각(느린 통증, 쑤시는 통증, 심부 통증), 온각 신경절 이후 자율신경섬유	<1.5	0.5~2

(5) 직류를 이용한 전기치료

① 의용직류치료

특성

극	양극(anode)	음극(cathode)
물리 화학적 효과	산성반응(acid reaction) 산소흡인(attracts oxygen) 염기, 금속 및 알칼로이드에 반발 산화에 의한 금속부식 가벼운 열 효과	알칼리 반응(alkaline reaction) 수소흡인(attracts hydrogen) 산, 산라디칼, halogens 원소에 반발 금속부식 없음 가벼운 열 효과
리트머스 시험지	붉게 변함	파랗게 변함
생리학적 효과	조직경화 조직탈수 신경흥분성 감소 혈관수축 혈관운동성 자극 국소빈혈(허혈의 원인) 문턱값 증가 진정효과 지혈효과 살균효과 울혈에 의한 통증 감소	조직연화 조직액화 신경흥분성 증가 혈관확장 혈관운동성 자극 국소충혈(충혈의 원인) 문턱값 감소 자극효과 출혈효과 세균성장 지연효과 허혈을 제외하고는 통증의 원인

치료적 효과

- 피부혈관운동의 자극과 국소 순환 작용의 증진
- 급성 및 만성염증성 산물의 재용해 촉진
- 허혈 또는 울혈에 의한 통증의 완화
- 조직대사작용의 증진
- 각 조직에 영양물질의 공급촉진

<table>
<tr><td>접촉방법
(contact method)</td><td>

- 편안한 자세로 치료부위 노출 및 지지
- 치료 원리 및 감각 설명: 따끔따끔 쑤시는 감각 → 따뜻한 감각
- 치료부위 검사: 피부 표면의 문제, 금속의 유무
- 환자의 감각 구별 능력 검사
- 치료부위 기름기 제거, 따뜻한 젖은 패드 접촉
- 치료 도중 움직이거나 치료기기를 만지지 않도록, 이상감각 시 이야기하도록 주의를 줌
- 치료 시 환자 및 전류계 관찰
- 치료 종료 시: 양극하 피부-핑크색, 음극하 피부-적색, 피부와 패드를 씻어 화학물질 제거
- 전극배치: 횡방향(주로 관절), 종방향(근육)
- 적절한 전류강도: 0.5~1 mA/inch^2
- 치료시간: 15~20분

</td></tr>
<tr><td>수중방법
(aquatic method)</td><td>

- 치료부위가 불균일한 윤곽이거나 광범위한 분산이 필요할 때
- 편안한 자세, 치료부위 평가 및 청결, 동통감각 평가
- 따뜻한 욕조(galvanic baths)에 담금: 92°~100°F
- 주의사항
  - 물에서 다리를 드러내지 않도록 경고(∴평류 쇼크 발생)
  - 욕조에서 금속 전극을 만지지 않도록
  - 수면에 있는 피부부위에 절연크림(바셀린)
- 양극평류치료시 장기간의 낮은 용량, 음극평류치료시 단기간 높은 용량

</td></tr>
<tr><td>적응증 및 금기증</td><td>
<table>
<tr><th>적응증</th><th>금기증</th></tr>
<tr><td>외상 및 급성 염증성 질환
(좌상, 염좌, 근염, 섬유염, 활액낭염)
만성 염증성 질환
(관절염, 건초염, 신경염)
통증(근육통, 신경통, 관절통)
혈관질환(레이노드질환)
감각과민</td><td>전신적 안정이 필요한 질환
열성질환, 결핵, 악성질환, 소모성질환
출혈 경향이 있는 경우
(뇌출혈 후 1~2주 이내, 객혈 및 토혈직후)
개방된 피부, 감염
뼈돌출부, 감각상실부위
건성반흔조직, 피부병변</td></tr>
</table>
</td></tr>
</table>

② 이온도입법

<table>
<tr><td rowspan="2">특성</td><td>물리적 특성</td><td>• 약물의 이온 농도 최대, 용매의 이온농도 최저 → 최대효과(약물농도: 일반적으로 1~5%)
• 전류강도 낮을수록 효과적(5 mA 이하)
• 치료부위 혈류량이 많을수록 약물의 농도 희석
• 치료시간: 보통 15분 이하</td></tr>
<tr><td>생리적 특성</td><td>• 이온의 침투: 지용성(조직 침투)−친수성(이온화) 복합 성질
• 전류에 의한 이온침투 깊이: 적어도 근육층 1 cm까지
• 자극성: 음극>양극 ⇒ 음극전극의 전류밀도를 낮게 함(음극의 전극크기는 양극보다 2배 이상 크게)</td></tr>
<tr><td rowspan="2">장단점</td><td>장점</td><td>• 약품을 피부를 통해 주입하므로 소화기계 장애가 없음
• 주사에서 나타날 수 있는 피부손상이나 통증이 없음
• 병변 피부 가까이 있는 경우 직접 약물을 치료부위에 정확히 적용
• 약물이 피하에 저장되어 치료효과가 장기간 지속</td></tr>
<tr><td>단점</td><td>• 극성이 있는 약물을 제외하고는 이온도입이 안 됨
• 도입된 이온의 양 측정 부정확 → 과다용량에 의한 부작용</td></tr>
<tr><td>치료적 적용</td><td colspan="2">• 모든 다이얼을 zero에 맞춤
• 기계의 선택 스위치를 continuous galvanic current에 맞춤
• 사용하려는 이온의 극성과 활성전극의 극성을 일치시킴
• 치료부위에 사용할 이온연고를 바르고 패드로 덮음
• 활성패드전극은 gauze나 cotton, felt로 하며, 패드의 두께는 0.5인치 정도
• 금속전극이 직접 피부에 닿지 않도록 주의</td></tr>
<tr><td>주의사항</td><td colspan="2">• 음극에 집중되는 화학적 자극제에 의한 피부손상 예방
• 패드 부착이 곤란한 곳은 욕조를 분산전극으로 사용
• 전선이 피부에 닿지 않도록
• 약하게 찌르는 듯한 감각이 들 때까지 올리는데, 불쾌감을 느낄 때는 2~3 mA까지 감소
• burning sensation이 발생되거나 자극이 심해지면 즉시 강도를 서서히 줄이고 피부를 검사
• 치료 종료 시 전극분리 후 패드 및 전극에 생성된 화합물을 제거
• 패드 건조 보관
• 음극 밑 피부를 주의해서 관찰</td></tr>
<tr><td>적응증 및 금기증</td><td colspan="2"><table><tr><th>적응증</th><th>금기증</th></tr><tr><td>• 급성 염증
• 만성 염증
• 관절염
• 골화근염(myositis ossificans)
• 근막통증증후군(myofascial pain syndrome)
• 다한증(hyperhydrosis)</td><td>• 심장박동조율기 부위
• 임산부의 자궁(uterus) 부위
• 간질(epilepsy) 환자의 머리부위
• 목동맥팽대(carotid sinus) 부위
• 심장질환자의 가슴부위
• 혈전증(thrombotic)이나 색전증(embolic) 혈관부위
• 출혈로 상처입기 쉬운 혈관이나 조직부위
• 눈 부위
• 점막(mucosal) 부위(전류의 집중과 민감화)
• 상처나 손상된 피부 부위
• 손상된 감각부위
• 활동성 암(cancer) 부위</td></tr></table></td></tr>
</table>

▶ 이온도입법 약물 적용방법

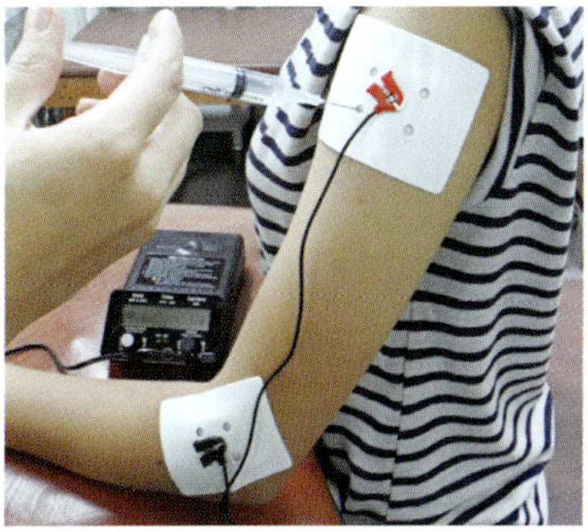

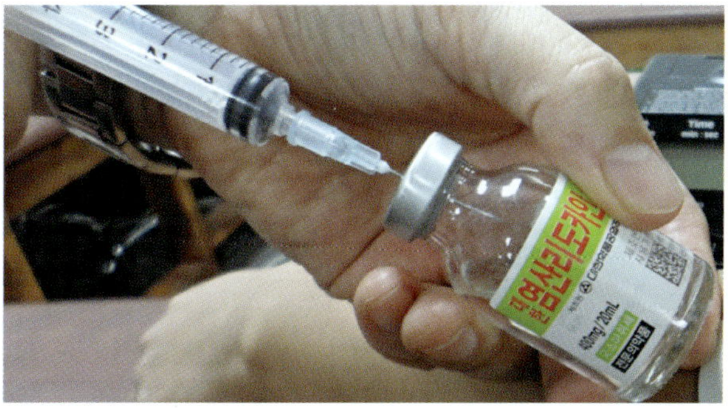

▶ 이온도입법과 대표적 약물

약품(극성)	적응증	치료원리	적용방법
초산(−) (Acetic acid)	칼슘침착 힘줄염증 (calcific tendinitis) 골화근염 (myositis ossificans)	아세트산은 연부조직과 힘줄에 침착된 칼슘의 용해도를 증가시키는 효과	음극전극으로 2~5% 수성액 (aqueous solution) 적용 (3~4 mA, 10~20분)
염화칼슘(+) (Calcium chloride)	골격근 연축 (skeletal muscle spasms)	칼슘은 흥분성세포막을 안정시킴: 말초신경과 골격근에서 흥분성 문턱 값을 감소시킴	양극전극으로 2% 수성액 적용
덱사메타손(−) (Dexamethasone)	염증 (inflammation)	합성 스테로이드 항염증제 (synthetic steroidal anti-inflammatory agent) 효과	음극전극으로 4 mg/mL 수성용액 적용 (1~4 mA, 15~20분)
요오드(−) (Iodine)	유착관절낭염 (adhesive capsulitis) 연부조직 유착 미생물 감염 (microbial infection)	요오드는 항균효과와 섬유용해 효과 (fibrolytic effect)	음극전극으로 5~10% 용액이나 연고 적용
리도카인(+) (Lidocaine)	연부조직 통증 및 염증 힘줄윤활막염 (tenosynovitis)	국소 마취효과로 일시적 진통작용 효과 (Na^+채널 차단)	양극전극으로 4~5% 용액이나 연고 적용 (2 mA, 1분 또는 4 mA, 5분)
히알루로니다아제(+) (Hyaluronidase)	국소부종(local edema) -아급성 및 만성기	하이알루로니산형의 뮤코다당질을 가수분해해서 결합조직에서 투과성을 증가시키고, 세포외 물질을 확산, 흡수 및 재흡수 촉진	양극전극으로 150 unit/mL 용액 적용 (1~2 mA, 20~40분)
황산화마그네슘(+) (Magnesium sulfate)	골격근 연축 (skeletal muscle spasm) 근육염 (myositis)	신경근연접부에서 Mg^+이 Ca^{2+}채널 차단으로 아세틸콜린의 근세포막에 대한 전달 감소에 의한 근이완 효과	양극전극으로 2% 수성용액이나 연고 적용
살리실산염(−) (Salicylates)	급성기 및 만성기 근육 및 관절통증(과사용 손상, 류마티스성 관절염)	비스테로이드성 항염증효과 (cyclo-oxygenase 억제)	음극전극으로 10% 트롤라민 살리실산 연고(trolamine salicylate ointment)나 2~3% 살리실산나트륨 용액 적용 (4 mA, 45분)
산화아연(+) (Zinc oxide)	피부궤양(skin ulcer) 등 피부과 질환	아연의 일반 살균제로서 효과 및 조직 치유 효과	양극전극으로 20% 연고적용 (4 mA, 15분, 하루에 2회)
황산구리(+) (copper sulfate)	균류감염 알레르기성 비염	구리의 국소적 살균효과 및 항진균작용	양극전극으로 1~2% 용액 적용 (10 mA, 15분, 2주)

③ 신경지배근의 전기자극 치료

개념	• 신경근전기자극은 '정상 말초신경 및 근육을 전기자극하여 근육을 기능적으로 활성화시키는 기술'로 신경근뼈대계 질환에 의한 기능장애 치료에 많이 적용됨 • 기능적전기자극은 신경근전기자극의 한 유형으로 기능적 활동을 보조하는 특징을 가짐	
특성	전기흥분성	• 전기자극에 반응하는 신경지배근의 능력
	과흥분성	• 중추신경계 손상, 말초신경손상 초기, 말초신경염 초기
	저흥분성	• 하위운동신경원 질환(예, 근위축성 축삭 경화증), 장기간 고정, 진행 중인 말초신경염, 말초신경손상 후기

원리	Pflüger's law	• 정상신경지배근 자극시 근 수축에 필요한 전류량의 크기는 음극폐쇄전류가 제일 작음
		• 정상신경지배근 자극 순서 CCC → ACC → AOC → COC
		  ◦ 양극폐쇄전류(Anode Closing Current, ACC)
		  ◦ 양극개방전류(Anode Opening Current, AOC)
		  ◦ 음극폐쇄전류(Cathode Closing Current, CCC)
		  ◦ 음극개방전류(Cathode Opening Current, AOC)

	DuBois-Reymond's law	• 신경자극시 전류의 변화속도에 대한 법칙 • 전류의 변화속도가 빠를수록 낮은 강도의 전류로 반응 • 전류 변화속도가 느리면 → 신경 순응 → 역치 상승
목적	근력 및 지구력 강화	• 전기적 근 재교육(electrical muscle re-education)
	위운동신경세포 병터에 의한 강직 감소	• 전기적 운동조절(electrical motor control)
	관절 구축, 부종 개선	• 전기적 관절가동성 조절(electrical joint mobility control)
	근 긴장, 근 연축 조절	• 전기적 신경근 이완(electrical neuromuscular relaxation)
	기능장애에 대한 기능훈련 및 보장구 대용	• 기능적 전기자극(Functional Electrical Stimulation, FES)

▶ 자극-수축과 휴식-이완 시간비

목적	단속시간비(수축-이완시간비)	단속시간
근력강화	1:5에서 점차적으로 1:10으로 증가	5초 수축에 25초 이완에서 5초 수축에 50초 이완
지구력 강화	1:3 또는 1:4	5초 수축에 15초 이완 또는 5초 수축에 20초 이완
부종(edema) 조절	1:3	4초 수축에 12초 이완
근연축(muscle spasm) 이완	1:1	10초 수축에 10초 이완

▶ 신경근전기자극에 사용되는 저주파와 중주파의 특성

저주파 전류	중주파 전류
• 주파수: 30~50 pps 범위 • 동시성 탈분극(synchronous depolarization) • 낮은 수축강도(30~60% MVC) • 작은 및 얕은 근 군 자극에 적당 • 낮은 안락감 • 맥동전류 전기자극 양식	• 운반주파수: 2,500 Hz • 돌발 주파수: 30~50 bps 범위 • 비동시성 탈분극(asynchronous depolarization) • 높은 수축강도(60% 이상 MVC) • 얕은 및 깊은 근 군에 모든 자극에 적당 • 높은 안락감 • 러시아 전류 전기자극 양식(돌발파; 단속 정현파 교류)

▶ 치료목적에 따른 경사시간 설정

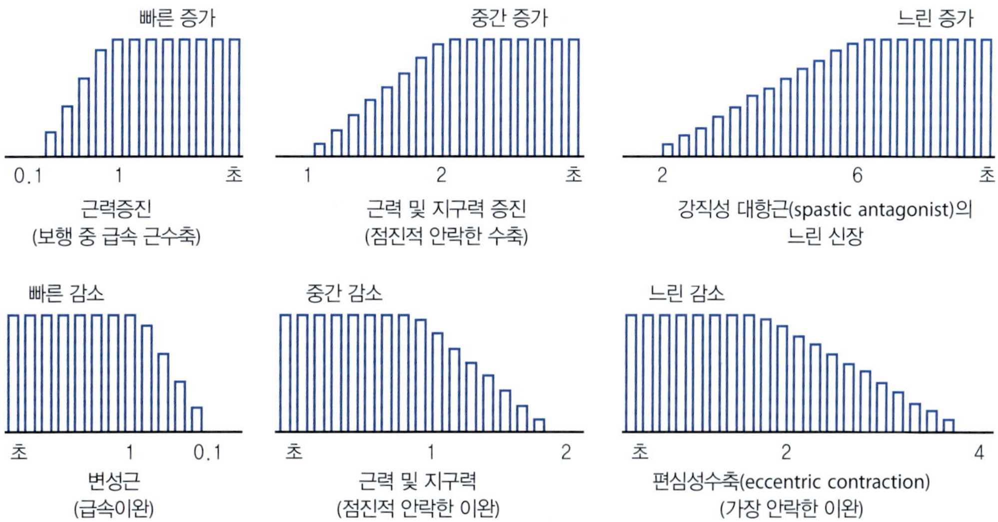

③ 신경지배근의 전기자극 치료 (계속)

<table>
<tr><td rowspan="16">전기자극 조건</td><td rowspan="5">파형
(waveform)</td><td colspan="2">• 정현파, 가시전류, 맥동전류, 직사각형맥동의 여러 형태</td></tr>
<tr><td>단상 직사각형파</td><td>• 활성전극으로 자극, 이온의 화학자극으로 피부자극, 단시간 적용</td></tr>
<tr><td>비대칭성 이상파</td><td>• 화학효과 거의 없음
• 두 전극에서 모두 조직 흥분 가능</td></tr>
<tr><td>대칭성 이상파</td><td>• 화학효과 거의 없음
• 두 전극에서 모두 조직 흥분 가능</td></tr>
<tr><td>교대 대칭성 이상파</td><td>• 두 전극에서 흥분</td></tr>
<tr><td>맥동빈도</td><td colspan="2">• 주파수는 초당 반응하는 근 수축의 수를 의미
• 인간은 주파수인 초당 전기자극 수에 의한 신경근섬유의 탈분극 수를 일정한 주파수 이상에서는 인지하지 못함
• 연축반응(약 25 Hz 또는 25 pps 이하), 강축반응(약 25 Hz 또는 25 pps 이상)
• 저주파 전류와 중주파 전류가 활용되며, 이는 같은 근 수축 반응을 일으키는데, 그 목적이나 효과에 다소 차이가 있음
• 신경지배근의 강축 유발 맥동빈도: 30~50 pps</td></tr>
<tr><td>맥동기간
(pulse duration)</td><td colspan="2">• 전기적 근 수축 시에 안락한 전기 자극을 위해 맥동시간이 매우 중요
• 저주파 맥동전류를 이용하는 신경근전기자극이나 기능적전기자극은 맥동시간이 200~400 μs 사이의 범위에서 일반적으로 고정됨
• 중주파 전류를 매개로 한 러시아 전류나 간섭전류, 고전압 맥동전류의 경우 맥동시간이 비교적 짧기 때문에 불편감 없이 좀 더 깊은 조직을 자극할 수 있음
• 정상 신경지배근의 시치: 약 1 ms (탈신경근: 약 10 ms)
• 맥동기간은 200~500 μs</td></tr>
<tr><td rowspan="3">경사시간
(ramp time)</td><td colspan="2">• 근 수축의 시간적 양을 결정하는 중요한 요소 중의 하나
• 최대강도에 도달하는 속도를 빠르게 함</td></tr>
<tr><td>근력 및 지구력 증가</td><td>• 약 1~2초 정도의 중간속도로 설정</td></tr>
<tr><td>강직성 환자</td><td>• 경사시간을 5초 이상으로 매우 느리게 설정하는 것이 중요</td></tr>
<tr><td>단속시간비
(on : off ratio)</td><td colspan="2">• 단속시간비에 따라 근 피로도가 달라짐(단속시간비 조절 중요)
• 통전시간이 단전시간보다 많아진다면 그만큼 근 수축 시간이 길어지는 것이므로 근 피로가 높아질 수 있다는 것을 의미함
• 치료목적에 따라 단속시간비는 조절되어야 하는데, 일반적으로 근력 증가, 지구력 증가, 부종 조절, 근 연축 완화의 목적을 위한 단속시간비는 1:1~1:10의 범위에서 사용</td></tr>
<tr><td>치료 빈도</td><td colspan="2">• 1~2회/1일</td></tr>
<tr><td>전류강도
(current intensity)</td><td colspan="2">• 신경근전기자극에서 전류강도는 최대 수의적 수축력(Maximum Voluntary Contraction, MVC)을 기준으로 설정함
• 최대 근력향상을 위해서는 최대 수의적 수축력의 60% 이상, 지구력향상은 20% 정도가 필요함
• 이러한 기준은 다양한 치료목적과 함께 환자의 참을 수 있는 한계 등에 따라 달라질 수 있음</td></tr>
</table>

▶ 발등 굽힘 전기자극

- 얕은종아리신경은 긴종아리근과 짧은종아리근을 지배하기 때문에, 발등 가쪽번짐(eversion)을 유발됨
- 깊은종아리신경은 앞정강근을 지배하기 때문에 엄지발가락 쪽으로 편위된 발등 굽힘이 유발됨
- 이러한 점들을 고려하여 목적에 따라 발등이 적절히 굽힘 되는 최적의 자극 위치를 찾음

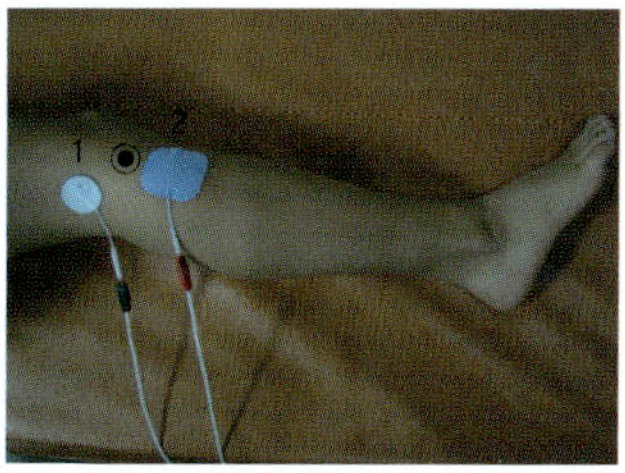

A-1. 온종아리신경 중심 배치1
전극 1: 온종아리신경
전극 2: 종아리뼈 목 아래

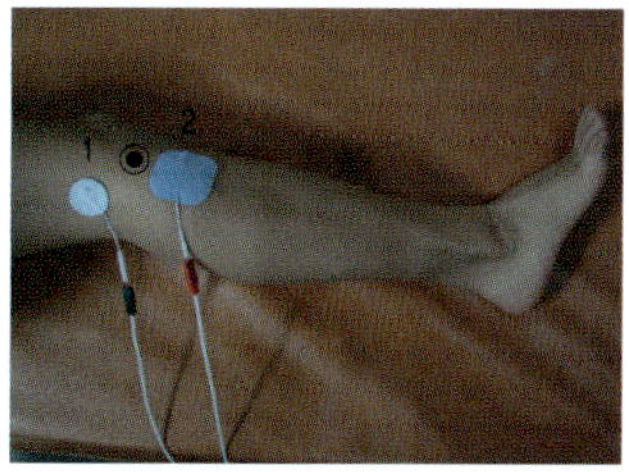

A-2. 전기자극 반응
얕은종아리신경이 자극받으면 새끼발가락 쪽으로 편위된 발등 굽힘이 일어남

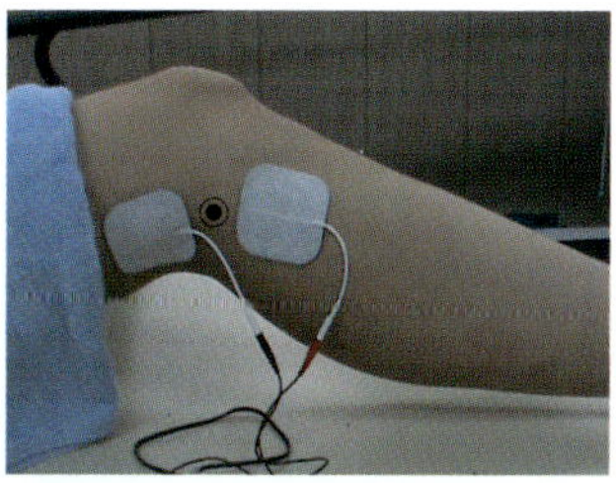

A-3. 온종아리신경 중심 배치2
전극 1: 온종아리신경
전극 2: 종아리뼈 목 아래

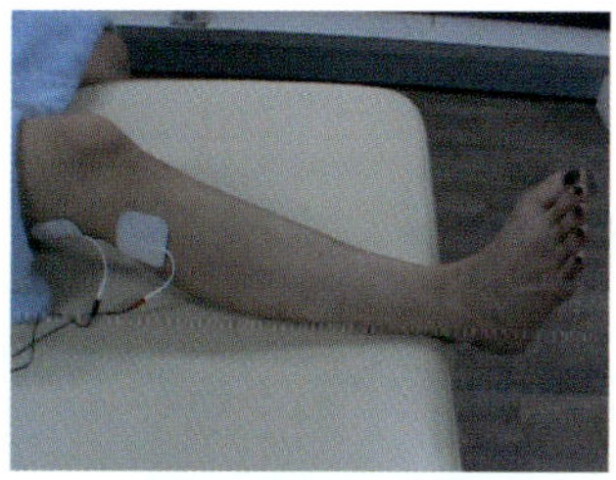

A-4. 전기자극 반응
깊은종아리신경이 좀 더 자극받으면 엄지발가락 쪽으로 편위된 발목 굽힘이 일어남

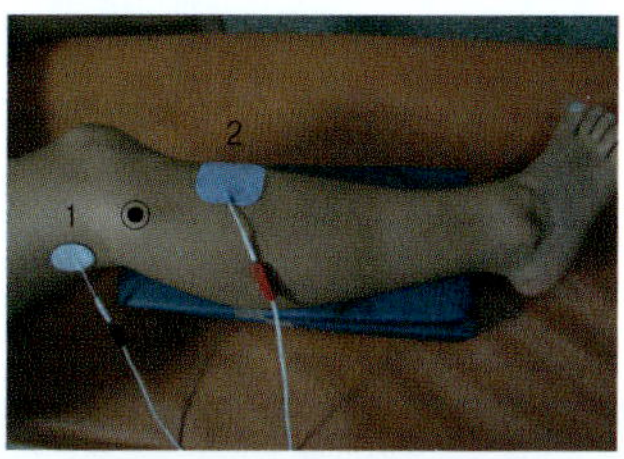

B-1. 온종아리신경과 앞정강근 배치
전극 1: 온종아리신경
전극 2: 앞정강 근 운동점

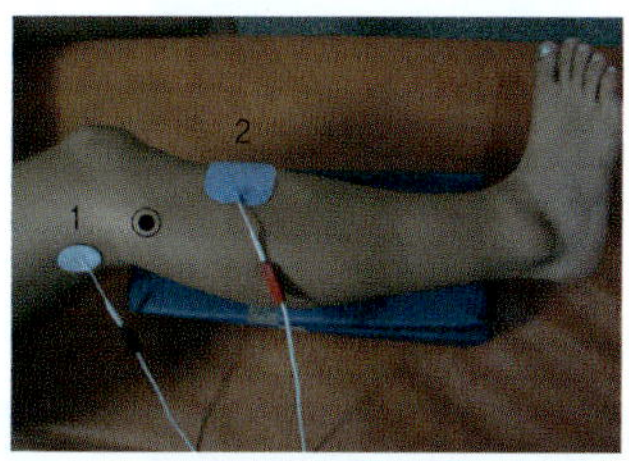

B-2. 전기자극 반응
엄지발가락 쪽으로 편위된 발목 굽힘이 일어남

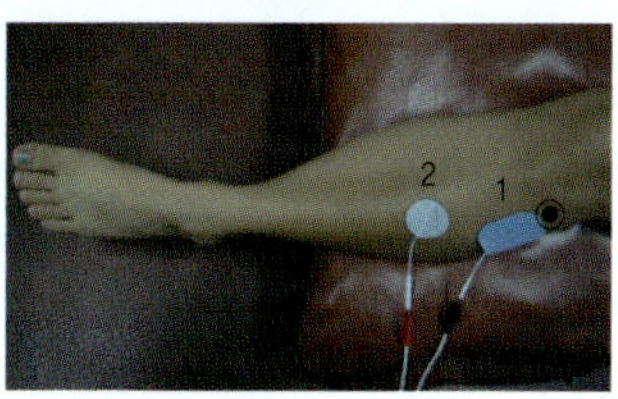

C-1. 종아리뼈 목과 앞정강근 배치
전극 1: 종아리뼈 목 아래
전극 2: 앞정강근 운동점

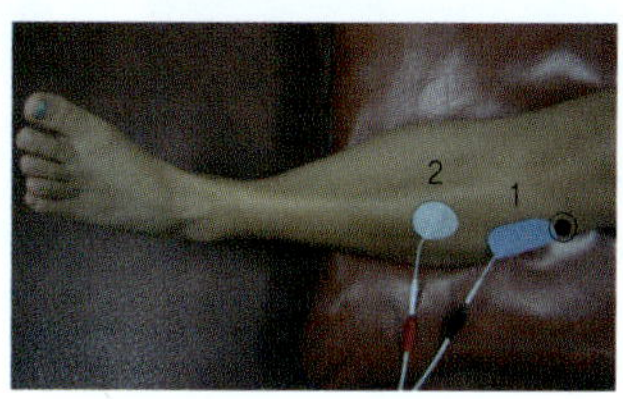

C-2. 전기자극 반응

▶ 손목 폄(Wrist extension)과 굽힘(Flexion) 전기자극

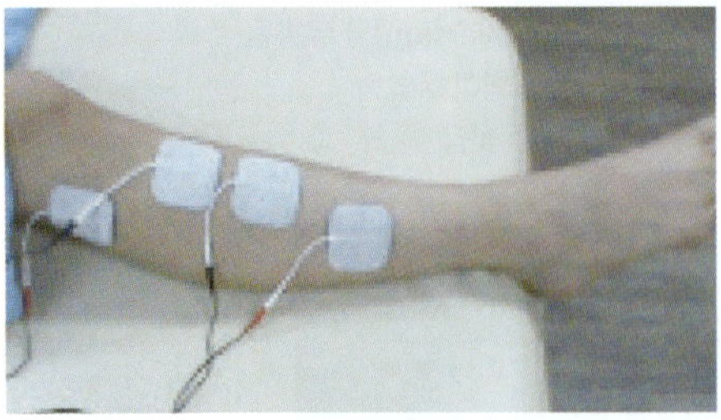

A-1. 온종아리신경, 앞정강근, 종아리근 배치

[1채널] 전극 1: 온종아리신경; 전극 2: 앞정강근 몸쪽

[2채널] 전극 1: 앞정강근 먼쪽; 전극 2: 종아리근

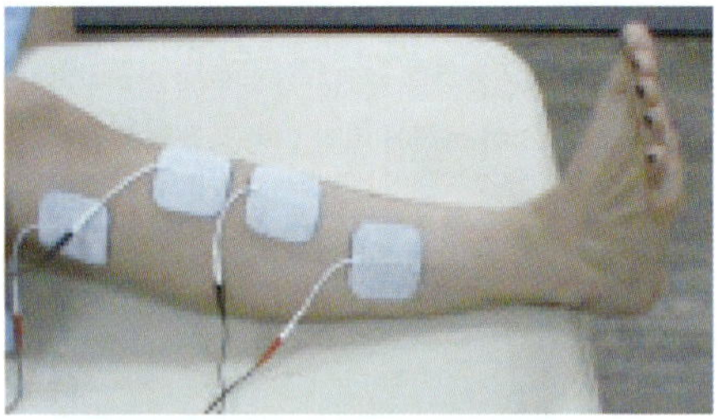

A-2. 전기자극 반응

발등 굽힘 전기자극 반응(2채널 4극)

손목 폄은 손목 폄근(wrist extensor)의 근힘살에 대한 양극전극배치를 사용함

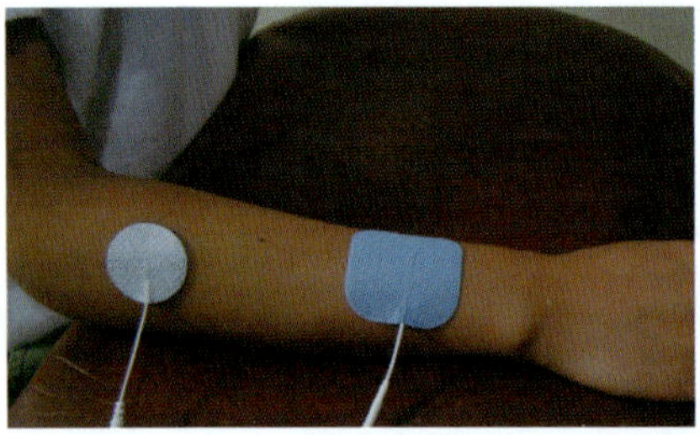

A-1. 손목 폄근 중심 배치

전극 1: 아래팔 바깥측 가까운 부위

전극 2: 아래팔 먼 쪽 부위

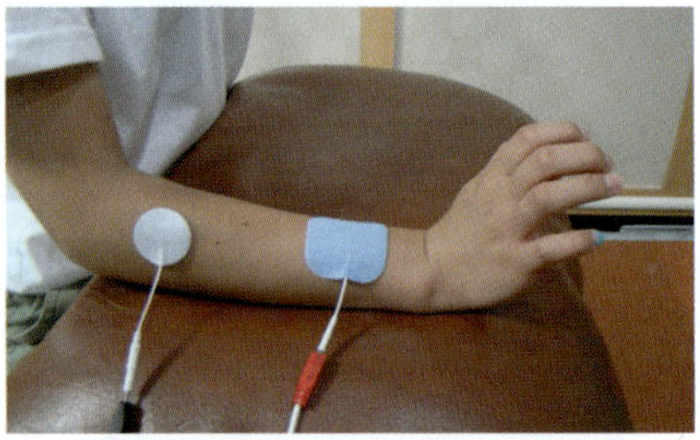

A-2. 전기자극 반응

(팔꿈치 가까운 쪽 전극의 위치에 따라 손목 폄의 편위가 달라짐에 유의)

손목 굽힘은 손목굽힘근(wrist flexor)의 근힘살에 대한 양극배치를 사용함

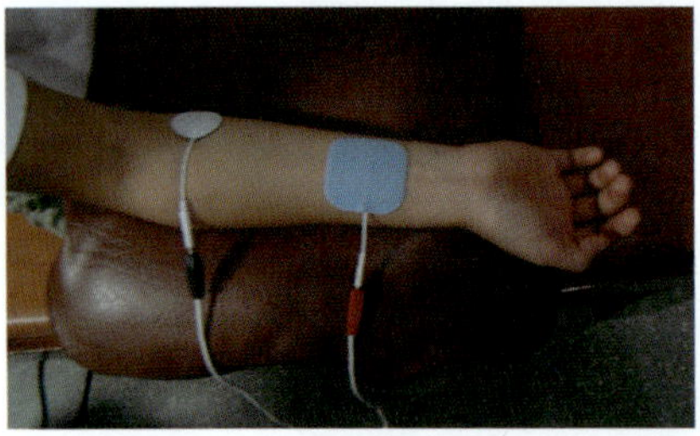

A-1. 손목 굽힘근 중심 배치

전극 1: 아래팔 안쪽 손목 굽힘근 힘살 몸쪽

전극 2: 아래팔 손목 굽힘근 힘살 먼 쪽

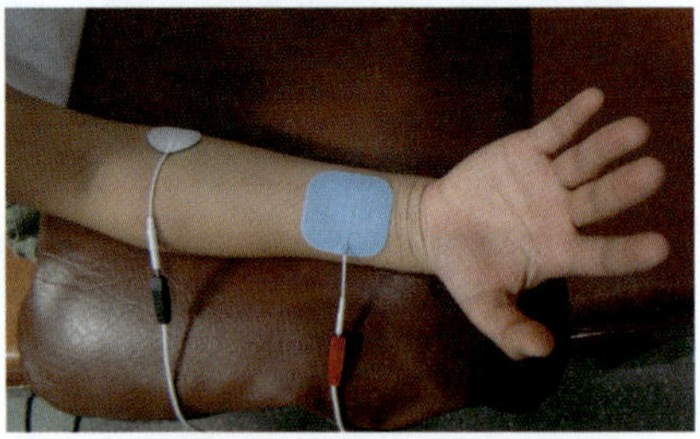

A-2. 전기자극 반응

(팔꿈치 가까운 쪽 전극의 위치에 따라 손목 폄의 편위가 달라짐에 유의)

▶ 운동점

1. 얼굴표정근의 운동점–얼굴신경 지배근

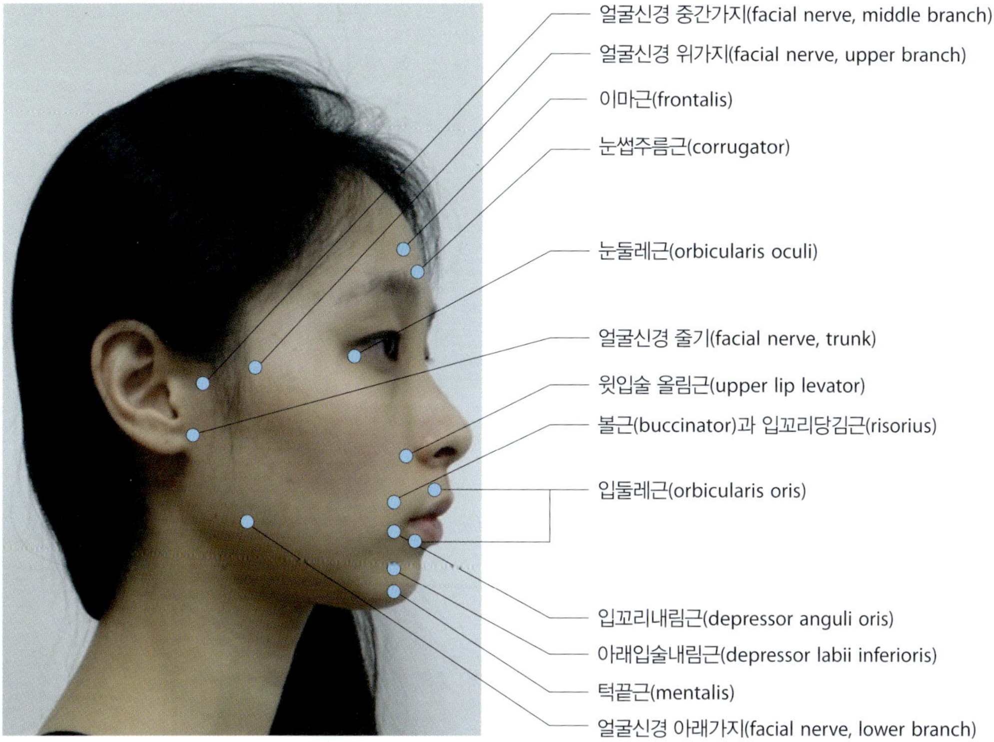

2. 몸통 뒤쪽의 운동점

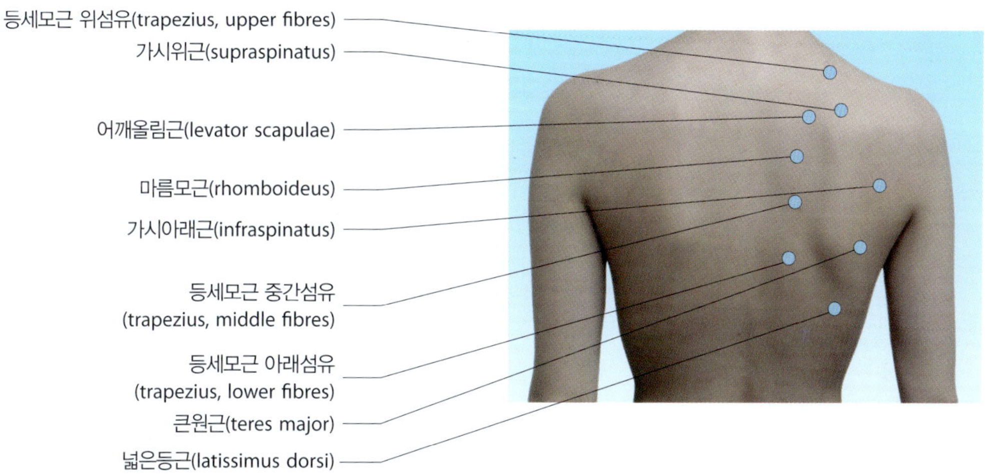

▶ 운동점 (계속)

3. 팔의 운동점

1) 팔의 앞쪽 운동점

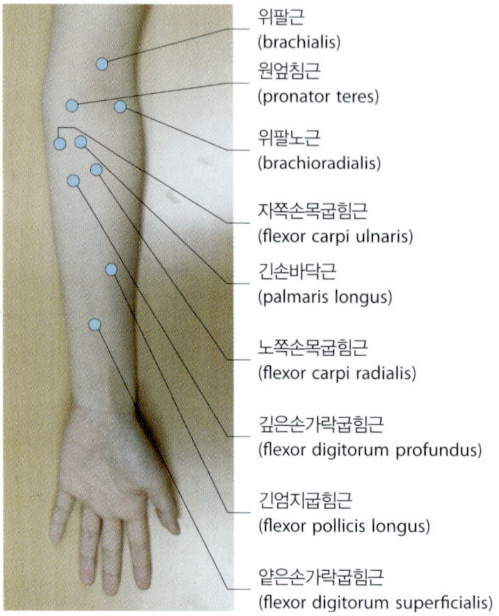

2) 손의 앞쪽 운동점

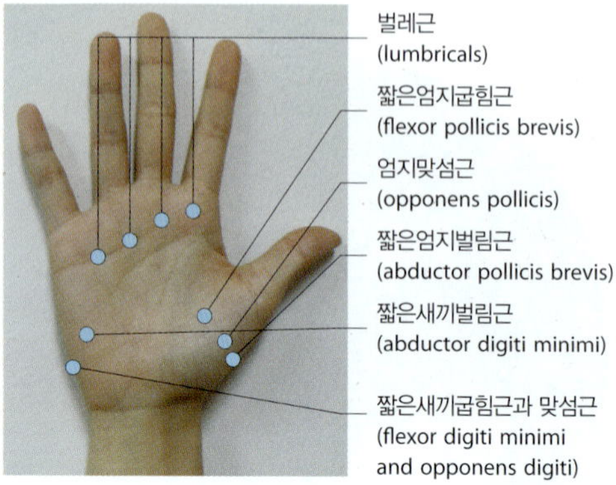

3) 팔의 뒤쪽 운동점

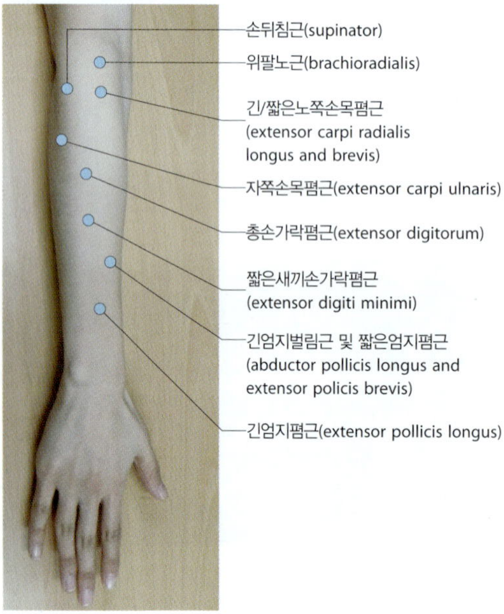

4) 손의 뒤쪽 운동점

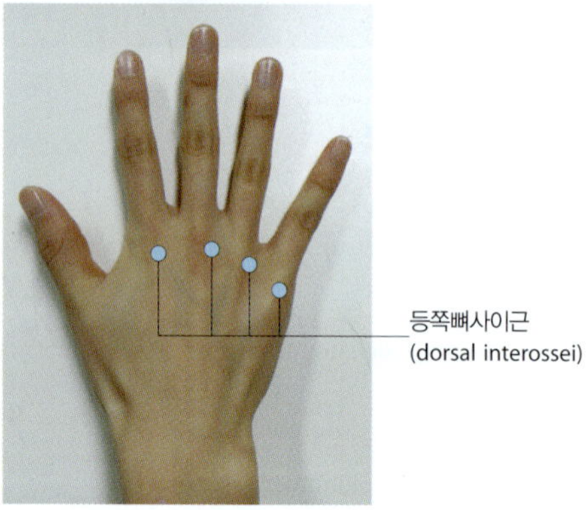

4. 다리의 운동점

1) 다리의 앞쪽과 안쪽 운동점

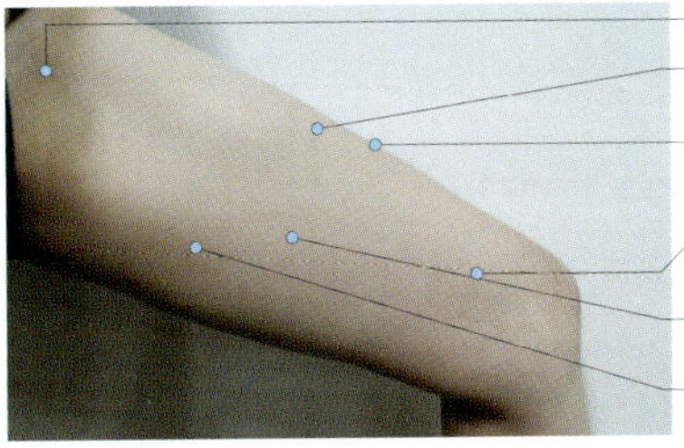

2) 다리의 가쪽 운동점

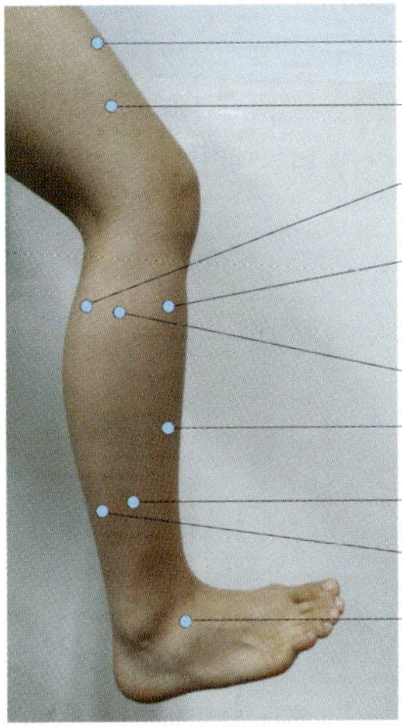

3) 다리의 뒤쪽 운동점

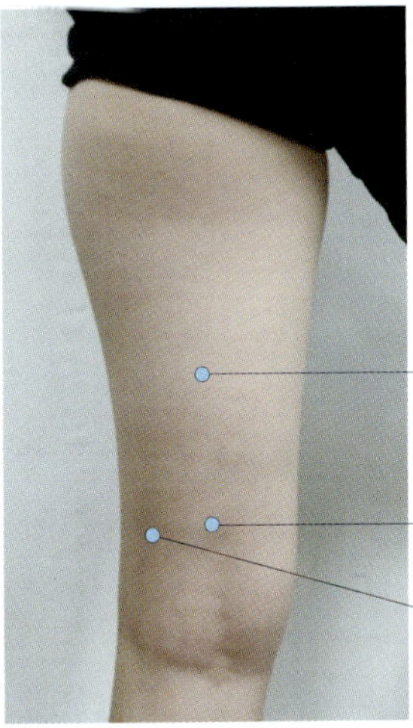

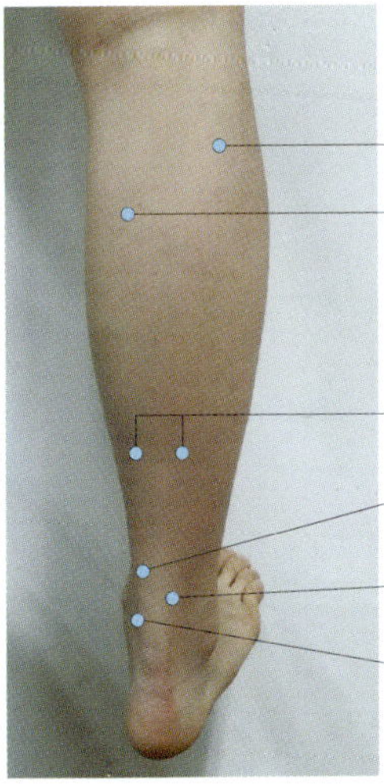

▶ 전극부착 방법 동영상

동영상		
1	Biceps brachii - 1 Channel 2 Electrodes (1 big + 1 small)	
2	Biceps brachii - 1 Channel 2 Electrodes	
3	Biceps femoris - 1 Channel 2 Small electrodes	
4	Biceps femoris - 2 Channels 4 Small electrodes	
5	Deltoid - 2 Channel 4 Electrodes	
6	Extensor carpi - 1 Channel 2 Electrodes	
7	Extensor spinae - 2 Channels 4 Electrodes	
8	Flexor carpi - 1 Channel 2 Electrodes	
9	Gastrocnemius - 1 Channel 2 Electrodes	
10	Gastrocnemius - 2 Channels 4 Electrodes	
11	Gluteus - 1 Channel 2 Electrodes	

12	Gluteus - 2 Channels 4 Electrodes	
13	Quadriceps - 2 Channels 3 Electrodes	
14	Quadriceps - 2 Channels 4 Electrodes	
15	Rectus + transversus abdominalis - 3 Channels 6 Electrodes	
16	Rectus + transversus abdominalis - 4 Channels 6 Electrodes	
17	Tibialis - 1 Channel 2 Electrodes	
18	Trapezius - 2 Channels 4 Electrodes	
19	Triceps - 1 Channel 2 Electrodes	
20	Triceps - 2 Channels 3 Electrodes	

③ 신경지배근의 전기자극 치료 (계속)

전기자극의 효과	• 골격근의 활성 증가, 지체 둘레 증가, 근 무게 감소의 지연 • 근섬유 직경 증가, 모세혈관 분포 및 혈류량 증가, 근수축력 증가 • 효소 활성도 증가, 글리코겐 변화, 산화적 대사 증진, 근섬유 유형의 변화 • 단백합성능 증가, 위축 예방, 미토콘드리아 수 및 체적 증가
금기증	• 심장박동조율기 이식 환자 • 심장 및 뇌 부위 • 심장질환 • 정맥 및 동맥 혈전증, 혈전성 정맥염 • 악성 종양 • 감염부위 • 골절 후 불유합 상태 환자 • 임산부 복부위

고려사항	• 전기 자극은 다음의 경우 환자의 불편감이 증가시킬 수 있음
	  ◦ 필요 이상으로 전류량이 높고 맥동시간이 긴 경우
	  ◦ 전극에 사용하는 스펀지 등에 수분이 충분하지 않을 경우
	  ◦ 전극을 피부에 균일하게 잘 밀착시키지 않았을 경우
	  ◦ 전도성이 불량인 접착식 전극 등을 사용
	  ◦ 근육에 비해 너무 작은 전극을 사용
	  ◦ 피부에 상처가 있을 경우
	  ◦ 접착식 전극을 오래 사용하여 전도성이 떨어진 경우
	• 적용전극은 흡입전극보다 주로 패드전극을 사용함
	• 전극의 크기는 치료 부위를 고려하여 준비함
	• 전기 자극에 따른 근 수축 유발 시, 효과를 높이기 위해 환자도 이에 동참하여 자발적인 근 수축에 동참하도록 하고 치료목적에 따라 모래주머니(sand bag)나 탄력밴드(thera band) 등을 이용하여 저항을 점진적으로 증가시킴

전기자극시 문제점	• 근피로: 낮은 주파수, 장기간의 전기자극, 1:5 단속시간으로 하면 근피로 예방에 효과적

▶ 등척성 근력강화를 위한 전기자극방법

<table>
<tr><th colspan="2">분류</th><th colspan="2">특성</th></tr>
<tr><td rowspan="8">매개변수</td><td>전류</td><td>맥동전류</td><td>중주파 교류전류(러시아전류)</td></tr>
<tr><td>주파수</td><td>30~50 pps</td><td>운반주파수 2,500 Hz, 돌발 주파수 50 bps</td></tr>
<tr><td>맥동시간</td><td colspan="2">250 μs(중주파 교류전류는 보통 주파수에 따라 자동조절)</td></tr>
<tr><td>단속시간비</td><td colspan="2">1:5(통전시간 10초, 단전시간 50초)</td></tr>
<tr><td>경사증감시간</td><td colspan="2">0.1~5초</td></tr>
<tr><td>전류강도</td><td colspan="2">최대근수축력의 65~80% 정도에서 증감</td></tr>
<tr><td>치료시간</td><td colspan="2">15분(15회 수축)</td></tr>
<tr><td>치료주기</td><td colspan="2">3~5회/주, 2~3주 이상</td></tr>
<tr><td colspan="2">자극부위</td><td colspan="2">'전극부착 방법 동영상' 참고</td></tr>
<tr><td colspan="2">고려사항</td><td colspan="2">• 등척성 근력강화는 움직임이 제한된 환자에게 주로 적용한다.
• 전기자극과 동반하여 환자는 등척성 운동에 능동적으로 참여하도록 한다.
• 전기자극에 따른 적응효과에 의해 반응이 감소되면 전류강도를 좀 더 증가시키는 등 반응을 보면서 조절하도록 한다.</td></tr>
</table>

▶ 등장성 근력강화를 위한 전기자극방법

<table>
<tr><th colspan="2">분류</th><th colspan="2">특성</th></tr>
<tr><td rowspan="8">매개변수</td><td>전류</td><td>맥동전류</td><td>중주파 교류전류(러시아전류)</td></tr>
<tr><td>주파수</td><td>30~50 pps</td><td>운반주파수 2,500 Hz, 돌발 주파수 50 bps</td></tr>
<tr><td>맥동시간</td><td colspan="2">250 μs(중주파 교류전류는 보통 주파수에 따라 자동조절)</td></tr>
<tr><td>단속시간비</td><td colspan="2">1:5(통전시간 10초, 단전시간 50초)</td></tr>
<tr><td>경사증감시간</td><td colspan="2">0.1~5초</td></tr>
<tr><td>전류강도</td><td colspan="2">최대근수축력의 65~80% 정도에서 증감</td></tr>
<tr><td>치료시간</td><td colspan="2">15분(15회 수축)</td></tr>
<tr><td>치료주기</td><td colspan="2">3~5회/주, 2~3주 이상</td></tr>
<tr><td colspan="2">자극부위</td><td colspan="2">'전극부착 방법 동영상' 참고</td></tr>
<tr><td colspan="2">고려사항</td><td colspan="2">• 등장성(isotonic) 근력강화는 가동성에 문제가 없는 환자에게 적용한다.
• 동심성(concentric) 운동 강화를 위해 경사증가시간, 편심성(eccentric) 운동 강화를 위해 경사감소시간을 느리게 조절한다.
• 전기자극과 동반하여 환자는 등장성 운동에 능동적 참여하도록 한다.
• 환자의 근력 상태에 따라 등속성운동기, 탄력밴드, 모래주머니 등을 적용할 수 있다.
• 전기자극에 따른 적응효과에 의해 반응이 감소되면 전류강도를 좀 더 증가시키는 등 반응을 보면서 조절하도록 한다.</td></tr>
</table>

▶ 근지구력 강화를 위한 전기자극방법(전극배치방법)

분류		특성	
매개변수	전류	맥동전류	중주파 교류전류(러시아전류)
	주파수	30~50 pps	운반주파수 2,500 Hz, 돌발 주파수 50 bps
	맥동시간	250 μs(중주파 교류전류는 보통 주파수에 따라 자동조절)	
	단속시간비	1:3(통전시간 5초, 단전시간 25초)	
	경사증감시간	1초	
	전류강도	최대근수축력의 20% 정도에서 증감	
	치료시간	60분(120회 수축)	
	치료주기	매일 1~2회, 2~3주 이상	
자극부위		'전극부착 방법 동영상' 참고	
고려사항		• 등척성 및 등장성 운동을 동반하여 적용할 수 있다.	

▶ 무릎관절전치환술 후 전기자극방법

단계	수술 후(일)	전기자극 수준	단속시간비
1단계 (통증 및 부기)	1~3	가벼운 강축성 수축유발 수준 (gentle tetanic contraction)	1:5 (10초 통전: 50초 단전)
	4~6	최대근수축력의 20% 정도에서 증감	1:3~4 (10초 통전: 30~40초 단전)
2단계 (부분 또는 완전한 체중부하)	7~20	최대근수축력의 30~50% 정도에서 증감	1:3~1:5 (5초 통전: 15~25초 단전) 또는 (10초 통전: 30~50초 단전)
3단계 (완전한 체중부하)	21~	최대근수축력의 60~80% 정도에서 증감	1:5 (10초 통전: 50초 단전)

* 2단계부터는 모래주머니나 탄력밴드들을 함께 적용하면 더욱 효과적이다.

* 전기자극 동안 환자의 수의적 수축을 함께 유도하도록 한다.

▶ 근이완을 위한 전기자극방법

분류		특성	
매개변수	전류	맥동전류	중주파 교류전류(러시아전류)
	주파수	30~50 pps	운반주파수 2,500 Hz, 돌발 주파수 50 bps
	맥동시간	250 μs(중주파 교류전류는 보통 주파수에 따라 자동조절)	
	단속시간비	1:1(통전시간 10초, 단전시간 10초)	
	경사증감시간	1~2초	
	전류강도	최대근수축력의 65~80% 정도에서 증감	
	치료시간	20분(60회 정도 수축 및 이완 유발)	
	치료주기	치료주기: 2~3회/주	
자극부위		'전기부착 방법 동영상' 참고	
고려사항		• 근연축(spasm) 근육에 적용한다. • 등척성과 등장성으로 수행할 수 있다. • 통전시간 동안 환자는 능동적 수축의 참여와 단전시간 동안 능동적 이완을 하도록 한다.	

▶ 관절가동범위 증진 및 부종조절을 위한 전기자극방법

분류		특성	
매개변수	전류	맥동전류	중주파 교류전류(러시아전류)
	주파수	30~50 pps	운반주파수 2,500 Hz, 돌발 주파수 50 bps
	맥동시간	250 μs(중주파 교류전류는 보통 주파수에 따라 자동조절)	
	단속시간비	교대 적용으로 조절 필요 없음(작용근:대항근 = 1:1)	
	통전시간	5초(각 채널 교대로 5초)	
	조절방식	교대(1채널과 2채널 교대)	
	경사증감시간	0.5~1초	
	전류강도	최대하 근수축 또는 최대 가동화 범위의 강도	
	치료시간	15분(90회 정도 유발)	
	치료주기	2~3회/주	
자극부위		'전기부착 방법 동영상' 참고	
고려사항		• 작용근과 대항근, 즉 굽힘근의 신경근 1채널과 폄근의 신경근 1채널씩 각각 전극을 배치한다. • 전기자극 동안 환자는 능동적 수축에 참여하도록 한다. 펌핑운동(pumping exercise), 즉 등장성으로 수행한다.	

▶ 경직(Spasticity) 완화를 위한 전기자극방법

<table>
<tr><th colspan="2">분류</th><th colspan="2">특성</th></tr>
<tr><td rowspan="8">매개변수</td><td>전류</td><td>맥동전류</td><td>중주파 교류전류(러시아전류)</td></tr>
<tr><td>주파수</td><td>30~50 pps</td><td>운반주파수 2,500 Hz, 돌발 주파수 50 bps</td></tr>
<tr><td>맥동시간</td><td colspan="2">250 μs(중주파 교류전류는 보통 주파수에 따라 자동조절)</td></tr>
<tr><td>단속시간비</td><td colspan="2">1:2(통전시간 12초, 단전시간 24초)</td></tr>
<tr><td>경사증감시간</td><td colspan="2">4~8초</td></tr>
<tr><td>전류강도</td><td colspan="2">최대하 근수축 강도</td></tr>
<tr><td>치료시간</td><td colspan="2">10분</td></tr>
<tr><td>치료주기</td><td colspan="2">1회/일</td></tr>
<tr><td colspan="2">자극부위</td><td colspan="2">'전기부착 방법 동영상' 참고</td></tr>
<tr><td colspan="2">고려사항</td><td colspan="2">• 전극배치법에 따라 작용근 자극법과 대항근 자극법으로 실시할 수 있다.
• 작용근(경직근) 자극법은 통전시간 동안 환자의 능동적 수축 참여하도록 하며, 단전시간 시 능동적 이완(대항근수축)을 하도록 한다.
• 대항근(경직근의 대항근) 자극법은 통전시간 동안 환자의 능동적 이완(대항근수축) 참여하도록 한다.</td></tr>
</table>

▶ 어깨관절 불완전탈구 조절을 위한 전기자극방법

<table>
<tr><th colspan="2">분류</th><th colspan="2">특성</th></tr>
<tr><td rowspan="8">매개변수</td><td>전류</td><td>맥동전류</td><td>중주파 교류전류(러시아전류)</td></tr>
<tr><td>주파수</td><td>30~50 pps</td><td>운반주파수 2,500 Hz, 돌발 주파수 50 bps</td></tr>
<tr><td>맥동시간</td><td colspan="2">250 μs(중주파 교류전류는 보통 주파수에 따라 자동조절)</td></tr>
<tr><td>단속시간비</td><td colspan="2">통전시간 10초, 단전시간 12초</td></tr>
<tr><td>경사증감시간</td><td colspan="2">경사증가 4초, 유지 4초, 경사감소 2초</td></tr>
<tr><td>전류강도</td><td colspan="2">안락함과 충분한 근수축 강도</td></tr>
<tr><td>치료시간</td><td colspan="2">15분</td></tr>
<tr><td>치료주기</td><td colspan="2">매일, 2~3주 이상</td></tr>
<tr><td colspan="2">자극부위</td><td colspan="2">가시위근 힘살, 어깨세모근 뒷부분</td></tr>
<tr><td colspan="2">고려사항</td><td colspan="2">• 전극은 어깨벌림(shoulder abducton)을 방지하고 위팔뼈가 어깨관절 쪽으로 올라가도록 하기 가시위근 힘살, 어깨세모근 뒷 부분에 부착한다.
• 전기자극 동안 환자의 위팔뼈를 어깨관절 쪽으로 올리도록 어깨올림 동작에 참여하도록 한다.</td></tr>
</table>

▶ 척주측만증 조절을 위한 전기자극방법

분류		특성	
매개변수	전류	맥동전류	중주파 교류전류(러시아전류)
	주파수	30~50 pps	운반주파수 2,500 Hz, 돌발 주파수 30~50 bps
	맥동시간	200~400 μs(중주파 교류전류는 보통 주파수에 따라 자동조절)	
	단속시간비	1:1(통전시간 6초, 단전시간 6초)	
	경사증감시간	경사증가 0.1초, 감소시간 0.2초	
	전류강도	안락함과 충분한 근수축 강도	
	치료시간	30분	
	치료주기	매일	
자극부위		단일 굽음곡선: 볼록한 곡선 중심에서 척추 바깥의 위, 아래 전극배치 이중 굽음곡선: 볼록한 곡선의 각각의 중심에서 척추 바깥의 위, 아래 전극배치	
고려사항		• 전기자극과 동시에 환자가 수의적인 척추 교정운동을 수행하도록 한다.	

▶ 요실금 조절을 위한 전기자극방법

분류		특성	
매개변수	전류	맥동전류	중주파 교류전류(러시아전류)
	주파수	30~50 pps	운반주파수 2,500 Hz, 돌발 주파수 50 bps
	맥동시간	250 μs(중주파 교류전류는 보통 주파수에 따라 자동조절)	
	단속시간비	1:2~3(통전시간 5초, 단전시간 10~15초)	
	경사증감시간	0.5~1초	
	전류강도	안락함과 충분한 근수축 강도	
	치료시간	15~40분	
	치료주기	매일	
자극부위		질 내부	
고려사항		• 근육 힘이 매우 약하거나 불편감이 많을 경우 단전시간을 늘려 15초로 설정한다.	

(6) 탈신경근의 전기자극 치료

<table>
<tr><td rowspan="3">개념</td><td>탈신경근</td><td>• 말초신경의 병변으로 신경이 정상적으로 근육을 지배하지 못하는 상태
• 근육에 대한 신경의 연결이 방해되어 정상적인 신경지배가 이루어 지지 못하는 상태를 의미함
• 근육 자체에 탈분극이 일어나 근수축이 유발</td></tr>
<tr><td>신경지배 근육</td><td>• 흥분성이 높은 신경이 먼저 탈분극을 일으켜 근 수축을 유발</td></tr>
<tr><td colspan="2">• 탈신경근은 위축(atrophy) 등 기능적이고 구조적인 변화가 일어나기 때문에 이것을 방지하기 위한 치료가 필요함
• 탈신경근에 대한 전기자극은 전통적으로 단속직류와 느린 정현파 교류전류가 사용됨
• 탈신경에 대한 전기자극은 전기자극법(Electrical Stimulation Therapy, EST)이라고 불리고 있으나, 전기 자극으로 근육 자체를 자극하여 수축시키기 때문에 근육전기자극(Electrical Muscle Stimulation, EMS)이라고도 함</td></tr>
<tr><td>특성</td><td>치료적 효과</td><td>• 근육대사 증진 → 근 위축 지연 및 예방
• 근섬유 유형의 변화
  ◦ 높은 주파수 적용: I형 → II형으로 변화
  ◦ 낮은 주파수 적용: II형 → I형으로 일부 변화
• ATPase, NADH-TR, phosphorylase 합성 증가, SDH 활성 변화
• PFK, PK, GAPD, LDH, MDH, CS, CK 등 효소 활성 증가, 대사 및 기능 증진
• 단백합성능 촉진
• 미토콘드리아의 수와 체적 증가
• 혈류량 증가 → 근육의 영양 유지
• 근수축력 및 근피로 지수 증가
• 정맥 순환 증진</td></tr>
<tr><td>종류</td><td colspan="2">• 단속직류전류(Interrupted Direct Current, IDC)
• 근육전기자극(Electrical Muscle Stimulation, EMS)
• 기능적전기자극(Functional Electrical Stimulation, FES)
• 간섭전류자극(Interferential Current, IFC)
• 느린정현파전류(Slow Sinusoidal Current, SSC)
• 지수함수점증파(exponential progressive current)</td></tr>
</table>

매개변수	파형		• 단속직류는 자극기에 따라 직사각형파와 삼각형파 등을 선택할 수 있도록 되어 있음
		정상근	• 다른 파형보다 직사각형파에 반응을 잘함
		탈신경근	• 높은 전류량과 긴 맥동시간이 필요하기 때문에 불쾌감이 적은 삼각파 등이 사용됨
	전극 극성		• 정현파 교류의 경우 전극마다 정해진 극성은 없으나, 단속 직류의 경우 두 개의 전극을 구분해서 적용할 필요가 있음 • 정상근의 경우 음극전극에서 반응이 잘 일어나기 음극전극을 활성전극으로 사용하지만 탈신경근의 경우 변성의 상태에 따라 다르기는 하지만 양극에서 반응이 잘 일어날 수도 있음 • 양극(주로 붉은색 표시), 음극(주로 검정색 표시)
	주파수		• 임상에서 주로 사용되는 단속직류는 맥동시간이나 맥동 간 간격을 조절해서 자극빈도를 선택할 수 있음 • 주파수가 높거나 장시간 적용하면 화학적 효과를 일으킬 수 있음 • 단속직류의 경우 초당 1~4회 정도의 연축반응을 유도하기 위해 맥동시간과 맥동 간 간격을 잘 조절해야 함
	맥동시간		• 맥동시간이 0.01~1,000 ms까지 조절함 • 통전시간의 조절은 기전류 검사나 시치검사, 변성반응 검사를 통해 전기자극에 필요한 맥동시간을 개괄적으로 우선 파악해야 함
	전류진폭		• 전류량을 결정하는 대표적인 인자(근수축의 양을 결정) • 비교적 긴 통전시간을 사용하기 때문에 불편감이 최소화되면서 근반응(완만하고 느리게 꿈틀거리는 수축)이 최대가 되는 진폭의 조절이 필요함
	자극 시간		• 탈신경된 각 근육마다 10~25회 정도 자극하여 모든 근섬유가 자극되도록 함
	자극 횟수		• 하루에 장시간 적용하는 것보다 1일에 2~3회 정도로 여러 차례 반복 자극하는 방법이 권장됨 • 근 피로를 최소화해야 하기 때문에 각 근육에 자극 간 휴식이 필요함 • 각 근육별로 자극을 시행한다면 자극지점을 이동하기 때문에 별도의 휴식시간이 필요 없음
	적정 자극부위		• 신경줄기나 근육 위에 직접 전기 자극이 이루어져야 함 • 탈신경근의 신경변성 정도에 따라 차이가 있음 • 신경이 부분변성인 경우 신경줄기 위에서는 반응이 잘 나타나지 않기 때문에 주로 각 근육의 운동점(motor point)에 전기 자극을 실시함
	전극배치		• 탈신경근의 전기 자극은 표면전극을 이용 • 얼굴이나 손 및 발의 작은 많은 근육들은 전체적으로 자극하기 힘들기 때문에 탈신경지배근의 각 근육의 운동점에 전류밀도를 최대로 하기 위해 1~2 cm^2의 작은 전극이나 탐침전극을 활성전극으로 하여 개별 근육에 직접 적용하는 단극배치법이 이용됨

(6) 탈신경근의 전기자극 치료 (계속)

<table>
<tr><td rowspan="6">치료방법</td><td colspan="2">• 이상적인 치료방법: 1일 2회, 20~30회 강한 등척성 수축</td></tr>
<tr><td>휴식시간</td><td>• 수축군 간 적어도 1분 이상의 휴식시간</td></tr>
<tr><td>치료시간</td><td>• 20~30분</td></tr>
<tr><td>치료빈도</td><td>• 1일 2~3회</td></tr>
<tr><td>치료 시작</td><td>• 초기에 치료빈도를 많이 하여 전기자극하는 것이 효율적(특히 원위부 작은 근육)</td></tr>
<tr><td>치료 종료</td><td>• 충분한 능동적 수축이 가능하면 치료 종료</td></tr>
<tr><td>임상적용</td><td colspan="2">• 치료부위 탈의 및 지지
• 치료부위 청결, 기름기 제거(창상 및 박리된 부위는 바셀린으로 절연)
• 과신장은 금물
• 치료부위를 따뜻하게 함
• 전극연결 및 접촉이 견고한지 확인 점검
• 패드를 따뜻한 물에 담근 후 물을 짜내고 충분히 가습함
• 전극 배치: 활성전극과 비활성전극의 크기가 동일
　◦ 단극배치: 작은 근육, 개개 근육만 선택적 자극
　◦ 활성전극(주로 음극) 크기가 비활성전극 크기보다 작게 함
　◦ 양극배치: 큰 근육이나 근육군 자극
• 경험되는 감각: 근육의 수축이완을 수반하는 경도의 따끔따끔
　◦ 쑤시는 감각(prickling sensation)
• 근수축이 유발되도록 전류강도를 서서히 올림
• 한 근육당 10~30회 근수축 유발(과도한 자극을 하지 않도록 주의)
• 치료 종료 시 전류강도를 서서히 0으로 내린 후 주전원 스위치 끔
• 치료부위의 피부 점검
• 정현파 교류의 경우 전극마다 정해진 극성은 없으나, 단속직류의 경우 두 개의 전극을 구분해서 적용할 필요가 있음
• 정상근의 경우 음극전극에서 반응이 잘 일어나기 음극전극을 활성전극으로 사용하지만 탈신경근의 경우 변성의 상태에 따라 다르기는 하지만 양극에서 반응이 잘 일어날 수도 있음
• 양극(주로 붉은색 표시), 음극(주로 검정색 표시)</td></tr>
<tr><td rowspan="2">적응증 및 금기증</td><td>적응증</td><td>• 말초신경 손상으로 인한 탈신경근</td></tr>
<tr><td>금기증</td><td>• 심장박동조율기 이식 환자
• 고위험 심장질환
• 활동성 결핵
• 혈전증 및 혈전정맥염
• 악성 종양부위
• 감염부위
• 근피로, 근섬유 통증, 화상, 금속, 반흔조직 및 유착, 의사전달 장애
• 불명통(unknown pain)</td></tr>
</table>

▶ 정상 신경지배근과 탈신경근 전기자극 조건

매개변수	정상 신경지배근	탈신경근
전류형태	맥동전류(pps): 짧은 맥동시간(수십~수백 μs) 교류(Hz)	단속직류 느린 정현파 교류(Hz)
강도 증감시간 형태	빠른 증감시간	느린 증가시간, 빠른 감소시간
파형	맥동전류: 단상파/양상파	직사각형파(단속직류): 부분탈신경 삼각형파(단속직류): 부분탈신경, 완전탈신경
전류량(mA)	낮음(최대 내인성 강도)	높음(최대 내인성 강도)
맥동시간(ms)	1 ms 이하	수십~수백 ms 이상
연축 주파수	1~10 pps (Hz)	단속직류 1~4 ps (PD: 100 ms, IPI: 900~250 ms)
강축 주파수	25 pps (Hz) 이상	정현파 교류: 25Hz 단속직류: 10~25 pps (PD: 10 ms, IPI: 100 ms~30 ms)
자극부위	운동점(몸쪽 가까운 쪽 1/3 힘살 부위)	가장 흥분성 높은 부위

PD: pulse duration (맥동시간) / IPI: interpulse interval (맥동 간 간격)

▶ 탈신경근의 적용방법

자극법	적용방법
고정자극법	① 변성반응이 거의 없거나 미약할 때 ② 표면전극을 이용한 신경줄기 또는 운동점 자극 ③ 자극부위: 신경줄기, 운동점 ④ 전극배치: 활성전극(신경줄기 또는 운동점), 비활성전극(신경줄기 또는 둔감부위)
이동자극법	① 신경변성이 심할 때 ② 탐침전극을 이용한 개별 근육자극 ③ 자극부위: 개별 탈신경근육 ④ 전극배치: 활성전극(가장 흥분성 높은 부위), 비활성전극(자극하는 근육의 수축을 방해하지 않는 부위, 주로 척추부위에 배치) * 비활성전극은 활성전극보다 크기가 큰 전극을 사용한다.

▶ 얼굴신경(Facial nerve) 마비의 전기자극법

자극법	방법	
신경줄기	적용상황	신경의 변성반응이 거의 없거나 미약할 때 적용
	매개변수	정상 신경지배근과 탈신경근 전기자극 조건을 참고할 것
	자극부위	얼굴신경섬유 줄기
	고려사항	반응의 상태에 따라 얼굴신경 가지에 이동 적용할 수 있다. • 관자가지(temporal branch): 이마근(frontalis), 눈둘레근(orbicularis oculi) • 광대가지(zygomatic branch): 눈둘레근(orbicularis oculi), 광대근(zygomaticus major and minor), 위입술올림근(levator labii superior) • 볼가지(buccal branch): 볼근(buccinator), 입둘레근(orbicularis oris) • 아래턱가지(mandibular branch): 입꼬리내림근(depressor anguli oris), 아랫입술내림근(depressor labii inferioris), 턱끝근(mentalis)
근육	적용상황	신경변성이 심할 때 근육에 직접 적용
	매개변수	정상 신경지배근과 탈신경근 전기자극 조건을 참고할 것
	자극부위	이마근(frontalis), 눈썹주름근(corrugator), 눈둘레근(orbicularis oculi), 눈살근(procerus), 큰광대근(zygomaticus major), 작은광대근(zygomaticus minor), 입둘레근(orbicularis oris), 볼근(buccinator), 입꼬리올림근(levator anguli oris), 아래입술내림근(depressor labii inferioris), 넓은목근(platysma) 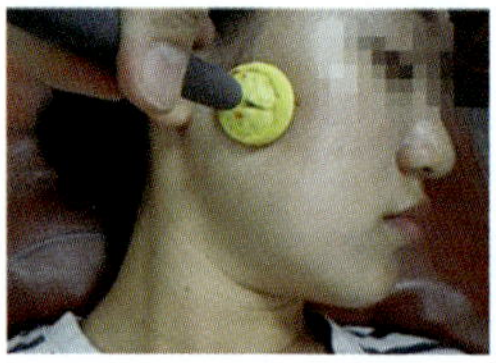
	고려사항	얼굴 신경섬유의 전기자극에서 근육의 반응이 없을 때, 이동 자극법으로 개별 근육을 자극한다.

▶ 겨드랑신경(Axillary nerve) 마비 전기자극

자극법	방법	
신경줄기	적용상황	깊은부분의 경로를 가지기 때문에 선택적 자극이 어려움
근육	적용상황	변성반응 상태와 상관없이 적용
	매개변수	정상 신경지배근과 탈신경근 전기자극 조건을 참고할 것
	자극부위	세모근(deltoid), 작은원근(teres minor)
	고려사항	겨드랑신경은 세모근에 깊이 싸여 있으며, 겨드랑신경 지배근은 비교적 큰 근육으로 큰 표면전극을 이용하고 근육군을 직접 자극하는 고정법 또는 이동법으로 적용한다.

▶ 근육피부신경(Musculocutaneous nerve) 마비 전기자극

자극법	방법	
신경줄기	적용상황	깊은부분의 경로를 가지기 때문에 선택적 자극이 어려움
근육	적용상황	변성반응 상태와 상관없이 적용
	매개변수	정상 신경지배근과 탈신경근 전기자극 조건을 참고할 것
	자극부위	부리위팔근(coracobrachialis), 위팔두갈래근(biceps brachii), 위팔근(brachialis)
	고려사항	근육피부신경은 위팔 굽힘근에 깊이 싸여 위치하고 있으며, 지배근육은 비교적 큰 근육으로 위팔의 전부에 위치하고 있기 때문에 비교적 큰 표면전극을 이용하여 근육군에 직접 적용하는 고정법 또는 이동법으로 적용한다.

▶ 노신경(Radial nerve) 마비 전기자극

자극법	방법		
신경줄기	적용상황	신경의 변성반응이 거의 없거나 미약할 때 적용	
	매개변수	정상 신경지배근과 탈신경근 전기자극 조건을 참고할 것	
	자극부위	노신경 줄기	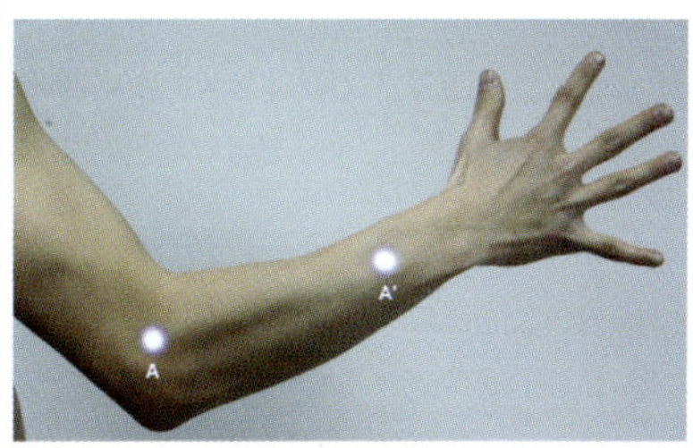
근육	적용상황	신경변성이 심할 때 근육에 직접 적용	
	매개변수	정상 신경지배근과 탈신경근 전기자극 조건을 참고할 것	
	자극부위	위팔세갈래근(triceps), 팔꿈치근(anconeus), 위팔노근(brachioradialis), 긴노쪽손목폄근(extensor carpi radialis longus), 자쪽손목폄근(extensor carpi ulnaris), 짧은노쪽손목폄근(extensor carpi radialis brevis), 총손가락폄근(extensor digitorum communis), 긴엄지폄근(extensor pollicis longus), 짧은엄지폄근(extensor pollicis brevis), 긴엄지벌림근(abductor pollicis longus)	
	고려사항	노신경 자극에서 근육의 반응이 없을 때, 개별 근육을 자극한다.	

▶ 자신경(Ulnar nerve) 마비 전기자극

자극법		방법
신경줄기	적용상황	신경의 변성반응이 거의 없거나 미약할 때 적용
	매개변수	정상 신경지배근과 탈신경근 전기자극 조건을 참고할 것
	자극부위	자신경 줄기 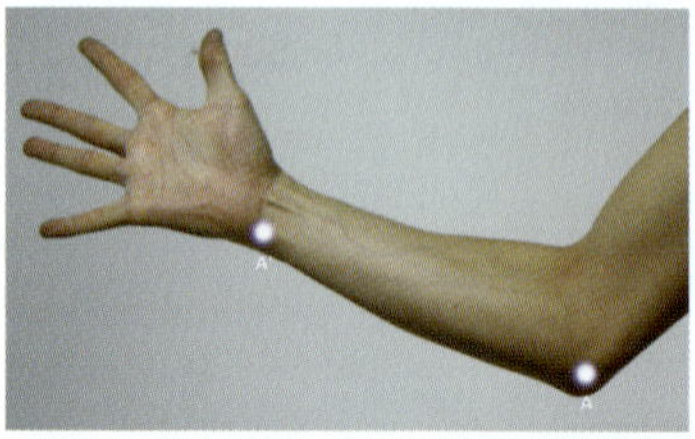
근육	적용상황	신경변성이 심할 때 근육에 직접 적용
	매개변수	정상 신경지배근과 탈신경근 전기자극 조건을 참고할 것
	자극부위	자쪽손목굽힘근(flexor carpi ulnaris), 제 4, 5지의 깊은손가락굽힘근(flexor digitorum profundus), 새끼벌림근(abductor digiti minimi), 짧은손바닥근(palmaris brevis), 짧은새끼굽힘근(flexor digiti minimi brevis), 새끼맞섬근(opponens digiti minimi), 벌레근 내측 2개(medial lumbricales), 바닥쪽뼈사이근(palmar interossei), 짧은엄지벌림근(adductor pollocis), 짧은엄지굽힘근(flexor pollicis brevis), 등쪽뼈사이근(dorsal interossei)
	고려사항	노신경 자극에서 근육의 반응이 없을 때, 개별 근육을 자극한다. 자신경의 지배근육은 아래팔의 일부 근육과 손의 대부분 근육을 지배하므로 개별 근육자극이 필요하다.

▶ 정중신경(Median nerve) 마비 전기자극

자극법		방법
신경줄기	적용상황	신경의 변성반응이 거의 없거나 미약할 때 적용
	매개변수	정상 신경지배근과 탈신경근 전기자극 조건을 참고할 것
	자극부위	정중신경 운동점 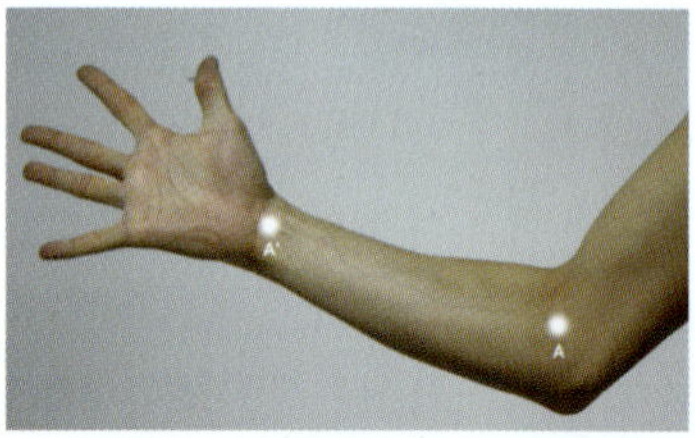
근육	적용상황	신경변성이 심할 때 근육에 직접 적용
	매개변수	정상 신경지배근과 탈신경근 전기자극 조건을 참고할 것
	자극부위	원엎침근(pronator teres), 긴손바닥근(palmaris longus), 깊은손가락굽힘근(flexor digitorum profundus), 노쪽손목굽힘근(flexor carpi radialis), 얕은손가락굽힘근(flexor digitorum sublimis), 긴엄지굽힘근(flexor pollicis longus, FPL), 네모엎침근(pronator quadratus), 짧은엄지벌림근(abductor pollicis brevis), 엄지맞섬근(opponens pollicis), 짧은엄지굽힘근의 얕은갈래(superficial head of flexor pollicis brevis), 제1, 2 벌레근(lumbricalis)
	고려사항	정중신경 자극에서 근육의 반응이 없을 때, 개별 근육을 자극한다. 정중신경의 지배근육은 아래팔의 많은 근육과 손의 일부 근육을 지배하므로 개별 근육자극이 필요하다.

▶ 넙다리신경(Femoral nerve)의 마비 전기자극

자극법		방법
신경줄기	적용상황	깊은부분의 경로를 가지기 때문에 선택적 자극이 어려움
근육	적용상황	신경변성이 심할 때 근육에 직접 적용
	매개변수	정상 신경지배근과 탈신경근 전기자극 조건을 참고할 것
	자극부위	넙다리 네갈래근(quadriceps), 두덩근(pectineus), 짧은모음근(adductor brevis), 큰모음근(adductor magnus), 긴모음근(adductor longus), 두덩정강근(gracilis)
	고려사항	넙다리신경의 지배근육은 크게 네 개의 근육섬유로 구성되며, 폐쇄신경은 넙다리 안쪽 근육을 지배하므로 비교적 큰 전극을 이용하여 각 근육군에 전극을 배치하여 고정법 또는 이동법으로 자극한다.

▶ 온종아리신경(Common peroneal nerve) 마비 전기자극

자극법		방법	
신경줄기	적용상황	신경의 변성반응이 거의 없거나 미약할 때 적용	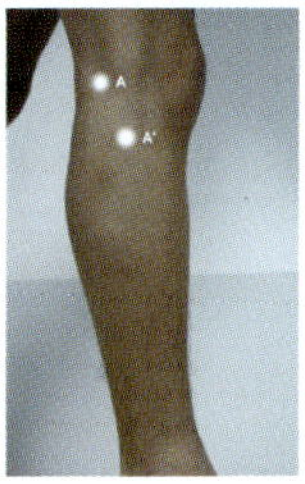
	매개변수	정상 신경지배근과 탈신경근 전기자극 조건을 참고할 것	
	자극부위	종아리신경 줄기	
	고려사항	종아리신경에 전극배치하여 고정법으로 자극한다.	
근육	적용상황	신경변성이 심할 때 근육에 직접 적용	
	매개변수	정상 신경지배근과 탈신경근 전기자극 조건을 참고할 것	
	자극부위	얕은종아리신경마비[(긴종아리근(peroneus longus), 짧은종아리근(peroneus brevis)], 깊은종아리신경마비[(앞정강근, tibialis anterior), 긴발가락폄근(extensor digiti longus), 긴엄지폄근(extensor hallucis longus), 짧은엄지폄근(extensor digiti brevis)]	
	고려사항	온종아리신경 자극에서 근육의 반응이 없을 때, 개별 근육을 자극한다.	

▶ 정강신경(Tibial nerve) 마비 전기자극

자극법		방법	
신경줄기	적용상황	신경의 변성반응이 거의 없거나 미약할 때 적용	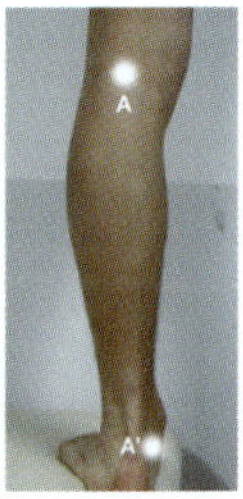
	매개변수	정상 신경지배근과 탈신경근 전기자극 조건을 참고할 것	
	자극부위	정강신경 운동점	
	고려사항	종아리신경에 전극배치하여 고정법으로 자극한다.	
근육	적용상황	신경변성이 심할 때 근육에 직접 적용	
	매개변수	정상 신경지배근과 탈신경근 전기자극 조건을 참고할 것	
	자극부위	장딴지근(gastrocnemius), 가자미근(soleus), 긴엄지굽힘근(flexor hallucis longus), 긴발가락굽힘근(flexor digiti longus), 기타 발바닥 고유근	
	고려사항	발바닥의 작은 근육들은 탐침전극을 이용하여 자극한다.	

(7) 맥동전류를 이용한 전기자극

① 경피신경 전기자극(Transcutaneous Electrical Nerve Stimulation, TENS) 치료

개념		• 과학적 이론과 근거를 가진 관문조절설(gate control theory)을 이용한 전기치료로써 말초 감각신경을 전기자극하여 통증을 조절함 • 전기자극을 이용하여 신경조절(neuromodulation)을 통한 통증치료에 이론적 기초를 제공함
원리	관문 조절설 1	• 1965년 멜작(Melzack)과 월(Wall)이 처음 제안한 기전으로 통증의 정도는 척수의 뒤뿔(posterior horn) 회색질(gray matter) 층판(lamina II)에 있는 교양질(substantia gelatinosa, SG)에서 T 세포에 전달되는 신호(억제성 또는 흥분성)에 따라 통증이 조절됨 ① T세포는 직경이 가는 통각신경세포(Aδ, C 섬유)에서 흥분성 신호를 받고, 직경이 굵은 비통각성 감각신경세포(Aβ섬유)에서 억제성 신호를 받음 ② 통각신경세포에서 전달된 통증 신호는 척수의 층판(lamina II)에 있는 교양질 세포를 활성화시켜 T세포에 통증신호를 전달하여 가쪽척수시상로를 통해 전달됨 ③ 이때 가벼운 기계적 자극으로 직경이 굵은 Aβ섬유를 활성화하면 층판 II(SG)에서 사이신경세포(interneuron)를 활성화시켜 사이신경세포가 교양질 세포에 억제성 신경전달물질들(enkephalin, dynorphin, GABA)을 전달해서 교양질 세포를 억제함 ④ 그러면 C 섬유가 T세포를 활성화시키지 못하여 통증전달을 일시적으로 차단됨
	관문 조절설 2	• 큰 신경섬유를 통하여 들어오는 입력은 교양질 기능을 항진(+)시켜 전달세포의 기능을 억제하기 때문에 관문이 닫혀 통증의 전달이 차단됨 • 작은 신경섬유를 통하여 들어오는 입력은 교양질 기능을 억제(−)하여 관문을 열어주는 작용을 하기 때문에 통증신호의 전달여부는 큰 신경섬유와 작은 신경섬유의 활동수준에 의해서 결정되는 것임 • 통각성 임펄스가 고위중추에 전달하는 과정에서 척수 후각에 위치하는 gate system control에 의하여 1차적으로 제어를 받음
유형별 생리적 특징		• 고빈도−저강도, 저빈도−고강도, 고빈도−고강도, 돌발, 변조의 유형에 따라 변수별 특징이 있음
적응증 및 금기증	적응증	• 근육 및 관절 및 신경통증 • 연부조직 손상으로 인한 통증 • 근연축(muscle spasm) • 다발 경화증(multiple sclerosis)
	금기증	• 심장박동조율기 부위 및 심장질환자의 가슴부위 • 임산부의 자궁 부위 • 간질환자의 머리부위 • 목동맥 팽대부위 • 혈전증이나 색전증 혈관부위 및 활동성 암 부위 • 출혈로 상처입기 쉬운 혈관이나 상처 조직부위 • 점막 부위(전류의 집중과 민감화)나 손상된 감각부위

▶ 관문조절설

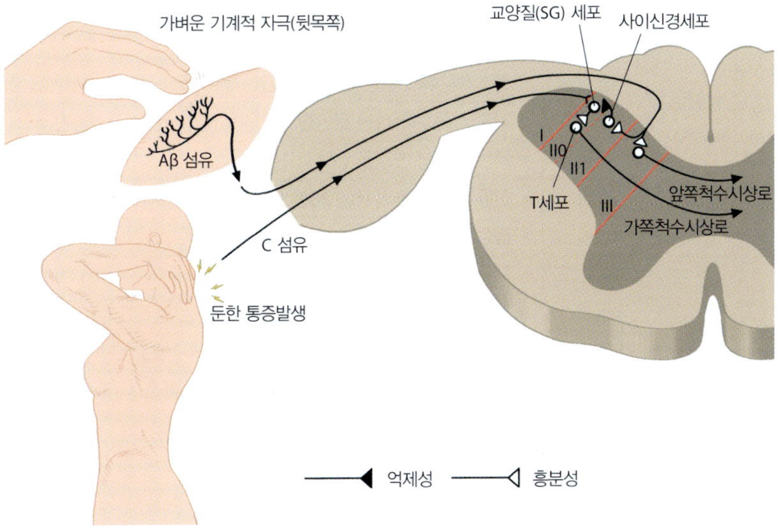

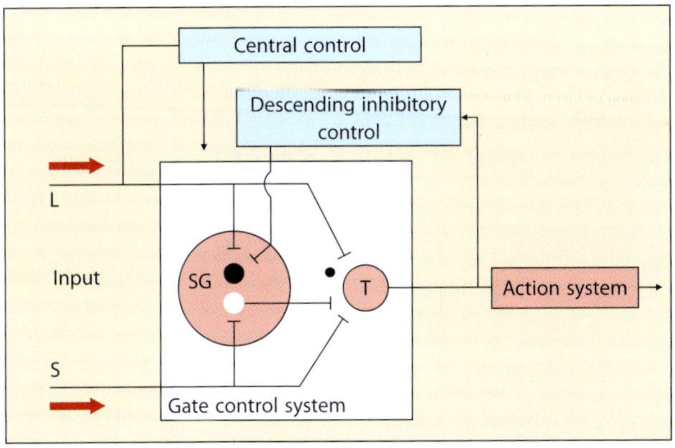

L: large(Aβ)
s: small(Aδ, C)
SG: substantia gelatinosa(교양질)
T: transmission(전달)

- Input(입력)
- L (Large, Aβ 섬유): 큰 직경을 가진 Aβ 신경 섬유로, 주로 비통각성 감각(촉각, 진동 등)을 전달함
- S (Small, Aδ 및 C 섬유): 작은 직경을 가진 Aδ 및 C 신경 섬유로, 통각성 감각(통증)을 전달함
- 교양질(Substantia Gelatinosa, SG): 척수의 후각(dorsal horn)에 위치한 신경 조직으로, 통증 신호의 전달을 조절하는 중요한 역할을 함
- T (Transmission, 전달): 통증 신호를 전달하는 신경로로, SG에서 조절된 신호가 여기로 전달되어 뇌로 통증 신호를 보냄
- Central control(중앙 제어): 뇌의 상위 중심에서 오는 신호로, 통증 신호의 전달을 조절하거나 억제할 수 있음
- Descending inhibitory control(하행 억제 제어): 뇌로부터 내려오는 억제성 신호로, 통증 신호의 전달을 억제하는 역할을 함
- Action system(행동 시스템): 통증에 대한 신체의 반응을 나타내는 시스템으로, 신경 회로를 통해 행동적인 반응을 일으킬 수 있음

① 경피신경 전기자극(Transcutaneous Electrical Nerve Stimulation, TENS) 치료 (계속)

자극 유형	고빈도–저강도 TENS (conventional TENS)	맥동빈도	• 75~120 pps
		맥동시간	• 50~150 μs 이하
		맥동강도	• 최소가시수축 없는 편안한 느낌
		치료감	• 지속적 근수축 없는 편안한 타진감(tingling)과 전기통전감
		특징	• 굵은 구심성 신경을 선택적으로 활성화
		효과	• 진통유발 빠르나(10~20분 이내), 진통지속시간 짧다(20~30분)
		적용	• 급성통증, 표층통증
	저빈도–고강도 TENS (Acupuncture-like TENS)	맥동빈도	• 1~4 pps
		맥동시간	• 200~250 μs
		맥동강도	• 길고 강하게(편안하게 견딜 수 있는 최대 강도)
		치료감	• 강렬하고 전기통전감이 없는 율동적인 근 수축
		특징	• 느린 구심선 신경섬유 자극
		효과	• 진통유발 느리지만(20~30분), 진통지속시간 길다(2~6시간), 엔도르핀 분비 증가
		적용	• 심부통증, 만성통증
	고빈도–고강도 TENS (Brief intense TENS)	맥동빈도	• 100~150 pps 이상
		맥동시간	• 200~250 μs 이상
		맥동강도	• 근 수축 견딜 수 있는 강한 강도
		치료감	• 강축이나 비율동적 섬유속 내 수축, 강하고 지속적인 전기통전감
		특징	• 운동신경섬유와 감각신경섬유 전체를 흥분
		효과	• 진통유발 빠르나(5~15분), 진통지속시간 짧음
		적용	• 치료시간을 15분 이내로 함 • 15분 이상일 때 허혈이 현저해짐 • 통증을 빨리 제거
	돌발 TENS (Burst TENS)	맥동빈도	• 70~100 pps
		맥동시간	• 100~200 μs
		치료감	• 전기통전감과 함께 근수축이나 또는 낮은 율동적 펄스감을 동시에 제공
		적용	• 저강도 돌발 TENS: 만성통증, 심부통증 • 고강도 돌발 TENS: 급성통증, 표층통증
	변조 TENS (Modulation TENS)	특징	• 맥동빈도, 맥동기간, 강도 변조를 통한 다양한 신경 자극
		치료감	• 마사지감과 변조감이 동일시됨
특성	파형	• 단상직사각형파, 비대칭 이상 직사각형파, 대칭성 이상 직사각형파, 변형가시파, 단상직사각형고빈도파, 정형파	
	맥동빈도	• 10~200 pps (1~100 pps)	
	맥동시간	• 10~600 μs	
	자극강도	• 0~100 mA	
	치료시간	• 보통 30분~1시간/1회/1일	

▶ 경피신경전기자극의 유형별 특성

자극 유형	맥동빈도 (pps)	맥동시간 (μs)	자극수준	주요 자극 신경섬유	일반적 특성
고빈도-저강도 TENS [C-TENS (conventional TENS)]	75~120	50~150	감각수준 (편안한 감각 강도)	Aβ 섬유	• 진통유발: 빠름 • 진통유지: 짧음 • 진통기전: 관문조절이론 • 자극시간: 비교적 긴 시간 • 적용상황: 급성통증 시 • 순응현상: 있음
저빈도-고강도 TENS [A-TENS (acupuncture-like)]	1~4	200~250	운동수준 (근수축 유발 강도)	Aα 섬유 Aβ 섬유 Aδ 섬유 C 섬유	• 진통유발: 느림 • 진통유지: 길 • 진통기전: 엔돌핀이론에 가까움 • 자극시간: 비교적 짧은 시간 • 적용상황: 만성통증 시 • 순응현상: 거의 없음
고빈도-고강도 TENS [BI-TENS (brief-intense)]	100~150	200~250	과감각 수준 (강한 자극감)	Aα 섬유 Aβ 섬유 Aδ 섬유 C 섬유	• 진통유발: 빠름 • 진통유지: 비교적 짧음 • 진통기전: 양극전도차단이론, 관문조절이론, 엔돌핀이론 등 • 자극시간: 보통 • 적용상황: 급, 만성통증 • 순응현상: 있음
변조형 TENS [M-TENS (modulation)]	• 진폭 변조(amplitude modulation) • 주파수 변조(fequency modulation) • 위상기간 변조(phase modulation) • 돌발 변조(burst modulation) • 단속시간 변조(on-off time modulation) • 교대 변조(alternating modulation)				• 다양한 자극감 • 신경 순능현상 방시 • 위의 세 가지 유형을 기본으로 하여 변조양식을 선택함 • 위의 세 가지 유형의 복합적인 효과와 기전을 가지고 있음

▶ 경피신경 전기자극의 유형

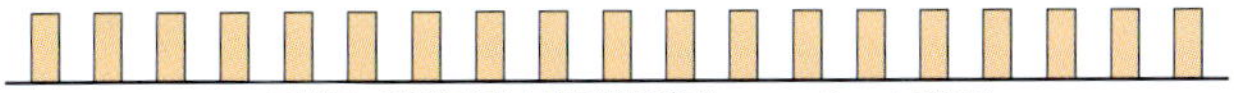
고빈도-저강도 경피신경전기자극(conventional TENS)

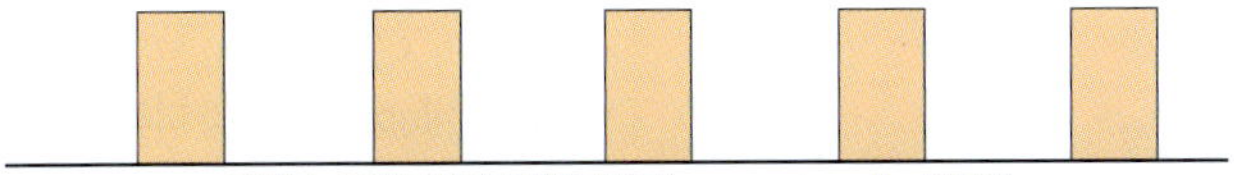
저빈도-고강도 경피신경전기자극(acupuncture-like TENS)

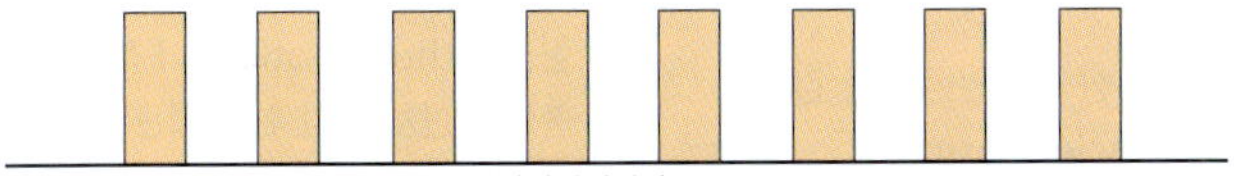
고빈도-고강도 경피신경전기자극(brief intense TENS)

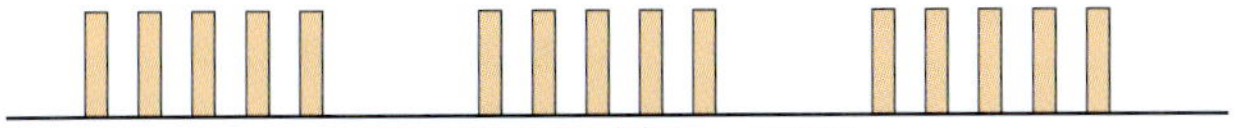
돌발 경피신경전기자극(burst TENS)

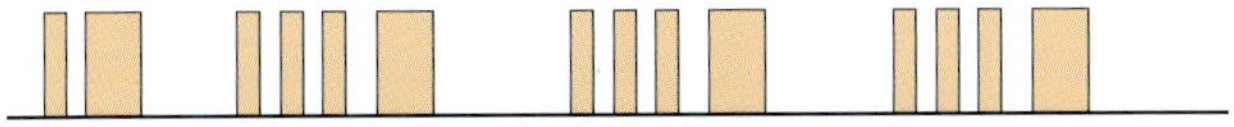
변조 경피신경전기자극(modulation TENS)

chap. 3 움직임 회복을 위한 중재

② 은추형 전기자극(Silver Spike Point, SSP) 치료

<table>
<tr><td>개념</td><td colspan="2">• 침(needle) 삽입에 따른 통증, 공포 및 감염 등의 불편함을 개선하기 위해 은추형의 전극을 주로 특수한 지점에 배치하여 통증을 치료하는 표면침점 전기자극치료</td></tr>
<tr><td>특성</td><td colspan="2">• 전극은 끝이 뾰족하고 은으로 도금된 전극으로 한 지점에 전류밀도를 집중시켜 특수한 신체의 국소부위를 자극하기 유용함
• 다 채널을 쉽게 부착시키기 위해 주로 흡입식 전극으로 되어 있음
• 은으로 전극을 도금한 이유는 비저항(저항률=고유저항)이 가장 낮아 전기 전도성이 우수하기 때문임
• 저빈도-고강도 경피신경전기자극과 같은 치료원리가 적용되고, 자극부위는 경혈점, 운동점, 발통점 등에 적용함</td></tr>
<tr><td rowspan="3">장단점</td><td>장점</td><td>• 환자에게 안도감을 줌
• 쾌적한 자극으로 치료
• 어린이 치료에 효과적
• 과민증 환자에게 적용이 편리함
• 자극강도를 적절하게 조절 가능함
• 부작용이나 합병증이 없음
• 자유로운 체위에서 치료가 가능함
• 수단이 용이하고 치료방법이 간편함</td></tr>
<tr><td>단점</td><td>• 체모가 많은 부분에 부착이 어려움</td></tr>
<tr><td>TENS와 차이점</td><td>(1) 개발의 유래가 다름(SSP-침마취를 통해 발생, TENS-관문조절설)
(2) 치료점이 다름(SSP-효과점을 지향, TENS-동통 국소, 신경지배에 의거)
(3) 전극의 모양이 다름
(4) 통전 방법이 다름(SSP-저빈도 저주파, TENS-중간 혹은 고빈도 저주파)</td></tr>
<tr><td>적응증 및 금기증</td><td colspan="2">
<table>
<tr><th>적응증</th><th>금기증</th></tr>
<tr><td>• 근육통증
• 관절통증 및 신경통증
• 연부조직 손상으로 인한 통증 감소
• 근연축(muscle spasm)
• 다발 경화증(multiple sclerosis)</td><td>• 심장박동조율기 부위
• 임산부의 자궁(uterus) 부위
• 간질(epilepsy) 환자의 머리부위
• 목동맥팽대(carotid sinus) 부위
• 심장질환자의 가슴부위
• 혈전증(thrombotic)이나 색전증(embolic) 혈관부위
• 출혈로 상처 입기 쉬운 혈관이나 조직부위
• 눈 부위
• 점막(mucosal) 부위(전류의 집중과 민감화)
• 상처나 손상된 피부 부위
• 손상된 감각부위
• 활동성 암(cancer) 부위</td></tr>
</table>
* 여기에서 금기증은 일반적인 전기치료들 모두에 해당되는 금기증이다.</td></tr>
</table>

③ 피하신경전기자극(Percutaneous Electrical Nerve Stimulation, PENS) 치료

<table>
<tr><td>개념</td><td>• 피하신경전기자극은 국소병리적 상태(local pathology)에 상응하는 피부지배 분절의 말초감각신경을 자극하기 위해 연부조직이나 근육 안에 침과 같은 바늘전극(needle electrode)을 삽입하여 적용하는 방식임
• 전기침자극(ElectroAcupuncture Stimulation, EAS)이 주로 경혈점 위주의 자극이라면, 피하신경전기자극은 피부 밑의 좀 더 깊은 조직에 전극을 삽입하여 주로 발통점이나 통증유발점 등을 효과적으로 자극함</td></tr>
<tr><td>특성과 자극원리</td><td>• 피하신경전기자극은 전기자극을 함께하는 침술, 즉 전기침술(electrical acupuncture)과는 다름
• 전기침술은 경락(meridian system)이라는 신체를 흐르는 에너지 흐름에 관한 특수한 이론(specific theory)에 기초하고, 침술부위는 경혈점(meridian point)에 삽입함
• 피하신경전기자극에서 자극부위는 국소병리(local pathology)와 관련 있는 피부분절 등, 통증부위 가까운 곳에 전극을 삽입하여, 말초 감각신경을 자극함</td></tr>
<tr><td>매개변수</td><td>피하신경전기자극의 일반적 매개변수
<table><tr><th>매개변수</th><th>특성</th></tr><tr><td>전류</td><td>맥동전류</td></tr><tr><td>파형</td><td>단상파</td></tr><tr><td>주파수(pps)</td><td>1~999</td></tr><tr><td>맥동시간(μs)</td><td>보통 주파수에 따라 자동으로 조정</td></tr><tr><td>진폭(mA)</td><td>0~100</td></tr><tr><td>변조방식</td><td>저빈도, 고빈도, 혼합주파수</td></tr></table>* 저빈도-고강도 경피신경전기자극과 같은 매개변수가 주로 사용된다.</td></tr>
<tr><td>적응증 및 금기증</td><td><table><tr><th>적응증</th><th>금기증</th></tr><tr><td>• 급 · 만성 손상의 통증
• 삼차 신경통
• 연부조직 손상으로 인한 통증
• 대상포진(herpes zoster)</td><td>• 심장박동조율기 부위
• 임산부의 자궁(uterus) 부위
• 간질(epilepsy) 환자의 머리부위
• 목동맥팽대(carotid sinus) 부위
• 심장질환자의 가슴부위
• 혈전증(thrombotic)이나 색전증(embolic) 혈관부위
• 출혈로 상처 입기 쉬운 혈관이나 조직부위
• 눈 부위
• 점막(mucosal)부위(전류의 집중과 민감화)
• 상처나 손상된 피부 부위
• 손상된 감각부위
• 활동성 암(cancer) 부위</td></tr></table></td></tr>
</table>

④ 역동전류 전기자극(Diadynamic Current Stimulation, DDCS)

<table>
<tr><th>개념</th><td>

- 역동전류치료란 교류 정현파를 정류한 정현 직류(sinusoidal direct current)를 이용한 치료
- 역동전류는 유럽에서 개발되어 유럽과 캐나다 등에서 사용되고 있음
- 역동전류는 50 Hz의 정현파 교류를 반파정류(half-wave rectification) 및 전파정류(full-wave rectification)의 직류 형태로 정류하여 단상 맥동전류 형태로 적용함

</td></tr>
<tr><th>특성</th><td>

- 정현파 연속 교류전류를 단상(mono-phasic)인 맥동전류 형태의 전류로 반파 및 전파 정류시킨 전류(유럽은 50 pps, 미국은 60 pps, 위상기간 10 ms)를 적용함
- 전류의 형태는 각 맥동의 위상기간이 비교적 길고, 단상파 맥동전류이기 때문에 다른 맥동 전류와는 다르게 직류와 유사한 형태로써 자극감이 강하게 나타나고, 적용 시 전극의 극성을 고려해야 하는 특징이 있음
- 충혈효과, 진통효과, 교감신경 진정효과 등이 있는 것으로 알려져 있음

</td></tr>
<tr><th>매개변수</th><td>

매개변수	특징
운반 전류	정현파 교류전류
정류 전류	반원형 단상파 맥동전류
유형	MF, DF, CF, CP, LP, RS
맥동시간	고정(10 ms)
극성	전극마다 정해져 있음(+/−)

* 주파수(50～100 pps)는 유형선택을 하면 자동으로 정해짐

</td></tr>
<tr><th>적응증 및 금기증</th><td>

적응증	금기증
• 근육통, 근육염증 질환 • 말초신경손상, 신경염 및 신경통증 • 버거병(Buerger's disease) • 레이노이드병(Raynaud's disease) • 관절염 • 대상포진(herpes zoster) • 부기(swelling)	• 심장박동조율기 부위 • 임산부의 자궁(uterus) 부위 • 간질(epilepsy) 환자의 머리부위 • 목동맥팽대(carotid sinus) 부위 • 심장질환자의 가슴부위 • 혈전증(thrombotic)이나 색전증(embolic) 혈관부위 • 출혈로 상처 입기 쉬운 혈관이나 조직부위 • 눈 부위 • 점막(mucosal) 부위(전류의 집중과 민감화) • 상처나 손상된 피부 부위 • 손상된 감각부위 • 활동성 암(cancer) 부위

</td></tr>
</table>

▶ 역동전류 전기자극의 유형

1. 반파장 고정파(Monophase Fixe, MF)

- 각 교류의 주기 중에서 이차의 위상을 제거하는 반파장 정류
- 정류 전 원래의 교류와 같은 맥동 간 간격과 맥동시간, 주파수를 가진 단상파 맥동전류
- 맥동빈도: 50 pps
- 맥동시간: 10 ms
- 맥동 간 간격: 10 ms

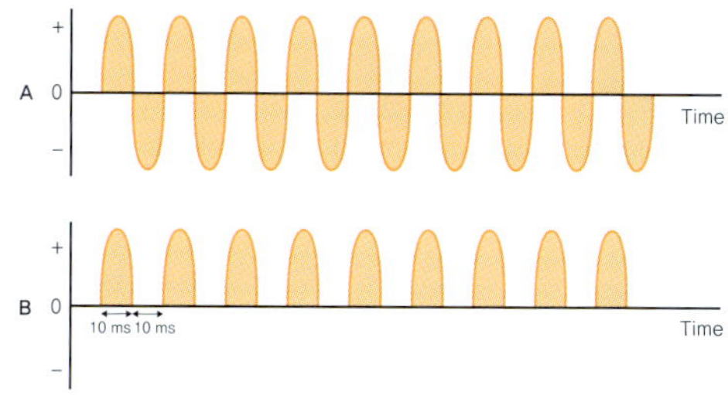

MF파. A. 정류 전 정현파, B. MF파

2. 전파장 고정파(Diphase Fixe, DF)

- 정현파 교류전류를 각 교류의 주기 중에서 이차 위상의 위치를 양 위상쪽으로 이동시킨 전파정류
- 맥동 간 간격이 없이 원래 교류의 두 배 주파수를 가진 단상 맥동형 전류
- 맥동빈도: 50 pps
- 맥동시간: 10 ms
- 맥동 간 간격: 없음

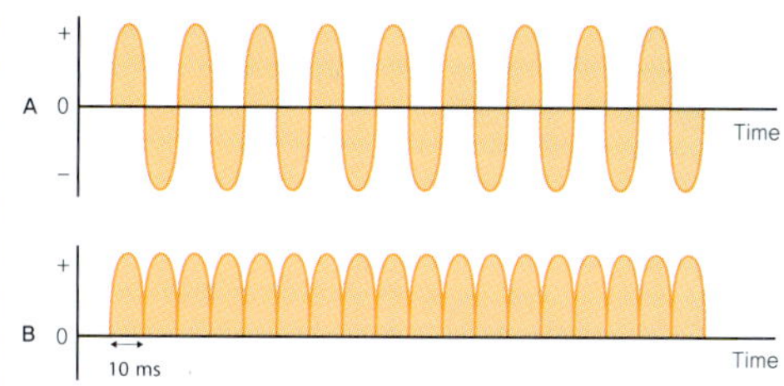

DF파. A. 정류 전 정현파, B. DF파

3. 짧은 교대파(Courtes Periods, CP)

- DF (100pps)와 MF (50pps)가 1초 간격으로 서로 반복되는 전류

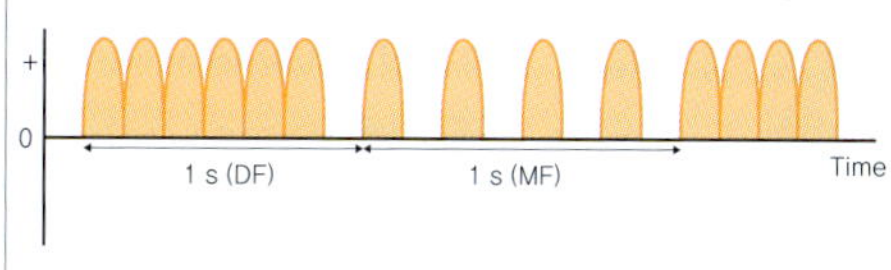

CP파

4. 긴 교대파(Long Periods, LP)

- MF가 10초 동안 작용하고 곧이어 DF파가 5초 동안 작용하는 전류

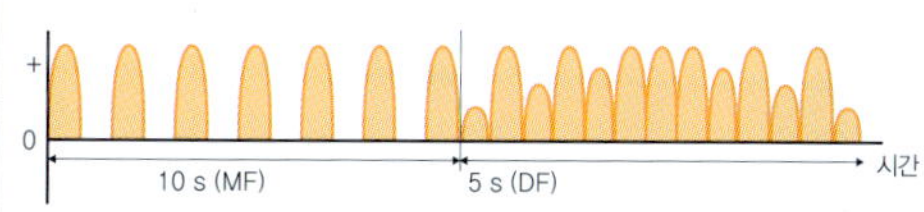

LP파

5. 반파장 단속파(Rhythm Syncopal, RS)

- MF파가 1초 동안 작용하고, 1초를 쉬고 다시 1초를 작용하는 형태의 교류

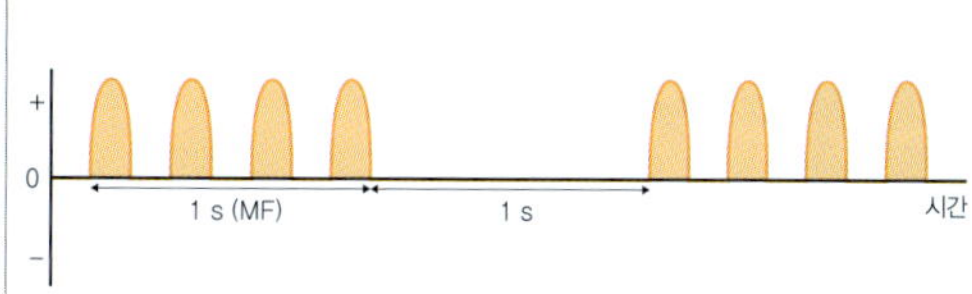

RS파

⑤ 고전압 맥동전류 전기자극(High Voltage Pulsed Current Stimulation, HVPCS)

<table>
<tr><td>개념</td><td colspan="2">• 고전압 맥동전류 자극기는 순간 전압과 전류량이 높고 평균 전류량은 매우 낮음
• 맥동시간이 짧기 때문에 자극감이 부드럽고 다른 자극기들보다 좀 더 깊은 조직을 자극할 수 있으며, 조직 치유를 촉진시킴
• 맥동기간이 매우 짧아 탈신경근을 흥분시킬 수 없으나, (순간전압 ↑)
• 부분/완전신경지배근을 흥분시킴
• 조직 손상 없이 심부 조직 자극 가능
• 양극과 음극에서 화학적 산을 생성되지 않아 피부 PH 변화 없음</td></tr>
<tr><td rowspan="5">특성</td><td>파형</td><td>• 단상 짝정점파(monophasic, twin-peak wave)
• 두 개의 짝 정점(twin-spike)파로 이루어진 파형
• 맥동 기간은 50~200 μs 정도로 매우 짧고(보통 100 μs로 고정됨)
• 100~500 V의 높은 전압
• 2,000~2,500 mA의 전류량(평균 전류량은 1.5~2 mA)</td></tr>
<tr><td>맥동빈도</td><td>• 1~140 pps (통전시간: 비통전시간 = 1 : 3~5)</td></tr>
<tr><td>맥동기간</td><td>• 30~200 μs
• 맥동기간: 맥동간간격 = 1 : 99
• 맥동기간이 짧을수록 화학적 효과 적음
• 맥동기간이 400 μs 이상 되면 감각신경섬유, 운동신경섬유, 통각섬유들이 거의 동시에 자극
• 맥동기간이 몇 μs로 짧을 때: 감각신경섬유 → 운동신경섬유 → 통각섬유 순으로 흥분</td></tr>
<tr><td>정점전류</td><td>• 정점전류가 높을수록 조직저항 감소, 심부조직 효율적 자극
• 강도 정점전류(peak current): 100~150V 이상, 300~400 mA
• 평균전류(average current): 1.5~2.0 mA</td></tr>
<tr><td>맥동전하</td><td>• 개개의 맥동에서 조직에 전달되는 전기에너지의 양
• 최대맥동전하: 10~15 μC</td></tr>
<tr><td rowspan="2">적응증 및 금기증</td><td>적응증</td><td>금기증</td></tr>
<tr><td>• 근육통, 근육염증 질환
• 신경염 및 신경통증
• 욕창, 피부 질환
• 화상 및 관절 등의 연부조직 손상
• 혈액순환 개선</td><td>• 심장박동조율기 부위
• 임산부의 자궁(uterus) 부위
• 간질(epilepsy) 환자의 머리부위
• 목동맥팽대(carotid sinus) 부위
• 심장질환자의 가슴부위
• 혈전증(thrombotic)이나 색전증(embolic) 혈관 부위
• 출혈로 상처 입기 쉬운 혈관이나 조직부위
• 눈 부위
• 점막(mucosal) 부위(전류의 집중과 민감화)
• 상처나 손상된 피부 부위
• 손상된 감각부위
• 활동성 암(cancer) 부위</td></tr>
</table>

▶ 고전압 맥동전류의 파형

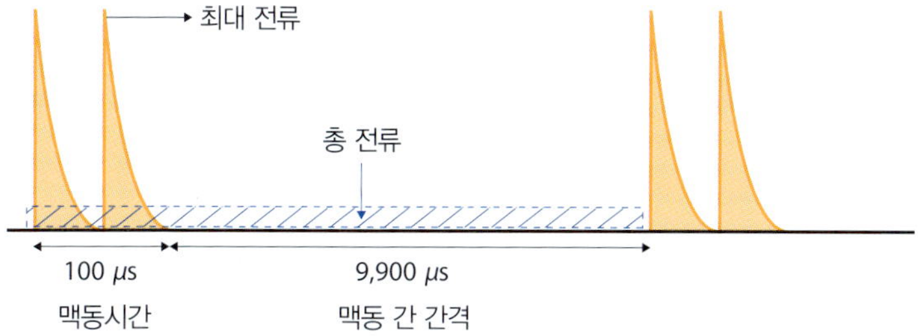

▶ 고전압 맥동전류의 매개변수 선택조절

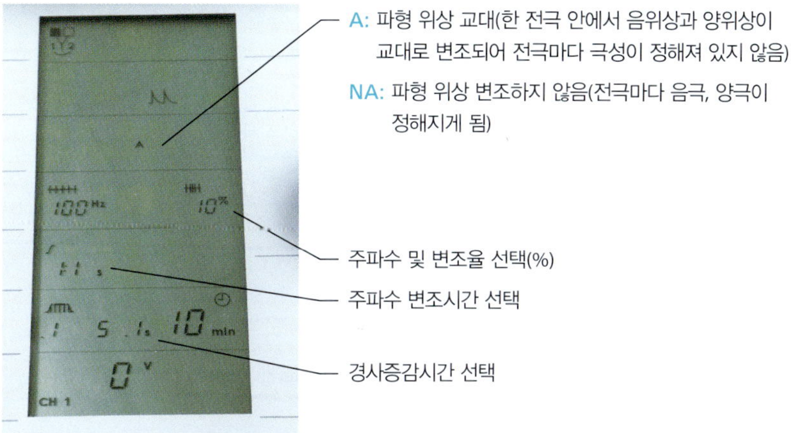

▶ 고전압맥동전류 전기자극의 일반적 매개변수

매개변수	특성
전류	맥동전류
파형	단상파(짝 점정파)
주파수(pps)	1~999
맥동시간(μs)	보통 100 μs로 고정
진폭(mA)	0~100
변조방식	단속변조, 맥동빈도(주파수) 변조
극성선택	교대(alternating), 비교대(non-alternating)

* 저빈도-고강도 경피신경전기자극과 같은 매개변수가 주로 사용된다.

⑥ 미세전류 전기자극(Microcurrent Electrical Stimulation, MES)

<table>
<tr><td>개념</td><td>• 전류량을 1 mA (1,000 mA) 이하의 낮은 전류를 이용하여 치료하는 양식
• 매우 낮은 전류량에서는 흥분성 조직의 자극이 거의 이루어지지 않아 원칙적으로 전기 감각을 느낄 수가 없기 때문에 아감각성 경피신경전기자극(subsensory TENS)이라 할 수 있음</td></tr>
<tr><td>특성</td><td>• 미세전류는 특별히 감각신경 흥분이 없기 때문에 일반적으로 다른 전기치료보다 고위험 질환 이외에는 금기증이 적은 편임
• 적용질환은 급성 및 만성 통증성 질환, 염증성 질환, 조직 손상질환 등에 적용함
• 스포츠손상 및 피부의 탄력성 개선 등과 같은 미용 목적으로 많이 활용되고 있음</td></tr>
<tr><td>매개변수</td><td>미세전류 전기자극의 일반적 매개변수
<table>
<tr><th>매개변수</th><th>특성</th></tr>
<tr><td>전류</td><td>맥동전류</td></tr>
<tr><td>파형</td><td>단상 직사각형, 양상 대칭 직사각형</td></tr>
<tr><td>맥동률(pps)</td><td>0.1～1,000</td></tr>
<tr><td>맥동시간(μs/ms)</td><td>보통 자동 설정(50～200 μs/ 1.5～500 ms)</td></tr>
<tr><td>진폭(μA)</td><td>0～999</td></tr>
<tr><td>파 경사(wave slope)</td><td>날카로운 파 경사, 부드러운 파 경사(0～100% 기울기)</td></tr>
<tr><td>극성선택(단상파의 경우)</td><td>교대(alternating)/비교대(non-alternating)</td></tr>
</table>
• 맥동 주파수 조절은 0.1～1,000 pps 범위 내에서 가능
• 진폭은 0～999 mA 범위에서 조절 가능
• 파형은 보통 단상직각파형
• 파의 경사는 미세전류자극기에 따라서는 조절 기능 내장
• 맥동시간은 대부분의 자극기에서는 주파수에 따라 자동으로 설정
• 일반적으로 극성 조절스위치가 있어서 전극의 극성을 선택하거나, 주기적으로 양극과 음극이 반복되는 극성 교대를 선택하도록 되어 있음</td></tr>
<tr><td>적응증 및 금기증</td><td>
<table>
<tr><th>적응증</th><th>금기증</th></tr>
<tr><td>• 피부 상처 부위, 화상, 궤양
• 골절 및 근육뼈대계 손상
• 연부조직 손상
• 신경염, 대상포진
• 근육통
• 신경통</td><td>• 눈 주변
• 심장박동조율기 착용자
• 목동맥 위 부분
• 악성종양 부위
• 임신 초기</td></tr>
</table></td></tr>
</table>

⑦ 신경근 전기자극(Neuro-Muscular Electrical Stimulation, NMES)

<table>
<tr><td>개념</td><td>

- 중추신경계의 손상 유무와 관계없이 운동단위의 손상이 없는 근육(신경지배근)을 자극하여 근력강화 및 근재교육, 부종 감소 등을 주요목적으로 하는 전기자극법
- 크게 두 가지로 분류
  - 근육의 상태 유지 및 개선을 목적으로 전기자극하는 것(FNS)
  - 신경학적 원인으로 근육조절에 문제가 있는 환자들의 기능적인 활동 증진을 목적으로 전기자극 하는 것(FES)
  - 신경근 전기자극(NMES) = 기능적신경근전기자극(Functional Neuromuscular Stimulation, FNS) + 기능적전기자극(Functional Electrical Stimulation, FES)

</td></tr>
<tr><td>특성</td><td>

- 반복적인 전기자극은 근육뼈대계통의 활성을 증가시키며, 결과적으로 근섬유 직경 및 조직의 혈류량을 증가시킴
- 여러 효소를 활성화시키고 신진대사량을 증가시키는 등 근조직의 생리화학적 구조를 변화시킴
- 신경근전기자극기에는 맥동전류와 교류가 사용됨
- 현재 임상에서는 대표적으로 2,500 Hz 전후의 운반주파수 교류를 돌발시킨 '러시아 전류 자극기'가 임상에서 사용되고 있으며, 경우에 따라 양상파 맥동전류도 함께 사용되고 있음

신경근전기자극의 일반적 매개변수

변수	범위
전류(파형)	교류(보통 시간변조 교류전류인 러시아 전류가 많이 사용) 맥동전류(보통 양상파가 가장 많이 사용)
주파수	교류(운반주파수: 2,000~3,000 Hz 미만/돌발주파수 30~50 bps) 맥동 주파수: 30~50 pps
맥동시간	교류: 자동조절 맥동전류: 200~450
단속시간비	근력—1:5 지구력—1:2 혹은 1:3~4 관절가동범위 증가—1:1 근경축완화—1:1
경사증가시간	근력(power)증가: 0.5초 근력(strength) 및 지구력 증가: 1~2초
전극배치	작은 근육(얼굴 등): 단극배치, 큰 근육(근육군): 양극배치

</td></tr>
<tr><td>적응증 및 금기증</td><td>

적응증	금기증
• 근력 및 근 지구력 증가 • 말초순환의 개선 • 요실금 개선	• 심장질환(heart conditions) • 동 · 정맥 혈전증 • 심장박동조율기 착용자 • 목동맥 위 부분 • 감염성 질환 • 악성종양 부위 • 임신 초기 배와 허리 골반 부위 • 출혈성 상처 부위

</td></tr>
<tr><td>고려사항</td><td>

- 전기자극을 지나치게 많이 하면 근육피로가 발생하며, 근육 내에 노폐물이 축적되어 근육 손상이 일어나고 이로 인한 근육통이 발생할 수 있음.

</td></tr>
</table>

⑧ 기능적 전기자극(Functional Electrical Stimulation, FES)

<table>
<tr><td>개념</td><td colspan="3">• 위운동신경세포(UMN)손상이 있지만 아래운동신경세포(LMN) 손상은 없는 환자들(뇌졸중, 척수손상, 뇌성마비 등)의 근육을 전기자극하여 근수축을 유도하고 기능적인 움직임(서기, 걷기, 발처짐 방지, 쥐기 등)을 회복하기 위해 사용하는 전기자극법</td></tr>
<tr><td rowspan="5">특성</td><td>전극의 기준</td><td colspan="2">• 피부–전극 간 저항이 낮은 것
• 전도 전류가 일정할 것
• 피부에 접촉되는 지점이 어느 면에서나 일정하게 유지되는 것
• 인체 일부분의 움직임을 허용할 수 있는 것
• 피부 자극이 없는 것
• 경제적 가격</td></tr>
<tr><td rowspan="3">자극 변수</td><td>파형</td><td>• 대칭성 양상성 사각형파, 비대칭성 양상성 사각형파
  ◦ 대칭성 양상성 정사각형파: 양극과 음극의 위상 크기 동일 → 두 전극 모두 활성전극, 큰 근육군 자극
  ◦ 보다 편안한 감각: 양상성파형 > 단상성 또는 정현파, 대칭성파형 > 비대칭성 파형</td></tr>
<tr><td>자극진폭
(강도)</td><td>• 0~100 mA
• 참을 수 있는 범위 내 원하는 근반응</td></tr>
<tr><td>맥동기간</td><td>• 0.2~0.4 ms (200~400 μs)</td></tr>
<tr><td colspan="3">• 기능적전기자극은 중추신경계질환 환자들의 운동 기능의 촉진과 근 재교육을 위해 사용됨
• 보행훈련을 위한 전기자극은 특히 위운동신경세포질환으로 발처짐이 발생한 환자에서 보행 시 환측의 흔듦기(swing phase) 동안 발등 굽힘(dorsiflexion)을 도와 보행의 보조 및 훈련으로 이용할 수 있음
• 임상에서는 대부분 보행기능, 손기능, 삼킴기능 등의 개선을 위해 사용됨.
• 환자가 기능적 과제를 수행할 때, 발뒤꿈치에 센서를 놓아 발뒤꿈치가 지면에 있는 경우 센서가 압력을 탐지하여 이때에는 전기자극이 되지 않고 보행이 시작될 때 발뒤꿈치가 지면에서 떨어지는 경우 센서가 탐지하여 전기자극이 실시되도록 하는 장비들과 환자가 걸을 때 정강이뼈의 움직임을 센서가 감지하여 자동으로 전기자극을 주는 장비 등 다양하게 사용되고 있음.</td></tr>
<tr><td>적응증 및 금기증</td><td colspan="3">기능적전기자극의 일반적 매개변수
<table>
<tr><th>적응증</th><th>금기증</th></tr>
<tr><td>(1) 무용성 위축(disuse atrophy)
(2) 관절가동범위 증진
(3) 근재교육과 촉진
(4) 경련성 관리
(5) 보행훈련
(6) 원발성 측만증
(7) 어깨관절 아탈구
(8) 부종 관리
(9) 근력과 지구력 증진
(10) 보조기 대응</td><td>(1) 심박조율기(cardiac pacemaker) 장착
(2) 부정맥(arrhythmia), 심장전도장애
(3) 임신 중 산모의 복회음부, 허리부위
(4) 경부 앞쪽, 미주신경과 횡격신경 부위
(5) 절개부위 바로 위나 안전부위
(6) 반흔조직
(7) 지방함량이 높은 부위
(8) 정형외과 수술 이후 환자: 일반적으로 능동적 운동이 가능해지는 시점에 적용
(9) 피부 감각 손상</td></tr>
</table></td></tr>
</table>

▶ 일반 목적 시 기능적전기자극과 보행목적 시 기능적전기자극의 매개변수별 적용방법

일반 FES	매개변수	보행훈련 목적 시 FES
맥동전류(양상파)	**전류**	맥동전류[중주파 교류전류(러시아전류)]
20~50 pps	**주파수**	30~50 pps (운반주파수 2,500 Hz, 돌발주파수 50 bps)
200~400 μs	**맥동시간**	250 μs (중주파 교류전류는 보통 주파수에 따라 자동조절)
과제수행에 맞춰 센서가 자동 설정하거나 작동버튼을 누름	**단속시간**	• 발 스위치형은 별도의 조절이 필요없음 • 별도의 발스위치가 없을 때는 보행속도에 맞추어 설정 [통전시간: 환자의 실제흔듦기(sing phase)시간 또는 0.1초, 단전시간: 환자의 실제 디딤기(stance phase) 시간 또는 0.2초]
보통 1~2초	**경사증감 시간**	보행속도에 맞추어 설정
환자가 참을 수 있는 한계 내에서 충분한 근 수축 유발정도	**전류강도**	안락함과 충분한 근 수축 유발정도
• 작은 근육(얼굴 등): 단극배치 • 큰 근육(근육군): 양극배치	**전극배치**	양극배치
	기타	• 치료시간: 보행훈련동안 • 치료주기: 매일 • 반드시 보행과 함께 전기자극을 실시하고 동기부여를 통해 환자의 적극적인 참여유도가 필요함

▶ 보행훈련을 위한 기능적전기자극 전극배치

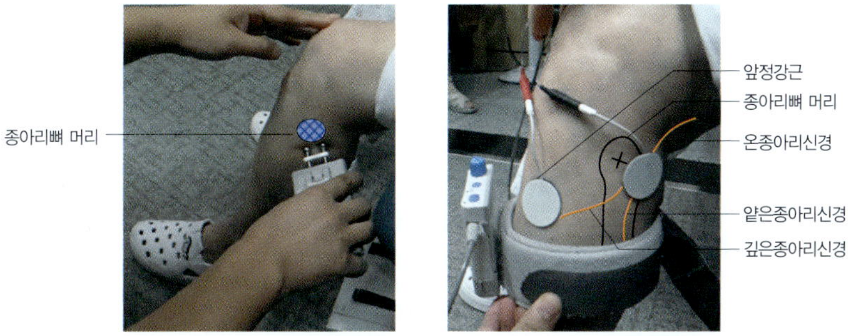

전기자극을 통해 최적의 전극부착 위치를 찾음

보행훈련을 위한 전극배치

동영상

• 뇌졸중 환자의 발처짐 보행(전기자극 전)

• 뇌졸중 환자의 보행을 위한 기능적전기자극

(8) 중주파를 이용한 전기치료

① 간섭전류(Interferential Current, IFC)

<table>
<tr><td rowspan="1">개념</td><td colspan="2">• 간섭전류는 일반적으로 2,000~8,000 Hz의 운반주파수(carrier frequency)를 가진 각각 서로 다른 두 개의 중주파 교류전류를 교차 통전시켜 조직 내에서 간섭현상을 일으켜 생성되는 새로운 형태의 진폭이 변조된 교류전류
• 진폭변조주파수(amplitude modulation frequency, AMF) = 맥놀이 주파수(beat frequency, BF): 간섭현상에 의해 만들어진 새로운 형태의 교류전류 주파수
• 주파수 단위는 ‘bps (beat per second)’로 표기
• 주파수가 다른 2개의 중주파 교류전류를 교차통전시킬 때 간섭현상에 의해 새롭게 합성되는 저주파 전류
ex) $\Delta f = f_2 - f_1 \Rightarrow 4150\ Hz - 4000\ Hz = 150\ bps$</td></tr>
<tr><td rowspan="5">물리적 특성</td><td>치료용 중주파 범위</td><td>• 4000~4100 Hz, 4000~4150 Hz</td></tr>
<tr><td>비동시성 탈분극</td><td>• 전류의 주파수와 신경의 탈분극 주파수가 일치하지 않는 현상</td></tr>
<tr><td>길데마이스터 효과
(gildemeister effect)</td><td>• 시간적 가중원리에 따라 신경섬유가 탈분극하는 현상</td></tr>
<tr><td>웨덴스키 억제</td><td>• 순응력이 증가하는 현상
• 불응기에 자극하면 신경섬유는 재분극되기가 더욱 어려워지거나 재분극의 발생이 아예 차단
• 막전위가 안정전위로 회복되는 기간이 더욱 길어짐
⇒ 이를 방지하기 위해 전류의 율동적 단속</td></tr>
<tr><td>운동 종판의 피로</td><td>• 운동종판의 피로는 자극의 주파수가 높아질수록 증가됨
• 피로상태의 운동종판은 매 맥동마다 반대측 근섬유막을 더 이상 탈분극시킬 수 없게 됨</td></tr>
<tr><td rowspan="4">변조의 깊이</td><td colspan="2">• 두 파가 일으킨 간섭이나 보강의 크기(0~100%)</td></tr>
<tr><td>2극 방법</td><td>• 선상겹치기
• 조직 내에서의 변조 깊이는 모든 방향에서 동일하며 항상 100%
• 적용간단, 조직에 지속적 최대자극, 4극보다 피부 자극↑</td></tr>
<tr><td>4극 방법</td><td>• 두 회로에서 크기가 같은 진폭은 90°에서 각각 통전시킬 때
• 최대 강도는 두 회로의 중간지점인 45°에서 발생(100% 간섭효과)</td></tr>
<tr><td>자동벡터 주사</td><td>• 효과적 자극영역을 증가, 다양한 감각 경험</td></tr>
<tr><td rowspan="5">용량</td><td>낮은 강도</td><td>• 감각을 겨우 느낌</td></tr>
<tr><td>중간 강도</td><td>• 편안한 따끔한 감각</td></tr>
<tr><td>높은 강도</td><td>• 견딜 수 있는 강한 따끔한 감각</td></tr>
<tr><td>매우 높은 강도</td><td>• 불쾌감 느끼고 견디기 어려운 감각</td></tr>
<tr><td colspan="2">• 만성질환-고강도, 급성질환-저강도</td></tr>
</table>

▶ 중주파 교류전류의 교차로 인한 간섭현상

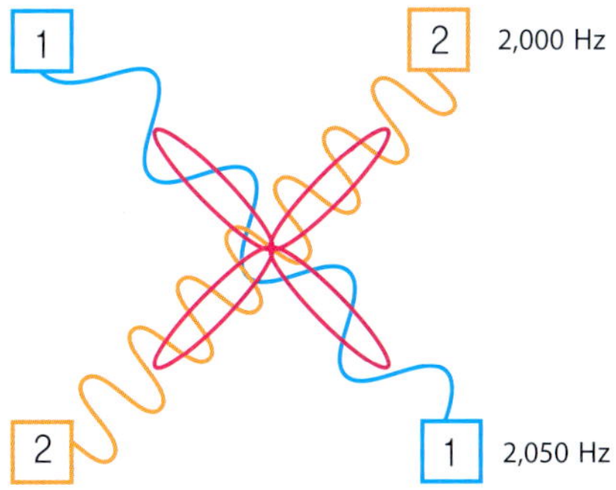

▶ 간섭전류의 진폭변조 깊이

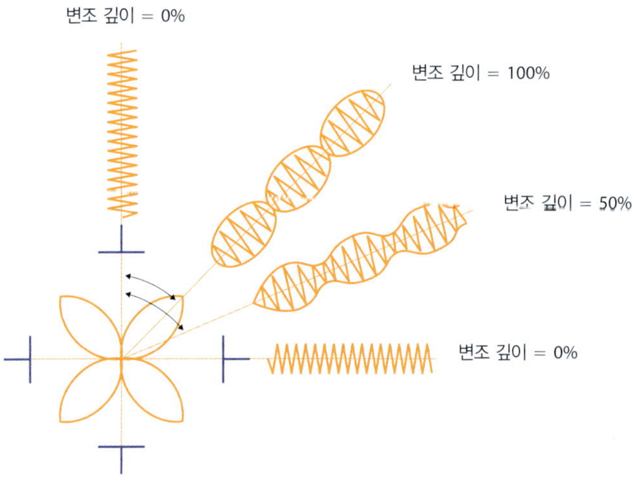

▶ 간섭전류의 스캐닝 효과

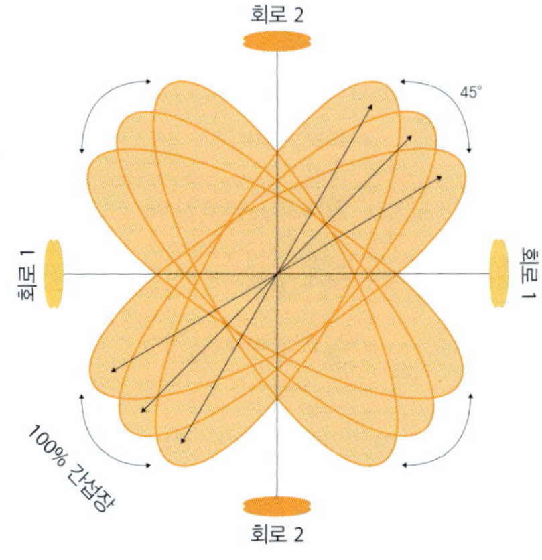

① 간섭전류(Interferential Current, IFC) (계속)

<table>
<tr><td>특징</td><td colspan="3">• 주파수와 피부저항은 반비례(저주파보다 조직저항이 작음)
• 전기가 체내에 잘 전달되며, 감각이 저하된 부위도 치료 가능
• 전기분해작용(+, −)이 없어 강한 강도로 자극해도 화상위험 없음
• 전극의 위치에 따라 치료부위를 쉽게 선택
• 넓은 부위 치료 가능하며, 벡터시스템(endodyn-vector system) 내에서 삼차원 자극 효과
• 금속이 매입된 부위도 치료(초음파도 가능함)</td></tr>
<tr><td>치료 효과</td><td colspan="3">• 연관통과 진통작용, 근 수축 유발, 이완, 혈류량 증진, 부종 및 염증완화, 치유과정 촉진, 요실금 완화, 배뇨 촉진</td></tr>
<tr><td rowspan="5">진폭변조 주파수의 파형에 따른 효과</td><td colspan="2">100 bps 고정파</td><td>• 열 발생 없이 이온의 미세 진동을 유발, 혈관확장, 진통 교감신경계의 기능 억제, 반사성교감신경 위축, 어깨손증후군의 통증완화</td></tr>
<tr><td colspan="2">1~10 bps 고정파</td><td>• 운동신경 및 근육 직접 자극, 근수축 유발</td></tr>
<tr><td colspan="2">1~10 bps 율동파</td><td>• 부종완화, 이온운동 촉진, 국소 충혈, 세포활성 증진, 정맥 및 림프순환↑</td></tr>
<tr><td colspan="2">90~100 bps 율동파</td><td>• 혈관 확장, 진통, 편두통과 신경통↓</td></tr>
<tr><td colspan="2">1~100 bps 율동파</td><td>• 부종완화, 운동신경 조직에 자극, 혈관 확장</td></tr>
<tr><td rowspan="4">전극의 종류</td><td>판전극</td><td colspan="2">• 다양한 크기의 탄소실리콘 재질로 되어 있음
• 전극은 재질이 유연하고 내구성이 좋아 가장 보편적으로 이용됨
• 일반적으로 이 전극에 스펀지 패드에 물을 적셔서 적용함</td></tr>
<tr><td>흡인전극</td><td colspan="2">• 임상에서 가장 많이 사용되는 전극
• 컵모양 고무덮개 안에 금속 판전극 위에 스펀지 패드를 끼워 사용함
• 사용 시 공기를 빨아 들이는 압력인 음압(negative pressure)을 이용하여 전극을 쉽게 고정할 수 있으며, 혈관확장으로 전류 전도가 증가되는 장점
• 흡인압력이 너무 높으면 점상출혈을 동반한 혈종이나 피부가 약한 노인환자들에게서 물집 및 피부가 벗겨질 수 있으므로 주의해야 함</td></tr>
<tr><td>장갑전극</td><td colspan="2">• 장갑 자체가 하나의 전극 또는 두 개의 전극으로 되어 있음
• 치료사가 손에 끼고 치료부위에 장갑을 낀 손으로 이동하면서 자극할 때 이용됨</td></tr>
<tr><td>탐침전극</td><td colspan="2">• 발통점이나 운동점, 경혈점 등과 같이 특정 국소 부위에 선택적으로 자극하기 위해 주로 사용되는 전극</td></tr>
<tr><td rowspan="5">전극배치방법</td><td rowspan="4">2극 배치법</td><td>중심부 배치</td><td>• 환부가 가운데, 같은 크기 전극</td></tr>
<tr><td>표면부 배치</td><td>• 환부가 표면부일 때, 크기가 서로 다른 전극(작은 쪽에서 전류밀도↑)</td></tr>
<tr><td>종배치</td><td>• 길게 주행하는 신경. 순환 증진위해 다리전체 자극시</td></tr>
<tr><td>공면배치</td><td>• 석고 고정 시</td></tr>
<tr><td>4극 배치법</td><td colspan="2">• 국소부위에 정확하게 선택적 치료</td></tr>
<tr><td>적응증 및 금기증</td><td colspan="3">* 다음 장에 상세히 설명</td></tr>
</table>

▶ 간섭전류의 적응증과 금기증

적응증	금기증
근골격계 손상 및 질환, 신경계 손상 및 질환, 순환계 질환, 피부질환(침상성좌창, 대상포진, 신경성피부염, 방사선 손상, 화상, 동상), 내과질환, 부인과질환, 근경축, 부종, 혈종(24시간 동안 냉치료), 감각이상(감각저하 된 부분)	급성 심부정맥혈전증, 급성 혈전성정맥염, 감염성 질환, 임산부 복부와 요천부 골반부, 출혈 위험부, 생리시 복부, 악성종양, 근개방창, 피부질환, 결핵, 경맥동 위축 및 강축증, 열성질환, 허약, 의사 전달이 어려운 사람, 심박 조정기 착용환자

▶ 간섭전류의 4극 배치방법

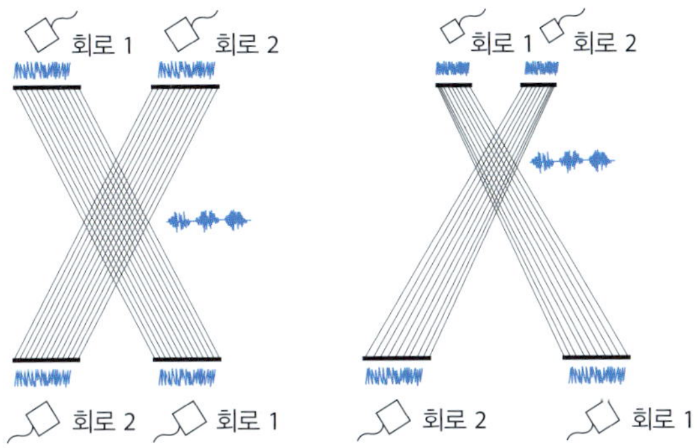

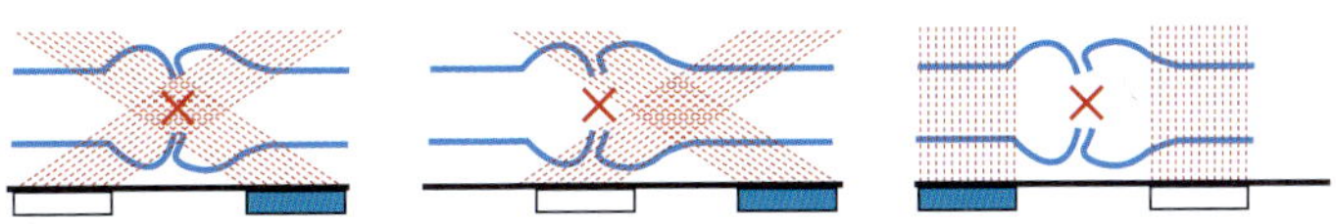

올바른 배치 잘못된 배치

▶ 간섭전류의 2극 배치방법

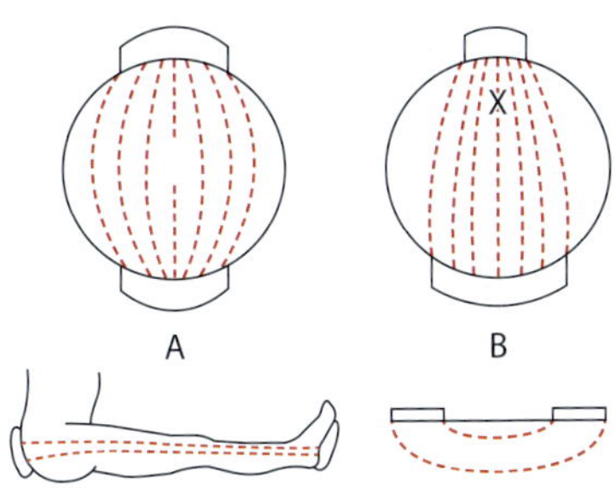

2극 배치방법

A. 중심부 배치(central application)
B. 표면부 배치(superficial application)
C. 종 배치(longitudinal application)
D. 공면 배치(co-planar application)

② 러시아 전류(Russian Current, RC)

개념	• 러시아 전류는 전기자극법을 개발한 국가의 이름으로 명명된 전기자극법 • 러시아 과학자 코츠(Kots)가 2,500 Hz의 중주파 교류전류를 매개로 하여 운동선수들의 근력훈련을 통해 근력증강 효과를 보고하면서 세계적으로 알려지게 됨 • 러시아 전류는 2,500 Hz의 중주파 교류전류를 운반주파수로 하여 10 ms의 돌발시간과 10 ms의 돌발간(burst wave)으로 구성됨
특성	• 웨덴스키 억제를 방지하고자 중주파 교류전류를 일정시간 동안 규칙적으로 단속시킴 → 시간변조 방식 • 저주파 전류들보다 좀 더 부드러우면서도 깊은 조직들을 자극하는데 유리함 • 임상에서 주로 깊고 큰 근육들의 근력 강화를 위한 신경지배근 전기자극을 위해 이용함

③ 고음역의 외부 근육자극(High Tone External Muscle Stimulation, HTEMS)

개념	• 유럽에서 개발된 전기자극방법 • 4~32 kHz (4,096~32,768 Hz) 사이를 짧은 간격으로 변화하는 운반주파수를 가짐
특성	• 주파수와 진폭이 동시에 변조됨 • 당뇨병성 신경염 환자들의 통증 감소에 효과적임

▶ 러시아 전류

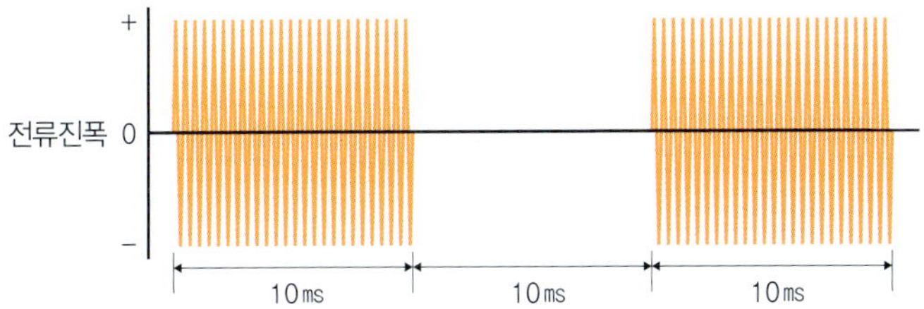

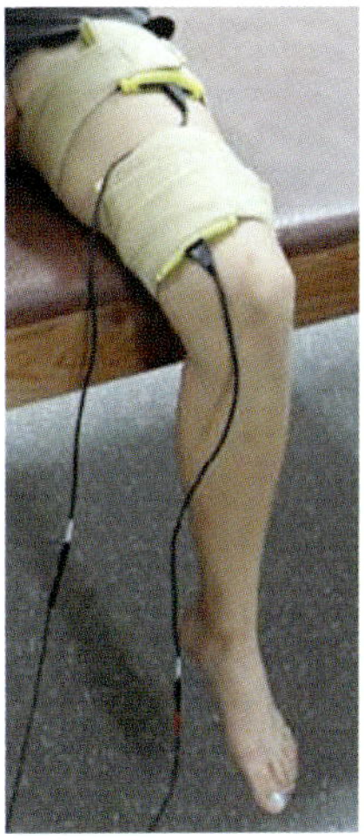

▶ 고음역의 외부 근육자극

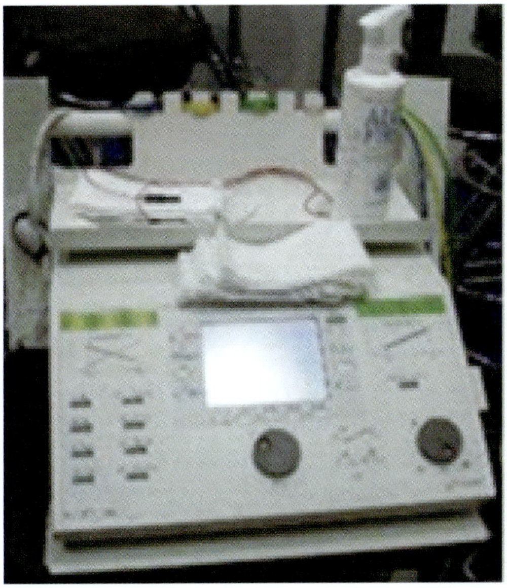

(9) 고주파전류를 이용한 전기자극

① 고주파전류(High Frequency Current, HFC)

<table>
<tr><td>개념</td><td colspan="2">• 고주파전류: 100,000 Hz 이상의 교류전류
• 조직에 진동발생으로 열 발생(특정 부위 가열)
· 분자운동 → 전환열, 체적가열
• 고주파 열 치료(심부 투열 치료)
· 열 효과: 국소 Diathermy 4~5°F↑
· 전신 1°F↑(맥박 10회↑), 국소온도 5~6°C↑ (혈류량 50~100%↑)
· Vant Hoff's Low (10°C 온도상승 → 신진대사 2.5배)</td></tr>
<tr><td>특성</td><td colspan="2">• 주파수가 매우 높기 때문에 이온의 방향성 운동이 거의 일어나지 않음
• 조직 내 이온의 분극을 일으키지 않기 때문에 전기화학적 반응이나 전기분해 현상이 발생하지 않음
• 조직 내에서 빠른 진동을 통해 열에너지로 전환되어 심부조직을 효과적으로 가열하는 데 사용됨(전환열, 체적가열)
• 짧은 진동 주기 때문에 감각 및 운동신경을 자극하지 않고, 불편감이나 근수축을 느끼지 않음
• 진동 폭이 매우 짧아서 감각/운동신경 자극이 일어나지 않음
• 피부를 통과하여 피하 1 cm 이하의 심부 조직을 가열하는 데 효과적임
• 표재 조직의 온도를 상승시킨 후 심부조직까지 가열됨
• 조직 내에서 물리적 에너지를 열 에너지로 변환하여 체적가열을 발생시킴
• 고주파 전류의 생물리학적 특성
<table>
<tr><th colspan="2">조건</th><th>고주파 전류 특성</th></tr>
<tr><td rowspan="2">통과 속도</td><td>공기 속</td><td>→ 빠름</td></tr>
<tr><td>매질 속</td><td>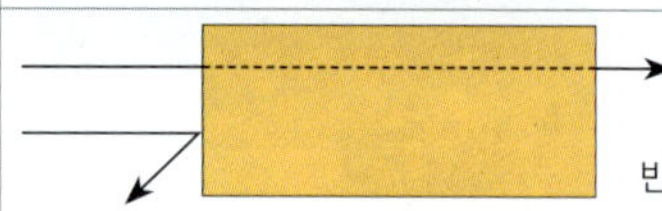 느림
반사 많음</td></tr>
<tr><td rowspan="2">주파수</td><td>높을수록(극초단파)</td><td>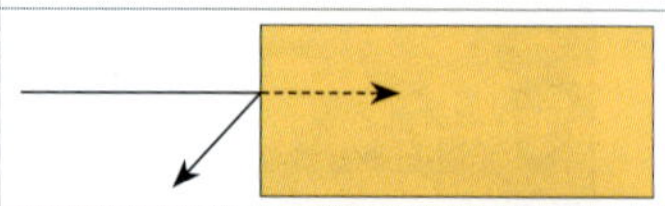 반사가 많음</td></tr>
<tr><td>낮을수록(단파)</td><td>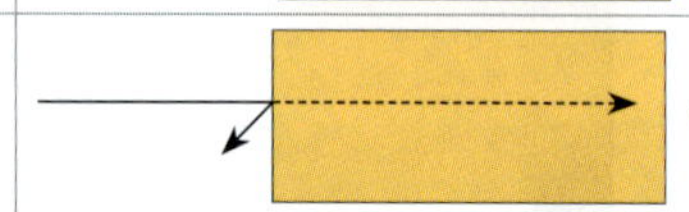 반사가 적음</td></tr>
</table></td></tr>
<tr><td rowspan="3">분류</td><td>장파</td><td>• 주파수: 1 MHz, 파장: 300m</td></tr>
<tr><td>단파</td><td>• 주파수: 10~100 MHz, 파장: 3~30 m
• 의료용: 주파수 27.12 MHz, 파장: 11 m</td></tr>
<tr><td>극초단파</td><td>• 주파수: 300~3000 MHz, 파장: 1~0.1 m
• 의료용: 주파수 2456 MHz, 파장: 12.25 cm</td></tr>
<tr><td rowspan="2">물리적 성질</td><td>주파수</td><td>• 일반적으로 1,000,000 Hz 이상의 고주파 교류전류</td></tr>
<tr><td>파장
(Wave length, λ)</td><td>• 한 순환의 진동 거리
• 모든 전자파의 파장은 주파수와 반비례
• 모든 전자파는 진공 속에서 빛과 같은 속도 300,000 km/s (186,000 miles/s)로 전파</td></tr>
</table>

<table>
<tr><td rowspan="6">물리적 성질</td><td colspan="2">굴절
(refraction)</td><td>• 전기장 안에 유전체가 있을 때 유전체의 경계면에서 전기력선이 휘어지는 것</td></tr>
<tr><td colspan="2">반사</td><td>• 주파수가 높아질수록 유전율이 낮아지고 전도도가 높아져 반사가 증가함
• 단파보다 극초단파에서 반사 현저
• 극초단파는 공기와 피부 사이에서 에너지의 50%가량 반사됨
• 2,450 MHz 극초단파는 지방과 근육 경계면에서 반사 많아, 피하지방층에서 열 발생 많음</td></tr>
<tr><td colspan="2">흡수
(absorption)</td><td>• 유전율 높고 전도도 낮은 매질이 전자기파 에너지 흡수량 많음
• 근육 혈액 등, 고함수 조직이 지방, 뼈보다 흡수 잘 됨</td></tr>
<tr><td colspan="2">침투깊이
(penetration)</td><td>• 주파수 낮을수록, 물 함량 작을수록 침투깊이 깊음
• 피하지방 두꺼울수록 침투깊이 낮음</td></tr>
<tr><td colspan="2">비열</td><td>• 어떤 물질 1 g를 온도 1°C 높이는 데 필요한 열량
• 비열이 크면 온도상승이 낮음</td></tr>
<tr><td colspan="2">열 전도도</td><td>• 유전율이 높고 전도도가 낮은 매질은 전자파 에너지를 더 많이 흡수함</td></tr>
<tr><td rowspan="2">전기적 성질</td><td colspan="2">유선율</td><td>• 물질이 전기 에너지를 저장하는 능력
• 수분이 풍부한 조직(예: 혈액, 근육)은 유전율과 전도성이 높아 열 효과가 크게 나타남
• 수분 함량이 많고 주파수가 낮을수록 유선율이 크고 전도도가 낮아져 반사가 줄어듦 (혈액 > 근육 > 뇌 > 지방 > 피부 > 뼈)</td></tr>
<tr><td colspan="2">비저항
(Specific resistance)
종류</td><td>• 전기 저항을 나타내는 물질 고유의 특성
• 각 조직이 가지는 주파수에 따른 여러 가지 저항치
• 주파수가 높아질수록 저항치가 낮아짐
• 골수 > 지방 > 피부 > 간장 > 근육</td></tr>
<tr><td rowspan="3">자극유형</td><td rowspan="3">전자파의
형태</td><td colspan="2">• 전기장과 자기장의 진동방향은 전자파의 진행방향에 수직</td></tr>
<tr><td>전기장</td><td>• 전기장(electric field, E): 정지된 전하의 주위에 생성되는 공간의 변화
• 크기와 방향을 동시에 가지는 벡터량
• 전하(Q)에 작용하는 힘(F)의 비, 단위는 N/C
• 전기장의 세기: 전기력선의 수에 비례, 전하의 크기에 비례하고 거리의 제곱에 반비례
cf) 정전장(electrostatic field): 움직이지 않는 전하에 의해 생성된 변하지 않는 전기장을 의미함.</td></tr>
<tr><td>자기장</td><td>• 자기장(magnetic field, B): 움직이는 전하의 주위에 생성되는 공간의 변화
• 자기력(F): 움직이는(운동하는) 전하(전류)들의 상호작용에 의해 작용하는 힘
• 전하가 크고, 속도가 빠를수록, 자기장에 대해 수직으로 움직일 때 최대의 힘이 발생함
• 자기장 세기(B): 전류(I)에 비례, 도체의 수직거리(r)에 반비례
• 전류가 강할수록, 코일의 길이가 길수록, 코일 간의 거리가 가까울수록 자기장이 더 강해짐</td></tr>
</table>

② 단파심부투열치료(ShortWave Diathermy, SWD)

<table>
<tr><td>개념</td><td colspan="3">• 단파 발생장치: 진공관 장치(vacuum tube apparatus)
• 단파는 고주파에서 3~30 MHz의 무선주파수 범위에 해당함
• 27.12 MHz 주파수가 물리치료에서 심부투열치료로 가장 많이 사용</td></tr>
<tr><td rowspan="4">방법</td><td rowspan="2">전기장
(정전장)
전계법</td><td colspan="2">• 콘덴서 전계법(콘덴서 원리 응용) = 전기장 = 용량형
• 두 개의 전극과 가열되는 인체의 조직이 유전체의 역할을 하며 전기장이 형성되어 조직 가열
• 콘덴서의 정전용량(C)은 두 극판의 거리(d)에 반비례하고 두 극판의 넓이(s)에 비례함</td></tr>
<tr><td>전극의
종류</td><td>• 콘덴서 패드전극(flexible condenser pad)
• 커프(single, double cuff)
• 접시 전극(air-spaced condenser) (공간판)</td></tr>
<tr><td rowspan="2">전자장
전계법</td><td colspan="2">• 유도 전자계, 유도자계 가열법 = 전자기장 전계법
• 코일에서 국소전류(eddy current) 발생 → 전자장 형성, 열발생(유도전류의 원리): 유도형
• 지방보다는 근육조직에 가열효과가 좋음
• 드럼전극: 자기장 형성, 코일전극: 전기장과 자기장 발생</td></tr>
<tr><td>전극의
종류</td><td>• 코일전극: 유도케이블, Pan-cake coil
• Drum electrode
◦ Monode 전극(표면 가열): 원통꼴전극
◦ Minode 전극(코일이 원뿔형으로 감김, 표면부 치료)
◦ Diplode 전극(각이 진 사지부위의 가열): 두날개 전극</td></tr>
<tr><td rowspan="4">전극배치
원리</td><td rowspan="4">피부-전극
거리</td><td>정상
배치</td><td>• 치료부위보다 약간 큰 전극을 양쪽 모두 동일한 거리를 두고(D1=2.5 cm, D2=2.5 cm) 배치 → 조직 전체에 고르게 전기장 형성 → 조직 전체 가열</td></tr>
<tr><td>근접
배치</td><td>• 치료부위보다 약간 큰 전극을 양쪽 모두 동일한 거리를 두고 약간 가까이(D1=1.5 cm, D2=1.5 cm) 배치 → 표면조직 더 가열</td></tr>
<tr><td>원근
배치</td><td>• 전극을 서로 다른 거리를 두고(D1=2.5 cm, D2=3.0 cm) 배치 → 거리가 가까운 쪽 (D1=2.5 cm)에서 전기장의 밀도가 높아져 열 발생이 많아짐</td></tr>
<tr><td>원격
배치</td><td>• 치료부위보다 약간 큰 전극을 양쪽 모두 동일한 거리를 두고 약간 멀리(D1=5 cm, D2=5 cm) 배치 → 심부조직 더 많이 가열</td></tr>
</table>

▶ 단파치료기

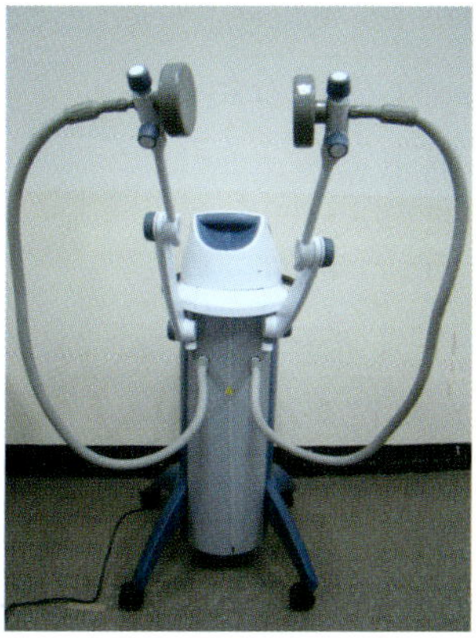
공간판 전극

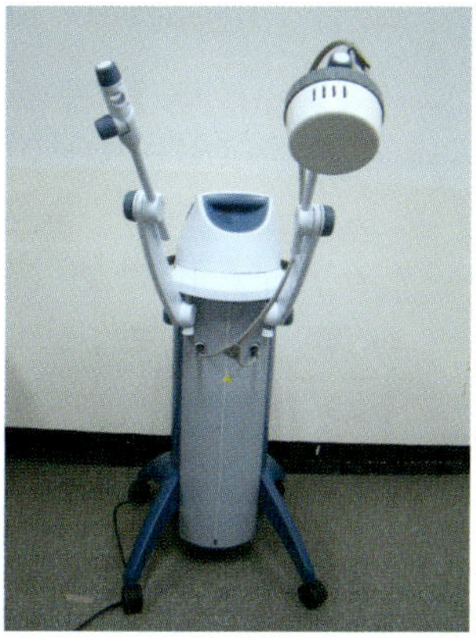
드럼 전극

▶ 콘덴서 전극과 공간판 전극

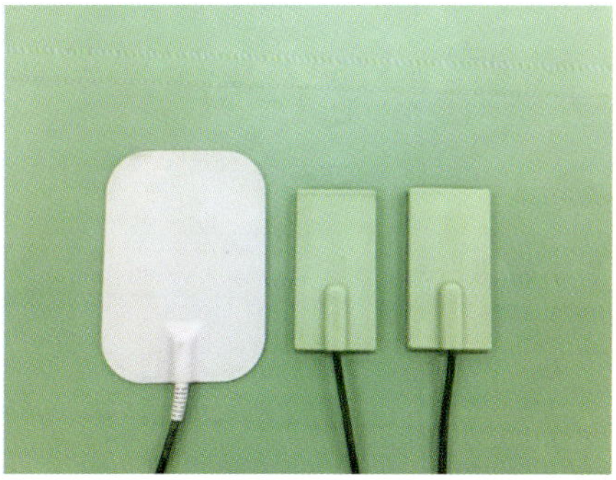
콘덴서 전극

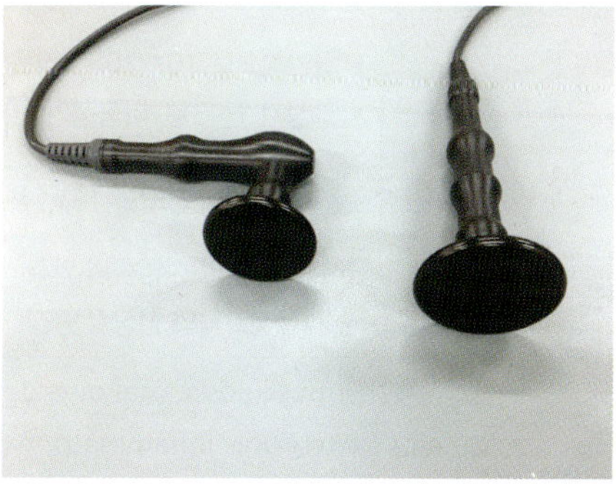
공간판 전극

▶ 전기장 전계법과 유도 전계법의 가열특성

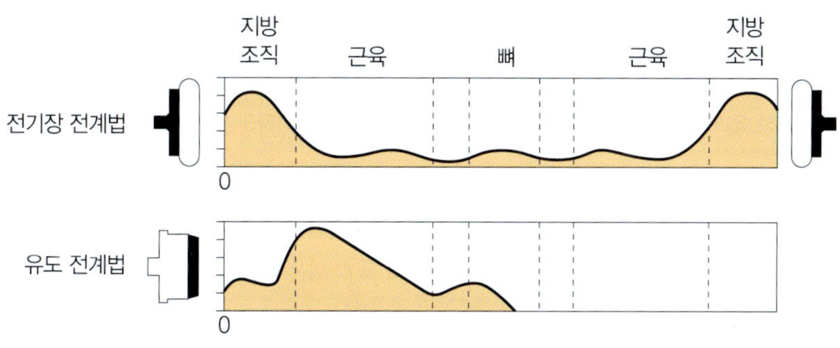

② 단파심부투열치료(ShortWave Diathermy, SWD) (계속)

<table>
<tr><td rowspan="6">전극 배치방법</td><td rowspan="5">콘덴서 전극 또는 접시전극</td><td>대면법</td><td>• 전극과 피부가 서로 평행되도록 배치, 동일한 거리</td></tr>
<tr><td>공면법</td><td>• 신체동일면 두 개 전극 배치, 신체의 한 표면에 가열
• 정상 → D3 > D1 + D2
• 표면조직 가열: 전극과 피부 사이 거리 최대한 가깝게
• 심부조직 가열: 전극과 피부 사이 거리 최대한 멀게</td></tr>
<tr><td>접선법</td><td>• 변형공면법, 신체의 굴곡부위: 엉덩관절</td></tr>
<tr><td>교차법</td><td>• 한 부위 대면법 → 전극을 90도 이동 다시 대면법</td></tr>
<tr><td>종대면법</td><td>• 하지 순환</td></tr>
<tr><td colspan="3">• 병렬콘덴서법: 동시에 두 관절 치료
• 콘덴서패드 코일법
• 케이블 또는 코일법(coil electrode application)
• 드럼전극(drum electrode)</td></tr>
<tr><td rowspan="3">치료 용량</td><td>출력강도</td><td colspan="2">• 50~200 mA (주로 120~130 mA 선택)
• 50 mA 이하와 200 mA 이상은 선택하지 않음</td></tr>
<tr><td>치료시간</td><td colspan="2">• 일반적으로 10~20분 (작은 부위 15분, 넓은 부위 20~30분, 팔다리 20분, 내장기 30분)
• 급성기 1~5분, 아급성기 10~20분, 순환증진 10분 이상</td></tr>
<tr><td>치료빈도</td><td colspan="2">• 환자의 상태에 따라 1일 1회 또는 격일제</td></tr>
<tr><td>치료효과</td><td colspan="3">• 통증 완화, 근경축 완화, 만성염증의 와해 촉진, 만성감염의 치유
• 창상치유촉진, 섬유성조직의 신장력 증진</td></tr>
<tr><td>적응증</td><td colspan="3">• 근골격계질환(musculoskeletal disorders)
• 만성 염증질환(chronic inflammatory and infective conditions)
• 운동치료 전</td></tr>
<tr><td>금기증</td><td colspan="3">• 악성종양 조직, 허혈부위, 부종, 드레싱 위, 금속, 심박조정기를 사용하는 사람, 출혈부위, 관절결핵, 열감각장애가 있는 부위, 진통제사용 직후, 방사선치료중, 열감각과민반응, 급상 염증 및 감염, 피부질환, 혈압이상, 심한 심장질환, 혈전성정맥염, 임신부 복부, 생리 중 복부, 의사전달이 어려운 사람</td></tr>
</table>

③ 맥동단파심부투열치료(Pulsed shortwave diathermy)

개념	• 27.12 MHz를 15~800 pps로 맥동시켜 20~400 μs 동안 단파를 내보내는 치료방법 • 열적 효과: 38W 이상의 평균 전력시/비열적 효과: 38W 이하의 평균 전력시
치료효과	• 대사증진 2~4배, 통증 및 근경축 완화, 말초순환자극, 창상치유촉진 • 염증완화, 골절치유촉진
적응증	• 단파심부투열치료의 금기증도 치료할 수 있으며, 특히 외상 및 감염성질환에 효과적
금기증	• 심박조정기(cardiac pacemaker) 환자, 고열 환자, 악성종양, 금속삽입부위(주의해서 적용 가능)

▶ 전극배치에 따른 전기장 밀도의 변화

① 정상배치와 근접배치

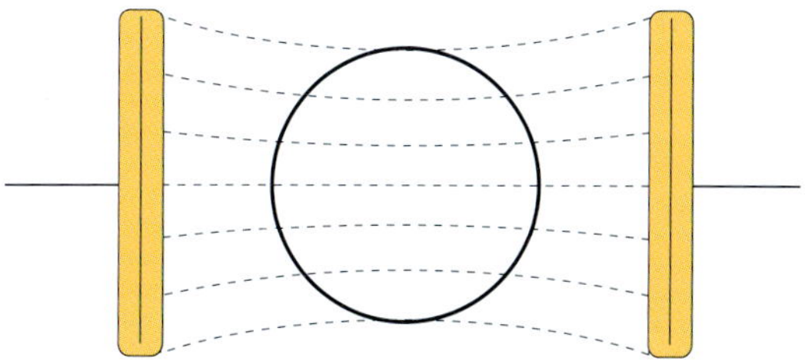

정상배치

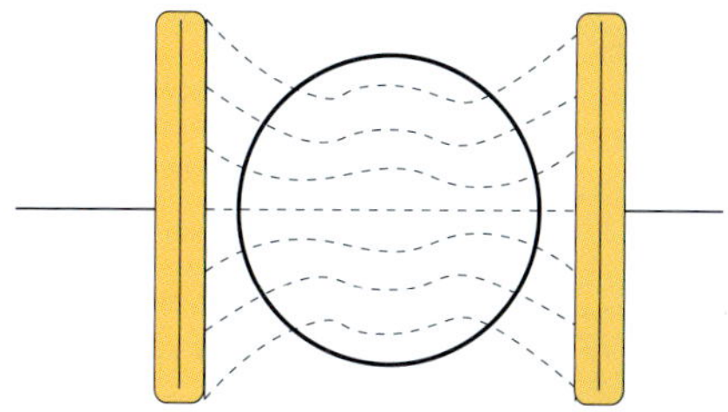

근접배치

대면법에서 조직을 관통하는 전기장에 대한 전극의 위치효과

② 원근배치와 원격배치

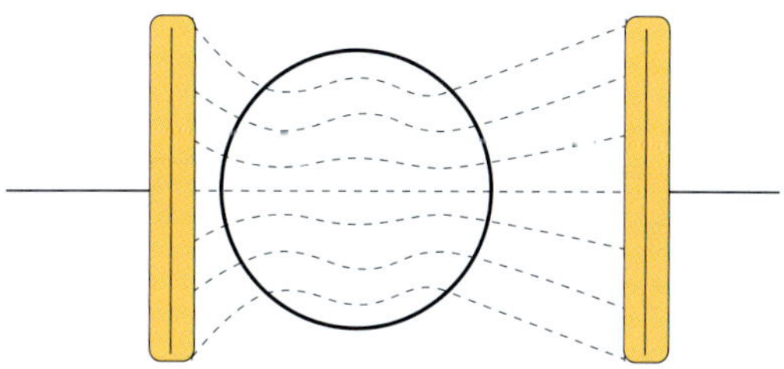

원근배치

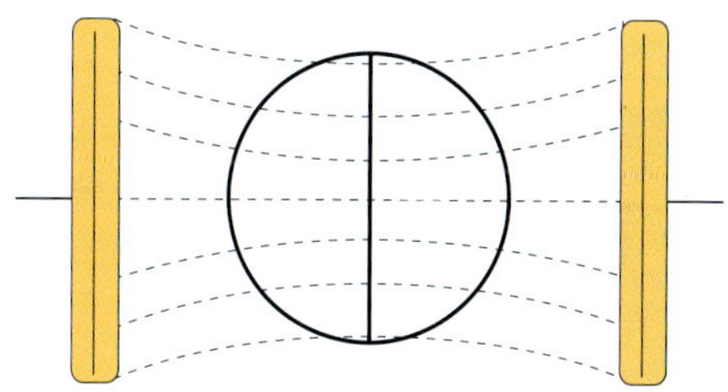

원격배치

원근배치와 원격배치

③ 공면법에서 두 전극 사이의 거리에 따른 전기장 형성

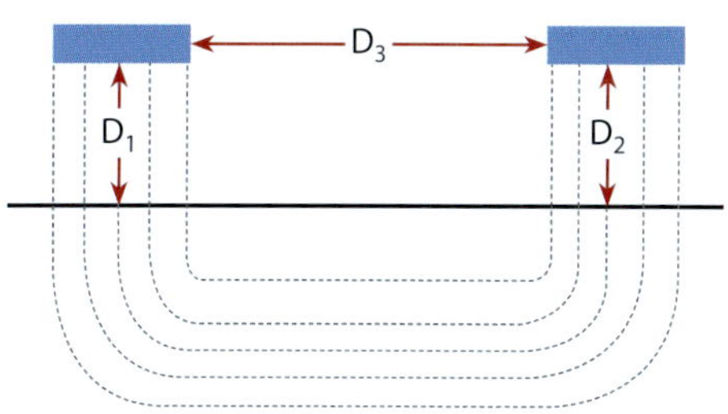

$D_3 > D_1 + D_2$

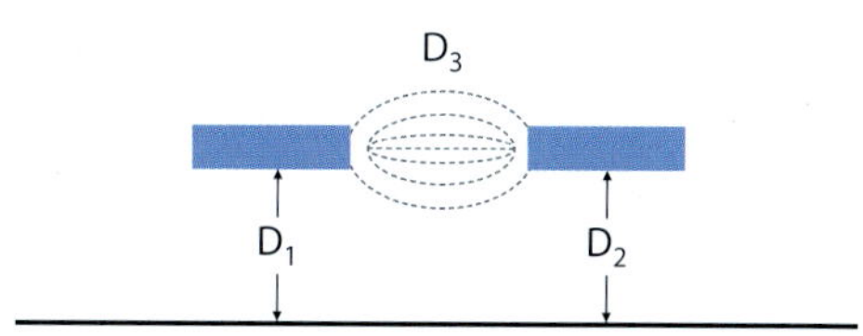

$D_3 < D_1 + D_2$

④ 극초단파심부투열치료(MicroWave Diathermy, MWD)

<table>
<tr><td>개념</td><td colspan="3">• 주파수: 300~3000 MHz 또는 30,000 MHz
• 파장: 1 cm~1 m인 전자기파
• 의료용 주파수: 2450 MHz (12.25 cm), 915 MHz (33 cm), 433.9 MHz (69 cm)
• 극초단파 발생장치: 자전관(마그네트론)</td></tr>
<tr><td>특성</td><td colspan="3">• 주파수: 주파수 낮을수록 → 침투깊이 깊어지고 → 열로 전환되는 효율↑
• 생리학적 반응: 혈액순환 → 열 분산 → 화상을 피할 수 있음
• 위, 간, 흉곽, 심장표면 등에 선택적 가열
• 피부 표면에서 0.5~2 cm 범위 내 금속 삽입물 → 열 집중 → 조직 파괴
• 빔(beam)을 형성하고, 초점을 조절(focusing)할 수 있다.
• 함수량이 많은 조직일수록 흡수가 많이 되며, 지방과 같이 함수량이 낮은 조직은 쉽게 투과함 ⇒ 근육에서 가장 많이 흡수됨 ⇒ 피하지방조직을 과도하게 가열하지 않으면서 심부 조직을 선택적으로 가열
• 조직 경계면에서의 반사: 근육과 지방(지방층의 이상가열), 뼈-근육 경계면에 열 집중
• 단파에 비해 투과심도가 낮기 때문에 심부의 혈류 증가량은 단파보다 작음</td></tr>
<tr><td>침투깊이</td><td colspan="3">• 수분함량↑ ⇒ 에너지흡수↑ ⇒ 침투깊이↓
• 수분함량↓ ⇒ 에너지흡수↓ ⇒ 침투깊이↑
• 함수량이 많은 조직일수록 극초단파 투과 어려움
• 함수량이 작은 조직일수록 극초단파 잘 투과됨
• 지방(함수량↓) ⇒ 극초단파 잘 투과
• 근육(함수량多) = 전도도↑ = 유전율↑ ⇒ 침투 어려움
• 지방층의 이상가열(∵근육층의 표면에서 극초단파의 상당량 반사)</td></tr>
<tr><td>치료효과</td><td colspan="3">• 혈류량 증진, 섬유성 교원조직의 신장력 증가, 관절강직의 현저한 감소, 진통작용, 근경축 완화, 만성염증의 화해 촉진, 만성감염의 치유 촉진, 창상치유 촉진, 악성종양의 열치료 효과</td></tr>
<tr><td rowspan="8">치료방법</td><td>피부와
도자의 거리</td><td colspan="2">• 가까울수록 가열 면적↓(출력 낮게 함)
• 최소 피부와 도자 거리: 도자 형태와 관계없이 1 inch 정도
• 최대 피부와 도자 거리: A형 2 inch, C • D형 5 inch</td></tr>
<tr><td rowspan="5">치료
강도</td><td colspan="2">• 편안하고 쾌적한 온감(comfortable warm sensation)</td></tr>
<tr><td>Dose I, lowest
(very mild dosage)</td><td>• 역치온감의 바로 하위 단계
⇒ 통증이 동반되는 급성 염증성질환: 최소하강도</td></tr>
<tr><td>Dose II, low
(mild dosage)</td><td>• 온감 겨우 느낄 수 있는 낮은 강도
⇒ 아급성 염증성질환: 최소강도</td></tr>
<tr><td>Dose III, medium
(moderate dose)</td><td>• 중등도의 쾌적한 온감
⇒ 아급성 염증성질환: 중등도 강도</td></tr>
<tr><td>Dose IV, heavy
(Intensive dose):</td><td>• 견딜수 있는 비교적 강한 열감
⇒ 만성 질환: 최대 강도</td></tr>
<tr><td>치료시간</td><td colspan="2">• 일반적으로 10~20분 (최적시간 20분)</td></tr>
<tr><td>치료빈도</td><td colspan="2">• 1~2회/1일, 격일제</td></tr>
</table>

▶ 심부투열치료의 가열특성

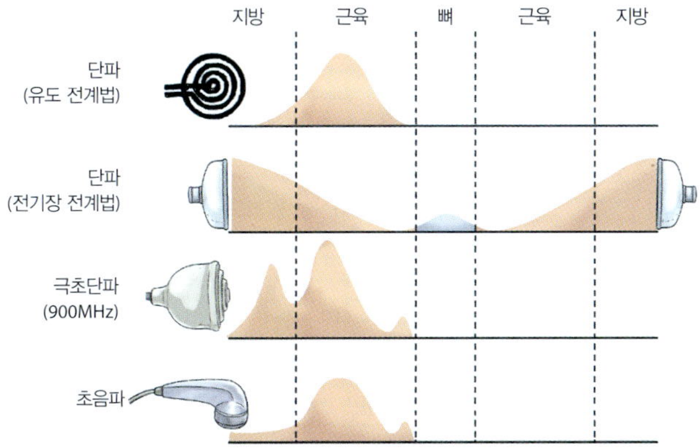

단, 2450 MHz의 극초단파는 900 MHz의 극초단파보다 근육가열이 깊지 않음을 주의한다.

▶ 극초단파 원형도자의 가열패턴

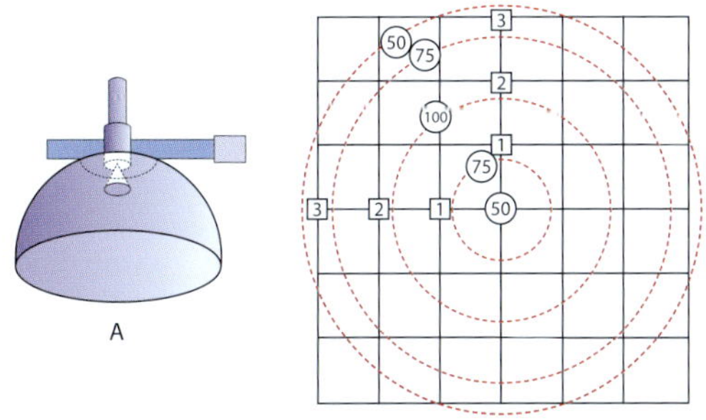

극초단파 도자들에 의해 생성되어지는 가열 패턴들

A. A형의 원형도자. 최대의 강도(100%)는 도자의 말초하에서 발생한다(Zone 2);
그것은 중심에서 50%로 감소하며 도자의 끝부분을 넘어서서 점차적으로 감소한다.

▶ 극초단파 직각도자의 가열 패턴

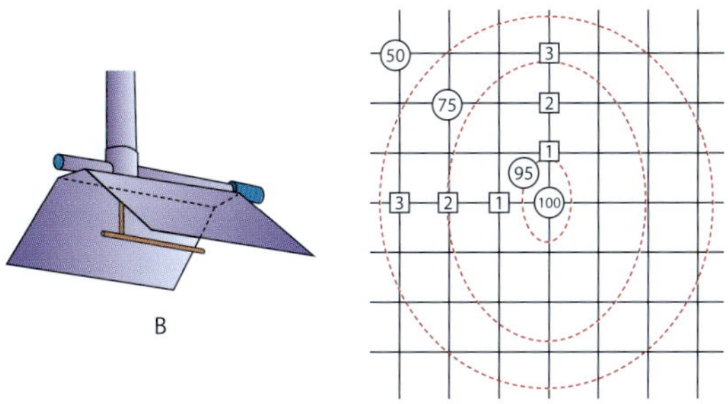

극초단파 도자들에 의해 생성되어지는 가열 패턴들

B. C형의 직각도자. 최대 강도(100%)는 도자의 중심하에서 발생한다.

④ 극초단파심부투열치료(MicroWave Diathermy, MWD) (계속)

<table>
<tr><th>전극의 종류</th><td>

도자	안테나	파장	반사경	빔의 형성	최대강도	치료부위
A형	1극		반구형 9.3 cm	원형도넛	집중심부	약 10 cm, 불규칙, 볼록, 손목부위
B형	1극		반구형 15.3 cm	원형도넛	집중심부	약 20 cm, 불규칙, 볼록, 손목부위
C형	2극	6.1 cm	장방형 11.25 × 12.5 cm	타원형	중심부	좁고 편평하거나 오목한 부위
D형	2극	0.1 cm	장방형 13 × 53 cm	타원형	중심부	넓은 곳에도 사용가능
E형	2극	12.2 cm	장방형	타원형	중심부	편평하거나 오목한 부위

</td></tr>
<tr><th>장점</th><td>

- 적용이 간단함
- 좁은 국소 부위를 정확하게 가열할 수 있음
- 기계의 조작이 간편함
- 낮은 주파수의 극초단파를 사용하여 근육에 선택적으로 가열
- 필요한 경우 피부가열 없이 사용함
- 주의점을 잘 지키면 과잉가열 없이 최대 가열을 할 수 있음
- 환자에게 가장 좋은 경쾌감을 줄 수 있음
- 출력의 판독을 % 눈금으로 정확히 읽을 수 있음

</td></tr>
<tr><th>단점</th><td>

- 심부조직가열효과가 단파심부투열보다 적음
- 관절의 한쪽만 가열할 수 있음
- 피부의 화상이 단파심부투열보다 빠르게 초래될 수 있음
- 환자가 받는 열의 양을 정확히 측정하기가 어려움

</td></tr>
<tr><th>적응증</th><td>

- 연부조직구축(soft tissue contracture)
- 통증 및 근경축을 동반하는 질환(pain and muscle spasm)
- 아급성 및 만성 염증질환
- 악성종양: 국소온도를 42℃ 이상으로 상승, 433.9 MHz

</td></tr>
<tr><th>금기증</th><td>

- 악성종양 조직, 허혈부위, 부종, 드레싱 위, 금속 매입 부위, 의용전기기구(주위에 심박조정기, 보청기, 전기자극치료기, 근전도, 뇌파 등을 사용하지 않도록 함), 출혈부위, 관절결핵, 성장기 관절, 남성생식기 위, 눈, 비만증(특히 2450 MHz), 열 감각 장애부위, 진통제 사용직후, 방사선 치료 중, 열감각과민반응, 급상염증 및 감염, 피부질환, 혈압이상, 심한 심장질환, 혈전성정맥염, 임산부복부, 생리 중 복부, 의사전달이 어려운 사람

※ 화상, 쇼크에 주의

</td></tr>
</table>

▶ 극초단파의 임상적 적용—팔, 허리, 무릎 적용

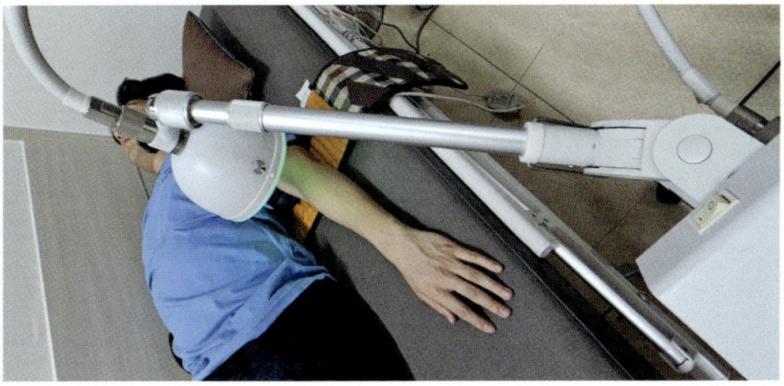

팔 부위 적용

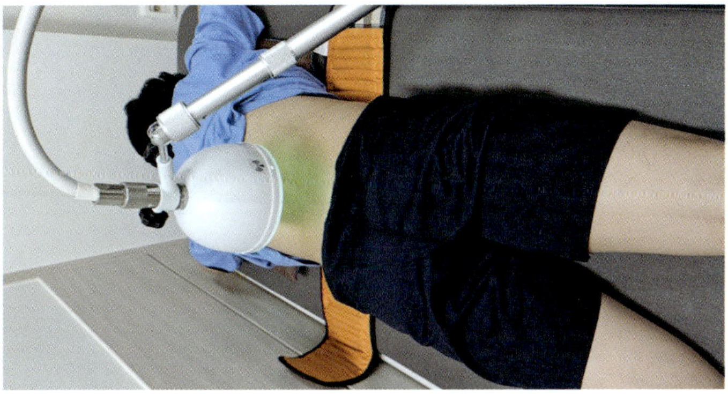

허리 부위 적용

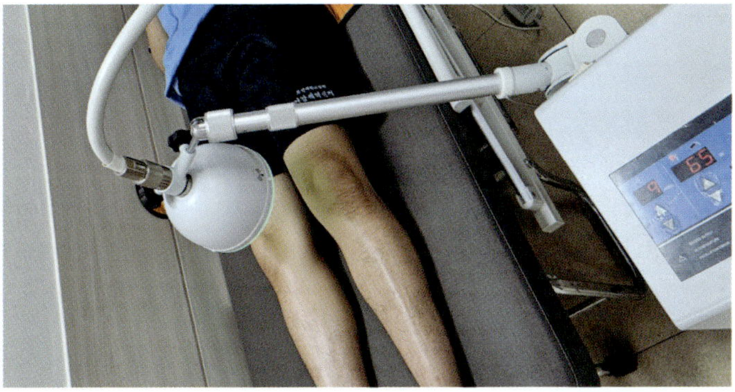

무릎 부위 적용

(10) 초음파 치료(UltraSound, US)

<table>
<tr><td>개념</td><td colspan="3">• 주파수 17,000~20,000 Hz 이상의 불가청 진동음파(acoustic vibration)
• 치료용 초음파의 주파수: 0.8~4 MHz</td></tr>
<tr><td rowspan="3">발생원리</td><td colspan="3">• 초음파의 발생원리: 역압전효과(reverse piezoelectric effect)</td></tr>
<tr><td>압전효과</td><td colspan="2">• 수정(crystral)과 같은 결정체를 특정한 방향으로 압축과 팽창을 반복시켜 주면 양전하와 음전하가 생산되어 전류가 발생하는 것</td></tr>
<tr><td>역압전효과</td><td colspan="2">• 교류전류를 통전시키면 결정체가 압축과 팽창을 반복하여 기계적인 진동이 일어나 초음파를 발생시키는 현상</td></tr>
<tr><td rowspan="5">특성</td><td rowspan="3">초음파의 음장</td><td>근위장</td><td>• 초음파 변환기에 가까운 부위
• 최대강도와 최소강도가 매우 불규칙하게 분포</td></tr>
<tr><td>원위장</td><td>• 변환기로부터 먼 쪽
• 강도가 비교적 규칙적으로 감소하면서 진행하는 부위</td></tr>
<tr><td colspan="2">• 근위장의 거리는 초음파 변환기 반경의 제곱(r^2)에 비례하고 파장(λ)에 반비례(r^2/λ)
• 주파수 높을수록, 변환기 직경이 클수록 근위장 길이 길어짐
• 변환기 직경 3 cm, 1 MHz 초음파 적용 시 근위장 15 cm</td></tr>
<tr><td>방산각
(divergence angle)</td><td colspan="2">• 초음파 빔이 진행하면서 옆으로 퍼지는 각도
• 변환기 직경에 대한 파장의 비율
• 변환기의 크기와 주파수에 반비례함
• 주파수가 높을수록 작고, 주파수가 낮을수록 커짐
• 변환기의 지름이 클수록 작고 지름이 작을수록 커짐</td></tr>
<tr><td>감쇠</td><td colspan="2">• 매질을 통과할 때 강도와 진폭이 점점 약해지는 것
• 반가층(half-value thickness): 음파가 조직을 통과하면서 원래 강도의 반으로 줄어드는 깊이
• 주파수가 낮을수록 반가층이 길어짐
• 주파수가 낮을수록 심부조직을 효율적으로 가열
• 전파길이가 길수록 빠르게 감쇠됨
• 강도는 진폭보다 빨리 감소
• 연부조직 반가층
  ◦ 1 MHz: 약 4 cm, 3 MHz: 약 2.5 cm 정도
• 주파수에 따른 조직에서의 반가층의 깊이
  ◦ 지방 > 피부 > 근육 > 건 > 연골 > 뼈
• 초음파의 감쇠는 주파수에 비례
  ◦ 1~3 MHz: 1 mm당 약 2~5%씩 감소
  ◦ 3 MHz: 감쇠가 빨라 1~2 cm 깊이에서 에너지 흡수가 가장 많음
• 초음파 감쇠는 조직의 단백함량에 비례하고 수분함량에 반비례
  ◦ 혈액 < 지방 < 신경 < 근육 < 피부 < 건 < 연골 < 뼈</td></tr>
<tr><td>효과</td><td>열효과</td><td colspan="2">• 조직온도 상승: 5 cm 이상의 심부조직 가열
• 조직의 대사 증가, 혈관확장 및 혈류량 증진
• 생체막 투과성 상승
• 교원조직 신장력 증가: 관절낭, 건, 인대, 반흔조직 신장에 효과적
• 심부 관절 구축, 구축반흔 신장 → 관절가동범위 증가
• 진통작용, 근경축 완화</td></tr>
</table>

효과	열효과	• 말초신경의 시치와 기전류 상승, 신경전도속도를 변화 • 골격근의 수축 활동 변화, 효소 활성의 변화, 골절유합 촉진, 조직의 파괴 등
	기계적 효과	• 공동형성: 조직 파괴반응 • 음향흐름: 세포주위에서 액체의 미세이동 → 인지질 및 단백 운동, 이온 이동을 촉진 → 단백합성능 증진, 치유과정 촉진 • 미세마사지, 미세순환증진 • 정상파 → 혈류 정체와 내피세포손상
치료방법	접촉이동 치료 (Stroking technique)	• 편평하고 압박을 잘 견딜 수 있는 부위의 치료에 적합 • 변환기 이동속도: 2.5 cm/s 정도, 접촉면이 50%씩 겹치도록 함(overlapping stroke) • 피부와 직각, 적당한 압력 • 치료면적: 약 7.5~10 cm^2
	고정치료 (stationary technique)	• 간섭장과 원위장의 빔 중심부에서 열 집중 • 가열양상 불균일하며, 온도조절 어려움 • 맥동초음파: 1.0 W/cm^2, 연속초음파: 0.8 W/cm^2
	수중치료 (underwater or subaqueous technique)	• 물의 기포 제거: 끓인 후 23.9~33.9°C (75~92°F)까지 식힌 미온수 • 피부와 변환기 사이의 거리: 일반적으로 1~2 cm • 회전욕조나 금속용기는 피함(플라스틱, 고무 용기 사용)
	완충치료 (coupling cushion technique)	• 완충 물주머니: 열에 잘 견디는 얇은 고무, 플라스틱주머니 • 불규칙한 부위나 개방성 창상

적응증	• 관절구축 및 유착
	  ◦ 고정, 외상, 류마티스성관절염, 퇴행성관절염으로 인한 관절구축
	  ◦ 근육 단축, 섬유증으로 인한 구축
	  ◦ 외상, 피부질환으로 인한 구축 및 반흔조직
	• 관절강직
	• 통증 및 근경축을 동반하는 질환(근골격계, 신경계의 통증)
	• 급성 및 만성 염증성 질환과 창상
	  ◦ 점액낭염, 건염, 건초염, 관절주위염, 강직성척추염 등 염증성 질환
	  ◦ 염좌, 혈종, 종창, 부종
	  ◦ 창상 및 만성피부궤양
	  ◦ 건봉합술 후
	• 석회성 건염 및 점액낭염, 발바닥사마귀
	• 말초혈관장애, 교감신경계 질환
	• 부인과 영역	

금기증	• 뇌와 척수, 눈, 생식기관 및 복부기관, 임신부의 자궁, 급성감염 및 패혈증, 악성종양, 말초순환장애 부위, 심장 및 심장질환, 방사선치료 환자, 출혈부위, 결핵, 진통제사용 직후 및 감각마비부위, 심박조정기	

▶ 초음파 치료기의 구성회로

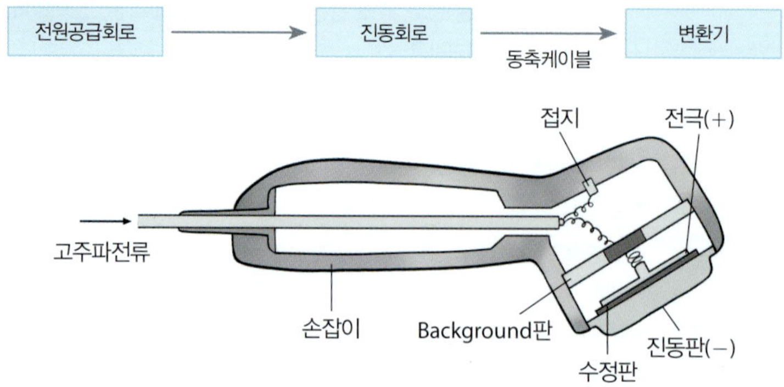

▶ 초음파의 역압전효과

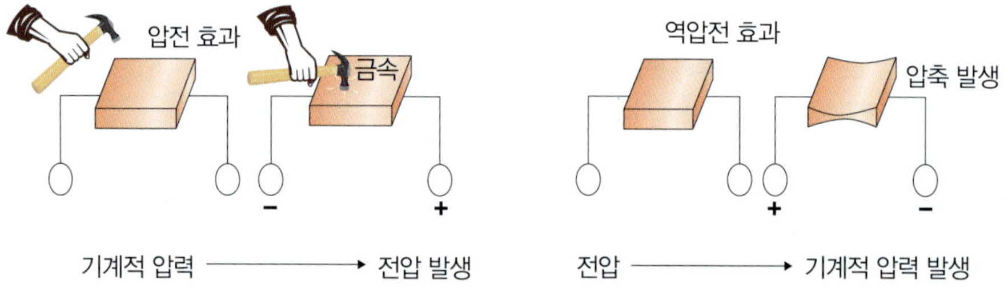

▶ 주파수에 따른 초음파의 감쇠

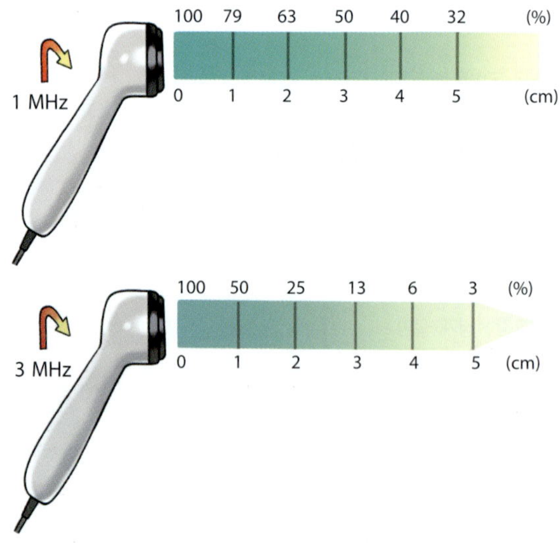

▶ 초음파 주파수에 따른 조직 침투깊이

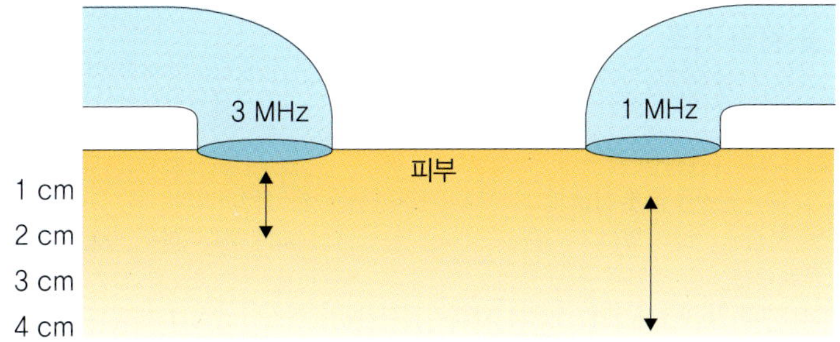

▶ 변환기의 크기에 따른 방산각과 근위장 및 원위장

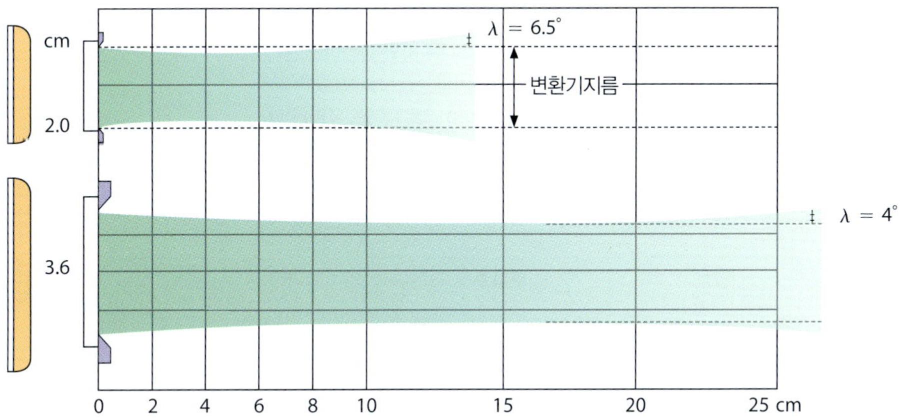

▶ 초음파치료 강도와 적용목적

초음파의 형태	주파수	강도(W/cm^2)	사용목적
저강도저주파초음파	20~120 KHz	0.05~1.0	상처청결, 괴사조직제거, 살균, 치유촉진
저강도고주파초음파	0.8~4 MHz	0.1~3.0	통상적인 초음파치료(물리치료)
고강도저주파초음파	20~60 KHz	200	암치료, 조직절단
고강도고주파초음파	0.5~10 MHz	1,500	수술

2) 광선치료학

(1) 광선치료학을 위한 기초

① 광선의 개요

<table>
<tr><td>개념</td><td>• 광선: 빛이 공간을 곧게 지날 때 빛 에너지가 통과하는 경로를 나타내는 선
◦ 빛: 파장에 따라 자외선, 가시광선, 적외선 등으로 나눠지는 전자기파로, 파동의 진동수에 따라 여러 종류로 구분
◦ 전자기파: 빛의 일종이며, 진공을 지나는 전자기파는 파동의 성질을 가지고 파동은 진동수, 파장, 진폭 등의 물리량으로 설명됨
v. 진동수: 단위시간당 일정지점을 통과하는 파동의 꼭대기 수
v. 파장: 정상~정상 간의 거리 또는 골~골 간의 거리
v. 진폭: 정상과 골 간의 수직거리의 1/2</td></tr>
<tr><td>분류</td><td>• 가시광선을 기준으로 파장이 긴(진동수가 적은) 파와 파장이 짧은(진동수가 많은) 파로 분류할 수 있음
◦ 가시광선: 380~780 nm 범위의 전자기파
◦ 가시광선보다 파장이 긴 광선: 자외선, 마이크로웨이브, 라디오파
◦ 가시광선보다 파장이 짧은 광선: 적외선, X선, 감마선</td></tr>
<tr><td>전자기파의 특징</td><td>
<table>
<tr><th>명칭</th><th>주파수</th><th>파장</th><th>발명자</th></tr>
<tr><td>전력</td><td>60 Hz</td><td></td><td>패러데이</td></tr>
<tr><td>라디오파(AM)</td><td>1,000 KHz</td><td>300 m</td><td>맥스웰</td></tr>
<tr><td>단파</td><td>3~30 MHz</td><td>100~10 m</td><td>맥스웰</td></tr>
<tr><td>라디오파(FM)</td><td>100 MHz</td><td>3 m</td><td>맥스웰</td></tr>
<tr><td>극초단파</td><td>300~3,000 MHz</td><td>100~10 cm</td><td>헤르츠</td></tr>
<tr><td>원위적외선</td><td></td><td>15,000~1,500 nm</td><td>허셀</td></tr>
<tr><td>근위적외선</td><td></td><td>1,500~770 nm</td><td></td></tr>
<tr><td>가시광선</td><td>4~7 × 1014 Hz</td><td>770~390 nm</td><td>뉴턴</td></tr>
<tr><td>근위자외선</td><td></td><td>390~290 nm</td><td>리터</td></tr>
<tr><td>원위자외선</td><td></td><td>290~13.6 nm</td><td></td></tr>
<tr><td>X선</td><td>1,017~1019 Hz</td><td>13.6~0.14 nm</td><td>뢴트겐</td></tr>
<tr><td>감마선</td><td>1019 Hz 이상</td><td>0.14~0.001 nm</td><td>퀴리부처</td></tr>
<tr><td>우주선</td><td>1021 Hz</td><td></td><td>밀리칸</td></tr>
</table>
참고: 전자레인지 주파수는 915 MHz와 2,450 MHz
핸드폰 주파수: 미국(700 MHz), 한국(1,800 MHz), 일본(2,100 MHz)의 영역대를 많이 사용하고 있다.</td></tr>
</table>

▶ 빛(광선)의 분류

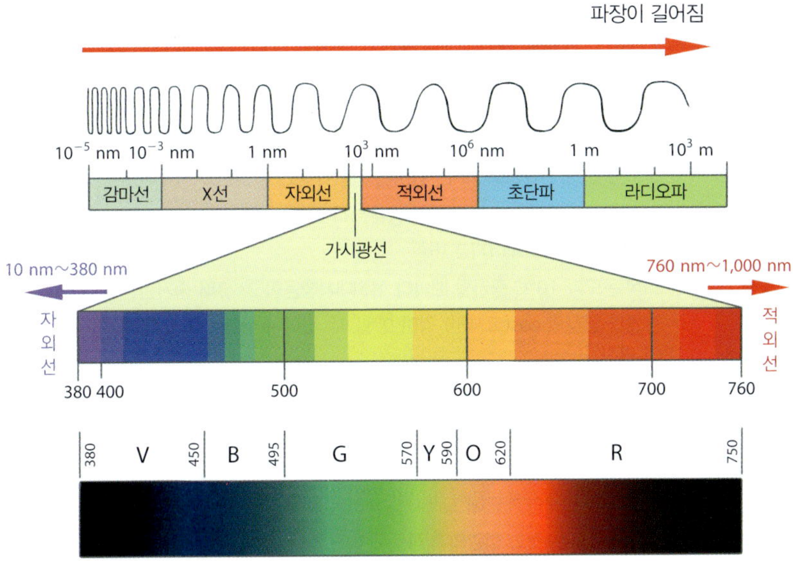

색깔	파장	주파수	광자 에너지
보라색(보통 410 nm 영역에서 보라색으로 인식한다)	380~450 nm	668~789 THz	2.75~3.26 eV
파랑(보통 454 nm 영역에서 파랑으로 인식한다)	450~495 nm	606~668 THz	2.50~2.75 eV
초록색(보통 555 nm 영역에서 녹색으로 인식한다)	495~570 nm	526~606 THz	2.17~2.50 eV
노랑(보통 587 nm 영역에서 노랑으로 인식한다)	570~590 nm	508~526 THz	2.10~2.17 eV
주황(보통 600 nm 영역에서 주황으로 인식한다)	590~630 nm	484~508 THz	2.00~2.10 eV
빨강(보통 656 nm 영역에서 빨강으로 인식한다)	630~780 nm	400~484 THz	1.60~2.00 eV

▶ 광선과 전자기파

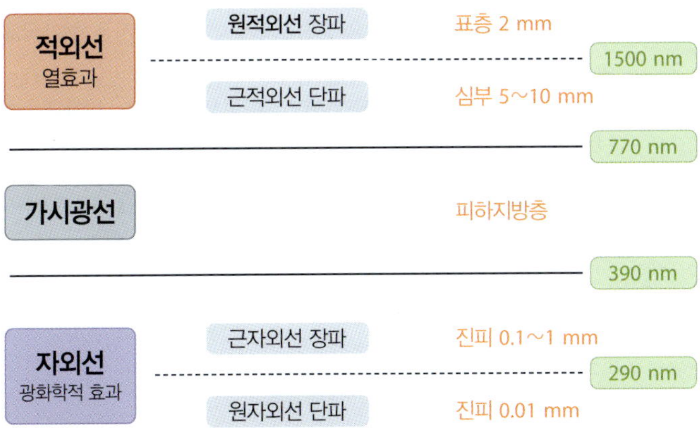

② 광선치료의 법칙

스테판-볼츠만 법칙	• 물체의 단위 면적 당 단위시간에 방출하는 복사선의 에너지 양(E)은 물체의 절대온도(T)의 4제곱에 비례(절대온도가 상승할수록 전체 복사에너지는 커지고 파장은 짧아짐)
비인의 변위 법칙	• 복사선의 파장은 물체의 절대온도에 반비례
키르호프의 열 복사 법칙	• 일정한 온도에서 어떤 물체가 빛(전자기파)을 방출하는 능력은 물체의 종류와 관계없이 그 것을 흡수하는 능력과 동일함
거리제곱 반비례 법칙	• 광선의 세기는 광원으로부터 멀어질수록 약해지며, 거리제곱에 반비례하게 약해짐
그로투스-드래퍼 법칙	• 물질에 흡수된 광선만이 오로지 광화학적 효과를 나타냄 • 흡수된 광선은 열에너지로 변환
반트 호프 법칙	• 조직 온도가 10°C 증가할 때마다 신진대사활동이 2~3배 증가함
램버트 코사인 법칙	• 광원과 환자의 cos(코사인) 각이 0°일 때, 빛이 수직으로 입사할 때 가장 밝기가 크며, 효율이 커짐 • cos(코사인) 각이 클수록, 효율이 줄어듦

③ 홍반 용량

개념	홍반	• 여러 가지 내적 외적인 자극에 의해서 발생하는 가장 흔한 피부 반응 중 하나 • 피부가 붉게 변하는 것과 혈관의 확장으로 피가 많이 고이는 것 • 주로 UVB에 의해 유발되는 대표적인 피부 반응 중 하나
분류	최소홍반량	• 홍반을 일으키게 되는 자외선의 최소량 • 피부에 홍반을 발생시키는 데 필요한 자외선량 • 약한 홍반(6~8시간 이내에 나타나며 24시간 이내에 사라짐)을 일으키는 데 필요한 자외선 노출의 시간
	1도 홍반량	• 약한 홍반(6~8시간 이내에 나타나며 24시간 이내에 사라짐)을 일으키는 데 필요한 자외선 노출의 시간, 색소 침착이 생김, 검사와 전신치료 사용
	2도 홍반량	• 4~6시간 이내에 나타나며 48시간 이내에 사라지는 홍반을 일으키는 데 필요한 자외선 노출의 시간, 약한 일광화상반응과 비슷하고 약간의 불편이 있음, 명확한 색소침착, 1~2주 내에 가루 같은 표피박리 발생, 국소와 전신치료 사용
	3도 홍반량	• 2~4시간 내에 현저한 홍반이 나타나고 72~96시간 동안 지속되는 홍반을 일으키는 데 필요한 자외선 노출의 시간, 심한 일광화상과 비슷하며 부종과 압통 동반, 색소침착이 현저하고 껍질 형태의 표피박리 발생, 통증완화에 처방되는 반자극 용량, 국소치료 사용
	4도 홍반량	• 2~4시간 이내에 나타나서 일주일 이상 지속되는 강한 홍반을 일으키는 데 필요한 노출의 시간, 부종과 조직층 내에 액체삼출로 수포 형성, 국소치료, 반자극 효과가 가장 강력하게 나타나는 용량

홍반정도	대략적인 잠복기	출현	지속시간	피부 불쾌함	박리	E_1과의 관계	다른 특징
E_1	6~12시간	약한 분홍색	<24시간	무	무	×1	
E_2	6시간	명확한 적분홍	2일	약한 쓰림	가루	×2.5	압박에 대한 창백
E_3	3시간	매우 붉은색	3~5일	발열 & 통증	얇고 넓게 퍼짐	×5	압박에 대해 창백하지 않음
E_4	<2시간	'심한' 적색	1주	심한 통증	두껍고 넓게 퍼짐	×10	물집이 생김

▶ 코사인법칙에 의한 적외선 복사의 효율 및 공식

코사인 법칙

$$\text{Cos}\ \theta° = \frac{\overline{AB}}{\overline{AC}} = \frac{\overline{AB}}{1} = \overline{AB}$$

$(\overline{AC} = \overline{AC_0} = \overline{AC_1} = \overline{AC_2} = \overline{AB_0} = 1)$

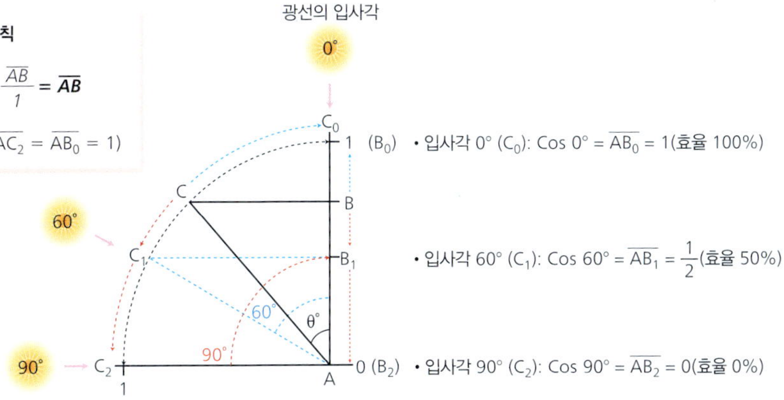

램버트의 코사인 법칙

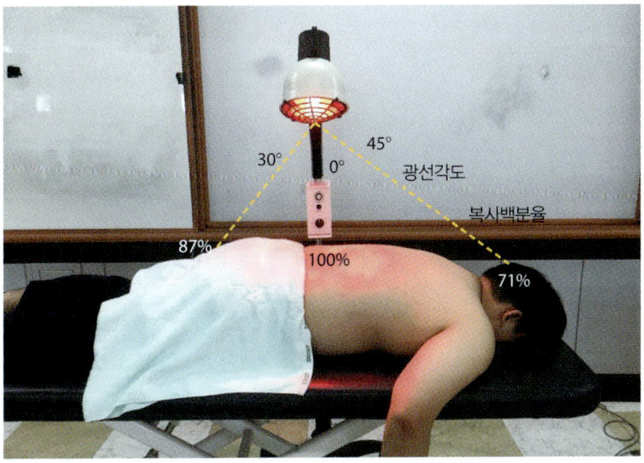

▶ 적외선과 자외선 복사의 홍반형성 비교

광선	적외선		자외선	
	장파	단파	장파	단파
파장	1,500~15,000 nm	770~1,500 nm	390~290 nm	290~180 nm
홍반	• 형성시기: 즉시출현 • 출현상태: 어두운 붉은색, 점과 그물 모양 • 지속시간: 한 시간 이내		• 잠복기 지난 몇 시간 후 출현 • 밝은 붉은색, 분명한 경계가 있음 • 몇 시간~며칠	
색소 침착	반상		색소침착	
내성	경우에 따라 발달		일정하게 증가	

- 보통의 경우 적외선 조사 후 홍반이 반상으로 나타났다가 사라지지만, 낮은 강도라도 반복 적용하거나 고강도 조사 등에 의해 색소침착이 발생할 수 있음.

(2) 광선치료의 임상적 적용

① 적외선 치료(InfraRed therapy, IR)

종류

근위적외선(단파적외선)	원위적외선(장파적외선)
Near infrared	Far infrared
발광	비발광
백열등에 의한 방출, 모든 빛이 나는 물체에서 방출 예) 태양, 전기방전, 백열등	저온체 방출, 모든 열체에서 방출 예) 물방울, 전기 열패드, 적색히터
7,700~15,000 Å 파장	15,000~150,000 Å 파장↑
5~10 mm	2 mm
투과력이 강하고 흡수력이 약하다	투과력이 약하고 흡수력이 강하다
혈관, 림프관, 신경말단, 피하조직 영향	피부상층에서 강하게 흡수, 열감을 많이 느낌 – 피부의 온각 nerve ending 자극
텅스텐 필라멘트	저항선
150~1,500 watt	50~300 watt
열등과 환자와의 치료거리(18~20인치)	열등과 환자와의 치료거리(24~30인치)
예열시간 필요 없음	예열시간 필요(5분)
치료시간; 급성(10~15분), 만성(30분 이상)	

효과

국소효과	• 근이완, 발한, 순환증가, 충혈, 맥박율 상승, 혈류량 증가, 호흡 증가, 혈압 감소
전신효과	• 신진대사 증가, 색소침착, 혈관 확장, 한선 증가, 전신 온도 상승

장단점

장점	단점
• 전도열에 비해서 열 침투가 깊으며 비교적 넓은 부위도 치료할 수 있음 • 치료부위에 압력이 가해지지 않음 • 치료부위를 치료하면서 계속 관찰할 수 있음 • 기계조작이 쉽고 가정에서도 사용할 수 있음	• 치료부위가 건조해짐 • 전구의 파열로 인해 유리조각이 환자에게 떨어져 손상을 줄 수 있음 • 전환열에 비해 비교적 얕고 제한된 영역에서만 효과가 나타남

적응증

- 급성염증: 타박상/좌상(외부 상처가 없이 내부조직이나 장기가 손상을 받은 상태)/화상
- 신경염/신경통/안면마비/결막염
- 급성 만성 기관지염/중이염
- 피부감염, 순환질환, 혈전, 정맥염, Raynaud's, 동맥경화, Buerger's

금기증

- 순환장애자
- 피부감각
- 심장병/심부종양
- 신장염, 악성종양

② 자외선 치료(UltraViolet, UV)

<table>
<tr><td rowspan="3">종류</td><td>자외선A (UVA, 근위 자외선)</td><td>• 장파장 320~390 nm
• 생활자외선, 계절과 관계없이 일정한 조사량, 창문 커튼을 통과하여 피부 진피층까지 침투함
• 진피의 교원 섬유, 탄력섬유의 변성과 퇴화를 초래(주름발생, 탄력감소), 멜라닌 합성 증가(색소침착, 기미, 주근깨)</td></tr>
<tr><td>자외선B (UVB, 중위 자외선)</td><td>• 중파장 290~320 nm
• 주로 3~9월 사이에 증가, 표피기저층 홍반, 물집, 화상 등의 일광화상의 원인, 건조함의 원인
• 피부세포를 파괴하는 능력, 색소침착을 일으킴
• 피부에서 프로비타민 D를 활성화시켜 비타민D로 전환함</td></tr>
<tr><td>자외선C (UVC, 원위 자외선)</td><td>• 단파장 200~290 nm
• 대기 중 오존층에서 흡수. 에너지가 강한 자외선, 세포를 파괴함
• 살균기능 강함(자외선소독기), 백내장, 피부암의 원인</td></tr>
<tr><td rowspan="3">생리적 효과</td><td colspan="2">• 상피 각질화, 색소 침착, 대내성 효과, 강장 효과</td></tr>
<tr><td>전신조사</td><td>• 광화학적 효과: 피부, 색소, 살균, 항구루
• 생물효과: 신진대사, 순환, 성장
• 비타민 D › 항구루병
• 강장효과: 소아, 호흡기</td></tr>
<tr><td>국소조사</td><td>• 혈액공급: 욕창, 무통상처, 건선, 탈모증
• 세균파괴: 백혈구(4도)
• 조직파괴: 무통성 상처(4도)
• 상피촉진: 각질층(250 nm), 진피(300 nm)
• 통증 완화: 만성, 외상, RA</td></tr>
<tr><td>적응증</td><td colspan="2">• 만성궤양, 결핵, 강장효과, 구루병, 류마티스성 질병
• 여드름, 건선, 부스럼, 동상, 대상포진, 피부상처</td></tr>
<tr><td>금기증</td><td colspan="2">• 급성피부질환, 광알레르기, 급성열병, 최근피부이식, 갑상성기능항진증
• 심한 당뇨병, 급성, 만성 신장염, 급성동맥경화증</td></tr>
</table>

▶ 광화학요법과 광역동요법의 비교

광화학요법(PUVA)	광역동요법(PDT)
• **광요법**: UVA를 조사하는 것 • **화학요법** = "소랄렌"이라는 약을 바르거나 복용하는 것 • "소랄렌"이라는 약은 UVA가 잘 작용하도록 하는 광감작제임 • 건선과 백반증치료에 효과적 • 아토피피부염, 피부 림프종, 광선 과민증 등 피부질환을 주로 치료	• 빛에 반응하는 광감작제를 환부에 바른 뒤 특정 파장의 빛을 쏘여 선택적으로 조직을 파괴하는 광화학요법 중 하나 • 광감작제가 흡수된 피부 병변에 도달한 빛 에너지는 해당 세포 내에서 **활성산소**의 발생을 촉진하여 세포를 파괴함 • 여드름, 광선 각화증, 보웬병, 사마귀, 기저 세포암 등을 주로 치료

③ 레이저 치료(Light Amplification by Stimulated Emission of Radiation, LASER)

<table>
<tr><td>개념</td><td colspan="3">• 유도방출에 의한 빛을 증폭한 광선치료를 말하며, 자극에 대한 느낌이 없음
• 기체, 액체와 고체를 인위적으로 자극시켜 불안정한 상태로 유도한 후 다시 안정한 상태로 환원될 때 높은 에너지의 빛을 방출함</td></tr>
<tr><td rowspan="5">물리적 특성</td><td>가간섭성</td><td colspan="2">• 파장이 같은 가지런한 정현파의 집합체
• 결합성과 응집성으로 표현함
  ◦ 결합성: 매우 높은 규칙성, 시간적 또는 공간적으로 예측할 수 있는 성질
  ◦ 응집성: 파동의 진행방향이 일정한 빛</td></tr>
<tr><td>단색성</td><td colspan="2">• 단일 색으로 구성된 빛
• 위상이 균일하여 퍼지지 않고 일정한 방향으로 진행함</td></tr>
<tr><td>지향성</td><td colspan="2">• 진행방향에 수직한 파면 내의 위상변화가 일정함
• 일정한 방향으로 직진함</td></tr>
<tr><td>고휘도</td><td colspan="2">• 많은 파동이 서로 정확하게 겹쳐져서 매우 강력한 밝기를 가짐</td></tr>
<tr><td>고에너지 강도</td><td colspan="2">• 단색선, 위상이 고르고 간섭을 받기 쉬움
• 지향성, 에너지 밀도가 매우 큼</td></tr>
<tr><td rowspan="2">치료 방법</td><td rowspan="2">탐침의 접촉 여부에 따른 조사방법</td><td>접촉법</td><td>• 치료 프로브를 환부에 직접 접촉시켜 치료하는 방법
• 물리치료에서는 레이저침의 형태로 통증을 치료 시 가장 많이 이용함
• 통증점을 찾기가 쉽고 피부의 기계적 압박으로 간접적인 혈액순환의 촉진을 가져옴
• 치료면적이 프로브의 크기에 따라 제한됨</td></tr>
<tr><td>비 접촉법</td><td>• 레이저의 조사창과 피부의 거리를 일정하게 유지하면서 치료하는 방법
• 접촉법에 비해 치료부위에 대한 조사강도가 떨어지는 단점이 있지만 좀 더 넓은 부위를 치료하고자 할 때 유용함
• 욕창과 같은 개방성 상처로 인하여 직접 접촉이 어려운 경우 또는 직접적인 압박이 가해지면 해로운 허혈, 혈종 부위 치료에 좋음
• 격자조사법과 주사선조사법 사용</td></tr>
</table>

▶ 레이저치료: 탐침의 접촉여부에 따른 조사방법

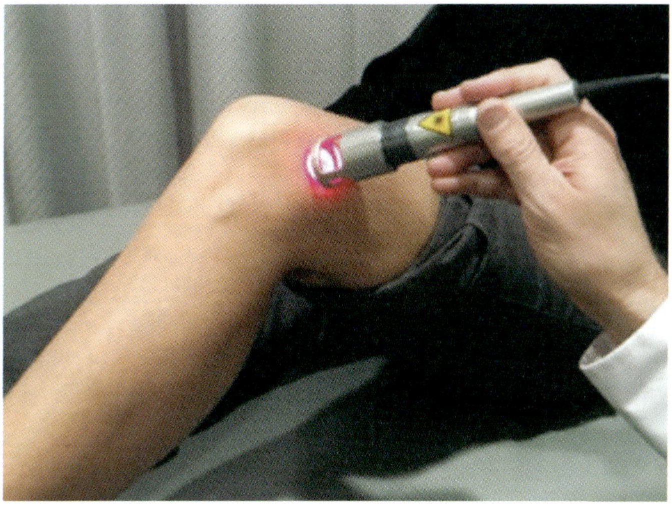

접촉법

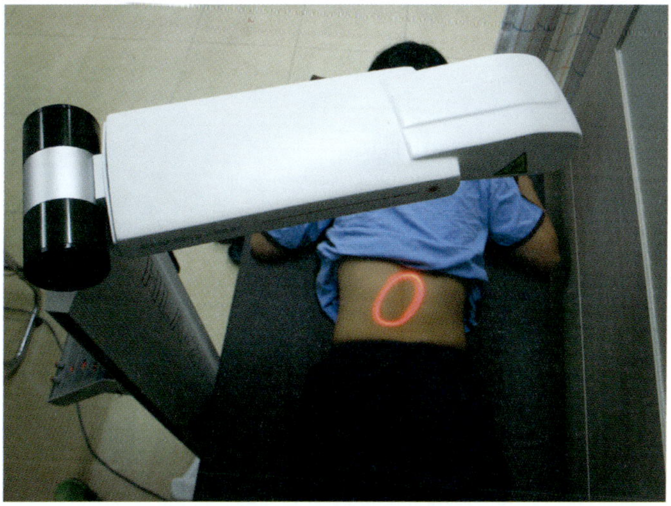

비접촉법

③ 레이저 치료(Light Amplification by Stimulated Emission of Radiation, LASER) (계속)

<table>
<tr><td rowspan="3">치료
방법
(계속)</td><td rowspan="3">치료 면적에
따른
조사방법</td><td>점
조사법</td><td>• 경혈이나 통증점에 직접 프로브를 수직으로 밀착하여 적용
• 한 지점에 고정한 상태에서 치료할 때는 10 J/cm^2 이내의 강도로 적용, 한 지점당 6~10분 이내에서 적용
• 치료시간은 레이저빔이 연속형(continuous)일 경우에는 좀 더 짧게 하고, 맥동형(pulse)일 때는 좀 더 길게 함
• 온열효과에는 연속형 사용, 기계적 효과에는 맥동형 사용
• 맥동형 레이저는 duty factor를 고려함</td></tr>
<tr><td>격자
조사법</td><td>• 단일 프로브를 이용하여 상처를 치료할 때 많이 사용하는 방법
• 치료할 일정 면적이 결정되면 프로브와 치료면적과의 관계를 고려하여 치료할 부위를 격자형으로 일정한 간격으로 분리함
• 격자 면적당 조사강도를 계산하여 각 격자별로 조사량과 조사시간을 결정한 다음 각 격자를 순서대로 치료함</td></tr>
<tr><td>주사선
조사법</td><td>• 레이저빔이 고정되어 있지 않고 일정한 경로를 거쳐 계속 움직이는 치료법
• 치료사가 환자 옆에서 지속적으로 프로브를 잡고 치료하지 않아도 되는 장점이 있지만 비교적 정교성이 감소함
• 치료사가 직접 프로브를 가지고 치료하기 어려운 경우에 사용함</td></tr>
<tr><td>치료
강도</td><td colspan="3">• 진통: 근육(2~4J)/관절(4~8J)
• 항염: 급성(6J)/만성(4~8J)
• 영양증진(3~6J)
• 순환(3J)</td></tr>
<tr><td>치료적
효과</td><td colspan="3">• 흉터조직이나 손상조직의 치유기간의 단축
• 세포호흡 증대, 모세혈관화, 혈관확대 등 신체의 영양 효과
• 급성 및 만성통증을 감소시키는 진통 효과
• 손상에 따른 말초신경 재생속도 촉진
• 외상성 부종이나 혈종의 감소 효과</td></tr>
<tr><td>적응증</td><td colspan="3">• 감염부위의 치료: 박테리아 및 바이러스의 감염부에 적용함
• 흉터조직의 회복촉진: 상처 치유속도의 촉진
• 통증 감소: 엔돌핀의 분비 및 순환 증가
• 욕창, 궤양, 정맥류 치료, 습진, 여드름
• 미용적 효과: 주름살, 산후의 복부 튼살의 감소
• 근골격계의 질환: 관절염, 윤활막염, 초기의 무릎 물렁뼈증, 힘줄염, 삠, 류마티스성 질환, 허리통증과 추간판 탈출증</td></tr>
<tr><td>금기증</td><td colspan="3">• 눈 주위에 직접 조사: 보안경 착용
• 갑상선 장애자: 레이저 조사시 갑상선 분비가 촉진됨
• 남성의 외생식기 주변, 임산부의 복부 조사
• 18세 미만 소아의 성장뼈끝 부위
• 종양부위, 신생물 주위, 바이러스성 질환 및 급성 감염 환자
• 월경 중의 복부, 간질성 환자
• 신부전증 및 중증의 정맥 질환자</td></tr>
</table>

▶ 레이저치료: 탐침의 접촉여부에 따른 조사방법

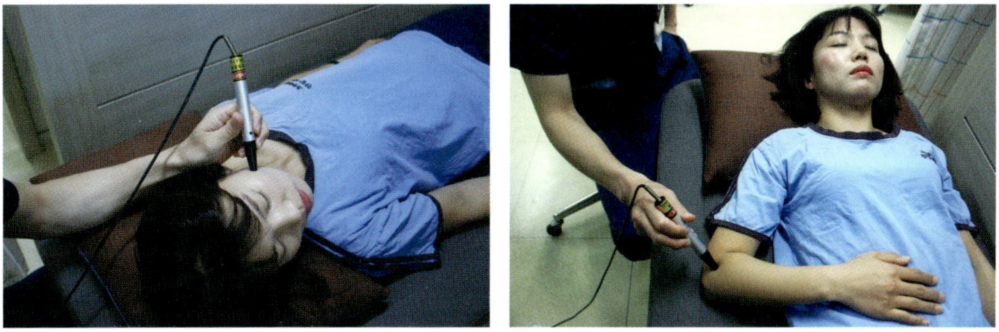

① 점조사법

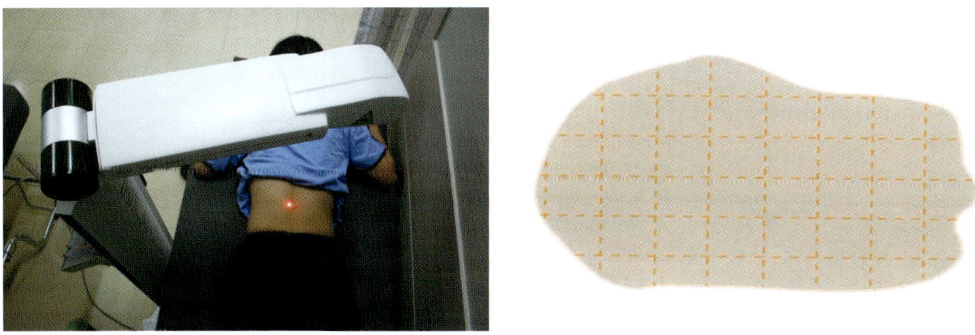

② 격자조사법

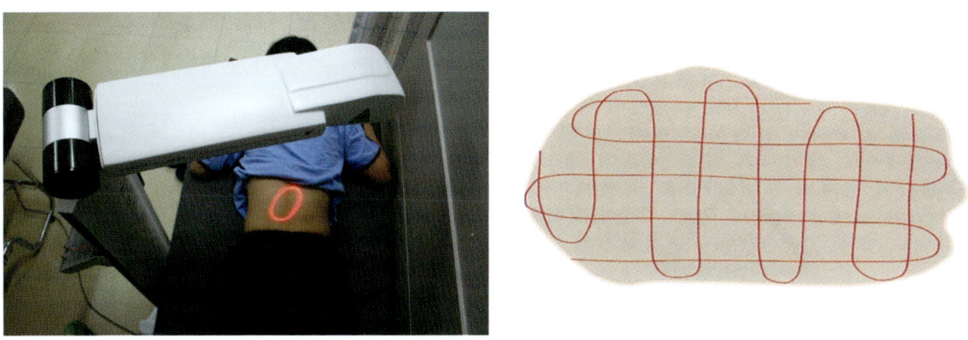

③ 주사선조사법

3) 수치료학

<table>
<tr><td>개념</td><td colspan="2">• 수치료란 의료적 목적 달성을 위해 물의 여러 가지 다양한 물리 · 화학적 성질을 이용하여 질병을 치료하는 물리치료의 한 분야</td></tr>
<tr><td>장점</td><td colspan="2">• 다른 치료방법에 비하여 경제적임
• 치료온도의 조절이 용이하며 간편함
• 가정치료가 가능함
• 부력이나 저항을 이용한 운동치료가 가능함
• 특수치료 효과에 따라 물에 첨가물을 탈 수 있음
• 물의 형태를 여러 가지 모양으로 쉽게 바꾸어 사용할 수 있음
• 정수압 등을 이용할 수 있음
• 물을 이용한 기계적 자극을 가할 수 있음
• 청결의 효과</td></tr>
<tr><td rowspan="2">생리적 효과</td><td>온열치료</td><td>• 혈류 역학적 효과: 혈관확장
• 신경근에 미치는 효과: 신경전도속도의 증가 및 근경련의 감소, 통증감소, 근력의 변화, 결합조직의 신장력 증가
• 대사에 미치는 효과: 대사율의 증가, 국소 열과 전신 열의 적용 효과</td></tr>
<tr><td>한랭치료</td><td>• 혈류 역학적 효과: 초기 혈류의 저하, 후기 혈류의 증가
• 신경근에 미치는 효과: 신경전도속도 감소, 통증 문턱값 증가, 근력의 변화, 경직(spasticity)의 감소, 근육 긴장의 촉진
• 대사에 미치는 효과: 염증과 치료에 관여하는 대사반응 감소, 부종형성 제한, 국소와 전신 효과</td></tr>
<tr><td>고려 사항</td><td colspan="2">• 치료에 사용하는 물의 온도
• 침수시간
• 침수되는 부위
• 환자의 일반적 상태(혈압, 맥박, 피부질환, 쇠약 등)
• 연령(유아의 경우 온열중추의 미발달로 주의)</td></tr>
<tr><td rowspan="2">적응증</td><td>온열 치료</td><td>• 급 · 만성 통증 질환
• 근육 및 근막의 단축 질환
• 근육 경련이나 관절경직 질환
• 혈류가 저하된 질환
• 정신적 긴장이 항진된 질환 등</td></tr>
<tr><td>냉치료</td><td>• 발열 질환
• 급 · 만성 염증 및 통증 질환
• 근육 경련 환자
• 근긴장 감소 질환
• 정신각성이 필요한 환자
• 조직파괴 등</td></tr>
<tr><td rowspan="2">금기증</td><td>온열 치료</td><td>• 급성 손상 직후(손상 시 ~72시간)
• 감각 소실이 있는 질환
• 초고령 노인 및 유아
• 악성종양 부위
• 열과민증 있는 환자
• 혈액순환 장애 질환
• 대사장애 및 급성 심폐질환</td></tr>
<tr><td>냉치료</td><td>• 감각소실 부위
• 냉과민증 환자
• 순환장애 질환
• 고혈압 및 심장질환</td></tr>
</table>

▶ 건식 온열치료: 전기 핫팩

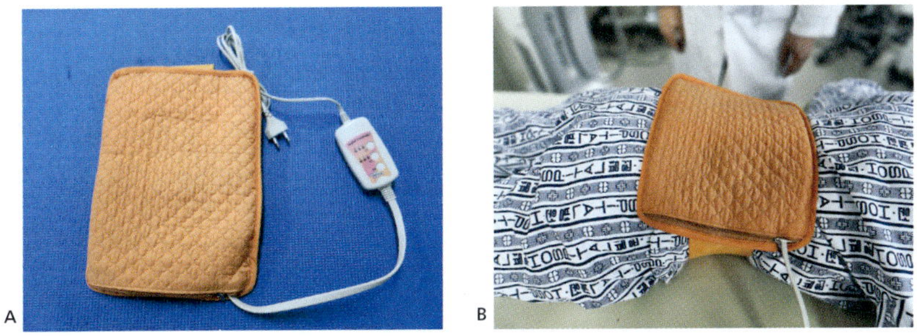

전기 핫팩(A. 전기 핫팩 B. 적용)

▶ 습식 온열치료: 습식 핫팩

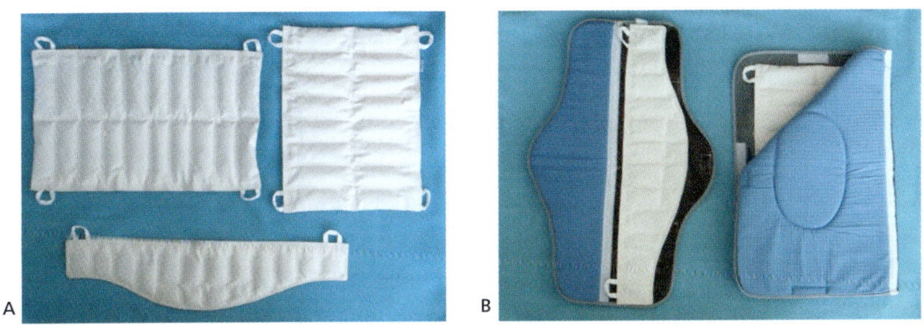

핫팩 종류와 핫팩 덮개(A. 여러 종류의 핫팩 B. 핫팩 전용커버)

▶ 다양한 핫팩의 종류

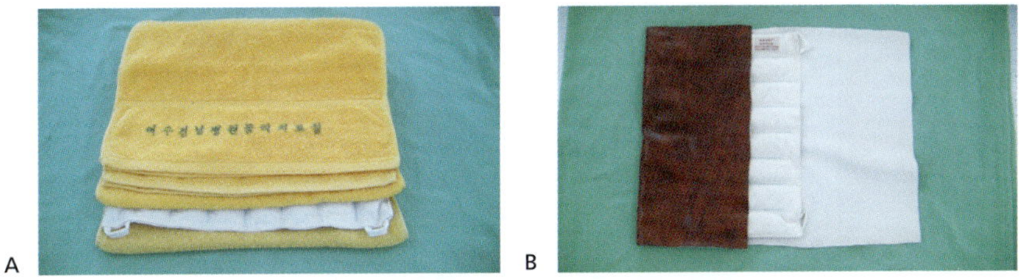

핫팩 종류(A. 습열식 핫팩 B. 건열식 핫팩)

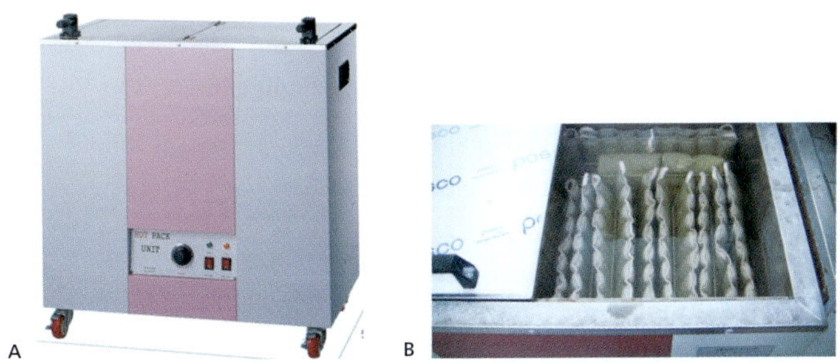

핫팩(A. 핫팩통 B. 핫팩통 속의 핫팩)

(1) 온열을 이용한 수치료

<table>
<tr><td rowspan="5">온습포
(Hot Packs)</td><td>개념</td><td>• 규산겔(silica gel)이 들어있는 팩(pack)을 가열하여 규산겔이 흡수한 습열(moist)을 신체에 적용하는 방법, 전도열</td></tr>
<tr><td>적용
방법</td><td>• 온도: 170°F 정도
• 치료시간: 15~30분
• 이미 사용한 식은 팩의 재가열: 5~10분</td></tr>
<tr><td>효과</td><td>• 혈관확장, 피부충혈, 통증과 근육의 경직을 이완</td></tr>
<tr><td>적응증</td><td>• 외상, 근섬유소염, 신경근 질환(예, 회백수염), 아급성 건염과 점액낭염, 관절염, 근경련</td></tr>
<tr><td>금기증</td><td>• 말초혈관질환, 말초신경손상, 감각장애</td></tr>
<tr><td rowspan="5">파라핀욕
(Paraffin bath)</td><td>개념</td><td>• 파라핀 피막을 입혀서 열(전도열)을 보존하는 원리
• 파라핀욕의 열전도율은 물에 비해 낮기 때문에 50~55°C에서도 화상 없이 사용
• 파라핀은 융점(녹는점)이 높으므로 이를 낮추기 위해 미네랄 오일을 혼합하여 사용(파라핀 7:미네랄1)</td></tr>
<tr><td>적용방법</td><td>• 간헐법(Dip wrap method)
- 환부를 반복하여 파라핀 욕조에 담그고 빼는 방법
• 지속법(Dip immersion method)
- 환부를 파라핀 욕조에 담근 상태에서 치료하는 것
• 도포법(Brush wrap method)
- 환부에 파라핀액을 떠서 부어서 적용하는 방법</td></tr>
<tr><td>효과</td><td>• 따뜻한 느낌으로 피부충혈되어 30분 이상 지속(다른 치료보다 지속시간 길다)
• 국소온도 상승
• 피부 부드럽고 유연, 습기에 의한 촉촉한 상태
• 화상이 없는 이유
- 파라핀과 피부 사이에 심한발한(sweat)
- 파라핀에 의한 피부와 초 사이의 피막
- 파라핀 자체의 낮은 열전도율</td></tr>
<tr><td>적응증</td><td>• 경직, 오래된 염좌, 통증 심한 족부, 관절염, 점액낭염, 좌상, 류마티스성 비후, 국소의 팽윤, 동상, 건초염, 섬유조직염, 타박상</td></tr>
<tr><td>금기증</td><td>• 피부감염, 온도감각장애, 노약자나 쇠약자, 최근의 박막 흉터, 말초혈관 질환, 개방된 상처</td></tr>
<tr><td>파라팽고버터글리아</td><td colspan="2">• 파라는 파라핀, 팽고는 진흙, 버터글리아는 화산 분화구 호수 기슭의 지명
• 파라팽고버터글리아는 60~70°C에 녹으며, 일정 온도(40~46.1°C) 내에 인체에 적용</td></tr>
<tr><td>케니팩</td><td colspan="2">• 소아마비 환자에게 주로 사용되어 'polio pack',
• 모직을 70% 이상 사용했다고 해서 'wool pack'</td></tr>
<tr><td>고온습포</td><td colspan="2">• 50% 모직(wool), 50% 면(cotton)으로 구성
• 모직은 열을 보존하는 효과가 있고 면은 습기를 유지하는 효과</td></tr>
<tr><td>고온압착습포</td><td colspan="2">• 열습포라고도 하며, 국소 부위에 따뜻한 물에 적신 천을 이용해 압착이 되도록 하여 사용</td></tr>
</table>

▶ 파라팽고 치료

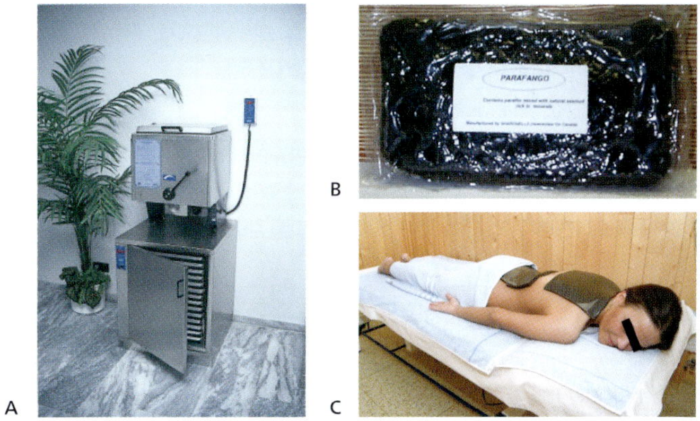

파라팽고 치료(A. 파라팽고 혼합기 및 가열기구 B. 파라팽고 팩 C. 파라팽고 적용)

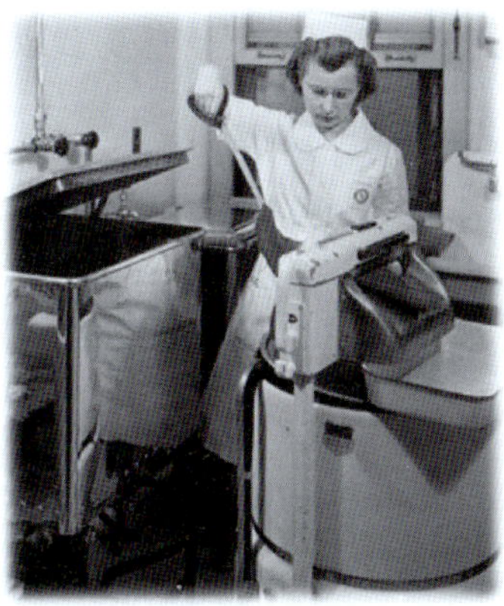

원심 탈수 후 케니팩

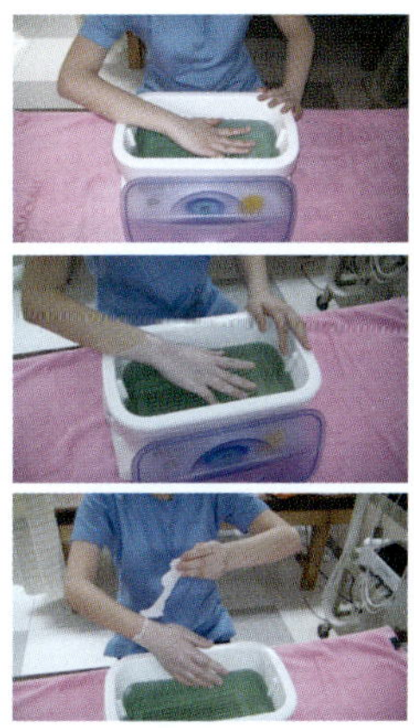

손의 파라핀욕

▶ 고온압착 습포

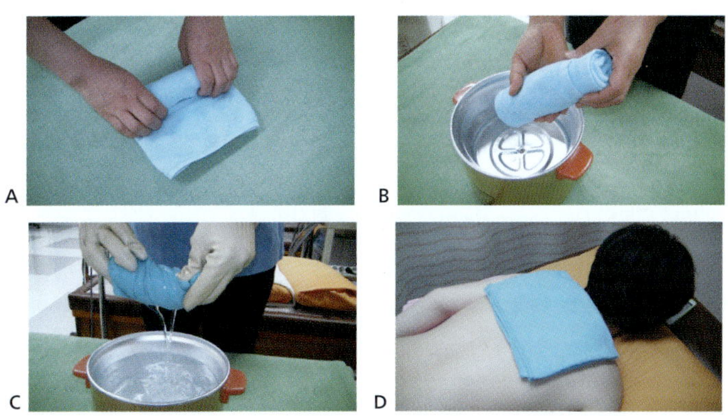

고온압착 습포 적용방법(A. 천을 용도에 맞게 접는다. B. 뜨거운 물통에 넣는다.
C. 장갑을 끼고 물기를 짜낸다. D. 고온압착 습포를 환부 적용한다.)

(2) 냉을 이용한 수치료

냉팩		• 얼음주머니팩: 주머니모양의 팩에 얼음이나 찬물을 넣어 냉팩으로 적용 • 젤리팩: 비닐주머니에 젤이 들어있어 이를 냉각시켜서 적용 • 냉패치: 특수한 수분 젤에 멘톨 성분이 함유
얼음마사지		• 얼린 얼음을 원형이나 큐빅 모양으로 간편하게 만들어서 직접 국소부위에 마사지하듯이 원형이나 선형으로 적용하는 방법 • 냉팩보다 목표하는 부위에 더 빠르게 조직의 온도를 감소시킬 수 있고, 적용 부위를 직접 눈으로 확인이 가능
얼음침수		• 얼음이나 얼음물에 신체 국소부위를 담그는 것으로 급, 만성 조직 손상이나 광범위한 염증반응이 있을 때 적용
냉압박기구		• 냉 적용부위에 밀착된 슬라브의 압박을 통해 냉을 적용하는 방법 • 차가운 물이 신체부위에 적용된 둔 슬리브(sleeve)를 통해 순환되며, 슬리브는 물의 흐름에 따라 팽창되어 적용부위 압박을 통해 부종을 감소시킬 수 있음
냉증기 스프레이		• 국소마취제인 염화에틸(ethyl chloride) 분무기로 발통점을 치료하기 위해 사용
한냉 신장기법	개념	• 냉증기 스프레이를 사용하여 빠른 증발과 냉각을 시키면서 근육아래와 근막을 신장 • 주로 발통점, 국소의 근경련 시 경련을 제거하고 유착 완화 • 노즐과 피부 사이 거리: 30 cm • 30~45°로 쓸어내리는 방법으로 매초 10 cm 정도 비율 상하(좌우) 율동적으로 분사 • 근육의 수동적 신장의 압력 • 치료부위 재가온
	효과	• 한냉의 적용으로 일차적인 물리적 효과에 의해 조직온도 감소 • 혈관의 수축과 마취, 박테리아 활동의 방지 • 독성 생성물 흡수의 억제 • 삼출물과 충격의 조절 • 근활동과 산소 소비량의 감소 • 한냉을 장시간 적용 시 파괴적 효과가 생성
	적응증	• 국소진통, 마취, 괴저, 사지절단, 어떤 정신병 환자의 진정 • 악성종양, 염좌, 타박상, 피부이식, 동상, 첨족병, 괴저로부터의 보호
전신 극저온 냉각치료		• 밀폐된 작은 공간에 액화 질소를 사용하여 −110°C의 극저온 상태에서 전신의 피부를 노출시키는 치료방법 • 1978년 일본의 Dr. Yamaguchi가 류마티스 환자의 통증 치료에 처음으로 극저온 냉각치료를 적용
CO_2 가스 냉각치료		• 온도충격은 피부 손상부위 또는 통증부위의 혈관 수축과 통증 유발 신경섬유의 작용을 차단하여 통증을 완화하고 부종, 혈종, 염증 등을 감소
냉공기 냉각치료		• 실내 공기를 흡입, 압축하여 열 교환기에서 약 −30~−45°C로 냉각시켜 습기를 제거한 부드럽고 깨끗한 냉기를 생성하여 광범위한 영역에서 사용이 가능하도록 개발된 냉각치료기
냉동요법		• 피부 조직을 침범한 이상 조직에 액체 질소를 이용하여 피부를 급속하게 냉동시켜 선택적으로 파괴하는 것

▶ 냉팩의 종류
(A. 얼음주머니팩 B. 젤리팩 C. 냉패치)

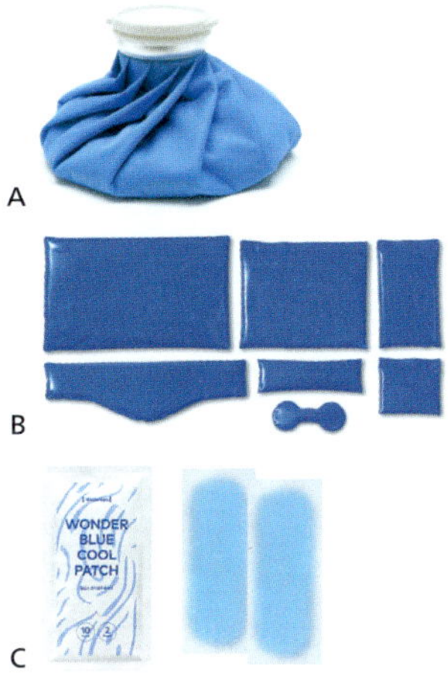

▶ 냉동요법(A. 크리이오건 B. 적용)

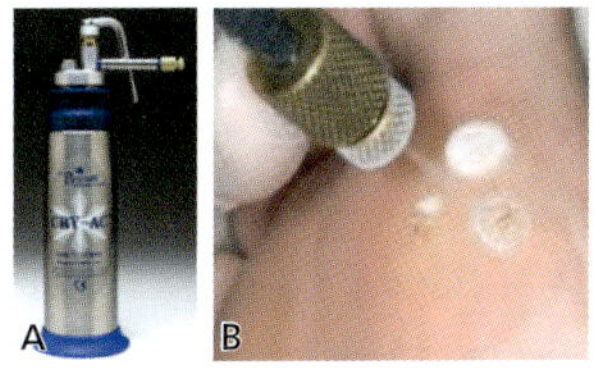

▶ 얼음침수

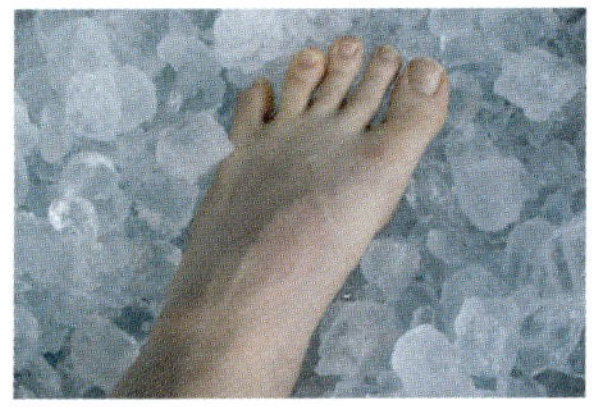

▶ 전신 극저온 냉각치료

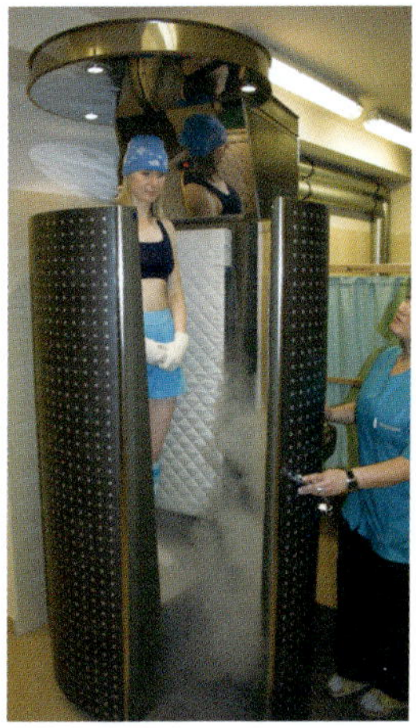

▶ 냉압박기구(A. 물순환식 냉압박기구 B. 냉매겔 타입 냉압박기구)

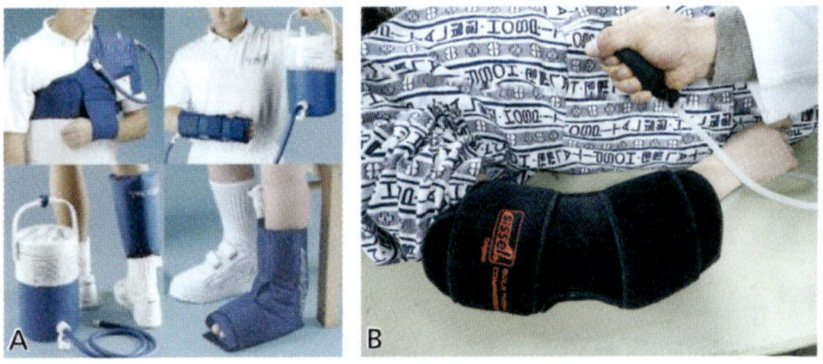

▶ 냉증기 스프레이(A. 냉증기 스프레이 B. 적용)

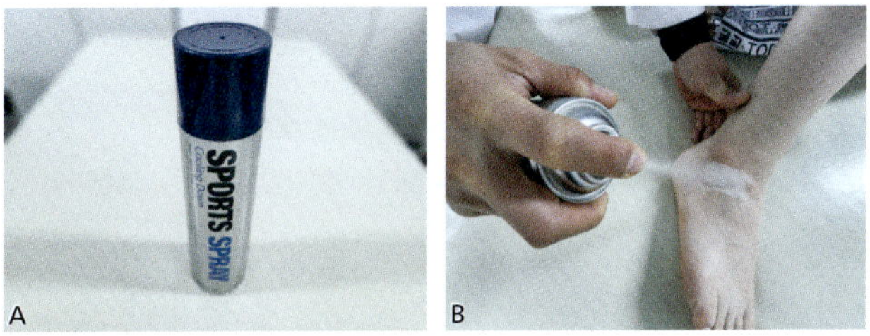

▶ 냉공기 냉각치료기(A. Cryozet 치료기 B. 적용)

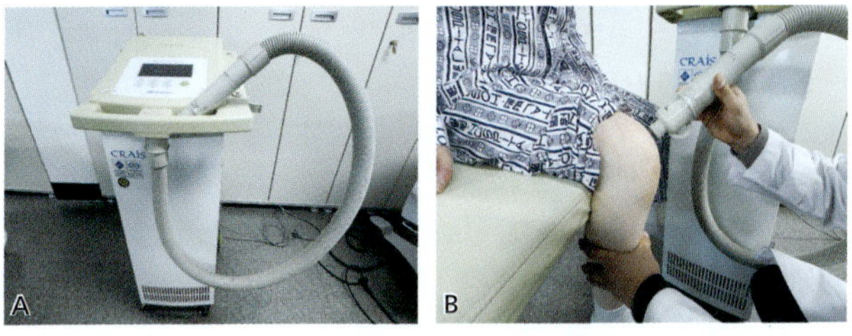

(3) 강제순환을 이용한 수치료

소용돌이욕	개념	• 와류욕(Whirpool bath) • 물의 회전과 순환 통한 물 마사지 효과와 온도에 따른 온열의 생리적 효과를 목적
	효과	• 물의 소용돌이를 이용한 수중마사지 효과 • 침수된 부위의 물의 압력, 온도, 소용돌이 자극은 관절 및 물렁조직의 이완과 통증 감소 • 따뜻한 물에 접촉된 신체부위에 고르게 열이 적용되어 혈관 확장 및 순환 증진 • 침수 중에 부력과 물의 흐름을 이용한 운동을 시행하면 수중운동치료 효과 • 화상, 개방창, 궤양 등에 적용할 경우 상처조직의 청결과 치유에 긍정적인 영향 • 침수 부위의 물의 온도에 따른 자극 및 진정 효과
	적응증	• 절단부, 염좌나 타박상, 정형외과적 수술 후, 말초혈관장애, 말초신경손상, 관절염, 화상, 당뇨병, 오래된 동정맥경화증
	금기증	• 진행된 말초혈관증: 버거씨병(폐쇄성 혈전 맥관염), 말초신경손상으로 화상위험 환자, 신장염, 기타 고온 부분욕이 금기증인 모든 질환
허바드 탱크	개념	• C. P. Hubbard가 1920년에 개발한 수치료기구로 치료용 탱크의 형태는 아라비아 숫자의 8자 형으로 탱크 중간이 오목하게 들어간 형태로써 몸 전체를 침수 • 물을 회전시키는 교반기(터빈, turbine)를 면적에 맞게 하나 혹은 두 개 정도 설치하여 물의 회전력을 이용
	효과	• 물의 소용돌이를 이용한 전신의 수중마사지 효과 • 침수된 부위의 물의 압력, 온도, 소용돌이 자극 • 따뜻한 물에 접촉된 신체부위에 고르게 열이 적용되어 혈관 확장 및 순환 증진 • 침수 중에 부력과 물의 흐름을 이용한 운동을 시행하면 수중운동치료 효과 • 수중운동을 통해 관절가동범위 및 근수행력 향상
	적응증	• 류마티스성 관절염, 정형외과적 수술 후, 화상, 욕창 • 신경근병변: 반신마비, 소아마비, 파킨슨씨병, 다발성경화증, 뇌성마비
	금기증	• 급성염증이나 열성질병(소아마비 등), 급성관절감염, 급성동통성신경염, 진행된 빈혈증, 결핵이나 부식성 관절 병변, 신장염, 심기능대상부전증 및 관상심장병
유속치료	개념	• 기체와 고체 셀룰로스 입자를 기계적 교란을 일으키면서 열을 가하는 치료 방법 • 팬 장치에 의해 셀롤로스입자를 강제 대류시키는 방법(건열치료)
	효과	• 통증 감소와 마사지 효과 • 조직에 더 많은 열 흡수를 위해 사용하며 일정한 온도로 치료가 가능 • 피부 압박 효과 및 피부의 유연함을 위해 사용 • 금속이식 대상자에게 사용과 물보다 높은 온도의 치료 가능 • 치료 부위의 혈액순환증진을 위해 사용하며 감염의 위험 없이 상처 치유를 향상

▶ 소용돌이욕(A. 부분 소용돌이욕 B. 전신 소용돌이욕)

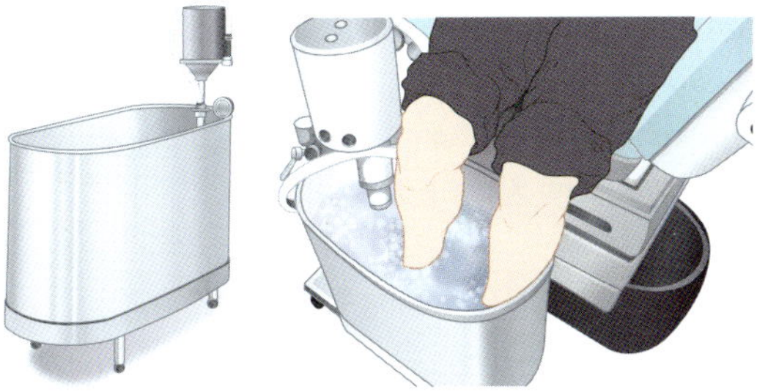

A

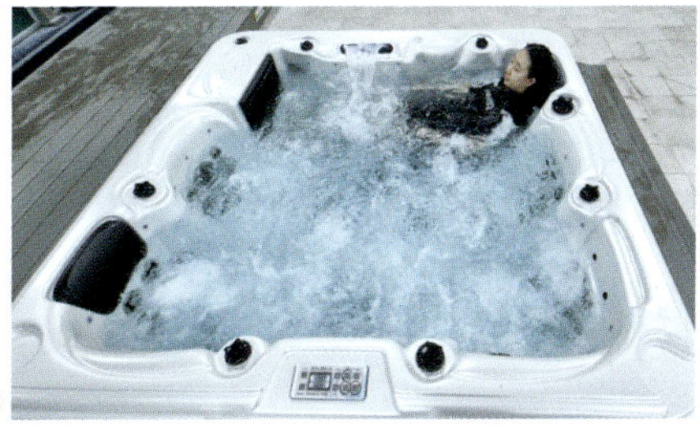

B

▶ 허바드탱크(A. 허바드탱크 B. 적용)

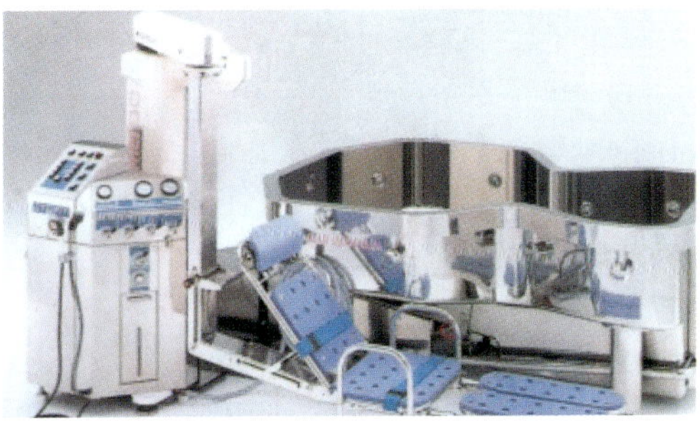

A

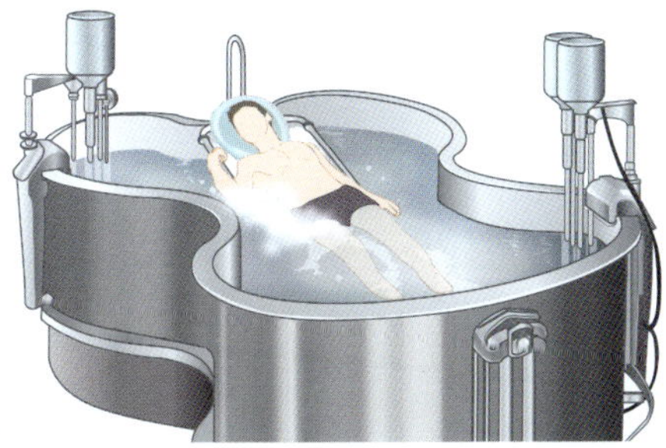

B

▶ 유속치료(A. 유속치료기 B. 적용)

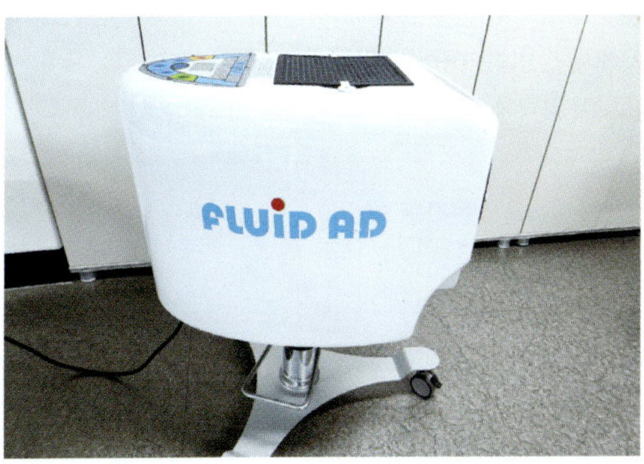

A

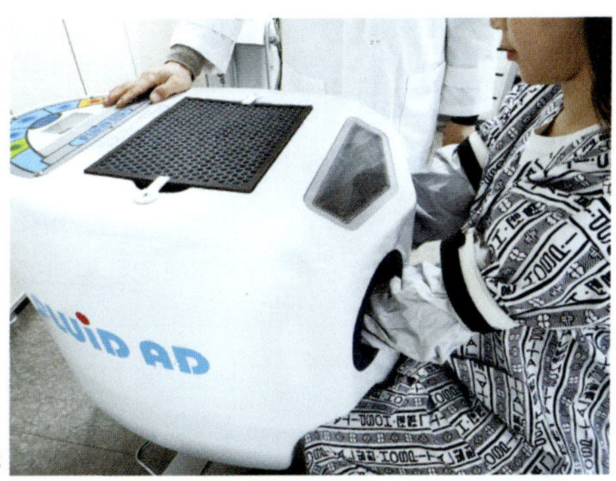

B

(4) 압력 및 마찰 자극을 이용한 수치료

<table>
<tr><td rowspan="9">압력 자극을 이용한 수치료</td><td rowspan="2">비키식 압주욕</td><td>개념</td><td>• 샤워기 형태 압주장치를 통한 물의 분무와 동시에 마사지 적용</td></tr>
<tr><td>효과</td><td>• 온열과 물 압력 자극은 혈액 및 림프순환을 촉진시키며, 강한 충혈효과
• 침분무자극과 마사지는 유착된 조직을 효과적으로 이완
• 통증 및 전신의 긴장완화
• 기타 온열, 물의 압력자극 및 마사지의 생리적 효과</td></tr>
<tr><td rowspan="2">에이스식 압주욕</td><td>개념</td><td>• 두 개의 관주 호스와 제트 물살이 나오는 샤워기와 침대 혹은 의자로 구성
• 일반적으로 몸 전체보다는 국소부위에 주로 적용</td></tr>
<tr><td>효과</td><td>• 일반적인 효과는 비키식 압주욕과 비슷하며, 에이스식 압주욕은 특별히 유착 조직을 이완시키는 데 좀 더 효과적</td></tr>
<tr><td rowspan="2">스코틀랜드식 압주욕</td><td>개념</td><td>• 고온수(very hot)와 한랭수(very cold water)를 교대로 적용하는 교대 압주욕의 방법
• 다른 압주욕에 비하여 강한 자극효과</td></tr>
<tr><td>효과</td><td>• 일반적인 효과는 비키식이나 에이스식 압주욕과 유사
• 피부 혈관 수축과 이완이 일어나 표피의 강력한 충혈작용과 혈관운동성이 향상
• 냉과 온의 교대 적용은 전신 강장효과와 면역증강에 좀 더 효과적
• 강한 제트 압주는 다른 압주욕에 비해 조직의 유착을 개선하는 효과</td></tr>
<tr><td>분무욕</td><td colspan="2">• 여러 개의 분무 노즐을 이용해서 전신에 적용하는 방법
• 다른 압주욕에 비해 수압이 낮아 압력에 민감한 조직의 자극을 최소화</td></tr>
<tr><td rowspan="3">마찰자극을 이용한 수치료</td><td>소금 마찰</td><td colspan="2">• 피부에 소금을 이용하여 기계적 마찰을 적용하는 방법
• 피부에 강한 혈관반응 및 자극 효과</td></tr>
<tr><td>냉 수건마찰</td><td colspan="2">• 냉 수건을 이용하여 가벼운 마찰자극을 주는 방법
• 신체의 국소부위 또는 전신에 적용
• 몸의 컨디션을 유지하고 면역력을 높이는 효과
• 마찰자극이 피부온도를 증가시키기 때문에 열이 심하거나 면역력이 떨어진 환자에게는 주의</td></tr>
<tr><td>알코올 마찰</td><td colspan="2">• 알코올을 탈지면 또는 수건에 묻혀 신체부위에 가볍게 마찰시키는 방법으로 주로 해열 목적</td></tr>
</table>

▶ 비키식 압주욕

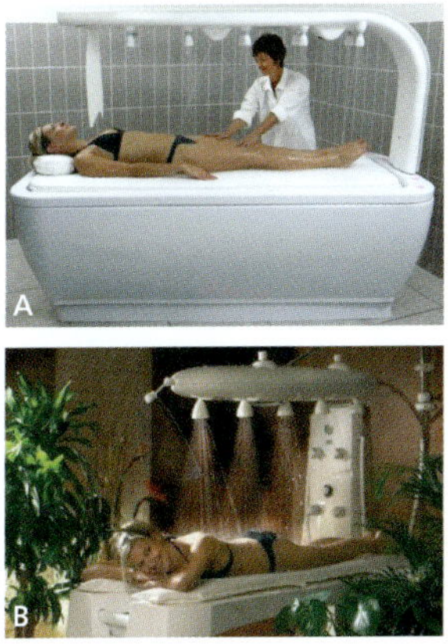

▶ 에이스식 압주욕

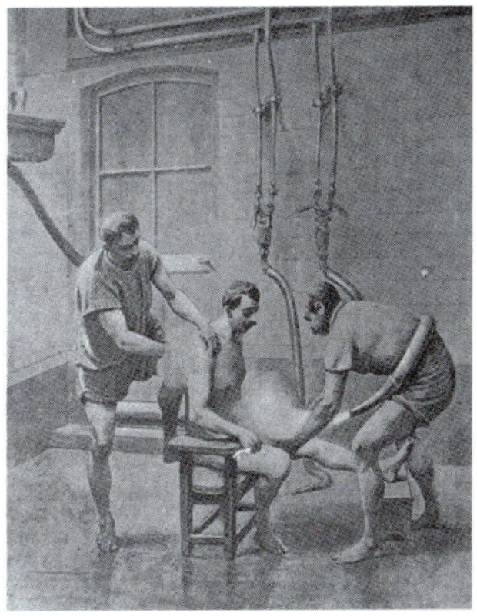

▶ 수건마찰

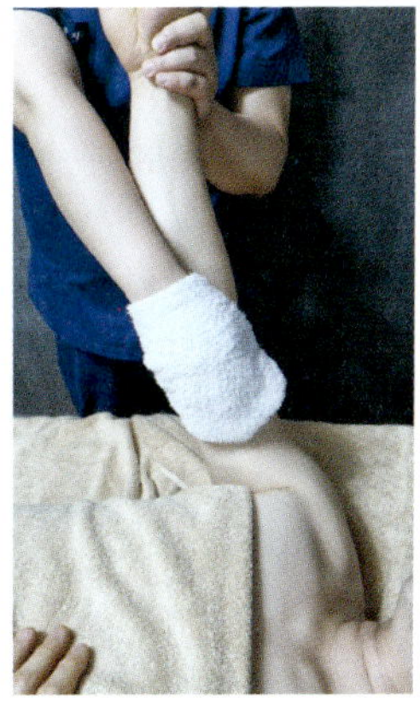

▶ 소금마찰

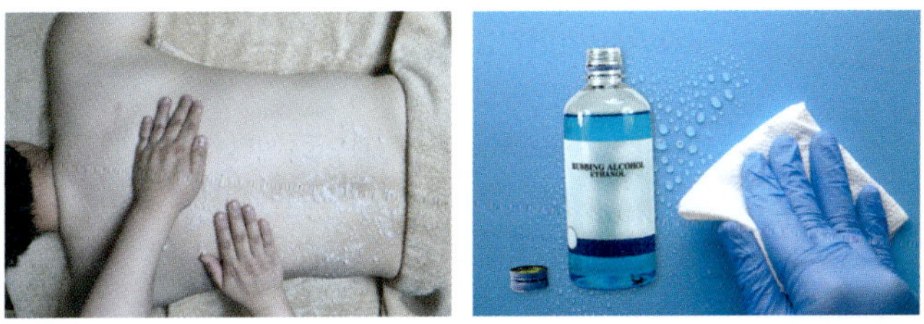

▶ 스코틀랜드식 압주욕 적용방법(A. 압주의 사출 종류 B. 압주의 적용 순서)

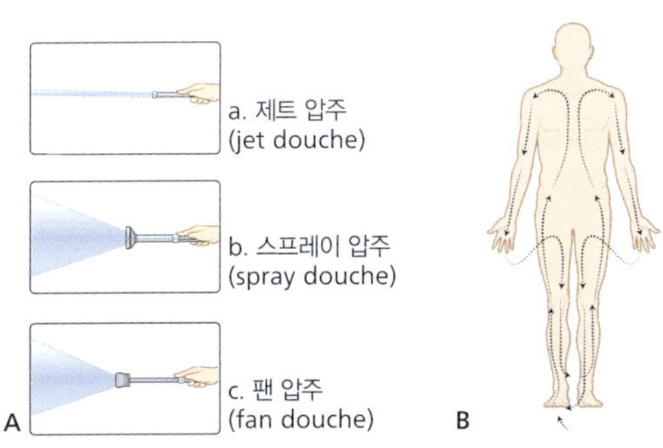

▶ 분무 및 압주욕의 전용 장비

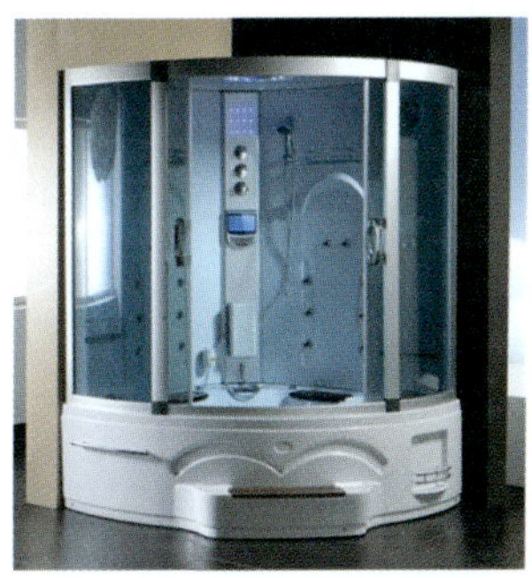

▶ 스코틀랜드식 압주욕(A. 압주욕 기구 B. 적용)

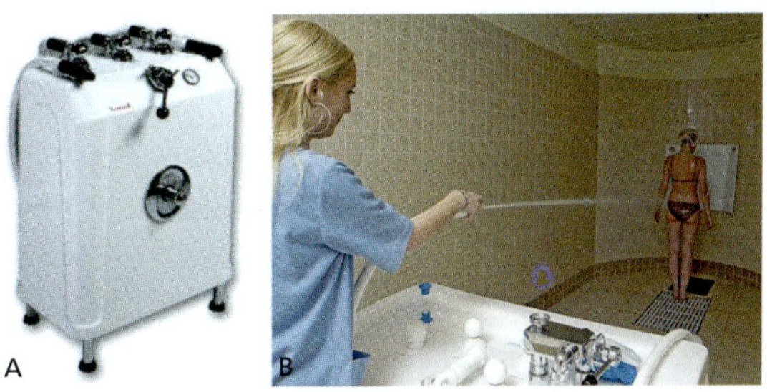

(5) 침수욕

<table>
<tr><th>개념</th><td colspan="4">• 뜨거운 물을 먼저 채워서 탕을 가열한 다음 한냉수를 주입하면서 빠른 속도로 저어 혼합
• 침수욕 시 치료 효과에 영향을 미치는 인자는 물의 온도, 침수시간, 침수부위
• 침수욕은 침수부위에 따라 완전 침수욕과 부분 침수욕으로 구분
• 완전 침수욕은 턱부위까지 침수하여 치료하는 것
• 부분 침수욕은 그 부위에 따라 반신욕, 3/4욕, 상지욕, 하지욕, 좌욕 등으로 구분
• 울혈(이명이나 현기증과 같은 증세)을 방지하기 위하여 머리를 시원하게 해 줌</td></tr>
<tr><th rowspan="7">분류</th><td rowspan="7">완전
침수욕</td><td colspan="3">• 전신침수욕으로 머리를 제외한 신체의 모든 부분을 담그는 침수욕
• 온도와 치료시간이 반응에 영향을 끼침
• 적용: 가정, 온천, 하버드 탱크(hubbard tank)
  ◦ 온천 광천수: 일반상수도물에 비해 좀더 자극적이며 땀을 내는데 효과적임
• 종류: 고온 완전침수욕, 한냉 완전침수욕, 미온욕(tepid bath), 지속탕욕</td></tr>
<tr><td rowspan="3">고온전신
침수욕</td><td>효과</td><td>• 부분침수욕에 비해 조직온도 상승이 크게 나타남
• 전신의 근긴장 완화 및 통증을 감소
• 내장기관 울혈을 감소
• 전신 피로를 감소시키고 수면을 개선
• 말초혈관의 확장으로 혈액순환이 증가
• 신진대사를 증진
• 땀의 배출과 함께 신체의 대사성노폐물 배출 증가
• 기타 온열치료의 다양한 효과를 기대</td></tr>
<tr><td>적응증</td><td>• 뼈관절염, 근염, 신경염, 섬유소염 등
• 각종 통증: 생리통, 신경통, 근육통 등
• 통풍, 기관지염, 땀분비 증진 목적, 근육의 피로, 긴장 및 경축, 내장성 통증</td></tr>
<tr><td>금기증</td><td>• 심한 기관성질환, 동맥경화증, 심한 고혈압, 진행된 쇠약증, 동맥자루, 심장 질환, 당뇨병, 림프부종, 갑상선기능항진증, 간질, 출혈성 질환, 기타 금기질환</td></tr>
<tr><td rowspan="3">미온
또는
중온
침수욕</td><td>효과</td><td>• 욕조 온도가 신체보다 낮으면 해열작용, 온도가 높으면 고온욕과 비슷한 효과
• 정서적 피로감과 긴장감을 완화시켜 주는 안정과 진정효과–중추신경의 피로, 신경흥분, 불면증 등
• 전신의 혈관긴장이 완화되어 혈액순환 촉진
• 필요시에 침수욕 적용 후 짧은 시간 한랭 적용은 혈관의 긴장력 회복과 피로감 해소에 도움을 줌</td></tr>
<tr><td>적응증</td><td>• 불면증, 신경흥분성 질환, 중추신경피로 상태, 임신중독증, 급 · 만성통증 질환, 신생아나 영아의 수중운동 필요시, 한랭욕 적용 전 예비 가열, 해열, 진통작용, 신경불안, 불면증, 콩팥기능부전증, 고온욕의 일반적인 적응증</td></tr>
<tr><td>금기증</td><td>• 진행된 심장질환, 동맥경화증, 기타 물의 적용이 금기시 되는 질환</td></tr>
</table>

분류				
	완전침수욕	한랭전신침수욕	효과	• 해열작용이 빠르게 나타남 • 반사적 혈관확장으로 혈액순환 및 신진대사를 촉진 • 식욕이 좋아지고, 피로와 기력을 회복하는 강장효과 • 감염에 대한 저항력을 증가 • 피부의 긴장력의 증가로 피부탄력을 증가 • 냉의 반사효과에 의해 피부 홍조가 나타나고 피부가 부드러워짐 • 호흡은 침수 초기에 얕고 빠르지만, 시간이 지나면서 서서히 깊고 느려짐 • 맥박은 침수 초기에 빠르게 나타나지만 시간이 지나면서 서서히 느려짐
			적응증	• 신진대사가 원활하지 않는 질환 • 비만증, 기력이 떨어지는 질환 • 기능적 활동의 감소 질환 • 이완성 변비 • 고온적용 후 피부의 긴장력 증진 • 통증 질환, 염증 질환
			금기증	• 고혈압, 심근질환, 동맥경화증, 콩팥염, 경련성 질환, 어린아이나 노인, 빈혈 증상이 있는 사람
		지속탕욕	효과	• 정신적, 신체적 긴장을 완화하고 흥분을 감소 • 신체 컨디션을 회복시켜 수면이 개선 • 경직 근육과 경직 관절의 이완 • 혈액이 피부로 이동되어 상대적인 뇌혈류량 감소로 뇌울혈의 감소 효과 • 소변의 양은 증가되고 산도는 감소 • 열 생산 감소 현상과 함께 발한이 억제 • 궤양부위의 청결과 순환을 증진시켜 상처 회복을 촉진 • 신진대사가 증가되고, 체내 축적된 노폐물이 제거
			적응증	• 화상의 청결과 치유촉진(생리식염수 사용) • 감각과민증 • 통증 질환 • 염증 질환 • 정신신경증 • 알코올중독 • 뇌막염 • 불면증
			금기증	• 비정상 혈압 • 심한 쇠약증 • 급성 피부병 • 진행된 심장질환 • 비정상 체온

(5) 침수욕 (계속)

분류	부분 침수욕	족욕	개념	• 족욕은 발이 들어갈 만큼 충분한 크기의 치료용 욕조에 발을 담가 실시
			효과	• 고온 및 온 족욕 효과 · 발의 혈액순환의 증가와 통증이 감소 · 전신 체온이 다소 상승하며, 다른 신체 부위의 울혈 감소와 땀 배출 효과 · 냉증 감소 · 불면증이나 저혈압 및 고혈압과 같이 전신을 적용하기 힘든 질환에 적용 · 다양한 만성 근뼈대계질환이나 대사 장애 질환 등에서 직접 또는 반사적 가온을 목적으로 시행하면 좋음
				• 한랭 및 냉 족욕 효과 · 발의 온도가 낮아짐에 따라 발의 혈관 수축 및 부종 감소와 더불어 염증 반응을 감소시킴 · 냉 자극으로 뇌, 골반장기, 비뇨기계, 간과 위장관의 반사적 혈관수축 나타남 · 냉 적용 후 일정 시간이 지난 후 2차적인 반사효과로 발의 충혈에 의해 혈액순환 증가 · 냉 작용은 통증수용기 및 전달신경의 흥분을 감소시켜 통증 감소 · 단기간의 신체 긴장을 증가시키고, 원기 회복에 도움
			적응증	• 고온 및 온 족욕 적응증 · 족부냉증, 관절염으로 인한 통증, 편두통, 일반적인 근이완
				• 한랭 및 냉 족욕 적응증 · 족부열감, 일반적인 근이완, 족부 순환저하, 족부염좌, 발가락과 발목근육의 긴장도 조절
			금기증	• 고온 및 온 족욕 금기증 · 감각장애, 하지의 림프부종, 심한 Burger's 질환
				• 한랭 및 냉 족욕 적응증 · 레이노이드 질환, 고혈압, 림프부종, 감각손상, 하지의 림프부종, 심한 Burger's 질환
		반신욕	개념	• 골반 밑으로 다리까지 모두 침수시키는 부분 침수욕이다.
			효과	• 고온 반신욕 효과 · 침수된 반신의 혈액순환 증가와 통증 감소 효과 · 전신의 체온 상승 및 땀 배출이 증가 · 체온 상승으로 신진대사가 증가되고 노폐물 제거 촉진 · 적용 부위뿐만 아니라 다른 신체부위의 울혈 감소 효과가 나타남 · 신체적, 정신적 긴장이 완화 및 수면 향상
				• 한랭 반신욕 효과 · 말초의 혈관 수축으로 인하여 심장으로 혈액유도가 증가 · 냉의 자극 효과에 의해 심신의 긴장을 증가 · 침수 부위에 1차 반응과 2차 반응 효과가 나타남 · 침수 부위 통증 및 염증 감소 효과와 신체 전신 대사 증가에 의해 울혈 감소
			적응증	• 고온 반신욕 적응증 · 급성 궁둥신경통, 다리의 심한 동통성 질환, 말초순환의 자극, 땀분비 작용증진, 기능성 신경증, 출혈성질환
				• 한랭 반신욕 적응증 · 기능성 신경장애, 만성 저색소빈혈, 신경쇠약, 우울증
			금기증	• 고온 반신욕 금기증 · 동맥경화증, 심한고혈압, 진행된 쇠약증, 동맥자루
				• 한랭 반신욕 금기증 · 예민한 사람, 심한신경과민증 · 한랭자극에 반응이 잘 일어나지 않는 사람

▶ 완전침수욕

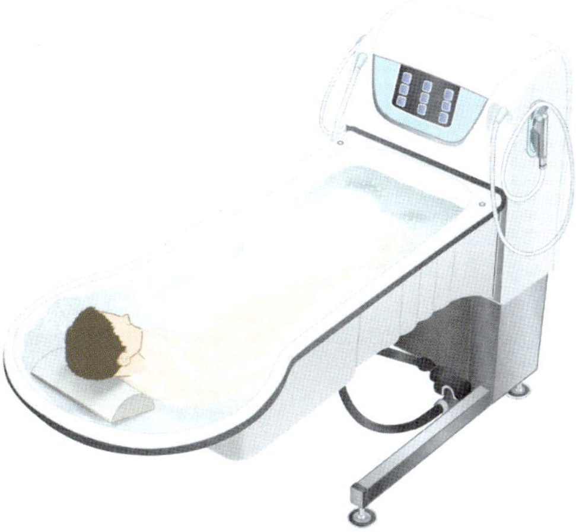

▶ 반신욕

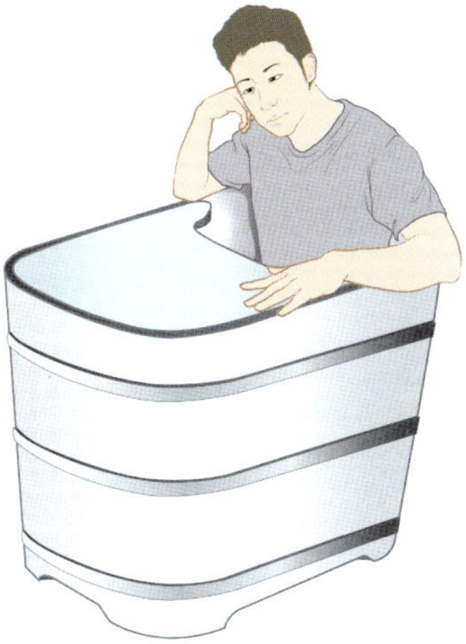

▶ 족욕(A. 족욕기 B. 족욕 적용)

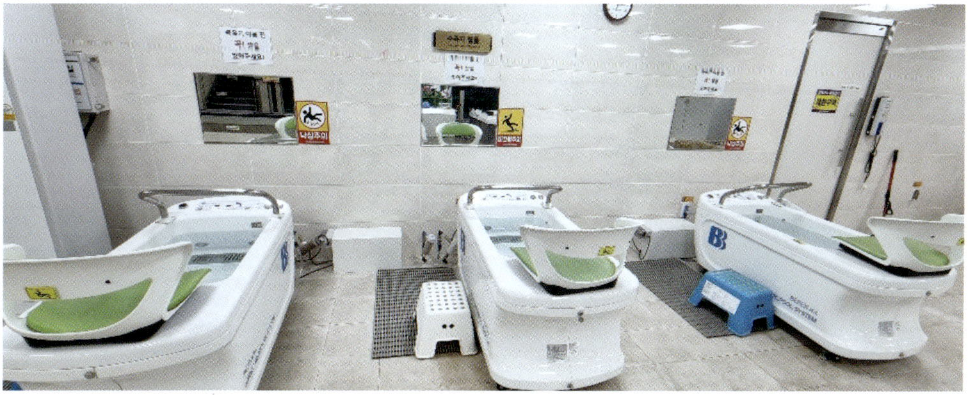

A

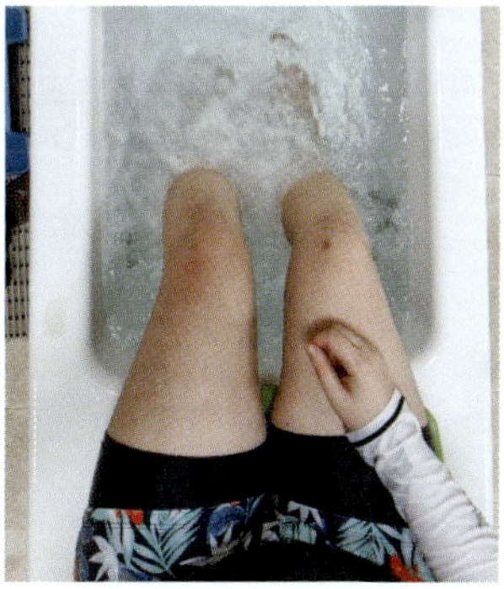

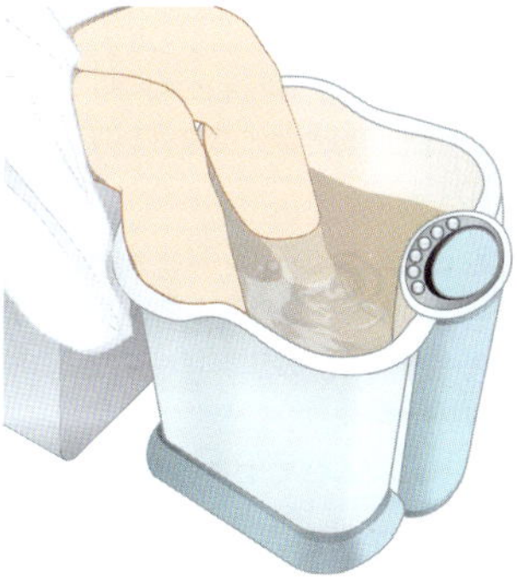

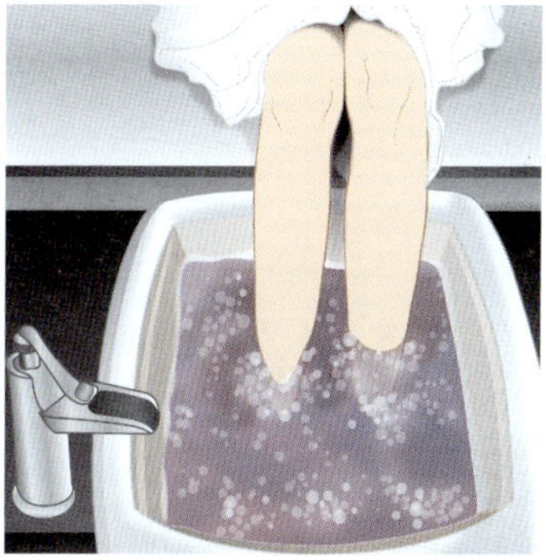

B

(5) 침수욕 (계속)

분류				
분류	부분 침수욕	좌욕	개념	• 골반 또는 둔부, 하지를 침수시키는 부분욕 ◦ 고온 좌욕: 열을 적용하여 골반바닥 및 비뇨기계의 순환을 촉진시키는 효과를 목적으로 주로 시행 ◦ 한랭 좌욕: 단기간 냉을 적용하여 골반바닥 및 비뇨기계 질환자의 염증 감소, 순환 증진을 목적으로 주로 시행
			효과	• 고온 좌욕 효과 ◦ 열에 의해 골반바닥 및 복부 순환이 증가 ◦ 골반바닥 근육의 이완, 내장 울혈의 감소 및 배설이 촉진 ◦ 엉덩이 부위의 통증이 감소 ◦ 분만 후의 비뇨기계 회복 촉진, 변비, 만성 방광염, 만성 골반염, 만성 전립선염, 치질 및 수술 후, 생리불순 및 복부통 등에 효과적
				• 한랭 좌욕 효과 ◦ 냉의 자극효과로 골반바닥 근육의 긴장 증가와 통증 감소 ◦ 침수 부위에 1차 반응과 2차 반응 효과 ◦ 침수 부위의 통증 및 염증 감소 효과와 신체 전신의 대사 증가에 의해 울혈 감소 효과 ◦ 분만 후의 자궁출혈, 항문 괄약근 이완, 발기부전, 급성 방광염, 급성 골반염, 급성 전립선염, 치질 및 수술 후, 생리불순 및 복부통 등에 효과적
			적응증	• 고온 좌욕 적응증 ◦ 월경불순, 무월경, 전립선염, 수뇨관산통, 골반염증, 좌골신경통, 치질, 고환이나 방광의 신경통
				• 한냉 좌욕 적응증 ◦ 이완성변비, 울혈, 혈행 방지, 성신경증, 발기부전, 치질수술 후의 치료, 이완된 방광과 괄약근, 자궁의 퇴축부전
				• 대조좌욕 적응증 ◦ 이완성변비 경감, 복부울혈 제거, 만성적 골반감염
			금기증	• 고온 좌욕 금기증 ◦ 임신, 월경, 충수염
				• 한냉 좌욕 금기증 ◦ 생식기의 감수성이 증가되어 있는 경우 ◦ 급성감염 ◦ 콩팥염 ◦ 배의 경직이나 통증
		교대욕	개념	• 부분 교대욕(대조욕)은 팔이나 손, 다리나 발 그리고 좌욕 등의 신체의 일부를 적용하는 침수욕 • 교대욕은 적용한 국소부위에 특별히 냉과 온의 교대 적용으로 혈관운동성을 증진시켜 혈액순환 개선에 효과적
			효과	• 온과 냉의 강력한 자극 효과로 정신 각성을 증가 • 온과 냉의 교대 적용은 혈관의 수축과 이완을 반복하는 혈관운동성이 증가 • 냉과 온의 온도 자극은 신진대사와 노폐물 배설을 촉진 • 적용 부위뿐만 아니라 다른 신체부위에도 반사적 혈류 증가가 나타남 • 급 · 만성 근뼈대계질환 및 혈관 질환에 효과적
			적응증	• 혈관경련질환(기관성이 아닌 것), 동상 · 참호족염과 같은 순환장애 또는 비슷한 질환, 발의 다한증, 두통, 관절염, 골절과 순환 증가에 의한 칼슘화 촉진, 좌상, 염좌, 반흔, 창상, 절단부
			금기증	• 동맥부전, 진행된 동맥경화증, 진행된 말초혈관 장애, 당뇨병, 고온이나 한냉적용이 금기증인 모든 질환, 화농성질환

▶ 좌욕(엉덩이욕: A. 좌욕기 B. 좌욕 적용)

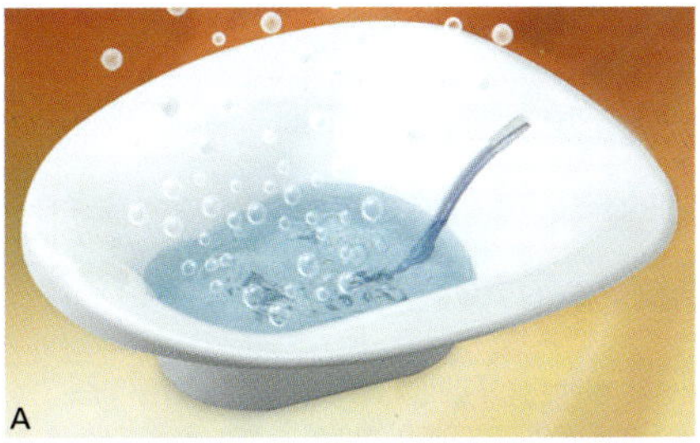

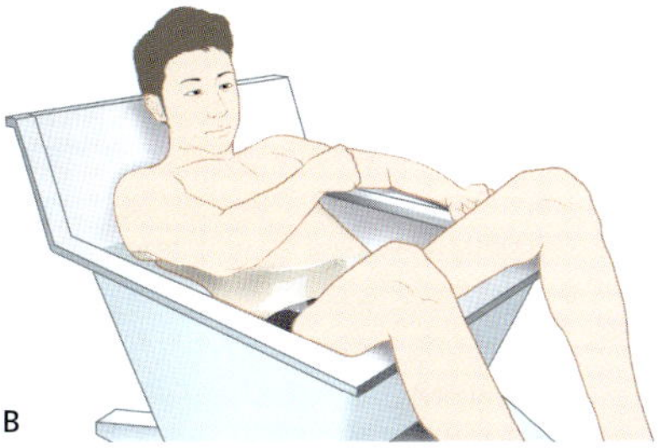

▶ 부분 교대욕(A. 전용 교대욕기 B. 팔의 교대욕 적용)

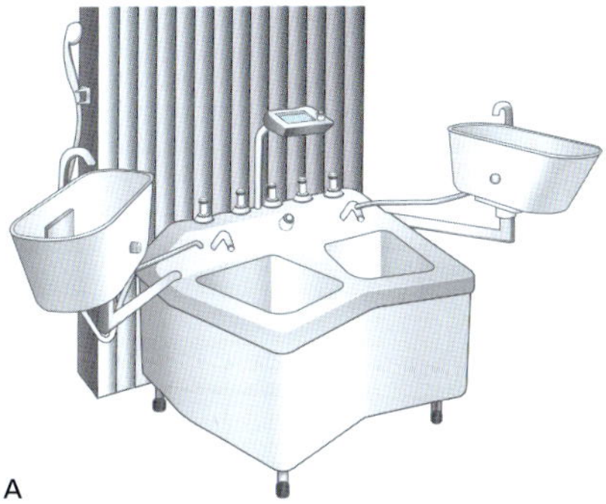

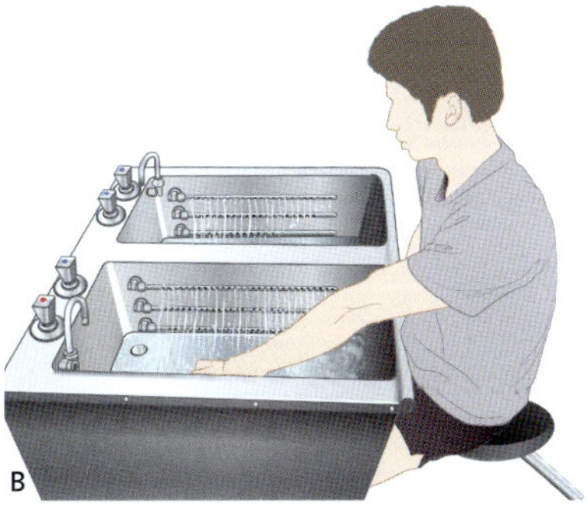

▶ 온열과 냉의 반응효과

종류	신체 반응	효과
온열적용	• 근 이완	• 혈관 확장
	• 동맥압력의 감소	• 순환증진
	• 맥박 증가	• 신진대사 증가
	• 체온의 감소	• 조직 점탄성 증가
	• 체열 생산의 감소	• 통증 감소
냉적용	• 말초혈관수축	• 부종과 염증감소
	• 떨림	• 혈관수축
	• 맥박증가	• 출혈 감소
	• 호흡률 증가	• 통증경감(온도를 느끼는 세포는 동일하다.
		• 신경전도속도 감소
		• 신진대사 감소
		• 젖산의 감소

[참고] 혈중 젖산 농도를 이용한 피로도 판정 기준

2 mmol/L 이하: 정상, 2~5 mmol/L: 피로 진행, 5 mmol/L 이상: 심한 피로

(6) 수중운동치료

개념

- 할리웍 기법은 수중재활(aquatic rehabilitation)의 분야
- 교육의 일반적인 시스템 이론(general system theory)을 활용한 다학제적 모델
- 수영이 어려운 대상자에게 교육하는 맥밀런의 프로그램은 여러 학문에서 융합한 학문적 기반으로 할리웍 기법은 물의 특성을 최대한 활용하며 장애인들에게 적용함
- 이 기법은 정신적으로 적응하고 신체적 균형을 유지하면서 안전하게 수중에서 움직임을 할 수 있게 함. 수중에서 습득한 자신감을 지상에서의 일상으로 연계가 목적
- 10가지 프로그램은 수중에서 정신-감각-운동학습단계를 통하여 자세조절 가능
- 정신적 적응, 균형 조절, 움직임의 세 단계로 구성
  - **물의 적응단계:** 수중에서는 자세와 균형유지가 어렵기 때문에 물의 깊이에 따른 적응하는 방법을 학습
  - **균형회복 단계:** 수직회전, 가쪽회전, 복합회전을 통하여 신체의 균형유지와 회복에 중점을 둠
  - **움직임 억제 단계:** 서있는 자세에서 대상자의 등뼈 11번(T11) 물높이로 양팔을 앞으로 내미는 동작이 가능한 상태에서 치료사는 뒤에서 난류를 생성하여 균형을 유지함
  - **움직임 촉진 단계:** 치료사가 대상자의 머리쪽에서 난류를 생성하여 대상자가 스스로 수중에서 팔다리를 움직이며 수영할 수 있게 함
- 지도내용은 10단계로 나누어, 수영을 서서히 습득함

10-point 프로그램의 구성

순번	내 용	단계
1	• 정신적 적응단계로서 물 밖에서 할 수 있는 동작을 수중에서 시행 • 서있는 자세, 앉은 자세, 누운 자세, 뛰기, 기립, 앉기, 뒤집기	정신적 적응
2	• 대상자 혼자서 자립하는 단계 • 치료사와 독립하여 행동하는 단계	균형 조절
3	• 전후 회전조절 단계 • 앉은 자세에서 누운 자세로, 누운 자세에서 앉은 자세로 동작을 실시하며 치료사는 대상자의 제 2엉치뼈 부위를 보조함	균형 조절
4	• 좌우회전 단계 • 바로누운자세에서 옆으로 누운 자세, 엎드린 자세에서 바로누운자세를 실시하며 치료사는 대상자의 양쪽 골반을 지지하여 회전을 보조함.	균형 조절
5	• 복합조절(전후/좌우/회전) 단계 • 대상자가 물속에서 넘어졌을 때 일어나는 동작을 지도함 • 치료사는 나선형 동작으로 신체를 비틀면서 넘어지는 동작을 지도함	균형 조절
6	• 대상자가 물속에서 전신을 침수시키고 앉고, 일어서기 동작을 통하여 부력의 크기를 인식시키는 단계	균형 조절
7	• 균형유지 단계 • 부력이나 와류(난류)에서 균형을 유지하는 단계	억제성 움직임
8	• 대상자가 바로누운자세에서 치료사가 대상자의 머리 위쪽에서 이동하면서 난류를 생성하여 물속으로 끌려 들어가는 느낌으로 수면 활주(Turbulent Gilding)시키는 단계	억제성 움직임
9	• 대상자가 스스로 수영할 수 있도록 체험시키는 단계(간결한 움직임) • 배영훈련부터 팔과 다리를 운동함	촉진성 움직임
10	• 할리웍 기본 움직임(각종 수영방법을 습득시키는 단계)	촉진성 움직임

▶ 할리윅 기법(Halliwick method) 적용

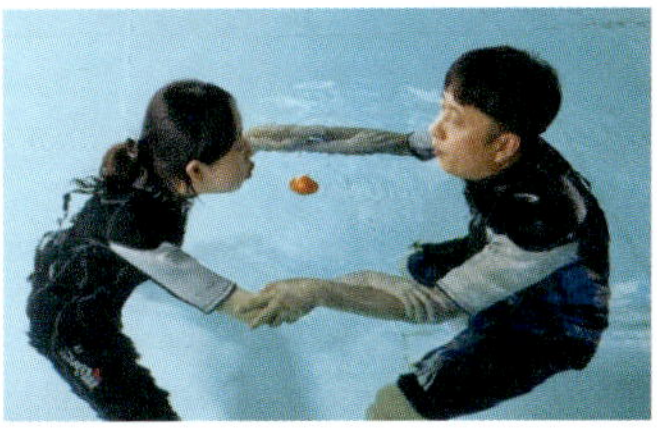

1. 호흡조절을 통한 정신적응 훈련

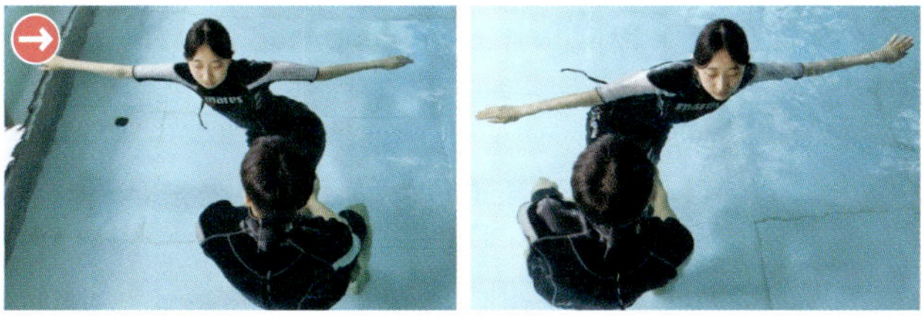

2. 시상회전조절

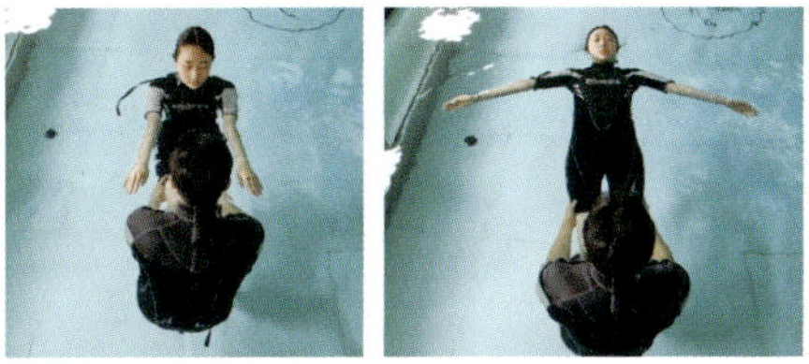

3. 횡축회전조절

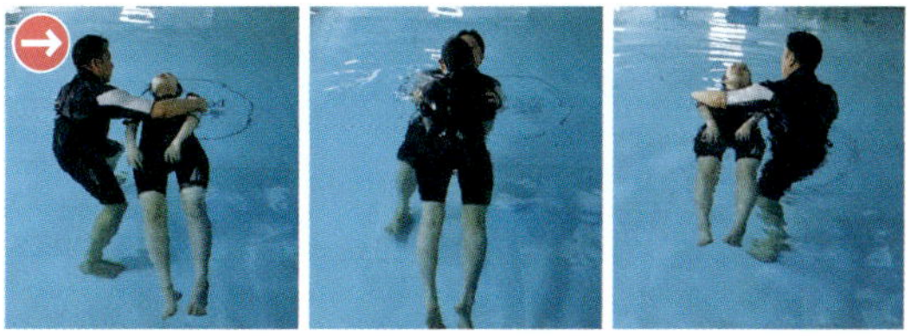

4. 장축회전조절

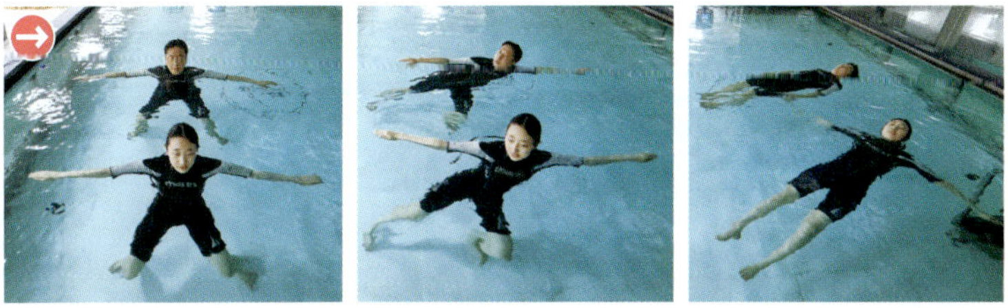

5. 통합회전조절

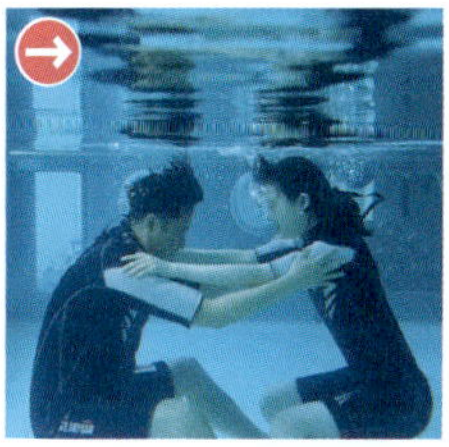

6. 정신적전도

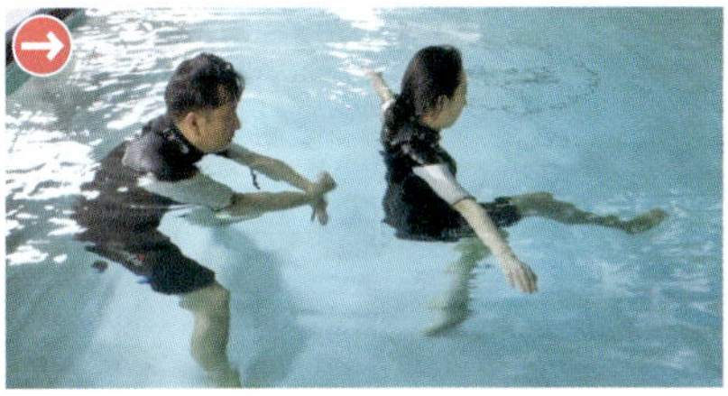

7. 균형유지

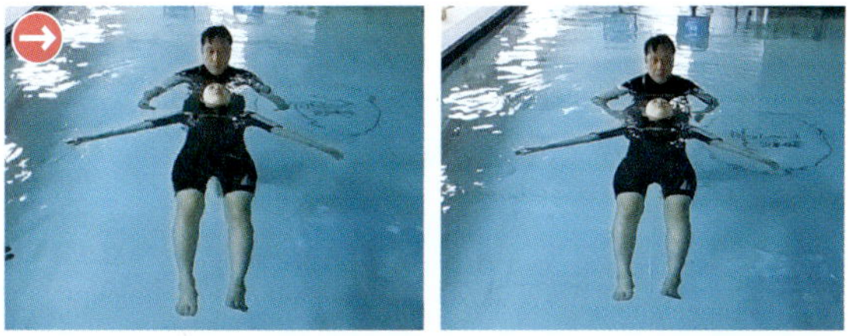

8. 활주

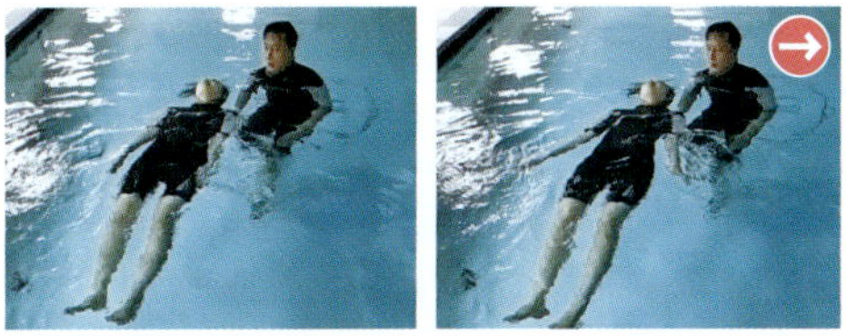

9. 간결한 움직임

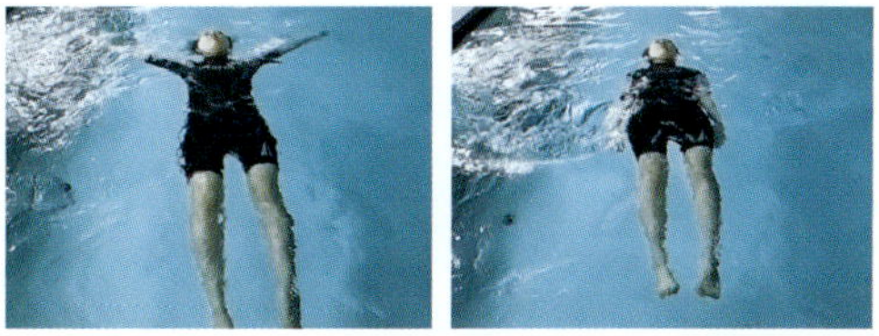

10. 할리윅 기본 움직임

① 할리윅 기법(Halliwick method)의 수중특수치료

개요

- 수중 특수치료(Water Specific Therapy, WST)
- 수중특수치료는 수중에서 치료적 중재로서 신체 반응과 유체역학을 기초로 적용할 뿐 아니라 10가지 프로그램 고려
- 수중에서 논리적 접근(logical approach)을 통하여 운동의 목적, 운동의 형태, 물 깊이, 시작 자세 등을 고려하여 수천 가지의 운동을 조합
- 스위스 바드라가즈에서 McMillan과 물리치료사들은 할리윅의 치료적인 결과를 통해 수중특수치료로서 적용되는 개념을 고려하여 치료목적에 따른 치료 양식을 고려하여 환자에게 적용

치료적 관점

- 할리윅 방법의 치료적 관점

	장해(Impairment)	활동(Activity)	참여(Participation)
10가지 프로그램 (10-Point Program)	+	++	++
수중특수치료 (Water Specific Therapy)	++	+	+/−

- 치료목적에 따른 치료양식

	치료목적		치료양식	
+WMG	근육강화		촉진	역동성
+ROM	관절가동범위 증가		촉진	역동성
FPBR	자세와 균형반응 촉진	억제	촉진	역동성
+GPC	건강증진		촉진	역동성
−P	통증감소	억제	촉진	역동성
−Sp	경직감소	억제	촉진	역동성
+IMA	적응력 향상	억제	촉진	역동성

▶ 할리윅 회전조절

시상회전조절(Sagittal Rotation Control, SRC)
• 중력중심이동
횡축회전조절(Transversal Rotation Control, TRC)
• 중력중심이동
• 앉기, 쪼그리고 앉기(squat), 일어서기
• 눕기, 엎드리기, 일어서기
• 누워서 엎드리기, 엎드리고 눕기
• 공중제비(실제로 d455에 속함: 주변돌기)
장축회전조절(Longitudinal Rotation Control, LRC)
• 중력중심이동
• 서서 주변돌기
• 누운 사세에서 돌아서 다시 눕기
• 누워서 엎드리거나 엎드려서 눕기
통합회전조절(Combined Rotation Control, CRC)
• 시상회전조절과 장축회전조절
• 횡축회전조절과 장축회전조절

▶ 수중특수치료 적용

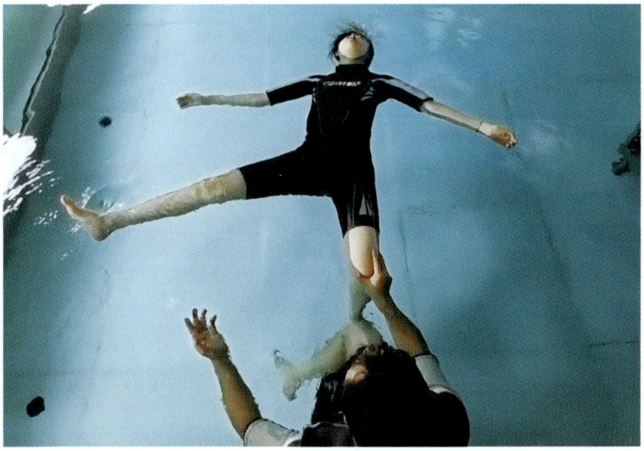

② 바드라가즈링 기법(Bad Ragaz Ring Method, BRRM)

개념	• BRRM과 고유수용성신경근촉진(Proprioceptive Neuromuscular Facilitation, PNF) 방법과 통합되어 발전됨 • 주로 근골격계와 신경계 환자들에게 근력증진, 긴장조절, 보행 전단계 훈련, 신체 가동범위 증진, 신체 안정화 등에 목적을 두고 있음 • 수중에서 능동 및 수동운동 그리고 저항운동의 방법을 통합적으로 사용하여 신체의 움직임을 촉진함 • 다리(12개), 몸통(10개), 상지(1개) 패턴 유형을 선택적으로 사용 • 공기가 주입된 보조도구를 이용해 수평면에서 움직임이 이루어지며 치료사의 손이 움직임 시 고정점이 되는 것이 특징 • 수중에서 패턴 적용 시 발생하는 항력(drag force)과 치료사에 의한 역저항(counter resistance)을 제공함 • BRRM 적용 시 최소한의 평형 능력 유지를 위한 **두 가지** 요소 　◦ 부력보조기구를 이용하여 안정된 작은 지지면을 형성 　◦ 치료사의 적절한 접촉으로 고정점을 형성하는 것
치료 목표	• 근육 긴장의 조절 • 이완 및 통증의 감소 • 관절가동범위 증가 • 근육의 신경지배적 훈련 • 척추의 견인과 신장 • 체중부하에 대한 하지의 준비 • 정상움직임 유형의 협응 향상 • 유산소 수용능력/체력의 증가 • 근육 강화 및 기능향상
효과	• BRRM의 저항 운동 효과 • 관절가동범위 증가 • 손(고정점)의 위치 변화를 통한 움직임의 조절 • 움직임의 속도 증가 • 신체의 지렛대의 길이 모양 변화 • 움직임의 방향 변화 • 교차 움직임 형태의 빠른 변화 • 부력보조기구를 사용하여 저항을 변화 • 물에 잠기는 표면적의 변화
적응증	• 요통, 척추협착증, 큰 관절의 골관절염, 추간판 탈출 수술, 골절, 관절치환과 인대재생, 골반과 사지의 골절, 말초신경손상이나 질병, 근육병, 과운동 증후군

▶ BRRM의 적용원칙

구분	설명
1	기본적으로 PNF 개념의 기초 원리를 BRRM에서도 동일하게 사용한다
2	물에서 움직임으로 인한 항력과 치료사에 의한 저항을 이용하여 적용한다
3	수중에서 근육 기시와 정지 부분의 최대범위 신장이 불가능하여 운동 시작 시 신전반사 적용되지 않는다
4	모든 유형에서 관절가동의 끝범위까지 움직임을 할 수 없다
5	움직임을 하는 동안 최대 등장성 및 등척성 저항은 환자의 능력에 맞춘다
6	치료사는 피부와 근육 그리고 고유수용기에 대한 정확한 동작을 수행하여 움직임을 촉진시킨다
7	관절에서 압박과 견인은 감각신경 말단을 자극하여 반사적 상호수축(압박)이나 등장성수축(견인)을 수행한다
8	치료사의 간결하고 정확한 명령을 통해 능동적인 움직임을 유발한다
9	근육을 강하게 수축하면 근력이 증진되며 움직임의 범위가 증가한다
10	유형에서 일정한 수축이 일어나지 않으면 정확한 유형을 실행하기 어렵다
11	치료사의 능력에 따라 저항의 조절뿐만 아니라 환자의 움직임에도 영향을 준다

▶ 상지 유형 적용방법

상지 유형				
	끝 자세(오목위팔 포함)		시작자세	
등장성	벌림-가쪽돌림-굽힘 손가락, 손목, 팔꿉 폄	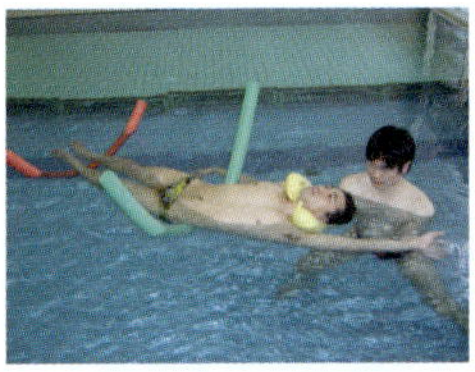	모음-안쪽돌림-폄 손가락, 손목, 팔꿉 폄	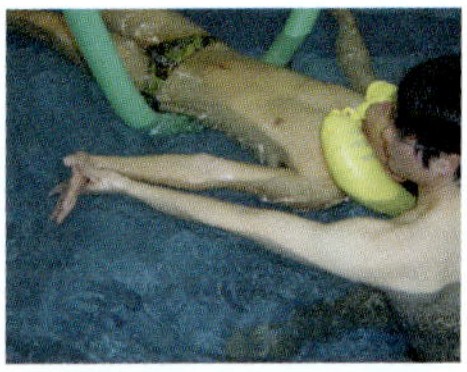
등장성	모음-안쪽돌림-폄 손가락, 손목, 팔꿉 폄	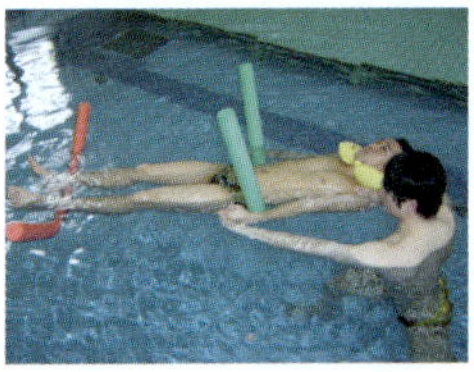	벌림-가쪽돌림-굽힘 손가락, 손목, 팔꿉 폄	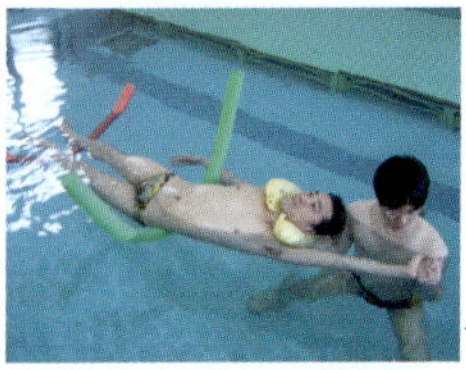

chap. 3 움직임 회복을 위한 중재

② 바드라가즈링 기법(Bad Ragaz Ring Method, BRRM) (계속)

<table>
<tr><td>적용방법</td><td>• 등속성: 치료사에 의한 고정은 환자를 치료사 주변으로부터 멀리 움직이게 하며, 이때 물에서 움직임 속도에 의해 저항이 나타남
• 등장성: 치료사는 고정점이 되고 환자는 움직임이 일어나는 방향으로 밀어내는 힘을 가하면, 능동 움직임이 일어나는 동안 저항은 증가함. 반대로 움직임이 환자가 나아가려는 방향으로부터 멀어지면, 환자의 능동 움직임 시 저항이 감소됨
• 등척성: 수중에서 치료사의 움직임이 있는 동안 환자는 정확한 자세를 유지
- 수중에서 환자의 안전과 자세의 안정성을 주기 위해 부력보조기구 사용
- 몸통관절 모음근의 근력 증진을 위해 훈련
- 치료사는 대상자를 바로 눕게 하여 상지를 벌림과 가쪽 회전한 후 손을 잡음
- "잡아당기세요."라는 구령으로 대상자는 팔을 몸통 가쪽 부위를 향해 잡아당기면서 몸통관절을 안쪽 회전하고, 팔을 안쪽으로 돌림
- 손이 고정되어 있기 때문에, 몸통이 상지 쪽으로 가까워짐
- 목, 엉덩 부위, 무릎, 발목에 링을 끼워서 등속성, 등장성, 등척성 운동 실시
- 이완, 긴장억제, 몸통신장, 척추 당김 수중운동을 실시
- 운동 형태는 몸통, 팔, 다리 형태로 분류
- L5~S2 높이에서 구명조끼, 몸통 링, 목 링 착용
- 물의 깊이는 겨드랑이 높이(T8~T10) 깊이에서 실시</td></tr>
<tr><td>치료 시간</td><td>• 근력강화운동
- 모든 치료시간은 15분 이상
- 환자의 근력강화운동은 최대 근 수축 시 피로가 빨라지므로 오랜 시간 적용 안함
- 일반적으로 약한 근육에서는 6회 수축, 강한 근육에서는 12~16번의 수축 가능
- 최대근수축 휴식기는 1분 30초~3분 적용
- 처음 6번 수축, 두 번째는 5번 수축, 세 번째는 4번 수축 형식 유지하여 적용

• 국소 근지구력 증가
- 치료시간은 최소 30분 정도
- 근 수축은 두 단계 사이에 1분 정도 휴식기를 두고 각 단계마다 20번 이상 최대하 수축
- 다른 근육군의 운동을 하기 위해 운동을 한 근육군의 이완을 주어 휴식기를 가져야 함</td></tr>
<tr><td>움직임 유형</td><td>• 다리유형, 몸통 유형, 상지 유형의 세 가지로 분류됨
• 양측성 형태는 대칭적이거나 비대칭적인 움직임
• 누운 자세나 축이 되는 자세에서 적용 시작
• 양측성 하지 교차 유형은 척추안정성을 높임
• 몸통 유형은 이완을 제공하여 다리 관절에 부드러운 움직임 나타남</td></tr>
</table>

▶ 몸통 유형 적용방법

몸통 유형 상하지를 통한 움직임				
	끝 자세		시작자세	
등장성	가쪽굽힘 발등폄	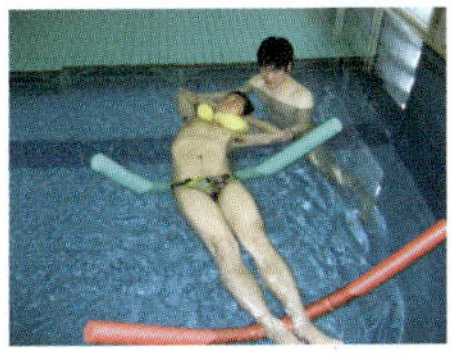	직선형태 발바닥굽힘	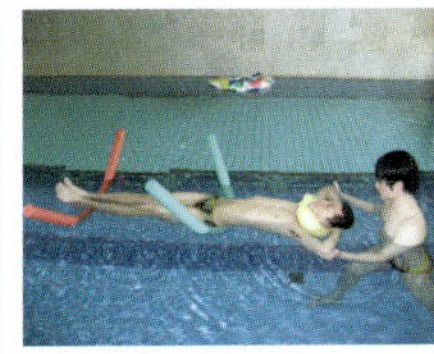
등장성	굽힘–가쪽굽힘–돌림 발등폄	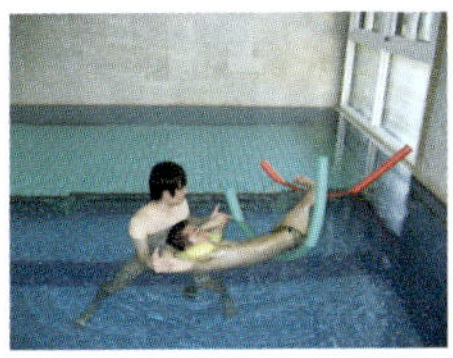	직선형태–골반이나 몸통 돌림 30° 발바닥굽힘	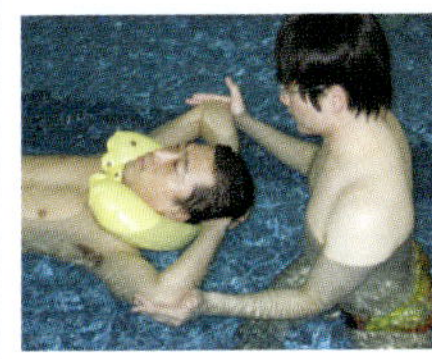
등장성	폄–가쪽굽힘–돌림 발바닥굽힘	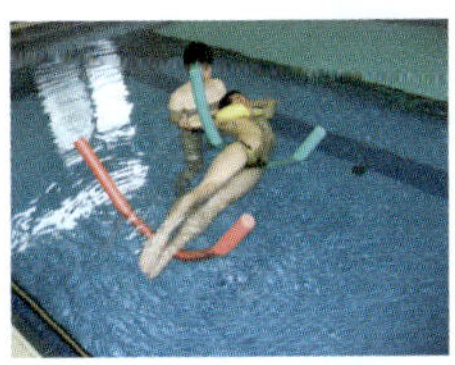	직선형태–골반이나 몸통 돌림 30° 발등폄	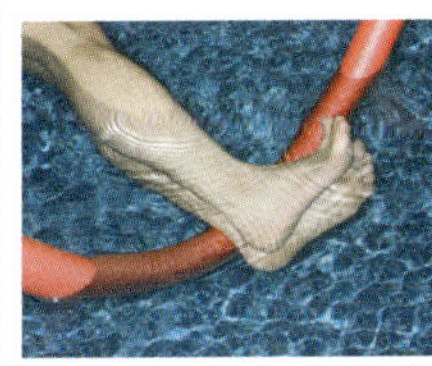

몸통 유형 동측 사지를 통한 움직임				
	끝 자세		시작자세	
등장성	폄–돌림(몸통 포함) 팔: 폄–벌림–안쪽돌림 손가락과 손목 폄, 팔꿉 폄 다리: 폄–벌림–안쪽돌림 발바닥굽힘–가쪽번짐, 무릎 폄	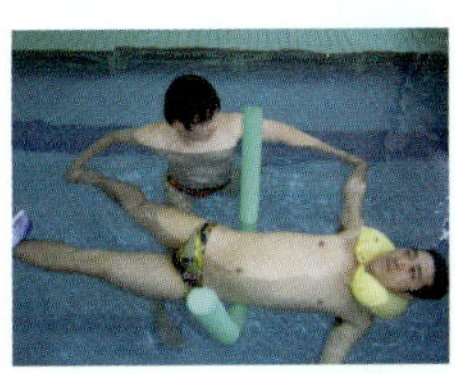	직선형태 팔: 굽힘–모음–가쪽돌림 손가락과 손목 굽힘, 팔꿉 폄 다리: 굽힘–모음–가쪽돌림 등쪽폄–안쪽번짐, 무릎 폄	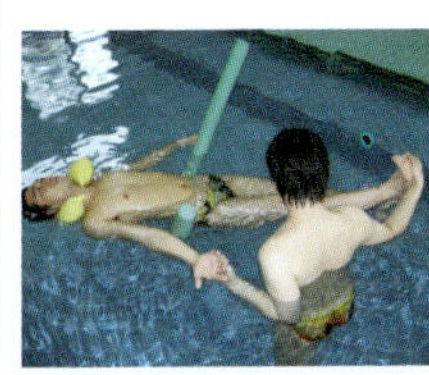
등장성	직선형태로 되돌아오기 (몸통 포함) 팔: 굽힘–모음–가쪽돌림 손가락과 손목 굽힘, 팔꿉 폄 다리: 굽힘–모음–가쪽돌림 등쪽폄–안쪽번짐, 무릎 폄	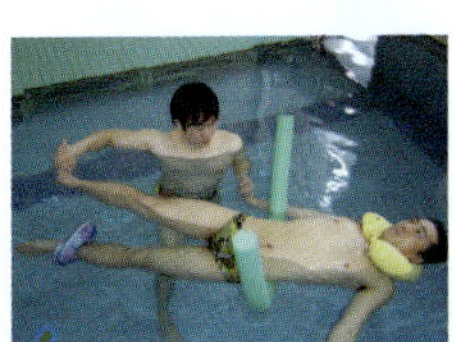	폄–돌림(몸통 포함) 팔: 폄–벌림–안쪽돌림 손가락과 손목 폄, 팔꿉 폄 다리: 폄–벌림–안쪽돌림 발바닥굽힘–가쪽번짐, 무릎 폄	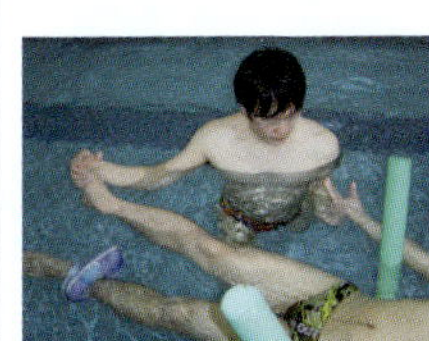

▶ 하지 교차(대칭) 유형 적용방법

하지 유형 대칭				
	끝 자세		시작자세	
등장성	굽힘-모음-바깥쪽돌림 무릎과 몸통 굽힘, 등쪽폄-안쪽번짐	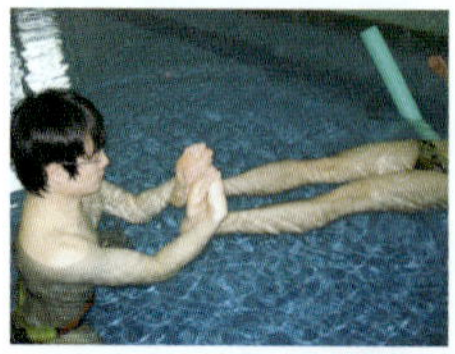	폄-벌림-안쪽돌림 무릎과 몸통 폄, 발바닥굽힘-가쪽번짐	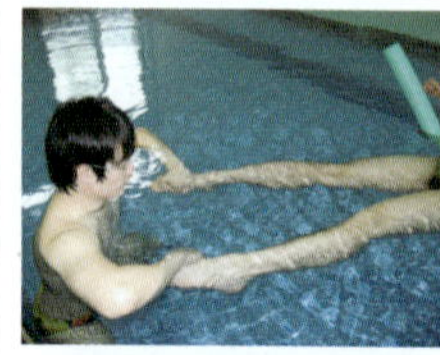
등장성	폄-벌림-안쪽돌림 무릎과 몸통 폄, 발바닥굽힘-가쪽번짐	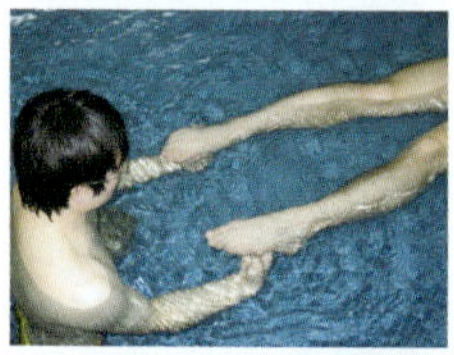	굽힘-모음-바깥쪽돌림 무릎과 몸통 굽힘, 등쪽폄-안쪽번짐	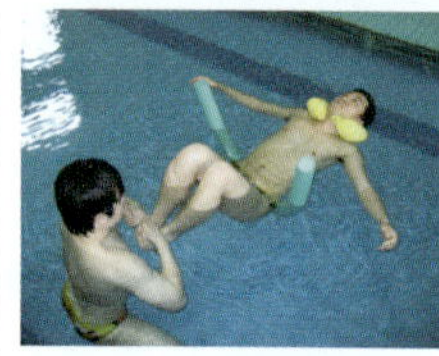
등장성	굽힘-모음-바깥쪽돌림 무릎폄과 몸통굽힘, 등쪽폄-안쪽번짐	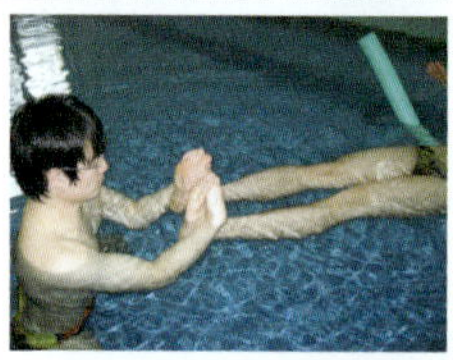	폄-벌림-안쪽돌림 무릎과 몸통 폄, 발바닥굽힘-가쪽번짐	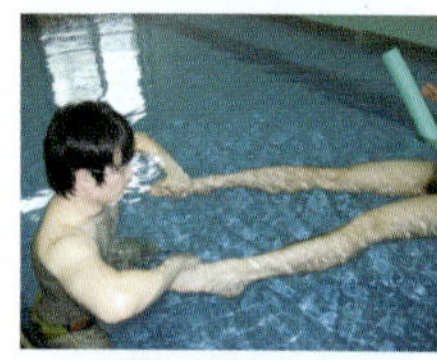
등장성	폄-벌림-안쪽돌림 무릎과 몸통 폄, 발바닥굽힘-가쪽번짐	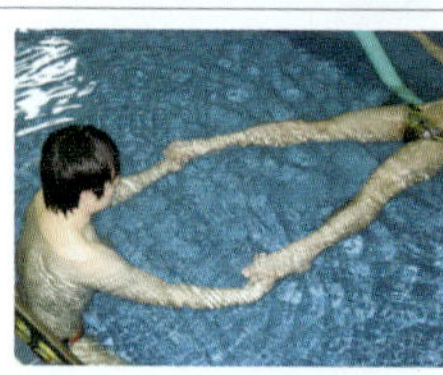	굽힘-모음-바깥쪽돌림 무릎폄과 몸통굽힘, 등쪽폄-안쪽번짐	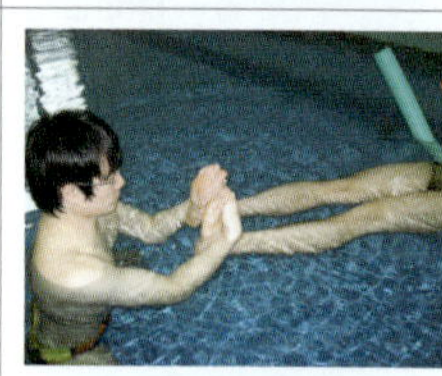
등장성	굽힘-벌림-안쪽돌림 무릎과 몸통 굽힘, 등쪽폄-가쪽번짐	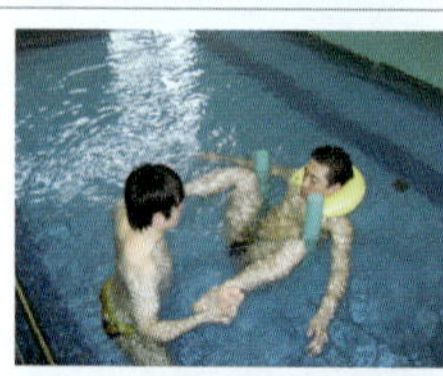	폄-모음-바깥쪽돌림 무릎과 몸통 폄, 발바닥굽힘-안쪽번짐	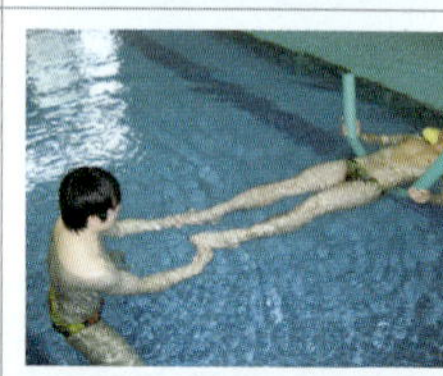
등장성	폄-모음-바깥쪽돌림 무릎과 몸통 폄, 발바닥굽힘-안쪽번짐	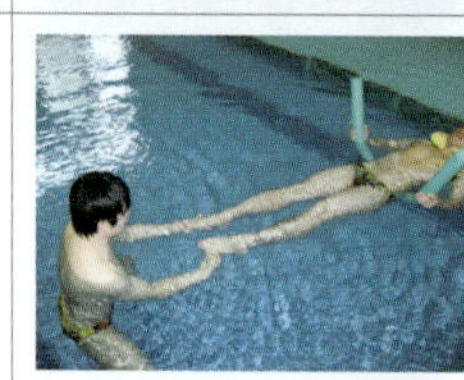	굽힘-벌림-안쪽돌림 무릎과 몸통 굽힘, 등쪽폄-가쪽번짐	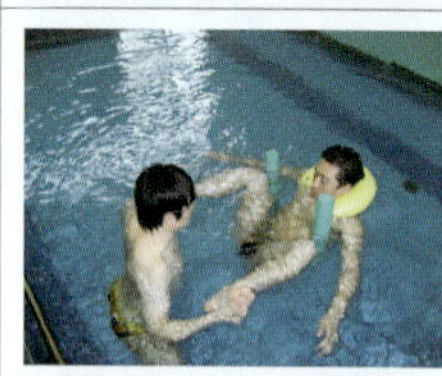
등장성	굽힘-벌림-안쪽돌림 무릎과 몸통 폄, 등쪽폄-가쪽번짐	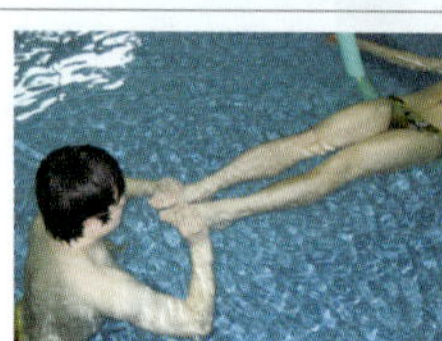	폄-모음-바깥쪽돌림 무릎과 몸통 폄, 발바닥굽힘-안쪽번짐	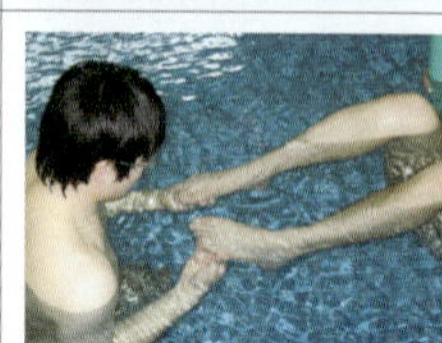

▶ 하지 교차(비대칭) 유형 적용방법

하지 유형 교차(비대칭)				
	끝 자세		시작자세	
등장성	굽힘–모음–바깥쪽돌림 무릎굽힘, 등쪽굽힘– 안쪽번짐	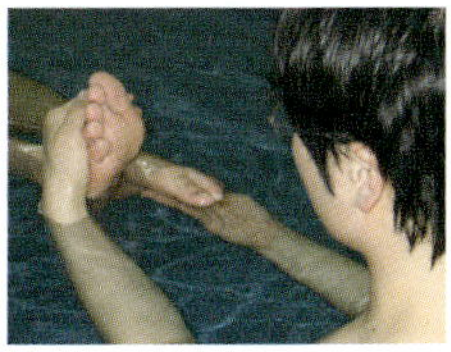	폄–벌림–안쪽돌림 무릎폄, 발바닥굽힘– 가쪽번짐	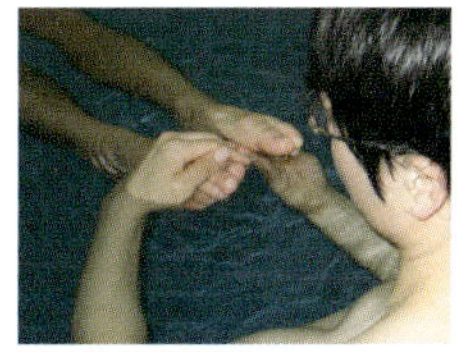
등척성	폄–모음–바깥쪽돌림 무릎폄, 발바닥굽힘– 안쪽번짐		폄–모음–바깥쪽돌림 무릎폄, 발바닥굽힘– 안쪽번짐	
등장성	굽힘–벌림–안쪽돌림 무릎굽힘, 등쪽굽힘– 가쪽번짐	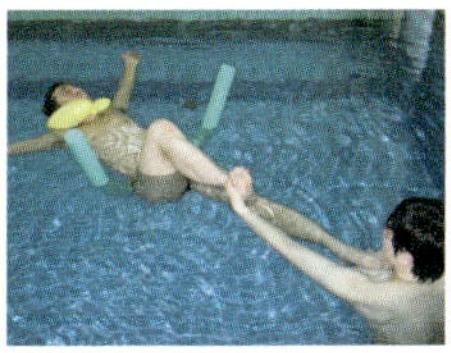	폄–모음–바깥쪽돌림 무릎폄, 발바닥굽힘– 안쪽번짐	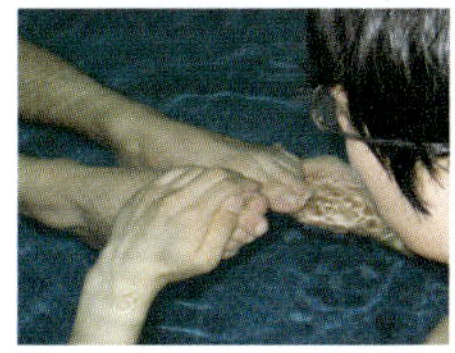
등척성	폄–벌림–안쪽돌림 무릎폄, 발바닥굽힘– 가쪽번짐		폄–벌림–안쪽돌림 무릎폄, 발바닥굽힘– 가쪽번짐	
등장성	폄–모음–바깥쪽돌림 무릎굽힘, 발바닥굽힘– 안쪽번짐	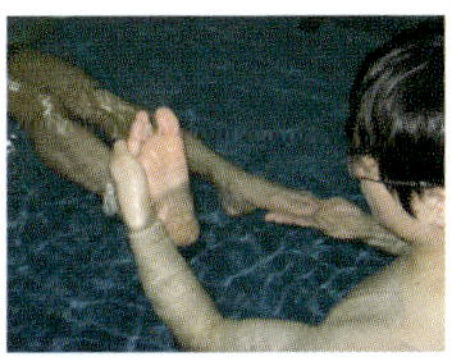	굽힘–벌림–안쪽돌림 무릎폄, 등쪽굽힘–가쪽번짐	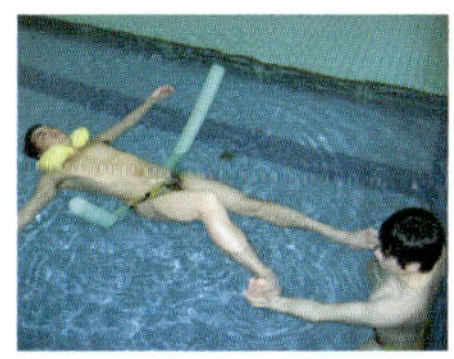
등척성	굽힘–모음–바깥쪽돌림 무릎폄, 등쪽굽힘–안쪽번짐		굽힘–모음–바깥쪽돌림 무릎폄, 등쪽굽힘–안쪽번짐	
등장성	폄–벌림–안쪽돌림 무릎굽힘, 발바닥굽힘– 가쪽번짐	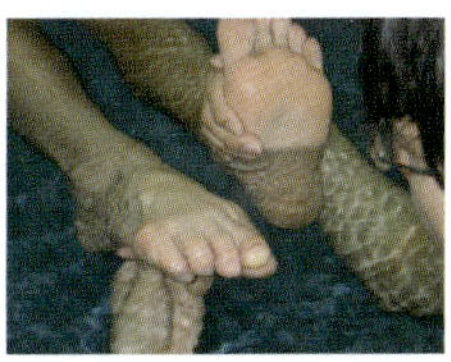	굽힘–모음–바깥쪽돌림 무릎폄, 등쪽굽힘–안쪽번짐	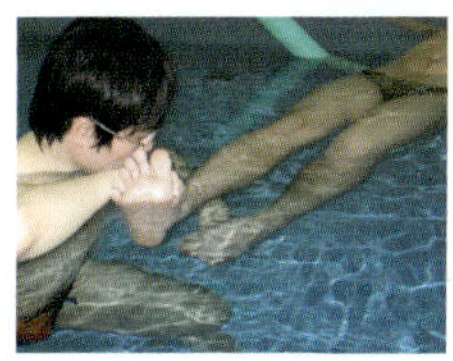
등척성	굽힘–벌림–안쪽돌림 무릎폄, 등쪽굽힘–가쪽번짐		굽힘–벌림–안쪽돌림 무릎폄, 등쪽굽힘–가쪽번짐	
등장성	굽힘–벌림–안쪽돌림 무릎폄, 등쪽굽힘–가쪽번짐	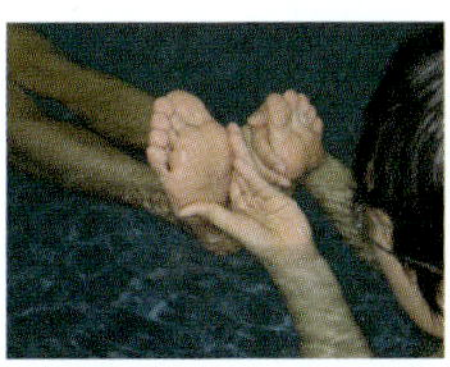	폄–모음–바깥쪽돌림 무릎폄–발바닥굽힘– 안쪽번짐	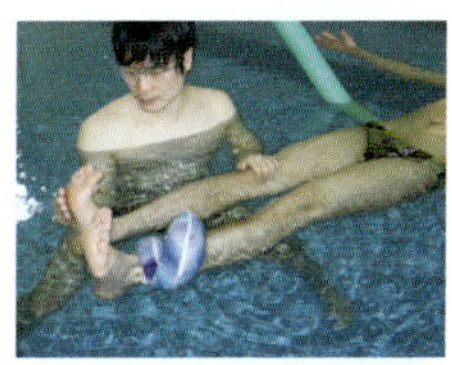
등척성	폄-벌림-안쪽돌림 무릎폄, 발바닥굽힘– 가쪽번짐		굽힘–모음–바깥쪽돌림 무릎폄, 등쪽굽힘–안쪽번짐	
등장성	폄–모음–바깥쪽돌림 무릎폄, 발바닥굽힘– 안쪽번짐	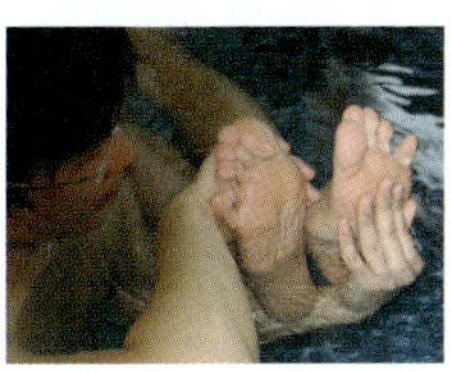	굽힘–모음–안쪽모음 무릎폄–등쪽폄–가쪽번짐	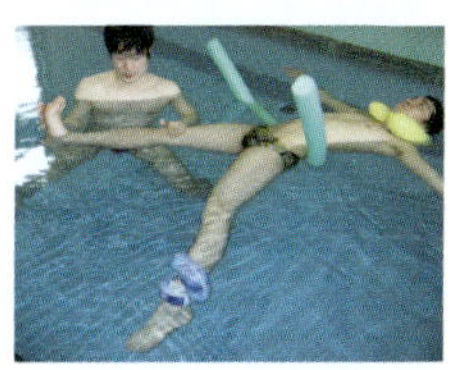
등척성	굽힘–모음–바깥쪽돌림 무릎폄, 등쪽폄–안쪽번짐		폄–모음–안쪽돌림 무릎폄–발바닥굽힘– 가쪽번짐	

③ 수중이완 치료법(Water relaxation)

<table>
<tr><td>개념</td><td colspan="3">• 능동운동이나 수동운동을 통하여 전신의 이완을 극대화하기 위한 목적으로 사용
• 이완을 얻기 위해서 연속적인 느린 움직임, 물의 흐름에 따른 움직임, 부분적으로 눈(eye)을 통제한 움직임, 반복적인 동작, 따뜻한 물(30~35°C), 명상음악 등을 이용
• 물리치료에서 사용되는 치료적인 방법인 스트레칭, 관절가동술, 연조직 이완법, 도수견인 등의 방법을 공통적으로 사용
예) 아이치, 왓츠, 자하라, 워터댄스 등</td></tr>
<tr><td rowspan="2">효과</td><td>단기</td><td colspan="2">• 관절가동범위의 증가
• 근육이완 증가
• 근 경련 감소
• 경직 감소</td></tr>
<tr><td>장기</td><td colspan="2">• 불면증 향상
• 소화능력 향상
• 치유력 증진
• 면역체계 반응
• 흥분성 감소</td></tr>
<tr><td>적응증</td><td colspan="3">• 정형외과적 손상, 신경외과적 손상, 관절염, 심폐질환, 수술 후 관리
• 섬유근육통, 반사성 교감신경 위축증(복합부위 통증 증후군)
• 만성통증(정신과적 치료가 필요한 경우)
• 학대 피해자, 외상 후 스트레스 장애</td></tr>
<tr><td rowspan="2">분류</td><td rowspan="2">아이치
(Ai Chi)</td><td>개념</td><td>• 능동 이완법
• 일본 요코하마에 있는 Jun Konno가 장애가 있는 딸을 위해 만든 것
• Ai는 일본어로 사랑, Chi는 기를 의미
• 동양철학의 기를 이용한 자가운동법
• 물과 하나가 될 수 있도록 충분한 이완을 조장하기 위해서 물과 음악, 호흡조절, 경락 등을 적절하게 이용
• 모든 동작은 큰 동작을 아주 느리게 실행하고 호흡조절에 따른 움직임을 다르게 함</td></tr>
<tr><td>효과</td><td>• 유연성 및 일반적인 운동능력의 증가
• 균형능력 증가
• 스트레스 감소</td></tr>
</table>

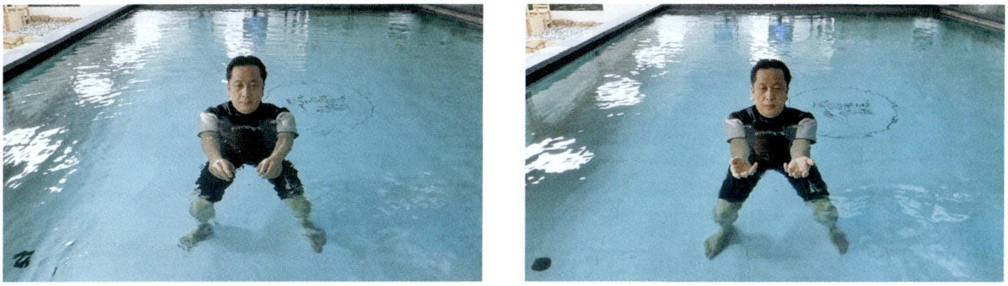

1. Contemplating

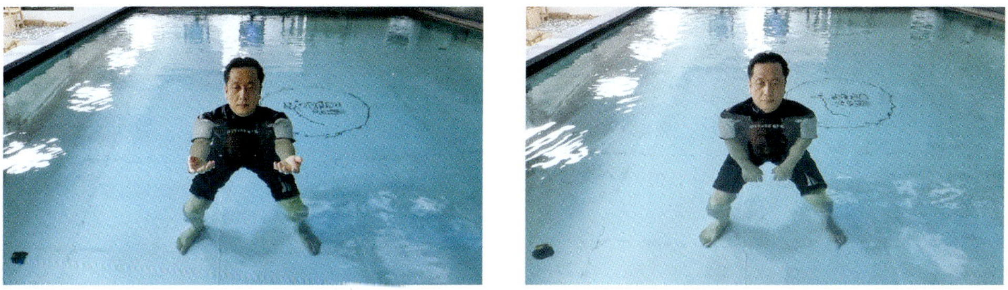

2. Floating

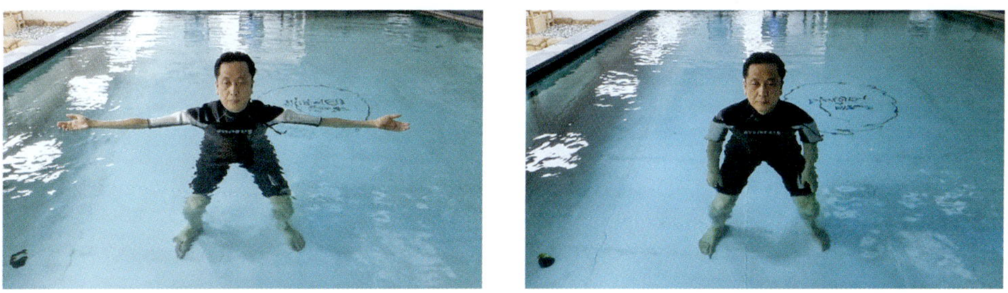

3. Uplifting

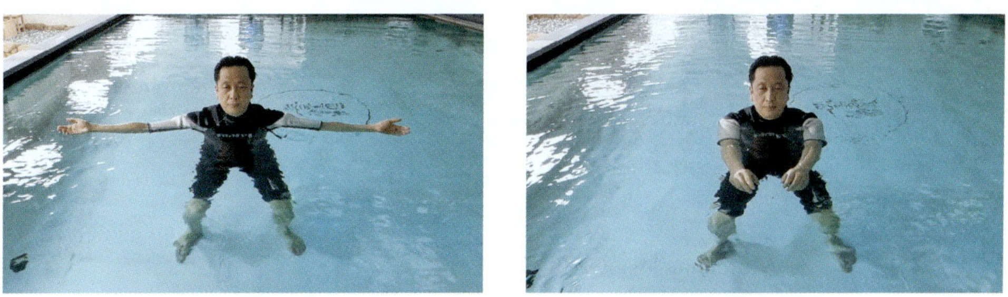

4. Enclosing

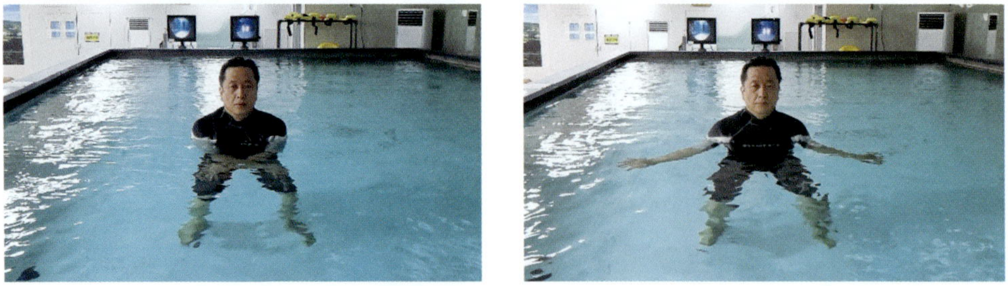

5. Folding

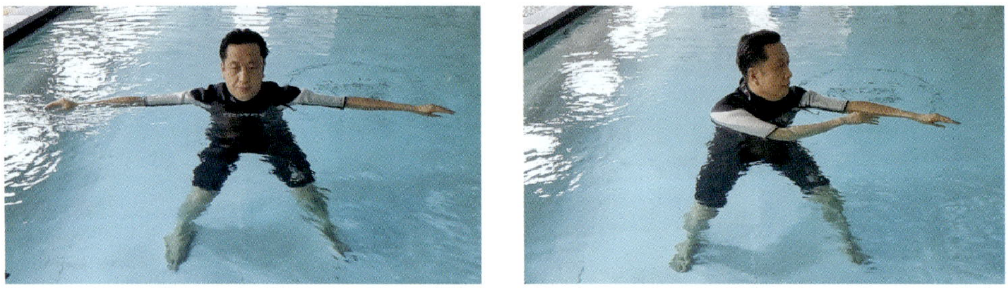

6. Soothing

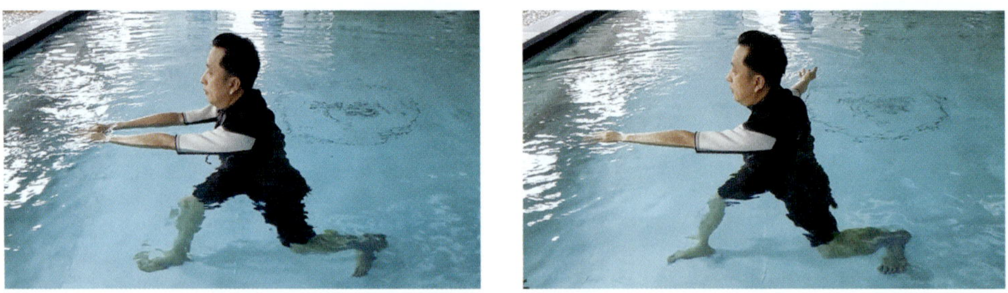

7. Gathering

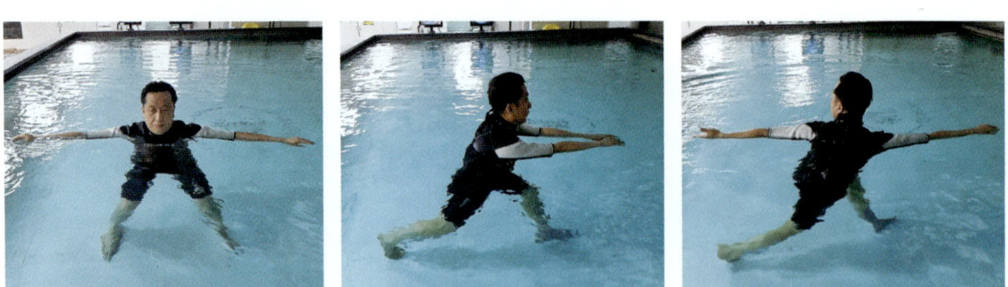

8. Freeing

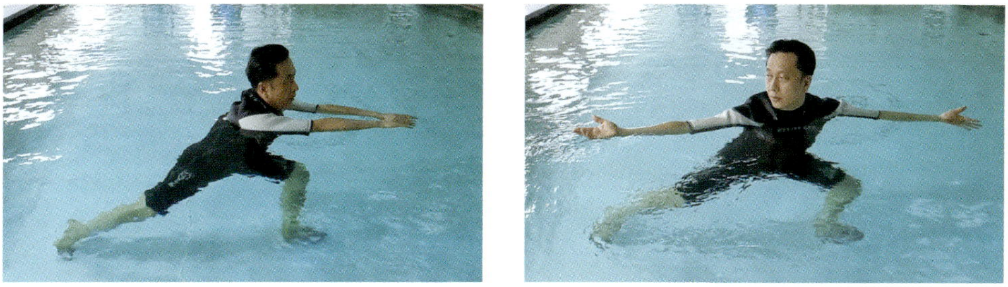

9. Shifting

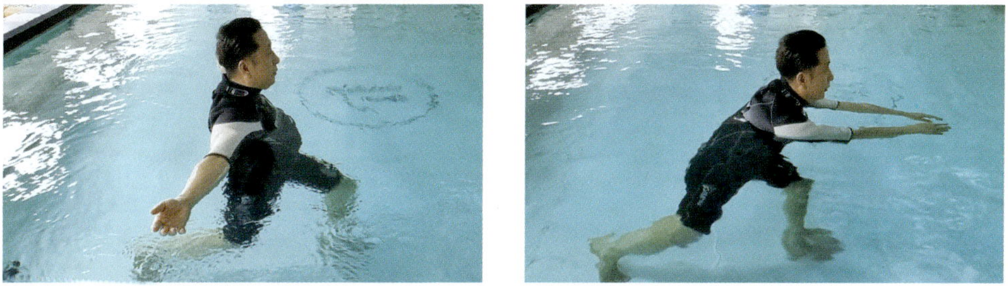

10. Accepting

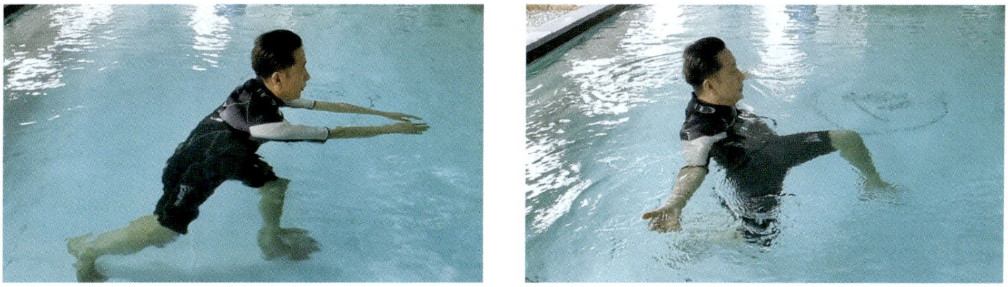

11. Accepting with Grace

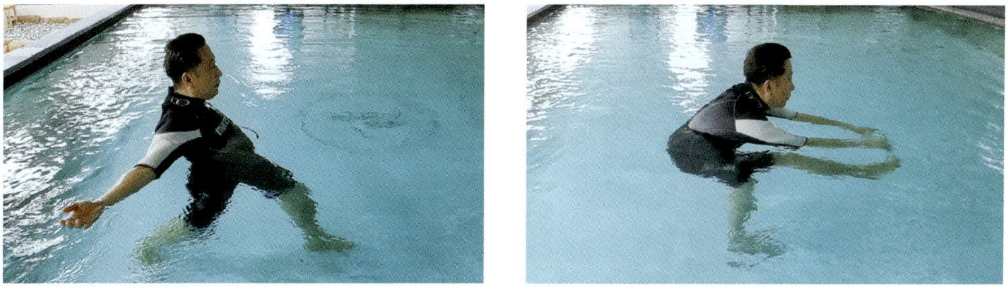

12. Rounding

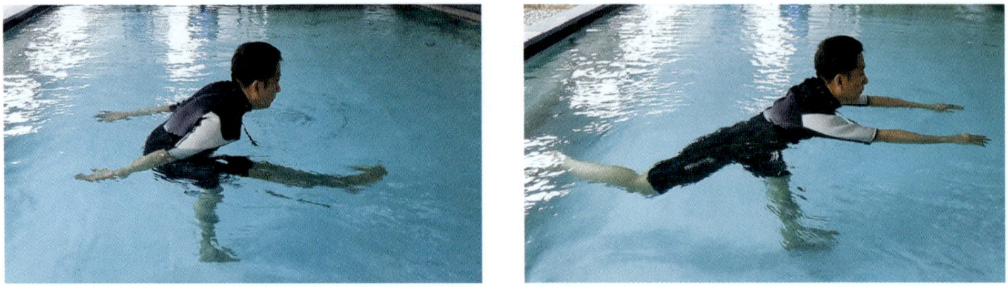

13. Balancing

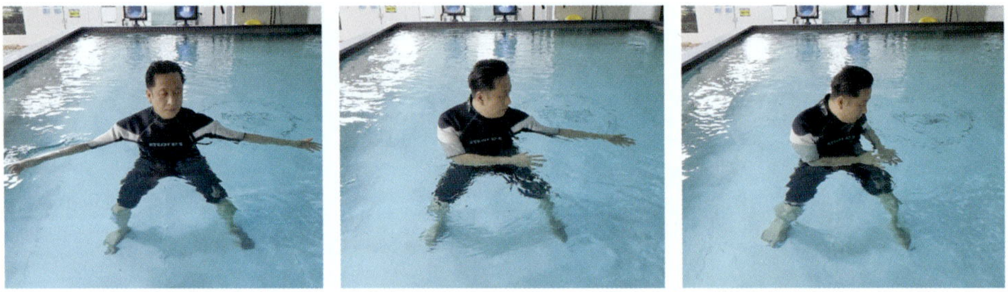

14. Encircling

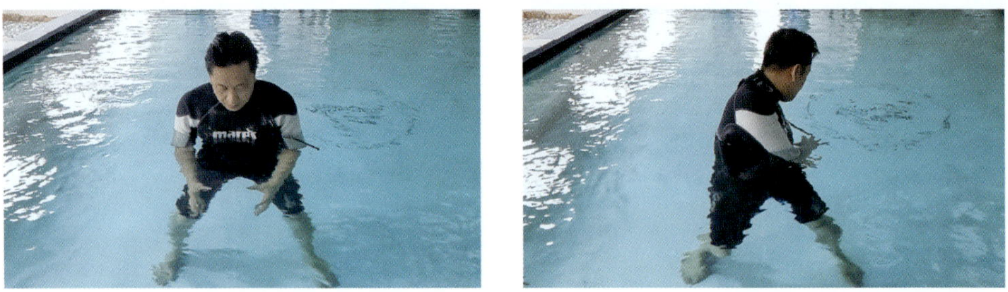

15. Surrounding

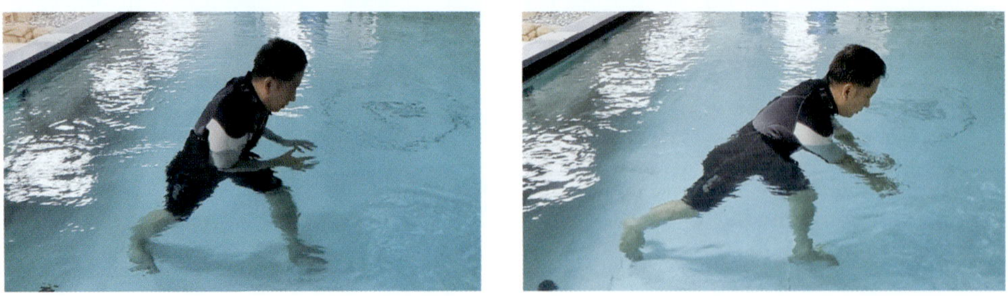

16. Nurturing

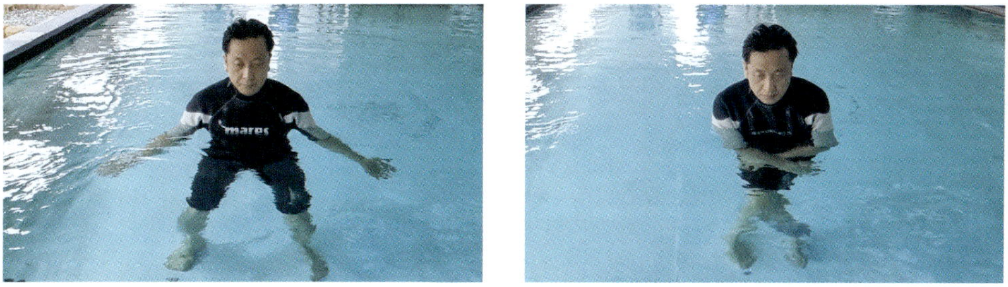

17. Flowing

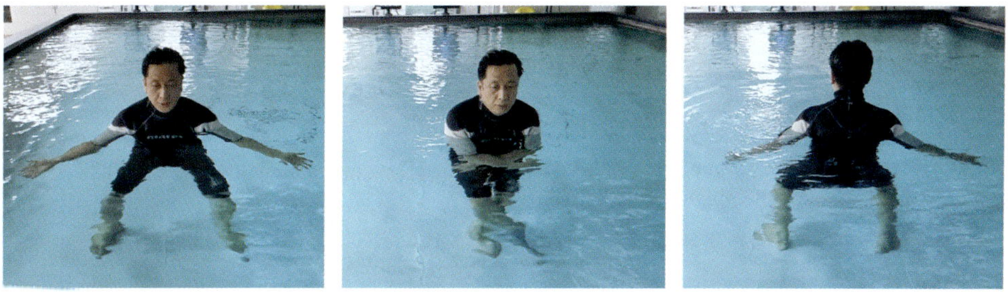

18. Reflecting

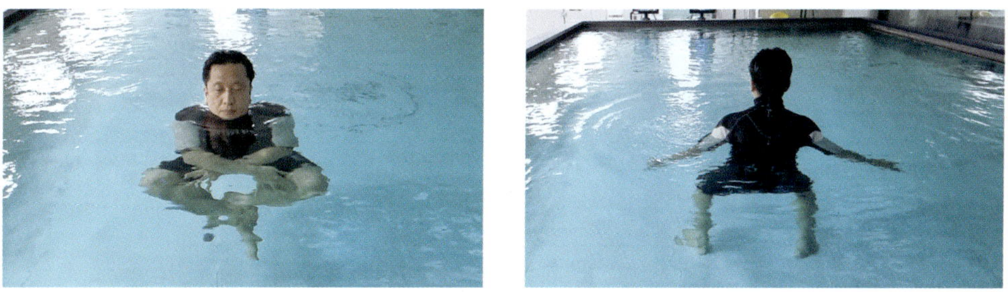

19. Suspending

③ 수중이완 치료법(Water relaxation) (계속)

분류
(계속)
	왓츠
	(Watsu:
	water
	shiatsu)
		개념	• 수동이완법
			• 왓츠는 북 캘리포니아의 Habin Hostspring에서 Harold Dull에 의해 고안
			• Watsu는 Water와 Shiatsu가 결합된 용어
			• Shtatsu는 일본식 지압마사지
			• 따뜻한 물, 경락 및 차크라(Chakras), 스트레칭, 관절가동술 등의 적용을 통해 신체적인 편안함과 정신적인 안정감을 유도하는 방법
			• 부력을 이용한 수중 호흡운동(water breath dance)
			• 온수 안에서의 이완법(relaxation)
			• 근 · 연부조직의 신장법(stretching)
			• 수온을 34~36°C 정도 설정
			• 두 사람이 짝이 되어 치료사는 동작을 시행하고 환자는 누운 자세에서 편안하게 안정을 취함
			• 대표적인 기본 동작
			  • 수중호흡운동
			  • 아코디언 동작
			  • 회전아코디언 동작
			  • 가까운 다리 회전 동작
			• 미국 물리치료사 peggy Schoedinger 여사가 20년 이상 수중치료를 통해 기존 방법을 수정하여 Clinical Watsu가 개발

		효과	• 근육의 경직 및 이완 증가 • 유연성 증가 • 자세교정 • 불면증 및 스트레스 감소

④ 수중 장애물 훈련

분류	수중 장애물 훈련	• 수중에서는 물의 물리성(점성도, 밀도 등)을 통하여 움직임을 느리게 적용하며 자세의 오류를 감지하는 데 충분한 시간이 주어짐 • 수중 장애물 훈련은 균형능력의 향상이 있음 • 수중에서 낙상예방 훈련은 안정성과 효율성에 있어 지상훈련보다는 장점 • 이차적인 부상을 방지할 수 있는 안전한 환경 • 일상생활과 유사한 경험하지 못함
	수중 걷기 및 트레드밀 훈련	• 유산소 운동으로 훈련이나 치료적인 방법으로 사용 • 움직임이 어려운 다양한 환자 및 장애인, 노인, 유아 및 아동에게 기능적인 훈련으로 적용하거나 치료적 중재로 고려하는 수중치료법 • 물에서의 움직임은 항력과 체중 감소, 대사효과 등의 요소가 작용 • 심폐의 영향, 근육활동, 산소소비율, 심박동률 등이 육상과의 차이 • 육상보다 높은 산소소비량과 적은 근육활동
	신체 기능 강화를 위한 수중운동	• 척추의 안정성 강화운동, 하지 강화 및 신장운동, 상지 강화 및 신장운동

▶ 왓츠 동작 적용방법

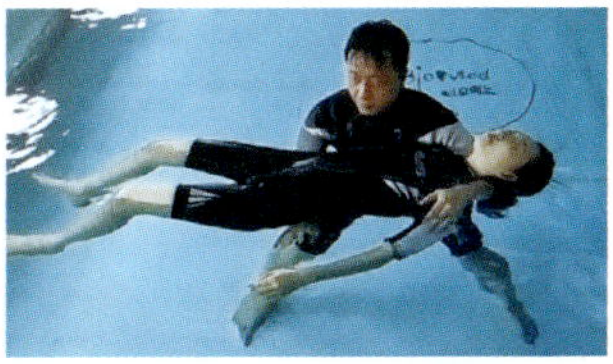
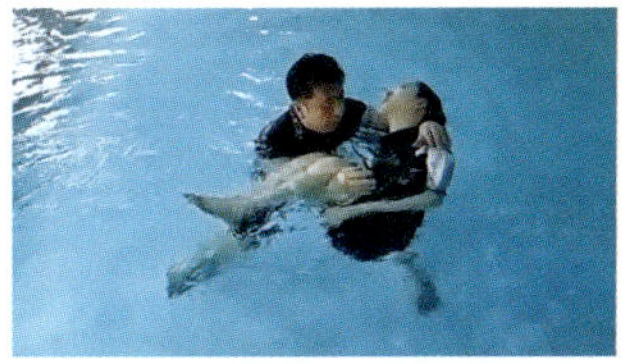

water breath dance　　　　Accordion

Basic moves

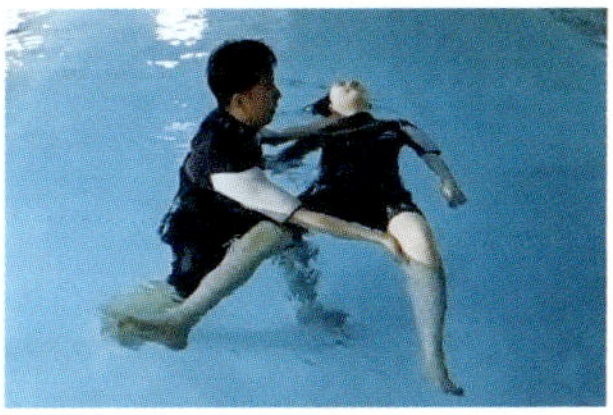
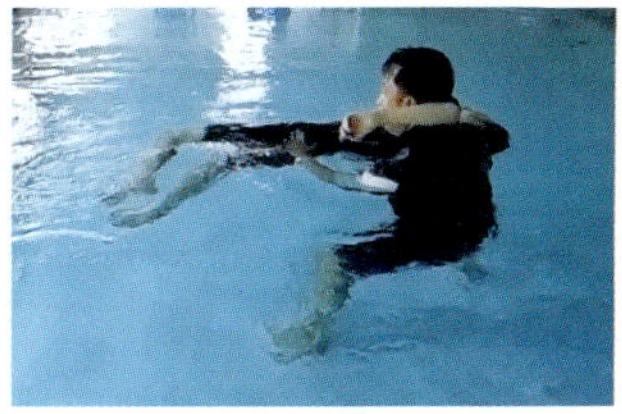

knee head　　　　hip rock

The head cradle

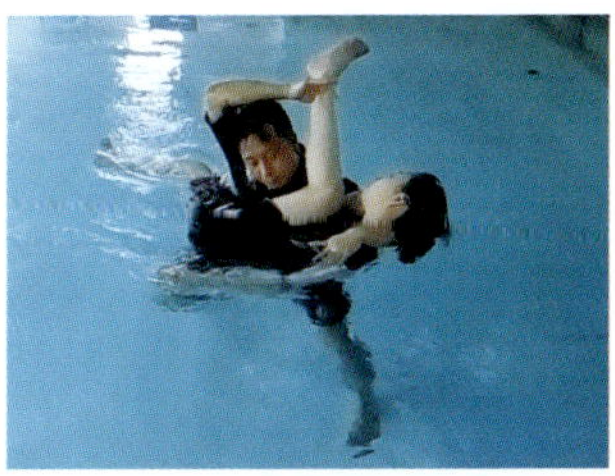
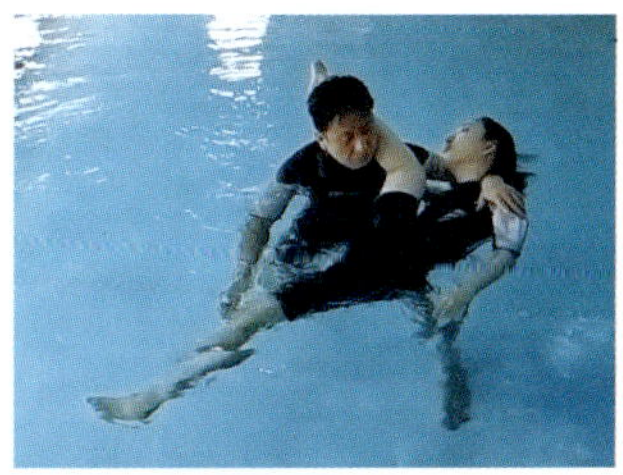

far leg over　　　　leg push

Under far leg, shoulder and hip

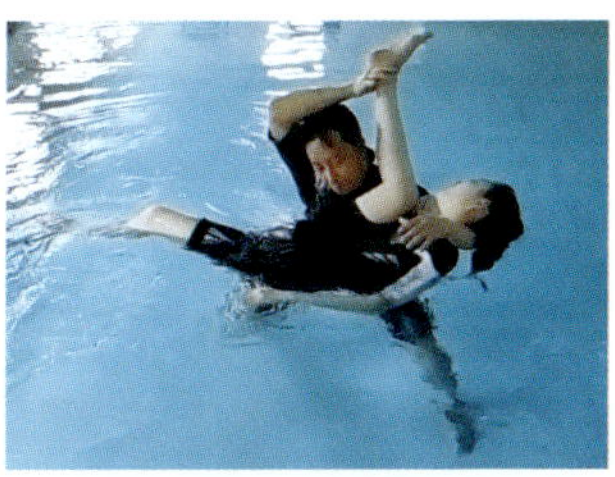
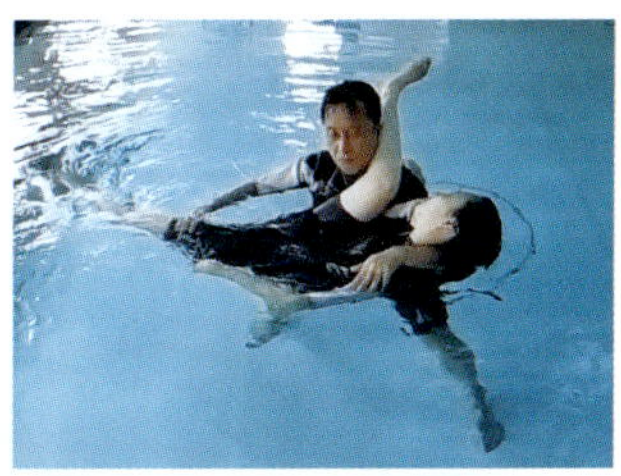

near leg over　　　　down quads

The near leg cradle

▶ Clinical Watsu® 적용방법

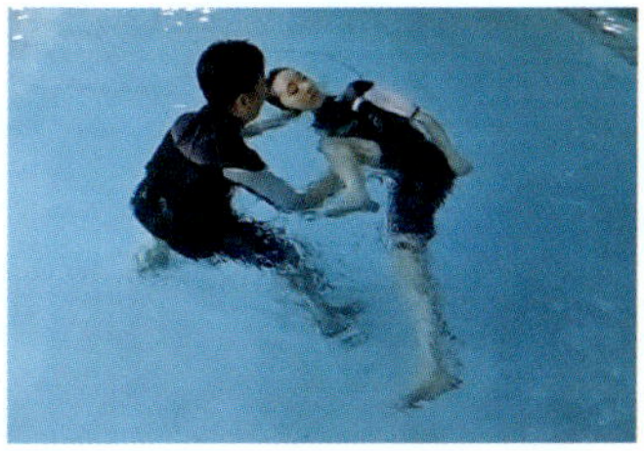

▶ 수중 장애물 훈련

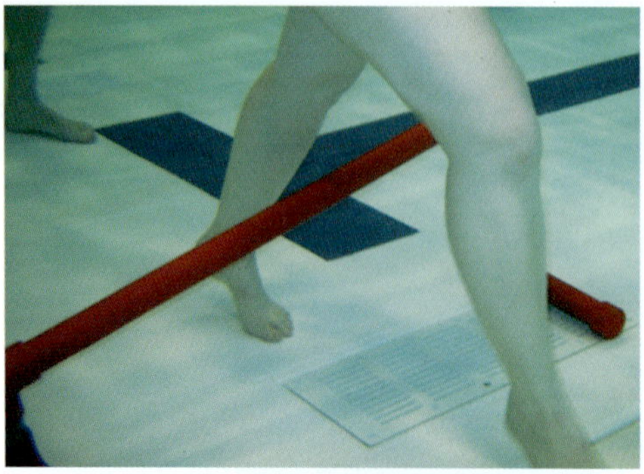

① 허들을 이용한 보행

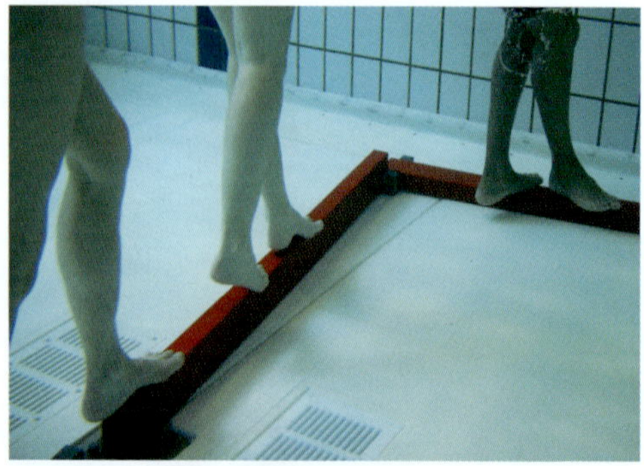

② 평행대 위에서의 보행

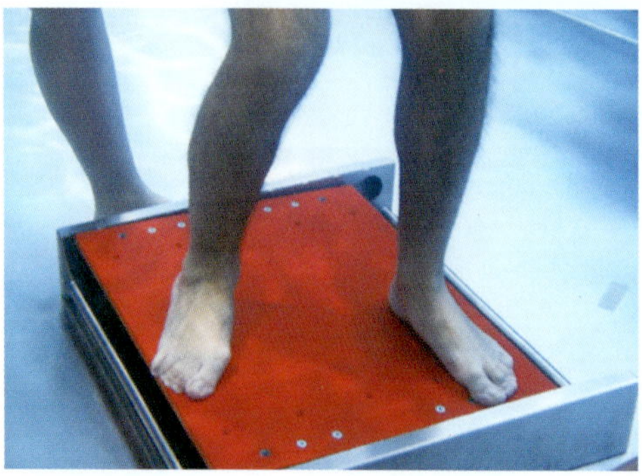

③ 미끄럼판을 이용한 체중이동훈련

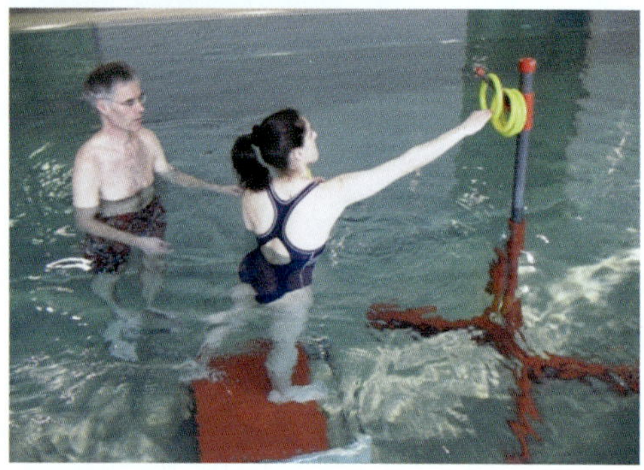

④ 과제를 제시한 균형훈련

▶ 수중 트레드밀 적용 예

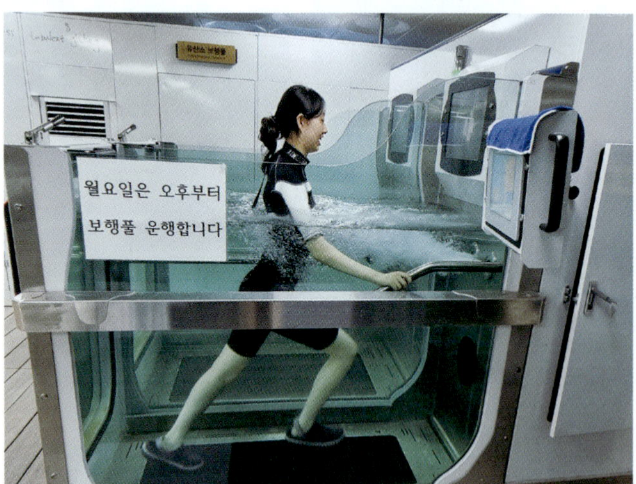

▶ 척추의 안정성 강화운동

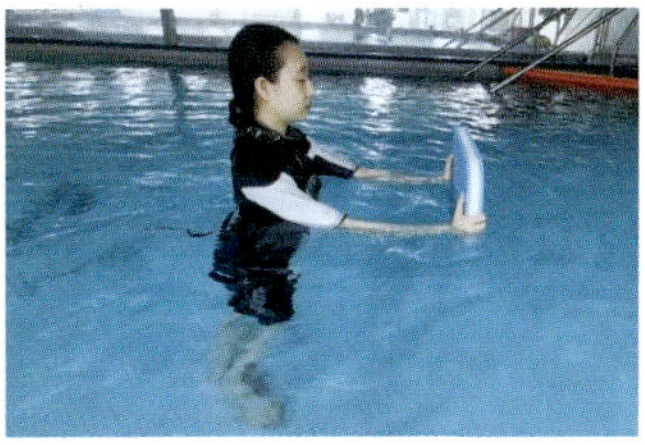

저항판을 이용한 걷기

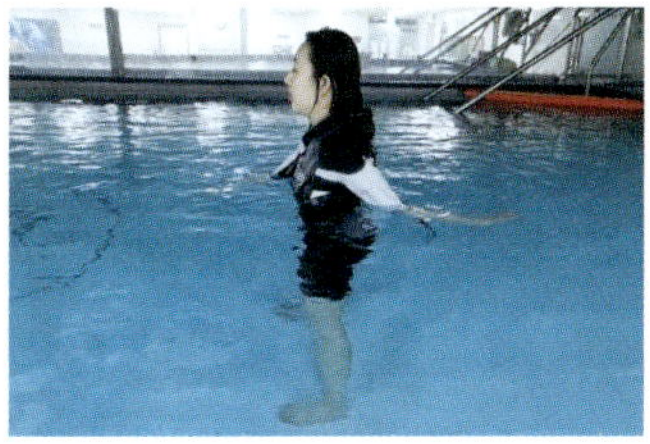

노 젓기

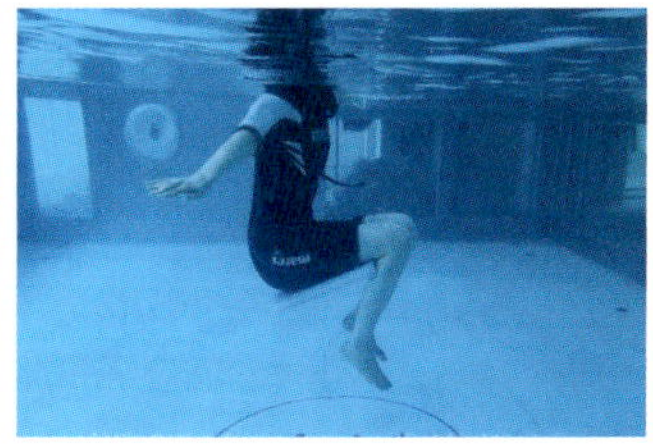

킥보드 위에서 균형유지 훈련

▶ 하지강화 및 균형훈련

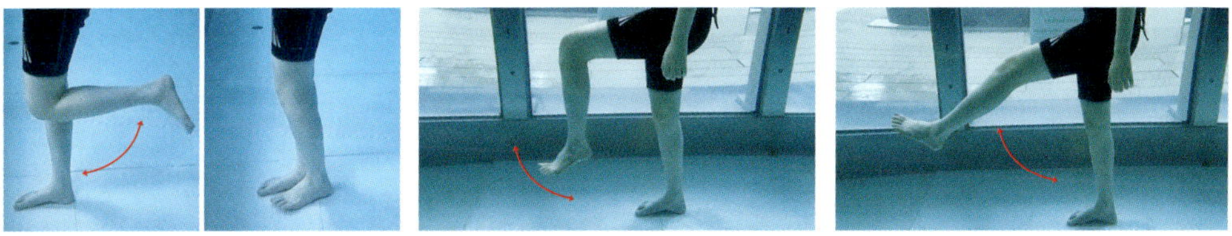

수중에서 다리의 굽힘과 폄근 강화 및 한쪽 다리 서기 균형능력 강화

▶ 상지강화 및 저항운동

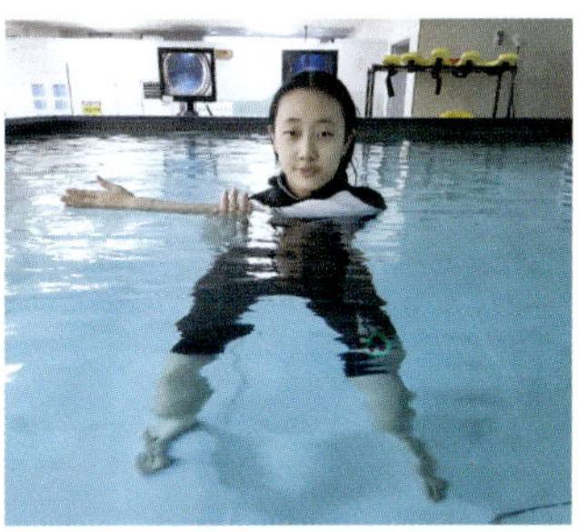

수중에서 어깨후방관절낭 유연성 훈련

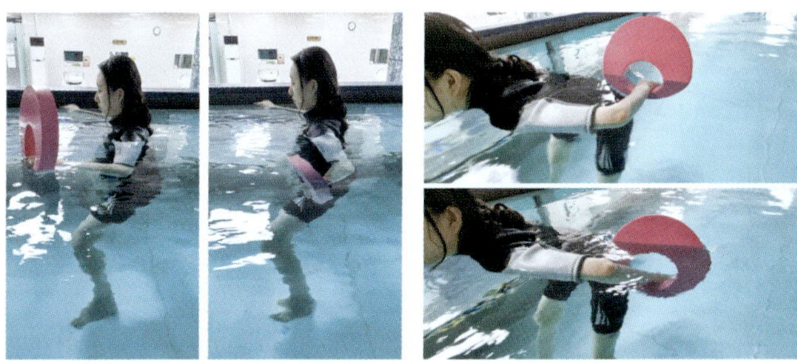

수중에서 어깨안쪽/바깥쪽 회전 저항운동

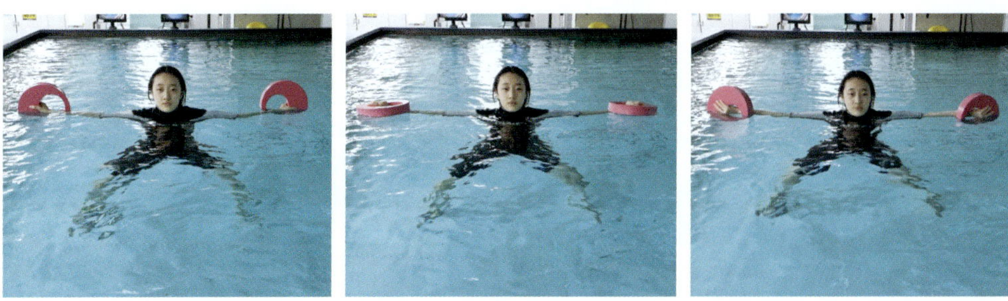

수중에서 어깨안쪽/바깥쪽 회전 저항운동

3.2 기초운동치료

1) 관절가동범위 운동

<table>
<tr><td rowspan="1">개념</td><td colspan="2">• 관절가동범위(ROM)는 움직임이 가능한 최대의 운동범위를 의미
• 움직임의 평가 및 움직임을 시작하기 위해 통증이 없는 관절가동범위 내에서 시행</td></tr>
<tr><td rowspan="4">분류</td><td>지속적 수동 운동(CPM)</td><td>• 기계 장치를 사용하여 통제된 관절 가동범위를 통해 천천히 지속적으로 운동</td></tr>
<tr><td>수동 관절가동범위 운동(PROM)</td><td>• 외부 힘에 의해 만들어지고 제한되지 않은 가동범위 내에서 이루어지는 신체분절 운동</td></tr>
<tr><td>능동보조 관절가동범위 운동(AAROM)</td><td>• 외부 힘이 근육의 능동적 수축을 보조하여 이루어지는 능동운동의 한 형태</td></tr>
<tr><td>능동 관절가동범위 운동(AROM)</td><td>• 근육의 능동적 수축에 의해 만들어지고 제한되지 않는 가동범위 내에서 이루어지는 운동</td></tr>
<tr><td>효과</td><td colspan="2">• 관절의 유연성을 유지하고 구축형성을 방지
• 근육의 역학적 탄성 유지
• 혈액순환 및 관절 내 물질순환 촉진
• 통증의 감소 및 억제
• 손상이나 수술 후 관절 회복 지원
• 움직임에 대한 환자의 자각 유지</td></tr>
<tr><td rowspan="2">주의사항 및 금기증</td><td>주의사항</td><td>• 운동 중 통증이 발생하면 즉시 중단
• 피로감이나 불편함을 느끼면 운동을 줄이거나 중단
• 부상 후 또는 움직이지 않은 경우 운동량을 점진적으로 늘림
• 움직임이 치유과정을 방해하지 않도록 함</td></tr>
<tr><td>금기증</td><td>• 염증, 출혈, 골절 및 수술 직후 등의 급성기에 해당하는 경우
• 관절 주변에 감염이 있는 경우</td></tr>
</table>

▶ 치료 자세

자세	설명
바로 누운 자세 (supine position)	• 중력 중심점이 낮아 환자가 가장 취하기 쉬운 자세이며 가장 안정된 자세 • 엉덩관절 앞부분 근육과 인대가 긴장되어 허리뼈의 앞굽이(lumbar lordosis)가 약간 증가하며, 엉덩관절 굽힘근 길이가 짧을수록 굽이의 정도는 커짐 • 엉덩관절의 비틀림각으로 인해 엉덩관절이 가쪽돌림 됨
엎드려 누운 자세 (prone position)	• 중력중심점이 낮아 환자가 자세를 취하는 데 어려움이 없음 • 팔을 몸통에 붙이고 고개를 한쪽으로 돌려준 다음 필요하면 베개를 받쳐줌
의자에 앉은 자세 (sidelying position)	• 체중이 다리에 실리지 않기 때문에 체중을 지지할 수 없는 환자의 운동에 사용 • 가능한 턱을 당기고, 허리는 펴고 골반은 앞쪽경사를 엉덩관절, 무릎관절, 발목관절을 각각 90° 굽힘 • 엉덩관절을 직각으로 유지하고 의자에서 미끄러져 떨어지는 것을 주의
무릎 구부리고 바로누운자세 (hooklying position)	• 엉덩관절 굽힘근이 짧아 바로 누운 자세를 취하면 허리척주앞굽음(lumbar lordosis)이 증가하여 치료가 불편하거나 허리뼈를 편평하게 유지해야 할 필요가 있는 환자들에게 자주 이용
옆으로 누운 자세 (sidelying position)	• 바로 누운 자세를 취하기 어렵거나 엉덩관절 벌림근 운동과 같은 팔, 다리의 바깥부위 근육훈련 등에 자주 이용됨 • 몸통의 회전 정도는 어깨와 골반의 관계에 의해 결정
무릎 뻗고 앉은 자세 (long sitting position)	• 넓다리 뒤근육(hamstring m.)이 짧아져 있다면 허리뼈 아래부위의 균형을 유지하기 위하여 무릎관절을 약간 굽힘 • 몸통의 체중이 양쪽 팔에 의해 부분적으로 지지되기 때문에 균형훈련 또는 호흡운동을 할 때 많이 사용하는 자세
양무릎 자세 (kneeling position)	• 무릎관절 굽힘근과 폄근은 상호작용을 하여 무릎 위의 넙다리가 수직으로 균형을 취하도록 함 • 엉덩관절 폄근과 허리굽힘근이 골반기울임이 정확한 각도를 유지하기 위하여 강력하게 작용 • 몸통 아래 부위와 엉덩관절의 조절 훈련을 위해 사용하거나 시상면에서 아래방향 운동을 위한 시작자세로써 사용
반무릎자세 (half kneeling position)	• 무릎자세의 응용자세로써 한쪽 아래다리는 무릎자세에서와 같이 바닥에 붙이고 발은 발바닥쪽 굽힘을 한 다음 다른 쪽 다리는 무릎관절 및 엉덩관절을 굽혀 발목관절 중위자세에서 반듯이 세움 • 선 자세를 실시하기 바로 전 단계, 무릎자세와 선자세의 중간단계에서 사용
선 자세 (Standing position)	• 정상운동발달단계에서 가장 늦게 실현되는 자세로 기본자세 중 환자가 취하는 데 가장 어려움을 겪는 자세 • 발뒤꿈치를 동일선상에 놓은 다음 양발의 각도가 약 45°를 넘지 않는 범위 내에서 양 옆으로 벌리고 양 무릎을 붙이고 똑바로 폄

(1) 지속적 수동운동

<table>
<tr><td>개념</td><td colspan="2">• 물리치료사 또는 기계 장치를 사용하여 관절을 지속적으로 움직이는 운동 치료법
• 통제된 관절 가동범위를 통해 천천히 지속적으로 관절을 움직이는 기계 장치(=Continous Passive Motion, CPM)</td></tr>
<tr><td>원리</td><td colspan="2">• 환자의 근육을 강제적으로 움직이지 않고, 수동적 기계의 힘으로 관절만을 움직이기 때문에 수술 직후에도 사용이 가능
• 관절운동의 크기와 위치를 개인에 따라 맞춤 설정이 가능
• 연속적인 무력한 운동을 통해 조직 재생과 염증을 줄이는 원리로 작동
• 근력 향상에는 큰 도움이 되지 않지만, 통증 경감과 관절의 움직임을 지원</td></tr>
<tr><td>효과</td><td colspan="2">• 비가동의 부정적 효과를 예방
• 관절가동범위의 빠른 회복을 제공하며, 수술 후 통증을 감소
• 유착과 구축의 진행을 막아 관절경직을 예방
• 힘줄과 인대의 치유를 자극하며, 움직이는 관절 위의 절개부위의 치유를 촉진
• 관절 내 연골의 치유와 재생 속도를 촉진</td></tr>
<tr><td>적응증</td><td colspan="2">• 관절 수술 후
• 뇌질환 및 뇌손상, 척수질환 및 척수손상 환자
• 근육의 약화와 마비, 운동조절 저하, 노인성 근 약화 등 근골격계 질환
• 장기간 침상에 누워있는 환자, 만성 통증 환자, 운동장애가 있는 환자 등</td></tr>
<tr><td rowspan="2">주의사항 및 금기증</td><td>주의사항</td><td>• 운동 중 통증이 발생하면 즉시 중단
• 피로감이나 불편함을 느끼면 운동을 줄이거나 중단
• 올바른 자세 유지
• 부상 후 또는 움직이지 않은 경우 운동량을 점진적으로 늘림
• 움직임이 치유과정을 방해하지 않도록 함</td></tr>
<tr><td>금기증</td><td>• 급성 열상, 출혈 등의 급성기에 해당하는 경우
• 관절 주변에 감염이 있는 경우
• 생명에 위협이 될 수 있는 환자의 상태</td></tr>
</table>

▶ 기기 사용 참고사항(무릎관절 CPM 사용 예)

뒤꿈치와 발목	기기를 사용할 때 뒤꿈치가 뜨지 않도록 주의
무릎 위치	무릎의 양쪽 융기 부분이 해당 기기 축에 위치하도록 설정
기기 길이 조절	넓다리뼈의 길이를 맞추는 것이 중요, 각 개인의 다리 길이에 맞게 설정
각도 설정	각도는 하루에 10~15° 정도 증진이 적절하며, 너무 크게 올리면 통증이 심해질 수 있음
속도 조절	일반적으로 45초당 한 번 주기로 적용하나, 통증이 심한 경우 2분당 한 번 주기로 조절
치료 시간	환자의 상태에 따라 적절한 시간 조율이 필요하며, 집에서 사용할 때도 올바른 자세와 시간을 유지

▶ CPM 종류

팔꿉관절 CPM	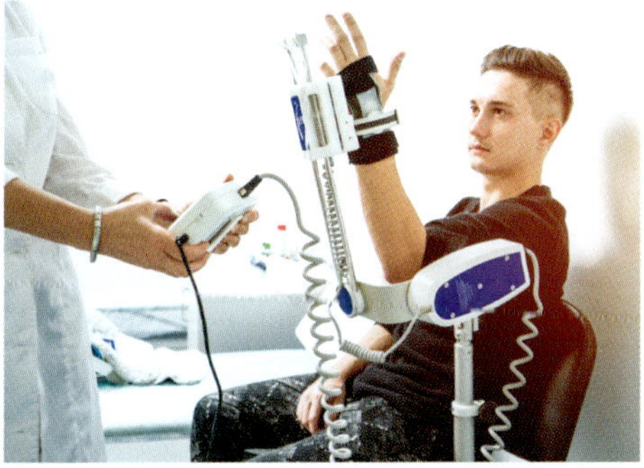
무릎관절 CPM	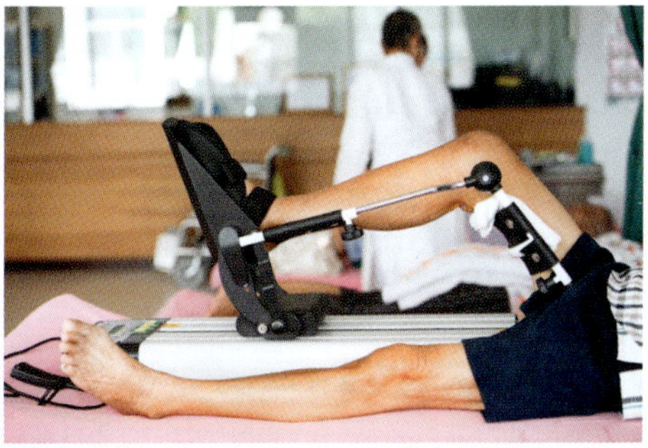
발목관절 CPM	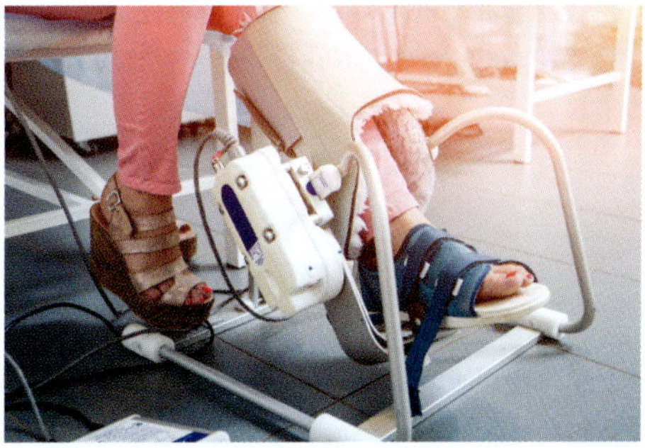

(2) 수동관절가동범위 운동

개념		• 외부의 힘(중력, 기계장치, 치료사, 자신의 신체 중 다른 부분)에 의해 제한되지 않은 가동범위 내에서 이루어지는 신체 분절의 운동 • 환자가 혼수상태, 탈신경지배에 의한 마비, 완전한 침상안정 상태에 있어 신체분절의 능동적인 움직임이 불가능하거나, 움직임을 제한해야 할 때 수행하는 운동
원리		• 치료적 목적 외에 검진의 목적, 능동운동 프로그램을 가르칠 목적, 뻗침운동을 준비시킬 목적으로도 사용 • 근육이 정상적인 신경지배를 받고 있고, 환자의 의식이 있는 경우 진정한 이완수동관절가동운동은 시행이 어려움 • 수의적인 근 수축은 발생하지 않아 근 위축 예방, 근력, 지구력의 증가, 능동적인 근육수축에 의한 혈액순환 효과는 얻기 힘듦
효과		• 정상관절가동범위 유지 • 통증 감소 및 억제 • 근육과 물렁조직의 기계적 탄력성 유지 • 운동감각 수용기의 자극과 운동감각 유지 • 물렁조직 구축형성의 최소화
적응증		• 환자가 혼수, 마비, 완전한 침상 안정상태에 있어 신체분절의 능동적인 움직임이 불가능할 경우 • 손상이나 수술 후 급성, 염증조직이 있는 부위의 관절주머니의 활성을 통한 관절 영양공급, 치유과정을 도울 필요가 있을 때
주의사항 및 금기증	주의사항	• 환자의 통증 수준과 불편을 고려하여 운동 중 통증이 발생하면 즉시 중단 • 관절의 안정성을 유지하여 지나치게 강하게 움직이거나 과도한 힘을 가하면 부상의 위험 • 환자의 연령, 체력, 기저 질환 등을 고려하여 적절한 운동을 선택 • 환자가 누워 있거나 앉아있는 편안한 자세에서 운동을 시행할 수 있도록 적절한 위치를 선택
	금기증	• 통증의 증가나 감염의 악화(홍조, 열, 부종의 증가) • 관절 주변에 감염이 있는 경우 • 생명에 위협이 될 수 있는 환자의 상태

▶ 운동 방법 및 참고사항

1	환자에게 운동의 목적, 진행상황, 예후에 대하여 자세히 설명하고 의식적으로 근육을 이완하도록 함(단, 이완성 마비 환자는 제외)
2	적절한 시작 위치와 자세를 선택해야 보다 환자와 치료사 모두 편안, 안정적으로 지지해 줄수록 환자는 이완을 더 쉽게 할 수 있음
3	특정 관절에 제한이 있을 때 관절의 몸쪽 부위를 고정하여 특정 관절에만 국소적 운동이 일어나도록 함
4	당김은 항상 해부학적 자세에서 장축방향으로 힘을 주어야 하며, 몸쪽 부위 뼈를 고정하고 먼쪽 부위 뼈를 당길 때는 먼쪽 방향으로 힘이 작용하게 해야 함
5	이완수동운동의 최대 운동범위는 관절과 관절 주위의 근육에 통증 혹은 경련의 발생 없이 시행할 수 있는 운동의 범위임

▶ 수동관절가동범위 운동의 예

어깨관절의 굽힘과 폄	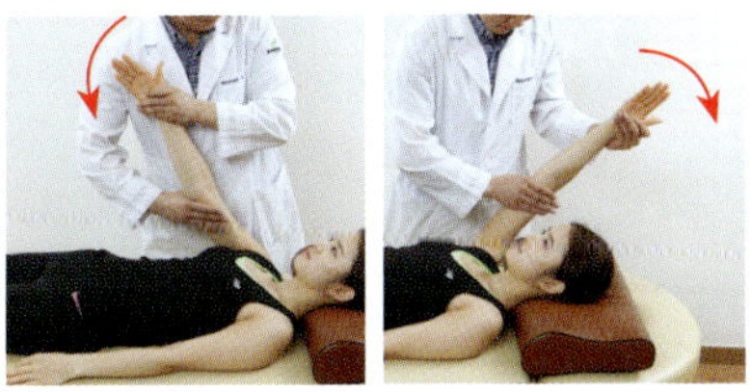	어깨관절의 과다폄	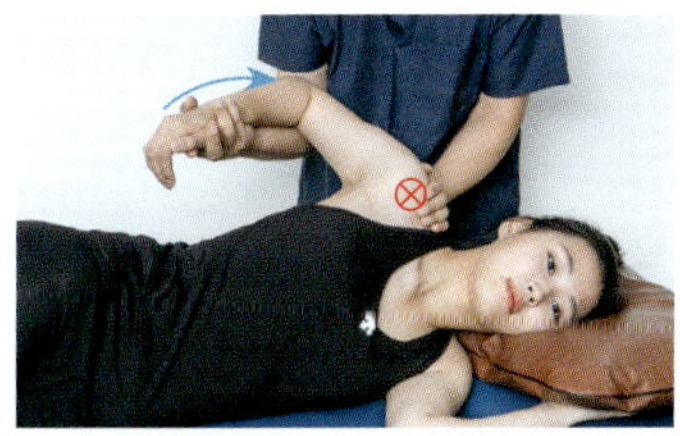
어깨관절의 가로벌림과 가로모음	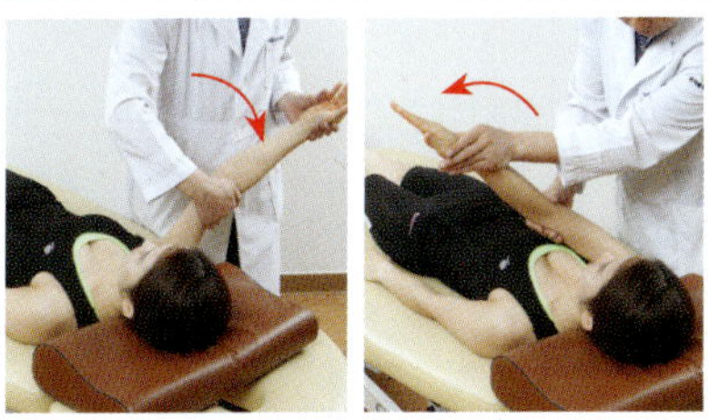	어깨관절의 벌림과 모음	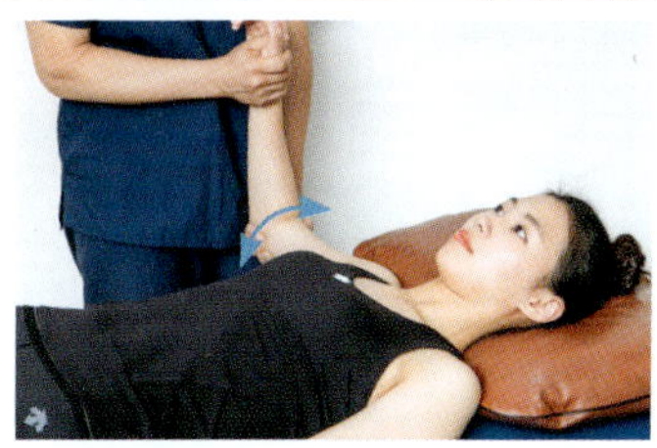
어깨관절의 가쪽돌림과 안쪽돌림	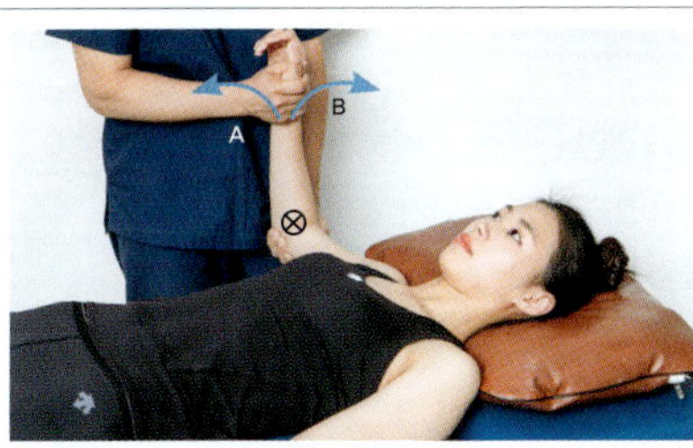	팔꿉관절의 굽힘과 폄	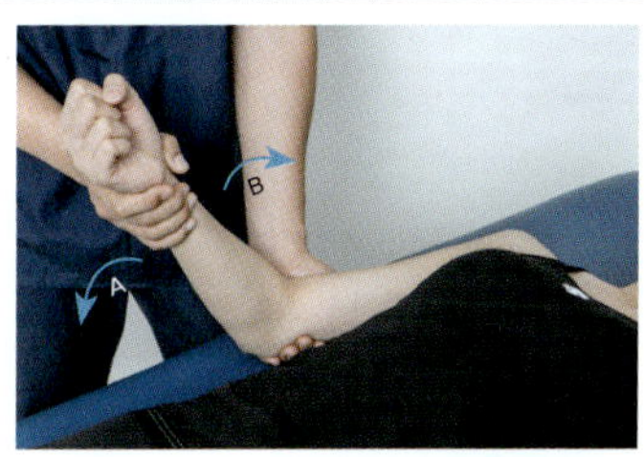
엉덩관절의 굽힘과 폄	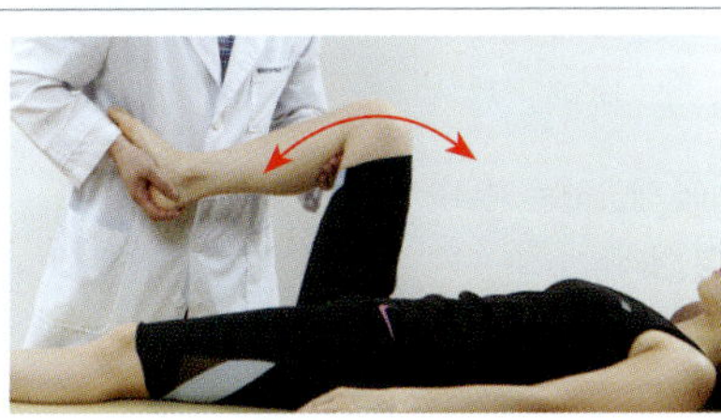	엉덩관절의 벌림과 모음	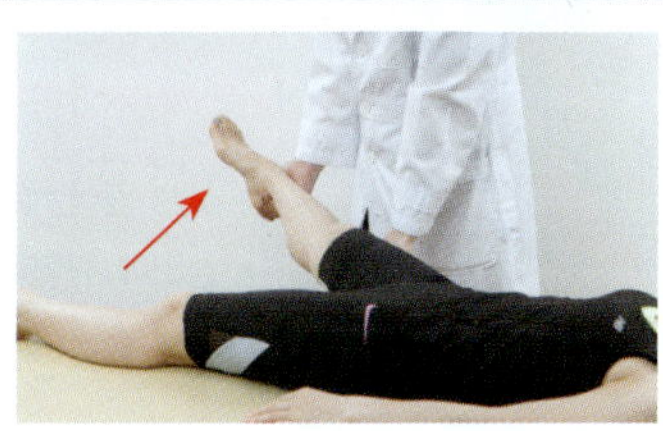

(3) 능동보조 관절가동범위 운동

<table>
<tr><td>개념</td><td colspan="2">• 근육자체의 작용만으로는 정상적인 운동조절이나 중력을 이기고 운동하기에는 약할 때 환자 자신 또는 치료사, 외부의 기계적인 힘의 보조에 의해 이루어지는 능동운동</td></tr>
<tr><td>원리</td><td colspan="2">• 스스로 운동조절이나 수행이 불완전할 경우 외부적인 힘을 통해 보조하여 시행
• 보조하는 힘은 뼈를 움직이려는 방향과 같은 방향으로 보조하여야 하며, 작용근이 동원되어 시행
• 보조하는 힘이 작용근의 힘보다 약하게 작용하며, 근력이 증가되는 정도에 따라 보조의 양을 조절하여 시행
• 보조하는 힘으로 움직임이 발생될 때 대상작용을 방지하며, 적절한 휴식을 제공하며 시행</td></tr>
<tr><td>효과</td><td colspan="2">• 근육의 생리적 탄력성과 수축성 유지
• 감각피드백 효과
• 순환증진 및 심장호흡계통의 기능증진
• 근비대와 약간의 근강도 증가
• 기능적 활동을 위한 협응과 운동기술 발달</td></tr>
<tr><td>적응증</td><td colspan="2">• 환자의 근력이 약하고 원하는 범위까지 관절가동범위가 제한이 있을 경우
• 능동적인 근수축이 가능하고, 보조를 통해 신체분절을 움직일 경우</td></tr>
<tr><td rowspan="2">주의사항 및 금기증</td><td>주의사항</td><td>• 관절에 통증, 부종, 열감, 발적을 느끼면 운동을 시행하지 않음
• 운동 중 통증이나 근육경련이 있으면 운동을 줄이거나 중지
• 과도한 운동은 통증과 염증의 증가를 초래할 수 있으므로 주의
• 운동의 횟수는 근육의 피로가 나타나지 않는 범위 내에서 결정</td></tr>
<tr><td>금기증</td><td>• 급성 염상, 골절, 수술 후 급성기에 해당하는 경우
• 생명에 위협이 될 수 있는 환자의 상태</td></tr>
</table>

▶ 운동 방법 및 참고사항

1	치료사가 손으로 보조하거나 현수 슬링(suspension slings), 미끄럼판(sliding board), 롤러, 물의 부력, 스케이트 등을 이용하여 보조함
2	기구를 이용하는 것보다는 치료사가 손으로 시행하는 것이 모든 평면에서 운동을 효과적으로 시행할 수 있으며, 운동의 범위에서 요구되는 보조를 가장 알맞게 할 수 있는 장점이 있음

▶ 능동보조 관절가동범위 운동 예

어깨관절 굽힘과 폄	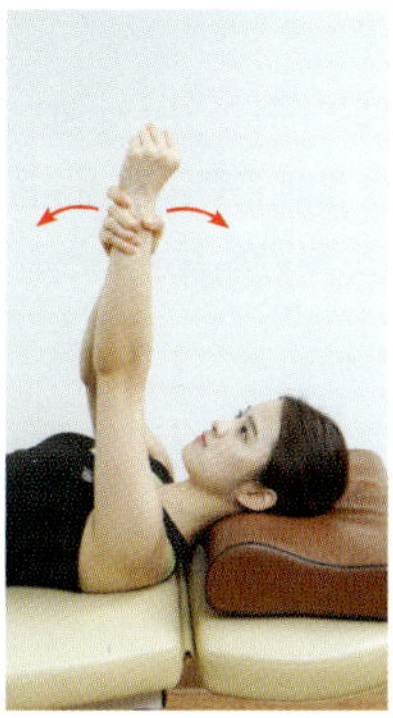	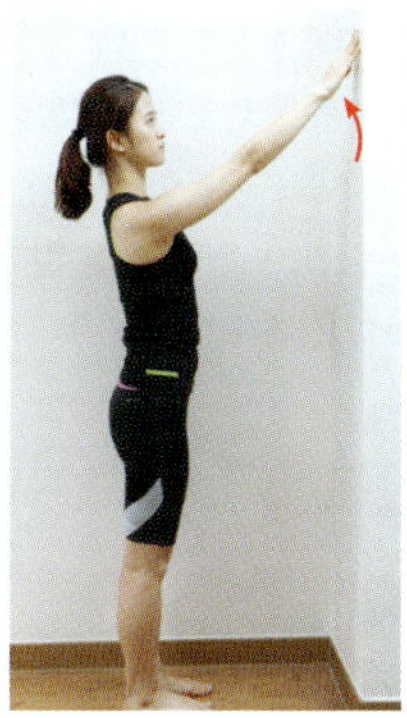	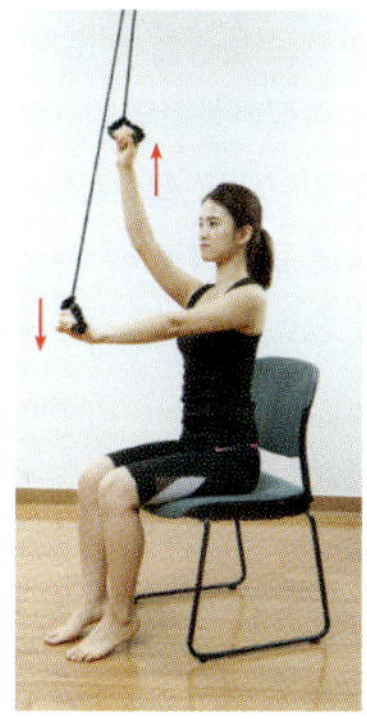	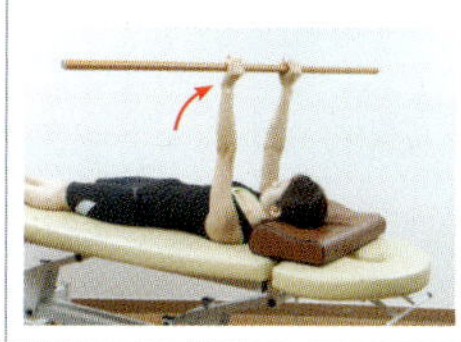
	환자 자신의 힘	벽 또는 손가락사다리	Over head pulley 어깨 풀리 이용	환자의 힘과 봉을 이용

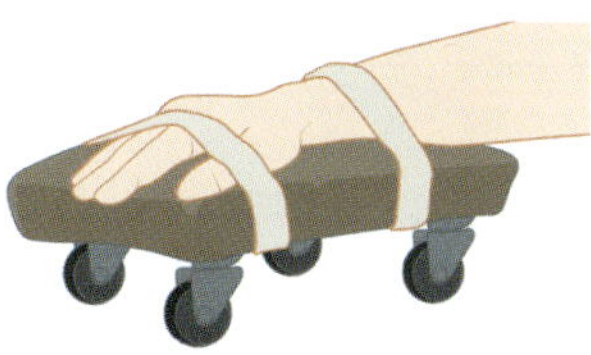	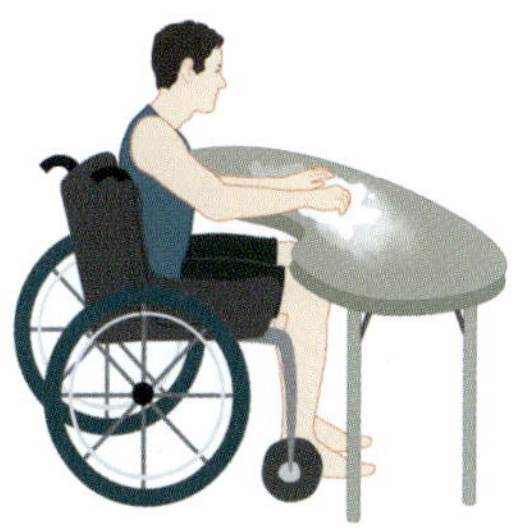
스케이트보드를 이용	파우더 보드를 이용
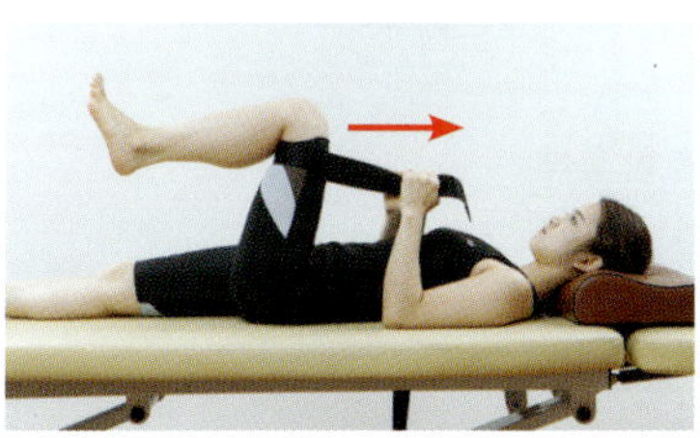	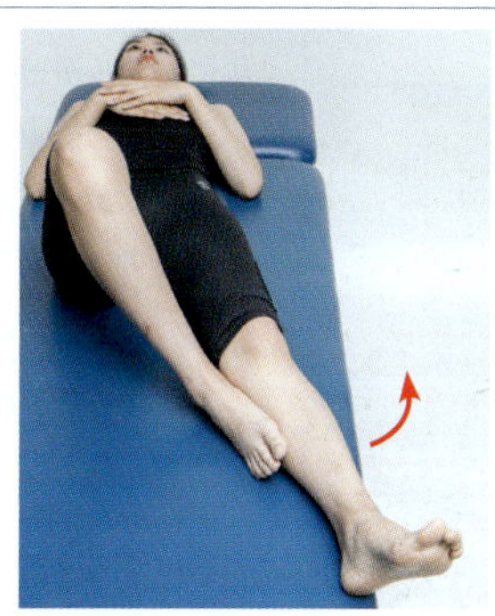
수건 또는 벨트를 이용한 엉덩관절과 무릎관절 굽힘	환자의 힘을 이용한 엉덩관절 벌림

(4) 능동관절가동범위 운동

개념		• 능동관절가동범위 운동은 외부의 보조나 저항 없이(중력에 의한 저항은 제외) 근육의 능동적 수축에 의해 제한되지 않은 가동범위 내에서 이루어지는 신체분절의 움직임
원리		• 환자의 근력이 약하면 관절가동범위 운동의 시작이나 끝에서 중력의 영향으로 가장 큰 모멘트 팔이 생길 때 치료사의 보조로 운동을 인도하면 편하게 운동이 진행 • 운동은 가능한 관절가동범위 내에서 수행하고 치료사는 정확한 운동이 되고 있는지 환자를 감독 • 지렛대 무게팔 길이의 조절, 보조근 작용 제거, 운동범위 증가 등을 통해 근력증진 기술을 적용 • 운동 끝부분에서 율동적인 압력운동을 증가, 느린 운동이 일어나는 부위에 율동적으로 흔드는 운동을 통해 운동범위를 증진시키는 운동범위 증진 기술을 적용할 수 있음
효과		• 근수축 참여근육에 생리적 탄력성과 수축성 유지 • 근수축으로부터 감각피드백 효과 • 뼈나 관절조직의 통합성을 위한 자극제공 • 순환 증가와 혈전 형성의 예방 • 협응 기능증진을 위한 운동기술의 발달
적응증		• 환자가 능동적으로 근육을 수축하고 보조 없이 신체분절의 움직임이 가능할 때 • 유산소 컨디셔닝 프로그램을 위해 • 장기간의 고정 시 고정된 신체의 위아래 분절의 정상적 상태 유지를 위해
주의사항 및 금기증	주의사항	• 피로감이나 불편함을 느끼면 운동을 줄이거나 중단 • 과도한 운동은 통증과 염증의 증가를 초래할 수 있으므로 주의 • 올바른 자세 유지 • 운동 후에는 근육통을 예방하기 위해 충분한 휴식
	금기증	• 급성 열상, 골절, 수술후 급성기 • 환자의 반응이나 상태가 생명에 위협이 되는 상황

▶ 운동 방법 및 참고사항

1	환자 자신의 근력에 의해서만 이루어지는 운동이며, 신체분절을 움직일 때 운동이 진행됨
2	환자의 근력이 도수근력검사에서 Fair이상 될 때 정상적인 운동이 이루어짐

▶ 능동관절가동범위 운동의 예

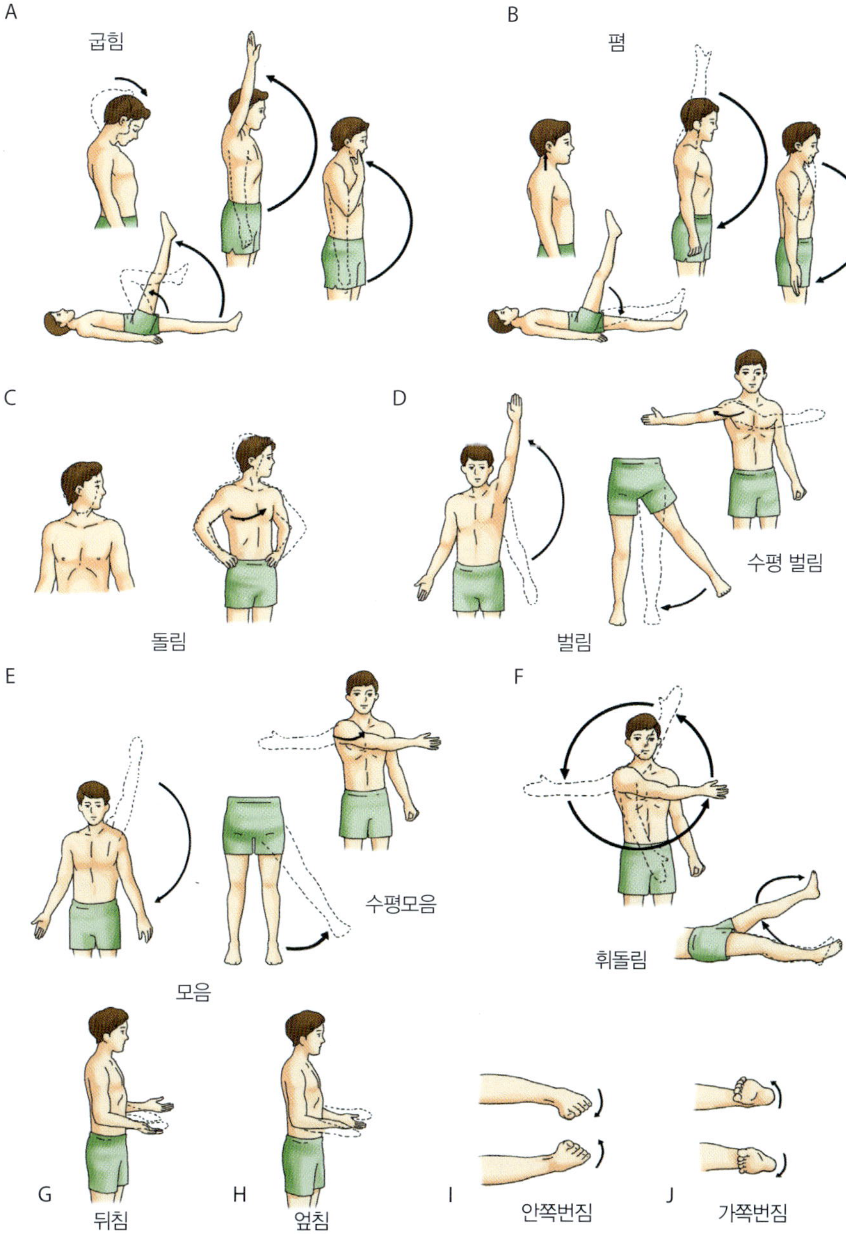

2) 뻗침 운동

개념		• 물렁조직의 가동성을 증진시키거나 단축되고 저가동성이 된 구조물의 관절가동범위를 향상시키는 기법
원리	맨손뻗침	• 치료사는 허용 가능한 관절가동범위를 약간 지나는 외력을 적용 • 뻗침의 방향, 속력, 강도 고정할 부위를 손으로 조절 • 부드럽고 조절된 정적이고 점진적인 뻗침을 30~60초간 유지를 반복
	자가뻗침	• 환자의 학습과 훈련에 의해 독립적으로 수행할 수 있는 뻗침 기법 • 가정운동프로그램의 구성요소로 관절가동범위를 증가하거나 유지 • 효과적인 뻗침을 위해 적절한 정렬을 유지하고 단축된 구조물을 뻗침하면서 인접한 구조물의 과뻗침을 막는 것이 중요
	기계적 뻗침	• 가변적인 위치에 따라 지속적인 부하를 제공하거나 부하에 따라 지속적 변위를 제공 • 처음부터 끝까지 장기간에 걸쳐 매우 낮은 강도의 뻗침을 적용 • 모래주머니(cuff weight), 관절능동시스템(joint active system), 동적스프린트 등의 뻗침 기구를 이용
효과		• 관절가동범위의 향상과 비가역적 구축 예방 • 신체적 활동이나 스포츠 활동으로 인한 근육-힘줄 손상의 위험을 예방 • 격렬한 운동 전이나 후에 발생된 근육통을 완화
적응증		• 근육의 결합조직과 피부의 짧아짐, 흉터조직 형성, 구축 등으로 인한 제한 • 뇌질환 및 뇌손상, 척수질환 및 척수손상 환자 • 근육의 약화와 마비, 운동조절 저하, 노인성 근 약화 등 근골격계 질환 • 장기간 침상에 누워있는 환자, 만성 통증 환자, 운동장애가 있는 환자 등
주의사항 및 금기증	주의사항	• 정상적인 관절가동범위를 넘어 수동적으로 스트레칭 하지 말 것 • 골절 유합의 초기단계 • 골다공증 • 장기간 고정한 부위 • 악성 골종양 • 관절 전치환술
	금기증	• 급성 열상, 출혈 등의 급성기에 해당하는 경우 • 관절 주변에 감염이 있는 경우 • 생명에 위협이 될 수 있는 환자의 상태

▶ 운동 방법 및 주의사항

정렬	정렬은 물렁조직의 장력의 양과 이용가능한 관절가동범위에 영향
강도	만성화 된 근육 및 관절구축 조직이완을 위해 낮은 강도, 높은 강도는 조직상해의 위험이 있으므로 주의 깊게 적용
속도	느린 속도 뻗침은 조직상해 위험이 적고, 근방추의 흥분을 억제하여 근육이완에 도움, 빠른 속도는 젊은 사람이나 운동선수에 적용
시간	정적, 정적 점진적, 간헐적
빈도	최소 일주일에 2~3회 추천
복합관절근육	뻗침운동을 하기 위해 다른 움직임 제한이 필요
보조수단	열과 냉 등의 보조수단을 이용하면 근육의 뻗침에 효과적

▶ 뻗침 운동의 예

맨손 뻗침

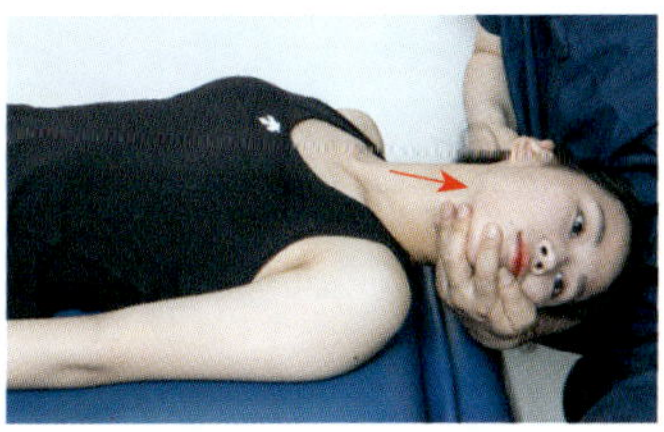

목빗근(뻗침하는 쪽 회전)

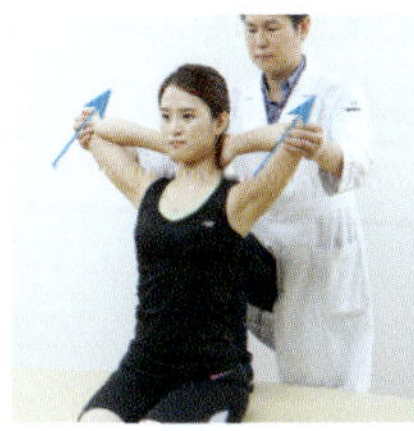

큰가슴근

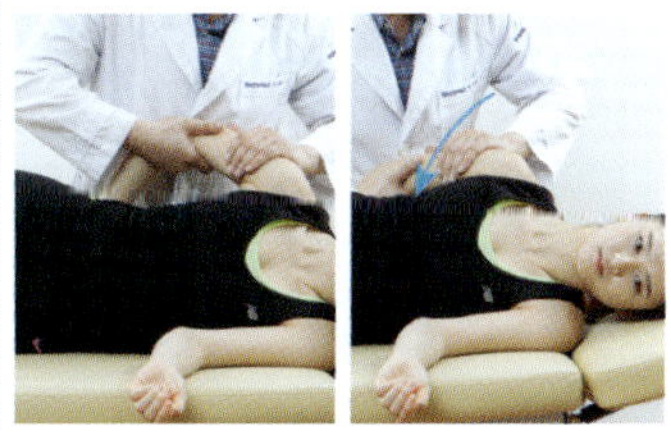

가시위근

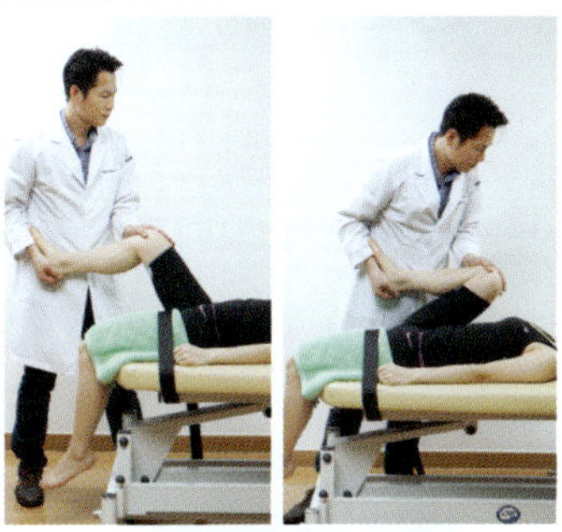

큰볼기근

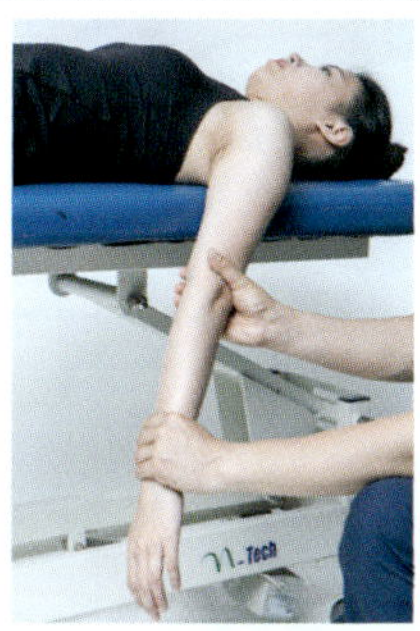

위팔두갈래근

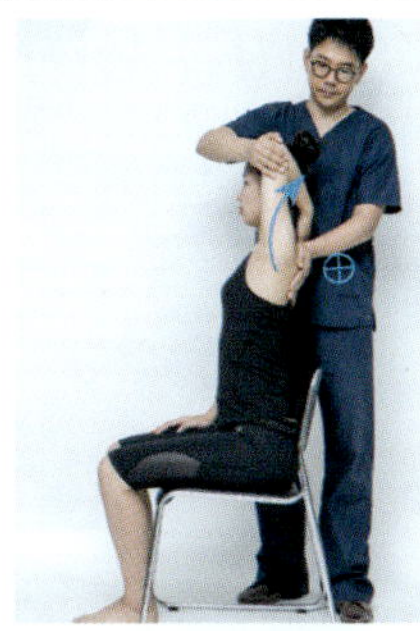

위팔세갈래근

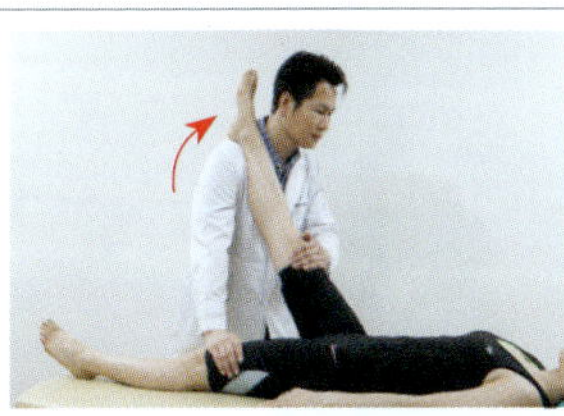

넙다리뒤근

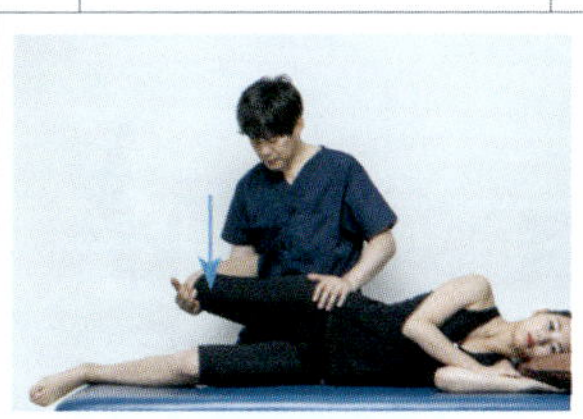

넙다리근막긴장근

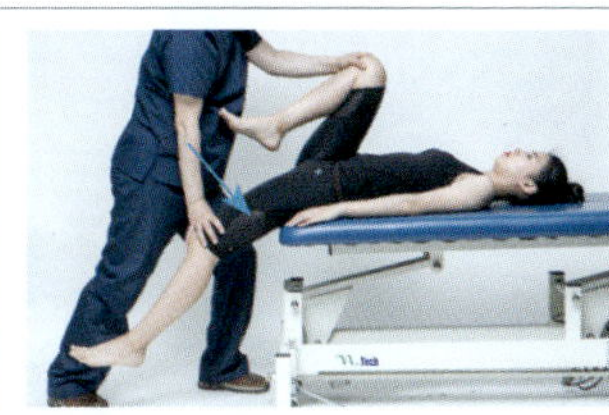

엉덩허리근

▶ 뻗침 운동의 예 (계속)

자가 뻗침

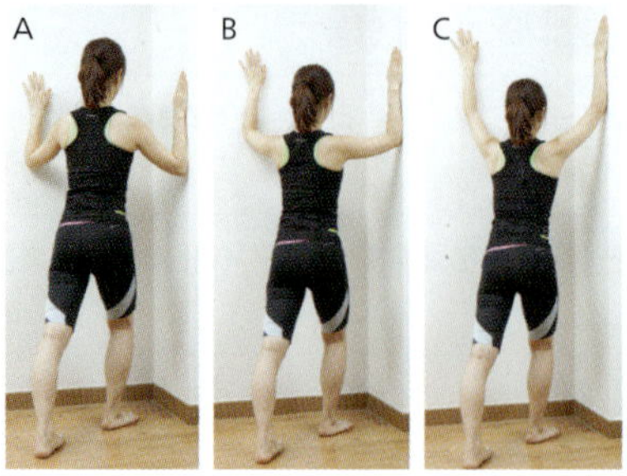

큰가슴근(빗장뼈A, 복장뼈B, 갈비뼈C)

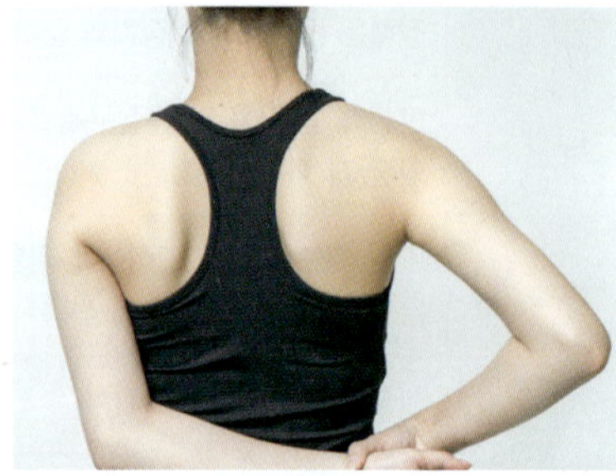

가시위근

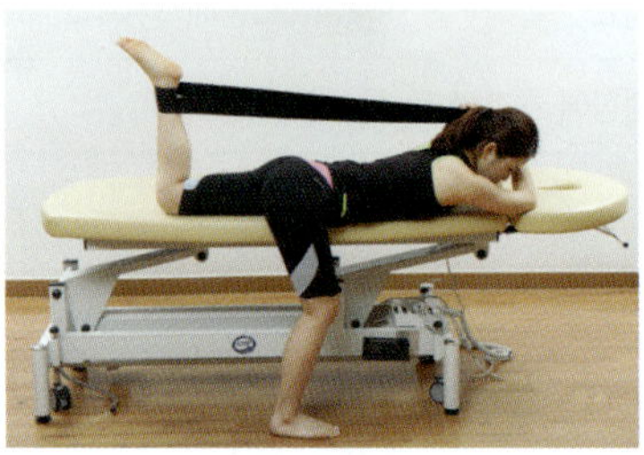

넙다리곧은근

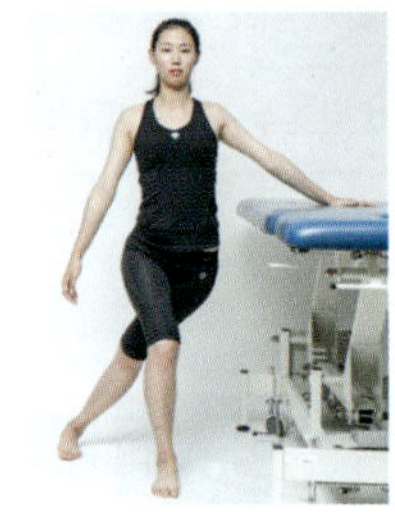

넙다리근막긴장근

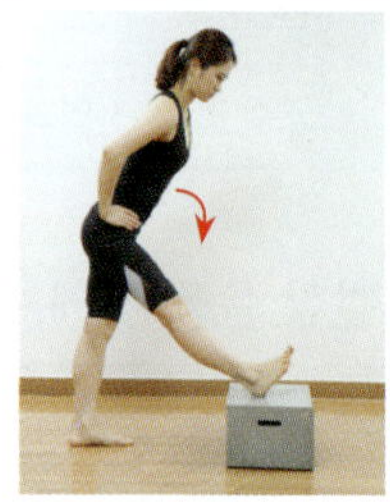

넙다리뒤근

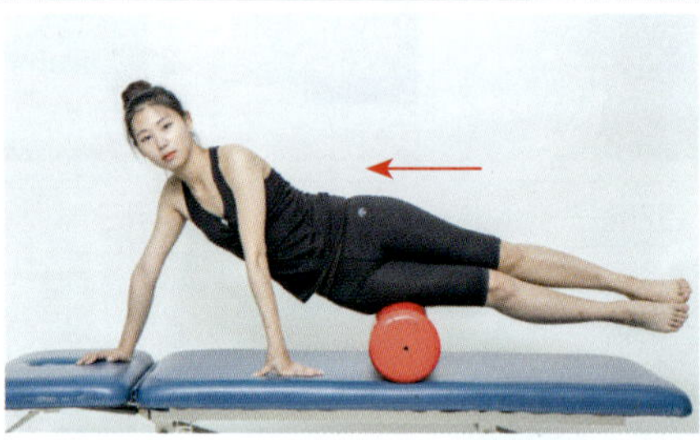

엉덩정강근막띠

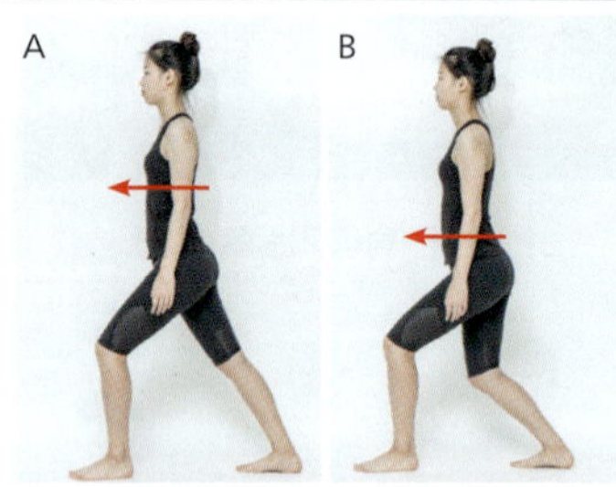

장딴지근(A), 가자미근(B)

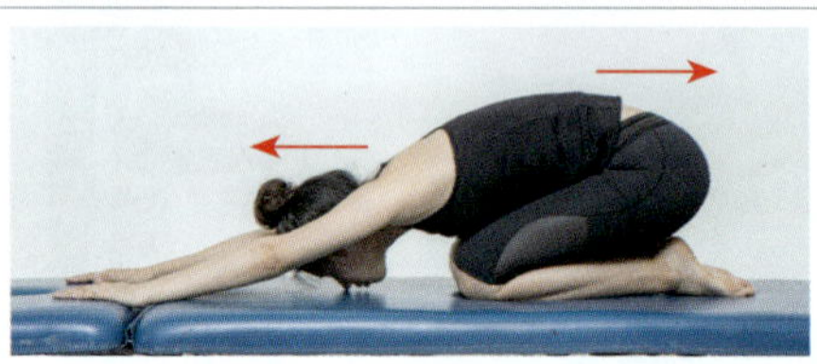

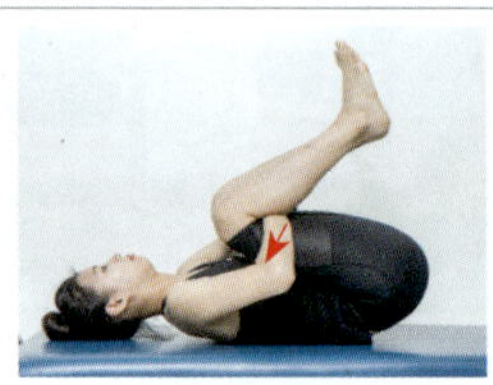

허리폄근

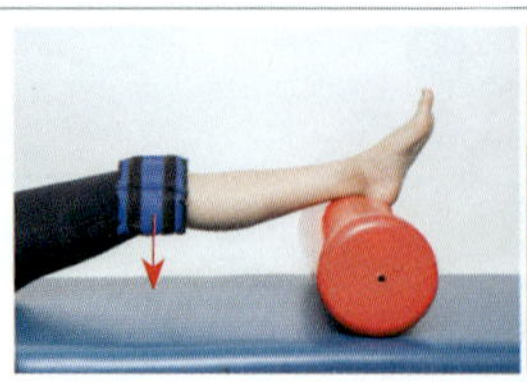

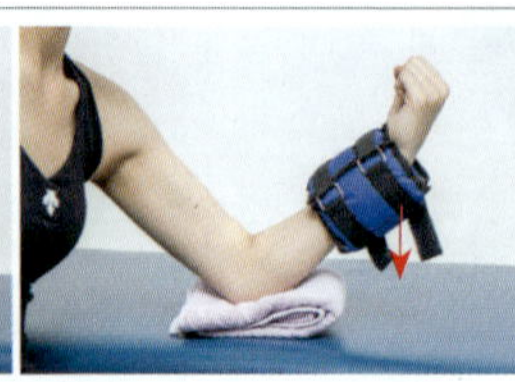

모래주머니를 이용한 정적뻗침운동(무릎관절, 팔꿉관절)

▶ 고유수용성 촉진법을 이용한 뻗침

<table>
<tr>
<td>유지
이완기술을
이용한 뻗침</td>
<td>

• 제한된 관절운동범위의 끝 지점에서 등척성 수축을 시행한 후 이완하게 하고 이어서 수동적으로 뻗침하는 방법

<단축된 위팔두갈래근의 뻗침 예>

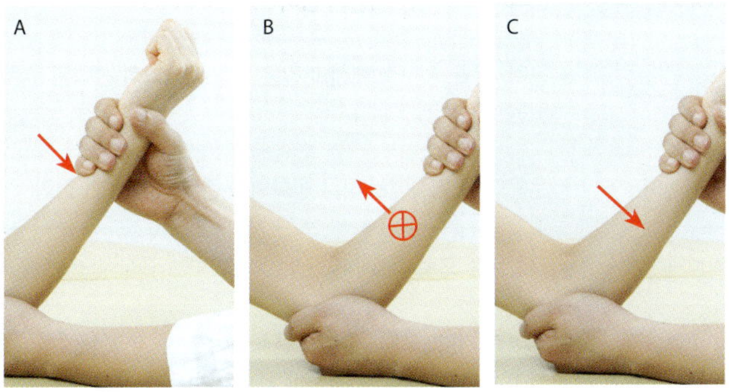

A: 단축된 근육이 제한된 범위의 끝 지점에서 편안하게 늘어난 위치 시작
B: 치료사의 저항에 대항하여 5~10초 동안 단축된 근육의 등척성 수축
C: 환자의 수의적 이환 후 치료사는 수동적으로 단축된 근육을 뻗침

몇 초간의 휴식을 취한 후 위의 절차를 반복하며, 운동이 모두 끝나면 단축된 근육이 늘어난 위치에서 휴식

</td>
</tr>
<tr>
<td>작용근 수축기술을
이용한 뻗침</td>
<td>

• 작용근이 수축할 때 반대작용을 하는 근육은 이완된다는 원리(근육의 상호 억제 작용)를 이용

<단축된 위팔두갈래근의 뻗침 예>

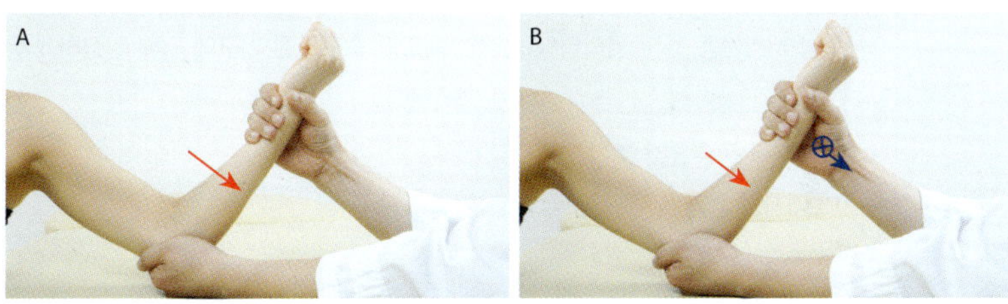

* 단축된 근육이 제한된 범위의 끝 지점에서 편안하게 늘어난 위치를 시작지점으로 함

A: 환자로 하여금 단축된 근육의 대항근을 동심성으로 5~10초 동안 수축
B: 수축하는 근육에 대해 관절의 운동이 일어나는데 지장이 없는 범위 내에서 가벼운 저항을 적용하며 뻗침

</td>
</tr>
<tr>
<td>작용근 수축을
동반한
유지 및 이완
기술</td>
<td>

• 자동발생억제와 상호억제 원리를 모두 응용한 기술
• 단축된 근육이 제한된 범위의 끝 지점에서 편안하게 늘어난 위치를 시작지점으로 함
• 치료사가 주는 지속적인 저항에 대항하여 5~10초 동안 단축된 근육의 등척성 수축을 실시
• 등척성 수축이 끝나고 나면 환자에게 단축된 근육의 대항근을 수의적으로 수축시켜 단축된 근육을 뻗침하도록 지시함
• 운동이 모두 끝나면 단축된 근육이 늘어난 위치에서 휴식

</td>
</tr>
</table>

3) 저항 운동

구분	세부	내용
개념		• 저항운동은 외력(도수, 기계)이나 팔다리의 무게에 저항하여 환자 스스로 동적 및 정적 근육 수축을 일으키는 능동운동의 한 형태
원리	과부하의 원칙	• 근육에 요구되는 저항의 양이 점진적으로 증가되도록 적용
	훈련의 특수성	• 근력, 일률, 지구력 개선과 같은 적응성 효과가 선택된 훈련방법이 특이성을 갖고 있음
	훈련전이	• 운동의 한 변화에서 다른 변화의 훈련 효과에 대한 전이
	가역성의 원리	• 저항운동 프로그램에 대한 신체의 변화는 규칙적으로 유지하지 않으면 감소
분류	등척성(정적) 운동	• 주어진 저항에 대해 관절의 움직임이 없는 저항운동 • 근력 및 지구력 증가, 관절과 자세 안정성 증가 목적
	동적 저항운동	• 동심성 수축과 편심성 수축 또는 둘 다를 이용하여 수행 • 근수행력(근력, 파워, 지구력)을 향상시킬 수 있으며, 저항의 형태와 운동방향에 따라 세부적으로 분류 • 저항의 형태에 따라 고정 부하 동적 저항운동, 가변 부하 동적 저항운동, 점진적 부하 동적 저항 운동으로 나눔 • 운동 방향에 따라 동심성 동적 저항운동, 편심성 동적 저항운동으로 나눌 수 있음
	등속성 저항운동	• 팔다리의 움직임 속도가 속도조절 기구에 의해 일정하게 유지되는 운동의 형태
효과		• 근력 증강 및 근육량 증강 • 기초대사량 증가 및 체지방 감소 • 뼈밀도 향상 • 체지방감소, 심혈관 건강 개선 • 유연성 및 균형 향상
적응증		• 근육의 약화와 마비, 운동조절 저하 • 심폐지구력 및 근지구력 저하
주의사항 및 금기증	주의사항	• 올바른 자세 유지 • 부상 후 또는 움직이지 않은 경우 운동량을 점진적으로 늘림 • 발살바 현상, 대상운동, 과로나 과훈련, 지연성 근육통
	금기증	• 신경근 질환, 급성 염증기 • 급성질환과 장애가 있는 경우, 통증, 염증, 감염 상태에서의 운동

▶ 근력과 지구력의 비교

근력	• 개인의 근력을 나타내는 단위로 1RM은 관절의 완전한 또는 거의 완전한 가동범위를 통해 근육이 수축하여 한 번 들어 올릴 수 있는 최대 부하 • 근력증가를 위한 저항운동은 무거운 부하로 작은 반복운동을 시행으로 type II 섬유의 선택적 비대(hypertrophy)를 일으킴
지구력	• 낮은 강도로 장시간 동안 반복해서 어떤 작업을 지속적으로 수행해 낼 수 있는 능력 • 전신지구력인 심폐지구력과 국소 지구력인 근지구력으로 구분 • 지구력 훈련은 오랜 시간 동안 근수축을 유지하거나 가벼운 부하로 반복된 근수축을 많이 함

▶ 도수저항의 장점 및 단점

장점	단점
• 약한 근육 상태(4/5 이하)의 재활 초기에 가장 효과적이다. • 기계적 저항보다 섬세한 저항을 줄 수 있다. • 환자의 노력이나 통증호 등을 느낄 수 있어 전체 ROM 범위에 저항 조절이 가능하다. • 회복 중인 조직 보호나 불안정한 움직임을 예방하도록 치료사의 조절이 가능하다. • 정적 및 동적 근력강화에 유용하다. • 도수고정을 통해 대상작용의 방지가 가능하다. • 다양한 자세에서 운동을 수행할 수 있다. • 저항의 위치 조정이 쉽다.	• 운동 부하량이 주관적이다. • 치료사의 근력에 한계가 있다. • 기능적 활동처럼 운동속도가 빠르지 못하다. • 도와주는 사람이 없어 가정운동프로그램으로는 적당하지 못하다. • 치료사의 노력과 시간이 많이 든다.

▶ 기계적 저항의 장점 및 단점

장점	단점
• 약한 근육 상태(4/5 이하)의 재활 초기에 가장 효과적이다. • 기계적 저항보다 섬세한 저항을 줄 수 있다. • 환자의 노력이나 통증호 등을 느낄 수 있어 전체 ROM 범위에 저항 조절이 가능하다. • 회복 중인 조직 보호나 불안정한 움직임을 예방하도록 치료사의 조절이 가능하다. • 정적 및 동적 근력강화에 유용하다. • 도수고정을 통해 대상작용의 방지가 가능하다. • 다양한 자세에서 운동을 수행할 수 있다. • 저항의 위치 조정이 쉽다.	• 운동 부하량이 주관적이다. • 치료사의 근력에 한계가 있다. • 기능적 활동처럼 운동속도가 빠르지 못하다. • 도와주는 사람이 없어 가정운동프로그램으로는 적당하지 못하다. • 치료사의 노력과 시간이 많이 든다.

3) 저항 운동 (계속)

근고정 운동	• 근고정 운동(muscle setting exercise)은 아주 적은 저항이나 저항 없이 수행되는 낮은 강도 등척성 운동 • 물렁조직 손상 후 급성기에 근육 이완이나 순환을 촉진시키거나 근육 통증 및 경련을 감소시키기 위해 사용 • 치유되는 근섬유들 사이의 가동성(mobility)을 유지시켜 줌 • 근력을 증가시킬 수는 없으나 치유 중인 구조물을 보호하기 위해 고정이 필요한 근육과 관절의 초기 재활단계에 있어서 근육 위축(muscle atrophy)을 지연
안정화 운동	• 안정화 운동(stabilization exercise)은 항중력 또는 체중부하자세에서 중간 범위의 등척성 수축의 방법으로서, 관절의 '동적 안정화'나 '자세 안정화'를 향상시키고, 불안정성을 감소시키기 위해 최대하의 지속적 협력수축(co-contraction)을 발달시킬 목적으로 사용하는 운동 • 닫힌 운동사슬의 체중부하 자세에서 수행되며, 팔다리의 몸쪽 근육이나 몸통 근육을 대상으로 등척성 조절 능력 향상에 초점 • 율동적 안정화(rhythmic stabilization)나 교대 등척성 수축(alternative isometrics)이 포함
다각도 등척성 운동	• 다각도 등척성운동(multiple-angle isometric)은 가능한 관절가동범위 내의 다양한 관절 각도에서 도수나 기계로 저항이 적용되는 운동
등장성 저항운동	• 등장성 저항운동(isotonic resistance exercise)은 일정 부하 또는 가변 저항에 대항하여 동적으로 수축하면서 부하의 크기와 같은 장력이 발생하는 동적 운동(dynamic activity) • 근육이 짧아지면 동심성 운동(concentric exercise) • 근육이 길어지면 편심성 운동(eccentric exercise)
등속성 저항운동	• 등속성 저항운동(isokinetic resistance exercise)은 근육의 단축과 신장 속도, 팔다리의 각속도가 속도를 제한하는 도구(isokinetic dynamometer, 등속성 근력계)에 의해 미리 결정되거나 일정하게 유지되는 가동적 운동 • 등속성 저항운동은 부하를 통해 저항을 제공하는 것이 아니라 움직이는 '속도'를 통해 저항으로 제공되는 형태로서 기계에 의해 근육의 수축 속도가 일정하게 조절

▶ 근고정 운동 예(Q-setting exercise)

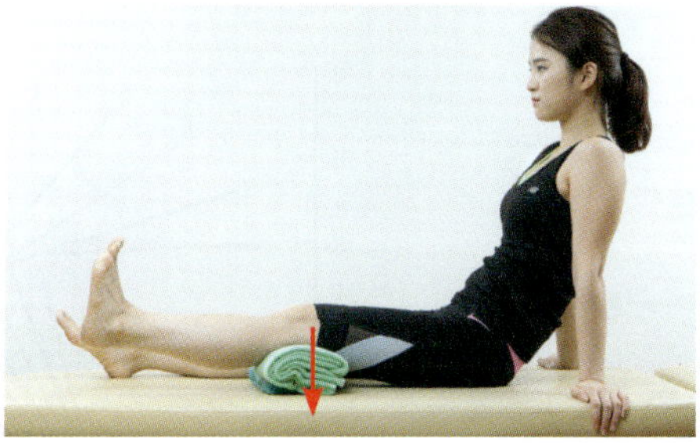

▶ 안정화 운동 예

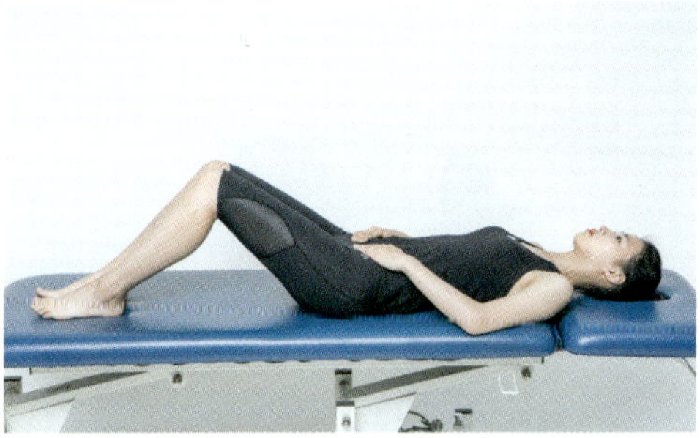

- **안정화 운동 재교육**
  - 낮은 강도로 천천히 골반바닥근에서부터 물결이 파도치는 것처럼 천천히 위로 배를 안으로 끌어당김.
  - 숨은 평소처럼 들이마시고 내쉬며, 골반 위로 2 cm 되는 곳에 손을 얹어 근수축이 일어나는지 확인
  - 10초 이상 유지하며, 휴식

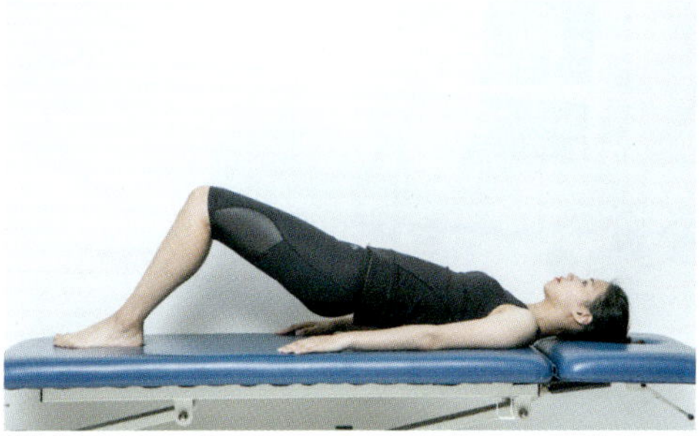

교각운동

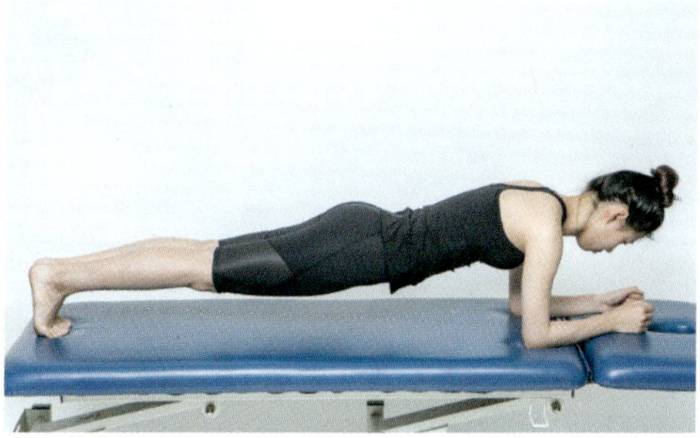

프랭크운동

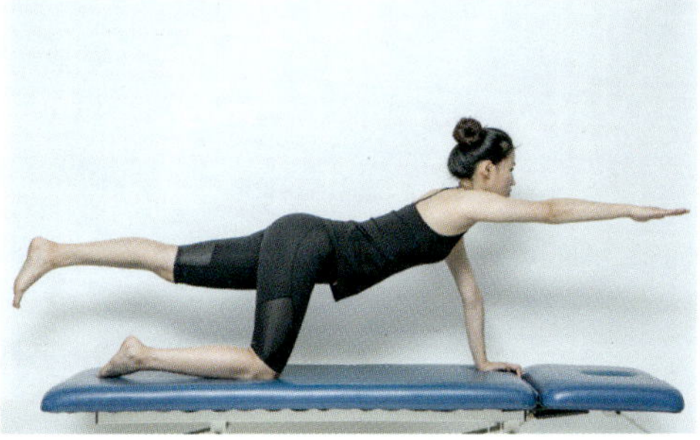

에어플레인

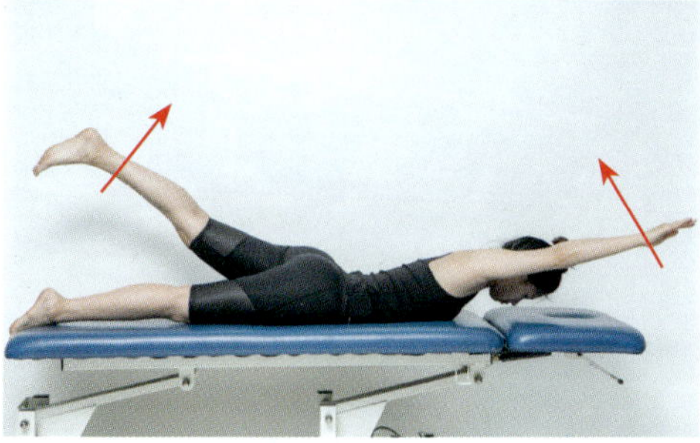

허리의 안정화를 유지하며 팔다리교차들기

chap. 3 움직임 회복을 위한 중재

▶ 다각도 등척성 운동 예

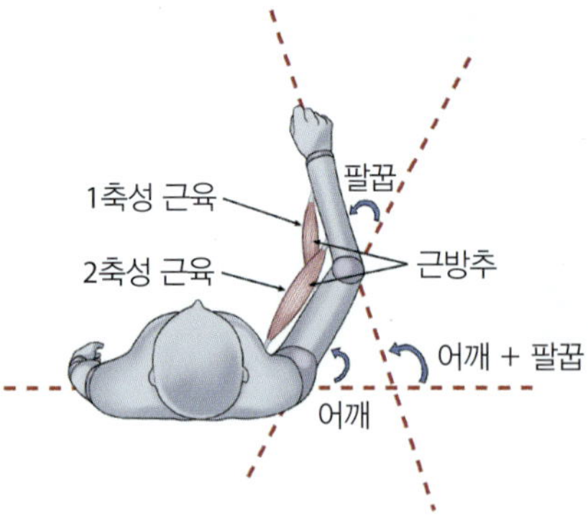

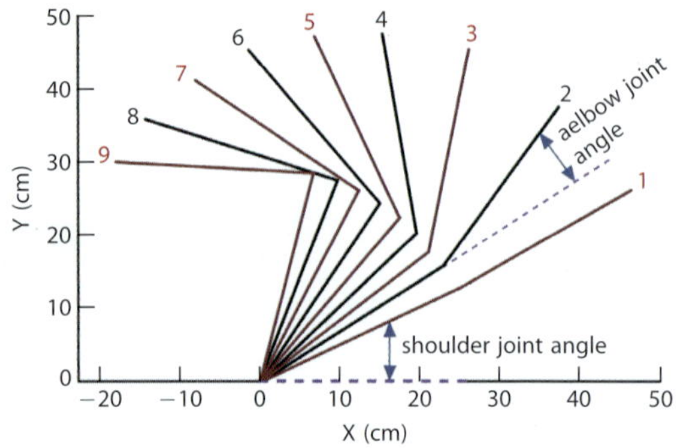

▶ 등속성 저항운동 예

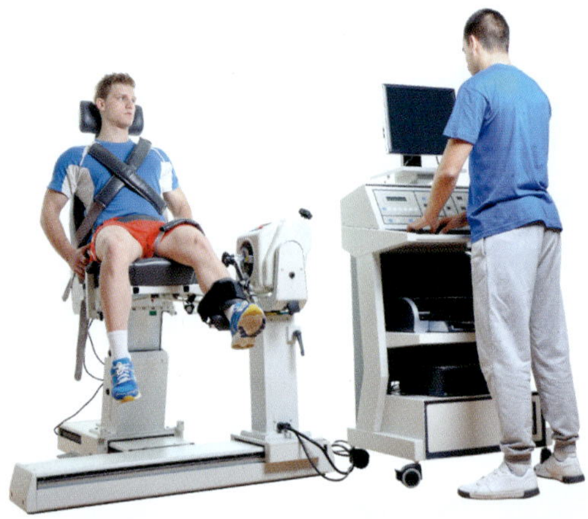

▶ 등장성 저항운동 예

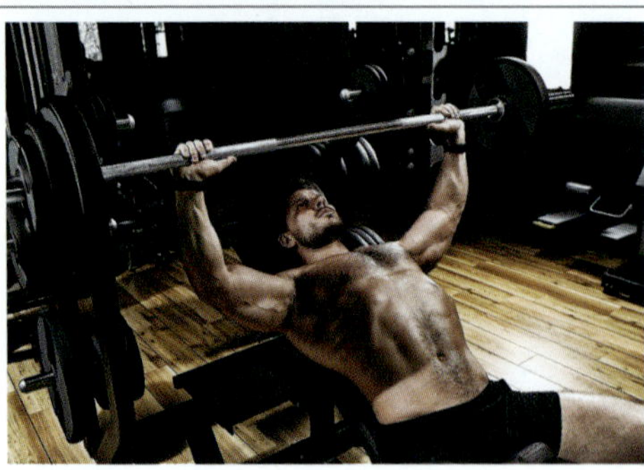	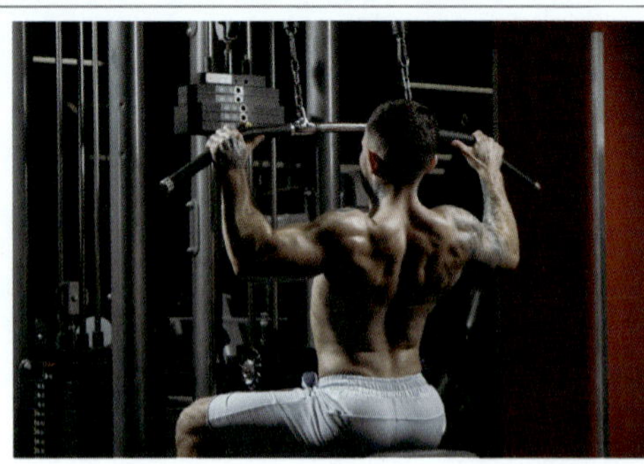
바벨을 이용한 벤치프레스	랫풀다운

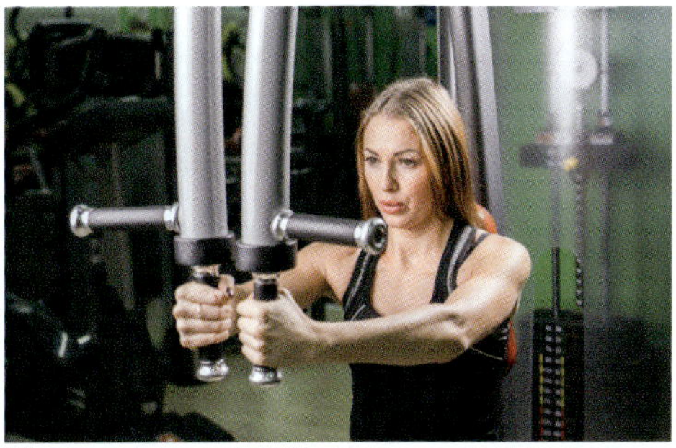

버터플라이

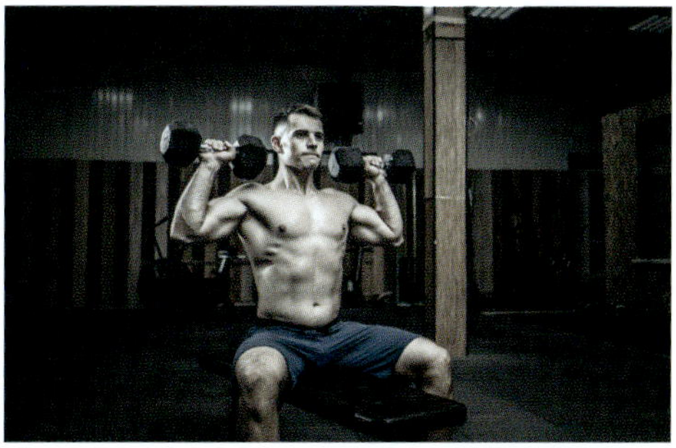

덤벨을 이용한 숄더 프레스

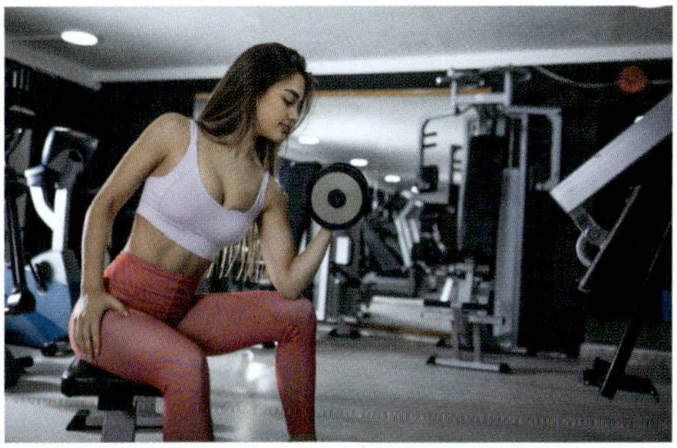

덤벨을 이용한 암 컬

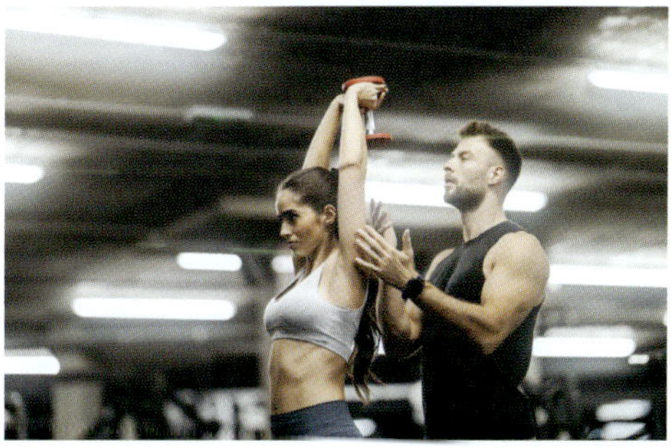

덤벨을 이용한 트라이셉스 익스텐션

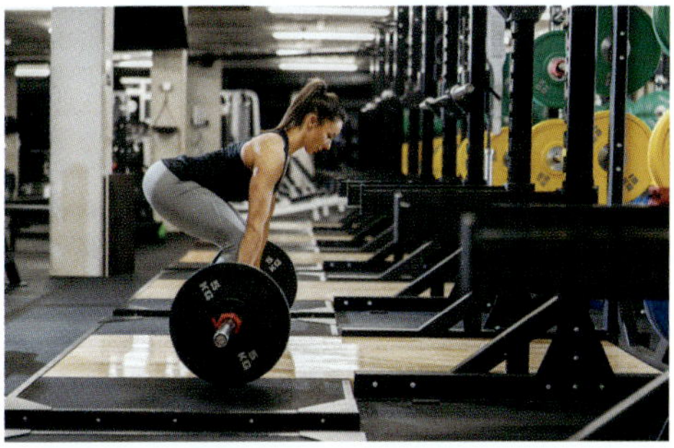

바벨을 이용한 데드리프트

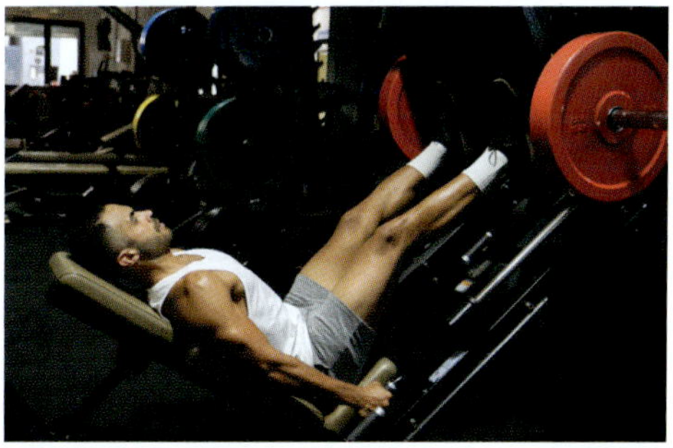

레그 프레스

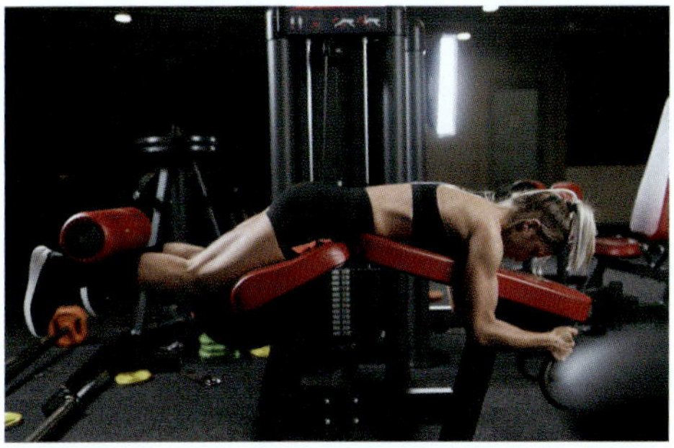

레그 컬

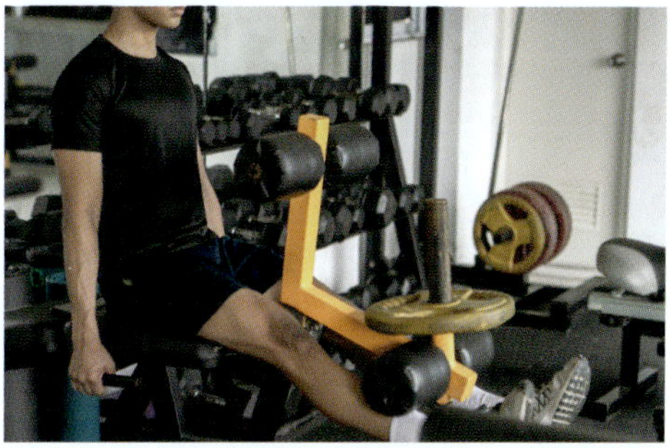

레그 익스텐션

3) 저항 운동 (계속)

점진적 저항운동

- 근력의 발달에 따라 저항을 점진적으로 증가시켜 나가는 동적 저항 훈련 시스템
- DeLorme과 Oxford 방법

DeLorme	Oxford
Determine 10 RM 1st set 5 10 rep at 50% 10 RM 2nd set 5 10 rep at 75% 10 RM 3rd set 5 10 rep at 100% 10 RM	Determine 10 RM 1st set 5 10 rep at 1000% 10 RM 2nd set 5 10 rep at 75% 10 RM 3rd set 5 10 rep at 50% 10 RM

순환 부하훈련

- 각기 다른 운동 기구로 미리 설정하여 연속적 순서(순환)를 정하여 시행
- 각 저항운동 기구에 맞게 구체적인 반복수와 세트 수를 미리 설정하는데, 일반적으로 반복 수는 많고, 강도는 낮게 구성
- 세트와 기구 사이 휴식을 적절히 배치하여 근육의 피로를 최소화시킴
- 세트 수와 반복 수, 저항, 운동 기구 수, 순환돌림 수를 점차 증가시켜 나가는데, 전체적 운동 순서는 큰 근육군을 먼저 운동시키고 작은 근육군을 나중에 운동시켜 나가며, 피로로 인한 손상을 최소화하기 위해 많은 근육군을 동원하는 다관절 운동을 먼저 시행

플라이오 메트릭 훈련

- 근육의 길이가 늘어나는 빠른 편심성 수축 직후 같은 근육에 저항이 첨가된 동심성 수축을 일으키게 하는 빠른 반전 운동 방법
- 파워를 증가시키기 위해 물렁조직의 탄성 직렬성분과 신경
- 플라이오메트릭 훈련의 목표는 최대장력에 도달하는 신경근 반응시간을 감소시켜, 신경근 뼈대계가 신장-단축 순환에 빠르게 반응할 수 있도록 만드는 훈련
- 높은 수준의 신체 수행력이 기본적으로 갖추어져야 하며(적절한 근력, 지구력, 유연성 등)
- 재활 훈련의 마지막 단계에서 적절한 프로그램
- 플라이오 메트릭의 세 단계

1 단계(편심성 단계)	빠른 뻗침/근 길이연장	뻗침반사의 활성화: 역학적 에너지 저장
2 단계(전이 단계)	하강에서 상승하는 전이단계	Ⅰa 동심성 신경의 알파운동신경원과 연접
3 단계(동심성 단계)	작용 근육 짧아짐/단축	탄력성분으로부터 저장된 에너지 방출: 알파운동신경원이 작용근육을 자극

▶ 순환 부하훈련 예

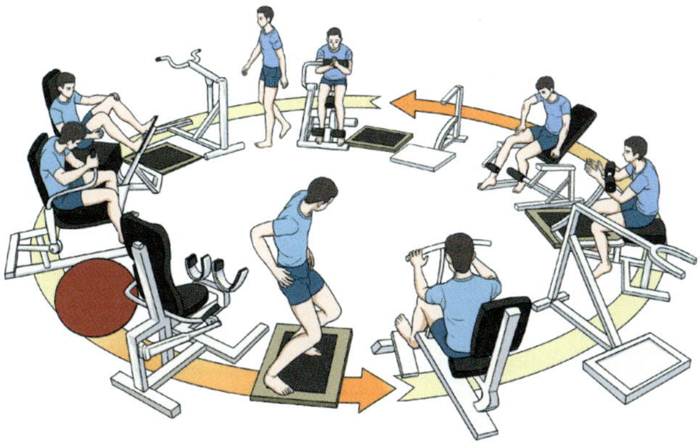

▶ 플라이오 메트릭 훈련 예

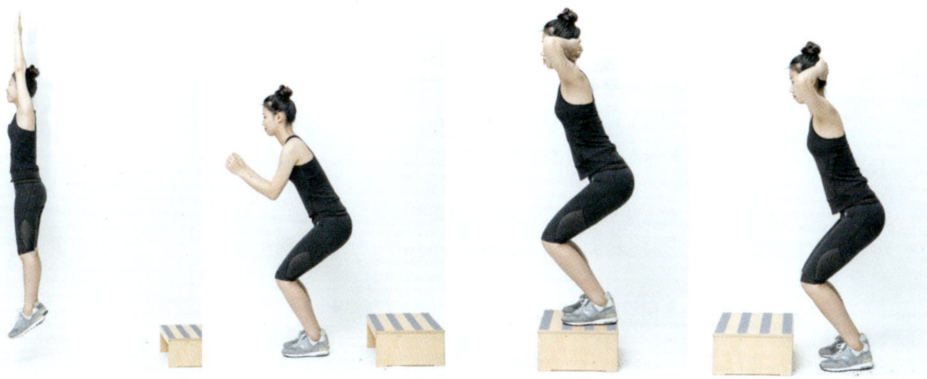

플라이오 메트릭 상자 점프 훈련

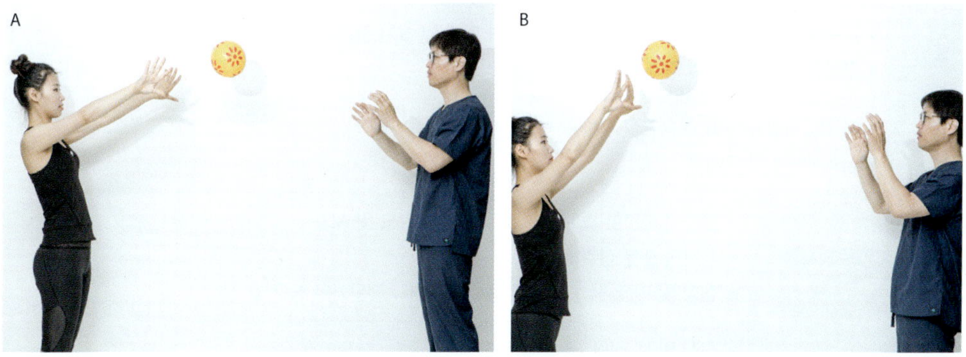

팔 및 몸통의 플라오 메트릭 훈련(A: 가슴, B: 오버헤드 던지기)

4) 유산소 운동

개념	• 저강도 지구성 운동과 같이 근육의 활동 시 유산소 에너지체계(aerobic energy system)에 의하여 에너지를 주로 공급받는 운동 • 신체조직의 근육계와 심혈관계, 에너지체계의 적응성을 발달시키기 때문에 컨디셔닝 훈련(conditioning training)이라고도 하며 지구력이 증가	
	최대산소소비량 (VO_{2max})	• 신체의 유산소 능력과 산소소비의 척도 • 분당 소모되는 산소의 최대량 • 최대 유산소 용량, 최대 유산소력, 산소 섭취력 • 개인의 심혈관 상태 및 fitness수준을 측정하는 가장 좋은 단일 척도 • conditioning training에 의해 향상
	킬로칼로리 (Kcal)	• 생물적 시스템의 에너지는 kilocalories로 측정됨 • 모든 에너지는 결국에는 열로 바뀜 • 1 kilocalorie는 1 kg의 물을 14.5°C에서 15.5°C로 상승시키는 데 요구되는 에너지의 양
	대사당량 (MET)	• 1분간 소비되는 단위 체중당 에너지 소비량 • 체중 1 kg당 1분에 3.5 ml의 산소를 섭취함 • 성인의 휴식 상태의 대사율: 1 MET = 3.5 ml/kg/min
원리	무산소성 시스템	• 산소가 부족하거나 없는 상태에서의 공급과정: 무산소성 시스템 • 인원질시스템(ATP-PC system) • 무산소성 해당과정(Anaerobic Glycolysis)
	유산소성 시스템	• 산소가 있는 상태에서의 공급과정: 유산소성 시스템 • 유산소성 시스템(Aerobic system)
분류	저강도운동	• 3 MET 미만의 운동(가벼운 산책, 요가, 가벼운 수영 등)
	중간강도운동	• 3~6 MET의 운동(걷기, 자전거타기, 테니스, 아쿠아로빅 등)
	고강도운동	• 6 MET 이상의 운동(달리기, 점핑 잭, 런지 등)
효과	• 근육의 에너지 사용 능력의 증진, 미토콘드리아 밀도 및 크기 증가 • 근섬유의 모세혈관 수 증가, 혈중 콜레스테롤 감소	
적응증	• 근육의 약화와 마비, 운동조절 저하 • 심폐지구력 및 근지구력 저하	
주의사항 및 금기증	주의사항	• 운동전 충분한 스트레칭, 적절한 운동 강도 및 시간 • 충분한 수분 섭취 등 • 심장 및 폐 질환, 관절질환 등 주의하거나 전문가와 상담 후 진행
	금기증	• 심장 및 폐 질환, 급성 염증기 • 급성질환과 장애가 있는 경우, 통증, 염증, 감염 상태에서의 운동

▶ PC(크레아티틴), 무산소, 유산소 대사 비교

ATP-PC	무산소대사	유산소대사
화학적연료원 PC당 1 ATP 산소 요구되지 않음 휴식시 ATP-PC공급 충전 최대용량 작음(0.7 mol ATP) 최대힘(일률)큼(3.7 mol ATP/min) 단기간의 빠르고 집중된 활동 격렬한 운동의 처음 30초	영양성 연료원(glycogen) Glucose당 2ATP 산소 요구되지 않음 최대용량 중간(1.2 mol ATP) 최대힘 중간(1.6 mol ATP/min) 중등도 강도, 단기간의 보통 활동 운동 시작 후 30~90초 사이 젖산생성	영양성 연료원(glycogen, fat, protein) Glucose당 38ATP 산소 요구됨 근세포 미토콘드리아: ATP재합성 최대용량 큼(90 mol ATP) 최대힘 작음(1.0 mol ATP/min) 운동 시작 후 2분 이상

▶ 근육의 형태에 따른 특성

특성	I형	IIa형	IIx형
수축속도	느림	빠름	빠름
장력발휘	낮음	중간	높음
파워출력	낮음	높음	높음
지구성	높음	중간/낮음	낮음
유산소성 효소활동	높음	중간/낮음	낮음
무산소성 효소활동	낮음	높음	높음
피로내성능력	낮음	중간/높음	높음
모세혈관밀도	높음	중간	낮음
근섬유직경	작음	중간	큼
ATP효소 활동	낮음	높음	높음
마이오글로빈 농도	높음	낮음	낮음
미토콘드리아 밀도	높음	중간	낮음
색깔	적색	흰색/회색	흰색

▶ 대사당량과 RPE

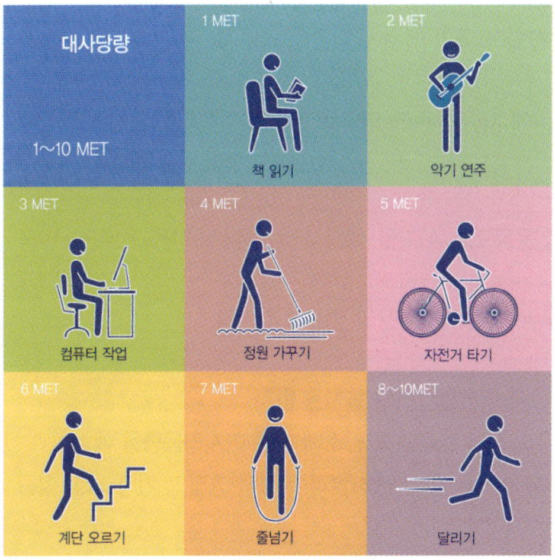

대사당량
1~10 MET
1 MET
책 읽기
2 MET
악기 연주
3 MET
컴퓨터 작업
4 MET
정원 가꾸기
5 MET
자전거 타기
6 MET
계단 오르기
7 MET
줄넘기
8~10MET
달리기

힘든 정도	설명
6	전혀 힘들지 않다
7	
8	힘들지 않다
9	
10	보통이다
11	
12	약간 힘들다
13	
14	힘들다
15	
16	많이 힘들다
17	
18	아주 많이 힘들다
19	
20	

4) 유산소 운동 (계속)

<table>
<tr><td>준비
운동기</td><td colspan="2">• 신체활동에 앞서 운동에 필요한 신체활동을 유도
• 운동에 대한 신체의 적응성 향상과 근수축의 효율성 증대
• 산소결핍 및 젖산형성의 감소
• 유연성을 증가시켜 근육뼈대계통의 손상을 방지
• 심전도상의 허혈성 변화 및 부정맥의 발생을 감소함</td></tr>
<tr><td rowspan="4">유산소
운동기</td><td>지속훈련</td><td>• 훈련기간 동안 최대한 에너지가 요구됨
• 항정상태(steady state)에 이르면 근육은 유산소대사에 의해 에너지 공급
• 스트레스는 주로 느린 단일수축 섬유에 주어짐
• 활동은 산소전달계(oxygen transport system)의 고갈 없이 20~60분 정도 지속
• 작업률은 훈련 성취도에 따라 점진적으로 증가
• 과부하는 운동시간을 증가로 달성
• 건강한 사람의 지구력을 달성시킬 수 있는 가장 효과적인 방법</td></tr>
<tr><td>간격훈련</td><td>• 일정시간 운동 후 다음 운동이 시작되기 전까지 중간에 휴식시간을 두는 운동 형태
• 지속훈련보다 에너지의 요구가 작음
• 간격훈련은 건강한 사람에서는 지구력보다 근강도(muscle strength)와 근력(muscle power)을 증진시킴
• 무산소대사가 적게 일어나므로 관상동맥 질환자의 지구력을 증진시키고 부정맥을 감소시킬 수 있는 가장 적절한 운동방법
• 작업간격이 길면 유산소체계에 보다 많은 스트레스가 주어짐
• 작업-회복비율(work-recovery ratio)은 1:1에서 1:1.5 사이가 적절
• 일반적으로 작업회복은 작업시간에 비해 약간 느리게 회복됨
• 높은 강도의 작업은 이완간격을 적절히 배치한 간격 훈련으로 수행할 수 있음</td></tr>
<tr><td>순환훈련</td><td>• 순환훈련은 몇 가지 서로 다른 연속적인 운동 활동으로 구성되어 있음
• 마지막 운동이 끝나면 처음부터 다시 같은 훈련과정을 반복함
• 다양한 운동형태가 운동 활동 속에 포함되어 있기 때문에 작은 근육군 및 큰 근육군을 사용하는 정적 및 동적 운동이 수행
• 순환훈련은 유산소 및 무산소 체계 모두에 자극을 주게 되므로 근력과 지구력을 동시에 증진시킬 수 있음</td></tr>
<tr><td>순환-간격
훈련</td><td>• 순환훈련과 간격훈련을 결합한 형태의 운동으로 ATP를 생성시키는 유산소반응과 무산소반응의 상호작용으로 효과적
• 적절한 휴식간격이 주어져 해당과정(glycolysis)과 젖산의 생성이 지연됨</td></tr>
<tr><td>마무리
운동기</td><td colspan="2">• 근육을 계속 사용함으로써 정맥혈의 원활한 환류가 유지되어 팔다리의 울혈을 방지
• 심장과 뇌로 가는 혈류량을 증가시킴으로 1회 박출량과 정맥 환류량의 감소에 따른 어지러움증을 예방
• 대사산물의 산화 및 에너지 저장이 일어나는 회복기를 촉진하고, 심근허혈과 부정맥 그리고 기타 심장 혈관계통의 합병증을 예방함</td></tr>
</table>

▶ 어린이 및 청소년의 유산소 신체활동 강도별 자각 강도와 활동 예시

구분 \ 자각 강도	1	2	3	4	5	6	7	8	9	10
중강도 신체활동					심장 박동이 조금 빨라지거나 호흡이 약간 가쁜 상태					
고강도 신체활동							심장 박동이 많이 빨라지거나 호흡이 많이 가쁜 상태			
활동 예시	휴식/취침			걷기	빨리걷기 자전거 타기 배드민턴 연습	축구 연습 농구 연습 활동적인 놀이	배드민턴 시합 달리기/줄넘기 인라인스케이트	농구 시합 축구 시합		

▶ 성인의 유산소 신체활동 강도별 자각 강도와 활동 예시

구분 \ 자각 강도	1	2	3	4	5	6	7	8	9	10
중강도 신체활동					심장 박동이 조금 빨라지거나 호흡이 약간 가쁜 상태					
고강도 신체활동							심장 박동이 많이 빨라지거나 호흡이 많이 가쁜 상태			
활동 예시	휴식/취침			걷기	빨리걷기 자전거 타기 배드민턴 연습 청소(진공청소기)	등산 (내리막) 수영 연습	등산(오르막) 배드민턴 시합 조깅/줄넘기 인라인스케이트	수영 시합 축구 시합 무거운 물건 나르기		

▶ 노인의 유산소 신체활동 강도별 자각 강도와 활동 예시

구분 \ 자각 강도	1	2	3	4	5	6	7	8	9	10
중강도 신체활동					심장 박동이 조금 빨라지거나 호흡이 약간 가쁜 상태					
고강도 신체활동							심장 박동이 많이 빨라지거나 호흡이 많이 가쁜 상태			
활동 예시	휴식/취침			걷기	걷기 장보기	자전거타기 진공청소기 댄스스포츠 수영, 태극권	등산(내리막)	등산(오르막) 조깅		

▶ 신체활동과 유산소 운동의 추정강도의 방법

강도*	상대적인 강도			강도 ≠	상대적인 강도				절대적인 강도
	%HRR	%HRmax	RPE		%HRR	%HRmax	$\%VO_2max$	RPE	MET
매우 약하게	<20	<35	<10	매우 약하게	<30	<57	<37	≤9	<2
약하게	20-39	35-54	10-11	약하게	30-< 40	57-< 64	57-< 64	37-< 45	2-< 3
중간	40-59	55-69	12-13	중간	40-< 60	64-< 76	46-< 76	46-< 64	3-< 6
강하게	60-84	70-89	14-16	격렬한	60-< 90	60-< 90	76< 96	64-< 91	6-8.8
매우 강하게	≥ 85	≥ 90	17-19	최대에 가까운 정도에서 최대	≥ 90	≥ 96	≥ 91	≥ 18	≥ 8.8
최대	100	100	20						

HRR: 여유심박수(heart rate reserve); HRmax: 최대심박수(maximal heart rate); RPE: 운동자각도(rating of perceived); VO_2max: 최대산소섭취량(maximum oxygen consumption); VO_2R: 여유산소섭취량(oxygen uptake reserve); MET: 대사당량(metabolic equivalent).

5) 소도구를 이용한 운동

(1) 슬링운동

<table>
<tr><td>개념</td><td colspan="2">• 흔들리는 줄을 이용하여 운동 시 중력에 의한 부하를 감소하고 근력약화 환자의 근력강화 및 회복을 위해 사용하는 운동기법</td></tr>
<tr><td>원리</td><td colspan="2">• 현수점(Hanging Point, HP): 슬링운동장비에서 줄이 매달려 있는 지점
• 운동점(Motor Axis, MA): 매달리거나 잡은 줄을 가지고 운동을 할 때 운동이 일어나게 되는 관절 부위에 위치한 축 지점
• 부유점(Suspension Point, SP): 운동을 하기 위해 잡거나 몸에 매달은 줄의 끝이 위치한 지점</td></tr>
<tr><td rowspan="3">분류</td><td>축고정법
(axial fixation)</td><td>• 밧줄의 천정 부착점을 운동이 일어나는 관절과 일치시키는 방법으로 운동이 수평면에서 일어나며, 작용근은 중력의 제거와 팔다리 무게의 감소에 의해 간접적으로 보조를 받음
• 축고정법은 율동흔들운동(rhythmical swinging movement)으로부터 관절병변 부위의 순환증진과 관절운동성의 보조, 또는 근력증진을 위해 느린 속도로 실시하는 운동에 이르기까지 광범위하게 이용</td></tr>
<tr><td>동축고정법
(co-axial fixation)</td><td>• 중력중심점에 의해 개개의 근육군에 대한 보조와 함께 약간의 저항이 생성되도록 축 고정을 변형한 것으로 축고정법에서는 관절의 바로 위 천정에 줄의 고정점이 있는 것에 반해 동축고정법에서는 관절의 한쪽 방향으로 축의 고정점을 옮겨 부착</td></tr>
<tr><td>수직축고정법
(vertical fixation)</td><td>• 줄과 슬링 기구(sling unit)의 머리 위 고정점을 지지(support)되는 신체부위의 중력점 위에 위치하게 하는 고정법으로 수직현수(vertical suspension)는 지지되는 부위에 대한 안정효과(stabilizing effect)가 있음
• 운동은 작은 범위의 진자운동(pendular movements)에 국한되기 때문에 운동을 위한 것보다는 지지의 목적으로 더 많이 사용되며 흔히 국소 혹은 전신의 이완을 위해서 이용됨</td></tr>
<tr><td>효과</td><td colspan="2">• 코어근육, 전신근육의 강화
• 균형감각 향상, 유연성 증가, 관절 통증 감소 등</td></tr>
<tr><td>적응증</td><td colspan="2">• 근력약화, 균형감각문제, 유연성 부족, 관절 통증 등</td></tr>
<tr><td rowspan="2">주의사항 및 금기증</td><td>주의사항</td><td>• 운동 중에 통증이 느껴지면 중단
• 환자에게 적절한 강도를 선택</td></tr>
<tr><td>금기증</td><td>• 심각한 심혈관질환, 감염성 질환, 심한 척추 질환, 임신 중 여성</td></tr>
</table>

▶ 슬링운동기법

<table>
<tr><td>현수점(HP),
운동점(MA),
부유점(SP)</td><td colspan="3">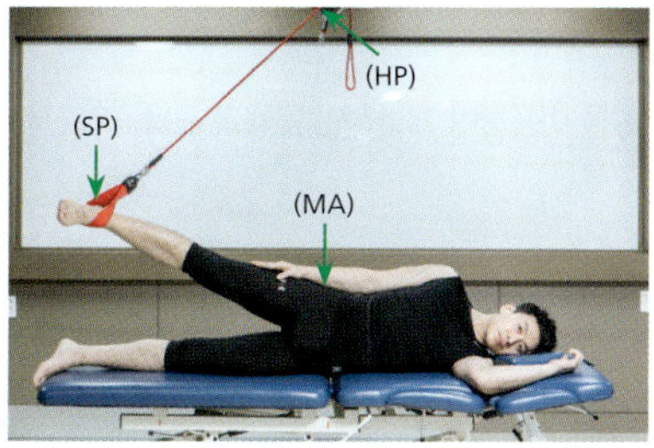
</td></tr>
<tr><td rowspan="4">현수점 위치에 따른 분류</td><td>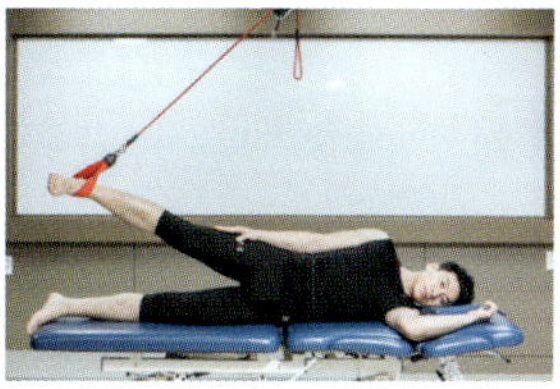</td><td>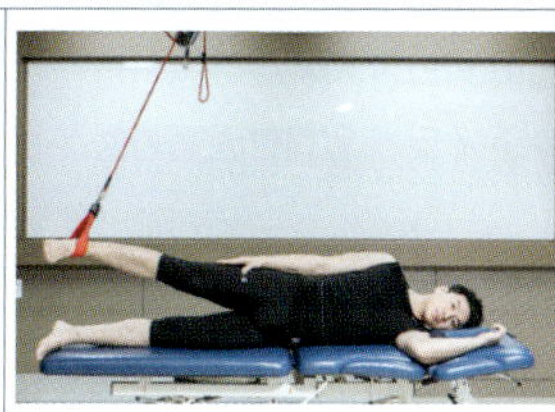</td><td>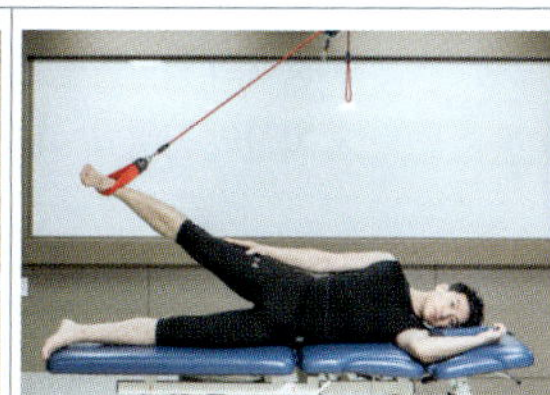</td></tr>
<tr><td>축 현수점</td><td>꼬리측 현수점</td><td>머리측 현수점</td></tr>
<tr><td>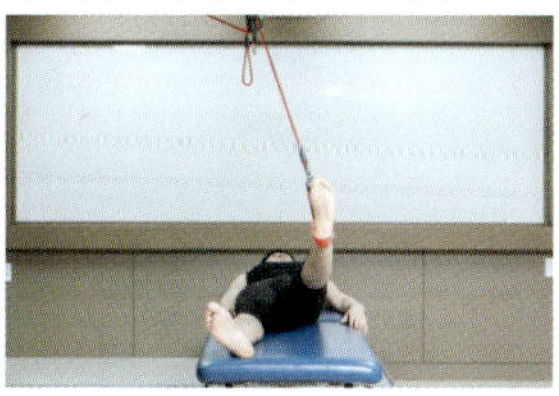</td><td>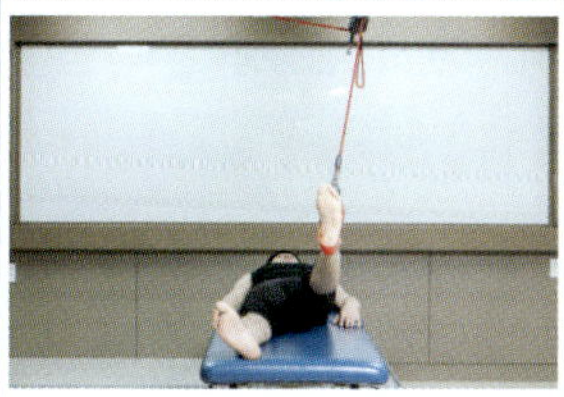</td><td>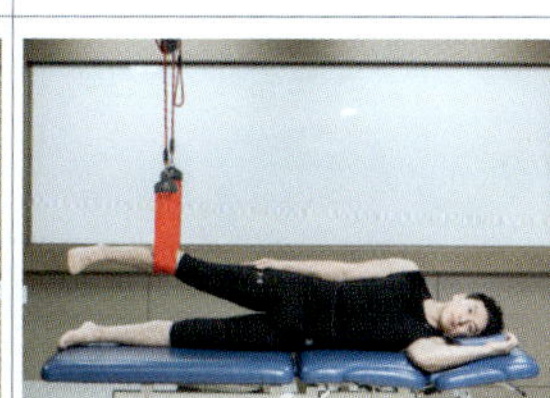</td></tr>
<tr><td>안축 현수점</td><td>바깥축 현수점</td><td>중립현수점</td></tr>
<tr><td rowspan="2">열린사슬운동과 닫힌사슬운동</td><td>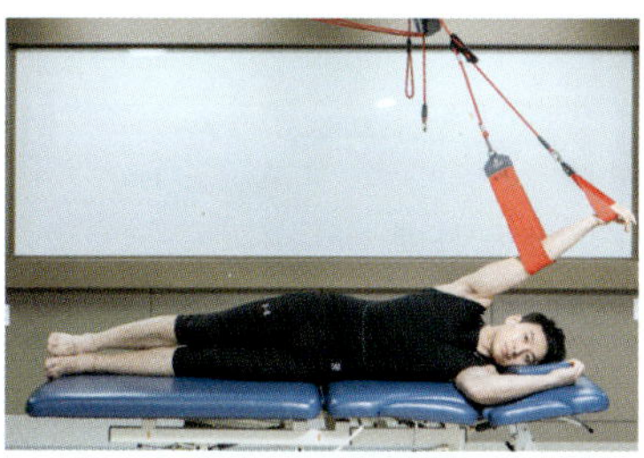</td><td colspan="2">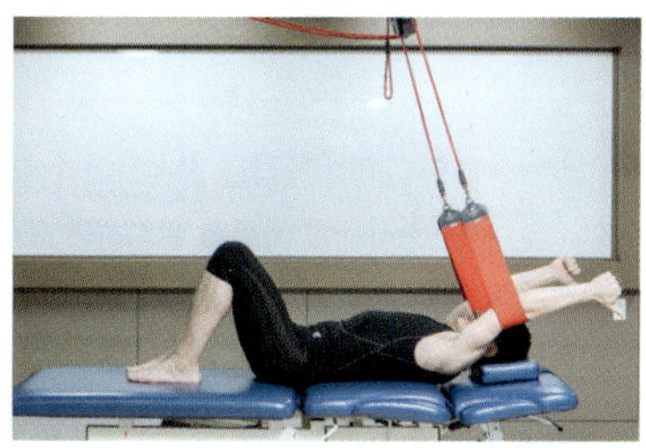</td></tr>
<tr><td>열린사슬운동</td><td colspan="2">닫힌사슬운동</td></tr>
<tr><td rowspan="2">지레팔의 원리</td><td>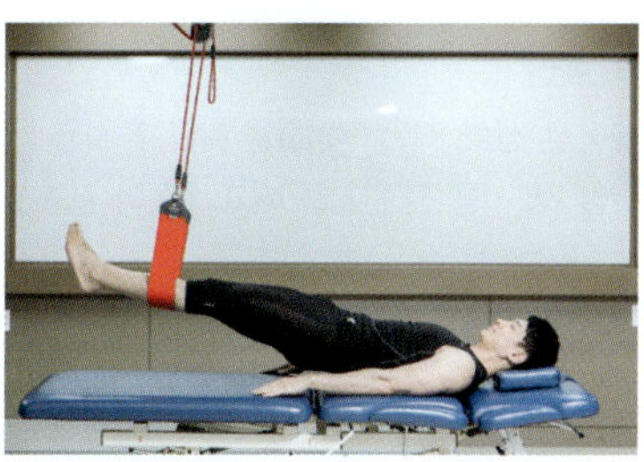</td><td colspan="2">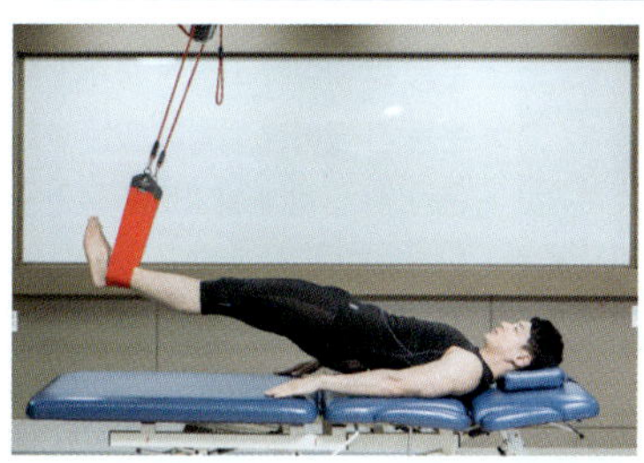</td></tr>
<tr><td>부유점(무릎): 요구되는 힘 감소</td><td colspan="2">부유점(발목): 요구되는 힘 증가</td></tr>
</table>

(2) 세라밴드 운동

개념	• 고무의 탄성저항을 이용하여 개별적인 근육과 근육군의 근력을 강화할 수 있는 운동
원리	• 고무의 탄성을 이용하여 여러 단계로 강도 조절 • 부하의 방향 및 관절범위 조절 쉬움, 다양한 운동동작 가능 • 중력의 영향을 받지 않아 다양한 자세로 운동가능 • 자신의 근력 및 체력수준에 맞게 안전한 운동가능
분류	• 15회를 반복했을 때를 기준으로 선택 • 노란색은 어린이, 노인, 빨간색은 성인 여성, 녹색은 성인 남녀, 파란색은 성인 남성 • 노란색 · 빨간색 · 녹색 · 파란색 · 검정색 · 은색 · 금색
관리방법	• 직사광선을 피해 실온에서 보관 • 말아서 보관하거나 파우치에 넣어 보관 • 실내수영장 등에서 사용한 후에는 수돗물에 씻은 후 펴서 말려서 보관 • 끈적끈적하거나 더러워졌을 때에는 중성 비누로 세탁해 물에 씻어 펴서 말린 후 보관 • 일반적인 베이비파우더를 뿌려 사용하는 것이 좋음
운동방법	• 15~20회 동작을 반복하여 1~3세트 실시 • 몸을 자세를 바르게 유지하여 모든 동작은 정확한 동작으로 실시 • 당기는 힘의 각도가 중요하며 90°일 때 가장 최대의 토크가 발생 • 초기에 근육통증이 발생할 수 있음, 3~4일 이상 지속 시 상태 확인 • 오른쪽과 왼쪽 양방향의 운동을 시행하는 것이 균형에 좋음
주의사항	• 운동 전 확실히 고정된 물체에 부착되었는지 확인 • 운동 전 끊어질 위험이 있는 밴드 표면의 찢어짐, 상처, 작은 구멍들을 확인 후 사용 • 운동 시 근처에 날카로운 물건을 사용하지 말 것, 사용 전 반지를 빼고 손톱이 길고 날카로운 경우에는 특히 주의하여 사용 • 사용 길이의 3배 이상 잡아당겨 사용하면 고유의 탄력범위를 벗어나 끊어질 위험이 있으니 주의하여 사용 • 밴드를 얼굴방향으로 잡아당기는 자세에서는 얼굴이나 눈에 부상을 유발할 가능성이 있으므로 조심할 것, 이러한 운동의 경우 안구보호대를 착용

▶ 세라밴드 색상별 탄성강도

세라밴드 색상별 저항력(kg)

		Yellow	Red	Green	Blue	Black	Silver	Gold
신장률(%)	100%	1.3	1.7	2.1	2.6	3.3	4.6	6.5
	200%	2.0	2.5	3.0	3.9	4.6	6.9	9.5
	강도	낮음	중간	높음	다소 높음	매우 높음	굉장히 높음	최대
	추천대상	어린이, 노인	성인 여성	성인 남녀	성인 남성	성인 남성	성인 남성	운동 선수

▶ 세라밴드 잡기 및 발고리 방법

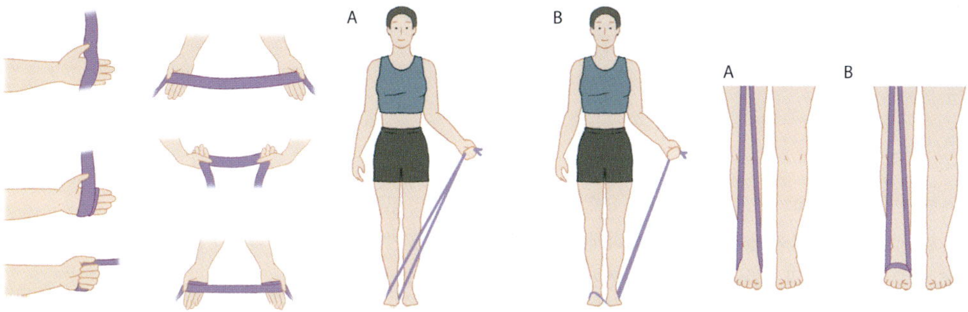

한 손 잡기　　양 손 잡기　　발 고리　　발 랩

▶ 세라밴드 운동 예

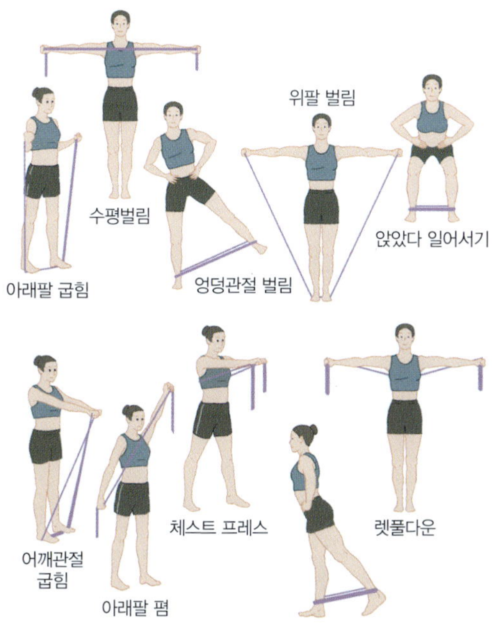

(3) 치료용 볼 운동

개념	• 볼 자체의 불안정에서 기인한 볼을 이용하여 코어 근육 및 자세유지근육을 강화하도록 하는 안정화 운동
원리	• 관절의 안정성, 균형, 자세유지에 필요한 심부근육을 동원 • 신체의 위치와 움직임에 대한 인식을 인지 • 골반바닥 근육을 운동시키기 위해 사용
볼 선택방법	• 볼 위에 앉았을 때 허벅지와 바닥이 평행하고 엉덩이와 무릎이 90° 굽힘을 유지 • 누운 자세에서 볼을 종아리 아래에 놓았을 때 높이가 골반에서 무릎까지 높이와 일치 • 두 팔과 무릎을 짚고 엎드린 자세에서 볼 높이가 어깨 높이와 일치 • 교각자세에서 볼의 크기는 앉은 자세에서와 마찬가지로 바닥과 평행
관리방법	• 볼은 항상 실내에 보관하되 장시간 햇빛을 받게 하거나 습기가 많은 곳에 두지 않음 • 볼 주위에 난방 기구를 두지 않음 • 볼을 차거나 패듯이 두드리면 안 됨
주의사항	• 볼 운동에 적합한 복장을 구비하여 문제를 일으킬 수 있는 장신구는 착용하지 않음 • 신발을 신는 것보다 맨발로 하는 것이 좋고, 땀이나 물기 등의 염려가 있을 때는 신발을 신음 • 미끄러운 바닥에서 사용해서는 안 되며, 부상을 초래할 수 있는 가구나 물건이 멀리 떨어져 있는 트인 공간에서 실시 • 자신의 신장에 맞는 크기의 볼을 사용 • 운동을 시작하기 전에 볼에 구멍이나 긁힘, 닳은 부위, 베인 자국 등이 없는지 확인 • 볼 사용 시 상체를 구부린 자세에서 볼을 반동을 주어서는 안 되며, 볼 위에서 동작을 취할 때 역기 등의 무거운 물건을 함께 사용해서는 안 됨

▶ 치료용 볼 선택방법

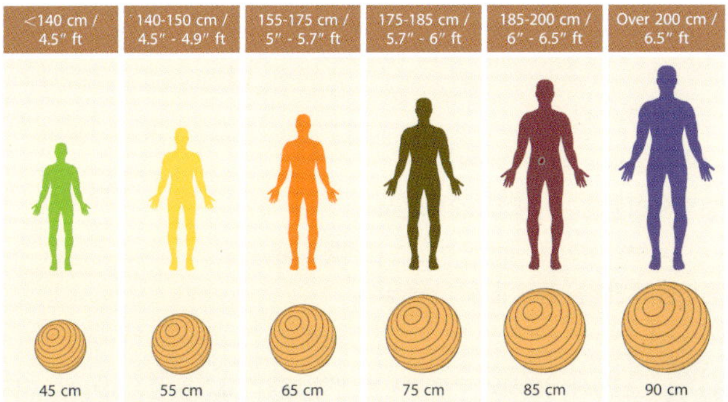

신장을 기준으로 볼 선택	
신장(cm)	볼 크기(cm)
2~3세(나이)	30
4~6세(나이)	35
153 미만	45
153~174	55
175~192	65
193~210	75
210 이상	85

팔 길이를 기준으로 볼 선택	
팔 길이(cm)	볼 크기(cm)
56~65	50
66~80	65
81~90	75
90 이상	85

▶ 치료용 볼 운동 예

1. 앉았다 일어서기

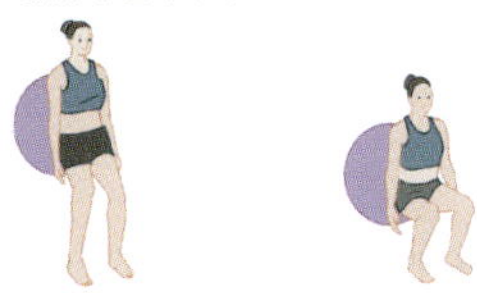

2. 브릿지운동

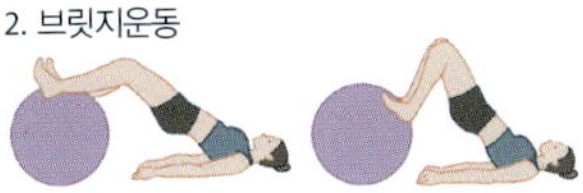

3. 허리 폄

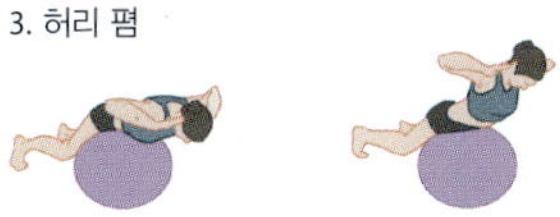

4. 윗몸일으키기

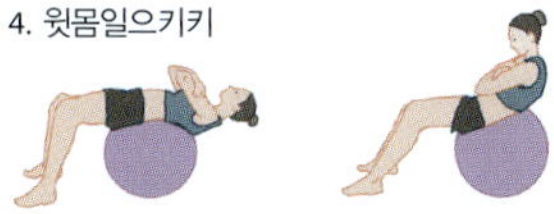

5. 윗몸비틀어일으켜기

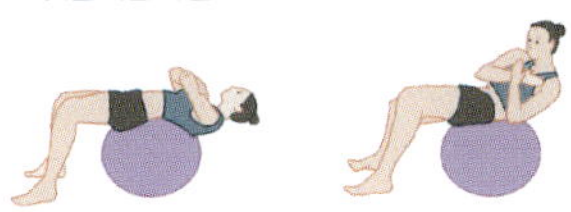

6. 역 잭나이프운동

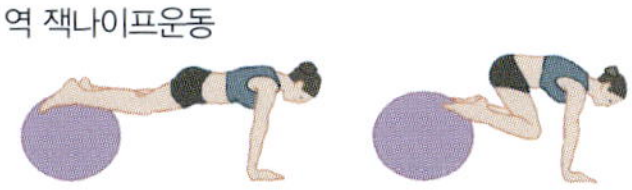

7. 프랭크운동

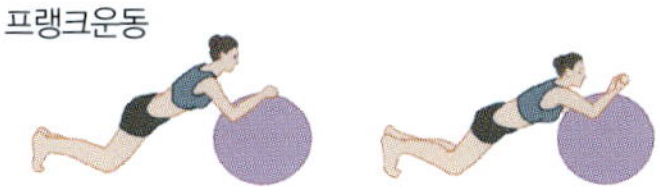

3.3 신경계 물리치료 중재

1) 루드 접근법

<table>
<tr><td>개념</td><td colspan="2">• 적절한 감각자극으로 필요한 근육반응의 유발과 근육 긴장도의 정상화
• 신경발달학적 이론에 근거한 감각운동 조절
• 원하는 동작패턴의 유발을 위해 목적 있는 동작을 이용
• 감각운동반응의 반복을 통해 운동학습을 성취</td></tr>
<tr><td rowspan="4">원리</td><td>치료원칙</td><td>• 긴장성 목반사와 미로 반사는 감각 자극의 효과를 증진시키거나 저지할 수 있다.
• 특정 수용기 자극은 세 가지 주요 반응들을 이끌어 낼 수 있다.
• 근육은 각기 다른 역할을 지니고 있다.
• 힘든 활동근육은 가벼운 활동근육보다 먼저 통합되어야 한다.</td></tr>
<tr><td>운동조절 발달단계</td><td>• 운동성: 대항근의 상호억제에 의해 근육 자체의 고유 범위 내에서 수축하는 단계
• 안정성: 관절 주위 근육들이 안정성을 위해 동시에 협력 수축을 일으키는 단계
• 조절된 운동성: 먼 쪽이 고정되고 가까운 쪽이 움직이는 단계
• 숙련: 가까운 쪽이 안정되고 먼 쪽이 자유롭게 움직이는 단계</td></tr>
<tr><td>패턴 I
(위상굽힘근 패턴)</td><td>• 입의 윗부분 중앙(뇌신경 5번 지배부위)을 가볍게 눌렀을 때 손을 입으로 가지고 가는 반사동작
• 손목관절과 손가락은 펴지고 팔꿉관절과 어깨관절은 굽혀짐
• 아이들은 팔다리가 모두 굽힘 되지만 성인은 배꼽주위의 배(T10 수준)를 자극했을 때만 다리가 굽힘됨</td></tr>
<tr><td>패턴 II
(긴장성폄근 패턴)</td><td>• 근육 내에 있는 신장 감수기에 반복적인 빠른 솔질을 했을 때 나타남
• 미로에 대한 자극도 긴장성 폄근패턴을 촉진하는데 미로는 긴장성 미로 역자세에서 자극되고 신장감수기들은 솔질 외에 진동이나 압력에 의해서도 활성화됨</td></tr>
<tr><td>효과</td><td colspan="2">• 근육 강화 및 관절가동범위 향상
• 운동 조절 능력 향상
• 감각 통합 능력 향상
• 일상생활 활동 능력향상</td></tr>
<tr><td rowspan="2">주의사항 및 금기증</td><td>주의사항</td><td>• 적절한 자극 강도, 환자가 자극에 적응할 시간 필요
• 환자의 반응을 지속적으로 모니터링 하고 부작용 발생 시 즉시 조치</td></tr>
<tr><td>금기증</td><td>• 염증, 출혈, 골절 및 수술 직후 등의 급성기에 해당하는 경우
• 관절 주변에 감염이 있는 경우</td></tr>
</table>

▶ 루드의 근육분류

	긴장폄근, 힘든 활동근육 (tonic extensor, heavy work muscle)	위상굽힘근, 가벼운 활동근육 (phasic flexors, light work muscle)
위치	몸의 깊은 부위 혹은 관절 가까이, 몸통부위 및 안쪽	신체의 표면, 가쪽 혹은 먼 쪽 부위
관절	한관절 근(uniarthrodial muscle)	다관절 근(multiarthrodial muscle)
조절	반사조절	수의적 조절
자극	강한 저항, 지속적 뻗침유지, 높은 문턱값 수용기의 자극에 의해 활성화	가볍고 빠른 근육의 뻗침, 낮은 문턱값 수용기의 자극에 의해 활성화
근육 종류	심부의 일차 폄근, 벌림근	굽힘근, 모음근, 다관절 폄근

▶ 루드의 운동조절 단계

I단계: 운동성	운동발달	웅크린 바로, 누운 자세, 돌아눕기 자세, 배를 축으로 엎드린 자세
	생명활동	들숨, 날숨
II단계: 안정성	운동발달	배를 축으로 엎드린 자세(고정), 목 근육의 협력수축, 팔꿈치지지 엎드린 자세, 네발기기 자세, 서기
	생명활동	발성(혀의 뒷부분), 빨기
III단계: 조절된 운동성	운동발달	목 근육의 협력수축(공간에서 머리조절), 팔꿈치 지지 엎드린 자세(오른쪽 왼쪽 이동, 뒤로 밀고 앞으로 당기기, 한쪽체중지지), 네발기기 자세(흔들기, 이동, 한쪽체중지지), 서기 자세(체중이동, 한쪽 체중지지)
	생명활동	액체 삼키기, 씹기, 고체 삼키기
IV단계: 숙련	운동발달	팔꿈치 지지 엎드린 자세(머리는 숙련된 움직임을 하고 숙련된 사용을 위해 한쪽 팔은 자유롭다), 네발기기 자세(숙련된 활동을 위해 한 팔은 자유로움, 배밀이, 몸통돌림과 상반 움직임), 서기 자세와 걷기 자세
	생명활동	발성(혀의 앞부분), 말하기

▶ 계통발생학적 운동발달단계

근육뼈대계 운동발달단계	생명기능 운동발달단계
1. 웅크린 바로 누운 자세 2. 돌아눕기 3. 배를 축으로 엎드린 자세 4. 목 근육의 협력수축 5. 팔꿈치 지지 엎드린 자세 6. 네발기기 자세 7. 서기 8. 걷기	1. 들숨 2. 날숨 3. 빨기 4. 액체 삼키기 5. 발성 6. 씹기 7. 고체 삼키기 8. 말하기

▶ 루드접근법 패턴

위상 굽힘근 패턴	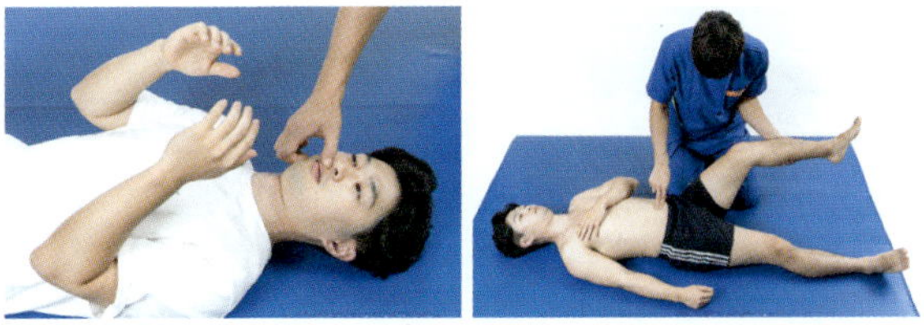 A. 입 상부자극으로 팔꿉관절굽힘 유도 B. 배꼽자극으로 다리굽힘 유도
긴장성 폄근패턴	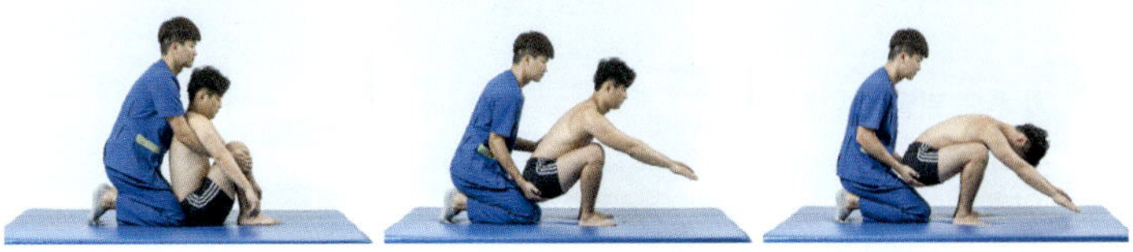 A. 시작 자세 B. 중간 자세 C. 끝 자세

1) 루드 접근법 (계속)

<table>
<tr><td rowspan="5">치료법</td><td>운동성 촉진기법</td><td>• 가벼운 접촉이나 피부의 쓰다듬기는 저역치 A감각 섬유를 활성화시킴</td></tr>
<tr><td>안정성 촉진기법</td><td>• 근육의 수축이 일정 시간 지속되도록 촉진
• 빠른 솔질로 근육에 대한 지속적인 압력을 가함</td></tr>
<tr><td>억제법</td><td>• 어깨관절 압박은 경직성(spastic) 근육의 억제를 위해 적용
• 가볍게 압박을 주면서 먼 쪽 부위에 쓰다듬기(stroking) 적용
• 바로 누운 자세에서 옆으로 구르게 함
• 근육의 닿는 곳을 압박하면서 근 닿는 곳 아래의 파시니소체(Pacinian corpuscle)를 자극</td></tr>
<tr><td>특수 감각기를 통한 자극</td><td>• 단조로운 시각 자극: 이완
• 자극적인 시각 자극: 촉진
• 치료사의 느리고 낮은 목소리: 이완
• 치료사의 빠르고 낮은 목소리: 촉진
• 불쾌하거나 유해한 자극: 교감신경계 반응을 유도
• 즐겁고 무해한 자극: 부교감신경계 반응을 유도</td></tr>
<tr><td colspan="2"><table>
<tr><td colspan="2">촉진기법</td><td rowspan="2">억제기법</td></tr>
<tr><td>운동성 촉진기법</td><td>안정성 촉진기법</td></tr>
<tr><td>• 가벼운 접촉
• 얼음자극
• 빠른 뻗침
• 가볍게 두드리기</td><td>• 강한 관절 압박
• 뻗침 압력
• 빠른 솔질
• 얼음 자극
• 뼈 압박
• 저항</td><td>• 부드럽게 흔들기
• 천천히 쓰다듬기
• 약한 관절압박
• 지속적인 뻗침
• 천천히 굴리기</td></tr>
</table></td></tr>
<tr><td>혀운동의 촉진과 억제</td><td colspan="2">• 억제법
  ◦ 혀의 뒤쪽 올림과 삼킴 패턴 발달을 위한 촉진: 자극을 주는 지점—혀의 뒤쪽 1/3 부위

• 혀운동 패턴의 정상화를 위한 구토 반응 촉진
① 구토반응의 감소나 소실이 있다면 숨뇌 손상을 의심
② 인두구개궁, 설구개궁의 자극으로 구토반응 촉진

• 혀의 후퇴 발달을 위한 촉진
① 혀를 뒤로 끌어들이는 구조물에 압력을 가함
② 양측 소대 위 혀아래 부위를 수동적으로 진동
③ 혀를 앞쪽으로 빠르게 당기며 뻗침시킴</td></tr>
</table>

▶ 운동성 촉진기법과 안정성 촉진기법

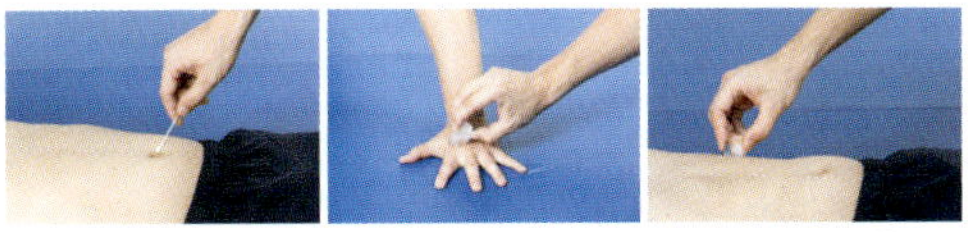

가벼운 접촉　A. 손가락 뼈 사이 얼음 자극　B. T7~9 피부분절 얼음 자극

얼음 자극

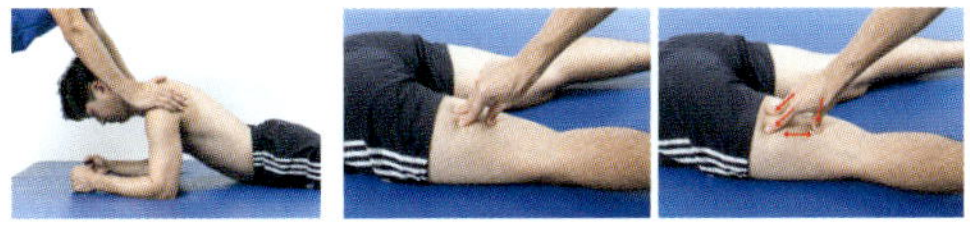

강한 관절 압박　A. 시작 자세　B. 뻗침 적용

근육 힘살에 대한 뻗침 압력

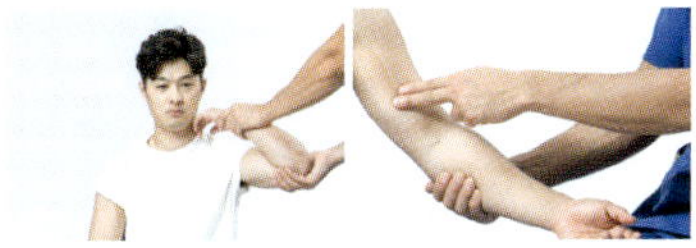

빠른 뻗침　가볍게 두드리기

운동성 촉진기법

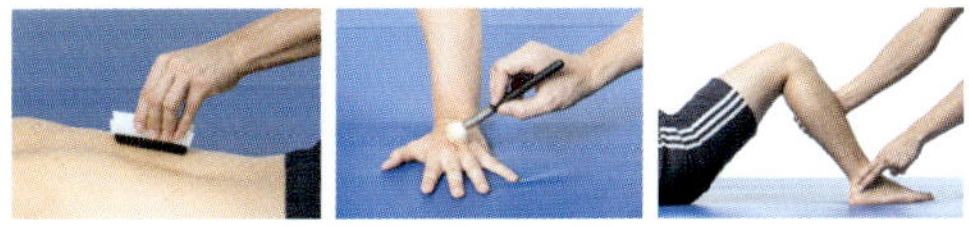

깊은등근육에 대한 빠른 솔질　손등 갈퀴막 공간에 솔질　뼈 압박

안정성 촉진기법

▶ 억제기법

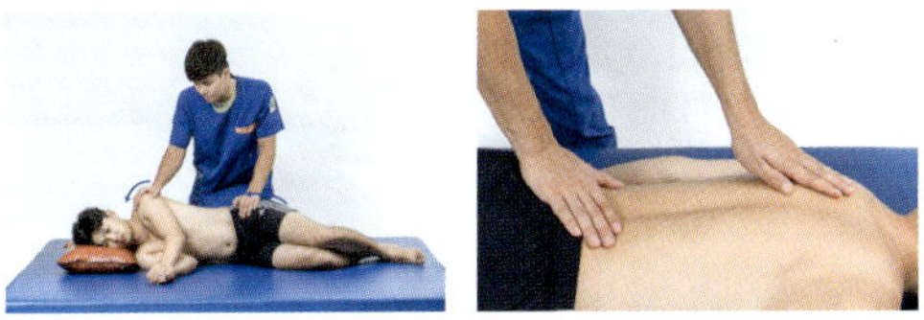

부느럽게 흔들기　천천히 쓰다듬기

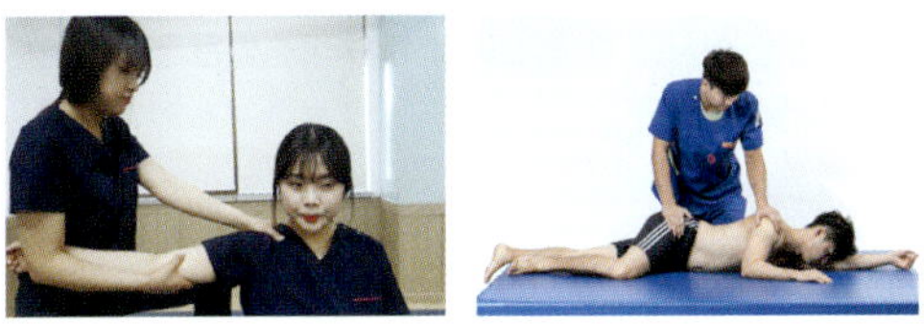

약한 관절 압박　천천히 굴리기

▶ 특수감각 자극기법

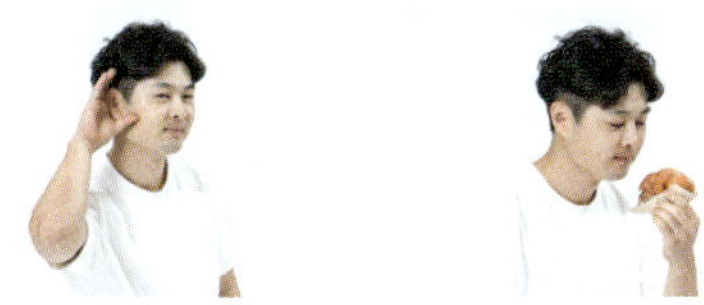

A. 청각　B. 후각

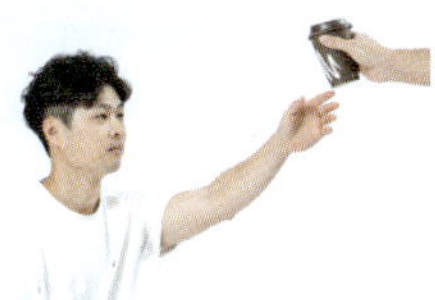

C. 시각

특수감각

▶ 혀운동의 촉진과 억제

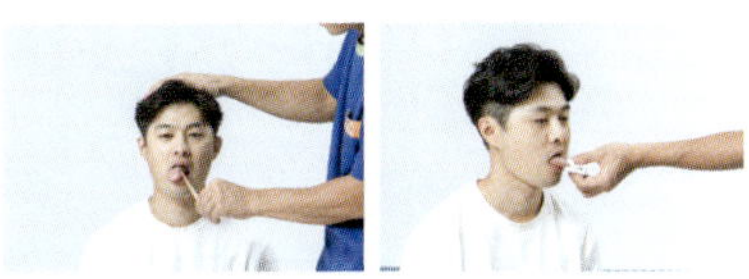

A. 설압자 이용　B. 거즈 이용

혀운동성 촉진법

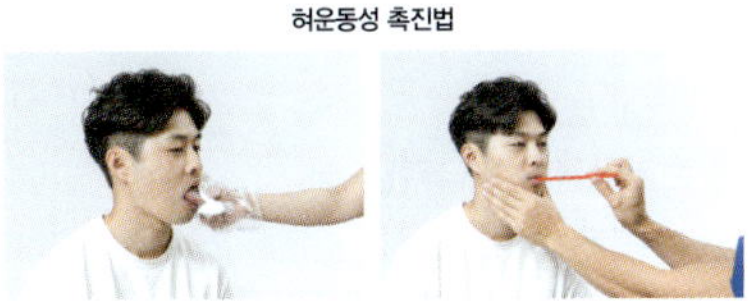

혀 뒤당김 발달 촉진법　빨대를 이용한 안정성 촉진법

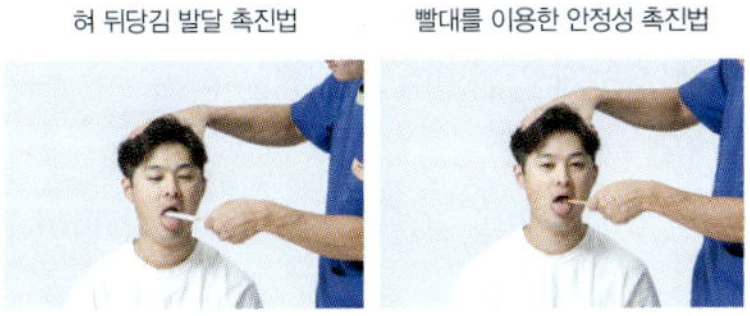

혀의 뒤쪽올림과 삼키기 촉진법　구토반응 촉진법

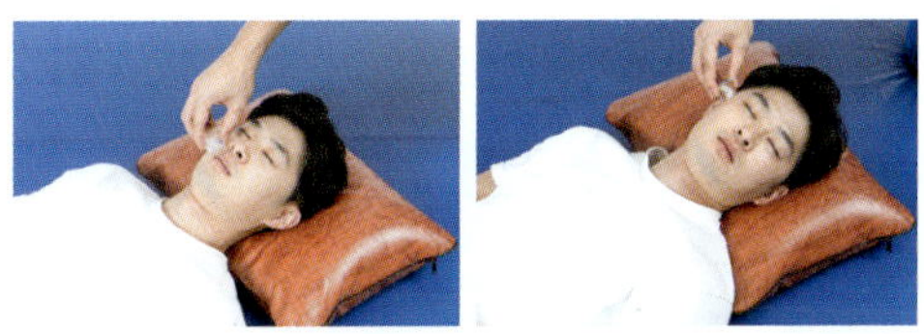

A. 입둘레근 자극　B. 관자근 자극

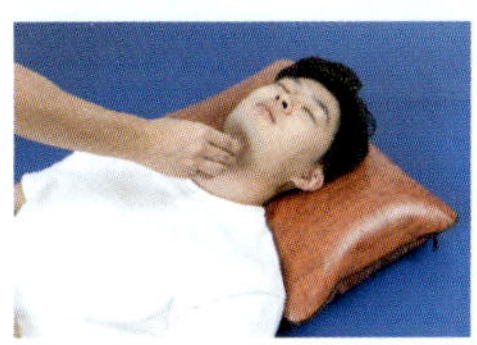

C. 목뿔위근 자극

씹기를 위한 얼음 자극

2) 브룬스트롬 접근법

<table>
<tr><td>개념</td><td colspan="2">• 경직성 단계의 반신마비에서는 고위중추가 손상받아 제 기능을 발휘하지 못하여 팔다리 공동운동, 원시자세 반사, 연합반응이 다시 출현함
• 뇌졸중의 회복과정에 나타나는 자발적 운동을 복제하여 기능훈련에 이용하고자 하는 운동치료법</td></tr>
<tr><td rowspan="3">평가</td><td>자세반사</td><td>• 긴장성 반사
• 긴장성 허리반사
<table><tr><th>자극</th><th>반응</th></tr><tr><td>오른쪽 몸통 돌림</td><td>오른쪽 팔과 왼쪽 다리의 굽힘 긴장 증가
왼쪽 팔과 오른쪽 다리의 폄 긴장 증가</td></tr><tr><td>왼쪽 몸통 돌림</td><td>왼쪽 팔과 오른쪽 다리의 굽힘 긴장 증가
오른쪽 팔과 왼쪽 다리의 폄 긴장 증가</td></tr></table>• 골반의 위치가 몸통의 위쪽 운동에 영향을 미침
• 골반 위에서 몸통이 돌림, 가쪽 굽힘, 앞 · 뒤 굽힘할 때 팔다리의 근육긴장도 분포에 변화 발생
• 목 반사는 팔에, 허리반사는 다리에 더 강한 영향</td></tr>
<tr><td>연합반응</td><td>• 침범된 팔다리의 반대편 팔다리에 저항운동을 실시할 때 반신마비 환자의 침범된 팔다리에서 관찰되는 불수의적 동작 혹은 반사적 근긴장의 증가
• 경직성이 있을 때 좀 더 쉽게 유발됨
• 팔: 정상쪽의 굽힘(폄)운동에 대하여 저항 → 침범된 쪽의 굽힘(폄)운동
• 다리: 정상쪽의 굽힘(폄)운동에 대하여 저항 → 침범된 쪽의 폄(굽힘)운동
• 같은 쪽 공동운동은 반사적으로 유발된 운동 중에서 가장 확실하게 일어남
• 레이미스트 징후: 침범되지 않은 쪽의 넙다리의 벌림에 저항이 주어지면 침범된 다리의 벌림이 일어나고, 반대로 침범된 다리의 넙다리 안쪽에 모음에 대한 저항을 주면 침범된 다리의 모음이 일어남</td></tr>
<tr><td>손의 반응</td><td>• 힘줄반사가 회복되고 항진
• 경직성이 나타나서 수동운동에 대하여 항진
• 고유수용성 자극에 의하여 촉진되면 수의적인 손가락굽힘이 나타남
• 고유수용성 당김 반응이 유발될 수 있음
• 고유수용성 자극 없이 손 운동을 조절할 수 있음
• 움켜잡기는 손바닥에 대한 촉각자극에 의하여 현저하게 강화되며, 경직성은 감소
• 진정한 움켜잡기 반사가 유발되며, 경직성은 더욱 감소.
• 수크의 손가락 현상: 침범된 쪽 팔을 수동적으로 어깨관절을 90° 굽힘하면 손가락 폄이 일어나는 현상</td></tr>
</table>

▶ 자세반사의 평가

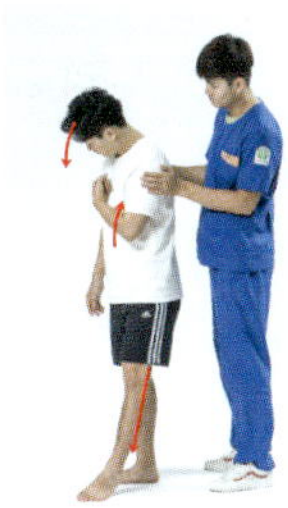

왼쪽 반신마비 환자의
대칭성 긴장성 목반사 영향

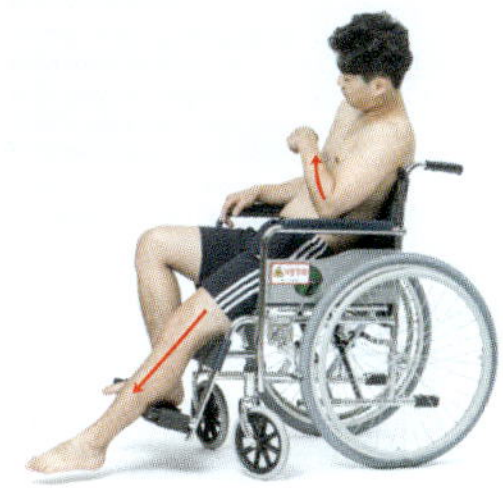

긴장성 허리반사

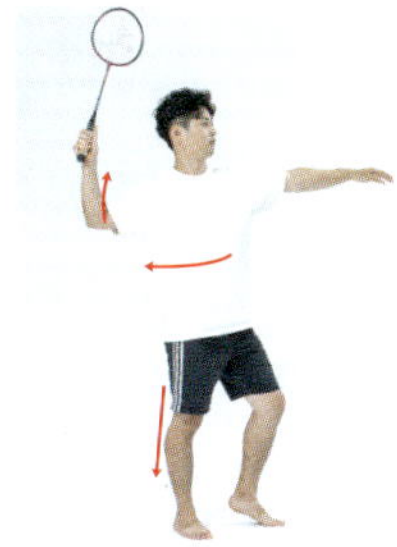

왼쪽 반신마비 환자의
긴장성 미로반사 영향

▶ 연합반응의 평가

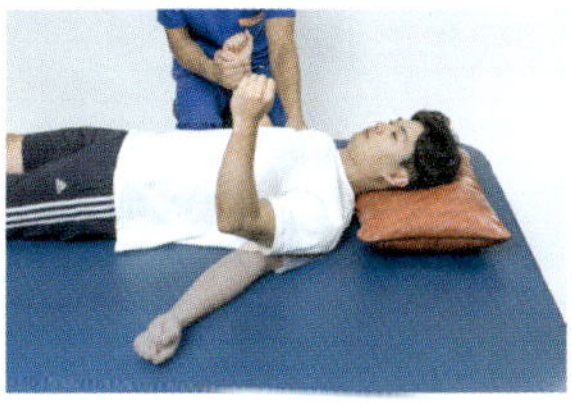

A. 비마비쪽 굽힘근 저항운동에 대한 마비쪽 굽힘 반응

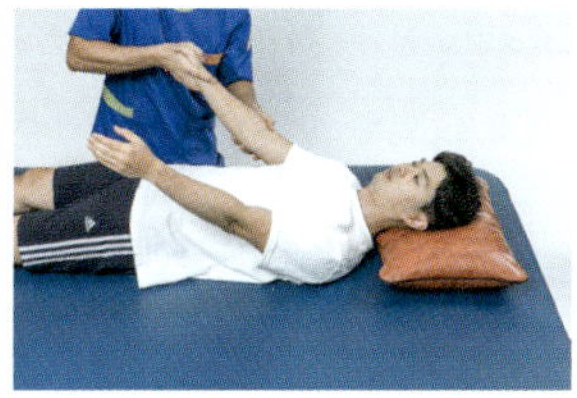

B. 비마비쪽 폄근 저항운동에 대한 마비쪽 폄 반응

왼쪽 반신마비 환자의 팔 연합반응

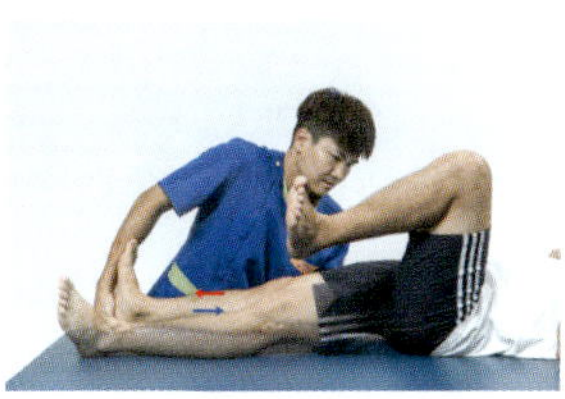

A. 비마비쪽 발바닥굽힘근 저항운동에 대한 마비쪽 굽힘 반응

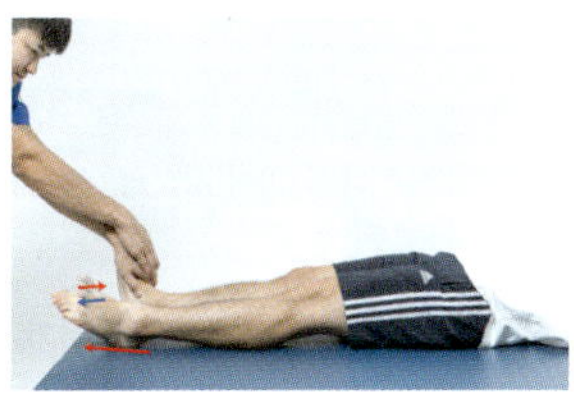

B. 비마비쪽 발등굽힘근 저항운동에 대한 마비쪽 폄 반응

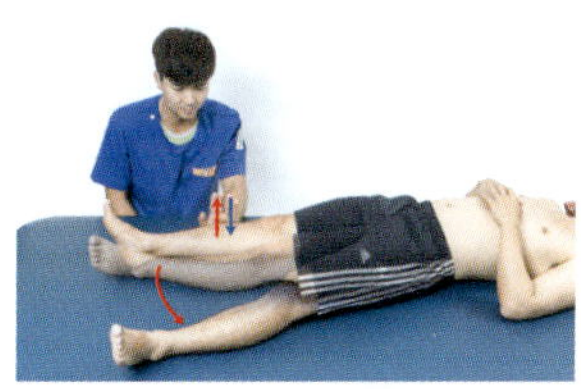

왼쪽 반신마비 환자의 레이미스트 징후

▶ 손의 반응 평가

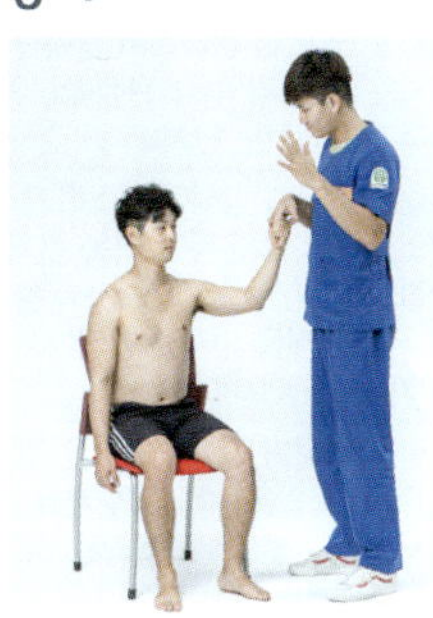

본능성 움켜잡기 반응

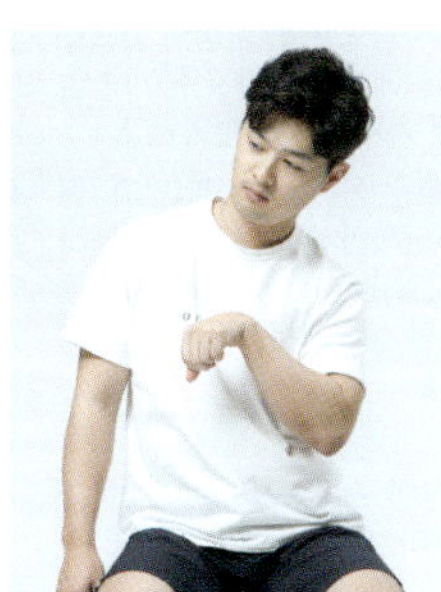

A. 반신마비 환자의 손 모양

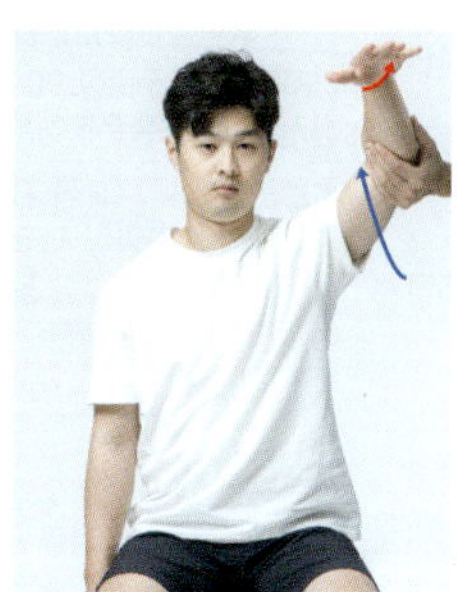

B. 팔을 어깨 높이로 올린 손 모양

왼쪽 반신마비 환자의 수크의 손가락 현상

2) 브룬스트롬 접근법 (계속)

팔다리 공동운동

• 반신마비 환자에게 나타나는 공동운동

	팔의 공동운동		다리의 공동운동	
	굽힘근 공동운동	폄근 공동운동	굽힘근 공동운동	폄근 공동운동
요소	어깨뼈뒤당김(retraction)과 올림(elevation) 어깨관절 벌림, 가쪽돌림 팔꿉관절 굽힘, 뒤침(supination) 손목관절 및 손가락 굽힘	어깨뼈 내밈(protraction) 어깨관절 모음, 안쪽돌림 팔꿉관절 폄, 엎침(pronation) 손목관절 및 손가락 굽힘	엉덩관절 굽힘, 벌림, 가쪽돌림 무릎관절 굽힘 발목관절 발등 굽힘, 안쪽번짐 발가락 발등 굽힘	엉덩관절 폄, 모음, 안쪽돌림 무릎관절 폄 발목관절 발바닥 굽힘, 안쪽번짐 발가락 발바닥 굽힘
가장 강한 요소	팔꿉관절 굽힘	어깨관절 모음, 안쪽돌림	엉덩관절 굽힘	엉덩관절 모음, 무릎관절 폄, 발목관절 안쪽번짐, 발바닥 굽힘
가장 약한 요소	어깨관절 벌림, 가쪽돌림	팔꿉관절 폄	엉덩관절 벌림, 가쪽돌림	엉덩관절 폄, 안쪽돌림

• 위팔과 다리의 벌림과 가쪽돌림은 굽힘근 공동운동요소이고 모음과 안쪽 돌림은 폄근 공동운동요소로 작용한다.
• 가장 강한 요소란 가장 뚜렷하고 강력하며, 처음으로 나타나는 반응이자 회복이 가장 느린 요소이다.

회복 단계평가

• 브룬스트롬의 회복 6단계

회복단계	설명
1단계	발병 직후의 이완성 단계로 수의적 운동이 없다.
2단계	강직이 서서히 나타나는 시기. 공동운동이 발달하기 시작하고 약한 연합반응이나 수의적 수축이 있다.
3단계	강직이 가장 심하게 나타나며, 공동운동을 수의적으로 할 수 있다.
4단계	강직이 서서히 감소되면서 공동운동으로부터 분리된 몇 가지 수의적 운동이 가능하다.
5단계	기본적인 팔다리공동운동이 상실되면서 좀 더 어려운 동작수행이 가능하다.
6단계	강직이 없어지고 개별적인 관절운동이 회복되어 협조운동이 정상에 가까워진다.

• 반신마비 환자의 팔과 다리 회복단계

	팔과 손	다리
1단계	마비상태가 두드러져 무거움을 느낀다. 어떠한 자발적인 움직임도 시작하거나 완수할 수 없다.	능동적인 근수축이 전혀 없고 깊은힘줄 반사와 강직이 관찰되지 않는다.
2단계	자발적인 노력이나 연합반응에 의해 굽힘근 공동운동이 일반적으로 나타난다.	깊은힘줄 반사가 나타나기 시작하면서 근수축이 가능하기는 하나 능동적 관절운동은 관찰되지 않고 경미한 강직이 나타난다.
3단계	환자 손모양은 갈고리 모양이 되고 수의적인 손가락 폄은 일어나지 않는다. 집단 움켜잡기(mass grasp) 갈고리 움켜잡기(hook grasp)	깊은힘줄 반사의 항진과 심한 강직이 나타나고 다리의 근수축시 엉덩관절 굽힘, 무릎관절 굽힘, 발목관절 발등굽힘이 동시에 일어나는 공동운동형태가 보인다.
4단계	작은 범위 내에서 반수의적인 손가락 폄이 가능하고 팔을 등 뒤로 가져가기, 팔을 수평으로 하여 몸의 앞으로 가져가기, 팔꿉관절 90° 굽힘에서 아래팔 뒤침이나 엎침 동작 등 공동운동에서 몇 가지 운동이 분리된다.	앉은 자세에서 무릎관절 굽힘이 90° 이상 가능하고 발꿈치를 땅에 댄 상태에서 발목관절의 발등굽힘이 가능해지는 등 다리의 각 관절에서 독립적인 운동이 가능해지기 시작하는 단계이다.
5단계	공동운동에서 비교적 자유로운 움직임이 나타난다. 원통모양의 손모양이 되고 수의적인 손가락 폄이 가능하다. 팔의 수평위 벌림 동작, 팔의 앞쪽 및 머리 위로 들어 올리기 동작, 팔꿉관절 폄 상태에서 아래팔 엎침이나 뒤침 동작 등이 가능하다.	깊은힘줄 반사와 강직이 감소하기 시작하면서 다리 각 관절의 독립적인 운동이 더욱 현저해지는 단계, 즉 엉덩관절을 폄시킨 선 자세에서 무릎관절을 굽힘시킬 수 있고, 무릎관절을 폄시킨 상태에서 발목관절의 발등굽힘이 가능한 단계이다.
6단계	독립적인 관절 움직임을 행할 수 있으며 비마비쪽과 거의 흡사한 협응력을 보인다. 모든 형태의 잡기가 가능하다.	깊은힘줄 반사가 정상화되고 강직이 미미해지며 다리 각 관절의 독립운동이 거의 자유로워진 상태로 선 자세에서 엉덩관절의 벌림이 가능하고 앉은 자세에서 무릎관절의 돌림과 발목관절의 안쪽벌림, 가쪽벌림이 가능한 단계이다.

※참고: 팔과 손의 평가는 보통 앉은 자세에서 실시하나, 환자가 앉지 못하는 초기 단계일 때는 바로 누운 자세에서 실시한다.

▶ 반신마비 환자에게 나타나는 공동운동

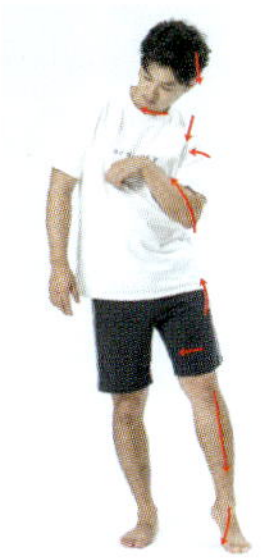
왼쪽 반신마비 환자의 전형적인 패턴

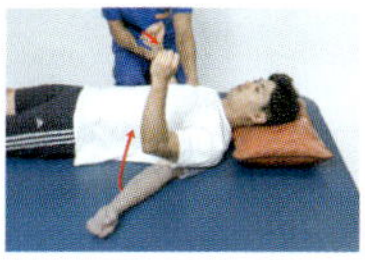
연합반응을 이용한 굽힘근 공동운동

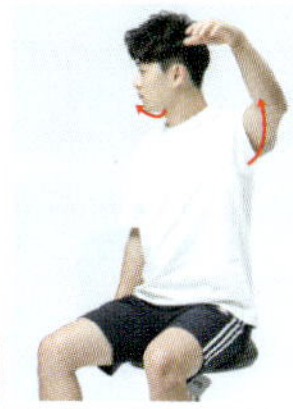
비대칭성긴장성목반사를 이용한 공동운동

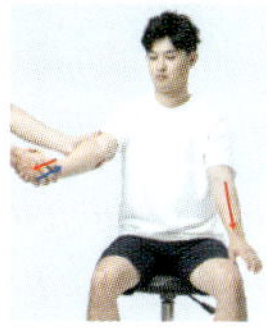
왼쪽 반신마비 환자의 팔 폄근 공동운동

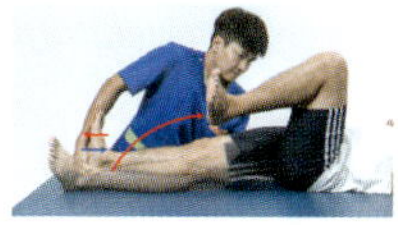
왼쪽 반신마비 환자의 다리 굽힘근 공동운동

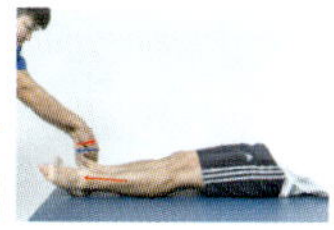
왼쪽 반신마비 환자의 다리 폄근 공동운동

▶ 반신마비 환자의 팔 회복단계

회복3단계	회복4단계	회복5단계	회복6단계
① 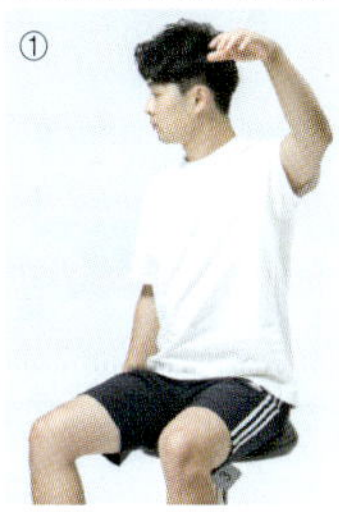	① 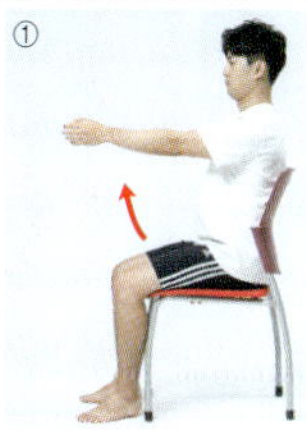 ② 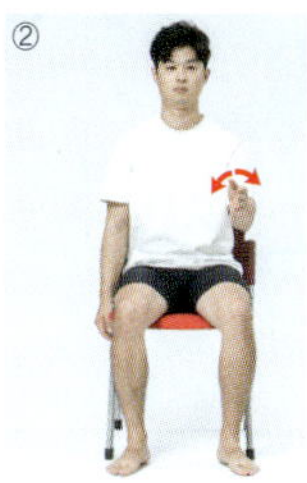 ③ 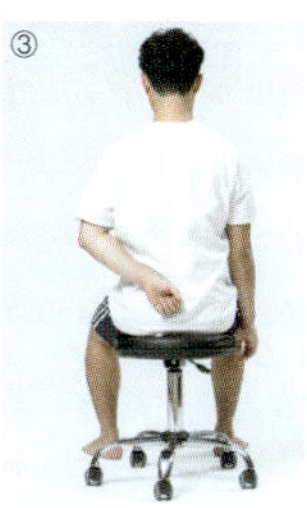	① 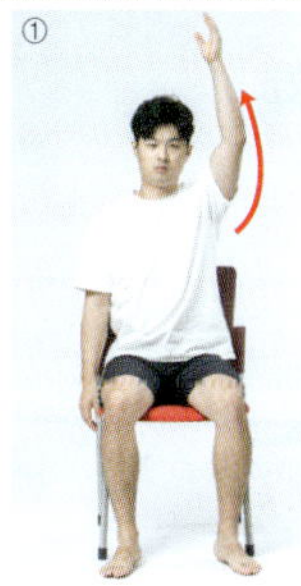 ② 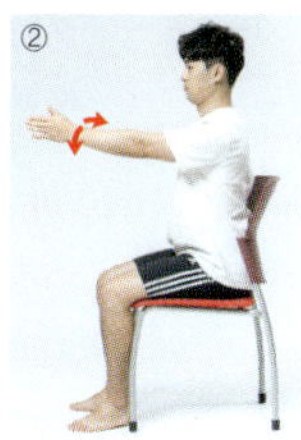 ③ 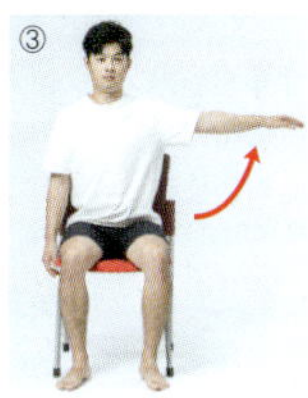	① 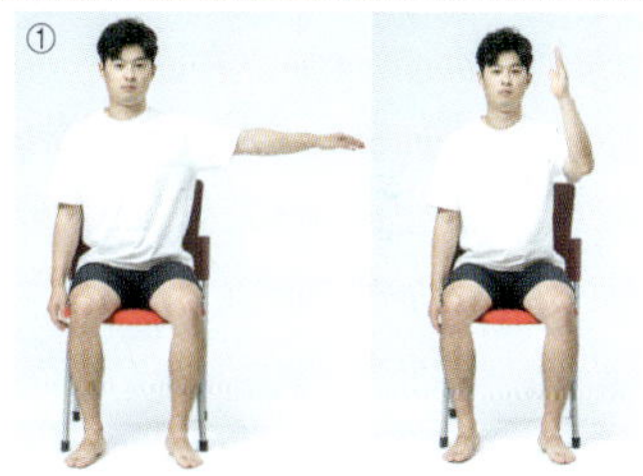
① 강직이 가장 심하며, 수의적 운동은 공동운동으로 시작된다.	강직이 감소되며, 공동운동으로부터 몇 가지 분리운동이 가능하다. ① 팔을 수평으로 앞으로 가져가는 동작 ② 팔꿈치관절 90° 굽힘 상태에서 아래팔 엎침과 뒤침 동작 ③ 손을 몸 뒤로 가져가는 동작	강직이 현저히 감소되며, 독립된 운동들이 가능하다. ① 팔의 앞쪽 및 머리 위로 들어 올리기 동작 ② 팔꿉관절 폄 상태에서 아래팔 엎침이나 뒤침 동작 ③ 팔의 수평위 벌림 동작	① 정상에 가까운 동작으로 각 관절에 독립적인 운동이 가능하고 협응운동이 정상에 가깝다.

2) 브룬스트롬 접근법 (계속)

▶ 반신마비 환자의 다리 회복단계

회복3단계	회복4단계	회복5단계	회복6단계
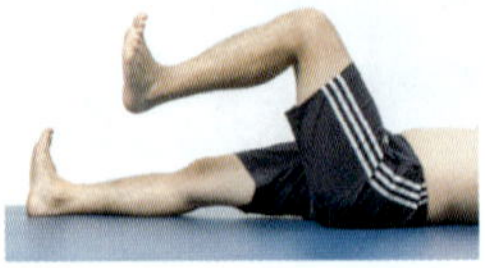 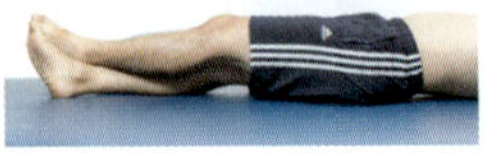	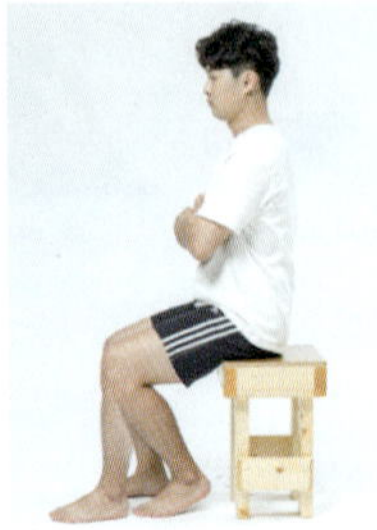 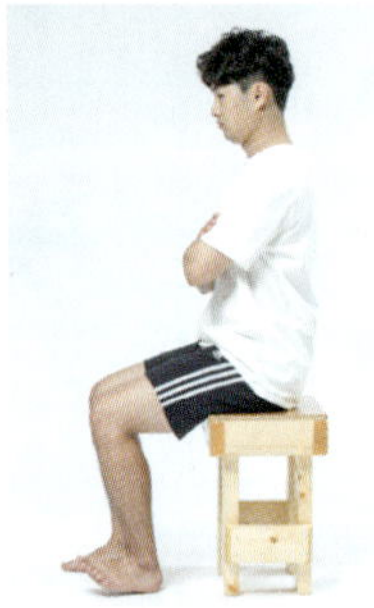	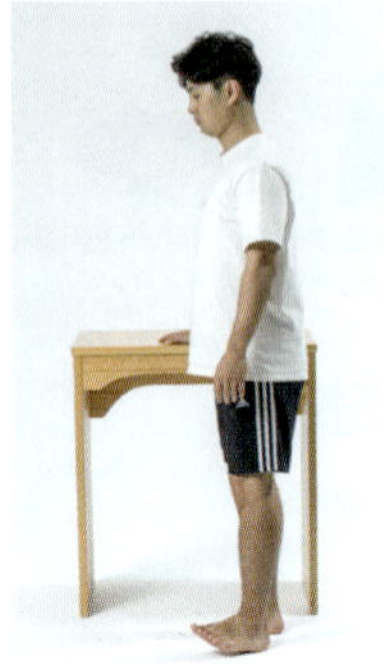 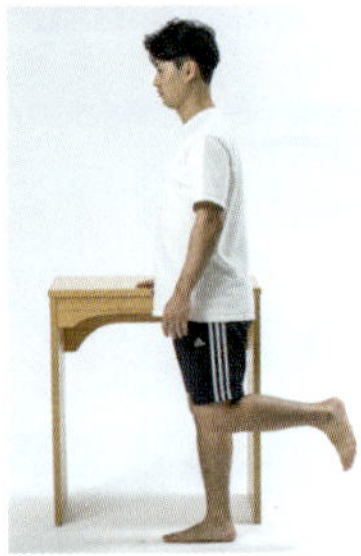	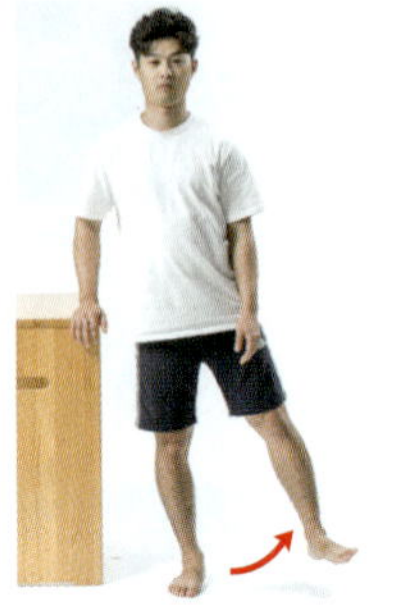 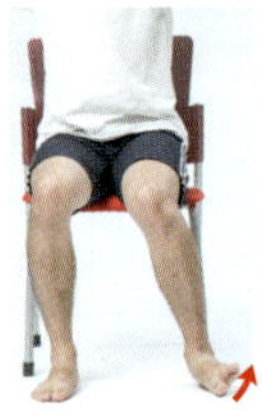 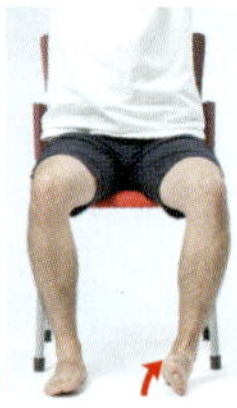
① 공동운동으로 엉덩관절과 무릎관절 굽힘, 발목관절과 발가락의 발등굽힘이 나타난다. ② 공동운동으로 엉덩관절과 무릎관절 폄, 발목관절과 발가락의 발바닥 굽힘이 나타난다.	① 앉은 자세에서 무릎관절을 90° 이상 굽히고 발바닥을 바닥에 붙인 채 뒤쪽으로 미끄러뜨릴 수 있다. ② 앉은 자세에서 발꿈치를 바닥에 붙인 채 발목관절을 발등굽힘 시킬 수 있다.	① 선 자세에서 무릎관절을 폄하고 발목관절 발등굽힘이 가능하다. ② 선 자세에서 엉덩관절 폄하고 무릎관절 굽힘이 가능하다.	① 선 자세에서 엉덩관절 벌림이 가능하다. ② 앉은 자세에서 발목관절의 가쪽번짐, 안쪽번짐이 가능하다.

▶ 반신마비 환자의 손 회복단계

회복3단계	회복4단계	회복5단계	회복6단계
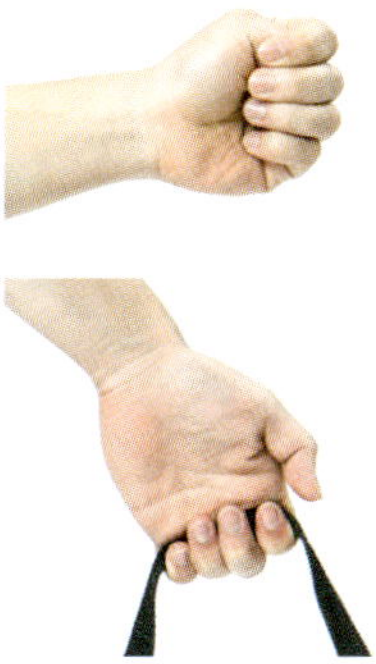	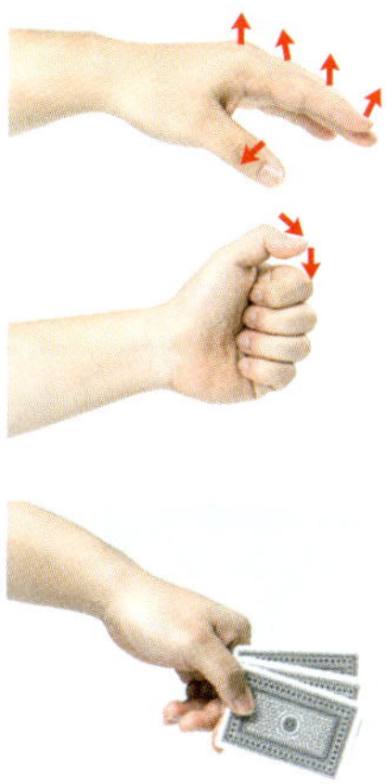	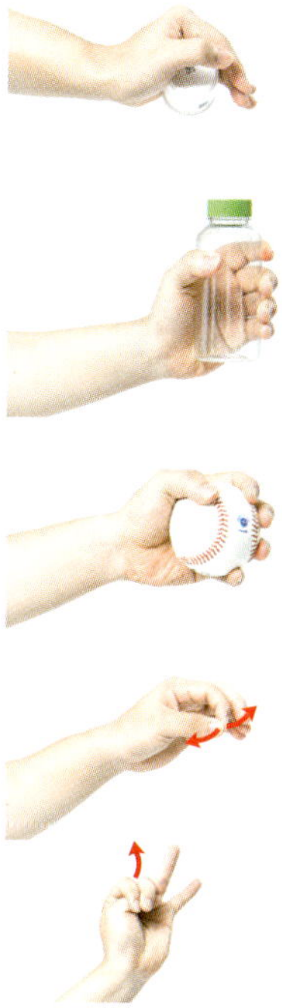	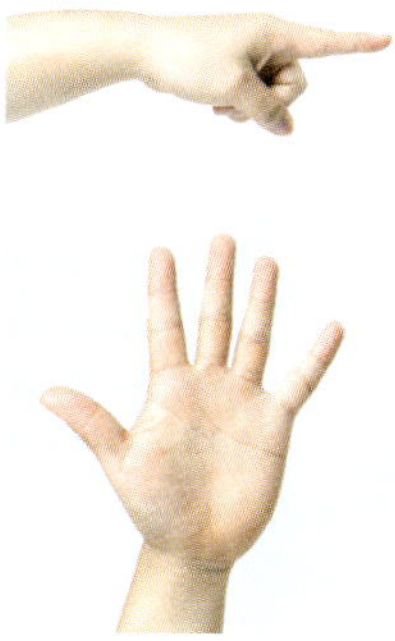
① 집단 움켜잡기(mass grasp)가 가능하다. ② 갈고리 움켜잡기(hook grasp)가 가능하다.	① 작은 가동범위 내에서 반수의 손가락 폄이 가능해진다. ② 엄지동작의 이완과 함께 가쪽 집기(lateral prehension)가 가능해진다.	① 손바닥 잡기(palmar grasp)가 가능해진다. ② 원통형 잡기(cylindrical grasp)가 가능하다. ③ 구형 잡기(spherical grasp)가 가능해진다. ④ 다양한 범위의 수의적 집단 손가락 폄이 나타나고, 물건 놓기가 가능해진다.	모든 형태의 집기가 가능하다. ① 완전 범위의 수의적 손가락 폄이 가능하다. ② 개별적인 손가락 운동이 가능하다.

2) 브룬스트롬 접근법 (계속)

치료기법

몸통

- 균형운동
- 몸통의 앞쪽굽힘 운동
- 몸통의 회전 운동

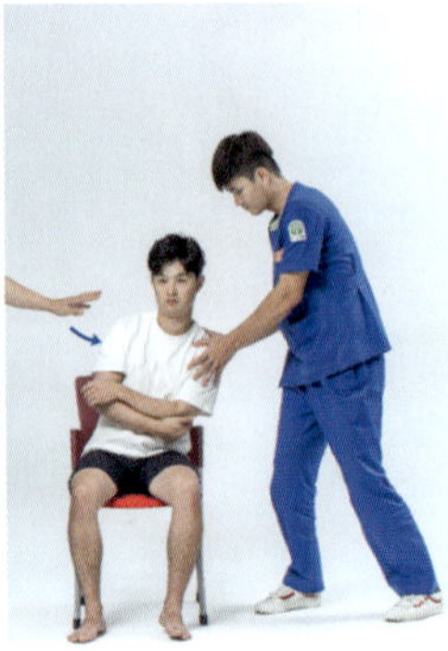

마비쪽 밀기에 의한 균형 운동

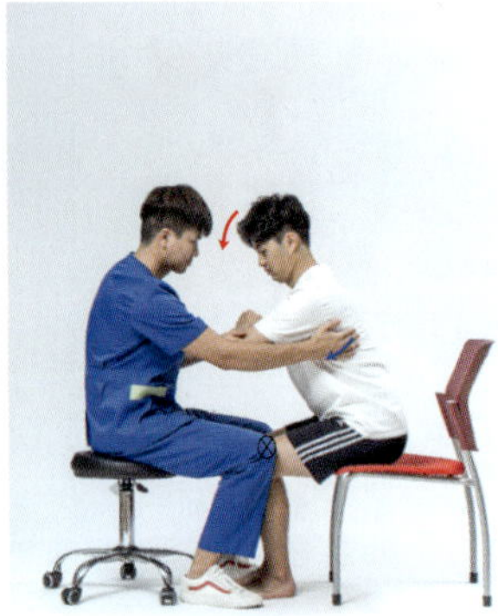

어깨뼈 앞쪽운동 보조에 의한 몸통 앞쪽 굽힘운동

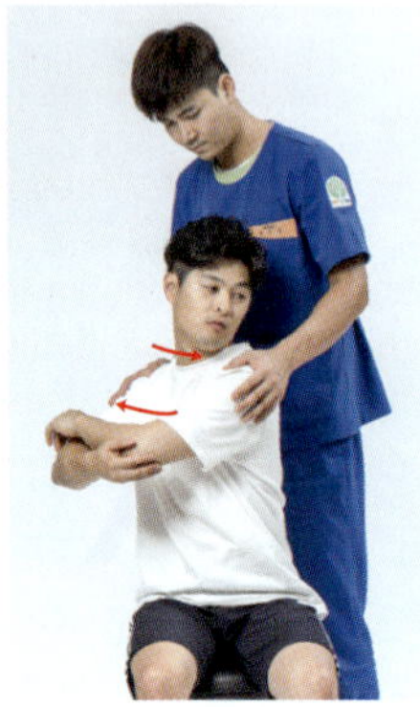

머리와 몸통 반대 방향 돌림운동

팔

1~3단계의 운동

- 치료 목표: 공동작용의 수의적 조절 증진, 목적 있는 활동의 강조
- 기본적 치료원리: 수의적 운동을 위한 근육의 긴장을 발달시키기 위해 긴장성 반사와 연합반응 혹은 고유수용기나 외부수용기를 자극
- 연합반응은 보통 근육수축을 촉진하기 위해 사용됨
- 근육수축을 시킬 때는 일반적으로 등척성 → 편심성 → 동심성 수축 순으로 실시

4~5단계의 운동

- 치료 목표: 공동운동으로부터 분리된 수의적 운동의 증진
- 기본적 치료원리: 다양한 동작을 연합하여 이용함으로써 운동이 공동 운동 패턴에서 분리되어 일어나도록 함
- 고유수용기와 외부수용기의 자극은 계속 사용
- 근육수축을 시킬 때는 일반적으로 등척성 → 편심성 → 동심성 수축 순으로 실시

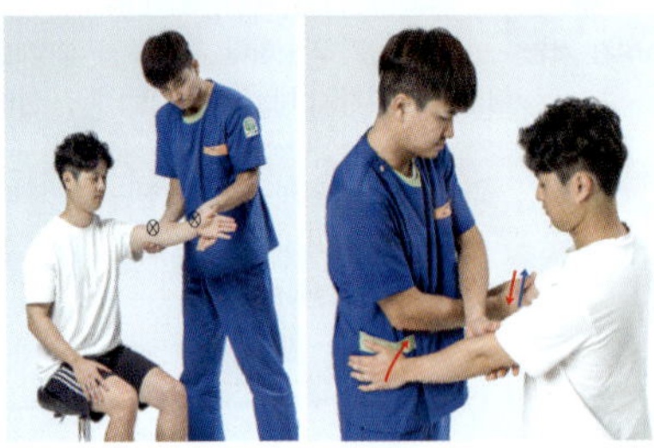

1~3단계의 운동

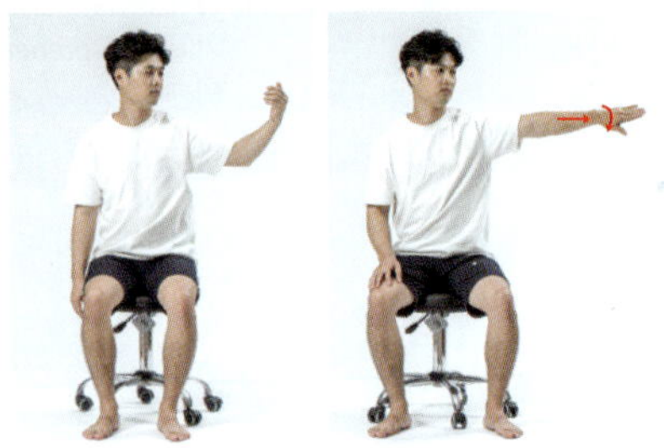

A. 마비쪽 팔 수평위 벌림 못함(4단계)

B. 마비쪽 팔 수평위 벌림 가능(5단계)

왼쪽 반신마비 환자의 가쪽 수평위를 향한 팔의 올림 운동

치료기법	팔	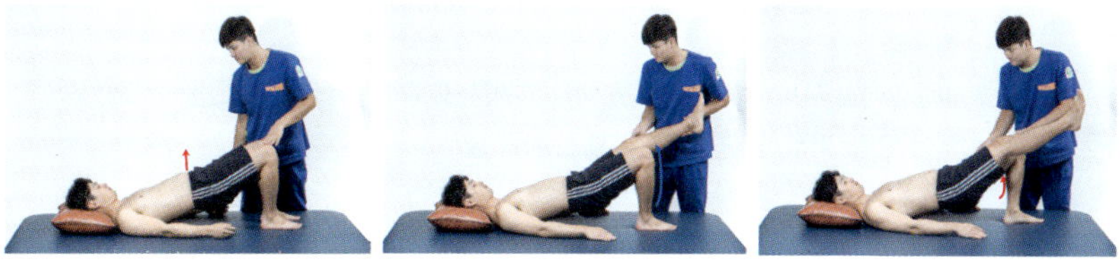 A. 양쪽다리 지지에 의한 교각운동 B. 비마비쪽 지지에 의한 교각운동 C. 마비쪽 지지에 의한 교각운동 **왼쪽 반신마비 환자의 교각운동**
	손	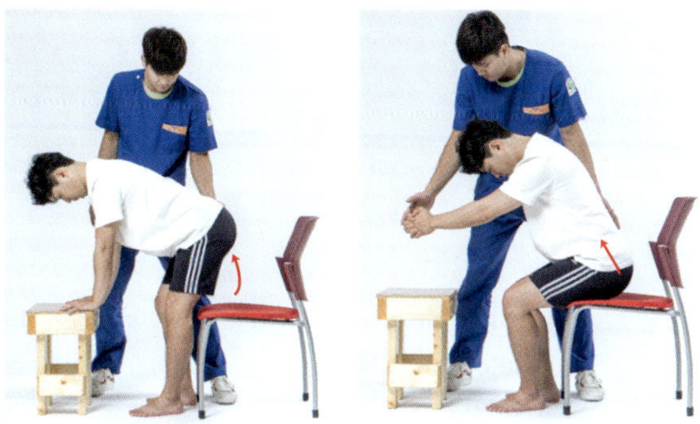 A. 손으로 지지하고 엉덩이 들기 B. 지지 없이 체중을 앞으로 하여 일어서기 **왼쪽 반신마비 환자의 의자에서 일어서기 운동** 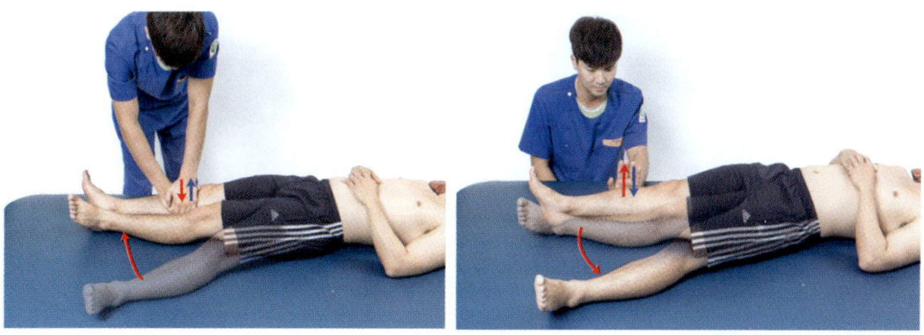 A. 모음 반응 B. 벌림 반응

3) 보바스 접근법

개념

- 정위반응과 평형반응을 이용하여 정상적인 운동조절의 촉진과 비정상적인 근육긴장을 억제하는 문제해결 접근법
- 비정상적인 자세와 근육 긴장은 핵심 부위를 조절하여 달성할 수 있음
- 핵심 부위: 머리, 목뼈, 몸통, 엄지, 손가락 등

원리

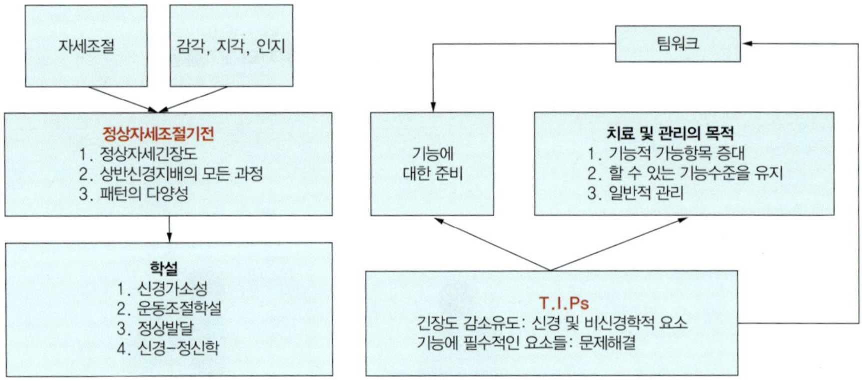

치료기법

- 억제기법은 비정상적인 반사나 움직임 패턴을 제한시키는 치료적 접근법을 의미
  - 초기 반사억제자세(Reflex Inhibition Posture, RIP)가 보편적으로 이용되었으나 반사억제패턴(Reflex Inhibitory Patterns, RIPs)으로 바뀌었고, 반사억제패턴은 다시 자세나 움직임의 비정상 패턴을 변화시키기 위한 정상 활동 패턴 개념의 "긴장도영향패턴(Tone Influencing Pattern, TIPs)"으로 바뀜.
- 촉진은 정상 움직임을 보다 쉽게 유도해 낼 수 있도록 제공하는 모든 것으로서 기능적 활동을 할 수 있도록 준비하는 작업이다.
- 팔과 다리의 경직억제를 위한 관절자세

팔의 굽힘근 경직억제자세	손가락 굽힘근 경직억제자세	다리의 폄근 경직억제자세
• 목과 척주의 폄 • 어깨관절 벌림 • 어깨관절 바깥돌림 • 어깨관절 수평위 벌림 • 팔꿉관절 폄 • 아래팔 뒤침 • 손목관절 폄	• 아래팔 뒤침 • 손목관절 폄 • 엄지손가락 벌림 • 손가락관절 폄	• 다리 폄상태에서 바깥돌림 • 발가락의 발바닥쪽 굽힘 • 무릎관절 굽힘 • 엉덩관절 굽힘

▶ 보바스의 초기와 최근의 정의 및 개념 비교

초기의 개념	최근의 개념
• 중추신경계는 계층적인 구조로 발생되어 있다(수직계층성, top down식 연계). • 신경계 구조의 복잡성은 크기와 연결수에 좌우된다. • 동작은 척수반사의 자극으로 시작된다. • 피라미드로(pyramidal track) 병변 시 억제 조절 기능이 소실되어 반대쪽이 경직성 편마비가 된다. • 연합반응과 경직은 같은 것이며, 불수의적 반사활동 등을 이론적 배경으로 삼았다.	• 개개인의 상태와 조건에 따른 문제해결적 접근법 • 중추신경계는 많은 시스템 및 하부시스템으로 구성된 복잡한 조직이다(시스템 이론). • 중추신경계의 구성조직은 환경의 변화에 적응하며 변화할 수 있다. • 동심성 자극의 변화는 중추신경계의 구조적인 조직에 직접적인 영향을 끼칠 수 있다. • 신경계 구조의 변화는 감각-운동형태를 정상 혹은 비정상으로 만들 수 있는 조직화나 비조직화가 가능하다. • 동작조절은 신경 및 근육 뼈대계의 상태에 따라 좌우된다. • 몸통과 사지의 동심성 및 편심성 선택적 동작은 자제조절기전과 상호연관성을 가진다. • 재활은 운동 조절기능을 회복하는 학습과정이지 보상을 촉진하는 것은 아니다. • 학습과정에서의 이와 관련된 세포 기전은 운동 조절 재학습기간 중 과제에 따라 변화한다.
• 수직계층적 운동수행(top down 방식) • 신경로(tracts) 중심의 개념 • 고정된 개념 • 반사활동(reflex activity) • 중추신경계는 손상으로부터 비가역적 • 전기적 활성 • 실무율(all or nothing) 원리	• 다차원적이고 복잡한 연결구조를 통한 운동수행 • 시스템 이론에 기반한 개념 • 변화가 가능한 신경가소성 개념 • 모듈레이션 • 중추신경계의 신경 재조직화 가능성 수용 • 신경전달물질 • 가중(summation) 원리

▶ 체중부하를 통한 억제유도

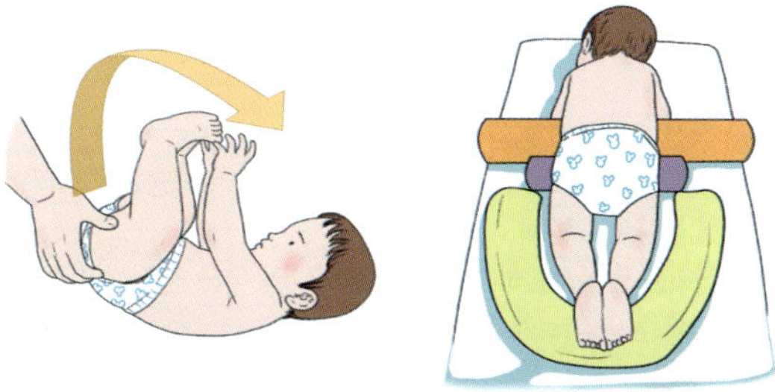

▶ 마리-포아 반사(Marie-Foix reflex): 다리에서 폄근 경직을 억제

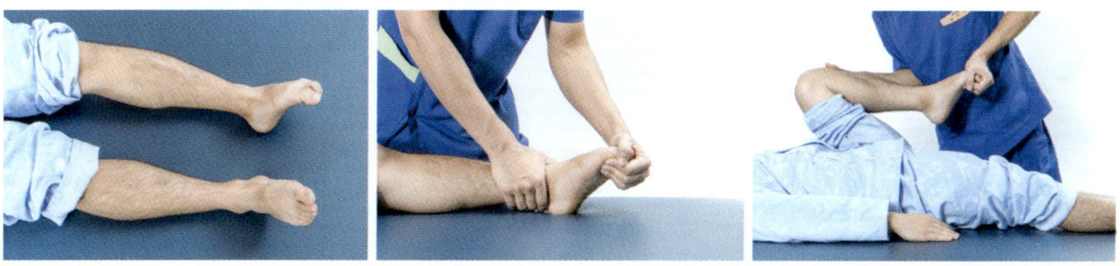

마리-포아 반사를 이용한 다리의 굽힘 및 치료과정 순서

3) 보바스 접근법 (계속)

치료기법

- 보바스 치료의 방법적 변화

RIP	RIPs	TIPs
• 긴장성 반사의 억제를 강조(동작을 허용하지 않으며 매우 수동적인 양상)	• RIP보다 능동성이 높음 • 억제, 자극, 촉진을 활용하는 핵심부위 조절을 통해 움직임을 조절 • 환자는 보다 활동적일 수 있으며, 기능적 및 수의적 임직임에 대한 기반을 제공 • 환자와 치료과정 사이에 보다 상호적 소통성이 높으며 치료에 의한 환자통제가 적음	• 근긴장도에 영향을 주는 모든 패턴을 교정해 안정성(즉, 자세조절)과 가동성(즉, 움직임 수행성)을 향상시켜주자는 이론임 • 3가지 적용방법 ① 억제: 비정상패턴의 차단 ② 촉진: 능동적인 운동반응을 만들어주며 움직임을 쉽게 할 수 있도록 해준다. - 핵심부위 조절을 적용 - 환자 움직임 시 적절한 시간, 적절한 부위에 최소의 치료적 보조를 적용 함으로써 움직임의 효율을 극대화 - 손끝 조절 - 환자의 반응을 기다려주며 그 반응의 양상을 파악 ③ 자극: 환자가 움직임 수행 시 좀 더 집중적으로 할 수 있도록 하여 자극에 훨씬 더 잘 반응할 수 있도록 하며 긴 장도를 적절하게 증가시키려는 방법 - 자극기법: 체중 부하, 관절자세 취해주기, 치료적 고정, 두드리기 기법 등을 활용 - 두드리기 기법: 억제 두드리기, 압박 두드리기, 교대 두드리기, 스위프 두드리기

- 핵심부위 조절법
  ① 머리(대칭성 긴장성 목반사의 영향 아래에 있을 때)
    - 머리 폄 시 엉덩관절과 다리의 굽힘 경직성이 증가하여 엉덩관절과 다리가 굽힘되고, 목 부위와 척추는 폄되어 앞굽음증이 유발됨
    - 팔이음뼈와 머리를 앞쪽굽힘하면 엉덩관절과 다리 폄근 경직성이 증가하여 머리의 조절이 증가하더라도 앉는 데 어려움이 따르게 됨

  ② 팔이음뼈와 팔
    - 아래팔 엎침, 어깨관절 안쪽돌림 → 폄근 경직이 억제됨
    - 팔꿉관절 폄 상태에서 아래팔 뒤침, 어깨관절 가쪽돌림 → 굽힘이 억제되고 폄이 촉진됨
    - 팔꿉관절 폄, 아래팔 뒤침, 어깨관절 가쪽돌림 상태에서 팔을 수평벌림 → 굽힘근 경직이 억제됨
    - 팔을 가쪽돌림 상태에서 올림 → 경직성 팔다리마비와 양다리마비 환자의 다리 및 엉덩관절 척추의 폄이 촉진

  ③ 골반과 다리
    - 다리의 굽힘 → 발목관절의 발등쪽 굽힘, 가쪽돌림과 벌림을 촉진
    - 다리 폄 상태에서의 가쪽돌림 → 발목관절의 발등쪽 굽힘과 벌림이 촉진
    - 발가락의 발등쪽 굽힘 → 다리의 벌림과 가쪽돌림, 발목관절의 발등쪽 굽힘을 촉진, 다리의 폄근 경직성을 억제

▶ 핵심부위 조절의 조절부위

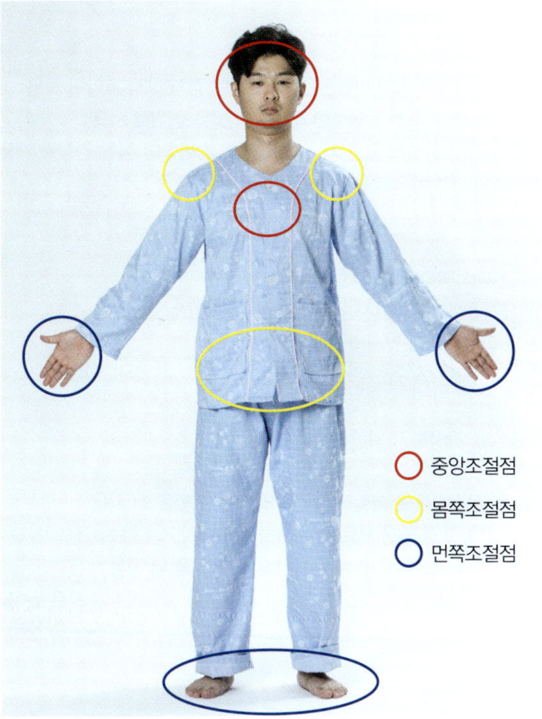

▶ 긴장도 증가기법

종류	방법
억제 두드리기 (inhibitory tapping)	• 경직 대항근의 상반성 억제 결과로써 수축이 불가능해져 약화가 온 근육군의 활성화를 위해 사용한다. • 즉 경직성이 있는 환자에게 적용하고, 억제를 통한 기능 획득이 목적이다. • 경직성을 억제하는 동안 반대근 활동을 촉진하는 방법이다.
압력 두드리기 (pressure tapping)	• 중력에 대항하여 어떤 자세를 유지할 수 있는 자세긴장도를 증진시키기 위해 사용한다. • 즉 지속적인 자세 고정을 위한 협력 수축을 유발한다. • 작용근과 대항근을 동시에 두드리는 방법으로 작용근과 대항근이 같은 길이에 있을 때, 즉 중간 범위에서 적용한다. • 느린비틀림운동이나 실조 환자에게 적용된다.
교대 두드리기 (alternate tapping)	• 상반지배의 적당한 등급을 얻기 위해 사용한다. • 이 때는 주로 균형반응을 자극한다. • 대항근 기능의 불균형이 있을 때 적용된다.
스위프 두드리기 (sweep tapping)	• 특정한 근육군의 자극을 통하여 근육기능의 공동패턴을 활성화하기 위해 사용한다.

3) 보바스 접근법 (계속)

치료기법	• 자발적 운동의 촉진과 자극기술 ① 운동 촉진의 시기와 방법 - 모든 신생아와 어린이: 느린비틀림운동형보다는 경직형에 더 많이 사용 - 모든 경직형 환자: 기초적 운동패턴의 성취와 발달을 위해 사용 - 느린비틀림 운동형과 실조형 환자: 비정상적이고 변동이 심한 긴장력 때문에 행동은 비정상이 됨. 반응에 대한 확실성이 없으므로 반복하는 것이 매우 중요 ② 기술 - 치료용 공 위에서의 여러 가지 반사 패턴 - 미로반사, 정위반사, 평형반사 등의 유도를 위한 기술 - 미로반사와 고유수용성 반사의 유도를 위한 기술 - 보험 평근 밀기 반사를 위한 기술 • 고유수용기와 촉각을 자극하기 위한 기술 ① 기술의 적용 - 저긴장증 후 명백한 혹은 실질적인 근육의 약화가 있을 때 사용 - 경직성이나 간헐적 경직은 치료 시 완전하게 억제하거나 감소시킴 - 감각 유입의 부족 때문에 기인된 근육의 약화가 있을 때 사용 - 실질적인 감각 결함은 아니지만 어린이가 감각운동 경험이 부족으로 인하여 어떻게 움직여야 할지 모를 때 사용 ② 경직증가를 피하는 방법 - 자극이 원하는 경로를 통하여 유입되기 위해 반사 억제 패턴과 함께 연합하여 자극 적용 - 자극은 신중하게 적용하고 자세 긴장력이 낮을 때만 이 방법을 사용 - 국소 반응 유발에 목표를 두어야 하며, 광범위하게 연합반응이 나타나지 않도록 함 ③ 중요한 자극 기술 - 체중부하, 압력, 저항, 배치와 유지, 두드리기

▶ 자세정렬 촉진기법과 반사촉진기법

자세정렬 촉진기법	반사촉진기법
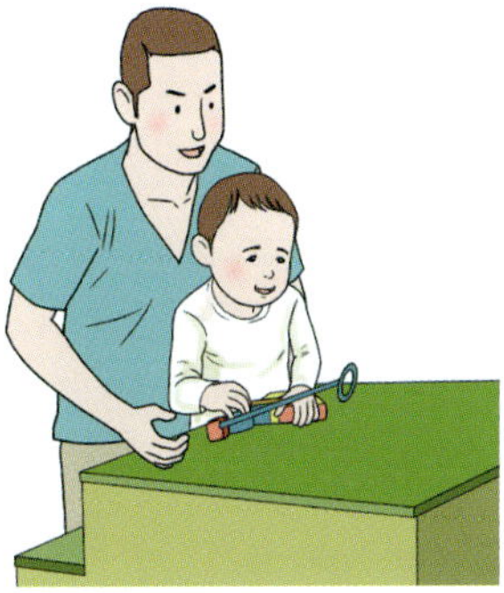	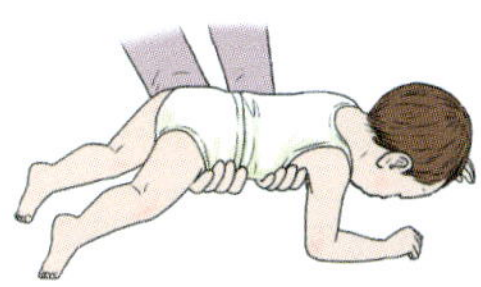 A. 란다우 반사의 검사 자세 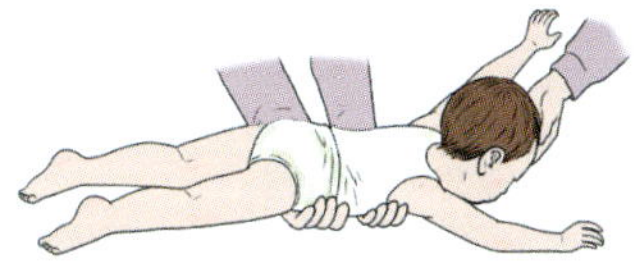 B. 란다우 반사의 양성 반응 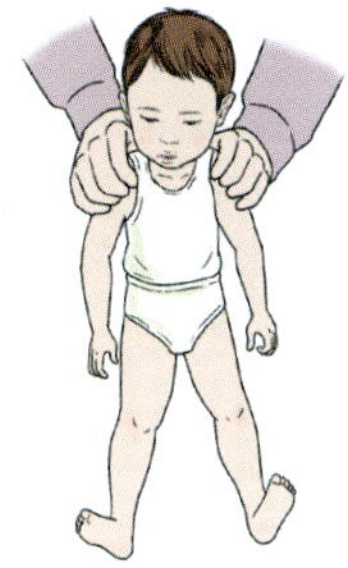 C. 모로반사의 검사 자세 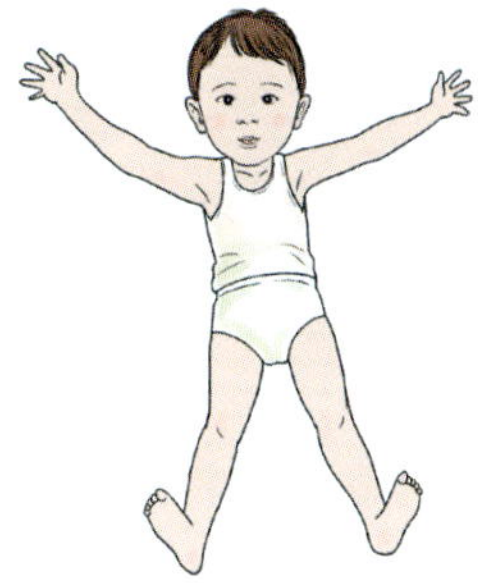 D. 모로반사의 양성 반응 **자동반응을 유도하는 방법**

▶ 균형능력촉진기법과 기능적 움직임 유도기법

균형능력촉진기법	기능적움직임 유도기법
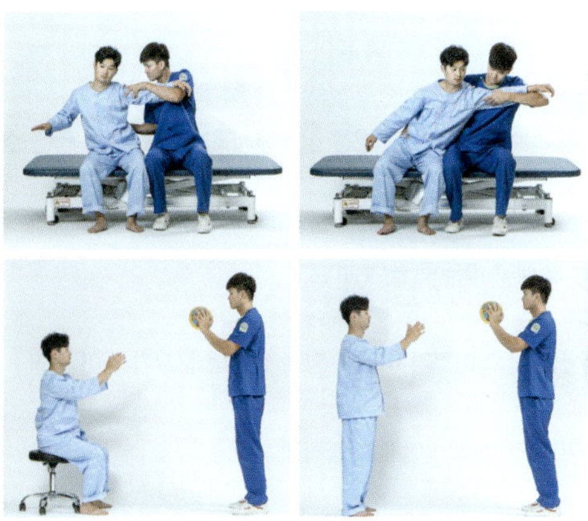 A. 낮은 COG　B. 높은 COG **중력중심점 변화를 통한 균형훈련**	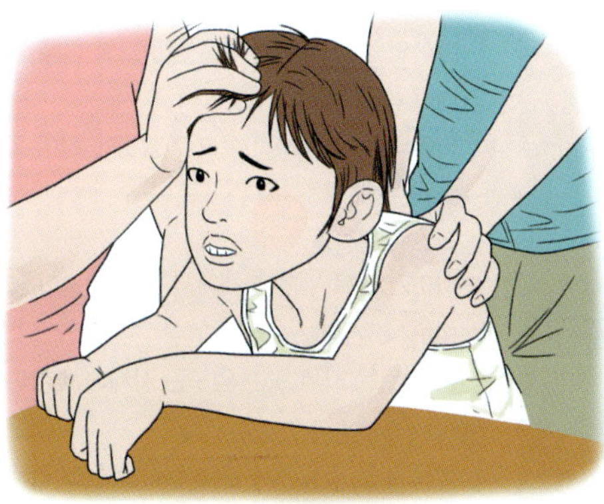 머리폄을 통한 어깨관절, 팔꿉관절 폄 유도

4) 보이타 접근법

개념

- 특정한 자세에서 유발점을 자극하여 정상운동을 뇌에 반복하여 기억시킴으로써 병적 운동의 발달을 억제시키고 정상적인 운동발달을 유도하는 치료법

원리

- 보이타 유발점

<table>
<tr><th></th><th>주요유발점(main zone or principle zone)</th><th>보조유발점(accessory zone)</th></tr>
<tr><td rowspan="5">반사적 기기</td><td>위팔뼈 안쪽위관절융기
(medial epicondyle of humerus)</td><td>어깨뼈 봉우리(acromion)</td></tr>
<tr><td>노뼈 붓돌기(radial styloid process)</td><td>몸통점(trunk zone)</td></tr>
<tr><td>넙다리뼈 안쪽위관절융기
(medial epicondyle of femur)</td><td>어깨뼈 안쪽면 아래 1/3
(scapular medial border below 1/3)</td></tr>
<tr><td rowspan="2">발꿈치뼈 가쪽(lateral calcaneous)</td><td>위앞엉덩뼈가시
(anterior superior iliac spine)</td></tr>
<tr><td>중간볼기근(gluteus medius)</td></tr>
<tr><td>반사적 뒤집기</td><td>가슴점(breast zone)</td><td></td></tr>
</table>

평가

- 당김반응
  - 아이를 바로 누운 자세에서 고개를 중위로 한 다음 아이를 정중위까지 들어 올림
- 란다우반응
  - 아이를 손바닥 위에 엎드린 자세로 위치하게 함. 아이가 정확한 수평을 유지하게 하는 것이 중요
- 겨드랑이 걸치기반응
  - 아이의 등이 검사자 쪽을 향하도록 몸통을 붙잡고 머리가 위로 가도록 들어 올림
- 보이타 반응
  - 아이의 등을 검사자 쪽으로 향하게 하여 몸통을 잡고 수직으로 위를 향한 상태에서 갑자기 아이의 몸을 수평이 되게 함
- 콜리스 수평반응
  - 아이가 바로 누운 자세에서 한쪽 위팔과 넙다리를 붙잡고 그대로 들어 올림
- 파이퍼-이스베르트 반응
  - 바로 누운 자세 또는 엎드린 자세에서 아이의 무릎을 잡고 머리가 아래로 향하게 하여 갑자기 들어 올림
- 콜리스 수직반응
  - 바로 누운 자세에서 한쪽 무릎을 잡고 갑자기 들어 올려 머리가 아래를 향하게 함

적응증

- 뇌성마비, 말초성마비, 근육병, 뇌손상, 요통, 신경근 손상, 중추성 협조운동장애, 척추갈림증, 선천성 기형, 다발성경화증, 정형외과적 문제(척추측만증, 선천성 엉덩관절 이형성 증) 등

금기증

- 발열상태, 급성상태/조직염증, 암, 임신, 자폐성행동, 설사, 구토, 역류와 같은 심한 정신적 불안 행동 등

▶ 보이타의 7가지 자세반응평가

자세반응	시작 자세	끝자세	평가부분(빨간색)
당김 반응	바로 누운 자세	몸통경사 45°로 들기	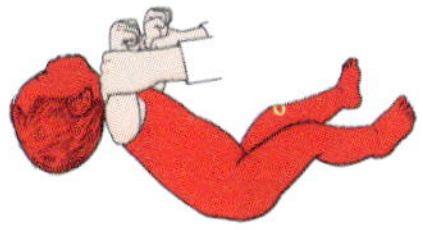
란다우 반응	손 위로 엎드려 누운 자세	손 위로 엎드려 누운 자세에서 들기	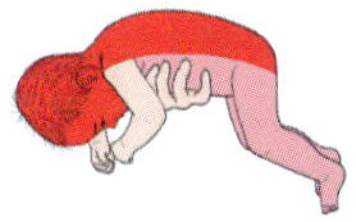
겨드랑이 걸치기 반응	엎드려 누운 자세	수직으로 들기	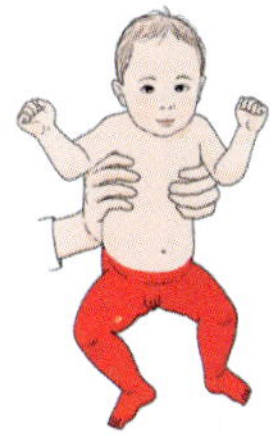
보이타 반응	엎드려 누운 자세	한쪽 경사진 상태서 들기	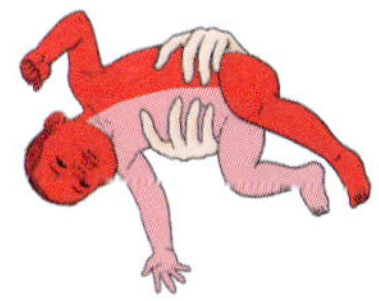
콜리스 수평반응	바로 누운 자세	한쪽 팔과 다리를 잡고 들기	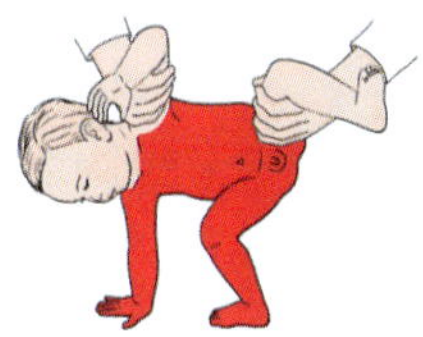
파이퍼-이스베르트 반응	바로 누운 자세	두 다리를 잡고 들기	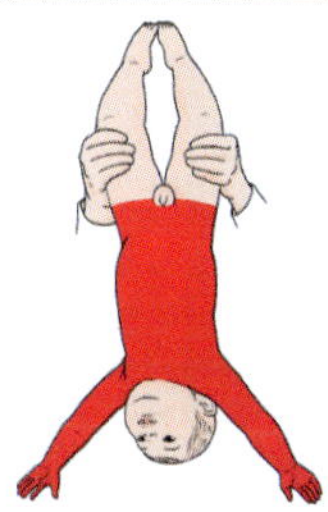
콜리스 수직 반응	바로 누운 자세	한 쪽 발을 잡고 들기	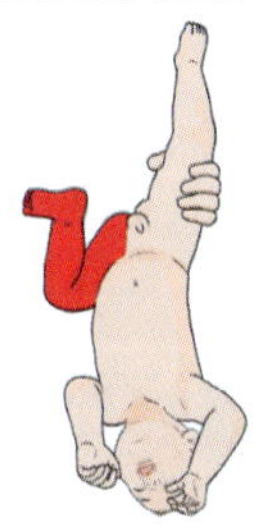

4) 보이타 접근법 (계속)

<table>
<tr><td rowspan="1">촉진기법</td><td>

• 자세반응의 평가

등급	설명
아주 경한 중추성 협조운동 장애 (very light CCD)	비정상 반응의 수가 1~3개인 경우이다. 90% 이상이 저절로 정상화된다.
경한 중추성 협조운동 장애(light CCD)	비정상 반응의 수가 4~5개인 경우이다. 75% 이상이 저절로 정상화된다.
중간 정도 중추성 협조운동 장애 (moderate CCD)	비정상 반응의 수가 6~7개인 경우이다. 직접적인 뇌성 마비는 아니라 하더라도 치료를 해야 한다.
심한 중추성 협조운동 장애(severe CCD)	비정상 반응의 수가 7개 모두인 경우이다. 의심할 여지 없이 모두 치료를 해야 한다.

</td></tr>
<tr><td>치료기법</td><td>

• 반사적 기기
  - 시작 자세 (starting position)는 엎드려 누운 자세를 취함
  - 얼굴은 약간 구부려 왼쪽 또는 오른쪽으로 30° 돌림
  - 얼굴이 돌아가 있는 쪽의 팔은 어깨관절을 120~130° 굽힘시켜 손목이 어깨와 일직선이 되게 함
  - 반사적 기기 움직임이 교차패턴으로 일어날 수 있도록 얼굴쪽 다리와 뒤통수쪽 팔, 뒤통수쪽 다리와 얼굴쪽 팔의 유발점을 동시에 자극

• 반사적 뒤집기 1기
  - 바로 누운 자세에서 가슴유발점을 자극
  - 반응이 나타나면 뒤통수 목덜미선의 머리널판근과 관자놀이에 머리목뼈 접합부 방향으로 저항

• 반사적 뒤집기 2기
  - 시작 자세는 신체가 옆으로 누운 자세에서 체중이 아래쪽 어깨와 펴된 다리에 의해 지탱
  - 아래쪽 팔은 어깨관절이 90° 굽힘되고 팔굽관절은 약간 굽힘상태로 위쪽 팔은 몸통 위에 놓음
  - 아래쪽 다리는 엉덩관절과 무릎관절이 30~40° 굽힘되고 발뒤꿈치와 엉덩뼈 결절이 같은 선상에 놓음, 위쪽 다리는 자연스럽게 굽힘

</td></tr>
<tr><td>효과</td><td>

• 자극이 주어지는 동안 나타날 수 있는 효과
  - 자극에 의해 불수의적인 근육활동이 일어남
  - 근육활동으로 인해 무게중심점이 이동하여 신체가 주어진 지점에서 자동적으로 지지
  - 부분적인 운동기능 획득으로 자세발달 과정을 성숙

• 반복적으로 주어진 자극
  - 자발적인 운동행동의 일부분으로서 전체 또는 부분적인 운동패턴으로 고정
  - 근육뼈대계에는 척추를 분절 단위로 펴거나 돌림 시킬 수 있으며, 몸통 안정화를 통해 기능적 움직임이 좋아짐
  - 머리를 보다 자유롭게 움직일 수 있고, 몸쪽부 근육의 강화로 특히, 엉덩 관절과 어깨관절이 안정화되며 자세가 개선
  - 쥐기나 지지 기능 등과 같이 손과 발을 목표 지향적으로 사용할 수 있음

</td></tr>
</table>

반사적 기기

반사적 기기의 유발점과 자극방향

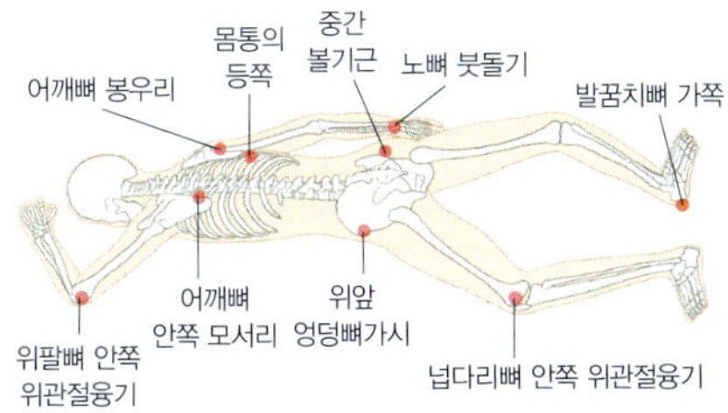

	유발점	자극방향
얼굴쪽	위팔뼈 안쪽위관절융기	등쪽–안쪽–꼬리쪽–어깨방향
	넙다리뼈 안쪽위관절융기	등쪽–안쪽–머리쪽 방향
	어깨뼈 안쪽모서리 아래 1/3	배쪽–가쪽–머리쪽–지지팔 방향
	위앞엉덩뼈가시(ASIS)	등쪽–안쪽–꼬리쪽–반대편 골반 방향
뒤통수쪽	노뼈 붓돌기	배쪽–가쪽–머리쪽–같은쪽 팔꿉 방향
	발꿈치뼈 가쪽	등쪽–안쪽–꼬리쪽–같은쪽 안쪽복사와 무릎 방향
	중간볼기근	반대쪽 발 방향
	어깨뼈봉우리	등쪽–안쪽–꼬리쪽 등뼈 중간부위 방향
	몸통	배쪽–안쪽–꼬리쪽

반사적 뒤집기

반사적 뒤집기 1기의 유발점과 자극방향

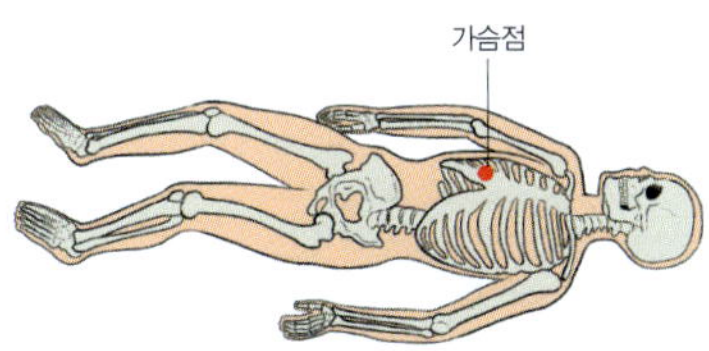

유발점	자극방향
가슴점 머리널판근, 관자놀이	안쪽–등쪽–꼬리쪽/머리쪽–반대편 어깨나 ASIS방향 머리목뼈 접합부방향

반사적 뒤집기 2기의 유발점과 자극방향

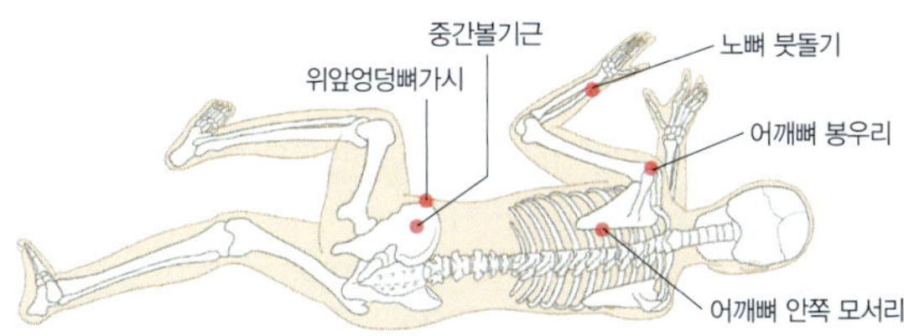

유발점	자극방향
어깨뼈 안쪽모서리 아래 1/3	배쪽–안쪽–머리쪽
위앞엉덩뼈가시(ASIS)	안쪽–등쪽–꼬리쪽
봉우리	안쪽–등쪽–꼬리쪽
중간볼기근	배쪽–가쪽–꼬리쪽

5) 고유수용성 촉진법

개념	• 신체 내부와 외부의 감각을 받아들이는 고유수용기의 자극을 통하여 신경근 시스템의 움직임을 촉진하는 중재방법	
원리	저항 (resistance)	• 환자가 움직이는 방향과 반대방향으로 작용하는 힘으로 근육의 수축능력 촉진, 운동조절능력의 증진, 운동과 운동 방향에 대한 인식 증진, 근력 강화 목적으로 사용
	방산 (overflow, irradiation)	• 자극에 대한 반응의 확산이라고 정의되며, 저항에 대항하기 위한 반응이 협동근 등에까지 확산되어 움직임의 패턴과 협동근에 대해 수축반응을 증가시키거나 혹은 이완시키는 것을 말함
	강화 (reinforcement)	• 새로운 자극이 더해짐으로써 강하게 만드는 것으로 치료사는 강한 근육에 저항을 주어 방산을 일으킴으로써 약한 근육의 근력을 증가를 유도
	맨손접촉 (manual contact)	• 환자의 민감한 피부 수용기와 다른 압력 수용기를 자극함으로써 촉감 및 운동감각의 지각을 촉진하며, 적절한 운동 방향에 대해 환자에게 정보를 제공
	신체위치와 신체역학	• 치료사의 위치가 원하는 운동선상에 위치할 때 환자의 움직임을 더욱 효과적으로 조절할 수 있지만, 치료사의 위치가 적합한 위치에 놓이지 않으면 저항의 방향이 바뀌게 되고 환자의 운동도 함께 바뀌게 되어 원하는 운동을 할 수가 없음
	구두 자극 (verbal stimulation, commands)	• 환자에게 무엇을 해야 하고 언제 해야 하는지를 알려준다. 즉, 움직임의 시작을 가이드해주고 환자의 집중력을 촉진함으로써 기능적인 활동을 학습하는 데 도움
	시각자극	• 치료사는 환자가 운동하는 동안 자신의 팔다리를 눈으로 따라가게 하였을 때 더욱 강한 근 수축을 유발할 수 있으며, 환자가 움직임을 조절하고 자세나 운동을 교정하는데 도움
	당김과 압박	• 당김은 환자가 당기는 동작(pulling movement)을 실시할 때 적용 • 압박은 관절면을 서로 밀착시키는 것으로 자세의 안정과 유지를 촉진
	뻗침	• 근육이 최대한 늘어난(elongation) 상태에서 뻗침 자극(stretch stimulation)을 주면 뻗침된 근육, 동작이 일어나는 관절을 지나가는 협동근, 그리고 같은 패턴 내에 있는 다른 협동근들의 반응을 모두 촉진
	타이밍(timing)	• 동작의 연속적인 순서(sequencing of motions)를 말한다. 정상적인 운동은 동작의 부드러운 연속성이 요구되고, 협조동작은 각 운동단계에서 정확한 타이밍이 요구
	패턴	• 대단위운동을 유발하여 정상적인 운동과 활동의 특징을 도모하며, 패턴의 방향은 일상생활동작이나 스포츠 활동 등의 동작에서 볼 수 있는 나선(spiral)과 대각선(diagonal) 방향을 특징

▶ 기본촉진패턴

어깨관절: 굽힘, 모음, 바깥돌림
어깨뼈: 앞쪽올림
앞팔: 뒤침
손목관절: 굽힘, 노쪽 치우침
손가락: 굽힘, 모음

어깨관절: 굽힘, 벌림, 바깥돌림
어깨뼈: 뒤쪽올림
앞팔: 뒤침
손목관절: 폄, 노쪽 치우침
손가락: 폄, 벌림

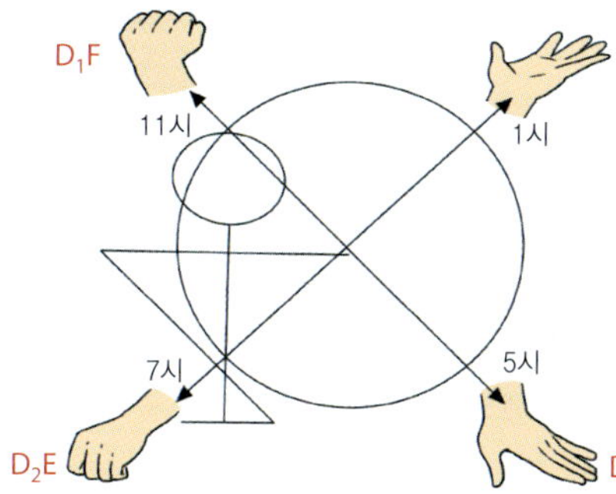

어깨관절: 폄, 모음, 안쪽돌림
어깨뼈: 앞쪽내림
앞팔: 엎침
손목관절: 굽힘, 자쪽 치우침
손가락: 굽힘, 모음

어깨관절: 폄, 벌림, 안쪽돌림
어깨뼈: 뒤쪽내림
앞팔: 엎침
손목관절: 폄, 자쪽 치우침
손가락: 폄, 벌림

팔 패턴

엉덩관절: 굽힘, 모음, 바깥돌림
발목관절: 발등굽힘, 안쪽번짐
발가락: 폄

엉덩관절: 굽힘, 벌림, 안쪽돌림
발목관절: 발등굽힘, 가쪽번짐
발가락: 폄

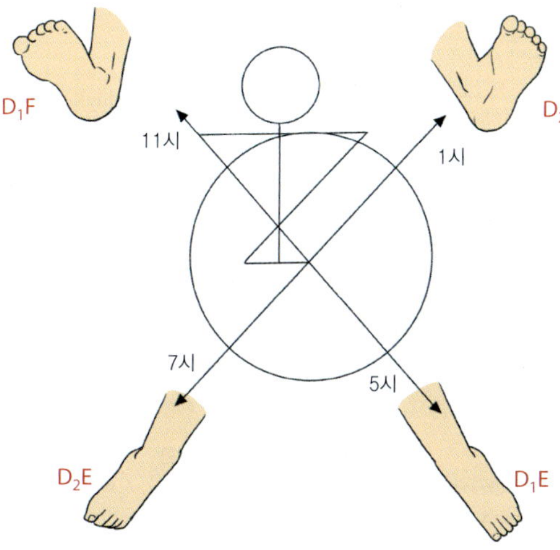

엉덩관절: 폄, 모음, 바깥돌림
발목관절: 발바닥쪽굽힘, 안쪽번짐
발가락: 굽힘

엉덩관절: 폄, 벌림, 안쪽돌림
발목관절: 발바닥쪽굽힘, 가쪽번짐
발가락: 굽힘

다리 패턴

5) 고유수용성 촉진법 (계속)

	치료기법	적용목적	적응증	금기증
치료기법	율동적 개시	• 운동의 개시를 촉진 • 운동감각과 협조 증진 • 운동속도의 증가와 감소를 통한 운동속도의 정상화 • 운동 재교육 • 이완	• 운동을 시작하는 데 어려움이 있는 경우 • 운동이 너무 느리거나 또는 너무 빠른 경우 • 운동이 비협조적이거나 비율동적인 경우 • 전반적인 긴장이 있는 경우	
	등장성 혼합	• 운동의 능동적인 조절 • 협조능력 증진 • 능동관절가동범위 증진 • 근력 증진 • 운동의 편심성 조절에 대한 기능적인 훈련	• 편심성 조절의 감소 • 원하는 방향으로 움직이는 능력 또는 협조가 부족한 경우 • 능동관절가동범위의 감소 • 중간범위에서 능동운동의 부족	
	동적 반전	• 능동관절가동범위 증진 • 근력 증진 • 협조능력증진 • 피로감소 및 예방 • 지구력 증진	• 작용근의 약화 • 운동방향 전환능력의 감소 • 운동을 실시한 근육에서 피로가 나타날 때	
	안정적 반전	• 안정성과 균형 증진 • 근력 증진 • 작용근과 대항근 사이의 협조능력 증진	• 안정성 감소 • 근육의 약화 • 등척성 수축을 하지 못하는 경우	
	율동적 안정	• 능동 및 수동관절가동범위 증진 • 근력 증진 • 안정성과 균형 증진 • 통증 완화	• 관절가동범위의 제한 • 관절이 불안정한 경우 • 대항근군이 약화된 경우 • 균형능력이 감소된 경우 • 통증, 특히 운동을 시작할 때 통증이 나타날 경우	• 소뇌장애환자 • 나이, 언어장애, 뇌 기능 장애로 인해 지시를 따를 수 없는 환자
	초기범위의 반복 뻗침	• 운동의 시작 촉진 • 능동관절가동범위 증진 • 근력 증진 • 피로 예방 또는 감소 • 원하는 방향으로 운동 유도	• 근육의 약화 • 근육의 약화 또는 경축(rigidity)으로 인해 운동을 시작하는 데 있어 무능력한 경우 • 피로가 나타날 때 • 운동에 대한 인식 감소	• 불안정한 관절 • 통증이 있는 경우 • 골절 또는 뼈엉성증으로 인해 뼈가 불안정한 경우 • 손상된 근육 또는 힘줄
	전범위에서의 반복 뻗침	• 능동관절가동범위 증진 • 근력 증진 • 피로 예방 또는 감소 • 원하는 방향으로 운동 유도	• 근육의 약화 • 피로가 나타날 때 • 원하는 운동에 대한 인식 감소	• 불안정한 관절 • 통증이 있는 경우 • 골절 또는 뼈엉성증으로 인해 뼈가 불안정한 경우 • 손상된 근육 또는 힘줄
	수축-이완	• 관절가동범위 증진	• 관절가동범위의 제한	
	유지-이완	• 관절가동범위 증진 • 통증 감소	• 관절가동범위의 제한 • 환자의 등장성 수축을 치료사가 조절하기엔 너무 강할 경우 • 통증이 있는 경우	• 환자가 등척성 수축을 할 수 없을 경우
	복제	• 끝지점 훈련 • 단축된 근수축 훈련 • 운동의 능동적인 조절 • 협조능력 증진	• 운동의 방향, 속도, 크기 등을 인지하지 못하는 경우	

▶ 굽힘–모음–바깥돌림 패턴

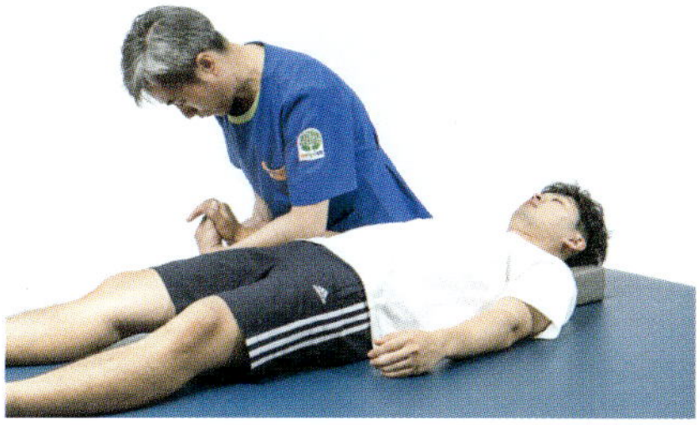

A. 시작 자세

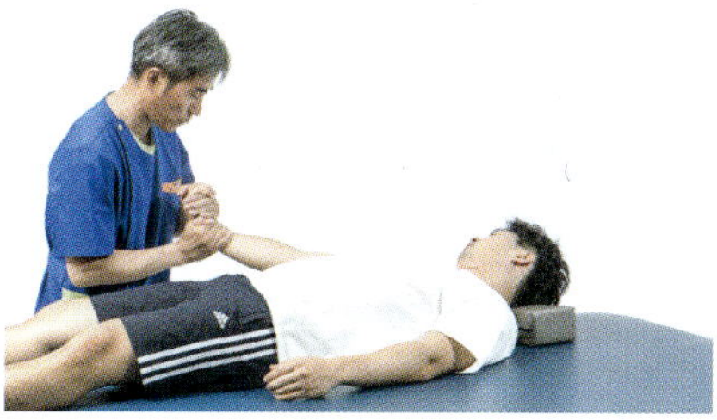

B. 중간 자세 1

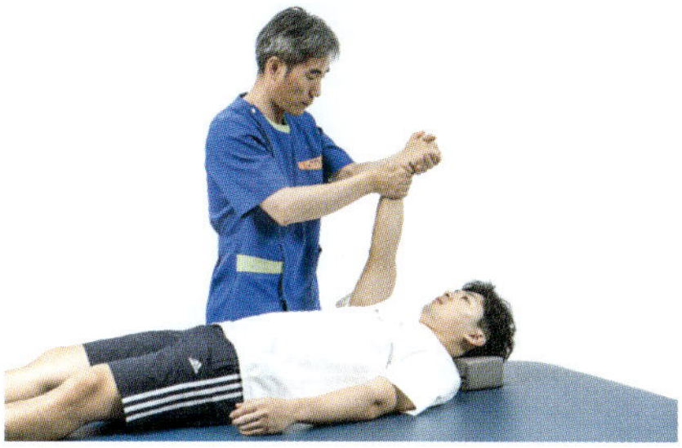

C. 중간 자세 2

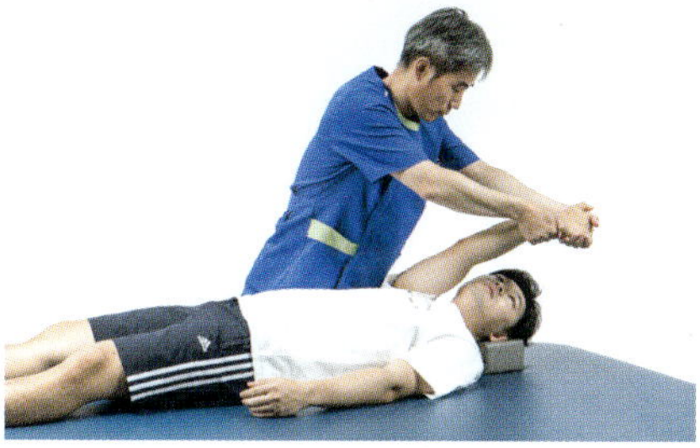

D. 마지막 자세

▶ 폄–벌림–안쪽돌림 패턴

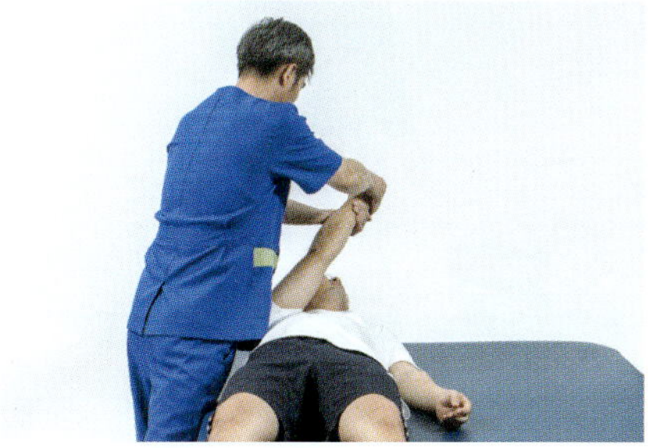

A. 시작 자세

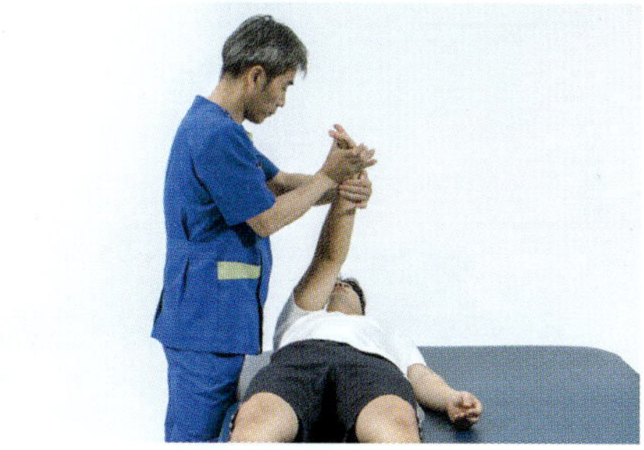

B. 중간 자세 1

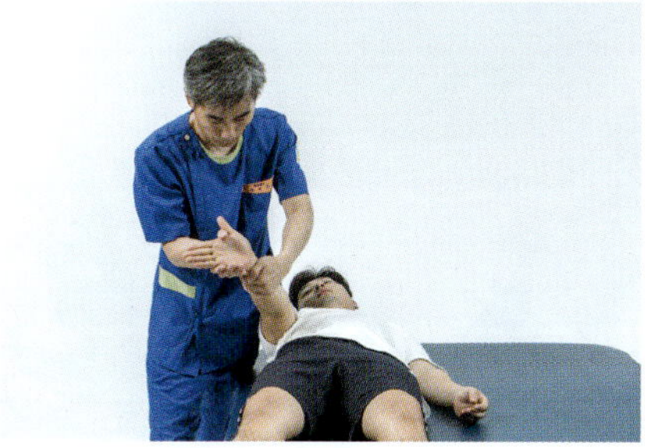

C. 중간 자세 2

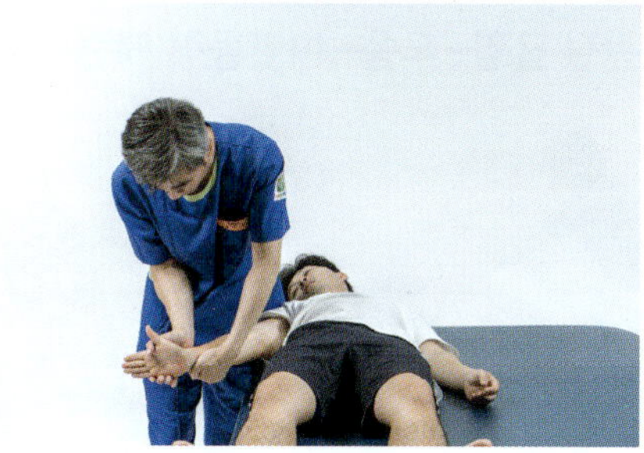

D. 마지막 자세

5) 고유수용성 촉진법 (계속)

▶ 굽힘–벌림–바깥돌림 패턴

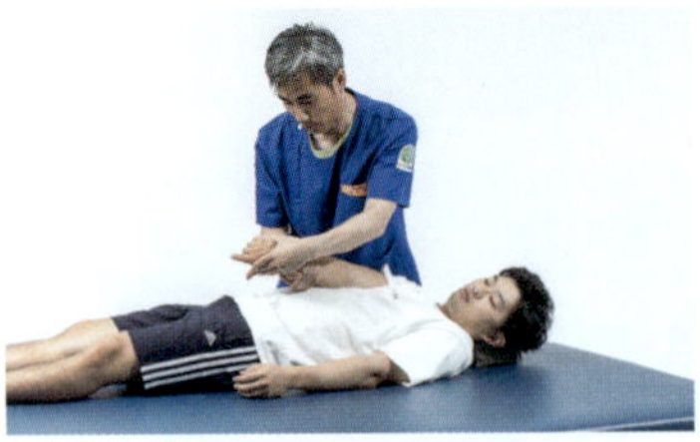

A. 시작 자세

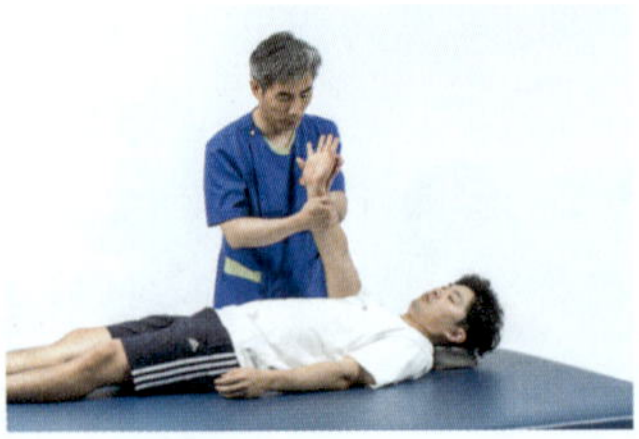

B. 중간 자세

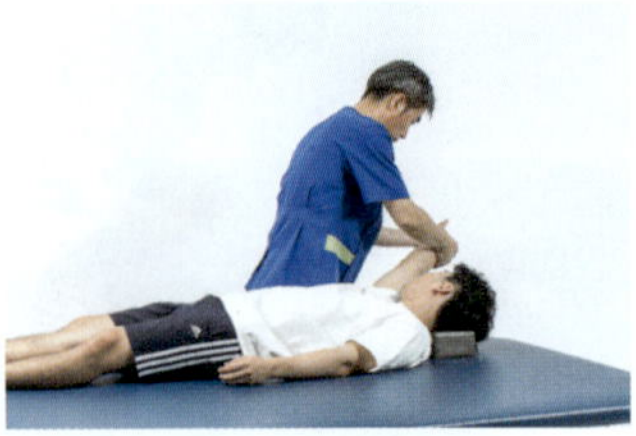

C. 마지막 자세

▶ 폄–모음–안쪽돌림 패턴

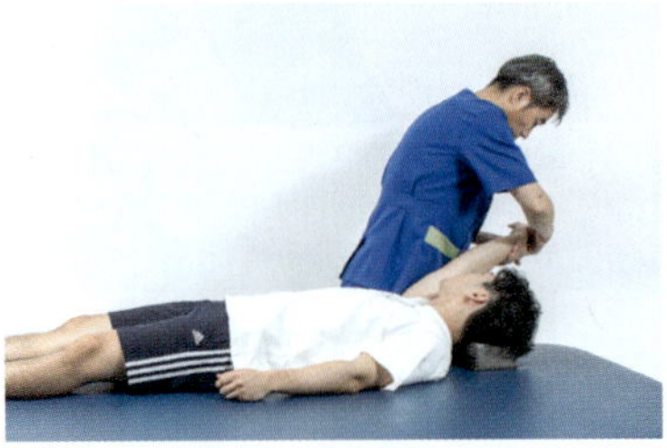

A. 시작 자세

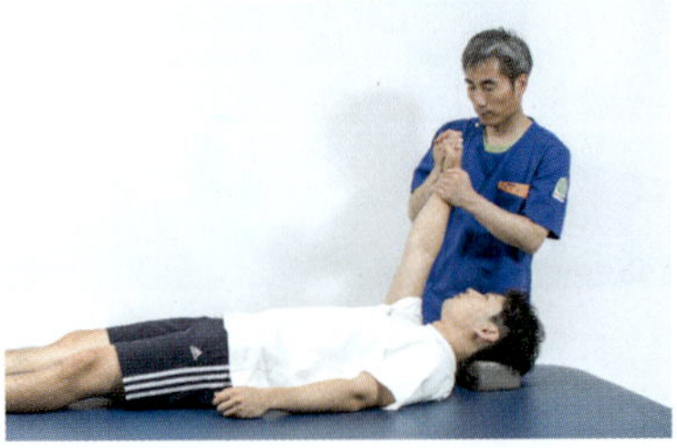

B. 중간 자세 1

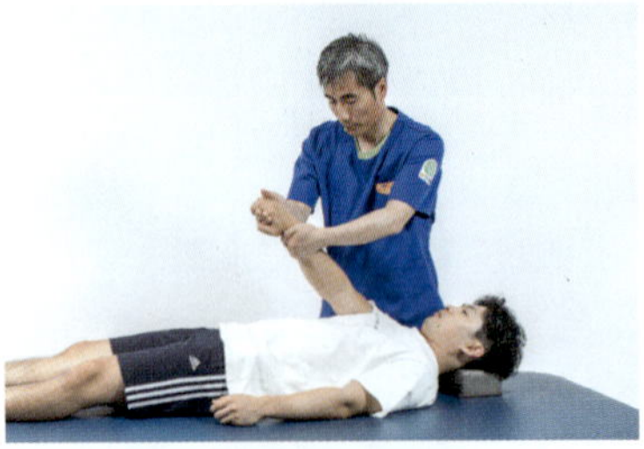

C. 중간 자세 2

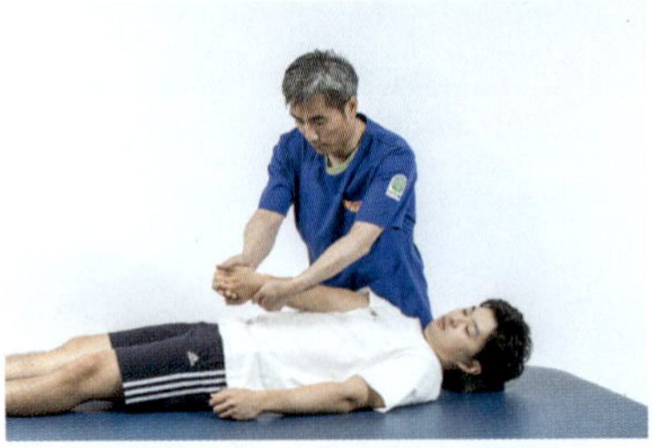

D. 마지막 자세

▶ 무릎관절 굽힘–모음–바깥돌림 패턴

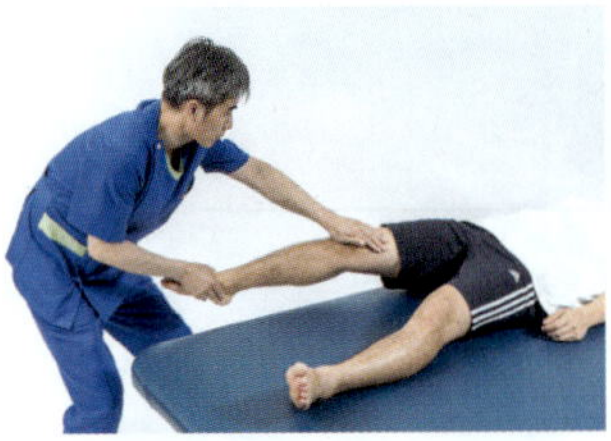

A. 시작 자세

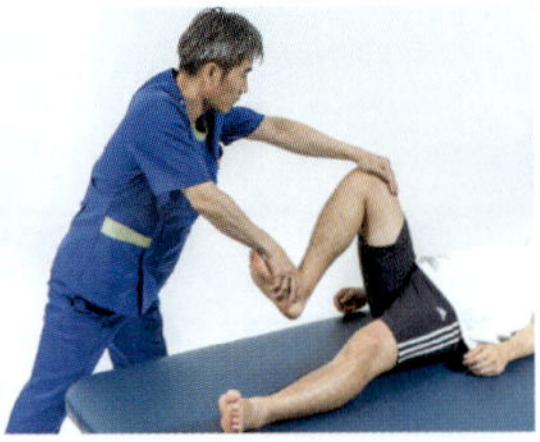

B. 중간 자세

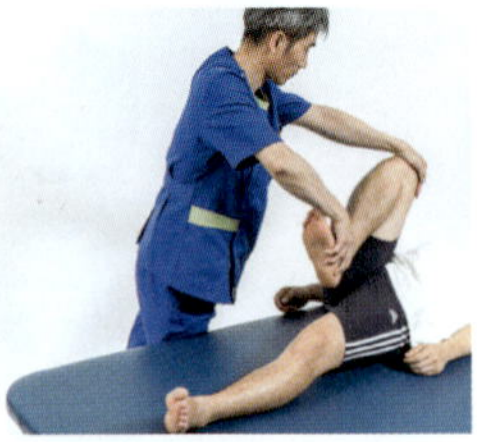

C. 마지막 자세

▶ 무릎관절 굽힘–모음–바깥돌림 패턴

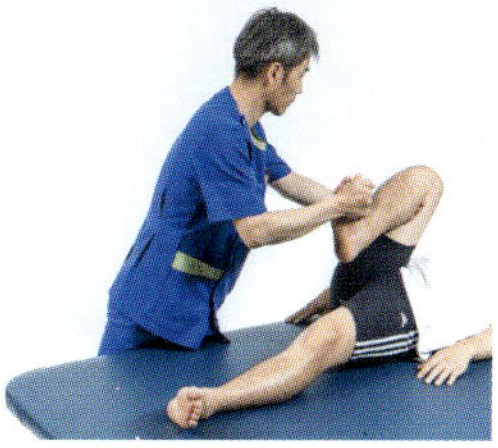
A. 시작 자세

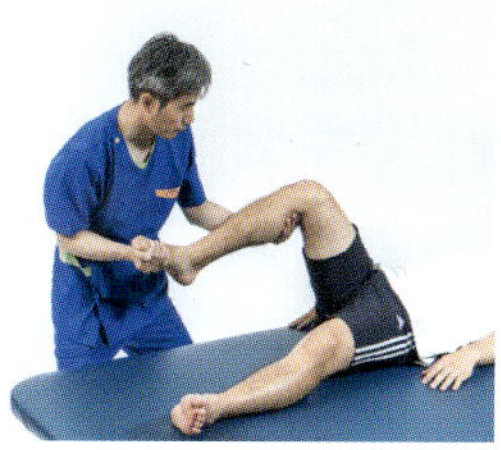
B. 중간 자세

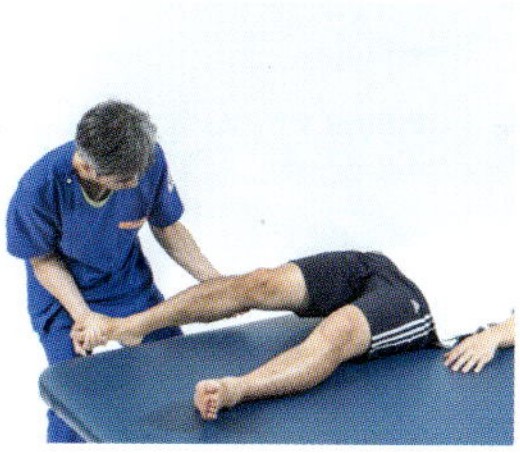
C. 마지막 자세

▶ 무릎관절 굽힘–벌림–안쪽돌림 패턴

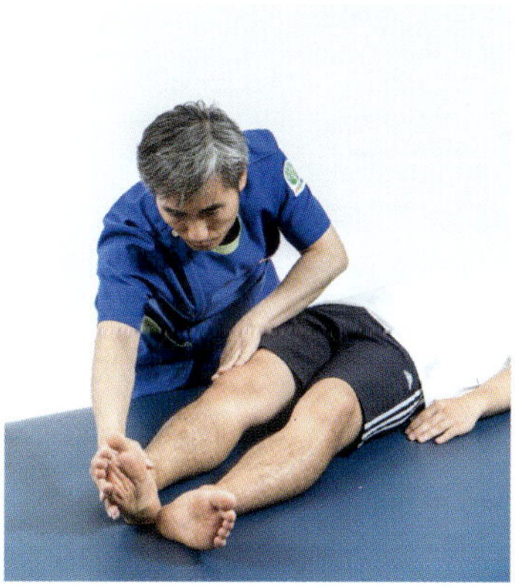
A. 시작 자세

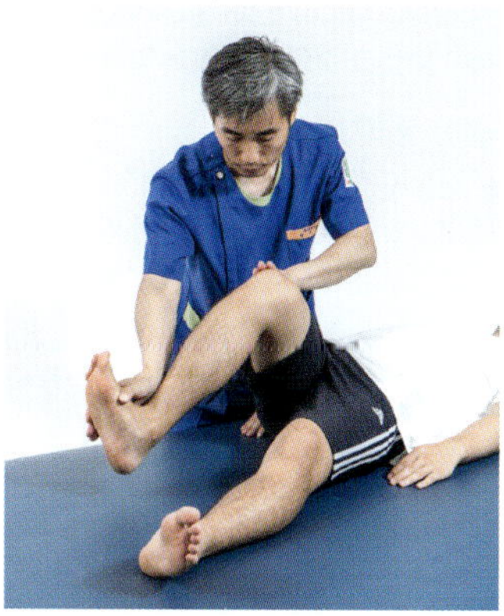
B. 중간 자세

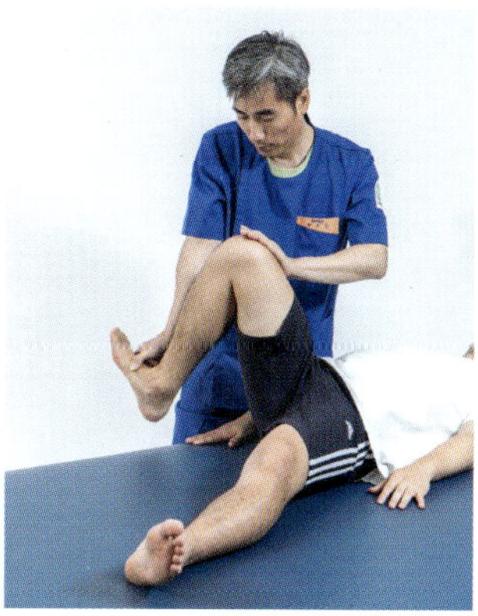
C. 마지막 자세

▶ 무릎관절 폄–모음–바깥돌림 패턴

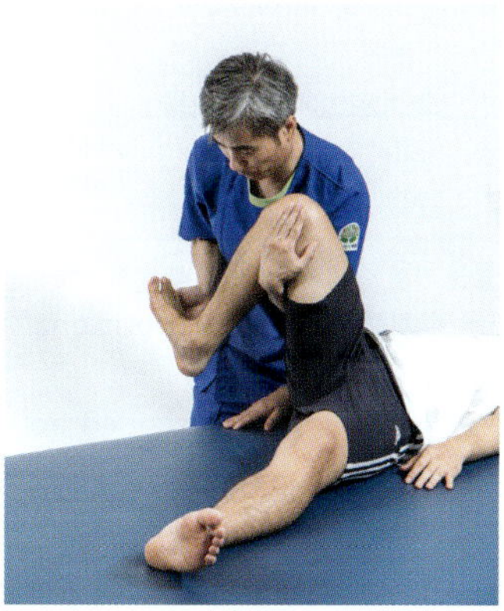
A. 시작 자세

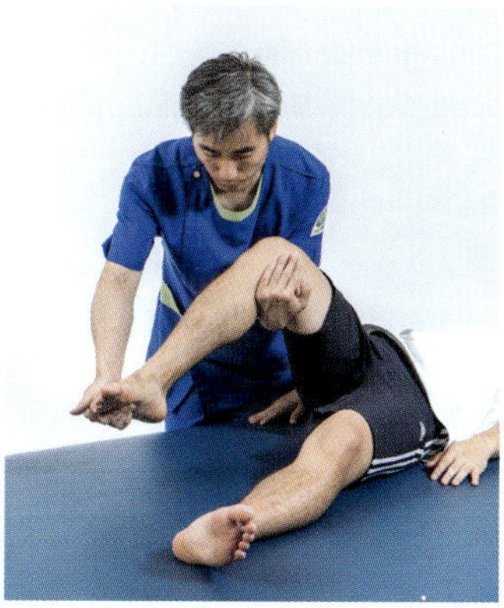
B. 중간 자세

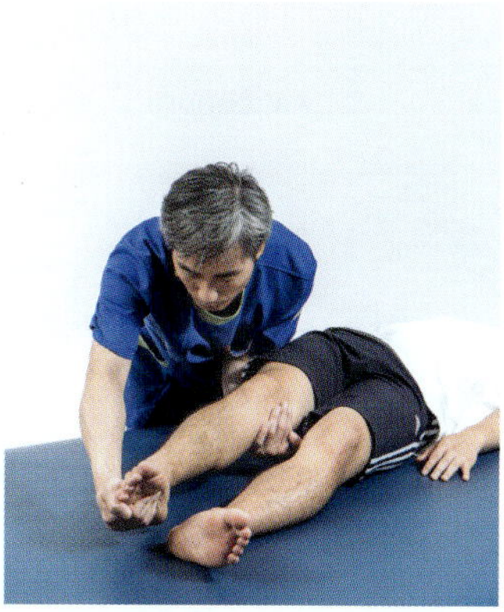
C. 마지막 자세

3.4 정형도수 물리치료 중재

1) 정형도수 물리치료 개념 및 주요 이론

개념		• 정형도수 물리치료는 임상추론에 근거하여 신경근육뼈대계에 대한 도수기법과 치료적 운동을 포함하는 고도의 특수 치료접근들을 사용하는 물리치료사의 전문분야(IFOMPT) • 인체의 움직이는 부위에서 일어나는 비수술적인 물렁조직 질환과 관절 기능장애 질환의 체계적인 도수진단과 치료로 정의함(APTA)
주요 이론	James McMennell	• 근대의 근육뼈대계 도수치료의 창시자 • 관절놀이(joint play)를 체계적으로 설명 • 물렁조직 치료는 도수치료로 가능하다고 주장
	Cyriax	• 영국의 정형외과 의사 • 선택적 긴장(selective tension)에 의한 수축조직과 비수축조직 평가 • 심부횡마찰법, 도수교정 그리고 약물치료를 병행
	Geoffrey Maitland	• 호주 출신 물리치료사 • 작은 진동(oscillation)이나 지속적인 신장(sustained stretch)을 적용 • 주요 치료요소는 수동 움직임이며 환자의 증상과 징후가 치료 개념 • 4개의 등급으로 I과 II 등급 진동기법은 통증조절, III과 IV 등급은 관절가동범위 증진 적용
	Paris	• 척추 후관절에 중요성을 두었음 • 도수치료는 넓은 범위의 운동치료라고 주장
	McKenzie	• 뉴질랜드 출신 물리치료사인 Robin Mckenzie가 요통의 진단과 치료 개발 • 척추가 움직이는 동안 속질핵의 위치 변화 → 구부리는 자세는 속질핵을 더 뒤쪽으로 이동 → 척추사이원반이 요통의 흔한 원인이라고 함 • 환자 스스로에 의한 자가 치료를 강조 • 요통의 운동방법을 6가지로 구분 처음 4개는 폄 운동, 나머지 2개는 굽힘 운동
	Ola Grimsby	• 노르웨이 물리치료사 Kaltenborn의 견인기법과 Maitland 진동기법을 동시에 채택 • 역학적인 수용기에 따라 당김 기법과 진동 기법을 구분하여 적용하는 기법을 채택
	Kaltenborn	• 카이로프랙틱 의사이면서 물리치료사인 Kaltenborn 교수와 James Cyriax, James Mennel이 참여하여 개발 • 당김(distraction)과 미끄러짐(glide)을 이용한 진단과 치료법에 주로 사용 • 도수치료 방향은 오목-볼록 법칙(convex-concave rule) • 3등급으로 나누며 I과 II 등급은 통증조절, III 등급은 관절가동범위 증진에 적용
	Mulligan	• 칼텐본의 수동적 가동운동과 멕켄지의 능동적 가동운동을 결합한 치료 방법 • 관절에서 나타나는 역학적인 문제는 종종 미세한 위치적 결함(minor positional fault)을 일으키고 그로 인해 통증과 기능장애를 유발한다고 주장 • 오목-볼록 법칙에 따라 치료면을 고려하여 지속적인 종속 활주운동(sustained accessory glide)을 적용 • 움직임을 동반한 가동술(Mobilization With Movement, MWM)을 개발
	Butler	• 신경가동술(nerve mobilization)을 바탕으로 Shack-lock은 통증 및 근골격계 문제를 신경역동학적(neurodynamics) 접근법을 주장

▶ 도수치료의 검사의 원칙

검사의 원칙

- 무엇을 어떻게 검사하려는지 대상자에게 미리 알려 준다.
- 정상측부터 먼저 검사한다.
- 능동움직임 검사를 먼저하고, 수동움직임 검사를 실시한 후 등척성 저항운동을 실시한다.
- 통증이 있는 움직임은 마지막에 검사한다.
- 끝느낌을 검사하기 위한 과압력은 조심스럽게 적용해야 한다.
- 만일 병력이 의심되면, 특정한 자세한 위치에서 움직임을 반복하거나 지속시킨다.
- 등척성 움직임 저항검사는 관절의 휴식자세(resting position)에서 실시한다.
- 수동움직임 검사와 인대검사에서는 움직임의 정도(각도)와 질(끝느낌) 모두 중요하다.
- 인대검사를 할 때 스트레스를 점차 증가시키며 반복한다.
- 근육(근절)검사 시 수축은 5초 동안 유지한다.
- 검사완료 후 증상이 다소 악화될 가능성이 있음을 대상자에게 경고한다.
- 대상자의 존엄성을 유지한다.
- 필요하다면 다른 전문가에게 의뢰한다.

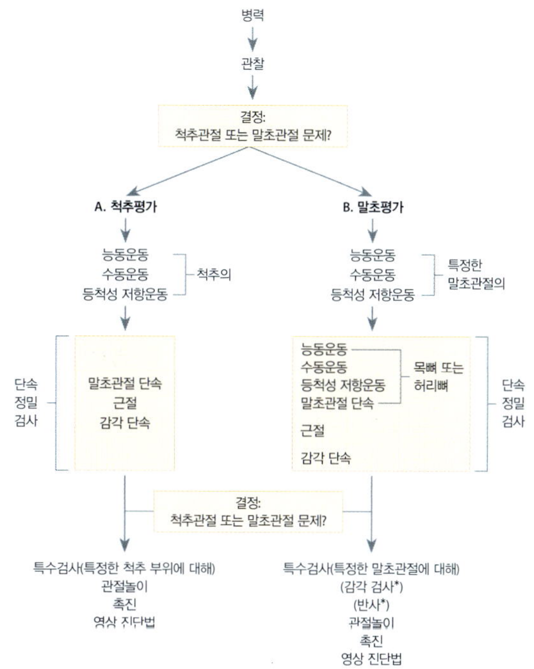

척추로부터 전이된 증상의 관련성을 확인한 단속정밀검사. A, 척추평가(예; 병력을 기초로 해서 검사자가 척추에 문제가 있다고 느낀 경우). B, 말초관절평가(예; 병력을 기초로 검사자가 말초관절 문제라고 생각한 경우)

▶ 척추와 사지의 정형도수 물리치료

척추	시리악스 접근	• 디스크 병변	• 관절가동술 • 도수교정 • 견인치료법
	메이틀랜드 기법	• 관절의 기능장애	• 관절가동술 • 도수교정
	칼텐본 기법	• 물렁조직 병변	• 관절가동술 • 근막이완술 • 근에너지기법
	멀리건 기법		
	메켄지 기법		
사지	근육	• 심부횡마찰법, 근에너지 기법, 근막이완술	
	힘줄	• 심부횡마찰법, 스테로이드	
	인대	• 심부횡마찰법, 스테로이드	
	관절낭	• 심부횡마찰법, 스트레칭, 스테로이드	
	관절	• 관절가동술, 도수교정	
	변위	• 관절가동술, 도수교정	

2) 정형도수 물리치료의 기법

(1) 도수교정(Manipulation)

개념	• 일반적으로 빠른 속도, 작은 진폭(HLVA)의 밀기기법 • 가장 오래된 치료 중의 하나이며, 환자치료에 자주 사용 • 도수교정 외에 조정(adjustment), 순간력이 가미된 관절가동술(mobilization with impulse), 5단계 관절가동술(Grade V Mobilization), 추력기법(thrusting) 등 다양하게 불림
원리	• 장벽개념: 관절이 어떤 지점을 지나서 더 이상 움직이지 않는 지점 • 생리적 장벽: 능동적인 운동을 제한하는 것 • 해부학적 장벽: 수동적인 운동을 제한하는 것 • 해부학적 장벽을 초과하게 되면 관절조직이 파열되면서 그 관절은 불완전 탈구, 탈구 또는 골절 발생 • 짝운동에 대한 Freyette의 법칙으로 척추 간 분절들은 커플동작 법칙을 따라 움직임 • 짝운동은 하나의 운동 축에서 하나의 움직임을 일으킬 때 다른 축 부위에서 다른 움직임이 함께 일어난 것을 의미함 • 외적 부하에 의해 일어나는 움직임이 주요 운동(main motion) • 함께 일어나는 모든 움직임을 짝 운동
효과	• 통증과 저가동성 해결 • 근육 및 근막 긴장의 정상화 • 관절의 저가동성 회복과 신장성의 증진 • 순환 증진 및 관절의 영양 공급 • 정상적인 신경계의 기능회복
적응증	• 체성 기능부전으로 관절의 저운동성이 있을 때 • 관절이 고정되어 있거나 뼈의 위치결함과 같은 역학적 손상 • 전위가 있을 때 • 포착부위 • 관절의 유착
금기증	• 경도 및 중등도 염좌 및 좌상(긴장) • 골감소증(osteopenia), 골다공증(osteoporosis), 골수염(osteomyelitis) • 관절의 불안정성 • 전이성 종양 • 강직이 동반된 퇴행성 관절염/심한 척추원반성 척추증 • 관절치환술(Joint replacement) • 심한 척추원반탈출로 인해 신경근병변(radiculopathy)이 있는 경우 • KLippel-Feil 증후군, 척추융합(blocked vertebra), 키아리 기형(Chiari malformation) 등과 같은 선천성 이상 • 다운증후군 • 목뼈 C1~C2의 류마티스 관절염 • 연골무형성난장이증 • 추골뇌저동맥부전증

<table>
<tr><th colspan="2">치료 방법</th></tr>
<tr><td>도수 교정 3 유형
① 신장(구축)
② 파열(유착)
③ 정복(변위)</td><td>도수정복 4단계
① 떼어당김(distraction)
② 끝 범위(end range)
③ 밀치기(thrust)
④ 재검사(reexamination)</td></tr>
<tr><th colspan="2">기법 적용</th></tr>
<tr><td>

- 도수교정 수행을 위해 금기증 여부를 확인
- 환자는 편안한 자세에서 이완시켜 목표 관절이 연부조직에 의한 저항을 덜 받게 함
- 다른 관절들은 잠김 위치가 필요함
- 도수교정 적용 전에 목표관절을 운동제한 장벽에 위치시킴
- 치료사는 원하는 움직임만 일어나도록 힘을 조절함
- 도수교정은 정확히 제한된 관절에 국한하여 적용되어야 함

</td><td>

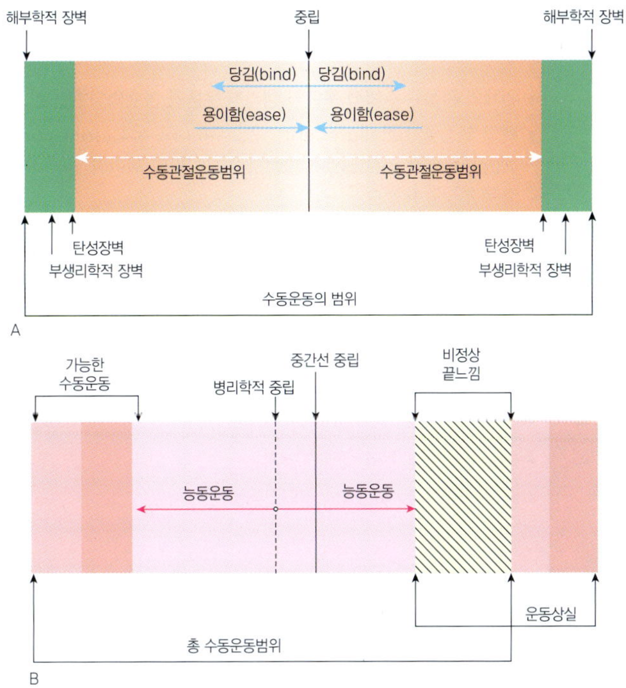

검진 절차 동안 물렁조직의 긴장

(A. 정상 가동성과 관련된 장벽, B. 기능부전과 관련된 제한 장벽)

</td></tr>
</table>

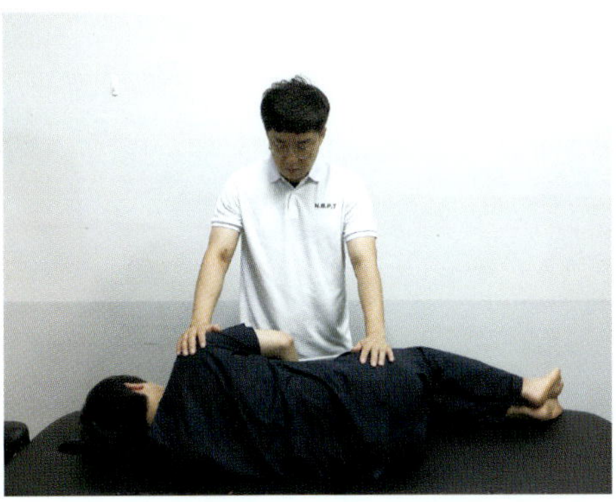

허리의 도수교정 시작자세

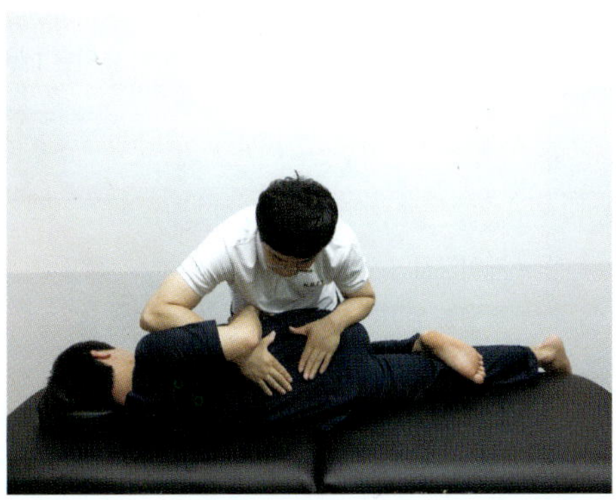

허리의 도수교정 적용

(2) 관절가동술(Joint mobilization)

개념	• 관절가동술은 통증이나 저가동성이 있는 관절을 대상으로 제한된 관절의 움직임을 증진시키기 위해 사용 • 치료사의 숙련된 손으로 생리적 운동이나 종속 운동을 이용하여 관절의 기계적 기능을 확보하고 변화된 반사 패턴을 정상화시켜 관절가동범위, 신체의 대칭성, 물렁조직 상태를 최적으로 유지시킴
원리	• 인체의 관절은 수의적 운동인 생리적 운동과 불수의적 운동인 종속운동에 의해 완전한 움직임을 일으킴 • 뼈의 부정렬(malalignment), 관절주머니의 유착(adhesion), 통증 및 통증에 의한 근방어로 관절기능장애(joint dysfunction)가 발생하여 움직임의 제한이 일어나게 되는데, 관절가동술은 움직임을 개선하고 통증을 조절할 목적으로 사용
효과	• 관절과 주위의 물렁조직에 부드럽게 적용하여 통증 완화 • 관절연골 및 반달연골에 영양분 교환을 유지 • 근육경련과 부종을 감소 • 울혈에 의한 통증과 퇴행을 방지 • 제한된 관절을 싸고 있는 결합조직을 신장시킴
적응증	• 관절가동범위와 신장성 증진 • 잘못된 위치 교정 • 중추 & 말초신경계에 있는 통증조절 중추 & 통증억제기전 활성화 • 말초의 유해수용기에서 화학적 변화로 통증 감소 • 관절 주변의 근육 이완 • 관절의 영양 개선 • 고정에 의한 관절의 퇴행 및 제한의 영향을 예방 • 불완전 탈구를 정복
금기증	• 떼어당김의 적용 시 과가동성 • 출혈을 의미하는 관절의 종창 및 염증 • 악성종양 • 치유되지 않은 골절 • 노인, 과도한 통증, 전치환술 환자, 약화된 결합조직 등은 환자의 징후나 상태를 관찰하면서 관절가동술을 적용 가능

치료방법

- **Maitland의 진동기법**

  I등급: 작은 진폭의 율동적인 진동으로써 가동범위 시작부위에서 시도

  II등급: 큰 진폭의 율동적인 진동으로써 가동범위 내에서 시도

  III등급: 큰 진폭의 율동적인 진동으로써 가동범위 중간에서 끝까지 시도

  IV등급: 작은 진폭의 율동적인 진동으로써 가동범위 끝에서 시도

  V등급: 작은 진폭, 빠른 속도의 운동으로써 유착을 깨트리기 위해 적용

  통증 감소: I등급과 II등급, 관절가동범위 증가: III등급과 IV등급

- **Kaltenborn의 지속적인 병진 관절놀이 기법**
- **Mulligan의 움직임을 동반한 가동술(Mobilization With Movement, MWM)**

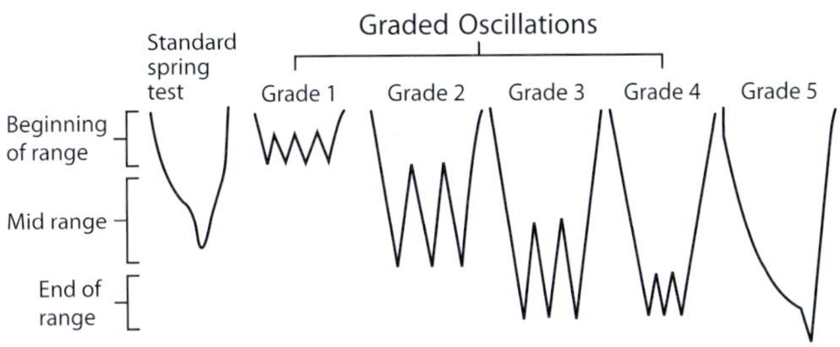

기법 적용

치료면, 신연, 미끄러짐

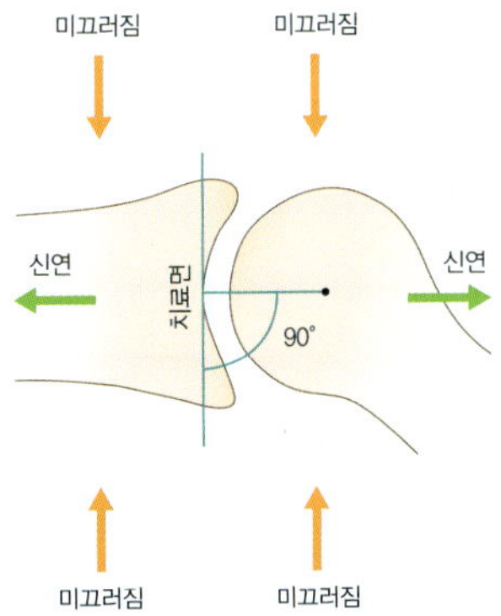

- 치료의 시작은 환자의 반응을 알아보기 위해 II등급의 지속적인 미끄러짐 운동을 적용
- 두 번째 치료 시에는 첫 번째 치료에 대한 관절 반응을 평가
- 신장 기법을 진행하기 위해 관절가동범위 끝부분에서 III등급의 떼어당김/미끄러짐 운동을 적용
- 재평가는 지속적으로 이루어져야 함
- 신연은 직각으로 적용되고, 미끄러짐은 평행하게 적용됨

목뼈에 대한 견인

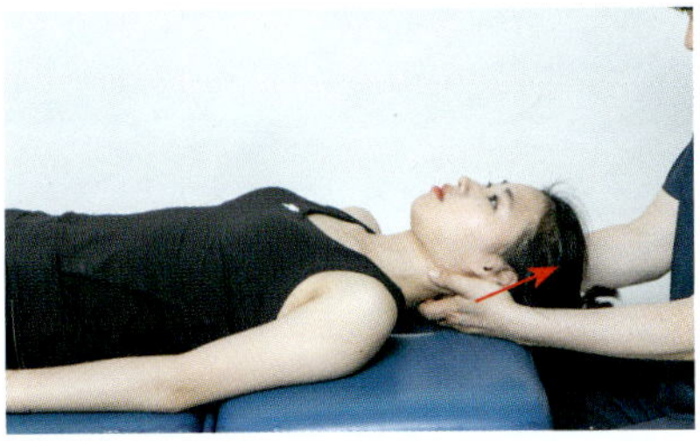

- **환자자세**

  환자는 테이블 위에 바로 누운 자세로 편하게 눕게 한다.

- **운동방법**

  치료사는 환자의 머리 위에서 해당 분절의 위쪽 척추뼈를 양손으로 잡고 머리쪽으로 당기는 견인을 실시한다.

(3) 물렁조직 가동술(Soft tissue mobilization)

개념	• 단축된 물렁조직(근육, 결합조직, 피부 등)의 구조물을 신장하여 조직의 가동성을 증진시키기 위해 적용하는 치료적 기법 • 근막이완술, 근에너지기법, 자세이완치료, 심부횡마찰법, 테이핑 기법
원리	• 올바르지 못한 자세, 잘못된 방법으로의 움직임, 반복적인 움직임(과사용), 외상, 운동부족과 영양섭취 불량으로 인해 물렁조직이 손상됨 • 통증유발점(발통점, trigger point): 근육 손상 시 통증의 원인이 되는 지점 • 통증유발점은 통증부위가 작고 근육의 경직을 동반하며, 통증의 원인은 목에 있지만 어깨나 팔, 손과 얼굴, 머리로 통증이 옮겨지는 연관통(전이통, referred pain)을 유발함 • 단축된 근육은 흉터 형성, 탄력성 소실, 관절의 정 위치에서 이탈, 만성피로의 연장, 통증유발점 및 관련통 등을 유발함
효과	• 단축된 근육들에 신경근 억제 기법의 사용은 펴기 전 또는 펴는 동안에 근육을 이완시켜 신장을 촉진 • 정상적인 근 탄력과 길이 유지 • 모든 움직임에 근 통증 감소
적응증	• 근육뼈대계 손상: 관절과 물렁조직 손상 • 비수축성 조직: 뼈, 인대, 관절주머니, 근막, 경막, 신경조직 • 수축성 조직: 근육, 힘줄
금기증	• 급성 염좌 또는 좌상 • 골절 또는 아탈구 • 골다공증과 골감소증 • 악성종양 • 감염 • 전염성 피부질환 • 발진과 종양 • 극심한 근막염

치료 방법

① **심부 조직 마사지:** 근육방향과 모양에 따라 근육과 근막을 눌러 늘려주는 마사지

② **심부 마찰 마사지:** 치료사의 손을 병변 부위에 정확히 놓고 근육, 힘줄, 건초 또는 인대를 강하게 마찰시켜 문지르는 마사지

③ **기능적 마사지:** 움직임과 마사지를 동시에 시행하며 신장의 준비단계에서 실시함

④ **신장:** 단축된 근육들에 신경근 억제 기법의 사용

기법 적용

① 심부 조직 마사지

- 손가락, 손마디, 주먹, 아래팔 등을 사용하여 심부조직 마사지를 실시함

② 심부 마찰 마사지

심부마찰 마사지는 일반적으로 손가락을 사용하므로 국소적인 병변부위에서 실시

- 손가락을 정확한 병변부위에 접촉하며, 마찰방향도 섬유방향의 수직방향으로 정확해야 함
- 넓고 큰 근육에 실시할 경우 2~3개 손가락 혹은 팔꿈치 뒷부분을 이용하여 실시

③ 기능적 마사지

- 1단계: 근육이 짧아진 자세에 놓음
- 2단계: 고정 손은 압박을 유지한 상태로 피부를 아래로 내리면서 먼 쪽으로 이동
- 3단계: 움직이는 손은 근육의 신장방향으로 이동

④ 신장: 유지-이완과 대항근 수축

- 저항을 느끼기 전 제한범위까지 관절을 움직여 통증 없이 단축된 근육을 유지-이완방법과 대항근의 수축기법을 시행하여 근육을 신장함
- 빠르게 시행(3도 이상/초): 근방추가 자극되어 근긴장 증가
- 천천히 시행(3도 이하/초): 골지힘줄기관(골지건 Golgi-tendon organ) 들신경섬유(Group Ib) 자극으로 자동억제(autogenic inhibition)하여 근긴장 감소

* 골지힘줄기관에 분포하는 들신경섬유(Group Ib)는 근육의 과도한 수축으로 자극받은 작용근(agonist)과 협력근(synergist)으로 가는 알파운동신경세포는 억제시키고, 길항근(antagonist)으로 가는 알파운동신경세포는 흥분시킴

* 골지힘줄기관은 작용근과 협력근은 억제시키고, 길항근을 흥분시킴(=autogenic inhibition)

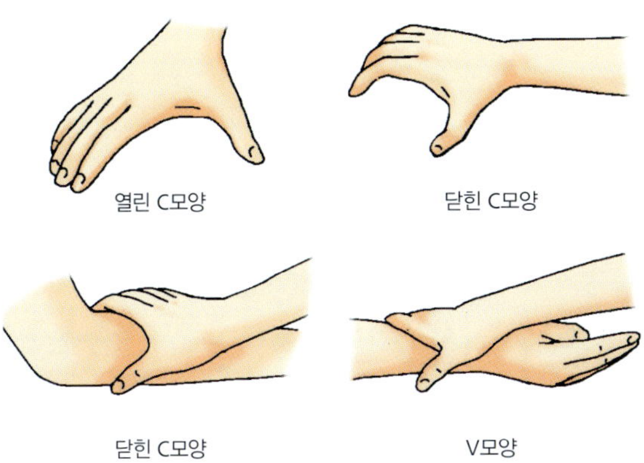

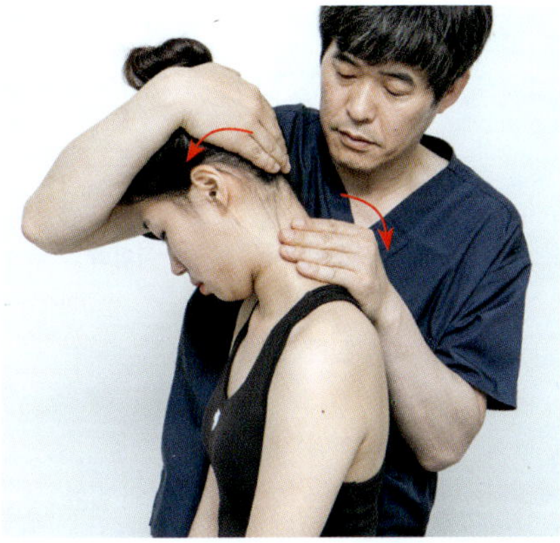

다양한 손의 자세

(4) 심부횡 마찰법(Deep Friction Massage, DFM)

개념	• Cyriax에 의해 처음으로 소개된 결합조직 마사지의 방법으로 심부 횡 마사지(deep transverse massage)라고도 함 • 결합조직 섬유배열 방향이 아닌 수평 또는 혹은 수직 방향으로 실시 • 직접적인 손가락의 압박을 이용하여 결합조직의 유착부분을 분리시켜 결합조직 섬유의 운동성 증가와 통증 감소를 목적으로 사용함
원리	• 심부횡마찰법의 적용을 통해 나타나는 통증완화 효과는 척수레벨에서 자극에 의해 발생되는 유해자극수용기에 의해 설명됨 • 관문조절설 이론을 바탕으로 병변부위 위에서 리드미컬한 운동에 의해 기계적 수용기의 선택적 자극은 결국 중심쪽 통증에 대해 닫힌 문을 제공하여 통증을 억제함 • 결합조직의 회복은 일반적으로 3단계에 걸쳐 회복되는데(염증기, 증식기, 재형성기), 심부횡마찰법은 회복 3단계 과정에 아주 유익함
효과	• 통증완화 • 결합조직 효과 • 식작용 효과 • 결합조직 재형성 • 유착방지 효과 • 충혈 효과
적응증	• 근육, 힘줄, 인대 등과 같은 결합조직의 과다사용 손상으로 인한 조직의 유착 • 섬유화 • 염좌와 좌상
금기증	• 물렁조직의 골화 혹은 석회화 • 류마티스성 힘줄염 • 피부질환 • 궤양 • 환부주위 감염 • 점액낭염 혹은 신경구조의 질환 • 혈종 등

치료 방법

① 정확한 병변부를 찾아 시술할 것
② 손가락으로 조직을 가로질러(across) 문지를 것
③ 압박 아닌 마찰이 중요(피부를 문지르지 말 것)
④ 충분한 전후 진동 동작(sweeping)으로 실시할 것
⑤ 마사지는 충분히 깊게(deep) 할 것
⑥ 피부 깊이와 치료횟수를 고려하여 강약 조절할 것
⑦ 치료대상 조직을 긴장(인대, 힘줄), 이완(근)시킬 것
⑧ 치료 시간 및 기간; 만성일 경우 격일로 시행, 1회당 20분, 총 6～12회

기법 적용

- 근 섬유의 가로 방향에 대해 세로 방향으로 마찰을 이용하여 시행
- 접촉한 손가락이나 손으로 움직이는 것이 아니라 접촉 손 위에 있는 보조 손이나 양어깨 힘을 사용해서 압력을 가함
- 압력을 유지하면서 당기거나 미는 것에 초점을 두어 동작을 반복
- 선 자세에서 치료 시, 압력유지 후 미는 것에 더 초점을 두고 당기는 것은 자연스럽게 되돌아오는 방법으로 동작을 반복(인체공학적인 효율적 치료를 위해)
- 처음에 약한 압력으로 통증 범위 내에서 시작하여 천천히 리듬감 있게 시행하며, 점차 더 압력을 올려 참을 수 있는 정도의 통증을 느끼게 하며 2～3분 정도 실시함

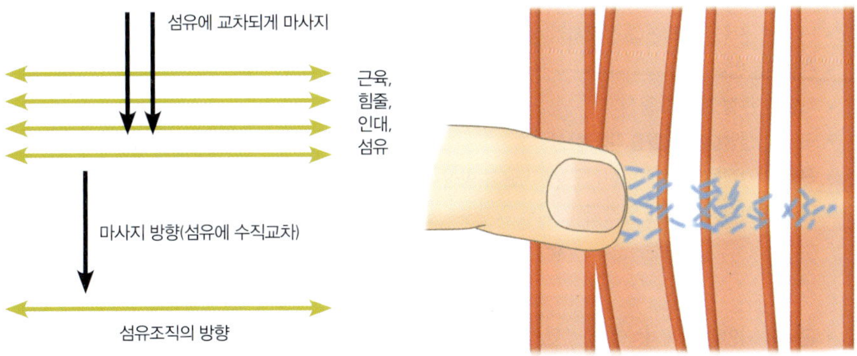

교차섬유 문지르기 방향

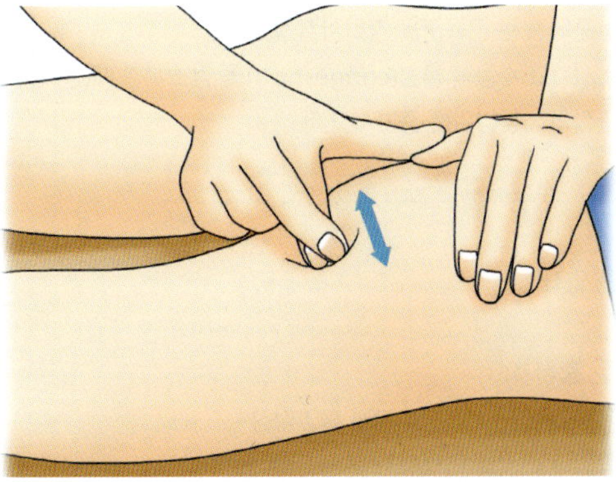

무릎에 적용된 교차섬유 문지르기

(5) 근에너지 기법(Muscle Energy Technique, MET)

개념	• 물렁조직 병변이나 관절기능장애의 치료 목적으로 치료사가 제공하는 여러 반대 압력에 대항하여 정확히 조절된 방향으로 환자의 수의적 근 수축을 유도하여 근육조직과 관절기능을 정상화 하는 것 • 근에너지 과정은 광범위하게 적용되며, 환자의 선택적인 힘을 적용 시키는 능동기법(active techniques)으로 분류됨 • 등척성후 이완 기법(post-isometric relaxation technique), 신경근 치료(NeuroMuscular Therapy, NMT), 통합 신경근 억제기법(integrated neuromuscular inhibition)으로 응용
원리	• 등척성 수축, 동심성 등장성 수축, 편심성 등장성 수축, 등분성(isolytic) 수축 • 근육에 포함되어 있는 근방추와 골지힘줄의 고유수용기의 생리학적 기능과 반응에 따라 과긴장 근육의 강도를 감소시키며, 정상 안정 길이를 재설정함 • 방추속 근육 섬유(intrafusal muscle fibers)와 방추 바깥 근육 섬유(extrafusal muscle fiber)를 포함하고 있는 다발근섬유로 구성된 근육이 근에너지 기법의 원리
효과	• 단축된 근육을 늘리거나 신장시켜 섬유성 근육 탄력성 증가 • 관절운동범위 향상 • 제한된 관절 가동성 증진 • 국소적 혈액순환과 호흡기능 향상 • 근육의 긴장을 변화하며 신경근 사이 균형 향상 • 근 약증이나 저긴장에 있는 근 긴장도 증가
적응증	• 근막에 기인한 신체기능이상 • 관절에 기인한 신체기능이상 • 짧아진 근육, 구축된 근육 또는 경련성 근육을 이완시킬 때 • 생리학적으로 약한 근육 또는 근육군을 강화시킬 때 • 국소적 부종을 감소시키고 수동적 울혈(congestion)을 감소시킬 때(근육은 림프와 혈액계의 펌프 역할) • 움직임이 제한된 관절의 가동범위를 증가시킬 때
금기증	• 중등도나 중증의 근 염좌 • 중증 뼈엉성증 • 중증 질병(수술 또는 중환자) • 골절, 탈구, 치료부위에 중등도/중증의 관절 불안정성 • 환자가 치료의 방향이나 지시를 이해하지 못한 경우

치료 방법

① Greenman의 MET/ 레빗의 PIR법/ 상호 억제의 등척성 수축(RI)기법/ 얀다의 촉진 후 신장기법
② 환자의 노력 정도에 따라 최소 근력 수축에서 최대 근력 수축까지 다양하게 가능
③ 힘을 주는 시간은 환자의 노력 정도에 따라 5~6초에서 15~20초, 반복은 3~5회

기법 적용

- 근에너지기법들(등척성, 편심성, 동심성, 등분성, 수축 후 이완 기법, 상호억제 기법)에서 저항 장벽을 정확하게 평가하는 것이 중요함
- 등척성 기법에서, 처음 촉진되는 장벽은 치료사가 관절 위치를 주의 깊게 살펴 유지해야 함
- 치료사가 관절 위치에서 심하게 근육 저항 장벽에 강하게 도달하면 상반되게 근육의 과긴장이 증가될 수 있음

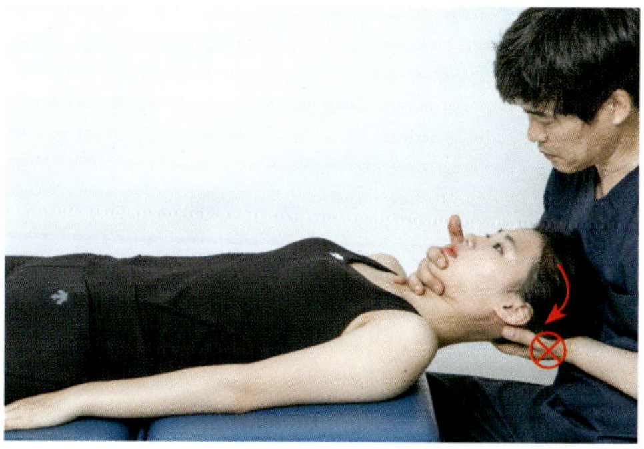

목 폄근에 대한 근에너지기법

- **환자자세**
  환자는 테이블의 가장자리에 윗 등 부위를 대고 바로누운 자세를 취한다.
- **운동방법**
  치료사는 왼쪽 손으로 뒤통수를 잡고, 오른쪽 손으로 턱을 잡은 상태에서 환자의 머리를 굽힌다. 환자는 폄 방향으로 치료사의 반대 저항에 대항하여 등척성 수축을 한다. 이완시킨 후 치료사는 환자의 머리가 굽힘되도록 수동 뻗침운동을 실시한다.

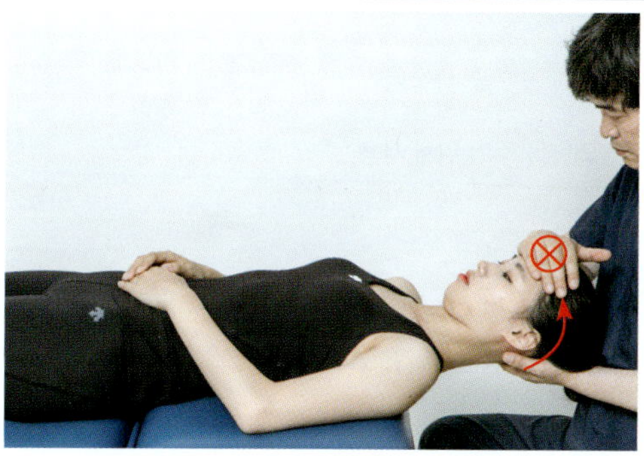

목 굽힘근에 대한 근에너지기법

- **환자자세**
  환자는 테이블의 가장자리에 윗등 부위를 대고 바로 누운 자세를 취한다.
- **운동방법**
  치료사는 오른쪽 손으로 뒤통수를 잡고, 왼쪽 손으로 이마 부위를 잡은 상태에서 환자의 머리를 편다. 환자는 굽힘 방향으로 치료사의 반대 저항에 대항하여 등척성 수축을 한다. 이완시킨 후 치료사는 환자의 머리가 펴되도록 수동 뻗침운동을 실시한다.

(6) 근막이완술(MyoFascial Release, MFR)

개념	• 근막이완술은 근막 발통점이나 근섬유증 등 주로 근육뼈대계 병변의 통증 조절 내지 치유에 널리 이용되고 있으며, 해당 병변 근육을 최대한 이완시킴으로써 일련의 치료효과를 더욱 극대화함 • 신장의 방향, 힘 및 기간을 결정하고, 타이트하거나 제한된 조직을 최대로 이완시키기 위해 환자 신체의 피드백(feedback)을 요구하는 고도의 상호적인 신장기법 • 얕은 근막(천근막, superficial fascia)에서 깊은 근막(심근막, deep fascia)까지 근막을 이완시키는 치료로, 치료사는 3차원(안쪽-가쪽, 위-아래, 앞-뒤)방향으로 압박, 팽팽함의 역학적인 힘을 적용
원리	• 근막은 섬유로 구성된 근육이 서로 엉키거나 인접한 조직들과 유착을 일으키지 않도록 보호하고 지지하는데 서로 연결되어 상호 간에 영향을 미침 • 어느 특정한 지점에 통증을 호소한다고 해서 단지 그 부분만을 치료하는 것이 아니라 다른 부위도 함께 영향을 받는다는 것을 염두에 두어야 함
효과	• 잠재적인 움직임 제한과 조직 질감 변화 확인 • 근육과 근막의 긴장 완화 • 움직임의 분절 간에 섬유화된 구조물 신장 또는 단축된 탄력성 증가 • 긴장-풀림 비대칭의 감소 • 반사현상에 의해 특정한 치료부위에 순환을 증진 • 종창과 부종을 감소 • 면역반응 증진
적응증	• 다양한 해부학적 조직형태 • 근육의 이는 곳(origin)과 닿는 곳(insertion) 등에 영향을 주기 위해 사용
금기증	• 급성 염좌나 좌상 • 골절이나 탈골 • 신경학적이거나 혈관학적인 손상 • 골다공증과 골감소증 • 악성종양 • 감염(골수염)

치료 방법

① 치료절차는 이전과 동일함
② 초기 신장은 원래 가지고 있는 길이만큼 신장하며 이완이 느껴지고 느슨함이 느껴질 때 멈추었다가 느슨한 부위에서 새로운 팽팽함이 느껴질 때까지 신장력을 증가시킨 후 새로운 이완이 일어날 때 멈춤
③ 이러한 과정을 더 이상 새로운 느슨함이 없을 때까지 반복

기법 적용

- 대단위 신장(gross stretch)/국소 신장(focused stretch)/피부 굴리기 이완(skin roll release)/J 스트로킹 이완(J stroke release)/흉터조직의 이완(scar release)
- 만약 고정을 체중으로 하게 되면 치료사는 두 손으로 신장력을 적용할 수 있음
- 신장을 적용할 때 치료사의 신체 위치와 손의 배치가 중요한데, 이는 치료사와 환자 모두에게 편안한 자세가 가장 좋음
- 최대의 효과를 얻기 위해 접촉면을 넓게 사용하는 것이 좋음

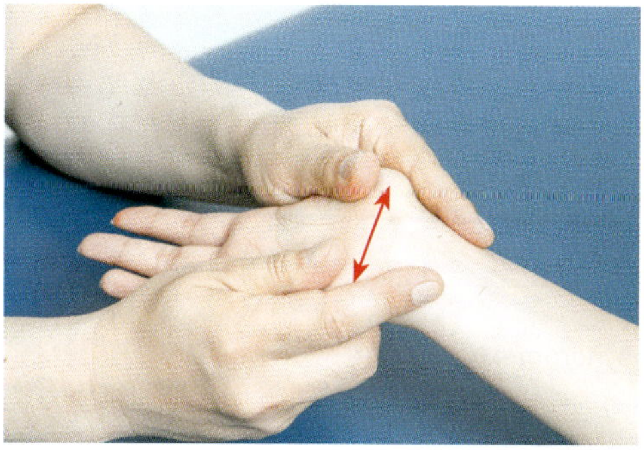

손바닥널힘줄에 대한 근막이완술

- **환자자세**
  환자는 바로 누운 자세를 취하게 한다.
- **운동방법**
  치료사는 양손으로 손과 손목의 안쪽과 가쪽을 잡고 지속적인 압력을 가하면서 옆으로 벌린다. 물렁조직이 이완되기를 기다렸다가 다시 뻗침시키며, 마지막 느낌이 느껴질 때까지 반복한다.

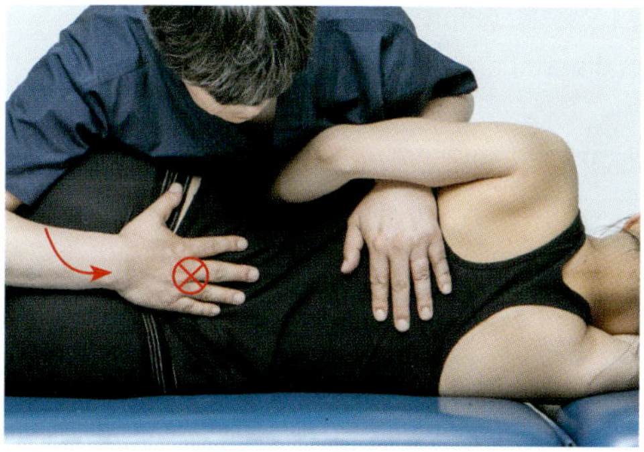

척주세움근에 대한 근에너지기법

- **환자자세**
  환자는 무릎과 엉덩관절을 구부린 상태로 허리는 중립위치에 놓고 옆으로 누운 자세를 취한다.
- **운동방법**
  치료사는 왼쪽 손으로 t12를 고정하고, 오른쪽 손은 엉치뼈 위를 잡는다. 환자는 치료사의 저항에 대항하여 허리 폄 방향으로 등척성 수축을 하게 한다. 이완시킨 후 치료사는 환자의 허리가 최대 굽힘 되도록 골반을 움직이면서 수동 뻗침시킨다.

(7) 신경가동술(Nerve mobilization)

개념	• 신경가동술은 David Butler에 의해 개발된 도수치료의 일종 • 신경계 내외의 문제로 인해 신경계의 긴장도(가동성과 신장성)에 장애가 발생하면 움직임에 대한 제한, 통증 동반 및 자세 변화 등을 초래함 • 신경이 포착이나 압박되어 신경계의 가동성과 신장성 제한이 있는 신경-정형학적(neuro-orthopedic) 문제를 가진 환자에게 수동적, 능동적 가동화를 통하여 신경활주를 유발하며, 신경과 주변조직이 분리되어 정상적인 움직임을 회복하는 치료
원리	• 신경역동학 검사는 신경조직에 일정한 압박과 스트레스를 줌으로써 신경조직의 가동성, 신장성, 예민도를 알아보는데 검사 수행을 통해 증상을 재현함 • Butler는 주로 인체의 긴장 부위는 C6, 팔꿉관절, 어깨관절, T6, L4 그리고 무릎관절이라고 함 • 이러한 긴장부위는 신경조직의 움직임이 가장 적은 부분이라고 함
효과	• 신경 내 부종 감소 • 신경 가동성 증진 • 신장성 증가 • 신경 섬유, 결합조직, 혈관, 축삭 수송에 대해 역학적으로 영향을 미침
적응증	• 가슴문증후군(흉곽출구증후군, thoracic outlet syndrome) • 칸증후군(구획증후군, compartment syndrome) • 손목터널 증후군(수근관증후군, carpal tunnel syndrome) • 앞정강이 부목증후군(shin splint syndrome) • 반복적인 발목 염좌(repeated ankle sprain) • 채찍질 손상(편타성 외상, whiplash injury) • 수술이나 외상 후 과민감성, 가쪽위관절융기염(테니스엘보우, tennis elbow) • 드퀘르뱅병(수관절부 포착성낭염, de Quervain's disease) • 디스크의 퇴행과 관련된 증상 • 신경성 통증환자, 감각이상, 근력약화, 야간통증, 신경자극법과 이완법에 반응하는 환자
금기증	• 목뼈 또는 허리뼈의 수핵탈출증 • 신경 분지에 나타나는 방사통 • 점진적인 신경학적 장애 • 혈액순환 장애, 염증성 혹은 감염성 질환 • 국소농양, 일반적인 건강 문제 • 최근에 근육의 약증을 동반한 신경학적 증상 • 말총증후군(마미증후군, cauda equina syndrome)

치료 방법

① 급성 단계(병태생리학)와 만성 단계(병리역학)로 구별하여 치료
② 신경가동술 적용 강도는 Maitland의 진동기법에 따라 적용함
③ Maitland의 등급화된 진동기법

I등급	• 작은 폭의 율동적 진동이 가동범위 내에서 수행
II등급	• 큰 폭의 율동적 진동이 가동범위 내에서 수행되나 제한범위 끝에는 도달하지 않음(병태생리학적 문제, 급성기 문제)
III등급	• 큰 폭의 율동적 진동이 가능한 동작의 제한점까지 수행되고 조직에 긴장을 적용
IV등급	• 작은 폭의 율동적 진동이 가능한 동작의 제한점에서 수행되고 조직에 긴장을 적용

- 환자의 급성과 만성, 그리고 과민성과 비과민성에 따라 등급을 다르게 적용
- I과 II등급은 일반적으로 병리생리학 문제(급성단계)이거나 과민성 환자의 통증을 감소하기 위해 적용
- 율동적 진동은 척수 및 뇌줄기 수준에서 통증성 경로를 차단하는 기계적 수용기를 반복적으로 자극함으로서 통증성 자극의 인지를 억제하는 효과

기법 적용

- 병리생리학적 단계

① 치료의 시작자세는 가능한 통증이 발생되지 않는 자세를 취함
② 치료방법 선택은 증상이 나타나는 곳의 먼쪽 부분에서 운동을 실시
③ 처음에는 통증이 유발되지 않는 범위에서 가능한 큰 진폭(등급II)으로 천천히 율동적으로 움직임

- 병리역학적 단계

① 치료의 시작자세는 비과민성 환자의 경우에는 기본자세뿐만 아니라 신경긴장을 일으킬 수 있는 자세에서 시작
② 신경에 저항을 주지 않는 기술은 역학적 변화를 일으킬 수 없으므로 등급 III과 IV의 강도를 적용하여 치료방법 선택
③ 처음에는 통증이 유발되지 않는 범위로 하고 점차 긴장의 강도를 높여감

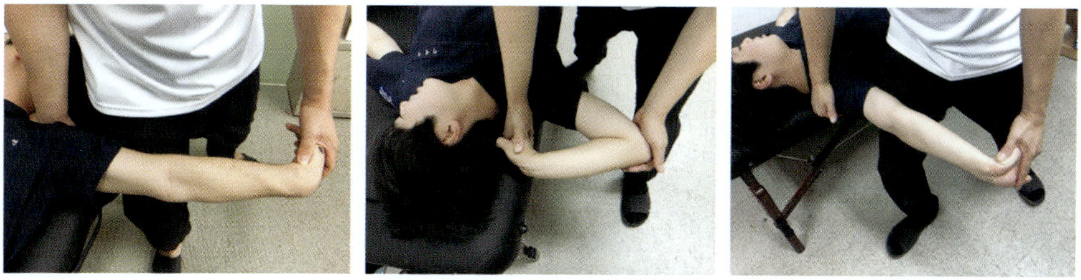

노신경 가동술/자신경 가동술/정중신경 가동술

(8) 자세이완치료(Positional Release Therapy, PRT)

개념	• 자세이완치료는 Dr. Jones의 SCS (strain counter-strain)로부터 이어져 내려와 두 제자인 Kerry와 George에 의해 자세이완치료로 발전함 • 자세이완치료는 수동적이며 간접 기법에 속하는 치료방법 • 신체의 기능부전을 해결하기 위한 안락한 자세와 누름통점(압통점, tender point)을 이용한 전신적인 평가와 치료를 하는 것 • 강제적이지 않고 신체 스스로 변화가 일어나도록 만드는 자가적 자세조절 치료기법 • 신체의 위치정렬과 자극하는 포인트가 합쳐져 상승효과 내는 기법
원리	• 신체가 가지고 있는 자가 복원 능력을 극대화시켜 통증을 완화시키고, 기능적으로 정상적인 움직임을 찾아내어 자가 입력시키는 것 • 안정자세(Position of Comfort, POC)란 통증 부위나 병변조직을 가장 편안한 상태에서 통증이 증가하지 않는 자세이며 이를 유지하거나 위치를 찾아내어 통증을 완화함 • 치료 목표지점을 포함한 신체 전체가 긴장이 증가되지 않는 자세로 만들어야 함 • 누름통점을 자극하여 치료를 완성 • 변화를 강제적으로 유도하는 것이 아니라 스스로 유도하는 방법
효과	• 통증 완화를 위한 안정자세유지 • 기능적으로 손상된 근육이나 조직에서 염증이나 손상이 발생한 경우 직접적인 치료가 적용이 어렵기에 간접적 치료(indirect technique) 가능
적응증	• 관절 또는 근막 원인으로 발생하는 급성, 아급성, 만성, 체성기능 이상과 체성기능이상의 부가적인 계통치료(내장 기능 이상으로 인한 갈비뼈 기능 이상) • 급성기 질환, 임산부, 두통, 요통, 섬유근막통, 근육통, 신경통, 인대통, 건염, 추간판탈출증, 수술 후 재활. 스포츠 손상 등에 적용 가능
금기증	• 염좌나 좌상 • 치료를 방해하는 자세 제한이 있는 심각한 질병 • 신경학적 또는 혈관 부작용을 유발하는 불안정한 자세 • 치료자세에 의한 신경구멍 손상 • 퇴행성 척추 경화증

치료 방법

① 상하부 교차 증후군 패턴으로 기본 검사 시행
② 누름통점과 안정자세 찾기
③ 누름통점은 몸 앞쪽, 뒤쪽, 안쪽, 가쪽, 근육 이는 곳, 닿는 곳, 근육힘살, 인대, 힘줄, 근막, 뼈 등 온몸에서 확인됨
④ 기본적으로 90초 적용
⑤ 5~10초 구간에서는 중추신경계의 재설정을 위한 신경학적 단계 적용
⑥ 30~45초 구간에서는 혈관 단계 적용
⑦ 신경증상의 경우 3~5분까지 유지

기법 적용

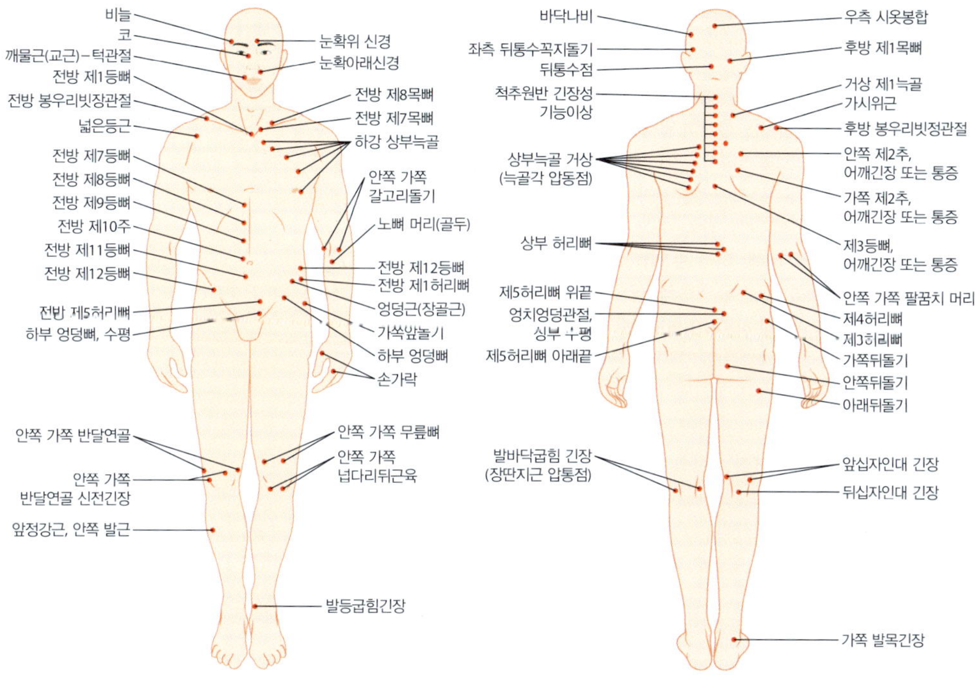

누름통점 전면 보기 누름통점 뒷면 보기

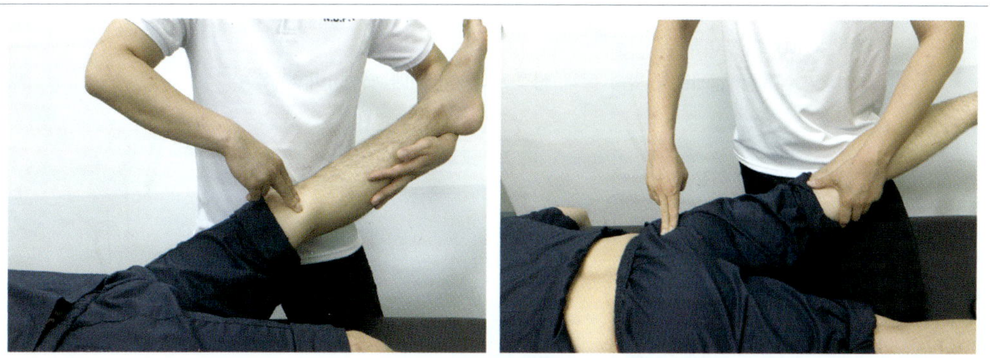

다리의 자세이완치료 적용

(9) 두개천골 도수치료(Cranio Sacral Therapy, CST)

개념	• Sutherland는 Andrew Taylor Still의 법칙을 머리뼈의 관절운동으로 확장함 • Sutherland는 머리뼈와 엉치뼈 사이에서 동시에 발생하는 율동적인 움직임을 뒤통수뼈(후두골, occipital bone)와 엉치뼈 사이에 연결되어 있고 몇몇 척추 부위와 부착되어 있는 관모양의 척추경질막을 근거로 설명함 • 뇌의 리듬은 중추신경계의 체액인 뇌척수액이 뇌를 보호하는 머리뼈와 몸의 유지의 기본을 이루는 척추뼈의 기초가 되는 천골 즉 엉치뼈와의 규칙적인 순환에 따라 일정량이 뇌와 엉치뼈 사이를 흐르고 있음 • 머리뼈와 엉치뼈의 중추신경계가 이상이 생길 경우에 각종 질병에 시달리게 되는데 이러한 머리뼈와 엉치뼈를 5~10 g의 미세한 손의 압력으로 중추신경계를 정상으로 되돌려 놓는 방법
원리	• 머리뼈-엉치뼈 움직임의 굽힘 과정 중에는, 몸 전체가 가쪽돌림하면서 넓어지며, 폄 과정에서는 안쪽 돌림하면서 좁아지는 현상이 발생함 • 머리뼈(두개골, Skull) 운동의 기능장애 형태는 생리적 장애나 비생리적 장애 ① 생리적 기능장애: 염전, 가쪽굽힘과 회전, 고정된 굽힘과 폄 등 ② 비생리적 장애: 압박, 수직 전단(shear)과 옆면 긴장 ③ 이차적 사례: 머리 손상(head trauma), 분만 외상(birth trauma), 치아 순서(dental procedure), 아래쪽 근골격 스트레스와 기능장애(musculoskeletal stress and dysfunction), 자세불안정(postural abnormalities)등
효과	• 운동제한이 있는 관절의 움직임을 회복 • 수막의 장력 제한을 감소 • 순환 증진(특히 정맥계) • 머리뼈의 기저부에서 구멍(foramen)을 빠져나가는 곳의 신경포착(neural entrapment)의 가능성을 감소 • 두개리듬임펄스 활력(vitality)을 증가
적응증	• 두통, 현기증, 이명, 약하거나 심한 편타성 긴장과 염좌 손상 • 급성과 만성 골격계질환, 퇴행성 질환염, 옆굽음증 • 삼출성 중이염과 증상이 심한 중이염 • 턱관절(TMJ) 기능 이상 • 부비강염, 우울증, 알레르기, 학습, 독서, 성격 시각, 청각장애, 뇌성마비, 부종감소
금기증	• 심각한 머리뼈 내 출혈 • 머리뼈 내 압박 증가 • 급성 머리뼈 골절 • 발작 상태 • 혈액 응고 장애 • 머리뼈 내 공간점유병소(space-occupying lesion)

치료 방법

- 스틸 포인트(still point)
- 치료사는 두개천골리듬(CRI)을 통해 모니터된 1차 호흡 기전을 억제(resist)하려고 시도(제4뇌실)
- CV4 치료법의 성공 여부는 고유의 힘(inherent force)에 달려있음
- 치료사는 CRI의 주기를 모니터한 뒤 촉진된 뼈(뒤통수 링)에 내쉬기 운동을 하도록 함
- 뇌척수액 파동의 정지가 촉진될 때까지 굽힘을 부드럽게 억제함(스틸 포인트 방법)
- 치료사가 CRI의 재개를 허용할 때까지 10~15초에서 수 분간 유지함
- 머리 접촉이 금기될 때 엉치뼈에 적용함

① 머리뼈 덮개 유지
② 이마뼈–뒤통수뼈 유지
③ 뒤통수뼈의 감압
④ 엉치뼈 유지
⑤ 마루뼈 내 봉합 개방
⑥ 봉합 풀기(V자형 풀기, 수액방향기법)
⑦ 정맥동(정맥골) 배출
⑧ 한쪽 관자뼈 안/바깥 돌림
⑨ 이마뼈 들기
⑩ 마루뼈 들기

기법 적용

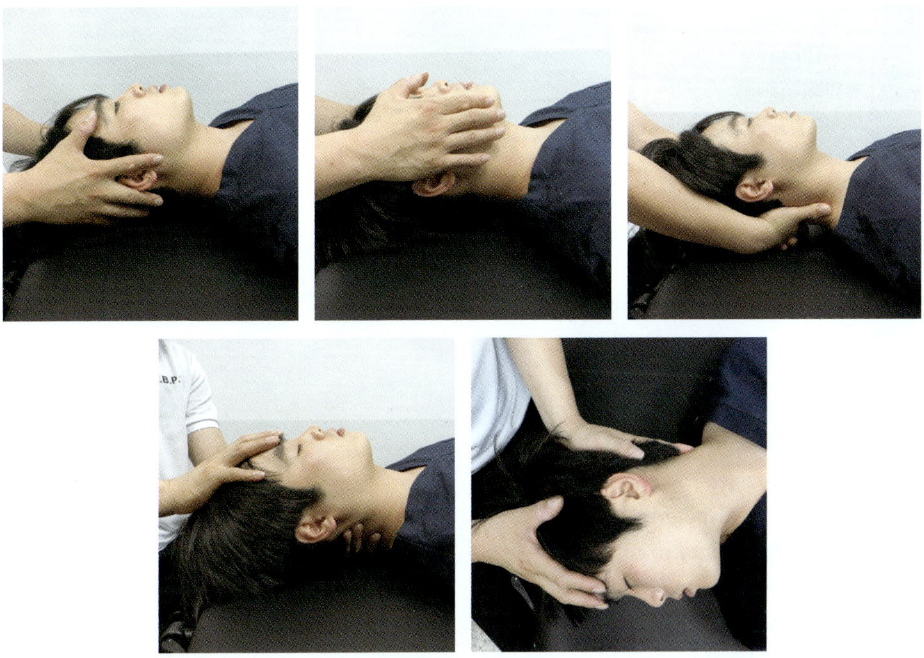

두개천골 도수치료 순서 예시

(10) 내장기 도수치료(Visceral manipulation)

개념	• 내장계 조직의 기능증진을 위한 치료 및 진단 체계를 말함 • 근막 균형점에 부착되어 있는 근막 방향의 내장계 이동과 관련되며 복부기법으로 불림 • 내장계에서 조직 감촉의 변화, 구조와 움직임(가동성과 운동성)의 비대칭, 동작의 제한, 압통점(민감성)을 검사할 때 모든 정골기법의 진단검진에 층별 촉진 접근(layer-by-layer palpatory approach) 기법을 포함하여 활용 함 • 표면촉진과 심부촉진으로 구분
원리	• 장기를 감싸고 있는 장막(serous membrance), 근막, 인대 그리고 다른 살아 있는 조직들이 유기체의 다른 부분과 묶여 있기 때문에 상호의존적이라 할 수 있음 • 내장기 이동성: 운동계의 활동성이 내장의 위치를 수동적으로 변화시키는 것 • 내장기 가동성: 수의적인 움직임에 대한 장기의 움직임 또는 호흡할 때 일어나는 가로막의 움직임 • 내장기 고유운동성: 느린 빈도와 작은 범위로 움직이는 장기의 내적 움직임
효과	• 체성기능이상의 완화 • 신체의 자기치유 능력을 극대화
적응증	• 유착(adhesions) • 고정(fixation) • 처짐(ptosis) • 연축(spasm) • 식도열공 탈장(hiatus hernia) • 두통(headache) • 변비(constipation) • 과민성대장증후군(irritable bowel syndrome) • 외음절개술(episiotomy) • 내장기 수술(intestinal surgery)
금기증	• 자율신경증상(vegetative symptom) • 발한(sweating) • 현기증(dizziness) • 빠른맥(빈맥, tachycardia) • 허탈증세(tendency to collapse), • 구역과 구토(nausea and vomiting) • 심한 통증에 의한 긴장 등 • 쓸개염(담낭염, cholecystitis)

치료 방법

① 고유운동성은 움직임의 끝 범위(end range)에 남아있는 손상되지 않는 움직임으로, 간접적으로 여러 번 반복해서 치료되며, 움직임이 손상된 부위가 새로운 끝 범위로 형성됨
② 자유 움직임 범위를 증가시키는 시도를 할 수 있으며 나중에 제한된 움직임이 개선되었는지 확인함
③ 리듬, 방향, 범위 면에서 운동성이 정상으로 되돌아올 때까지 이러한 움직임을 계속해서 반복함

기법 적용

- **간**
  ① 쓸개즙, 림프, 혈액의 흐름을 포함하여 대사활동이 증가됨
  ② 간은 에스트로겐을 포함한 호르몬 대사에 영향을 미치므로 도수치료가 여성에게 있어서 중요하며 배란 후에는 과부하에 놓여 있으므로 배란 주기 초기에 도수교정을 시행하는 것이 효과적임
  ③ 남성은 알코올이나 화학적인 독성 그리고 바이러스 감염 등을 제외하면 간질환이 비교적 적음. 신경성 우울증, 면역반응의 감소, 쓸개즙의 정체, 간 대사의 저하 등에 적용함

- **쓸개**
  ① 가장 큰 기대효과는 쓸개즙의 배출
  ② 도수교정 후 형광투시법(fluoroscopy)을 이용하여 쓸개즙의 이동을 확인할 수 있음
  ③ 도수교정 후 피로나 단기적인 메스꺼움을 느낄 수 있는데, 시간이 지나면서 편안해짐

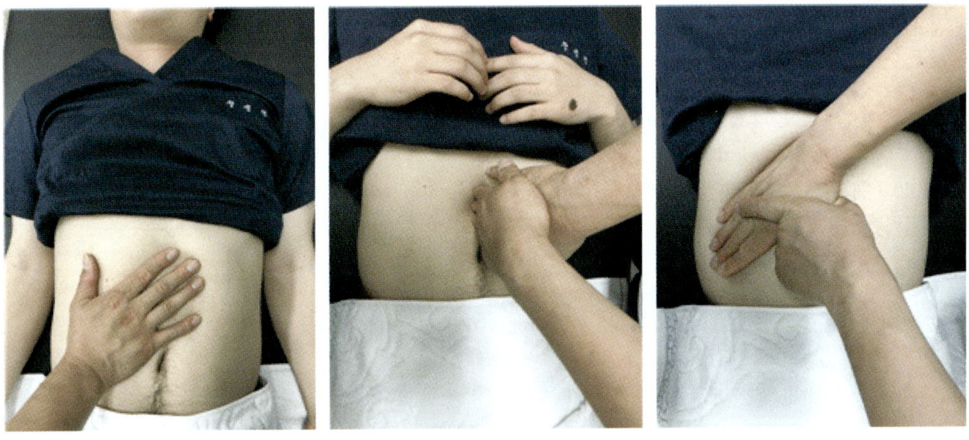

내장기 도수치료의 검사 및 치료

(11) 멀리건 도수치료(Mulligan manual therapy)

개념	• 뉴질랜드 출신의 물리치료사인 Mulligan이 MWMS(Mobilization With Movements) 등을 제시함 • Kaltenborn의 수동적 가동운동과 멕켄지의 능동적 가동운동(자가운동)을 결합시킨 형태의 방법으로 항상 오목-볼록법칙에 따라 치료면을 고려하여 지속적인 종속활주운동(sustained accessory gilde)을 적용함 • 수동적인 가동운동만 반복하는 치료보다는 수동과 능동 가동운동을 병행하는 치료가 좋은 결과를 얻을 수 있다고 함 • 기능해부학과 운동형상학의 견고한 지식을 바탕으로 하고 있으나. Muiilgan 기법을 독특하게 만드는 몇 가지 요소들이 있음
원리	• Mulligan은 관절 움직임을 제한하고 통증을 일으킬 수 있는 잘못된 자세를 취하고 있다는 이론을 더욱 발전시킴 • 자세 이상 이론은 관절 부정렬이 운동형상학을 변화시키고, 결국에 기능 부전을 일으킬 수 있다고 함 • 자세 이상은 외상, 노화, 근육 불균형, 나쁜 자세의 결과 일 수 있는데 Mulligan기법은 관절운동형상학을 향상시킬 목적으로 자세 이상을 확인하고 감소시키는 것이 바탕을 둠 • 관절을 올바른 위치에 두었을 때 나타나는 환자의 동작과 증상 반응으로 자세 이상의 존재를 확인할 수 있는 것 • 검사의 원리: 검사 → 실험 중재 → 재검사 • 중재의 원리: PILL(효과 참고) • 치료사의 지식과 기법의 중요성, 환자와 치료사 간에 공조, 그리고 환자의 협조가 CROCKS라는 약어로 강조함 ① 금기증(contraindication) ② 반복(repetitions) ③ 과압력(over-pressure) ④ 의사소통과 협력(communication and cooperation) ⑤ 지식(knowledge) ⑥ 유지 · 기술, 감각과 섬세함(sustain, skill, sense and subtle)
효과	• PILL 효과 • P (pain-free): 통증 없음 • I (instant): 즉각적인 효과 • L (long): 오래감 • L (lasting): 지속성
적응증	• 관절가동술 적응증 참조
금기증	• 국소적(예, 감염, 염증) • 전신적(예, 혈청양성, 관절병증, 류마토이드, 암) • 뼈의 질(골다공증, 골절) • 관절 구조가 불안정한 관절 • 혈관 개방성(예, 척추동맥, 대동맥 동맥류) • 당뇨, 말초혈관 질병으로 인한 약한 피부 등

치료 방법

- 대표적인 기법으로 움직임을 동반한 가동술(Mobilisation With Movement, MWM)이며, 이는 문제가 의심되는 관절을 능동으로 움직임을 수행하는 동안 관절에 지속적인 수동 부수적 힘/활주를 적용하는 것으로 정의함
  - 지속적으로 자연스런 척추유동술(Sustained Natural Apophyceal Gilde, SNAGS)은 멀리건 기법 중 모든 척추 관절에 사용하며 가장 대표적인 기법으로 지칭하는 용어

    1. 시작자세
    2. 좌-우
    3. 관절(들)
    4. 적용 기법(벨트, 자가운동)
    5. 활주 적용
    6. 용어(예: MWM, SNAG, NAG)
    7. 환자에 의해 수행되는 움직임 또는 기능
    8. 보조자(제2, 제3의 치료사 요구를 의미함)
    9. 과압력(치료사 또는 환자의 의한)
    10. 반복 또는 시간
    11. 횟수

기법 적용

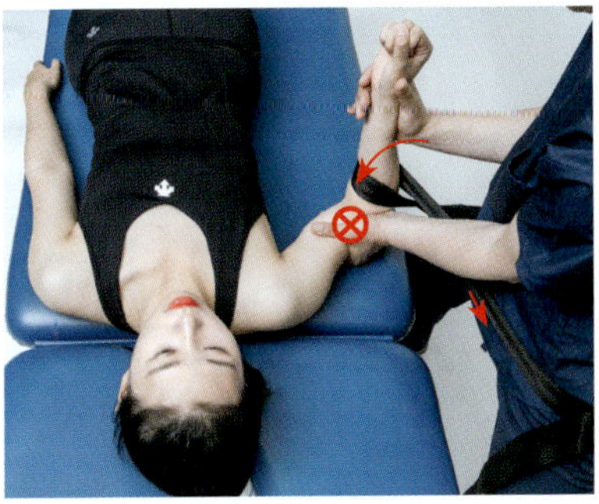

팔꿉관절 굽힘 증진을 위한 MWM

- **환자자세**

환자는 팔꿈관절을 가능한 범위 끝까지 굽힘이나 폄시킨 상태로 누운 자세를 취한다.

- **운동방법**

치료사는 환자의 아래팔 몸쪽 부위와 엉덩이에 가동용 벨트를 단단하게 고정시킨다. 한 손은 팔꿈치머리에서 먼쪽 위팔뼈를 고정하고, 다른 손은 아래팔을 고정한다. 이후에 치료사는 엉덩이를 뒤로 움직이면서 부드러운 가쪽 미끄러짐을 적용하는 동안 환자에게 능동적으로 팔꿉관절을 굽힘과 폄하도록 운동시킨다.

- **참고사항**

유효한 가동범위의 끝에서 수동적 과압력(passive over pressure)을 적용하면 추가적 이득을 얻을 수 있다.

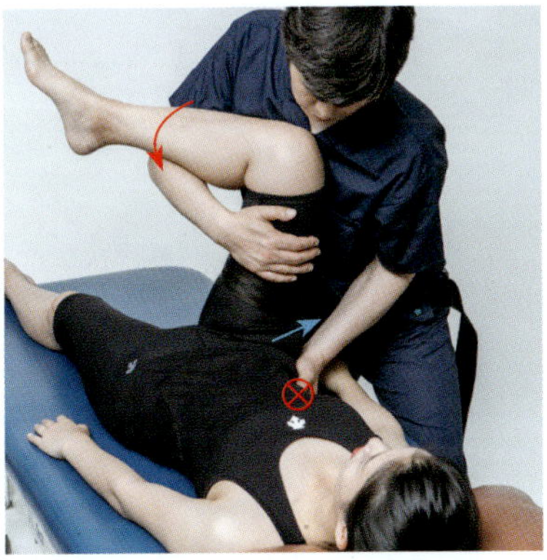

엉덩관절 안쪽돌림 증진을 위한 MWM

- **환자자세**

환자는 엉덩관절을 굽히고 가동용 벨트를 대고 누운 자세를 취한다.

- **운동방법**

치료사는 한 손의 손바닥으로 환자의 골반을 고정하고, 다른 손으로 넙다리와 정강뼈 부위에 댄다. 이후에 치료사는 엉덩이를 뒤로 움직이면서 부드러운 가쪽 미끄러짐을 적용하는 동안 환자에게 능동적으로 엉덩관절을 안쪽돌림하도록 운동시킨다.

- **참고사항**

유효한 가동범위의 끝에서 수동적 과압력(passive over pressure)을 적용하면 추가적 이득을 얻을 수 있다.

3.5 심폐계 물리치료 중재

1) 심폐기능 부하검사

개념		• 폐기능 검사는 안정시에 최대 날숨과 들숨을 이용하여 검사하므로 운동 중에 호흡곤란을 호소하는 환자에게는 제한적임 • 이를 보완하는 방법이 운동부하심폐기능 검사임
목적		• 강도가 점증되는 운동을 하는 동안, 보통은 최대 운동량까지 운동에 대한 심폐기능 제한의 형태를 알아내어 운동능력의 장애를 객관적으로 평가하기 위한 검사 • 주로 자전거와 트레드밀 중 한 가지를 선택하여 사용하게 되나 주로 트레드밀로 사용되는 경우가 많음
적응증		• 심장동맥질환이 의심되는 가슴 통증의 평가 • 비전형적 흉통의 평가 • 심장동맥질환의 정도 및 예후 판정 • 의학적 또는 수술적 치료, 중재의 효과 평가 • 부정맥 평가 • 활동 시 고혈압 평가 • 기능적 능력 평가 • 운동처방을 위한 평가 • 심장동맥질환의 발병 위험을 감소시킬 수 있도록 생활방식을 개선시키는 동기 제공
금기증	절대적 금기증	• 급성 심근경색증(2일 이내) • 고위험 불안정한 협심증 • 혈역학적 손상이나 증상에 의해 유발되는 통제되지 않는 심부정맥 • 증상성 중증 대동맥 협착 • 조절되지 않는 증상성 심부전 • 급성 폐색전 또는 폐경색 • 급성 심근염 또는 심낭염 • 급성 대동맥 박리
	상대적 금기증	• 왼쪽 주 심장동맥 협착 • 중등도 협착성 판막성심장병 • 전해질 이상 • 중증 동맥성 고혈압 • 빈맥 또는 서맥 • 비대심장근육병과 기타 유출로 폐색 • 적절하게 운동을 할 수 없는 정신적 또는 신체적 손상 • 고도의 방실차단

▶ 운동자각도와 대사당량

- 운동자각도(2.11 표준화된 검사 및 평가 도구 p.346 참조): 스스로 느낄 수 있는 운동의 힘든 정도
- 대사당량: 안정 시 신체가 기능하는 데 필요한 산소량(안정 시와 비교하여 활동 시에 얼마나 힘든지를 알 수 있는 지표)

운동자각도 (Rate of Perceived Exertion, RPE)	**대사당량 (Metabolic Equivalents, METs)**					
	저강도 (3MET 미만)		중강도 (3~6MET)		고강도 (6MET 이상)	
	걷기		걷기		걷기, 조깅, 러닝	
	집, 상가, 일터 주변을 느리게 걷기	2	걷기 3.0 mi*h-1	3.0	매우매우 활발하게 걷기 (4.5 mi*h-1)	6.3
	집안일, 직업		매우 경쾌한 속도로 걷기 (4 mi*h-1)	5.0	중강도나 가벼운 짐을 들고(<10 lb) 걷기/하이킹	7.0
	컴퓨터나 손을 사용하는 지식생할	1.5	집안일, 직업		가파른 언덕이나 10~42 lb 팩을 들고 하이킹	7.5-9.0
	서 있는 활동(침구정돈, 설거지, 다리미질, 음식 준비)	2.0~2.5	청소(유리창, 차, 차고청소)	3.0	5 mi*h-1 정도로 조깅	8.0
	레저나 스포츠		계단이나 카펫 청소, 진공청소질, 걸레질	3.0~3.5	6 mi*h-1 정도로 조깅	10
(2.11 표준화된 검사 및 평가도구 p.346 참조)	그림, 공예, 카드만들기	1.5	목공일	3.6	6 mi*h-1 정도로 조깅	11.5
	당구	2.5	나무 쌓고 나르기	5.5	7 mi*h-1 정도로 조깅	8.5
	노젓기	2.5	잔디깎기, 빠르게 걸으며 잔디깍기	5.5	레저나 스포츠	
	크로켓	2.5	레저나 스포츠		평지에서 저강도, 자전거 (10~12 mi*h-1)	6.0
	다트	2.5	배드민턴	4.5	농구게임	8.0
	낚시(앉아서)	2.5	야구	4.5	평지에서 중강도자전거 (10~14 mi*h-1) 빠르게(14~16 mi*h-1)	8 10
	대부분의 악기사용	2.0~2.5	느리게 댄스 빠르게 댄스	3.0 4.5	크로스컨트리 스키 느리게 (2.5 mi*h-1) 빠르게(5.0~7.9 mi*h-1)	7.0 9.0
			낚시(주변을 걷거나 서서)	4.0	평상시 축구 경쟁상황 축구	7.0 10.0

2) 심장재활 프로그램

개념	• 의학적 진찰, 처방에 의한 운동, 심혈관 질환의 위험인자 관리 및 교육 등을 포함하는 포괄적이고 장기적인 프로그램
목적	• 심장질환에 의한 생리적, 심리적 위험요인을 최소화하고, 급사나 심근경색의 재발률을 저하시키며, 심혈관 질환에 의한 증상을 완화하고, 죽상동맥경화 과정을 안정화 내지는 역전시켜 환자의 심리 · 사회적 상태를 호전
적응증	• 심근경색 후 안정적인 상태 • 안정형 협심증/말초동맥 질환 • 심장동맥 우회로수술 • 심장동맥 성형술 및 기타 중재술 • 보상된 울혈성 심부전증/심근증 • 심장 또는 기타 장기 이식 • 판막 성형술 및 인공 심박동기, 삽입형제세동기 수술 • 고위험 심장질환(심장 수술에 적합하지 않은 환자) • 급성 심정지 증후군 • 말기 신부전증 • 당뇨, 이상지질혈증, 고혈압, 비만, 대사증후군 등 심장동맥 위험인자군 • 운동프로그램이나 교육을 통해 건강상의 이점을 얻을 수 있는 기타 환자 • 지나친 흡연자
주의사항 및 금기증	• 불안정형 협심증 • 안정 시 수축기 혈압(SBP)>200 mmHg 또는 이완기 혈압>110 mmHg인 경우 증례별로 평가 • 기립성 혈압변화 > 20 mmHg • 심각한 대동맥 협착증 • 급성 감염 및 고열 • 조절되지 않는 심방 및 심실 부정맥/ 조절되지 않는 빈맥(> 120 bpm) • 보상되지 않는 심부전증/활동성 심막염 및 심근염 • 인공심박동기를 부착하지 않은 3도 방실 차단 • 최근의 색전증/정맥혈전증 • 안정 시 ST분절 하강 또는 상승(> 2 mm) • 조절되지 않는 당뇨 • 운동을 제한하는 심각한 근골격계 문제 • 대사성 질환(급성 갑상선염, 저칼륨증, 고칼륨증, 저혈당증 등)

▶ 위험요인별 평가 및 치료

위험요인	평가	치료
흡연	현재 및 과거 흡연 습관	금연 클리닉에 의뢰
운동	운동습관, 주 칼로리 소비량, 최대 기능적 능력	감독하에 혹은 개별운동훈련을 위한 운동처방
영양/지질	체중, 신체구성, 칼로리, LDL, HDL	영양상담, 고콜레스테롤을 위한 의학적 관리, 체중관리
심리사회적 요인	스트레스, 우울, 적개심(hostility)	그룹치료, 상담의뢰
고혈압	혈압, 맥박, 심잡음(bruits)	식이관리, 운동, 상담, 약물복용(필요하다면)
당뇨	공복 시 혈당(FBG), 소변검사	식이관리, 운동, 인슐린 약물, 당뇨교육(예, 다기관 기능장애)
폐경(menopausal females)	호르몬(에스트로젠) 검사, 골밀도	식사 평가 및 상담, 호르몬 공급, 칼슘 등 골영양제 등

▶ 심장재활 단계

단계	설명
1단계: 급성단계(관찰단계)	입원환자 심장재활은 심근경색, 심장동맥우회로수술, 조형술, 판막 수술, 혹은 선천성 심장질환 환자가 의학적으로 안정하다고 결정되면 시작한다.
2단계: 재활의 아급성 단계 (퇴원 직후 통원단계)	초기 외래환자 단계는 퇴원 후 24시간에서 시작하여 6주까지 실행한다. 환자는 무선심전도에 의해 관찰되며 자가-감시의 기본과 유효한 운동절차를 가르친다. 부가적으로, 위험요인 감소의 방법에 의한 질환의 이차적 예방이 주요 내용이다.
3단계: 집중 재활단계	환자가 2단계를 마치는 순간부터 시작된다. 환자는 대근육을 활용하여 운동하고 운동프로그램의 진행에 기여한다. 저항운동은 이 단계부터 시작된다.
4단계: 유지기	고위험군으로 경색의 위험이 높은 사람, 전문가의 감독을 받았었던 환자 중 참여를 희망하는 사람을 대상으로 지역사회에서 지속적으로 진행한다.

3) 심혈관질환 중재

식이요법	• 매일 균형 잡힌 식사를 함 • 심혈관계통 질환은 평생 음식과 생활습관을 관리 • 고탄수화물 및 고지방 식사는 피하고 식물성 단백질 및 지방을 권장 • 저염식과 충분한 비타민 섭취를 권장 • 심장에 부담을 줄 수 있는 카페인 음료(커피, 차 등)는 제한 • 과체중이나 비만일 경우 체중감소를 위해 열량을 제한
운동량	• 심장질환자의 에너지소비량은 최소 주당 1000 Kcal로 강도를 약하게 하여 나중에는 1회의 운동으로 200~300 Kcal를 소비할 수 있도록 운동량을 늘려서 심혈관계 기능을 개선하도록 함 • 저항운동을 통한 근력향상은 심장의 부담을 줄이면서 장시간 활동할 수 있게 하며 저위험군과 중등도 위험군의 심장질환자들에게 주로 권장함 • 운동 시간: 연속적 또는 간헐적으로 시행하며 20분부터 시작하여 적응이 되면 점차 증가시킴 • 운동 빈도: 주당 3~4일 정도 권장함 • 위험이 높은 환자는 운동 강도를 낮추고 운동 시간이나 운동 빈도를 증가시킴 • 현기증, 가슴통증, 두통 등의 증상이 있으면 강도를 낮추거나 증가함
운동강도	• 운동수행능력이나 건강상태를 향상시킬 수 있으면서 심장 합병증을 초래하지 않을 정도로 설정함 • 전문가의 감시 하에 운동부하 검사를 시행한 후 징후성 한계시험에서 이상이 나타나지 않을 경우 정상인과 동일한 강도로 설정할 수 있음 • 목표심박수를 이용한 운동 강도 설정: 하한 심박수(운동부하 검사 최고심박수의 70%)는 '자극 역치', 상한 심박수(운동부하 검사 최고심박수의 85%)는 '안전역치' • 운동자각도(RPE scale)를 이용한 운동 강도 설정: 11~15등급의 범위를 유지하도록 권장함
준비운동	• 준비운동과 스트레칭은 적어도 5~10분 동안 수행해야 함 • 체온, 심박수, 호흡률을 증가시켜 심장과 폐의 기능강화 운동 시 더욱 활발히 작용할 수 있도록 도와줌 • 주로 보행활동과 유연성 운동으로 구성함
유산소운동	• 지속적이거나 간격 운동 접근법으로 수행함 • 심폐지구력을 강화시킬 수 있는 운동으로 구성, 예를 들면 걷기, 조깅, 사이클링, 노젓기, 하이킹, 수영, 계단 오르내리기 • 20~40분의 유산소 운동 동안 목표심박수 범위 안에서 유지하도록 함 • 대근육 그룹을 동원하는 유산소운동은 심폐지구력 강화의 이점을 얻을 수 있음
저항운동	• 저항운동을 통한 근력향상은 심장의 부담을 줄이면서 장시간 활동할 수 있게 하며 저 위험군과 중등도 위험군의 심장질환자들에게 주로 권장함

▶ 심장재활 프로토콜

출처: Kim C. Overview of Cardiac Rehabilitation and Current Situations in Korea. Ann Cardiopulm Rehabil 2021;1(1):6-16.

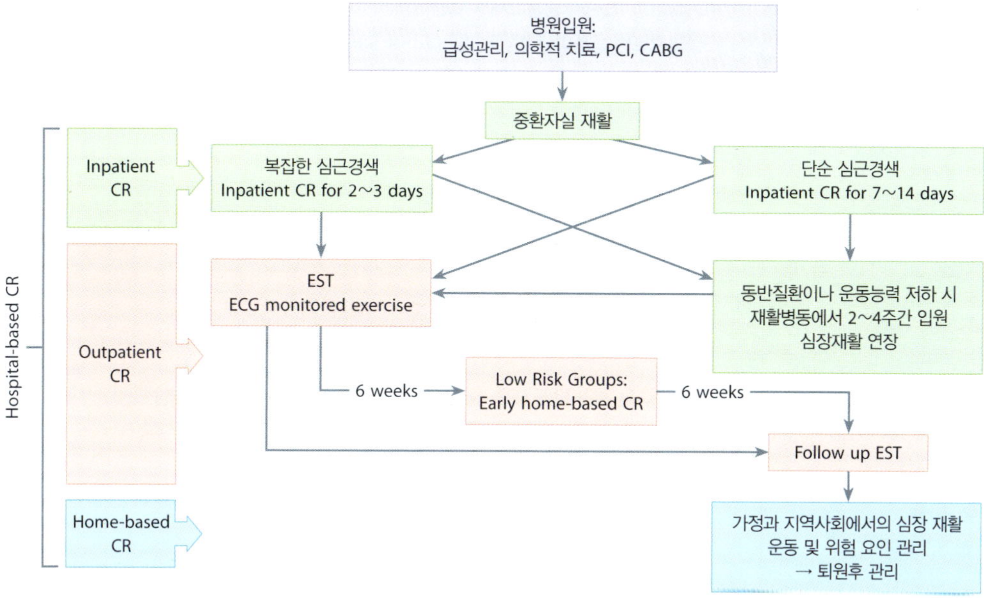

▶ 심장재활 구성요소

교육	위험인자 교육(금연, 식이요법, 신체활동, 당뇨병, 고혈압, 비만, 스트레스 조절)
평가	심폐운동부하검사(운동심전도, 심혈관반응, 가스분석, 최대산소섭취량 등) 위험인자 계층화, 동반질환 평가, 운동기능검사, 심리평가 등
치료	개인별 운동처방, 심장 재활운동(운동 모니터링), 가정 심장 재활 운동
퇴원후 관리	재평가 및 재교육 → 건강한 생활방식 강화

▶ 심장재활 운동심전도 예

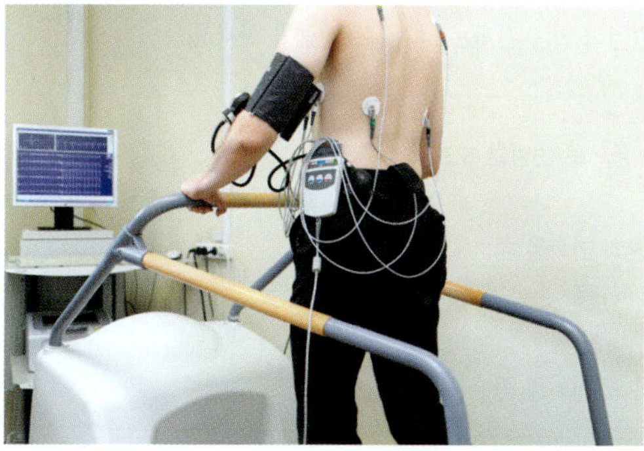

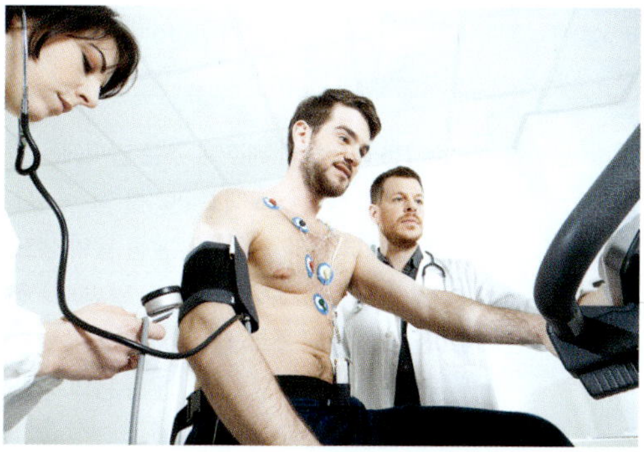

4) 동맥계질환 중재

급성동맥 폐색증	의학적 중재	• 침상안정, 전신적 항응고제 치료를 시작 • 물리치료는 몸통이나 반대편 팔, 다리에 열을 가하여 이완 • 머리를 약간 높게 한 채로 환자를 침상에 위치시켜 팔다리의 먼쪽부위로 혈류를 증가 • 수술에 의한 치료로 혈색전 절제술과 동맥 재건술, 우회이식술이 있음
	주의사항 및 금기증	• 급성동맥폐색에서 심한 운동은 금기 • 허혈성 조직에 쉽게 화상을 유발할 수 있기에 팔다리에 국소적이고 직접적으로 가하는 것은 금기 • 탄력 스타킹은 혈류에 대한 저항을 증가시킬 수 있기 때문에 금기
만성 동맥경화성 혈관질환	의학적 중재	• 피부, 특히 손과 발에 대한 적절한 치료와 보호를 통한 피부궤양 예방 • 전기자극과 산소치료가 포함된 피부궤양, 욕창이 있는 피부의 치유 촉진 • 이온도입법 및 반사성 온열치료를 통한 혈관확장을 증진 • 잠잘 때에 침대 가장자리에 다리를 걸치고 침대머리를 약간 거상시켜 휴식 시 통증을 경감
	운동치료 중재	• 팔다리의 능동, 가벼운 저항운동을 통한 침상환자의 관절구축과 근위축 방지 • 일상생활동작에 대한 운동한계점을 증진시키기 위해 걷기나 자전거 타기의 규칙적, 단계적 유산소성 운동프로그램 실시
폐색성 혈전 맥관염	의학적 중재	• 금연 등의 식이 및 생활습관의 변화를 줌
	운동치료 중재	• Buerger-Allen 운동을 통한 말초혈관 순환 증진과 동통을 완화 • 걷기, 자전거 타기, 단계적 에어로빅을 통한 능동혈관운동 실시
	주의사항 및 금기증	• 단계적 걷기나 자전거 타기를 할 때, 다리 통증이 시간이 지나면서 증가 • 휴식 시 통증을 가진 환자는 걷기나 자전거 타기 프로그램을 하지 않음 • 발의 궤양이나 상처, 균성 감염이 있는 환자는 걷기 프로그램을 하지 않음
레이노 증후군		• 손발을 따뜻하게 해주며, 추운 날씨에는 장갑 등으로 손발을 보호 • 이완요법 등의 스트레스 관리를 함 • 금연, 피부 관리, 규칙적인 운동 등의 생활습관의 변화를 줌 • 손발을 따뜻하게 해주며, 추운 날씨에는 장갑 등으로 손발을 보호 • 이완요법 등의 스트레스 관리를 함 • 금연, 피부 관리, 규칙적인 운동 등의 생활습관의 변화를 줌

▶ Buerger-Allen 운동

- **목적**: 능동혈관운동을 통한 말초혈관 순환증진과 동통을 완화시키기 위해 실시한다.

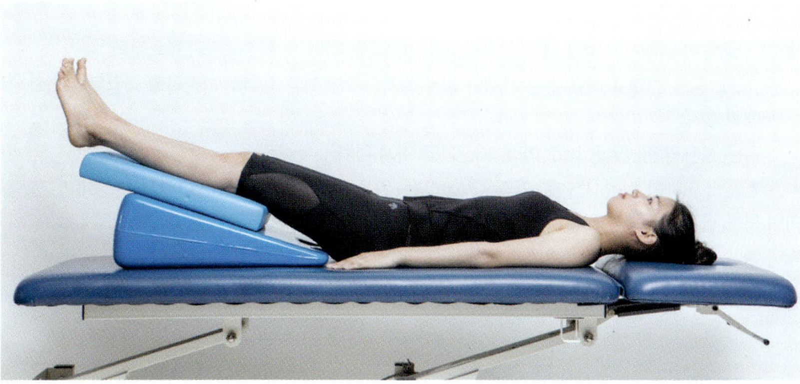

① 바로 누운 자세에서 다리를 45~60° 올려 2분간 유지한다.

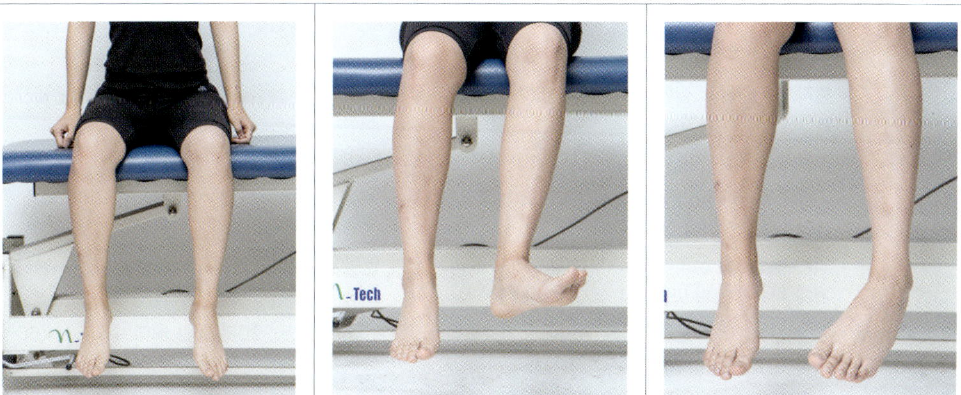

② 침대 끝에 앉아 발과 발목운동을 3분 실시한다.

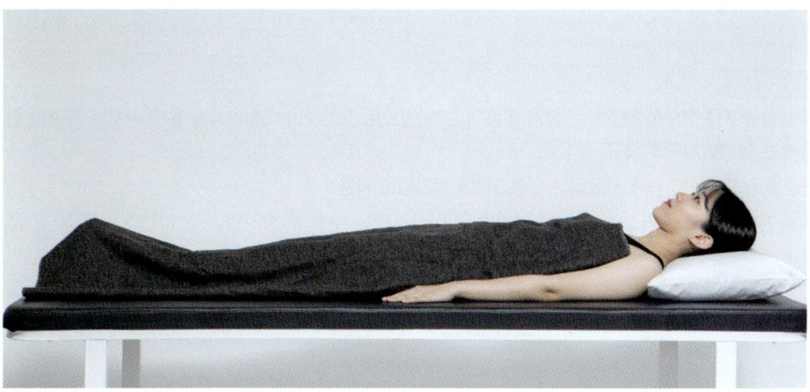

③ 5분간 수평으로 누워 있기, 이때 발과 다리는 따뜻한 담요로 감싸 보온을 유지한다.

5) 호흡운동

가로막 호흡운동	• 들숨 동안 가로막이 내려가고 날숨 동안 가로막을 올라오도록 하여 호흡량을 증가하는 운동 • 바로 누운 자세, 등을 기대고 바로 누운 자세와 같은 환자가 이완되고 중력이 가로막의 내림을 도와줄 수 있는 자세에서 실시 • 치료사의 손은 환자의 갈비연골 바로 아래, 배곧은근 위에 위치 • 치료사는 환자의 어깨를 이완시킨 후, 가슴우리에 있는 위쪽 가슴은 움직이지 않으면서 천천히 가로막을 사용하여 모든 공기를 내보내도록 지시 • 가로막이 아닌 호흡 보조근을 이용한 호흡패턴이 관찰되면 호흡 보조근을 이완하도록 교육 • 치료사 보조에 의한 가로막호흡 운동 후, 스스로 가로막호흡을 할 수 있도록 교육
들숨근운동	• 환자가 직경을 조절할 수 있는 어댑터가 설치된 마우스피스와 같은 들숨근 운동기구를 사용하는 들숨근육 저항 운동 • 가로막과 갈비사이근 근력과 근지구력이 낮은 환자에게 실시 • 기류의 흐름에 따라 저항이 강해지기도 하고 약해지기도 하기 때문에 목표압력에 대한 피드백에 의해 훈련강도를 결정하여 실시 • 역치 부하호흡 운동은 역치 부하 밸브라고 불리는 임계 압력에서 열리는 유량-의존적 저항을 사용하여 최대 지속적 들숨 방법으로 실시 • 정상 탄산상태 과호흡운동은 환자에게 재호흡마스크를 이용하여 15~20분 동안 최대 수의 환기(60% 이상)로 호흡을 하도록 요구
지속성 최대 호흡운동	• 최대 들숨을 지속적으로 강조하는 환기 운동의 한 방법으로 강화하며 폐활량계를 통해 환자가 가능한 한 깊게 숨은 들이마시도록 요구 • 들숨근을 강화시키기 위해 사용되며 신경근장애 환자에도 사용 • 들숨 공기의 용적을 증가하여 수술 전 폐 기능을 향상시키고, 수술 후 환자의 폐포 허혈과 폐 확장부전을 예방 • 강화 폐활량계의 마우스피스를 입으로 물고 천천히 공기를 들이마셔 지정한 위치까지 공이 올라가면 그 위치에서 3초 동안 멈추어 있도록 계속 들숨을 유지하여 성취 정도를 확인

▶ 가로막 호흡운동

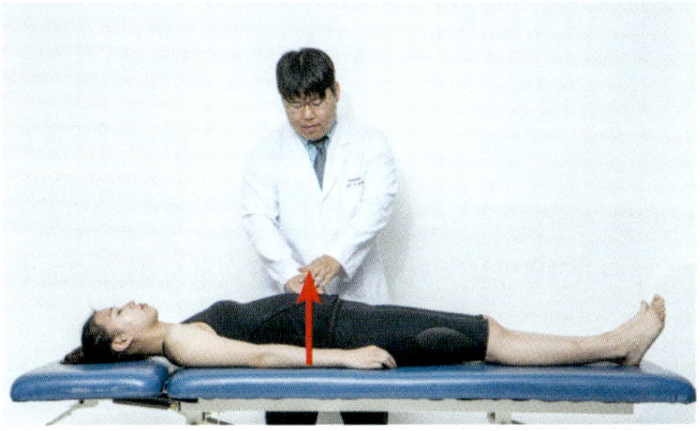

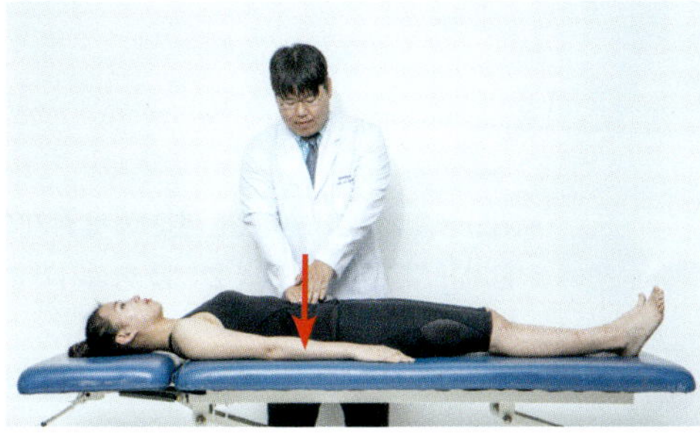

• 치료사의 손은 환자의 갈비연골 바로 아래, 배곧은근 위에 올려놓고 치료사 보조에 의한 가로막호흡 운동 후, 스스로 가로막호흡을 할 수 있도록 교육

▶ 들숨근 운동기구

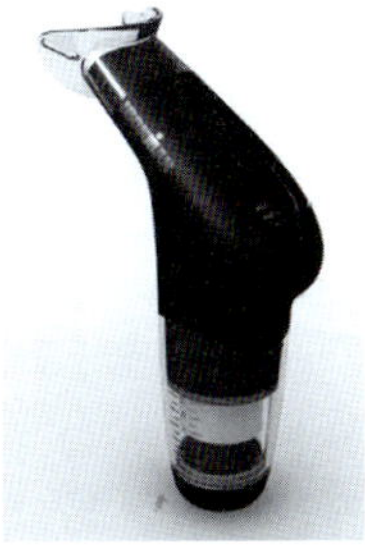	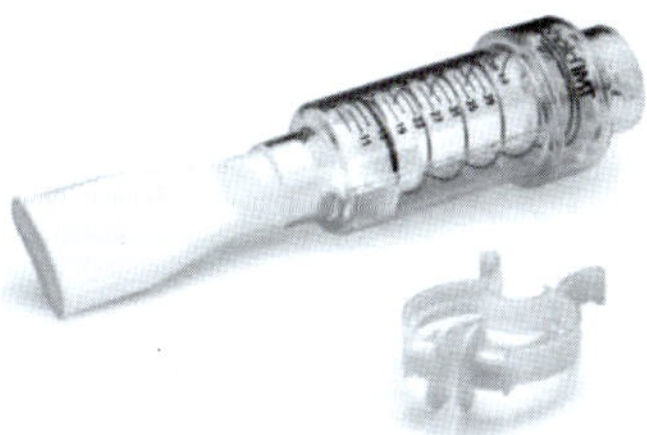	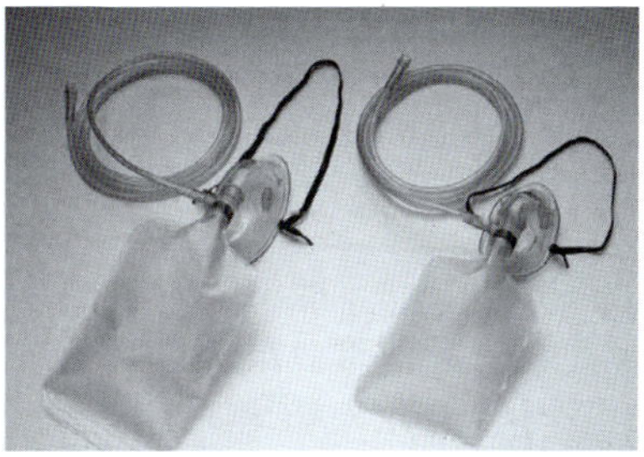
저항 호흡 운동 기구	역치 부하 호흡 운동 기구	정상 탄산 상태과 호흡에 사용되는 부분 재호흡 마스크

▶ 지속성 최대호흡 운동기구

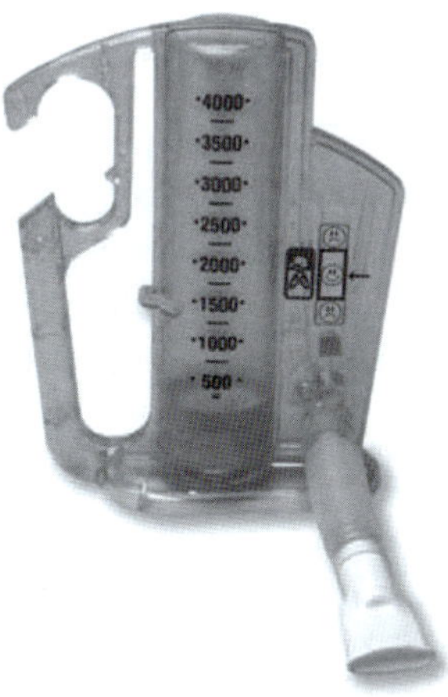

5) 호흡운동 (계속)

분절 호흡운동	• 기도청결 기능 이상이 있는 환자에서 환기와 산소화를 높이기 위한 호흡법 • 환기가 부족한 폐분절의 환기를 향상시키고, 기능적 잔기량을 유지시키며, 가슴 벽의 가동성 향상과 폐 합병증을 예방하기 위해 시행 • 폐의 특정 영역에 환기를 개선시킬 목적으로 해당 가슴벽의 팽창을 유도하기 위해 수동적으로 반대압력을 가함 • 폐 꼭대기 팽창운동, 오른쪽 중간엽 또는 혀구역 팽창운동, 가쪽 갈비뼈 팽창운동, 한쪽 폐바닥팽창 운동, 양쪽 폐바닥팽창 운동, 뒤쪽 폐바닥팽창 운동
혀인두 호흡운동	• 호흡근 마비로 폐활량이 감소되고 효율적으로 기침을 하지 못하는 팔다리마비나 소아마비, 호흡 합병증을 일으킬 수 있는 상위척수손상 환자에게 유용한 기침 보조 방법 • 입안을 확장하여 입 속으로 공기를 빨아들이기 위해 보조근육을 이용하고 들숨을 촉진하기 위해 음압을 만들어 들어온 공기를 턱을 당기고 혀를 목구멍 쪽으로 움직여서 폐로 이동
오므린 입술 호흡운동	• 숨을 코로 들이쉬고 휘파람 불듯이 입술을 오므려 내쉬는 방법 • 기도 청결기능 이상이 있는 환자에서 환기와 산소화 증진 및 호흡 증상 경감을 위해 사용 • 운동의 효과로 날숨시간을 늘려주고, 마지막 날숨용량을 감소시켜 호흡주기의 전반적인 시간은 증가함 • 환자에게 편안한 상태로 입술을 오므리고 배근육 수축을 하지 않으면서 천천히 오므린 입술을 통해 숨을 내쉬게 함 • 호흡수 감소, 일회호흡량 증가, 폐포 환기 증가를 유발

▶ 분절 호흡운동

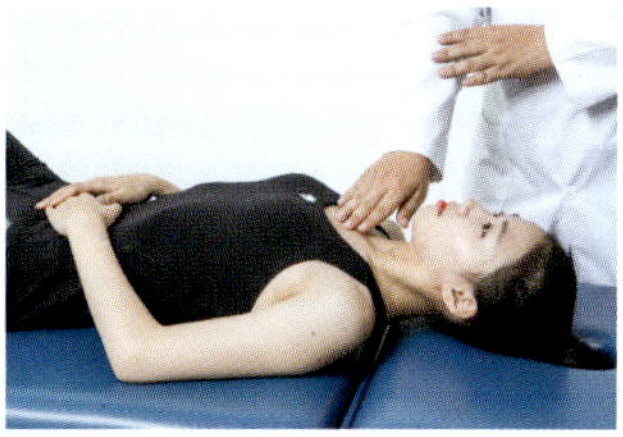

폐 꼭대기 팽창운동

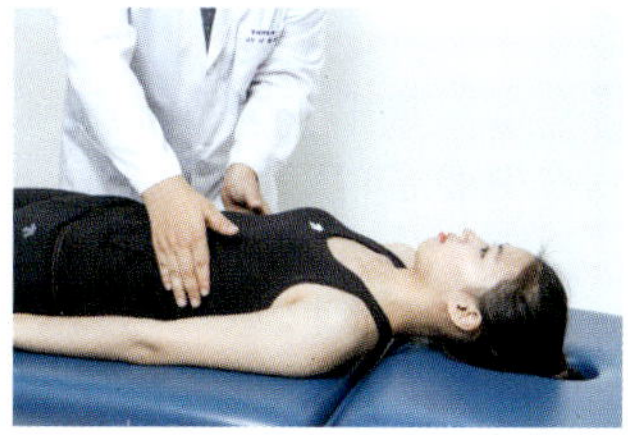

양쪽 폐바닥팽창 운동

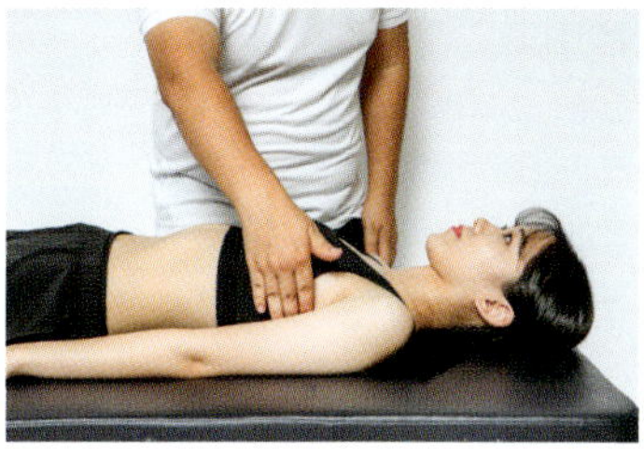

오른쪽 중간엽 또는 혀구역 팽창운동

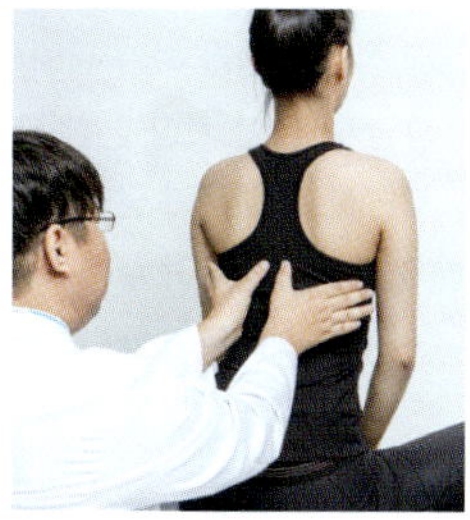

뒤쪽 폐바닥팽창 운동

▶ 혀인두 호흡운동

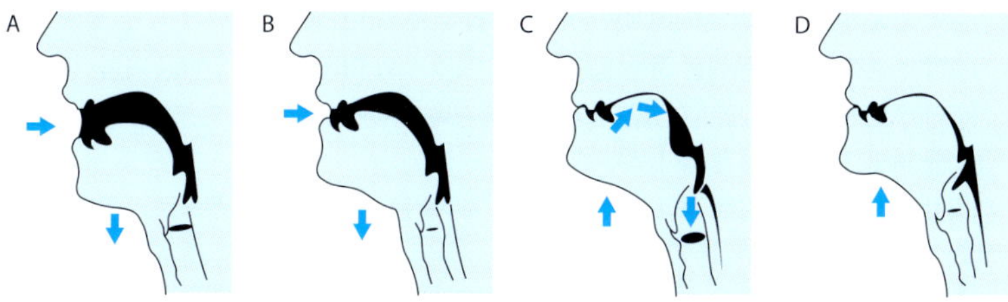

A. 입을 벌림, B. 턱을 닫음, C. 공기를 밀어 넣음, D. 성대를 닫음

▶ 오므린 입술 호흡운동

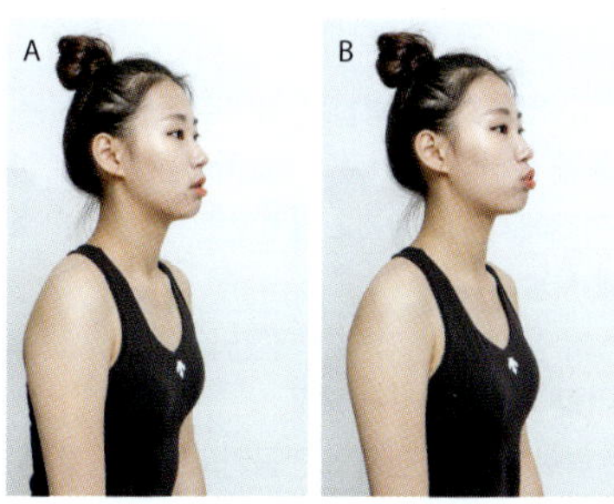

A. 들숨 B. 날숨

6) 기침훈련

개념	• 기침을 통해 가래와 이물질을 제거하기 위한 기도청결 방법 • 기침은 분비물을 배출시키기 위한 일반적으로 억제되지 않는 불수의적 현상으로 나타나며, 만성폐쇄성 폐질환, 천식, 심장 기능상실, 약물, 바이러스 질병 등이 유발하는 요인으로 작용 • 기침은 자발적 훈련으로 수의적으로 유발시킬 수 있으며 효율적인 기침훈련은 기도청결 유지 및 호흡기와 연관된 합병증을 예방할 수 있음
기침단계	• 효과적인 기침을 하기 위해서는 A-B-C 단계를 통해 이루어짐 - 1단계: 강한 기침을 위해 깊은 들숨이 일어남 - 2단계: 성대문이 닫히고 성대가 긴장함 - 3단계: 배근육이 수축하고 가로막이 올라가며 가슴내압과 복부압력이 증가 - 4단계: 성대문의 개방과 공기의 강한 압박방출이 일어남
도수 보조기법	• 갈비가로막 보조 방법과 가슴앞쪽 압박 보조방법, 기관지자극 방법 등이 있음 • 갈비가로막 보조는 약하거나 마비된 갈비사이근과 배근육을 가진 환자에게 사용 • 갈비가로막 보조 시 치료사 손은 환자 갈비뼈의 갈비가로막 위에 위치하고, 가로막과, 갈비사이근을 동시에 수축을 촉진시키기 위하여 환자의 배꼽쪽 위, 아래를 손을 이용하여 빠르게 뻗침 • 가슴벽 근육이 매우 약한 환자에게는 가슴앞쪽 압박 보조가 효과적 • 가슴압박 보조는 기침 동작을 하는 동안 가슴 앞쪽의 위와 아래 모두에 압박을 가함 • 가슴압박 보조 시 치료사는 한팔을 환자의 가슴근육부위에 가로질러놓고, 다른 한팔은 가슴의 하부에 칼돌기를 피해서 평행하게 놓거나 복부에 놓음 • 압박방출단계 동안 양팔로 강하고 빠르게 가슴 윗부분은 아래부위와 뒤쪽으로 가슴 아랫부위는 위와 뒤쪽 또는 배부위 쪽으로, 압박을 가함 • 기침기법에 협조하기 힘든 환자들에게 반사적인 기침을 유발하기 위해 기관지 자극을 사용
자가 보조기법	• 약한 가로막이나 약한 배근육을 가진 환자에게 효과적 • 무릎 굽히고 앉은 자세, 다리 길게 뻗고 앉은 자세에서 시행할 수 있으며, 부목 및 기계적 흡입-강제호흡기를 사용할 수 있음 • 무릎굽힘 앉은 자세에서 자가보조 기침방법은 최대로 들숨을 하는 동안 몸통을 뒤쪽으로 펴하도록 한 다음 기침을 하는 동안 몸통을 굽히면서, 가로막 위, 아래를 손으로 당기면서 강하게 기침 • 다리를 길게 뻗고 앉은 자세에서 자가보조기침 방법은 폄 방향은 최대 들숨을 위해 사용하고 반면에 굽힘 방향은 최대 날숨을 위해 사용 • 외상 등으로 가슴벽 통증이 심할 경우 기침이 제한되며 기침 시 통증 부위를 지지하기 위해 부목을 대도록 하며, 환자가 사용하기 어렵다면 치료사가 보조 • 기침 보조기구는 신경근 약화가 있는 환자와 인공기도를 착용한 환자들이 지정된 장소뿐만 아니라 가정에서도 사용할 수 있는 보조도구로 이용

▶ 기침단계

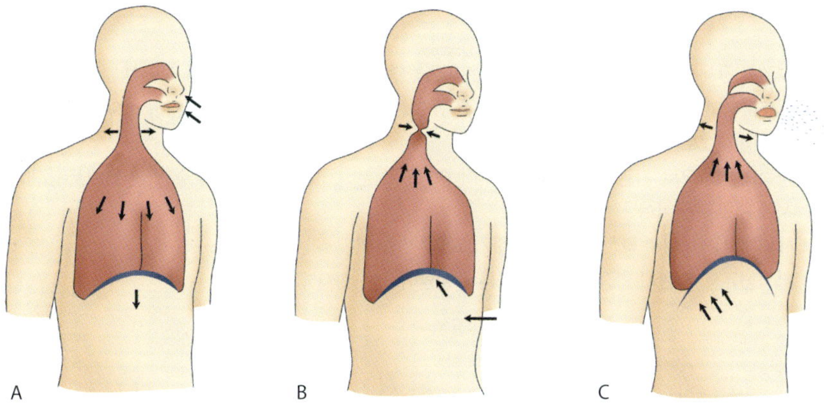

A. 1단계: 적절한 들숨, B. 2단계: 성문 닫힘, 3단계: 가슴내압과 배내압 강화, C. 4단계: 성문 열림과 압박 방출

▶ 도수보조기법

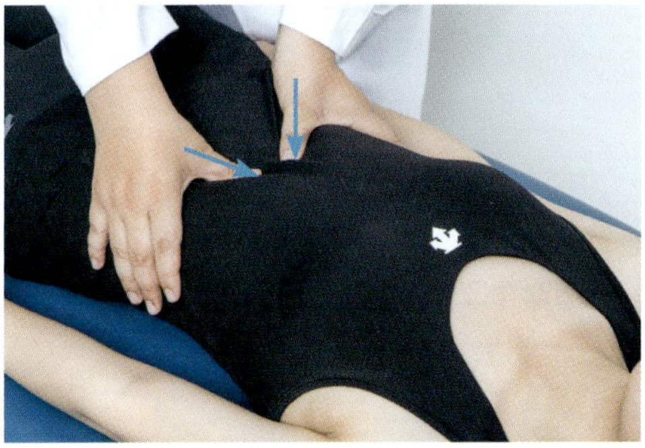	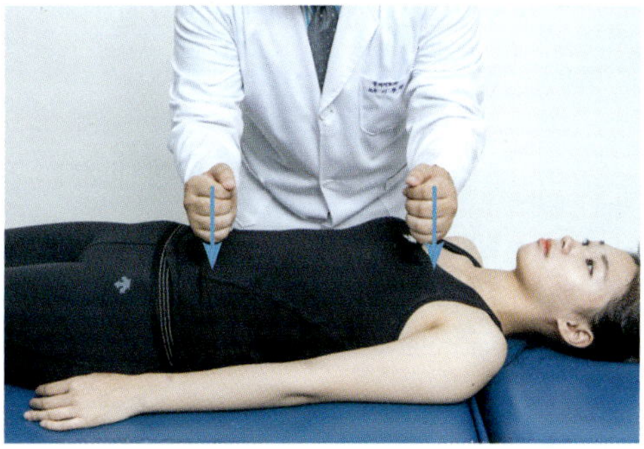
바로 누운 자세에서 갈비가로막 보조 자세	바로 누운 자세에서 가슴앞쪽 압박 보조 자세

▶ 자가보조기법

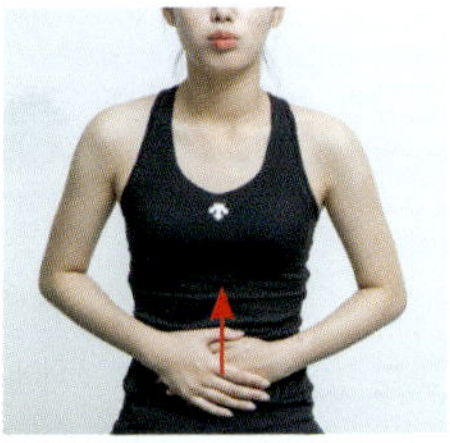	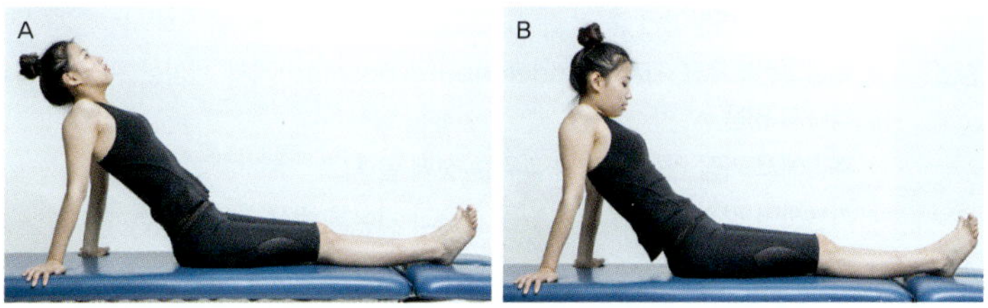
무릎 굽히고 앉은 자세	다리를 길게 뻗고 앉은 자세(A. 최대 들숨단계, B. 최대 날숨단계)

7) 체위배액법

개념	• 적절한 자세를 이용해 중력의 영향으로 분비물을 몸 밖으로 나오게 하는 수동적인 방법 • 기도로부터 기관지 분비물이 흘러나올 수 있도록 하는 것은 배액의 일반적인 방법으로 기관지 배출법으로 잘 알려져 있음 • 중력의 영향으로 기관지 말단 부위로부터 중앙으로 분비물을 잘 이동시킬 수 있기 위해서 기관과 기관지분지에 대한 해부학적 지식이 중요 • 체위배액 자세에서 타진, 진동, 능동주기호흡 기법을 함께 적용 • 낭성섬유증, 기관지 확장증 그리고 다른 폐질환이 있는 환자에게 효과적
적응증	• 급성, 만성폐질환 • 폐렴 • 무기폐 • 만성 기관지염 • 낭성섬유증 • 오랜 침상환자, 수술 후 기침제한 환자
금기증	• 심한 객혈: 심한 폐부종, 울혈성 심부전증, 광범위한 가슴막의 삼출, 폐색전증, 기흉 • 심혈관계의 불안정: 심부정맥, 심한 높은 혈압이나 낮은혈압, 최근 심근경색증, 불안정한 협심증 • 최근 신경외과적 수술: 머리-하강 자세는 뇌압 상승을 야기시킬 수 있음
방법	• 치료할 폐엽을 결정한 후 환자가 적절한 자세를 취하게 하고 베개나 수건 등을 이용하여 편안하게 보조 • 한 가지 체위배액 자세를 단독으로 사용한다면 특정 폐엽을 집중적으로 장시간 적용 • 여러 종류의 다른 체위배액 자세를 동시에 적용한다면 각 자세의 시간을 줄임, 예를 들어 타진과 진동을 사용하면 3~5분이면 충분 • 트렌델렌부르크 자세(Trendelenburg position)에서 세심한 관찰이 필요한 환자의 경우에는 환자 곁을 떠나지 않음 • 폐엽에서 가장 많이 침범된 부위를 첫째 날 치료 • 가능하면 각각의 자세 이후 깊은 호흡과 기침을 권장 • 분비물은 치료 후 즉시 움직이지 않을 수도 있으며, 1시간 후에 움직임이 발생될 수도 있음

▶ 체위배액법 자세

위엽 앞꼭대기 분절. 빗장뼈 아래부위에 타진을 적용할 수 있다.	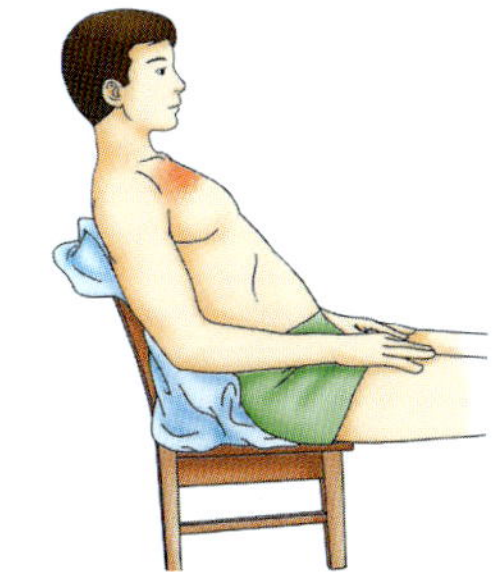	위엽 뒤꼭대기 분절. 어깨뼈 위에 타진을 적용할 수 있다.	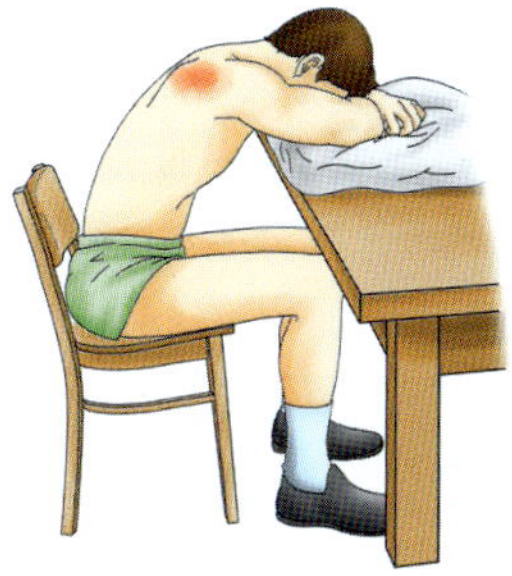
위엽 앞분절. 젖꼭지 위와 가슴 바로 위에 타진을 적용할 수 있다.	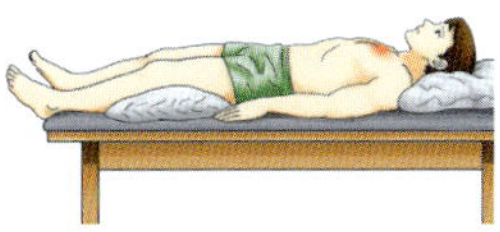	왼쪽 위엽 뒤분절. 환자는 옆으로 누운 자세에서 오른쪽으로 1/4 정도 기울여 눕는다. 왼쪽 어깨뼈에 타진을 적용할 수 있다.	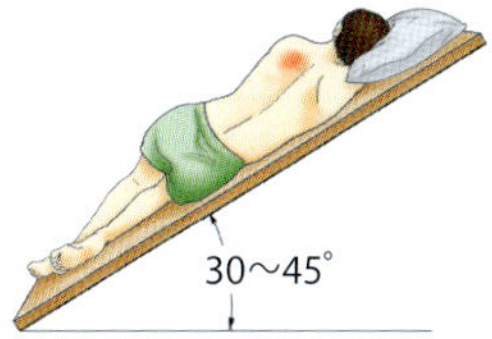
오른쪽 위엽 뒤분절. 환자는 왼쪽으로 엎드려 누워 1/4 정도 돌아눕는다. 오른쪽 어깨뼈 타진을 적용할 수 있다.	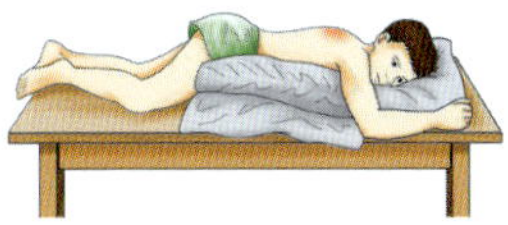	왼쪽 혀분절. 환자는 바로 누운 자세에서 왼쪽 어깨를 베개로 받치고 약간 오른쪽으로 돌아눕는다. 왼쪽 젖꼭지 바로 밑에 타진을 적용할 수 있다.	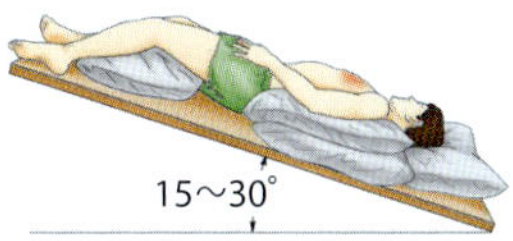
오른쪽 중간엽. 환자는 바로 누운 자세에서 오른쪽 어깨를 베개로 받치고 약간 왼쪽으로 돌아눕는다. 오른쪽 젖꼭지 밑에 타진을 적용할 수 있다.	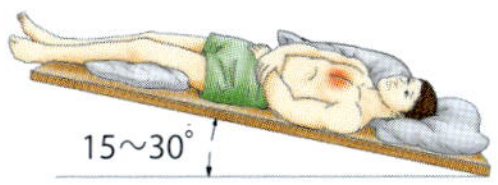	아래엽 앞분절. 아래쪽 갈비뼈 위에 타진을 적용할 수 있다.	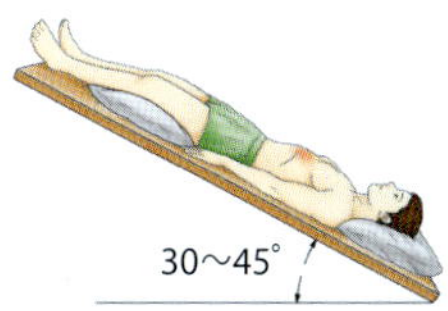
아래엽 뒤분절. 아래쪽 갈비뼈 위에 타진을 적용할 수 있다.	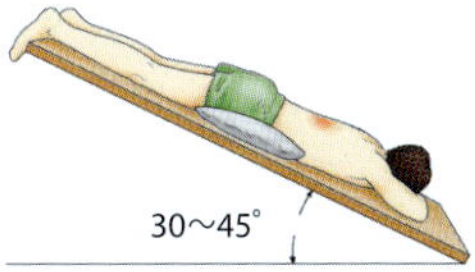	왼쪽 아래엽 가쪽분절. 왼쪽 갈비뼈 가쪽 아래쪽에 타진을 적용할 수 있다.	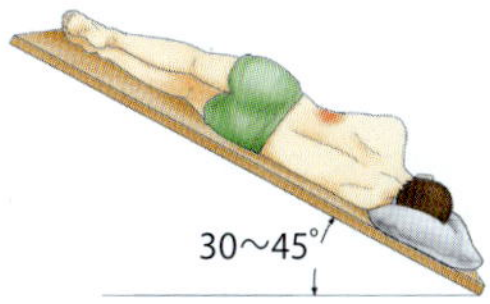
오른쪽 아래엽 가쪽분절. 오른쪽 갈비뼈 가쪽 아래쪽에 타진을 적용할 수 있다.	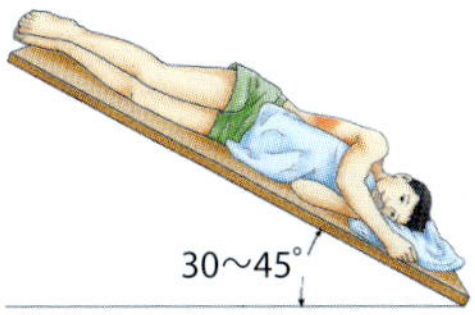	아래엽 위(꼭대기) 분절. 어깨뼈 바로 밑에 타진을 적용할 수 있다.	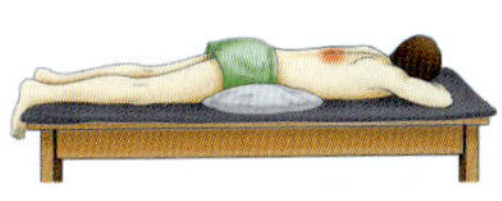

8) 타진, 진동과 흔들기

개념	• 타진은 중력에 의해 배출된 분비물이 있는 부위에 2~5분간 컵 모양의 손으로 교대로 두드리는 방법 • 진동(vibration)은 치료사의 양손을 지속적으로 수축하여 가슴벽에서 폐분절로 진동을 전달하는 방법 • 흔들기(shaking)는 날숨 동안에 가슴벽에 리드미컬하게 손으로 반동을 주는 것으로 손의 넓은 움직임과 결합된 간헐적인 반동방법
주의사항	• 체위배액 자세에서 실시하며, 분비물의 이동을 향상시킬 수 있음 • 들숨 정점 상태에서 날숨의 끝까지 날숨 호흡 단계 동안만 시행 • 날숨 동안에 호흡근을 뻗침 시키면 더 깊은 들숨을 유발할 수도 있음 • 기계적 진동기는 소아 환자들에게 더 흔하게 사용되고 오랜 기간 기도 청결이 필요한 환자들에게는 더 많은 도움이 됨
타진 운동방법	• 손의 자세는 손가락을 컵 모양으로 만들고 엄지손가락을 모음, 치료 동안 손목, 팔, 어깨관절을 이완시키고 컵 모양의 손을 유지 • 도수타진 전달 비율은 분당 100~480회 사이로 다양하게 적용 • 유아의 경우에는 손 전체를 사용하면 안 되며, 세 개 혹은 네 개의 손가락을 이용하거나 손의 엄지두덩과 새끼두덩 표면을 이용 • 환자의 뼈 돌출부위에 실시하지 않음 척추 뼈의 가시돌기, 어깨뼈 각, 빗장뼈, 뜬 갈비뼈(floating rib)는 피함 • 가슴조직 위쪽에 실시하지 않는다. 이것은 불쾌감을 주고 치료의 효과를 감소시킴 • 가슴이 많이 큰 경우는 환자에게 요청하거나, 손으로는 가슴을 가쪽으로 밀고 다른 손으로는 두드림
진동과 흔들기 방법	• 체위배액법과 타진 이후에 진동 또는 흔들기를 실시 • 적당한 체위배액 자세를 취하고 환자의 폐엽 부분에 손을 놓고 흔들기를 적용하면서 깊은 호흡을 하도록 지시 • 들숨 정점에서 날숨 끝까지 숨을 내쉴 때 가슴 벽에 천천히(초당 대략 2번) 율동적인 압력을 적용 • 진동을 위해 손은 나란히 또는 한쪽 손을 다른 손위에 놓음. 흔들기를 할 때 환자는 적절한 체위배액 자세에서 깊은 호흡을 하도록 함 • 도수진동의 빈도는 12~20 Hz 사이로 만약 환자를 기계적으로 환기시킨다면 숨을 내쉬는 시기에 진동과 흔들기를 실시 • 환자의 호흡률이 빠르거나, 환기장치의 조절을 자발적으로 할 수 있으면 날숨 때마다 흔들기 또는 진동을 적용할 수 있음 • 가슴 벽에는 불편을 주지 않고 압박력을 적용해야 함. 만일 환자의 가슴 벽에서 움직임이 제한되어 있다면 흔 들기보다 진동이 효과적 • 폐의 뒤쪽 일부분에는 제한되지만 환자 스스로 기계적 진동기를 사용할 수 있음

▶ 타진 손모양

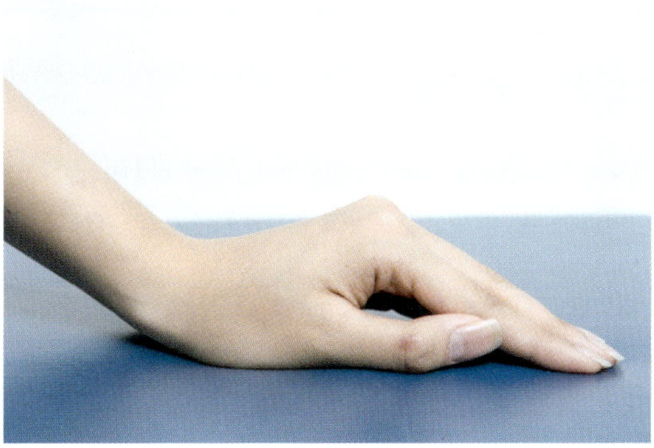

▶ 진동의 적용

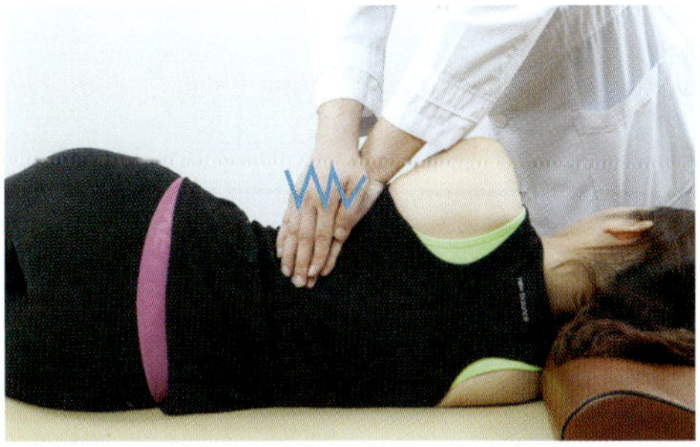

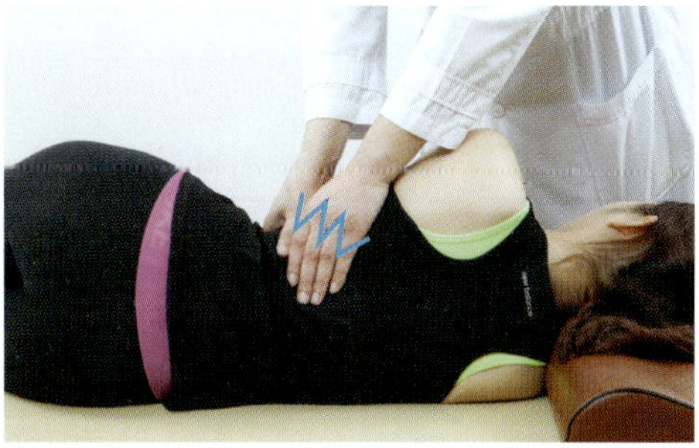

- 도수진동의 빈도는 12~20 Hz 사이로 만약 환자를 기계적으로 환기시킨다면 숨을 내쉬는 시기에 진동과 흔들기를 실시

▶ 기계적 진동기

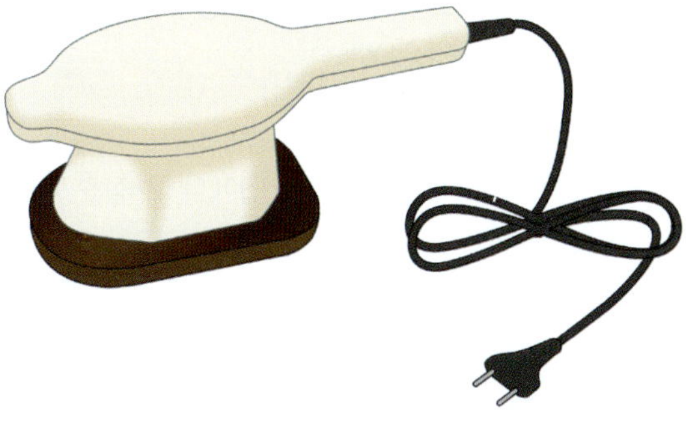

3.6 피부계 물리치료 중재

1) 피부 손상 및 치유과정별 중재

개요		• 신체의 치유과정에 대해 이해하고 환자 개인별 맞추어 설정 후 진행함 • 각 단계마다 중첩되는 부분이 발생할 수 있고 환자의 치유능력과 휴식기간 및 활동수준에 의해 재발될 수 있음 • 상처 회복과정은 염증기(inflammatory phase), 증식기(proliferative phase), 성숙기(remodeling phase)로 구분됨
손상 및 치유과정 중재전략	염증기 (0~5일)	• PRICE: 보호(protect), 휴식(rest), 얼음(ice), 압박(compression), 거상(elevation) • 지속적인 활동으로 통증과 치유가 지연될 수 있음 • 필요하다면 부목(splint)을 사용 • 2~3일 후에도 통증과 염증이 지속될 경우 얼음찜질 적용 • 심장위치보다 높게 손상부위를 거상하여 부종과 통증을 감소 • 자세유지 • 상처 및 부종 그리고 통증관리
	증식기 (3~5일에서 2~6주까지)	• 활동 전 준비운동 필수 • 상처 및 부종관리 • 조기에 자세유지 및 고정 • 상황에 따라 부목 유지 가능 • 피부조직 상태에 따라 적절한 수동관절가동범위운동(PROM) 가능 • 능동관절가동범위운동(AROM) 가능 • 등척성 운동과 연부조직 가동술과 관절가동범위의 향상을 위한 도수교정을 통해 구축을 감소 • 가벼운 마사지를 통해 근육탄력성 유지 • 보행 및 기능적 활동
	성숙기 (4~6주에서 2년까지)	• 활동 전 적절한 준비운동 • 피부 마사지 및 연부조직가동술, 피부 유연성을 위한 신장 • 근력강화운동과 고유수용기 촉진 운동 등 균형유지 훈련 • 적극적 보행 및 기능적 활동
고려사항		• 상처부위의 발열 및 부종, 상처부위가 더 커질 경우 감염의심 • 개방성 상처부위 또는 반흔조직이 클 경우 더 치유기간이 더 길어질 수 있음
중재		• 물리적인자치료: 온열치료, 냉치료, TENS, ICT, IR, 고전압맥동전류자극치료, 미세전류신경자극치료, 자외선치료, 적외선치료, 레이저 치료, 공기압박치료 등 • 수중치료: 교대욕, 하버드탱크, 수중운동, 월풀 등 • 도수치료, 마사지, 유산소운동, 스트레칭, 호흡운동, 자세유지 등

▶ 상처치유과정에 따른 도수치료의 적용

치유과정	목적	도수치료
급성기	• 조직내 체액의 움직임 증진 • 조직치유와 혈류 영양공급 증진	• 부드러운 수동기법 • 간헐적 압박 • 통증 없는 범위 내에서 관절운동 • 조직의 최소 신장 기법
재형성과정	• 조직의 유착감소 • 조직의 유연성과 역학적 움직임 증진(부하 적용시점)	• 적은부하에서 점진적으로 부하 적용 • 적은 부하와 함께 신장 기법
만성기	• 부하 적용된 상태에서 조직의 유연성 및 역학적 움직임 증진 • 조직의 유착 감소	• 중상정도의 많은 부하운동 가능 • 느린 반복 신장과 지속적 신장 • 교차섬유 기법 실시

▶ 물리적 인자치료

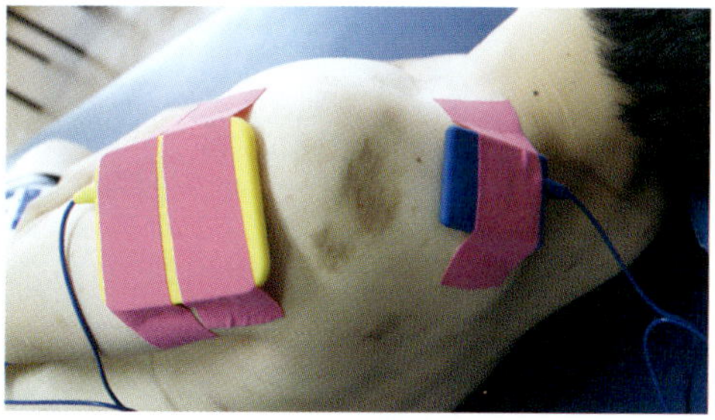

고전압맥동전류자극치료

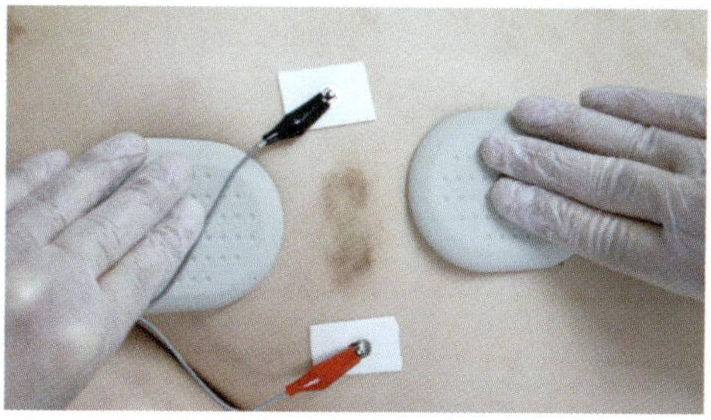

미세전류신경근육자극치료

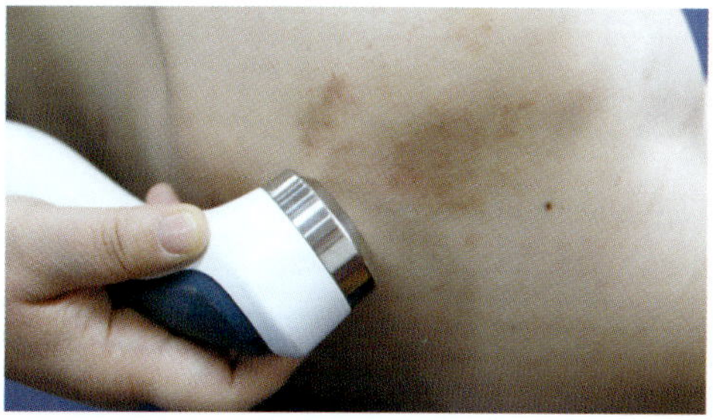

초음파치료

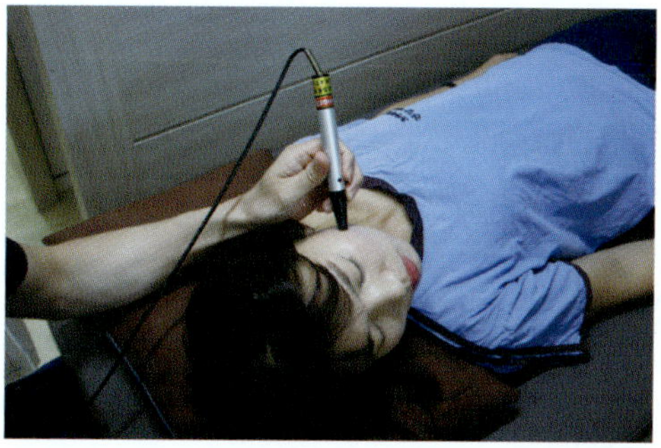

레이저 치료

2) 피부 관리 절차

<table>
<tr><td rowspan="7">관리 및 예방</td><td colspan="2">• 발수성 로션과 수분성 제품은 피부의 손상을 예방할 수 있음
• 적절한 옷 입기와 침상이동 기술은 지면의 마찰에 의해 야기되는 피부손상을 예방할 수 있음
• 자세유지(positioning)는 지지대 또는 쿠션으로 압력감소와 피부의 자가 시진은 궤양을 예방하는 데 중요한 요인이 됨
• 간헐적 공기 압박 치료는 상처와 연관된 부종이 있을 경우 혈류 순환증진의 효과가 있음
• 외과적 수술은 심한 반흔조직과 부분적인 변형 시에 시행
• 비외과적 관리로 자세유지, 부목(splint), 수동 스트레칭, 압박의복 입기로 반흔조직 비대를 감소할 수 있음</td></tr>
<tr><td>동맥 상처와 신경인성 궤양</td><td>• 보존적 관리(상처치유, 쿠션 또는 예방적 캐스트, 침상안정)</td></tr>
<tr><td>정맥 상처</td><td>• 상처치유(상처소독과 드레싱), 압박(사지에 정맥 고혈압과 부종 감소에 효과적)</td></tr>
<tr><td>욕창</td><td>• 상처치유(상처소독과 드레싱), 압박감소(좌석이나 휠체어에 공기매트리스)</td></tr>
<tr><td>동맥 궤양</td><td>• 상처주위 피부보호
• 상처에 부하 주지 않기
• 압박과 압박 드레싱을 피하기
• 상처에 부하를 주지 않음
• 발 관리지침</td></tr>
<tr><td>정맥 궤양</td><td>• 부종을 관리(심장보다 다리를 높게 올리기, 조이는 옷을 피하기, 발목펌프운동 및 적절한 체중부하 운동 등)
• 다리와 발을 보호(가려워도 긁지 않기, 자가 염증부위 확인, 부드러운 양말 신기, 지시한 대로 붕대감기 등)
• 건강한 생활 권장(금연, 규칙적 운동 및 균형 잡힌 음식섭취 등)
• 새로운 상처 발견될 때 즉시 연락</td></tr>
<tr><td>화상</td><td>• 상처가 깊을 경우 주의 깊게 소독할 것
• 표층 화상: 수분이 요구됨
• 부분층 화상: polysporin 연고 또는 silver sulfadiazine 크림
• 전층 화상: 실버 silver sulfadiazine 크림과 거즈로 감싸서 드레싱</td></tr>
<tr><td>환자 및 보호자 교육</td><td colspan="2">• 환자는 재활전문치료팀의 지도를 받는 것이 가장 중요
• 자세유지, 피부 관리, 상처관리, 운동프로그램, 압박의복입기는 간병인과 환자들이 반드시 알아야 함</td></tr>
</table>

▶ 발의 궤양 발생 위험도가 높은 발 부위

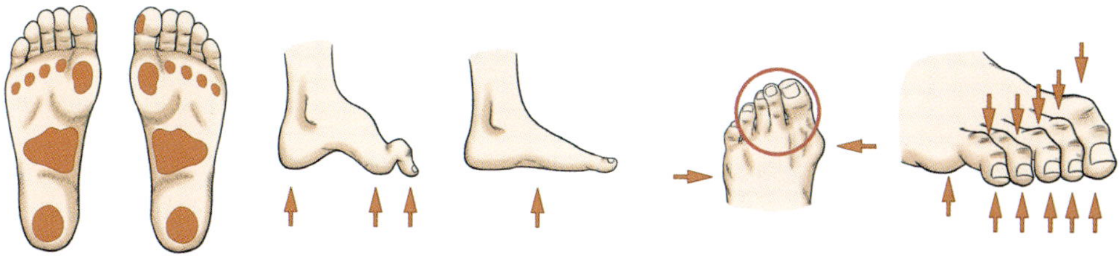

▶ 발의 궤양 관리 사항

구분	설명
1	족부 병변 위험이 있는 환자를 식별
2	족부병변 위험이 있는 환자의 발에 대한 정기검진을 실시
3	환자 및 가족, 치료사에 대한 교육을 실시
4	꽉 조이지 않는 적합한 신발을 착용하고 항상 청결히 보습 유지
5	족부 궤양 이전 단계에서 치료

▶ 정맥 궤양 환자의 저탄력 압박붕대 감기 방법

구분	설명
1	발목을 등쪽으로 굽힘
2	뼈 돌출부위는 면 패드로 보호하고 제조사 안내에 따라 압력의 정도를 결정
3	폭이 10 cm 정도의 붕대를 이용하여 발허리뼈머리에서 정강이 거친 면까지 나선으로 겹쳐서 붕대를 감을 것 (주의: 발목 주위는 8자 모양으로 2번 감을 것)
4	붕대에 주름이 잡히지 않도록 감을 것
5	부종을 예방하기 위해 발가락에서 무릎까지는 다리 전체를 감을 것
6	24~72시간마다 붕대를 다시 감을 것(특히 헐거워지거나 미끄러지면 붕대 다시 감을 것

▶ 화상환자 관리 사항

구분	설명
1	화상 환자에 대한 교육이 필수(특히 70세 이상 노인에게 예후가 나쁨)
2	화상으로 인한 흉터와 기형의 최소화를 부종과 자세유지 및 적절한 보조기 착용
3	구축 발생을 최소화하기 위한 2시간 이상의 능동관절가동범위 운동 실시
4	적절한 신장운동과 근력 및 지구력 운동
5	독립적인 일상생활활동 동작 훈련 꾸준히 노력
6	우울과 불안 등 정신안정 보장

▶ 화상환자 자세유지(positioning) 방법

관절	구축 자세	예방적 자세
목	굽힘	폄
어깨	모음, 폄	벌림, 굽힘
팔굽	굽힘	폄
아래팔	엎침	뒤침
손목	굽힘	폄
손허리손가락(MCP)	과다폄	굽힘
손가락	굽힘	폄
엉덩	굽힘, 모음, 바깥돌림	폄, 벌림, 중립돌림
무릎	굽힘	폄
발목	발바닥굽힘	발등굽힘
발가락	굽힘	폄

▶ 화상환자의 목과 어깨부위 구축예방자세

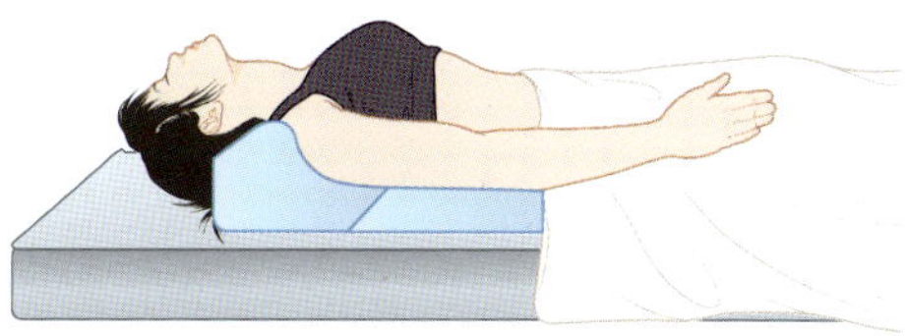

목 유지자세

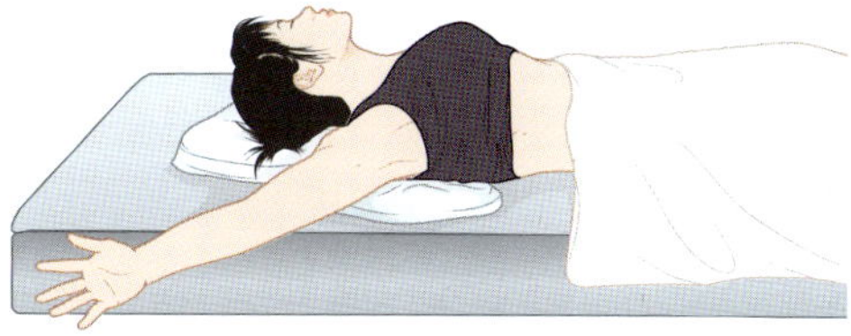

어깨 유지자세

▶ 화상환자의 손과 손가락 구축예방자세

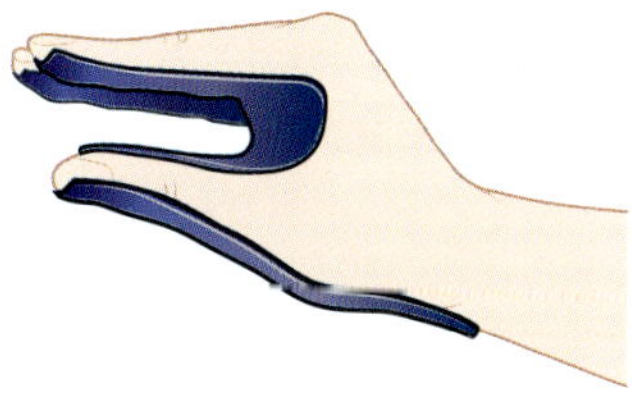

손 유지자세

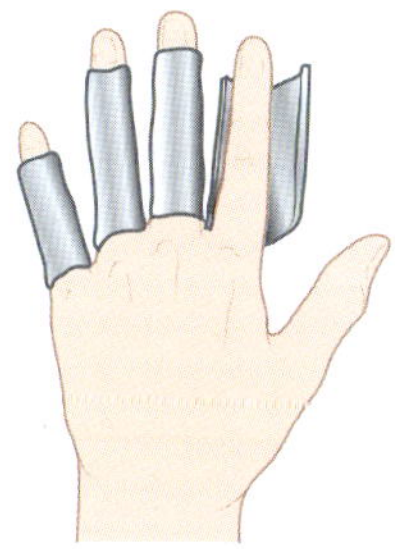

손가락 유지자세

▶ 화상환자의 압박의복

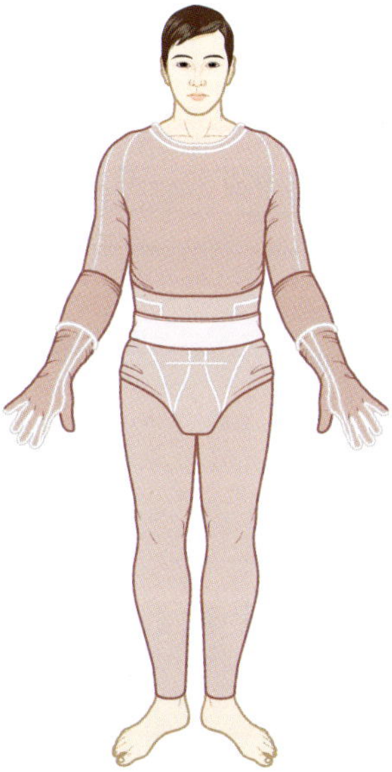

3.7 안뜰계 물리치료 중재

1) 안뜰 장애의 회복에 기여하는 기전

개요		• 안뜰손상 이후 기능 회복은 다양한 기전에 의해 이루어짐, 자발적인 회복, 잔류 안뜰 기능의 적응, 상실된 기능을 위한 대안 등 • 각 기전마다 중첩되는 부분이 발생할 수 있고 환자의 치유 능력과 휴식 기간 및 활동 수준에 의해 재발될 수 있음
안뜰손상 후 기능 회복 기전	자발적 회복	• 눈 떨림, 안구편향(skew deviation), 기립하였을 때의 비대칭적 자세 등 • 3~14일 이내에 자발적으로 회복되며, 안뜰신경원의 안정 시 흥분율의 회복과 유사함
	안뜰 계통의 적응	• 시각 입력과 머리의 움직임이 자유롭게 움직이면 시간이 지남에 따라 균형 유지 능력이 향상됨
	보상 기전	• 응시 안정성의 회복은 목 안구 반사의 증가와 목의 고유 감각 입력으로 발생 • 자세 안정성의 시각과 발과 발목의 고유 감각 입력의 보상 기전으로 도움
중재		• 감각 재훈련과 균형 재훈련 • 주시안정화 운동 • 자세안정화 운동 • 습관화 운동(코손-쿡시운동) • 현기증을 유발하는 일반적인 컨디셔닝 운동 • 이차적 손상을 위한 치료

▶ 주시안정화 운동

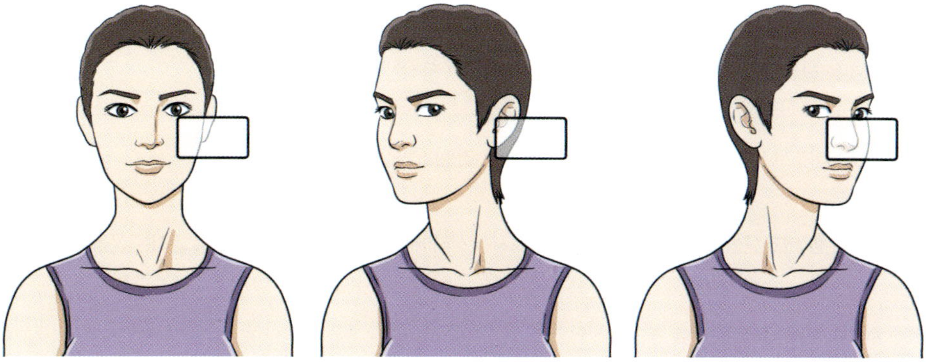

A. 똑바로 정면의 글을 바라보기

B. 오른쪽을 향해 45° 머리를 돌려서 바라보기

C. 왼쪽을 향해 45° 머리를 돌려서 바라보기

명함을 이용한 운동

- 벽에 명함을 눈높이에 붙여놓고, 글을 읽을 수 있는 거리에서 시행
- 눈은 명함에 있는 글을 응시하면서 머리는 좌 · 우, 위 · 아래, 그리고 대각선으로 움직임
- 처음에는 천천히 시행하고, 그 다음에는 빠르게 머리 운동을 하지만 글은 그대로 응시해야 함
- 운동은 중단 없이 1~2분 동안 지속해서 이루어져야 함

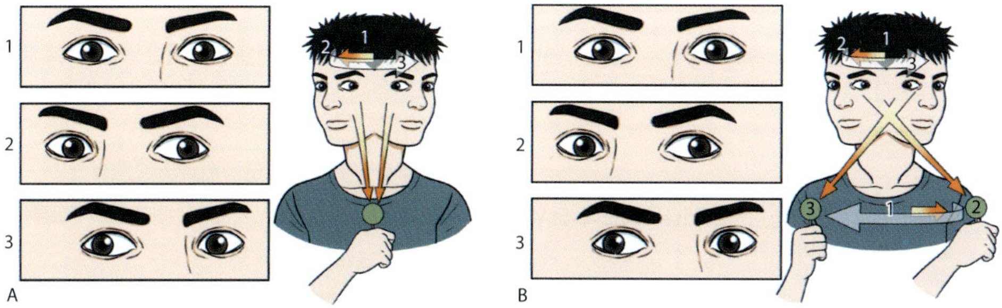

- 벽에 액자를 눈높이에 붙여놓고, 이전 명함을 갖고 하던 거리에서 시행
- 눈은 액자를 응시하면서 머리는 좌 · 우, 위 · 아래, 그리고 대각선으로 움직임
- 처음에는 천천히 시행하고, 그 다음에는 빠르게 머리 운동을 하지만 글은 그대로 응시해야 함
- 운동은 중단 없이 1~2분 동안 지속해서 이루어져야 함

▶ 자세안정화 운동

1	환자는 두 발을 되도록 가까이 붙이고 서서, 필요하다면 한 손 또는 양손으로 벽을 짚고 유지하면서 선다. 1분간 쉬지 않고 전방의 벽을 일직선으로 주시하면서 머리를 좌우로 돌린다. 환자들이 벽에서 손을 떼고 균형을 유지하는 것을 점차 늘려나간다. 환자들은 발을 완전히 붙이고 움직임을 시작한다.
2	필요하다면 보조기구를 사용하면서 가능한 한 자주 걷는다(급성질환).
3	벽에 손을 대고 운동하던 것보다 안정성을 감소시킨 상태에서 걷는 동안 머리를 좌우로 돌리는 운동을 시작한다.
4	환자는 발을 어깨너비만큼 벌리고 나서 벽에 붙어있는 표적지를 똑바로 바라본다. 양발을 벌리고 서서 발뒤꿈치를 가볍게 드는 자세(semi-heel-to-toe)를 시작한다. 그리고 점차로 두 발 사이의 간격을 좁힌다. 이 운동은 먼저 양팔을 쭉 편 채로 시작하고, 그 다음에는 팔을 몸에 붙이고 실시하며, 마지막으로 팔짱을 끼고 실시한다. 환자가 가장 힘들어하는 운동의 바로 전 단계의 운동에서 15초간 유지한다. 총 5~15분 운동한다.
5	4번의 운동을 눈을 감은 상태에서 시행하는데 처음에는 간헐적으로 실시하고, 시간을 늘려나간다.
6	전조등을 환자의 허리나 어깨에 부착시키고 벽에 부착된 표적을 밝게 비추면서 생체 되먹임을 이용한 체중 이동 훈련을 한다. 발 위치를 바꿔가면서 실시할 수 있고, 다양한 질감의 지면 위에서 실시할 수 있다.
7	환자는 쿠션이 있는 사각형의 스펀지 위에 서서 운동한다. 딱딱한 마루에서부터 얇은 카펫, 두툼한 카펫, 얇은 베개, 쿠션, 쇼파 등의 점차 어려운 과제를 수행한다. 점차 불안정한 지지면에서 서서 시행한다.
8	환자는 지지면을 점차 좁혀가며 걷는 것을 연습한다. 환자는 보조나 촉각적인 암시를 얻기 위해 벽에 손가락을 대고 걷는다. 그러고 나서 균형을 잃을 것 같을 때만 벽에 손을 대고 걷고, 나중에는 벽에 손을 대지 않고 걷도록 연습한다.
9	환자는 걷다가 방향을 바꾸는 연습을 하는데, 먼저 커다랗게 돌고, 점차 바로 돈다. 환자들은 왼쪽으로나 오른쪽으로나 다 볼 수 있어야 한다.
10	환자는 선 자세에서의 운동을 한 후에 딱딱한 바닥이나 쿠션이 있는 경사로 위에서 걷는 연습을 할 수 있다.
11	환자는 치료용 공 위에 앉거나 트램펄린 위에서 몸을 튀기면서 균형 훈련을 할 수 있다. 이 운동은 정지된 표적지에 시각을 고정한 채 실시하면 평형모래-안구반사(otolith-ocular reflex)에 대한 적응을 촉진시킨다.
12	조용한 산책로에서도 걷는 연습을 할 수 있다. 통행 방향과 같은 방향으로도 걷고, 반대 방향으로도 걷는 연습을 할 수 있다.

▶ 안뜰 재활 운동

1. 시선 안정성 향상을 위한 운동

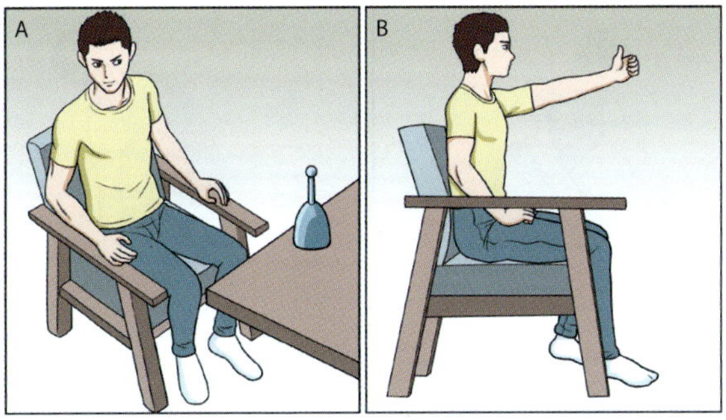

1	**머리 회전(Head Turn):** 고정된 목표물에 시선을 고정한 채 머리를 수평으로 좌우 회전 머리를 수직으로 돌리면서 같은 운동 실시
2	**머리-몸통 회전:** 팔이 몸통과 함께 움직이는 동안 엄지손가락에 시선을 고정한 채 머리와 몸통을 수평으로 함께(블록 단위로) 회전
3	**보행 중 머리 회전:** 직선으로 보행하면서 환자는 고정된 목표물에 시선을 고정한 채 머리를 좌우 수평으로 회전시킨다. 머리를 수직으로 돌리면서 같은 운동 실시

2. 안구운동 강화를 위한 운동

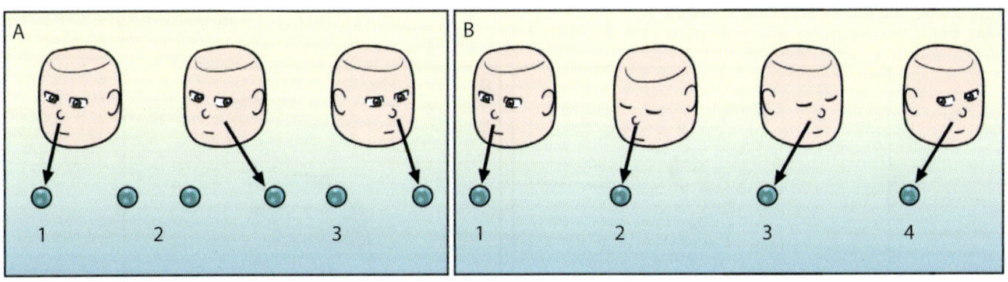

1	**안구운동(Saccade):** 머리는 움직이지 않고 눈만 움직인다. 수평으로 배치된 두 개의 대상이 하나를 직접 볼 때 충분히 서로 가까이 있다고 상상하며 하나의 목표를 보고 머리를 움직이지 않고 빠르게 다른 목표를 본다. 이러한 동작은 여러 번 반복 한다(Cawthorne-Cooksey 운동 중 하나).
2	**추적운동(Pursuit):** 머리는 가만히 두고 눈만 움직인다. 한쪽 팔을 앞으로 뻗어 엄지손가락(목표)을 위쪽으로 하고, 엄지손가락에 초점을 맞추면서 팔을 좌우로 돌린다(Cawthorne-Cooksey 운동에서 수정).
3	**단속운동과 안뜰안반사:** 수평으로 놓인 두 개의 표적을 상상한다. 예를 들어 두 팔은 두 엄지손가락을 위쪽으로 하여 앞으로 뻗는다. 머리가 표적과 일직선인지 확인하면서 표적을 바라본 후, 다른 타겟을 바라보며 천천히 타겟을 향해 머리를 돌린다. 반대 방향으로 반복, 양방향을 여러 번 반복한다.
4	**이미지 추적(추천 운동):** 머리가 표적과 일직선인지 확인하면서 표적을 직접 바라본다. 눈을 감고, 여전히 목표물을 바라보고 있다고 상상하면서 머리는 천천히 목표물로부터 멀어진다. 그런 다음 눈을 뜨고 목표물에 초점이 맞는지 확인한다. 그렇지 않으면 대상에 대한 시선을 조정하고, 반대 방향으로 반복한다. 가능한 한 정확하게 실시하며, 양방향을 여러 번 반복한다.

3. 자세 안정성을 높이기 위한 운동

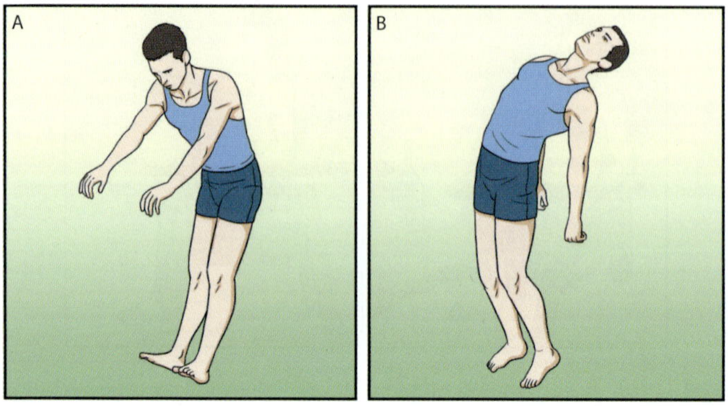

1	한쪽 다리로 서고 15초 동안 유지한다. 다른 쪽 다리로 전환한다(Cawthorne-Cooksey 운동 중 하나).
2	두 팔을 쭉 뻗은 채 발뒤꿈치부터 발끝까지 선 자세로 15초 동안 유지한다. 다른 쪽 다리로 전환한다.
3	몸을 뒤로 젖혔다가 앞으로 한다. 환자가 넘어지는 것을 방지하기 위하여 환자는 의자 뒤와 벽 앞에서 서고, 몸을 앞으로 굽히고 두 팔을 쭉 뻗고 발뒤꿈치로 중심을 잡고 발끝을 든다. 15초 동안 유지한 후 몸을 뒤로 젖힌 뒤 발뒤꿈치를 위로 올려 몸의 중심을 뒤로 이동시키는 동작을 한다. 앞뒤로 10회 반복한다.
4	보행 운동을 시행한다.

4. 현기증 감소 운동

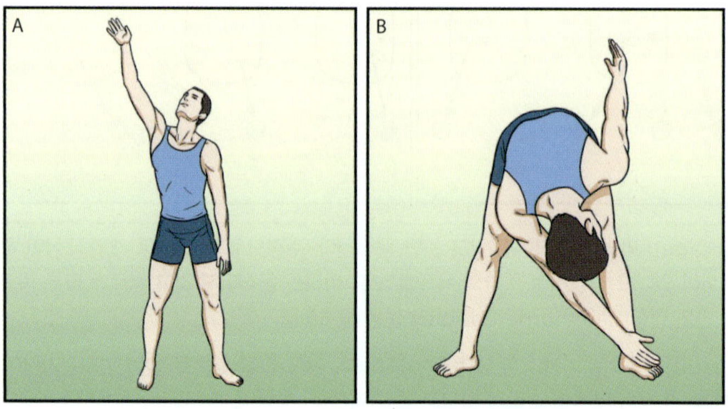

한쪽 팔을 머리 위로 올리고 눈은 올려진 손을 바라보고 선다. 손이 반대쪽 발에 닿을 때까지 눈은 계속해서 손을 바라보면서 팔을 대각선으로 구부리고 낮춥니다. 10회 반복한다.

5. 일상생활 활동 향상을 위한 운동

1	좌우로 직진 또는 넓게 회전하며 걷는다.
2	앉은 자세에서 선 자세로 갔다가 다시 앉은 자세로 돌아온다(Cawthorne-Cooksey 운동 중 하나).

참고문헌

광선치료교재편찬위원회. 2019. 광선치료학 2판, 현문사.

구자풍. 2014. 노인물리치료. 서울: 범문에듀케이션.

구희서. 2012. (개정 국가고시) 최신 근골격계운동치료학. 경기도: 하늘뜨락.

권오성. 2013. 심장호흡계 물리치료중재학. 서울: 범문에듀케이션.

근골격계 운동치료학 편찬위원회. 2017. 근골격계 운동치료학. 서울: 범문에듀케이션.

근골격계 운동치료학 편찬위원회. 2020. 근골격계 운동치료학. 서울: 학지사메디컬.

김경. 2017. 심장호흡물리치료. 서울: 정담미디어.

김명철. 2016. 신경계 운동치료학. 서울: Pacific books(퍼시픽북스).

김명철. 2023. 신경계 운동치료학. 서울: 학지사메디컬.

김상수. 2015. (국가시험 대비) 운동치료학 총론. 서울: 범문에듀케이션.

김선엽. 2016. 슬링 운동기법. 서울: 범문에듀케이션.

김순희 외. 2008. 광선치료학, 하늘뜨락.

김종만. 2001. 신경계물리치료학. 서울: 정담.

김호봉. 2022. 심장호흡계 물리치료학. 서울: 범문에듀케이션.

김혜진. 2013. 소메틱 재활필라테스. 서울: 범문에듀케이션.

대한심장호흡물리치료학회. 2019. 심장호흡계 물리치료학. 서울: 범문에듀케이션.

민경옥. 2005. (근골격계 및 호흡기계)운동치료학. 경기도: 하늘뜨락.

민경옥. 2006. (신경계) 운동치료학. 경기도: 하늘뜨락.

배주한. 2022. 신경계 운동치료학. 서울: 대한나래출판사.

피부물리치료중재학편찬위원회. 2022. 피부물리치료중재학 3판. 범문에듀케이션.

수치료편찬위원회, 대한수중물리치료학회. 2023. 임상수치료학 2판. 범문에듀케이션.

신경계 운동치료학. 2018. 신경계 운동치료학. 서울: 범문에듀케이션.

신경계물리치료 진단평가학 편찬위원회. 2018. (신경계물리치료) 진단평가학. 서울: 범문에듀케이션.

신경계질환물리치료중재학 편찬위원회. 2017. 신경계 질환 물리치료 중재학. 서울: 대한나래출판사.

심장호흡물리치료중재학 편찬위원회. 2017. 심장호흡 물리치료 중재학. 서울: 대한나래출판사.

이건철. 2015. (사례중심) 신경계 운동치료학. 서울: 현문사.

이정우. 2024. 임상광선치료학. 범문에듀케이션.

이정우, 황태연. 2015. 임상전기치료학. 범문에듀케이션.

전기치료교재편찬위원회. 2016. 전기치료학 2판, 현문사.

Herdman, Susan J. 2023. 안뜰재활. 서울: 학지사메디컬.

Kisner, Carolyn. 2016. (키스너 · 콜비) 운동치료총론. 서울: 영문.

Page, Phil. 2014. 근력강화를 위한 세라밴드 운동법. 서울: 대성의학사.

Silvia M. Raneri. 재활 필라테스. 서울: 영문, 2017.

Alavi A, Sibbald RG, Phillips TJ, Miller OF, Margolis DJ, Marston W, Woo K, Romanelli M, Kirsner RS. 2016. What's new: Management of venous leg ulcers: Treating venous leg ulcers. J Am Acad Dermatol, 74(4), 643-664.

Basha MA, Aboelnour NH, Alsharidah AS, Kamel FH. 2022. Effect of exercise mode on physical function and quality of life in breast cancer-related lymphedema: a randomized trial. Support Care Cancer, 30(3), 2101-2110.

Blume P, Wu S. 2018. Updating the Diabetic Foot Treatment Algorithm: Recommendations on Treatment Using Advanced Medicine and Therapies. Wounds, 30(2), 29-35.

Bogie KM, Reger SI, Levine SP, Sahgal V. 2000. Electrical stimulation for pressure sore prevention and wound healing. Assist Technol, 12(1), 50-66.

Bolton L. 2019. Exercise and Chronic Wound Healing. Wounds, 31(2), 65-67.

Davies AH. 2023. Systematic review and meta-analysis of exercise therapy for venous leg ulcer healing and recurrence. J Vasc Surg Venous Lymphat Disord, 11(1), 219-226.

Dodd H, Fletchall S, Starnes C, Jacobson K. 2017. Current Concepts Burn Rehabilitation, Part II: Long-Term Recovery. Clin Plast Surg, 44(4), 713-728.

Everett E, Mathioudakis N. 2018. Update on management of diabetic foot ulcers. Ann N Y Acad Sci, 1411(1), 153-165.

Han BI, Han BI. 2021. Vestibular rehabilitation therapy: review of indications, mechanisms, and key exercises. Simplified Vestibular Rehabilitation Therapy, 1-16.

Jacobson GP, Newman CW. 1990. The development of the dizziness handicap inventory. Archives of otolaryngology–head & neck surgery, 116(4), 424-427.

Johnson D, Kelm C, Thomson D, Burbridge B, Mayers I. 1996. The effect of physical therapy on respiratory complications following cardiac valve surgery. Chest, 109(3), 638-644.

Kim C. 2021. Overview of Cardiac Rehabilitation and Current Situations in Korea. Ann Cardiopulm Rehabil, 1(1), 6-16.

Kisner C, Colby LA, Borstad J. 2017. Therapeutic exercise: foundations and techniques. Fa Davis.

McCredie S. 2009. Balance: In search of the lost sense. Little, Brown.

Merali S, Cameron JI, Barclay R, Salbach NM. 2016. Characterising community exercise programmes delivered by fitness instructors for people with neurological conditions: a scoping review. Health & Social Care in the Community, 24(6), e101-e116.

Moss M, Nordon-Craft A, Malone D, Van Pelt D, Frankel SK, Warner ML, Schenkman M. 2016. A randomized trial of an intensive physical therapy program for patients with acute respiratory failure. American journal of respiratory and critical care medicine, 193(10), 1101-1110.

Park K, Ksiazek T, Olson B. 2018. Effectiveness of vestibular rehabilitation therapy for treatment of concussed adolescents with persistent symptoms of dizziness and imbalance. Journal of sport rehabilitation, 27(5), 485-490.

Porter C, Hardee JP, Herndon DN, Suman OE. 2015. The role of exercise in the rehabilitation of patients with severe burns. Exerc Sport Sci Rev, 43(1), 34-40.

PT CK, PT LAC. 2002. Therapeutic exercise: foundations and techniques.

Shah C. 2014. A study to compare effectiveness of closed kinetic chain exercises verus open kinetic chain exercises in patients with osteoarthritic knee joints. Indian Journal of Physiotherapy and Occupational Therapy, 8(3), 195.

Taradaj J, Shay B, Dymarek R, Sopel M, Walewicz K, Beeckman D, Schoonhoven L, Gefen A, Rosińczuk J. 2018. Effect of laser therapy on expression of angio- and fibrogenic factors, and cytokine concentrations during the healing process of human pressure ulcers. Int J Med Sci, 13;15(11), 1105-1112.

Taylor NF, Dodd KJ, Shields N, Bruder A. 2007. Therapeutic exercise in physiotherapy practice is beneficial: a summary of systematic reviews 2002–2005. Australian Journal of Physiotherapy, 53(1), 7-16.

Thakur A, Sharma R, Sharma SK, Thakur K, Jelly P. 2022. Effect of buerger allen exercise on foot perfusion among patient with diabetes mellitus: A systematic review & meta-analysis. Diabetes Metab Syndr, 16(2), 102393.

Turner BRH, Jasionowska S, Machin M, Javed A, Gwozdz AM, Shalhoub J, Onida S, Vizniak NA. 2018. orthopedic conditions.

Vuorisalo S, Venermo M, Lepäntalo M. 2009. Treatment of diabetic foot ulcers. J Cardiovasc Surg (Torino), 50(3), 275-291.

Watson D, Clark LA, Carey G. 1988. Positive and negative affectivity and their relation to anxiety and depressive disorders. Journal of abnormal psychology, 97(3), 346.

찾아보기

한글 찾아보기

ㄱ

ㄴ

ㄷ

ㄹ

ㅁ

ㅂ

ㅅ

ㅇ

ㅈ

ㅊ

ㅋ

영문 찾아보기

E

F

G

H

I

J

K

L

M

N

O

P

Q

R

S

이론부터 현장실무를 위한

물리치료 바이블 I

THE PHYSIOTHERAPY BIBLE

1판 1쇄 : 2025년 10월 20일

저 자	물리치료 바이블 편찬위원회
발행인	유성권
편집장	이재선
기 획	김호철
책임편집	유지인
마케팅	최성규, 김진형, 정명한, 김모란, 노예련, 한태수, 임예설, 김지현, 박수경, 윤정아
판 형	170 × 230 mm

발행처	**범문에듀케이션**
	서울시 양천구 목동서로 211 범문빌딩 (우: 07995)
전 화	(02) 2654-5131 팩 스 (02) 2652-1500
웹사이트	www.medicalplus.co.kr

등 록	2011년 1월 3일 제 2011-000001호
ISBN	979-11-5943-521-8 (94510) (세트)
	979-11-5943-522-5 (94510) (1권)
	979-11-5943-523-2 (94510) (2권)

편집 · 디자인 우일미디어디지텍

* 지은이와 합의 하에 인지를 생략합니다.
* 잘못된 책은 교환하여 드립니다.